国家卫生和计划生育委员会"十二五"规划教材
全国高等医药教材建设研究会"十二五"规划教材

U0585986

全国高等学校器官-系统整合教材

Organ-systems-based Curriculum

供临床医学及相关专业用

儿童疾病与
生长发育

主　审　许积德

主　编　孙　锟　母得志

副主编　高　亚　武军驻　黄松明　祝益民

编　者（以姓氏笔画为序）

于　洁	重庆医科大学	张立军	中国医科大学
王治平	上海交通大学	张潍平	首都医科大学
王维林	中国医科大学	武军驻	武汉大学
母得志	四川大学	罗小平	华中科技大学
江米足	浙江大学	郑　珊	复旦大学
许　煊	第二军医大学	祝益民	湖南师范大学
孙　锟	上海交通大学	莫绪明	南京医科大学
李　龙	首都儿科研究所	夏慧敏	中山大学
李昌崇	温州医科大学	钱继红	上海交通大学
李彩凤	首都医科大学	高　亚	西安交通大学
杨　凡	四川大学	黄松明	南京医科大学
肖　昕	中山大学	黄燕萍	西安交通大学
吴晔明	上海交通大学	翟　瑄	重庆医科大学
何秉燕	武汉大学		

秘　书

范亚可　上海交通大学　　李　鹏　西安交通大学

器官-系统
整合教材
OSBC

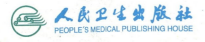

人民卫生出版社
PEOPLE'S MEDICAL PUBLISHING HOUSE

图书在版编目（CIP）数据

儿童疾病与生长发育 / 孙锟，母得志主编 . —北京：人民卫生出版社，2015
　ISBN 978-7-117-20583-2

　Ⅰ. ①儿…　Ⅱ. ①孙…②母…　Ⅲ. ①小儿疾病 – 诊疗 – 医学院校 – 教材②儿童 – 生长发育 – 医学院校 – 教材
Ⅳ. ①R72 ②R179

中国版本图书馆 CIP 数据核字（2015）第 087732 号

人卫社官网　www.pmph.com	出版物查询，在线购书
人卫医学网　www.ipmph.com	医学考试辅导，医学数据库服务，医学教育资源，大众健康资讯

儿童疾病与生长发育

主　　编: 孙　锟　母得志
出版发行: 人民卫生出版社（中继线 010-59780011）
地　　址: 北京市朝阳区潘家园南里 19 号
邮　　编: 100021
E - mail: pmph @ pmph.com
购书热线: 010-59787592　010-59787584　010-65264830
印　　刷: 三河市潮河印业有限公司
经　　销: 新华书店
开　　本: 850×1168　1/16　印张: 48
字　　数: 1321 千字
版　　次: 2015 年 6 月第 1 版　2021 年 4 月第 1 版第 3 次印刷
标准书号: ISBN 978-7-117-20583-2/R · 20584
定　　价: 110.00 元

打击盗版举报电话: 010-59787491　E-mail: WQ @ pmph.com
（凡属印装质量问题请与本社市场营销中心联系退换）

20世纪50年代,美国凯斯西储大学(Case Western Reserve University)率先开展以器官-系统为基础的多学科综合性课程(organ-systems-based curriculum, OSBC)改革,继而遍及世界许多国家和地区,如加拿大、澳大利亚和日本等国家和地区的医学院校。1969年,加拿大麦克马斯特大学(McMaster University)首次将"以问题为导向"的教学方法(problem-based learning, PBL)应用于医学课程教学实践,且取得了巨大的成功。随后的医学教育改革不断将OSBC与PBL紧密结合,出现了不同形式的整合课程与PBL结合的典范,如1985年哈佛大学建立的"新途径(New pathway)"课程计划、2003年约翰·霍普金斯大学医学院开始的"Gene to society curriculum"新课程体系等。世界卫生组织资料显示,目前全世界约有1700所医药院校在开展PBL教学。

20世纪50年代起,我国部分医药院校即开始OSBC教学实践。20世纪80年代,原西安医科大学(现西安交通大学医学部)和原上海第二医科大学(现上海交通大学医学院)开始PBL教学。随后,北京大学医学部、复旦大学上海医学院、浙江大学医学院、四川大学华西医学院、中国医科大学、哈尔滨医科大学、汕头大学医学院、辽宁医学院等一大批医药院校开始尝试不同模式的OSBC和PBL教学。但长期以来,缺乏一套根据OSBC要求重新整合的国家级规划教材一直是制约我国OSBC和PBL教育发展的瓶颈。2011年,教育部、原卫生部联合召开了全国医学教育改革工作会议,对医学教育综合改革进行了系统推动,提出深化以岗位胜任力为导向的教育教学改革,把医学生职业素养和临床能力培养作为改革关键点,积极推进基础医学与临床课程整合,优化课程体系;积极推进以问题为导向的启发式、研讨式教学方法改革;积极推进以能力为导向的学生评价方式;强化临床实践教学,严格临床实习实训管理,着力提升医学生临床思维能力和解决临床实际问题的能力。

2013年6月,全国高等医药教材建设研究会、人民卫生出版社和教育部临床医学改革西安交通大学项目组共同对国内主要开展OSBC和PBL教学的医药院校进行了调研,并于同年10月在西安组织全国医学教育专家,对我国医学教育中OSBC和PBL教学现状、教材使用等方面进行了全面分析,确定编写一套适合我国医学教育发展的OSBC和PBL国家级规划教材。会议组建了"全国高等学校临床医学及相关专业器官-系统整合规划教材评审委员会",讨论并确定了教材的编写思想和原则、教材门类、主编遴选原则及时间安排等。2014年3月,本套教材主编人会议在西安召开,教材编写正式启动。

本套教材旨在适应现代医学教育改革模式,加强学生自主学习能力,服务医疗卫生改革,培养创新卓越医生。教材编写仍然遵循"三基""五性""三特定"的特点,同时坚持"淡化学科,注重整合"的原则,不仅注重学科间知识内容的整合,同时也注重了基础医学与临床医学的整合,以及临床医学与人文社会科学、预防医学的整合。

整套教材体现五个特点。①纵横对接:基础与临床纵向贯通,实现早临床、多临床、反复临床;预防、人文和社会科学等学科横向有机融合,实现职业素养、道德和专业素质的综合培养。②"双循环"与"单循环"的对接:根据我国医学教育目前存在的OSBC和PBL师资不足以及传统教学机构设置等实际情况,此次教材编写中,各系统基础课程教材与临床课程教材暂时分开编写,即实现所谓"双循环"。器官-系统整合教材编写和课程实施最终将实现各系统基础与临床课程的全面整合,即所谓"单循环"打通。③点与面的对接:基础或临床的每个知识点都考虑与整个系统的对接与整合,同时做到知识、创新、岗位胜任力统一。④基础与临床的对接:教材编写和教学虽然按各器官-系统的基础课程和临床课程体系进行,但基础课程教材前瞻临床问题,临床课程教材回顾基础知识,相互对接,解决临床问题。组织一个共同的编委会进行基础与相应临床课程的教材编写,基础课程教材有相应领域的临床专家参与编写,临床课程教材也有相关的基础医学专家参与编写,以解决整合与交叉重复问题。⑤教与学的对接:变教材为学材,促进学生主动学习、自主学习和创新学习。

本套教材分为三类共27种,分别是导论与技能类4种,基础医学与临床医学整合教材类21种,PBL案例教材类2种。

导论与技能类教材包括《器官-系统整合课程PBL教程》《基础医学导论》《临床医学导论》和《临床技能培训与实践》。

基础医学与临床医学整合类教材包括《运动系统》《运动系统损伤与疾病》《血液与肿瘤》《血液与肿瘤疾病》《中枢神经系统与感觉器官》《神经与精神疾病》《内分泌系统》《内分泌与代谢系统疾病》《病原与宿主防御系统》《感染性疾病》《心血管系统》《心血管系统疾病》《呼吸系统》《呼吸系统疾病》《消化系统》《消化系统疾病》《泌尿系统》《泌尿系统疾病》《生殖系统》《女性生殖系统疾病》和《儿童疾病与生长发育》。

PBL案例类教材包括《生物医学PBL教学案例集》和《临床医学PBL教学案例集》。

为便于学生同步掌握重点内容,并兼顾准备国家执业医师资格考试复习,除2种PBL案例集、PBL教程和《临床技能培训与实践》外,每种教材均编写了与之配套的学习指导及习题集。

本套教材主要用于长学制和五年制临床医学及相关专业教学,也可作为国家卓越医生培养计划及"5+3"住院医师规范化培训教材使用。

1	基础医学导论	主审 樊小力 主编 俞小瑞		副主编 秦晓群 郑立红				
2	基础医学导论学习指导及习题集	主编 俞小瑞		副主编 秦晓群 郑立红				
3	临床医学导论	主编 和水祥 黄钢		副主编 陶晓南 赵光 张明 董健				
4	临床医学导论学习指导及习题集	主编 黄钢 和水祥		副主编 张明 赵光 陶晓南 董健				
5	临床技能培训与实践	主编 刘原 曾学军		副主编 刘成玉 刘平 鲍红光				
6	运动系统	主编 刘勇 谭德炎		副主编 蔡道章 刘仁刚				
7	运动系统学习指导及习题集	主编 谭德炎 刘勇		副主编 蔡道章 刘仁刚				
8	运动系统损伤与疾病	主审 陈仲强 主编 贺西京 裴福兴 田伟		副主编 陈安民 邹利光 姜林娣				
9	运动系统损伤与疾病学习指导及习题集	主编 贺西京 裴福兴 田伟		副主编 陈安民 邹利光 姜林娣				
10	血液与肿瘤	主审 文继舫 主编 苏敏 陈建斌		副主编 马春蕾 金捷萍				
11	血液与肿瘤学习指导及习题集	主编 陈建斌 苏敏		副主编 韩安家 马春蕾				
12	血液与肿瘤疾病	主审 黄晓军 主编 张梅 胡翊群		副主编 邵宗鸿 胡豫 陈正堂				
13	血液与肿瘤疾病学习指导及习题集	主编 胡翊群 张梅		副主编 邵宗鸿 胡豫 陈正堂 贺鹏程				
14	中枢神经系统与感觉器官	主审 鞠躬 主编 闫剑群		副主编 王唯析 罗本燕 安美霞				
15	中枢神经系统与感觉器官学习指导及习题集	主编 闫剑群		副主编 王唯析 罗本燕 安美霞				
16	神经与精神疾病	主审 李春岩 主编 陈生弟 高成阁		副主编 庄明华 王丽华 陈炜				
17	神经与精神疾病学习指导及习题集	主编 高成阁 陈生弟		副主编 庄明华 王丽华 陈炜				
18	内分泌系统	主编 吕社民 刘学政		副主编 乔虹 侯琳				
19	内分泌系统学习指导及习题集	主编 吕社民 刘学政		副主编 乔虹 侯琳				
20	内分泌与代谢系统疾病	主审 宁光 主编 施秉银 陈璐璐		副主编 童南伟 沈洁				
21	内分泌与代谢系统疾病学习指导及习题集	主编 陈璐璐 施秉银		副主编 童南伟 沈洁				
22	病原与宿主防御系统	主审 曹雪涛 主编 徐纪茹 吕昌龙		副主编 程彦斌 吴雄文				
23	病原与宿主防御系统学习指导及习题集	主编 吕昌龙 徐纪茹		副主编 程彦斌 吴雄文				

24	感染性疾病	主审	李兰娟	翁心华				
		主编	杨东亮	唐 红	副主编	毛 青	蔺淑梅	
25	感染性疾病学习指导及习题集	主编	唐 红	杨东亮	副主编	毛 青	蔺淑梅	
26	心血管系统	主审	杨宝峰					
		主编	臧伟进	吴立玲	副主编	王国平	黄 岚	
27	心血管系统学习指导及习题集	主编	吴立玲	臧伟进	副主编	王国平	黄 岚	裴建明
28	心血管系统疾病	主审	葛均波					
		主编	马爱群	王建安	副主编	肖颖彬	刘锦纷	陈晓平 夏黎明
29	心血管系统疾病学习指导及习题集	主编	郑小璞	马爱群	副主编	孙彦隽	刘志军	黄 莹
30	呼吸系统	主编	郑 煜	陈 霞	副主编	艾 静	罗自强	郭雪君
31	呼吸系统学习指导及习题集	主编	陈 霞	郑 煜	副主编	艾 静	罗自强	郭雪君
32	呼吸系统疾病	主审	钱桂生					
		主编	杨 岚	沈华浩	副主编	王长征	郭述良	朱文珍
33	呼吸系统疾病学习指导及习题集	主编	沈华浩	杨 岚	副主编	王长征	郭述良	朱文珍
34	消化系统	主编	董卫国		副主编	魏云巍	富冀枫	
35	消化系统学习指导及习题集	主编	董卫国		副主编	富冀枫	魏云巍	
36	消化系统疾病	主编	赵玉沛	吕 毅	副主编	姜洪池	唐承薇	府伟灵
37	消化系统疾病学习指导及习题集	主编	吕 毅	赵玉沛	副主编	张太平	胡 兵	刘连新
38	泌尿系统	主审	郭应禄	唐孝达				
		主编	徐长福	魏 强	副主编	张 宁	赵成海	陈 斌
39	泌尿系统学习指导及习题集	主编	徐长福	魏 强	副主编	张 宁	赵成海	陈 斌 任淑婷
40	泌尿系统疾病	主审	刘志红	孙颖浩				
		主编	陈江华	王子明	副主编	陈 楠	邹和群	安瑞华
41	泌尿系统疾病学习指导及习题集	主编	王子明	陈江华	副主编	陈 楠	邹和群	安瑞华
42	生殖系统	主编	李 和	黄 辰	副主编	谭文华	谢遵江	
43	生殖系统学习指导及习题集	主编	黄 辰	谢遵江	副主编	徐锡金	周劲松	郝爱军 李宏莲
44	女性生殖系统疾病	主编	李 旭	徐丛剑	副主编	刘彩霞	李雪兰	漆洪波
45	女性生殖系统疾病学习指导及习题集	主编	徐丛剑	李 旭	副主编	刘彩霞	李雪兰	漆洪波 鹿 欣
46	儿童疾病与生长发育	主审	许积德					
		主编	孙 锟	母得志	副主编	高 亚	武军驻	黄松明 祝益民
47	儿童疾病与生长发育学习指导及习题集	主编	母得志	孙 锟	副主编	高 亚	黄松明	祝益民 罗小平
48	生物医学 PBL 教学案例集	主编	夏 强	钱睿哲	副主编	李庆平	潘爱华	
49	临床医学 PBL 教学案例集	主编	李宗芳	狄 文	副主编	侯晓华	陈世耀	武宇明
50	器官-系统整合课程 PBL 教程	主审	陈震寰					
		主编	曹永孝		副主编	梅文瀚	黄亚玲	

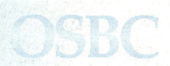

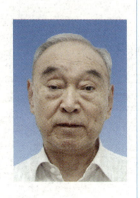

许积德

　　1953年毕业于上海第一医学院,主任医师,教授,我国老一辈著名儿童保健专家。曾任新华医院儿童保健科主任、硕士生导师、原卫生部妇幼司专家咨询委员会副主任委员、全国高等医学院校临床医学专业第四届教材评审委员会委员。现任中华预防医学会儿童保健分会副主任委员、上海预防医学会委员、上海市预防医学会妇幼保健分会副主任委员、上海市医学会卫生专科委员会委员、《中国儿童保健杂志》副总编辑等职。

　　许积德教授是原卫生部规划教材《小儿内科学》第2版副主编、第3版主编,并获1998年及1999年上海市科技进步三等奖及卫生部科技进步三等奖;主编国家执业医师考试辅导《儿科学》、全国高等教育自学考试教材《儿科学》《儿科学——自学辅导》《病残儿童医学鉴定实用手册》等专业书籍以及儿童保健、医学科普书籍15本。主审人民卫生出版社出版《儿科学》(第7版),小儿内科学第4版及临床儿科学(第1版及第2版)。1991年获上海市"六一育苗奖"、2001年获第四届上海市大众科技提名奖。

　　许积德教授擅长诊治小儿生长发育及心理发育障碍、小儿多动症、厌食、遗尿等。

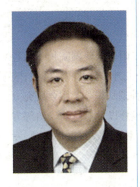

孙锟

　　主任医师,教授,博士生导师,国务院特殊津贴专家。现任上海交通大学医学院附属新华医院院长,上海交通大学医学院儿科学系主任。担任中华医学会儿科分会副主委,中国医师协会儿科医师分会副会长。上海医学会儿科分会前主任委员,中华医学会儿科分会心血管学组组长,上海医学会超声诊断分会主任委员。

　　从事教学、医疗、科研工作近30年。为《儿科学》国家级精品课程及国家级精品课程资源共享课程负责人。为"十二五"普通高等教育本科国家级规划教材《小儿内科学》第4版、第5版主编,另外主编多部专著。先后获上海市育才奖、宋庆龄儿科医学奖、宝钢优秀教师奖等多项奖项。2014年,其负责的教学项目"基于新型教学模式的儿科多元化英语教学平台构建和实践"获高等教育上海市级教学成果二等奖。

　　主要开展有关胎儿及小儿先天性心脏病诊治方面的研究,并取得突出成绩。在国内外杂志上以第一作者发表论文近百篇,SCI收录论文20余篇。曾获多项科研成果奖励。

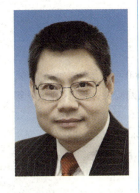

母得志

　　主任医师,教授,博士生导师。现任四川大学华西第二医院院长,中国医师协会新生儿科医师分会副会长、中华医学会儿科学分会委员及新生儿学组副组长、四川省儿科专委会主委及新生儿学组组长、四川省围产医学专委会候任主委,多种国内外期刊主编、副主编及编委。

　　从事教学工作30年,致力于新生儿脑损伤与修复研究。获国家杰出青年科学基金,教育部长江学者创新团队带头人,国家精品资源共享课《儿科学》带头人,国家临床重点专科建设项目学科带头人。国务院政府特殊津贴获得者,四川省学术技术带头人。获国家自然科学基金6项(包括重点项目和面上项目)及部省级科研资助逾千万元;并获国家科技进步二等奖1项、中华医学科技进步二等奖1项、教育部科技进步二等奖2项、四川省科技进步一等奖和三等奖各1项等,国家发明专利1项。在国内外期刊发表论文300余篇,其中SCI收录论文70余篇,主编及参编专著15部。培养硕士、博士研究生30余名。

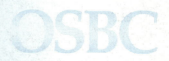

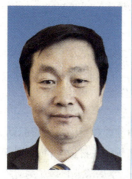

高亚

医学博士，教授、主任医师、博士生导师，西安交通大学第二附属医院副院长兼儿童病院院长。中华小儿外科分会常务委员、肛肠组组长，陕西省小儿外科分会主任委员，陕西省小儿外科质量控制中心主任。《中华小儿外科杂志》等数种期刊编委。主要研究方向为小儿腹、胸部外科，在小儿肛肠疾病、胸壁畸形、实体肿瘤诊疗以及血管瘤诊治等方面经验丰富。主持开展子宫外产时外科手术（EXIT）等技术。主持国家级课题4项，发表论文100余篇。

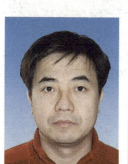

武军驻

男，1971年4月生，武汉大学基础医学院生物化学与分子生物学系教授。武汉大学基础医学实验教学中心副主任。研究方向为动脉粥样硬化的分子机制，主要内容为体内低密度脂蛋白氧化的分子机制，发表SCI收录论文13篇。参编4部教材，主编全国普通高等教育临床医学专业"5+3"十二五规划教材：《医学分子生物学》。

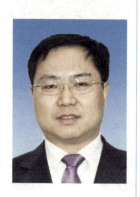

黄松明

教授，博士生导师。1990年毕业于南京医科大学儿科系，2000年获儿科学博士学位，研究方向：小儿肾脏病。现担任南京医科大学附属南京儿童医院院长、南京医科大学第四临床医学院副院长、儿科学系主任。

社会兼职：中华医学会儿科分会委员、肾脏学组副组长，江苏省医学会儿科分会副主任委员。担任《中华儿科杂志》《中国实用儿科杂志》《中华实用儿科临床杂志》《中国循证儿科杂志》等杂志编委。

近5年来承担国家自然基金4项、在国内外学术刊物发表学术论文45篇，其中SCI收录论文21篇；研究成果获宋庆龄儿科医学奖1项、江苏省科技进步二等奖2项、三等奖3项，参编儿科学教材5部。

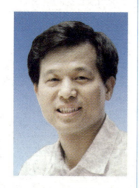

祝益民

教授，医学博士，二级教授，湖南省人民医院院长，湖南师范大学校长助理兼临床医学院院长。享受国务院政府特殊津贴专家，百千万人才工程国家级人选，原卫生部有突出贡献的中青年专家，中华医学会急诊分会常委兼儿科学组组长，中国医师协会儿科医师分会副会长，中国小儿急救医学杂志副总编辑，国家"十二五"重大科技支撑计划项目首席专家，先后7次获得省部级科技进步奖和中国宋庆龄儿科医学奖，主编医学专著10本，发表论文180篇。

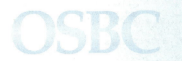

为了适应医学科学的迅速发展以及临床医学专业教学改革与发展的需要，在教育部临床医学综合改革项目的支持下，在全国高等医药教材建设研究会的领导下，人民卫生出版社组织"器官 - 系统"整合教材的编写工作。"器官 - 系统"整合教学强调医学教育的整体性，培养学生按"器官 - 系统"学习疾病的发展和转归的过程。

《儿童疾病与生长发育》为"器官 - 系统"整合教材之一。《儿童疾病与生长发育》的编写体现"器官 - 系统"整合式教学的特点，体现儿科特点的"三基"即基本理论、基本知识、基本技能；"五性"即思想性、科学性、先进性、启发性和适用性。内容及时反映国内外最新的理论、成熟的防治经验。教材内部"淡化学科，注重整合"。

《儿童疾病与生长发育》的编写遵循五年制和长学制临床医学专业教学大纲和培养目标。内容的深度和广度基本控制在五年制和长学制教学要求的范畴，适当考虑儿科执业医师资格考试的需要。注重教材的整体优化，处理好不同教材内容的联系与衔接，避免遗漏和不必要的重复，也避免观点的不一致。教材内容基本和教学大纲相符，不重复叙述内科学和外科学的内容。

与其他同类教材不同，首先，《儿童疾病与生长发育》教材除小儿内科学的内容外，还包含了儿童保健学和小儿外科学的主要内容。其次，教材编写上按器官 - 系统整合，并强调儿童与成人的区别，儿童不是成人的缩影，每章节之前均介绍该系统的解剖生理特点，在疾病的病因、发病机制、临床表现及治疗等方面均突出儿童的特点。另外，为便于学生复习，更好地掌握知识点，教材在每节后都附有小结与思考题。

《儿童疾病与生长发育》是一本适合我国医学教育改革的面向五年制和长学制临床医学专业学生为主的儿科整合课程教材。经过不断修订，教材将更加适应国家卓越医生培养计划和"5+3"人才培养模式。

为了进一步提高本书的质量，以供再版时修改，因而诚恳地希望各位读者、专家提出宝贵意见。

主　编
2015 年 2 月

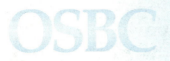

第一章　　绪论　　　　　　　　　　　　　　　　　　　　　　　　　1

第一节　儿科学的范围和任务　1
　　一、小儿年龄分期　1
　　二、儿科学的范围和任务　2
第二节　儿科学的特点　3
第三节　我国儿科学的发展和展望　5

第二章　　生长发育　　　　　　　　　　　　　　　　　　　　　　　7

第一节　体格生长　7
　　一、体格生长的总规律　7
　　二、出生至青春期前体格生长规律　7
　　三、青春期体格生长规律　7
　　四、影响生长发育的因素　8
　　五、体格生长常用指标及评价　9
　　六、与体格生长有关的其他系统发育　13
第二节　神经心理发育　16
　　一、神经系统发育　16
　　二、感知觉发育　17
　　三、运动发育　18
　　四、语言发育　19
　　五、心理活动的发育　20
　　六、儿童神经心理发育的评价　23
　　七、发育行为与心理异常　27
第三节　青春期健康与疾病　31
　　一、青春期发育有关问题　31
　　二、青春期常见心理行为问题　32

第三章　　儿童保健　　　　　　　　　　　　　　　　　　　　　　34

第一节　各年龄期儿童的保健重点　34
　　一、胎儿期及围生期保健重点　34

二、新生儿期保健重点　　35

三、婴儿期保健重点　　36

四、幼儿期保健重点　　37

五、学龄前期保健重点　　37

六、学龄期儿童保健重点　　38

七、青春期保健重点　　38

第二节　儿童保健的具体措施　　39

一、护理　　39

二、营养　　39

三、计划免疫　　39

四、保护儿童心理健康　　40

五、定期健康检查　　41

六、体格锻炼　　42

七、意外伤害预防　　42

第四章　儿科疾病的诊断和治疗　　43

第一节　儿科诊断的特点　　43

一、病史询问及记录　　43

二、体格检查　　44

三、实验室检查及特殊检查　　49

四、病史分析　　50

第二节　儿科一般治疗措施　　50

一、儿科护理特点　　50

二、饮食疗法　　51

三、药物治疗　　52

第三节　体液平衡的特点和液体疗法　　54

一、体液平衡的特点　　54

二、水、电解质和酸碱平衡紊乱　　56

三、液体疗法中几种常用的溶液　　60

四、液体疗法　　62

五、儿科几种常见病的液体疗法注意事项　　64

六、口服补液　　64

第四节　肠内与肠外营养支持　　66

一、肠内营养　　66

二、肠外营养　　68

第五章　营养和营养障碍疾病　74

第一节　营养学基础　74
　　一、营养素与参考摄入量　74
　　二、小儿消化系统功能发育与营养关系　82
　　三、肠道菌群与消化功能发育　83

第二节　婴儿喂养　84
　　一、婴儿喂养方式　84
　　二、婴儿喂养建议　90
　　三、常见问题　92

第三节　幼儿营养与膳食安排　93
　　一、幼儿进食特点与相关因素　93
　　二、幼儿膳食安排　93

第四节　营养状况评价原则　94
　　一、个体营养素摄入量评估　94
　　二、群体营养素摄入量评估　94
　　三、膳食调查　95
　　四、体格发育评价　95
　　五、体格检查　96
　　六、实验室检查　96

第五节　蛋白质 - 能量营养障碍性疾病　96
　　一、蛋白质 - 能量营养不良　96
　　二、单纯性肥胖　98
　　三、维生素营养障碍　100

第六节　微量元素缺乏症　105
　　一、锌缺乏症　105
　　二、碘缺乏症　105

第六章　新生儿与新生儿疾病　107

第一节　新生儿基本概念及分类　107
第二节　正常足月儿和早产儿的特点与护理　109
第三节　新生儿呼吸系统疾病　113
　　一、新生儿窒息　113
　　二、新生儿呼吸窘迫综合征　118
　　三、新生儿感染性肺炎　121
　　四、胎粪吸入综合征　123
第四节　新生儿神经系统疾病　126

　　一、新生儿缺氧缺血性脑病　　126

　　二、新生儿颅内出血　　130

　　三、新生儿化脓性脑膜炎　　133

第五节　新生儿感染性疾病　　135

　　一、新生儿败血症　　136

　　二、新生儿破伤风　　140

　　三、新生儿巨细胞病毒感染　　142

　　四、先天性弓形虫感染　　144

　　五、新生儿衣原体感染　　146

　　六、新生儿梅毒　　148

　　七、新生儿皮下坏疽　　150

第六节　新生儿黄疸　　151

第七节　新生儿血液系统疾病　　154

　　一、新生儿溶血病　　154

　　二、新生儿出血症　　158

第八节　新生儿坏死性小肠结肠炎　　160

第九节　新生儿硬肿症　　163

第十节　新生儿代谢性疾病　　165

　　一、新生儿低血糖症和高血糖症　　165

　　二、新生儿低钙血症　　168

第十一节　新生儿脐部及腹壁疾病　　170

　　一、脐炎　　170

　　附:需与脐炎鉴别的其他脐部疾病　　170

　　二、脐疝　　172

　　三、脐膨出　　173

　　四、腹裂　　176

　　五、鞘状突畸形　　179

第十二节　新生儿产伤　　183

　　一、头皮血肿　　183

　　二、臂丛神经麻痹　　187

　　三、锁骨骨折　　188

第七章　　遗传性疾病　　190

第一节　概述　　190

　　一、遗传性疾病的分类　　190

　　二、遗传性疾病的诊断和预防　　192

第二节　染色体畸变　　195

16

一、概述　195

二、常染色体异常　197

三、性染色体异常　200

第三节　遗传代谢病　203

一、苯丙酮尿症　206

二、肝豆状核变性　208

三、糖原累积病　210

四、黏多糖病　213

五、有机酸血症　215

第八章　免疫系统和免疫缺陷病　218

第一节　概述　218

第二节　原发性免疫缺陷病　220

第三节　获得性免疫缺陷病　228

第九章　风湿性疾病　231

第一节　风湿热　231

第二节　幼年特发性关节炎　237

附：巨噬细胞活化综合征　242

第三节　过敏性紫癜　244

第四节　川崎病　247

第十章　感染性疾病　253

第一节　病毒感染　253

一、麻疹　253

二、脊髓灰质炎　256

三、水痘　260

四、传染性单核细胞增多症　261

五、流行性腮腺炎　264

六、手足口病　265

第二节　细菌感染　268

一、败血症　268

二、细菌性痢疾　271

三、流行性脑脊髓膜炎　276

第三节　结核病　281

　　一、概述　281

　　二、原发型肺结核　285

　　三、急性粟粒性肺结核　286

　　四、结核性脑膜炎　287

　　五、潜伏结核感染　290

第四节　真菌性疾病　291

　　一、概述　291

　　二、念珠菌病　292

　　三、隐球菌病　293

　　四、曲霉菌病　294

　　五、组织胞浆菌病　295

　　六、抗真菌治疗　296

第五节　寄生虫病　297

　　一、蛔虫病　297

　　二、蛲虫病　299

　　三、钩虫病　300

第十一章　消化系统疾病　303

第一节　小儿消化系统解剖生理特点　303

　　一、解剖生理特点　303

　　二、肠道细菌　304

第二节　口炎　305

　　一、鹅口疮　305

　　二、疱疹性口腔炎　305

　　三、溃疡性口炎　306

第三节　食管疾病　306

　　一、先天性食管闭锁　306

　　二、食管裂孔疝　310

第四节　胃部疾病　312

　　一、胃食管反流　312

　　二、胃炎　315

　　三、消化性溃疡　316

　　四、先天性幽门肥厚性狭窄　319

第五节　肝胆疾病　321

　　一、婴儿肝炎综合征　321

　　二、先天性胆总管囊肿　325

　　三、胆道闭锁　330

第六节 肠道疾病 333

一、腹泻病 333

二、肠套叠 342

三、先天性肠旋转不良 347

四、先天性肠无神经节细胞症 351

五、先天性肛门直肠畸形 358

第十二章 呼吸系统及胸部疾病 369

第一节 呼吸系统解剖生理免疫特点及检查方法 369

一、解剖特点 369

二、生理特点 370

三、免疫特点 371

四、检查方法 371

第二节 上呼吸道疾病 373

一、急性上呼吸道感染 373

二、急性感染性喉炎 375

第三节 气管、支气管疾病 376

一、急性支气管炎 376

二、毛细支气管炎 377

三、支气管哮喘 379

第四节 肺部疾病 386

一、肺炎 386

二、肺部囊性病变 394

附:肺部和纵隔的其他囊性病变 398

第五节 小儿常见胸部畸形 399

一、漏斗胸 399

二、鸡胸 401

三、膈疝 402

第六节 常见肿瘤 406

一、胸部皮肤与软组织肿瘤 406

二、乳腺肿瘤 407

三、肺囊肿及肿瘤 407

四、纵隔囊肿及肿瘤 407

五、心脏肿瘤 409

第十三章　　心血管系统疾病　　412

第一节　总述　412
一、小儿心血管系统解剖生理特点　412
二、心脏的胚胎发育　412
三、胎儿至新生儿循环的转变　414
四、小儿心血管疾病的检查方法　415
第二节　先天性心脏病　418
一、概述　418
二、比较常见的先天性心脏病　422
第三节　心肌与心内膜疾病　442
一、病毒性心肌炎　442
二、心内膜弹力纤维增生症　445
三、感染性心内膜炎　447
四、心功能衰竭　450
第四节　心律失常　453
一、期前收缩　453
二、阵发性室上性心动过速　455
三、室性心动过速　456
四、房室传导阻滞　457

第十四章　　泌尿系统与生殖系统疾病　　460

第一节　概述　460
一、小儿泌尿系统解剖生理特点　460
二、肾脏疾病的检查　462
第二节　肾小球疾病　464
一、小儿肾小球疾病的分类　464
二、急性肾小球肾炎　467
附：急进性肾小球肾炎　471
三、原发性肾病综合征　472
四、溶血尿毒综合征　477
第三节　肾小管疾病　480
一、近端肾小管多发性功能障碍　480
二、肾小管酸中毒　481
第四节　泌尿道感染　483
第五节　急性肾衰竭　487

附：腹膜透析　491

第六节　血尿　492

第七节　先天性泌尿生殖系统畸形　495

　　一、先天性肾盂输尿管连接部梗阻　495

　　二、先天性尿道下裂　499

　　三、隐睾　502

　　四、包茎　505

第十五章　血液系统与肿瘤性疾病　　　　　　507

第一节　造血器官的发育和血象特点　507

　　一、造血器官的发育　507

　　二、小儿血象及其特点　509

第二节　小儿贫血　510

　　一、概述　510

　　二、红细胞生成减少性贫血　514

　　三、溶血性贫血　522

第三节　出血性疾病　537

　　一、概述　537

　　二、免疫性血小板减少症　540

　　三、血友病　543

第四节　肿瘤与肿瘤样疾病　547

　　一、白血病　547

　　二、淋巴瘤　555

　　三、朗格汉斯细胞组织细胞增生症　561

　　四、婴儿血管瘤　565

　　五、神经母细胞瘤　569

　　六、肾母细胞瘤　573

　　七、肝母细胞瘤　578

　　八、生殖细胞肿瘤和畸胎瘤　581

第五节　弥散性血管内凝血　588

第十六章　神经肌肉系统疾病　　　　　　594

第一节　神经系统解剖生理特点及检查方法　594

　　一、神经系统解剖生理特点　594

　　二、儿童神经系统体格检查　595

　　三、神经系统辅助检查　599

第二节　神经系统感染性疾病　603

一、急性细菌性脑膜炎　603

二、急性病毒性脑炎　607

第三节　脑性瘫痪　609

第四节　癫痫　611

第五节　惊厥　620

附：热性惊厥　622

第六节　吉兰 - 巴雷综合征　623

第七节　肌营养不良症　626

第八节　重症肌无力　629

第九节　神经系统常见先天性畸形　632

一、先天性神经管发育畸形　632

二、先天性脑积水　638

第十节　常见颅内肿瘤　641

第十七章　内分泌系统疾病　645

第一节　概述　645

第二节　垂体性疾病　647

一、生长激素缺乏症　648

二、尿崩症　652

三、中枢性性早熟　654

第三节　甲状腺疾病　658

先天性甲状腺功能减退症　658

第四节　肾上腺疾病　661

一、先天性肾上腺皮质增生症　661

二、嗜铬细胞瘤　667

第五节　儿童糖尿病　669

第十八章　小儿常见运动系统疾病　677

第一节　小儿常见骨折与脱位　677

一、概述　677

二、儿童肱骨髁上骨折　679

三、肱骨外髁骨折　680

四、肱骨远端全骨骺骨折　681

五、前臂孟氏骨折　682

六、桡骨远端骨骺损伤　684

　　　　七、股骨干骨折　　685

　　第二节　先天性肌性斜颈　　687

　　第三节　先天性马蹄内翻足　　689

　　第四节　先天性髋关节发育不良　　691

第十九章　**常见危重症**　　**696**

　　第一节　概述　　696

　　　　一、PICU 的设置及管理　　696

　　　　二、PICU 的收治标准与范围　　697

　　　　三、PICU 常用的监护技术　　697

　　　　四、生命支持相关救治技术　　700

　　第二节　心肺复苏　　701

　　第三节　休克　　707

　　第四节　急性呼吸衰竭　　715

　　第五节　急性中毒诊治原则　　719

　　第六节　颅内压增高　　725

参考文献　　**729**

附录　　**732**

中英文名词对照索引　　**737**

第一章　绪　论

第一节　儿科学的范围和任务

儿科学是研究小儿生长发育规律及其影响因素、小儿疾病的诊治与预防以及研究小儿疾病的康复方法,尽可能使患儿恢复健康的学科。

一、小儿年龄分期

小儿从受精卵开始到生长发育停止可分为七个时期。

(一) 胎儿期

受精后前 8 周称为胚胎期(embryonic period),此期各系统的器官发育非常迅速,各重要器官的发育已见雏形,以心脏发育为例,受精后 2 周心脏即开始形成,4 周时开始有血液循环,8 周时心脏四腔结构就已经形成。此时胚胎平均重 9g,长 5cm。如果此阶段受到外界任何干扰,容易引发严重畸形甚至死亡并流产。至第 8 周末胎儿已经基本成形。

从受精后第 9 周开始到出生这个阶段为胎儿期(fetal period),该阶段各器官进一步增大并逐渐发育成熟。按惯用的计算方法,胎儿期是从母亲末次月经第一天算起到出生共 40 孕周,但严格意义上胎儿的整个发育过程应该从受精开始计算到出生,为 38 周。

临床上将整个妊娠过程分为 3 个时期:①妊娠早期:妊娠后 12 周内,胎儿及其各个脏器均已初步发育成形,此期最易受到干扰而形成各种先天性畸形,导致胎儿发育异常的因素包括基因及染色体异常(包括突变)及孕母的各种感染等。②妊娠中期:妊娠 13~28 周,各器官迅速生长,但器官的成熟过程有所不同,如发育到 20 周原始肺泡才开始形成,肺表面活性物质开始生成,此前娩出胎儿将不能成活;妊娠 28 周后,肺泡结构及功能已比较成熟,娩出的婴儿经过精心护理可以存活。③妊娠后期:妊娠 29~40 周,以肌肉及脂肪迅速生长为主,胎儿体重增加迅速。妊娠中-后期导致胎儿发育异常的因素主要是缺氧(胎盘、脐带的异常)、感染、免疫性溶血及孕母的营养障碍等。

整个妊娠过程的孕母保健应该包括:孕前咨询,孕母感染的预防(尤其是弓形虫、巨细胞病毒、风疹病毒及梅毒感染),孕母营养的合理指导,定期产前检查、高危妊娠的监测及早期处理,孕期合理的用药及某些遗传性疾病的早期筛查。

(二) 新生儿期

自胎儿娩出、脐带结扎开始至 28 天为新生儿期(neonatal period),此期实际包含在婴儿期内,也可称为新生婴儿(neonatal infant)。新生儿期是婴儿最脆弱的时期,在这个时期中,婴儿需要完成宫外生存所需的许多重大的生理调整,不仅发病率高,死亡率也高,约占婴儿死亡率的 1/3~1/2,尤其在新生儿出生后 24 小时内死亡率最高,多与窒息、早产、先天畸形或分娩时的不良影响有关。母婴保健法规定出生后应进行苯丙酮尿症、先天性甲状腺功能减退症及先天性听力障碍等疾病的筛查,做到早发现、早治疗。

围生期(perinatal period)目前国际上有四种定义,我国一般定义为从妊娠第 28 周到出生后第 7 天。此期包括了妊娠后期、分娩过程和新生儿早期 3 个阶段,是小儿经历巨大变化,生命易

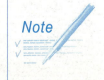

受到威胁的重要时期。围生期死亡率（perinatal mortality）是衡量一个国家和地区的卫生水平，产科和新生儿科质量的重要指标。围生期主要死亡原因是宫内发育不良、呼吸窘迫综合征、窒息、产伤等。围生期医学是介于儿科学和妇产科学之间的边缘学科，需要产科及儿科医师共同合作处理好此期所发生的各种问题。

（三）婴儿期

从出生后到满 1 周岁之前称为婴儿期（infant period），此期是生长发育极其旺盛的阶段，对热量及蛋白质的需求量大，但由于此时期消化功能尚处于发育不够完善阶段，易发生消化紊乱及营养障碍而导致贫血、佝偻病、营养不良和腹泻等疾患。由于来自母体的免疫抗体逐渐消失而自身免疫系统尚未成熟，产生抗体能力有限，对疾病的抵御能力较差，容易罹患感染性疾病。婴儿期死亡的主要原因除了宫内发育不良、窒息及产伤外，还有先天性畸形、婴儿猝死综合征、肺炎和消化道疾病等。

婴儿死亡率（infant mortality）是指每 1000 个活产婴儿中从出生到 1 岁之间的死亡率，是考察一个国家和地区医疗卫生状况的重要指标之一。

（四）幼儿期

从 1 周岁后到 3 周岁之前为幼儿期（toddler period）。此期生长发育速度较婴儿期有所放缓，而智能发育迅速。此期小儿已能独走，活动范围明显扩大，能用语言表达自己的想法与要求，好奇心强但认识危险的能力不足，容易引起意外伤害及罹患传染性和感染性疾病。

（五）学龄前期

3 岁后到入小学（6~7 岁）前为学龄前期（preschool period）。此期体格生长减慢，语言及思维发展迅速，好奇多问，求知欲强，模仿性强。

此时期应该合理营养，防止意外伤害发生。同时需针对年龄的特点，正确对待第一阶段的心理违拗期，加强教养，培养良好的卫生、学习、劳动、生活的习惯。

（六）学龄期

从入小学（6~7 岁）到青春期（女 12 岁、男 13 岁）开始之前为学龄期（school period）。此期身高及体重稳定增长，除生殖系统外，其他系统的发育均接近成人，认知能力加强，社会心理进一步发育，是接受各方面教育的重要时期，应该进行德、智、体、美、劳教育。

（七）青春期

女孩从 11~12 岁开始到 17~18 岁，男孩从 13~14 岁开始到 18~20 岁为青春期（adolescence period）。个体差异较大，此期的特点主要是生殖系统的发育，女孩出现月经，男孩有遗精现象。在性激素的作用下，体格发育出现第二次高峰，体重、身高明显增长直到身高停止增长，青春期末生殖系统发育成熟，第二性征出现。此阶段儿童身心发育逐渐趋向成熟，将出现第二次的心理违拗期。

二、儿科学的范围和任务

随着现代医学的发展，儿科学研究的范围逐渐扩大及深入，儿科学研究对象延伸为自受精卵到 18 岁的青春期儿童。儿科学在儿科专科医院中也不断细分，目前儿科的专业化发展具有几种分化方式，如针对儿童疾患的不同系统和器官，分化为心血管、血液肿瘤、神经、肾脏、内分泌和遗传代谢、呼吸、新生儿、消化、感染、急救、新生儿及儿童保健等学科；针对儿童不同年龄阶段，开创了围生期儿科学及青春期医学；同时，儿科学与其他学科交叉又派生出许多亚专业，如发育行为儿科学、儿童心理学、环境儿科学、儿童康复学、预防儿科学、灾害儿科学及儿童教育学等学科。

小儿外科学中的细化专业除了普通外科、新生儿外科，还有骨科、心胸外科、泌尿外科、肿瘤外科、急症外科、神经外科和整形外科等。因小儿处于迅速发展变化的年龄段，现代小儿外科学

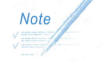

已把胎儿外科和青春期的各种外科疾病也列入其中,这是因为青春期在很多情况下不同于成年人,特别是从社会医学角度出发,有其显著的特点。小儿外科疾病主要归纳为先天性畸形、实体肿瘤、炎症和创伤四大类。

儿科学的主要任务是不断探索有关基础理论和总结临床实践经验,提高对发育中小儿各系统疾病的防治质量及对精神或情感疾病进行预防、诊断及治疗,保障和促进儿童获得生理、心理和社会能力的健康和全面发展。

【小结】

　　1. 小儿从受精卵开始到生长发育停止可分为胎儿期、新生儿期、婴儿期、幼儿期、学龄前期、学龄期、青春期七个时期。
　　2. 随着现代医学的发展,儿科学研究的范围逐渐扩大及深入,儿科学研究对象延伸为自受精卵到 18 岁的青春期儿童。

【思考题】

　　1. 儿科学的研究范围?
　　2. 儿科医师的任务是什么?

（孙　锟）

第二节　儿科学的特点

　　儿童不是成人的缩影,小儿与成人的差异不仅仅是体格上的大小。儿科学与其他临床学科相比有其不同特点,基本特点表现在三方面:①小儿有别于成人的最大特点是具有成长性,儿童从出生到发育成熟的过程,是一种连续的但也是具有明显阶段性的成长过程,在这个过程中,小儿的全身各系统、器官及组织不仅在体积、重量上不断增大,更重要的是在此过程中其功能的不断发育成熟。处于不断生长发育过程中的儿童,不仅个体间存在差异,还有明显的年龄差异,因此在评价健康状态和诊断疾病时不能用单一标准。②对疾病造成损伤的恢复能力较强,常常在生长发育的过程中对比较严重的损伤实现自然改善或修复,因此,只要度过危重期,常可满意恢复,适宜的康复治疗常有事半功倍的效果。③儿童是脆弱人群,身心较成人容易受到各种不良因素的伤害,而且一旦造成伤害,可以影响一生,因此预防为主在儿科学中占有更加重要的地位。另外,小儿在各个发育阶段中,不但在解剖、生理、免疫、病理等方面具有其特点,而且在疾病的发病、病因及表现等方面均有明显的差异。更重要的是在身心保健方面的重点各个时期均有所不同。而且,年龄越小,与成人的差别越大。下面从基础和临床两个方面具体说明儿科学的主要特点。

(一) 基础医学方面

　　1. 解剖　随着体格生长发育的进展,身体各部位逐渐长大,头、躯干和四肢的比例发生改变,内脏的位置也随年龄增长而不同,如肝脏右下缘位置在 3 岁前可在右肋缘下 2cm 内,3 岁后逐渐上移,6~7 岁后在正常情况下右肋缘下不应触及。同样,由于小儿心脏呈横位,心胸比例较大,与成人明显不同。在体格检查时必须熟悉各年龄儿童的体格生长发育规律,才能正确判断和处理临床问题。

　　2. 功能　各系统器官的功能也随年龄增长逐渐发育成熟,因此不同年龄儿童的生理、生化正常值各自不同,如心率、呼吸频率、血压、血清和其他体液的生化检验值等。此外,某年龄阶段

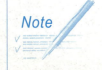

的功能不成熟常是疾病发生的内在因素,如婴幼儿的代谢旺盛,营养的需求量相对较高,但是此时期胃肠的消化吸收功能尚不完善,因此易发生消化不良。掌握各年龄儿童的功能变化特点是儿科临床工作的基本要求。

3. 病理　对同一致病因素,儿童与成人的病理反应和过程会有相当大的差异,即或是不同年龄的儿童之间也会出现这种差异,如由肺炎球菌所致的肺内感染,婴儿常表现为支气管肺炎,而成人和年长儿则可引起大叶性肺炎病变。

4. 免疫　小年龄儿童的非特异性免疫、体液免疫和细胞免疫功能都不成熟,因此抗感染免疫能力比成人和年长儿低下,如婴幼儿时期 SIgA 和 IgG 水平均较低,容易招致呼吸道和消化道感染。因此,适当的预防措施对小年龄儿童特别重要。

5. 心理和行为　儿童时期是心理、行为形成的基础阶段,可塑性非常强。及时发现小儿的天赋气质特点,并通过训练予以调适;根据不同年龄儿童的心理特点,提供合适的环境和条件,给予耐心的引导和正确的教养,可以培养儿童良好的个性和行为习惯。

（二）临床疾病方面

1. 疾病种类　儿童中疾病发生的种类与成人有非常大的差别,小儿先天性畸形较多见,易感染,易发生肝脾大,气道容易梗阻。但婴儿期鼻窦炎少见。心血管疾病在儿童中主要以先天性心脏病为主,而成人则以冠状动脉心脏病为多;儿童白血病中以急性淋巴细胞性白血病占多数,而成人则以粒细胞性白血病居多。此外,不同年龄儿童中的疾病种类也有差异,如新生儿疾病常与先天遗传和围生期因素有关,婴幼儿疾病中以感染性疾病占多数等。

2. 临床表现　儿科患儿在临床表现方面的特殊性主要集中在小年龄儿童,年幼体弱儿对疾病的反应差,往往表现为体温不升、不哭、纳呆、表情淡漠,且无明显定位症状和体征;婴幼儿易患急性感染性疾病,由于免疫功能不完善,感染容易扩散甚至发展成败血症,病情发展快,来势凶险。

3. 诊断　儿童对病情的表述常有困难且不准确,但仍应认真听取和分析,同时必须详细倾听家长陈述病史。全面准确的体格检查对于儿科的临床诊断非常重要,有时甚至是关键性的。不同年龄儿童的检验正常值也常不相同。

4. 治疗　小儿的药物剂量必须按体重或体表面积仔细计算,并且要重视适当的液体出入量和液体疗法。

5. 预后　儿童疾病往往来势凶猛,但是如能及时处理,度过危重期后,恢复也较快,且较少转成慢性或留下后遗症,这常是儿科医师的慰藉。因此,临床的早期诊断和治疗显得特别重要,适时正确的处理不仅有助于患儿的转危为安,也有益于病情的转化与预后。

6. 预防　已有不少严重威胁人类健康的急性传染病可以通过预防接种得以避免,此项工作基本上是在儿童时期进行,是儿科工作的重要方面。目前许多成人疾病或老年性疾病的儿童期预防已经受到重视,如动脉粥样硬化引起的冠状动脉心脏病、高血压和糖尿病等都与儿童时期的饮食有关;成人的心理问题也与儿童时期的环境条件和心理卫生有关。

由于儿科的鲜明特点,要求儿科专业医师在疾病的诊治过程中更应充分重视小儿的特点。

小儿是社会中最为弱势的群体,而儿童的健康对一个家庭乃至社会产生重大的影响,小儿从出生至青少年阶段的生长发育过程中,来自社会、家庭、环境的不利因素时刻会影响其身心健康。因此,在关注儿童健康、诊治儿童疾患的同时,儿科医师必须关注社会、家庭及环境等因素。儿科专业医师在儿童疾病的诊治过程中必须具备三种品质,第一是能够用最新的、有事实根据的知识和信息开展对儿童疾病的诊治,能够通过已经积累的临床经验以及通过文献检索获得信息,分析患儿发病的病理生理机制并形成对所诊治的患儿的个体化认识;第二是要有较强的沟通和动手能力,如能够针对儿童的特点进行有效的病史采集,施行正确的体格检查,规范地进行常规操作及对危重患儿进行准确的判断及急救的能力等;第三是具有无私奉献的精神,本着一切为了患儿及其家庭的利益着想,最大限度地发挥自己的专业知识和技能,在诊治过程中敏感

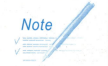

地体察患儿及家长的心情,给予同情和关爱。

【小结】

　　儿童不是成人的缩影,小儿与成人的差异不仅仅是体格上的大小。儿科学与其他临床学科相比,无论在基础医学,还是临床疾病方面有其不同特点。

【思考题】

儿科学与其他临床学科相比有哪些特点?

(孙　锟)

第三节　我国儿科学的发展和展望

　　早在 2400 年前,中国古代的大医家扁鹊即为“小儿医”。至唐代,已在太医署正规培养 5 年制少小科专科医师。19 世纪西方儿科学进入我国,至 20 世纪 40 年代我国儿科临床医疗初具规模。1943 年,随着诸福棠教授主编的《实用儿科学》问世,标志着我国现代儿科学正式建立。

　　新中国成立以后,党和政府在城乡各地建立和完善了儿科的医疗机构及儿童保健机构,对于保障我国儿童的健康和提高儿童的生命质量起到了至关重要的作用。儿童的生长发育监测、先天性遗传性疾病的筛查、疫苗的接种等得以落实,儿童中常见病、多发病能够得到及时的诊治。

　　改革开放以来,我国儿科事业在全国近 7 万多名儿科医务工作者的无私奉献下取得了快速的发展,2005 年婴儿死亡率小于 19.0‰,5 岁以下儿童死亡率小于 22.5‰,已经处于发展中国家的前列,我国的新生儿遗传代谢疾病的筛查项目、全国儿童国家免疫接种项目等均已处于发展中国家的领先地位。

　　近年来,我国儿童健康状况继续得到明显改善,主要健康指标总体位居发展中国家前列。《2013 中国卫生统计年鉴》资料显示全国新生儿死亡率、婴儿死亡率及 5 岁以下儿童死亡率从 2010 年的 8.3‰、13.1‰和 16.4‰,分别下降到 2012 年的 6.9‰、10.3‰和 13.2‰。

　　但是,由于社会环境等各种原因,少数曾经绝迹的传染病仍然有死灰复燃的迹象。儿童健康水平仍存在明显的城乡差异,农村 5 岁以下儿童死亡率是城市的 2.7 倍。因此,如何做好农村地区儿童的医疗保健工作,提高基层的儿科医师队伍的质量至关重要。早产及低出生体重、肺炎、出生窒息、先天性心脏病仍是 5 岁以下儿童的主要死因。前者可以通过妇幼保健体系的不断完善以及新生儿急救技术的不断发展得到有效的控制,而先天性畸形是摆在儿科医师面前的重要研究课题,我国每年新出生新生儿约 2000 万,出生数月或几年后发现其中有 80 万 ~120 万的先天畸形,主要为唇裂、神经管缺陷、多指(趾)、心血管畸形、脑积水等,对小儿的健康造成很大的威胁。

　　小儿外科是儿科医学中多学科领域内的一个重要组成部分,也是不断发展的临床专业。近年来,国内外小儿外科也有了巨大的进展,主要表现在新生儿外科的产前诊断及外科早期干预方面。如胎儿外科,1981 年 Harrison 首次报道 1 例后尿道瓣膜行宫内膀胱造口术后,现已在先天性膈疝、双胎输血综合征(twin-twin transfusion syndrome,TTTs)等畸形取得肯定效果。产时外科技术(ex utero intrapartum treatment procedure,EXIT)已在国内数个中心成功开展。伴随着肿瘤多中心研究的广泛开展,小儿实体瘤诊治效果显著提升。

　　小儿微创外科技术已在国内外普及,自新生儿期甚至胎儿期(胎儿镜,FETENDO)到其他各年龄段,不但有腹腔镜、胸腔镜手术,还开展了肾盂镜、关节镜、脑室镜等微创腔镜手术。诊治疾病范

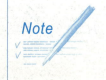

Note

围也逐步扩大,如新生儿食管闭锁、高位无肛、脊柱侧弯、脑积水、脑室 - 腹腔引流术及肿瘤外科等。

儿童移植外科,主要是大器官移植如肾移植、肝移植、小肠移植等。1961 年,美国 Starzl 首次进行小儿肝移植获得成功,现已作为肝脏终末期病变的有效治疗手段,后者在国内多个医疗单位展开,且亲体肝移植已逐渐占主要供肝来源,减少了排斥反应,成功率大大提高。儿科的几个肝移植大中心均已完成 100 例以上肝移植。

在新的历史时期,儿童健康面临新的挑战,突出表现在环境因素、社会因素、人们的行为和生活方式构成对儿童生长发育的影响。尽管我国儿童目前的主要健康问题从总体上还集中在感染性和营养性疾病等常见病、多发病方面,但发病率和严重性大大降低;并且在某些发达地区,严重的营养不良和急性传染病已经少见。这些疾病谱的变化昭示我国儿科学的任务不仅要着重降低发病率和死亡率,更应该着眼于促进儿童的体格生长、心理健康、智能发育和社会适应能力得到全面均衡的发展。

目前,我国 18 岁以下的儿童近 4 亿,如何保障如此大群体的健康事关祖国和民族的未来,世界卫生组织、联合国健康儿童基金会在向全球发出的“新千年发展目标”中提出了到 2015 年将 5 岁以下儿童死亡率降低 2/3 的要求,原卫生部《中国妇女儿童发展纲要(2011~2020 年)》要求到 2020 年,全国婴儿和 5 岁以下儿童死亡率分别下降到 10‰和 13‰。实现这些目标将是21 世纪儿童健康策略在儿童生存、保护和发展 3 个目标以及健康保护和健康促进两大任务的综合体现,需要大批的儿科专业医师无私的付出才有可能得以实现。因此,儿科医师在 21 世纪面临的最大挑战或工作的重点是控制感染性疾病、关注孩子心理行为健康、对意外伤害进行有效的预防、防治先天性畸形、重大公共事件中儿童健康保护,也要关注成人疾病的儿童期预防(DOHaD 理论,developmental origins of health and disease,健康和疾病的发育起源)。

在未来,儿科医学的模式必将向生物 - 社会 - 医学的模式转变,循证医学将会得到更加重视,转化医学将成为儿科诊治必然的创新动力。分子生物学的进展将为临床诊断和治疗开辟一条新的道路;重大疾病基因组学、蛋白质组学和表观遗传学的研究将在遗传性、代谢性等疾病的防治方面产生重大突破;医学信息学的进展不仅会在医学影像学方面引起革命性的飞跃,而且可能在更广泛的领域产生深远的影响,比如对基因疫苗的构造分析和修饰等。

同时,应进一步加强卫生服务体系建设,加强儿童医疗卫生服务网络建设,增加儿童医院数量,加强儿童卫生人才队伍建设,提高服务能力。保障儿童健康干预(服务)策略除了儿童保健服务、儿童医疗服务、儿童康复服务等以儿童为中心的干预外,还要发展集体儿童的健康和卫生管理等以机构为中心的干预、以社区为中心的干预及以父母为中心的干预,将育儿知识普及到父母,并变成父母的行动。所以,儿科医师不单单担任儿科疾病的治疗的角色,还将走出医院,进入社会,在社区儿童疾病预防以及儿童教育学研究方面实现儿科医师的社会角色,从而实现对儿童健康的承诺。

【小结】

我国儿童健康状况得到不断改善,主要健康指标总体位居发展中国家前列。但儿童健康水平仍存在明显的城乡差异。早产及低出生体重、肺炎、出生窒息、先天性心脏病仍是 5岁以下儿童的主要死因。先天性畸形是儿科医师面前的重要研究课题。

【思考题】

我国儿童目前的主要健康问题。

(孙 锟)

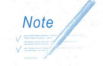

第二章　生　长　发　育

儿童所特有的生长发育过程是区别于成人的重要特点。生长（growth）是指随着年龄的增加，身体各组织、器官的不断长大，是量的变化，如体重、身高。发育（development）是组织、器官功能的不断成熟，是质变的过程，如性的成熟。生长发育是个体成长过程中不可分割的两方面。随着年龄的增加，生长的同时伴随着发育的成熟，两者共同诠释机体连续渐进的动态变化过程。

第一节　体　格　生　长

儿童的生长发育是一个连续的过程，但在生命的不同阶段，由于调控生长的主要机制不同而呈现出一定的差异性。

一、体格生长的总规律

（一）生长的连续性、非匀速性、阶段性

生长是一个连续过程，但并不匀速，各年龄的生长速率各不相同，年龄越小，生长越快。在整个生长期有两个生长高峰，一是婴儿期，以后体格生长趋于平稳，到青春期开始时又出现第二次生长高峰。

（二）身体各系统和各部分生长不平衡

身体各系统的生长发育先后和快慢各不相同，如神经系统发育较早，生长速度快，淋巴系统则先快后回缩，生殖系统发育最晚。

（三）体格生长有个体差异

小儿的体格生长受到遗传和环境的复杂交互影响，有明显的个体差异。因此，儿童的生长发育水平有一定正常范围，所谓的"正常值"不是绝对的，评价时必须考虑个体不同的影响因素，才能作出正确的判断。

二、出生至青春期前体格生长规律

出生至青春期前主要包括新生儿期、婴儿期、幼儿期、学龄前期和学龄期。这期间体格生长速度经历了一个由高峰逐渐降低并保持相对平稳的动态变化，再到另一个高峰的过程。婴儿期是人生的第一个生长高峰。第一年体重增加约 6kg，身高增长 25cm，至 2 岁体重增长为出生时 4 倍，身高第二年增长 10~12cm。

2 岁后生长速度逐渐下降并相对稳定于 5~7cm/ 年。但生长速率并非持续均质性，可呈快慢波动，同时一年内的速度也可以波动。生长调控模式也由营养调控为主逐渐过渡至促生长轴调控（下丘脑 - 垂体 - 生长激素轴），并可受遗传、营养、心理等影响。

三、青春期体格生长规律

青春期是人一生的第二个生长高峰。青春发育启动后，以身高的快速增长为特点。也可以分为起点、身高突增、减速三个阶段。

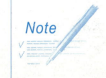

Note

在身高突增前可出现暂时生长慢,部分儿童生长速率甚至可降至 4~5cm/y,随后进入快速增长。女孩快速增长一般在 Tanner Ⅱ~Ⅲ期呈现(一般指乳房发育),幅度 7~8cm/y,持续 1~3 年,其中 80% 持续 1~2 年。男孩快速增高比女孩晚 2 年左右,幅度 9~11cm/y。女孩初潮时,身高增长已经完成终身高的 95%,之后进入生长衰减阶段,通常情况下初潮后还能增长 5~7.5cm,但存在个体差异。男孩剩余身高(遗精后)会比女孩少 1~1.5cm。从青春期开始至骨骺闭合(停止生长),女孩共可长 25~26cm,男孩 28~30cm。这期间,促生长轴和下丘脑 - 垂体 - 性腺轴协同调控生长模式。主要相关激素有生长激素、胰岛素样生长因子、促性腺激素、性激素、甲状腺激素等。此外,心理、营养、遗传等因素也影响着此期的生长发育。

四、影响生长发育的因素

影响儿童体格生长发育的因素众多,概括起来可分为生物因素和环境因素。生物学因素包括遗传、内分泌等;环境因素包括营养、疾病和理化因素等。研究显示遗传潜力决定了生长发育水平,同时这种潜力受一系列环境因素的调节。生长发育是遗传与环境共同作用的结果。

(一) 生物因素

1. 遗传   小儿生长发育的"轨迹"(trajectory)或特征、潜能、趋势等,由父母双方的遗传因素共同决定。种族、家族的遗传信息影响广泛且深远,如皮肤、头发的颜色、面容特征、身材高矮、性发育启动的早迟甚至对营养素的需要量等。染色体异常的患儿往往都伴随有生长发育的障碍,更反映了遗传对生长的直接影响。

2. 性别   男孩和女孩的生长发育各有其规律与特点,因此,在评价儿童生长发育时,男女有各自相应的标准。如女孩的平均身高、体重较同龄男孩小,女孩青春期启动的年龄较男孩早约 2 年,此时体格生长突增,其身高、体重超过男孩。男孩青春期开始时间晚于女孩,但持续的时间较长,最终的体格还是超过女孩。

3. 内分泌   胰岛素、生长激素、甲状腺激素和性激素等,通过调节物质代谢,调控骨骼的生长和成熟直接影响生长发育。

(二) 环境因素

1. 营养   营养是保证儿童正常生长发育最重要的环境因素。其作用从胎儿期持续至青春期。宫内营养不良的胎儿不仅体格生长落后,大量的流行病学资料显示其成年期罹患高血压、糖尿病、肥胖等代谢性疾病的危险性高于正常出生体重的儿童。生后营养不良,特别是关键期严重营养不良,可影响体格生长、神经发育等。

2. 疾病   疾病对生长发育的影响非常明显。如妊娠早期的特殊病原微生物 TORCH 感染是导致出生缺陷发生的主要生物因素之一。T 代表弓形虫(toxoplasma);R 代表风疹(rubella);C 指巨细胞病毒(CMV);H 代表疱疹病毒(herpesvirus);O 指其他病原如梅毒等(others)。妊娠期感染不仅危害母体,往往还对胎儿产生严重不良后果,如流产、早产、死胎或胎儿生长迟缓、发育畸形等,而且通过产道和母乳还可以引起新生儿感染,如果累及神经系统,可造成不同程度的智力障碍以及各种瘫痪、失聪、失明等后遗症,严重影响人口素质。先天性疾病,如先天性心脏病常伴随生长迟缓;先天性甲状腺功能减退症引起体格生长和神经系统发育迟缓。急性感染可致体重减轻;长期慢性疾病则使体重和身高的生长均受影响。

3. 物理、化学因素   国内外学者均证实环境污染可以影响儿童的生长发育。环境污染物按其性质可分为生物性污染、化学性污染和物理性污染三大类,以化学污染物的威胁最大,如铅、镉污染等。空气中的某些化学物质(二氧化碳、一氧化碳、二氧化硫、氮氧化物和可吸入颗粒物等)与儿童肺炎、支气管炎、哮喘的发病率显著相关,当污染严重时,儿童的生长发育可受影响。

4. 其他因素   生活环境对儿童健康的重要作用容易被忽视。良好的自然环境配合好的生活习惯、科学护理、良好教养、体育锻炼、完善的医疗保健服务等都是促进儿童生长发育达最佳

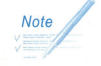
Note

状态的重要因素。反之,则带来不良影响。家庭环境对儿童生长发育的影响也不容忽视,如父母的职业、受教育程度、家庭经济状况和家庭氛围等。已有大量的调查资料显示贫穷、家庭破裂、药物滥用以及酗酒等许多社会因素能直接或间接阻碍儿童的生长发育。儿童虐待(child abuse)和疏忽(neglect)在世界范围内都是有害儿童身心健康的社会问题。

五、体格生长常用指标及评价

(一) 体格生长常用指标

1. **体重(weight)**　是身体各器官、骨骼、肌肉、脂肪等组织及体液重量的总和,是反映近期营养状况和评价生长发育的重要指标。尤其在婴儿期,体重对判断生长发育水平特别重要。我国 2005 年九市城区调查结果显示正常足月男婴平均出生体重为(3.3±0.4)kg,女婴为(3.2±0.4)kg,与世界卫生组织的参考值一致。生后最初 2~3 天由于摄入少、水分丧失、胎粪及小便排出与胎脂的脱落等,体重可减轻 3%~9%,至 7~10 天可恢复到出生时体重,称为"生理性体重下降"(physiological weight loss)。正常情况下,婴儿期前 3 个月体重增长速度最快,正常足月婴儿生后第 1 个月体重增加 1~1.7kg,3~4 个月体重约为出生时的 2 倍,与后 9 个月的增加值几乎相等,1岁末已增至出生时的 3 倍(10kg)。由于儿童体重增长并非等速增长,评价时应以其体重的增长变化(测量体重)为依据。如果不能获得具体体重,在计算用药量和液体量时,可参照以下公式进行推算:

1~6 个月体重(kg)= 出生体重(kg)+ 月龄 ×0.7(kg)

7~12 个月体重(kg)= 出生体重(kg)+6×0.7(kg)+(月龄 −6)×0.3(kg)

2 岁 ~ 青春前期体重(kg)= 年龄(岁)×2(kg)+8(kg)

体重的测量应在空腹、排尽大小便、裸体或穿背心、短裤情况下进行。冬季注意调节室温,最好让儿童脱成单衣、裤。如果不能测量裸重,则应设法扣除衣服、尿布等的重量。每次测量体重前需校正磅秤零点。新生儿期称体重可用婴儿磅秤或特制的杠杆秤,最大载重为 6~10kg。1个月 ~7 岁称重应用杠杆式磅秤或木杆式钩秤,最大载重为 30~35kg,误差不超过 25g 或 50g。7岁以上用磅秤,最大载重为 100kg,误差不超过 100g。婴儿取卧位,1~3 岁幼儿可坐位,3 岁以上站立,两手自然下垂,家长不可扶着小孩,小孩也不能接触其他物体,以免影响准确性。千克为单位,记录至小数点后两位。如果有以往记录,要注意比较,发现可疑时,应重新测量。

2. **身长/身高(length/height)**　代表头部、脊柱和下肢长度的总和。3 岁以下小儿测量时采用仰卧位,故称身长。3 岁以上采用站立位测量,称为身高,是反映长期营养状况和骨骼发育的较好指标。身高的增长规律和体重相似,婴儿期和青春期出现 2 个生长高峰。足月新生儿身长平均为 50cm;生后第一年内增长最快,约增加 25cm,前 3 个月增长 11~12cm,大约等于后 9 个月的总增长值;以后逐渐减慢,第二年约增长 10~12cm,2 岁末身长约为 85~87cm;2 岁后身长(高)的增长较稳定,平均每年增长约 5~7cm。因此,2~12 岁儿童的身高可按公式推算:身高(cm)= 年龄(岁)×7(cm)+75(cm)。儿童的终身高与遗传、性别、营养、内分泌、宫内发育水平等因素密切相关,短期的疾病与营养波动对身高的影响不大。

3 岁前测量身长用标准的量床或量板,3 岁后用身高计或固定于墙壁上的立尺或软尺。3 岁前婴幼儿测身长时应脱去帽、鞋、袜,穿单衣裤仰卧于量床中央,助手将头扶正,头顶接触头板,儿童面向上,两耳在同一水平。测量者立于儿童右侧,左手握住儿童两膝,使腿伸直,右手移动足板使其接触双脚跟部,注意量床两侧的读数应该一致,然后读取刻度值,记录精确到 0.1cm。3 岁以后量身高时,要取立正姿势,两眼直视正前方,胸部挺起,两臂自然下垂,脚跟并拢,脚尖分开约 60°,脚跟、臀部与两肩胛间 3 个点同时靠着立柱,头部保持正中位置,使量板与头顶点接触,同时观察被测者姿势是否符合要求,再读测量板垂直交于立柱上刻度的数字,记录精确至 0.1cm。

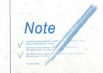
Note

3. 顶 - 臀长 / 坐高（crumb-up length /sitting height） 是头顶至坐骨结节的长度。3 岁以下婴幼儿取仰卧位量顶 - 臀长（crumb-up length），3 岁以上取坐位，测量值为坐高（sitting height）。代表脊柱和头的发育，可间接反映下肢与躯干的比例。不同的年龄阶段，头、脊柱和下肢的增长速度及所占身高的比例也不同。婴儿期头部生长最快，脊柱次之；到青春期时，下肢生长最快。由于下肢随着年龄的增加其生长速度加快，因此坐高占身高的比例也随之下降。出生时坐高占身长的 66%；4 岁时占身长 60%；6 岁以后则小于 60%。一些遗传、内分泌疾病可使身体的某些部分比例失常，因此测量上部量（头顶到耻骨联合上缘的长度）和下部量（耻骨联合上缘至足底）对诊断有参考价值。新生儿上部量占 60%，下部量占 40%，身高（长）的中点在脐上；1 岁时中点在脐下；6 岁时中点下移至脐与耻骨联合之间；12 岁左右上、下部量相等，中点恰好在耻骨联合上缘。

3 岁以下儿童测量顶 - 臀长。取卧位，头部位置与测身长时要求相同，测量者左手提起小儿两腿，膝关节弯曲，同时使骶骨紧贴底板，大腿与底板垂直，然后移动足板，使其贴紧臀部，读数至 0.1cm。3 岁以上取坐位测量坐高，被测者坐在高度适中的板凳上，先使身体前倾，使骶部紧靠立柱或墙壁，然后坐直，两大腿伸直面与身体成直角，与地面平行，膝关节屈曲成直角，两脚向前平放在地面上，头与肩部的位置与量身高时的要求相同。

4. 头围（head circumference） 为自眉弓上缘经枕骨枕外隆凸最高点绕头 1 周的最大周径。反映脑和颅骨的发育。新生儿的头围平均为 34cm；1 岁时平均为 46cm；2 岁时 48cm；5 岁时约为 50cm；15 岁时约 53~54cm，与成人相近。2 岁以内测量最有价值。头围小于同年龄、同性别的均值减 2 个标准差（头围 $<\bar{x}-2s$），称为头小畸形（microcephaly），应警惕是否存在大脑发育不良；头围过大伴随过快增长提示脑积水的可能。

被测者取坐位、立位或仰卧位，测量者位于小儿右侧或前方，用左手拇指将软尺零点固定于头部右侧眉弓上缘处，软尺经枕骨粗隆及左侧眉弓上缘回至零点，读至 0.1cm。

5. 胸围（chest circumference） 是指经乳头下缘和两肩胛下角水平绕体 1 周的围度。胸围代表胸廓与肺的发育。胸廓在婴儿期呈圆筒形，前后径与左右径相等；2 岁以后其左右径逐渐增大。在婴儿期增长最快，1 岁末胸围与头围相等，大约为 46cm；第二年约增加 3cm；3~12 岁胸围平均每年增加 1cm，胸围超过头围的厘米数约等于周岁数减 1；到青春期增长又加速。

3 岁以下小儿取卧位或立位，3 岁以上取立位，被测者两手自然下垂，双眼平视。测量者位于小儿前方或右侧，用左手拇指固定软尺零点于被测者胸前乳头下缘（乳腺已发育的女孩，可以胸骨中线第四肋间高度为固定点），右手拉软尺使其绕经背部右侧，过两肩胛角下缘，经身体左侧回至零点，取平静呼吸气时的中间读数至 0.1cm。

（二）体格生长的评价

评价儿童体格生长的目的是了解个体或群体儿童体格生长发育现状及今后发展趋势，并对部分体格生长发生偏离的儿童，采取干预措施，以促进其健康成长。全面的生长评价应包括生长水平、生长趋势、生长速度等方面。

1. 评价内容及方法

（1）评价标准：要对小儿体格生长进行客观、正确的评价，必须采用具有代表性人群的体格生长测量值作为参考。评价时可根据不同目的和卫生资源来选择参照标准（reference standard）。

（2）常用统计学方法：目前，我国常用体格生长评价方法有均值离差法（标准差法）、百分位法（中位数百分位法）、曲线图法、指数法和相关法，可根据评价内容选用。

（3）界值点的选取：应根据工作目的和资源确定界值点（cut-off points）。从统计学角度比较群体儿童体格发育时，可采用 P_3~P_{97} 或 $\bar{x}\pm2s$ 作为界值点（正常范围）。在常规工作中，可根据具体情况进行选择，如某地区的医疗资源有限，需要选用较低的界值点来筛查最需要保护或健康服务的对象。

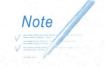
Note

（4）评价内容及表示方法：体格生长评价包括发育水平、生长速度和身体匀称度三方面的内容。应注意的是，在评价儿童体格生长时，不能仅凭某次测量结果下结论，应动态随访体格生长指标，才能对儿童的生长发育作出客观、正确的评价。

1）评价内容：

① 发育水平（横断面评价）：指某一年龄时点儿童的某一体格生长指标与该人群参考值比较所达到的程度。可了解群体儿童体格生长发育状况和个体儿童体格生长所达到的水平，通常用均值离差法表示。

② 生长速度（纵向评价）：通过定期、连续测量某项生长指标，获得该项指标在某一年龄段增长情况与参考人群值进行比较，多用于评价个体儿童。通常用百分位数和曲线图表示。当变量值的分布呈非正态分布时，用百分位数法表示比均值离差法更能准确地反映实际情况。用曲线图连续观察儿童生长速度，方法简便，不但能准确地反映儿童的发育水平，还能对儿童某项指标的发育速度进行准确、连续动态的追踪观察。

③ 身体匀称度：反映体重、身高、胸围、上臂围等指标之间的关系。可用指数法表示。指数法可根据不同目的和要求进行，如判断是否有超重、肥胖的倾向。

2）评价方法：

① 均值离差法：适用于常态分布状况，以均值（$\bar{x}$）为基值，以标准差（s）为离散值，通常 $\bar{x}\pm s$ 包含 68.3% 的总体，$\bar{x}\pm 2s$ 包含 95.4%，$\bar{x}\pm 3s$ 包含总体的 99.7%。根据离差范围的不同分成三等级或五等级进行评价（表 2-1）。评价为"中"或"中上"正常；"中下"可为正常，也可为轻度营养不良；"上"要与肥胖区别；"下"要与营养不良区别。

表 2-1　均值离差法的等级评价

分等级	$\bar{x}-2s$ 以下	$\bar{x}-(1s\sim 2s)$	$\bar{x}-1s$	$\bar{x}$	$\bar{x}+1s$	$\bar{x}+(1s\sim 2s)$	$\bar{x}+2s$ 以上
五级	下	中下		中（$\bar{x}\pm 1s$）		中上	上
三级	下			正常（$\bar{x}\pm 1s$）			上

② 百分位法：适用于正态和非正态分布状况，通常是把某一组变量从小到大按顺序排列，并计算出某一百分位的相应数值，以第 3、10、25、50、75、90、97 七个百分位（percentile，P）的数值来划分等级。P_3 代表第 3 百分位数值（相当于离差法的均值减 2 个标准差），P_{97} 代表第 97 百分位数值（相当于离差法的均值加 2 个标准差）。从 P_3 到 P_{97} 包括全部样本的 95%，P_{50} 为中位数，约与均值离差法的均值相当。

③ 曲线图法：是过定期、连续对身高和体重进行测量，以观察、分析身高和体重的增长情况。常用生长图，根据不同性别的各年龄组正常儿童横断面的体格生长（体重或身高）调查资料标记在体重、身高图上制成参考曲线。通常在坐标图中绘制出第 3、10、25、50、75、90 和 97 百分位数七条曲线（图 2-1）。这是儿童系统管理中常用的方法，简单、直观。定期将个体儿童所测体格生长指标数值绘制成一条曲线，与标准曲线比较，即可看出儿童的发育水平、速度及趋势。生长发育曲线图是联合国儿童基金会为改善世界营养状况、预防营养不良、保护儿童生存倡导的四项适宜技术（GOBI）之一。在评价某个儿童的体格生长时，要按照不同的遗传学潜力来定位，即某个儿童的体重曲线只要是持续与图中参考标准曲线平行，他的体重生长速度就是正常的。在连续的生长观察中，如小儿体重下降、不增或增长不足，应分析原因，尽早发现生长迟缓，及时采取措施，促进生长发育。

④ 指数法：用数学公式将人体体格生长的几项指标联系起来判断各部分之间的比例，从而反映体格生长、营养状况、体型和体质。常用体质指数（body mass index，BMI）。BMI= 体重（kg）/身高（m）^{2}。

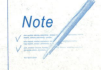

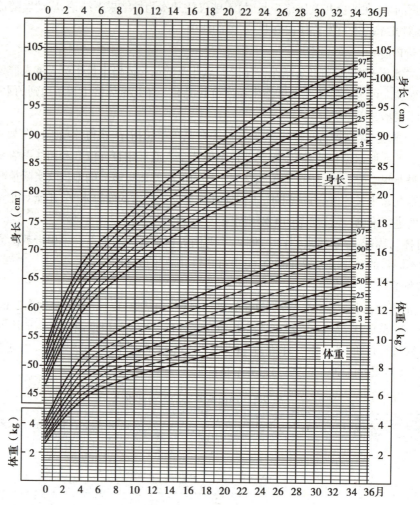

图 2-1 体重、身高百分位曲线

注：根据 2005 年九市儿童体格发育调查数据研究制定 参考文献：中华儿科杂志；2009 年 3 期

首都儿科研究所生长发育研究室 制作

该指标是国际上推荐为确定肥胖症最适用指标。小儿 BMI 随年龄性别而有差别，评价时需查阅图表，如 BMI 值在第 85 百分位与第 95 百分位之间为超重，超过第 95 百分位为肥胖。

目前 WHO 积极推荐使用年龄别体重（weight for age）、年龄别身高（height for age）和身高别体重（weight for height）对儿童的生长进行评价，最常用于评价群体儿童生长发育和营养状况。

① 年龄别体重：是反映和评价儿童体格发育与营养状况的最敏感、最可靠也是最易获得的指标，主要反映目前或近期的营养状况。年龄别体重过低，超过一定的界值点为低体重，年龄别体重过大，超过一定的界值点为超重。在群体水平上，该指标单独使用不能准确反映存在的营养问题，需要与其他指标联合使用。

② 年龄别身高：是反映和评价儿童个体发育状况和营养水平的较为稳定的指标，主要反映过去、长期、慢性的营养状况。年龄别身高低于一定的界值点称为生长迟缓（stunting）。

③ 身高别体重：是反映近期急性营养状况的敏感指标。身高别体重过小，超过一定的界值点称为消瘦（wasting）；身高别体重过大，超过一定的界值点称为肥胖。

单一指标的运用都具有一定的局限性，最全面、最科学的评价方法是将上述三个指标综合运用才能得到比较全面、客观的结果。

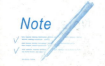

六、与体格生长有关的其他系统发育

(一) 骨骼的生长发育

1. 头颅的生长发育　头颅骨主要由额骨、顶骨、颞骨和枕骨组成。颅骨间的缝隙称为骨缝。颅骨骨缝在出生时稍分开,至 3~4 个月时完全闭合。额骨和顶骨形成的菱形间隙为前囟。出生时对边的中点连线大约为 1.5~2.0cm,随着颅骨的发育前囟稍为增大,6 个月以后逐渐骨化而变小,多在 1~1.5 岁闭合,少数儿童 2 岁左右闭合。前囟大小、闭合时间有很大的个体差异,判断异常与否应结合临床全面分析。前囟大小与儿科临床疾病有关,如小头畸形前囟小、闭合也较早;严重活动期佝偻病、脑积水或甲状腺功能减退患儿,前囟大、闭合常常延迟。值得注意的是前囟大小的临床价值应结合头围、神经精神发育等表现综合评估。前囟张力也是重要的临床体征之一,如颅内压升高时前囟饱满,张力增加;脱水或极度消瘦时前囟凹陷。后囟是两块顶骨和枕骨形成的三角形间隙,出生时已近闭合或残留很小,一般在生后 6~8 周完全闭合。测量头围、观察囟门及骨缝的变化可以衡量颅骨的生长发育。

2. 脊柱　脊柱由椎骨和连接椎骨的肌肉和韧带组成,是躯体的主要支架。生后第 1 年,脊柱的生长比四肢快,以后四肢的增长快于脊柱。新生儿脊柱是直的。生后 2~3 个月,小儿会抬头时,颈段脊椎前凸出现第 1 个生理弯曲;6 个月会坐时,胸段脊柱后凸,出现第 2 个生理弯曲;1 岁左右能站立和行走时,腰段脊柱前凸,出现第 3 个生理弯曲。到 6~7 岁时脊柱的自然弯曲才被韧带所固定。这既有利于保持身体平衡,又能减少在活动时对脑部的震动。当坐、立、走或写字、背书包的姿势不正确时,可影响脊柱的正常形态,发生脊柱侧弯。

3. 长骨　长骨的生长主要由于干骺端软骨和骨骺逐步骨化,长骨生长结束的标志是干骺端骨骺融合;扁骨的生长主要是扁骨周围骨膜的逐步骨化。通过 X 线检查长骨骨骺端骨化中心出现的时间、数目及干骺端融合的情况,可判断骨骼发育年龄,即骨龄(bone age)。骨龄是一个独立的生长指标,不依赖年龄和生长速度的变化,反映儿童发育成熟度较实足年龄更为准确。同时与体格及性发育相一致,可作为判断性成熟的重要指标。临床上动态观察骨龄的变化对评价个体的生长态势及小儿内分泌疾病疗效有重要意义。如甲状腺功能减退症、生长激素缺乏症、肾小管酸中毒时骨龄落后;中枢性性早熟、先天性肾上腺皮质增生症时骨龄明显超前。骨化中心按年龄出现,并按年龄融合,但出现的年龄差异较大。骨龄可通过腕骨骨化中心粗略计算,还可通过骨龄百分计数法和 TW_2 成骨中心图谱相对照进行评定更为精确。

左手腕部是骨龄检查常选的部位,出生时无骨化中心。生后 3 个月左右出现头状骨、钩骨;约 1 岁出现下桡骨骺;2~3 岁出现三角骨;3~5 岁出现月骨及大、小多角骨;5~6 岁出现舟骨;6~7 岁出现下尺骨骺;9~10 岁出现豆状骨。腕部骨化中心共 10 个,9 岁前腕部骨化中心数约为其年龄加 1。上肢桡骨远端骨化中心于 10 个月时出现,尺骨远端到 6~8 岁时才出现。新生儿或婴儿早期由于股骨远端和胫骨近端骨化中心已形成,如怀疑甲状腺功能减退症,可检查此骨化中心帮助诊断。

(二) 牙齿

人一生有两副牙齿,即 20 个乳牙和 28~32 个恒牙。牙齿的发育包括矿化、萌出和脱落三个阶段。出生时乳牙隐在颌骨中,被牙龈遮盖,故新生儿无牙。出牙时间的个体差异较大,多在生后 4~10 个月乳牙开始萌出,12 个月以后出牙者为萌牙延迟,全副乳牙在 2~2.5 岁出齐。6 岁左右萌出第一恒磨牙,7~8 岁时乳牙一般开始脱落而代之以恒牙,恒牙一般在 20~30 岁时出齐。

(三) 生殖系统的发育

生殖系统的发育从胚胎期即已开始,主要为性决定和性分化阶段。正常的性分化发育是一有序的过程,涉及受精时合子内染色体(遗传)性别的成功确立、由遗传性别确立的性腺(原发)性别、由性腺性别分泌性激素并通过受体调控的生殖器官及表型性别。性分化的每个关键期都依赖于机体的内环境(如某些特异基因的表达、激素水平等)和外环境(如种群结构、外界温度等)

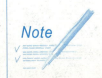

的影响。任何一个环节出现异常,即可形成性发育异常(disorders of sexual development,DSD)。人胚胎在受精后6周开始出现性别的分化。若生殖芽基的髓质增生,便形成睾丸,其中的原始生殖细胞发育成精子;若髓质退化,皮质增生,便形成卵巢,其中的原始生殖细胞则发育成卵子。在生殖腺分化的同时,胚胎体腔内还有两对平行发展的简单管道系统:华氏管和苗勒管。雄性胚胎华氏管分化为附睾管、输精管和贮精囊,而苗勒管退化;雌性胚胎则相反,苗勒管分化为输卵管、子宫和阴道上部,同时华氏管退化。

从出生到青春期前期生殖系统处于静止状态。青春发动后,在一系列神经 - 内分泌调控因子的交互作用下引起下丘脑 - 垂体 - 性腺轴的发动,性腺发育,性激素分泌,体格生长突增,最终成为具有不同性别特征的有生育能力的男性或女性个体。从外观上可见男、女孩体格生长都明显加速,为生长发育第二个高峰;性器官也迅速增大,出现第二性征。按 Tanner 分期,男性、女性第二性征的发育分 5 个阶段(图 2-2~ 图 2-4)。

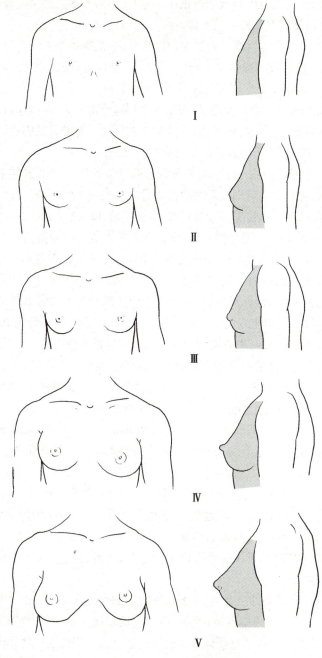

I

II

III

IV

V

图 2-2　女性乳房发育

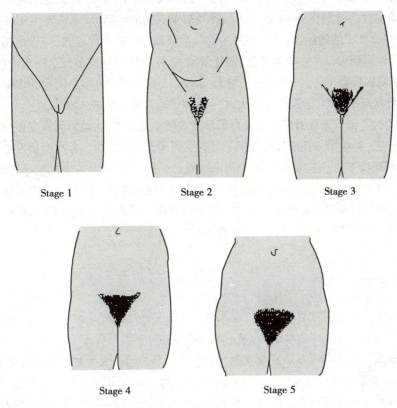

图 2-3　女性阴毛发育

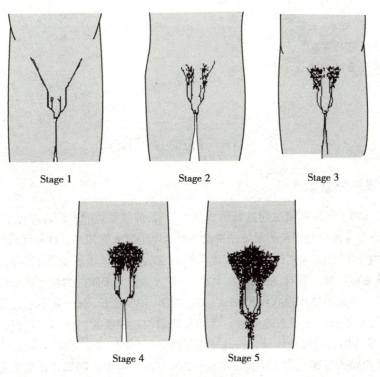

图 2-4　男性阴毛发育

1. 女性的性发育　主要表现在乳房发育、阴毛和腋毛的生长以及骨盆加宽、体态丰满等。正常乳房开始发育的时期在 9~14 岁之间。月经初潮有提前的趋势,通常发生于乳房开始发育后 2 年左右,是女性成熟的标志之一,但并不意味生殖器官已经发育成熟,一般在初潮后 1~3 年内约半数的月经周期可以是非排卵性的,随年龄增大,排卵性周期增多直至完全成熟。阴毛、腋毛生长开始于乳房发育不久,长出时间平均为 11 岁,15 岁达到成人型。阴毛的多少个体差异较大。9~10 岁骨盆开始加宽,子宫逐渐增大,15~16 岁子宫发育达到成人水平。

2. 男性的性发育　正常男孩青春发育最早的表现是睾丸增大,随后阴囊变松、着色,阴茎增长以及阴毛呈现。男性第二性征发育为阴毛、腋毛、胡须及喉结出现。首次遗精发生在青春发动后 3~4 年。青春期精子的形态、数量和活力均未达成人水平,一般 17 岁左右的精子才具成年形态。

青春期开始的年龄与第二性征出现的顺序是女早于男,并存在较大的个体差异。性成熟的早晚,与遗传、营养和外界环境因素等有关。近百年来在生活水平高的国家中,儿童生长发育速度有明显提高。发育落后、营养不良可推迟性的成熟。

【小结】

1. 儿童的生长发育过程是区别于成人的一个最主要的特点。
2. 儿童的生长发育不是匀速的,不同的时期有各自不同的特点。
3. 生长发育正常与否可以通过定期的体格生长指标的测量和对结果的评价并结合喂养史、体格检查等得到一个客观、正确的结论。
4. 儿童的生长发育受多种因素的影响。遗传决定生长发育的潜力或最大限度,环境因素在不同程度上影响遗传赋予的生长潜能的发挥,决定生长发育的速度及可能达到的程度。

【思考题】

1. 生长评价包括哪些?
2. 如何对儿童进行生长评价?

（杨　凡）

第二节　神经心理发育

一、神经系统发育

神经系统起源于胚胎在第二周发育形成的外胚层,神经系统的发育是神经心理发育的物质基础,刚出生后婴儿最快速增长的系统是神经系统。出生时人脑神经元数量已达到 100 多亿个,新生儿脑重大约为 350~400g,1 岁时的脑重大约为 900g,7 岁孩子的脑重 1280g,达到成人脑重的 90%。大脑重量增加的同时,功能也在不断完善,大脑神经细胞的数量在生后继续增加,一直到 12 个月左右,细胞的体积也在继续增大,突起增多,轴突变长,髓鞘化不断完善,神经纤维分支增多加长,有利于神经元联系的形成。婴幼儿期髓鞘化程度低,分化差,兴奋传导容易泛化。6 岁左右大脑半球的一切神经传导通路几乎都短路化,身体在接受刺激后,可以快速、准确地由感官沿着神经通路传导到大脑皮质高级中枢。7~8 岁的儿童神经细胞分化基本完成,神经细胞的突起分支更加密集,出现了许多新的神经通路。9~16 岁的儿童少年,脑重量增加不多,主要进行脑细胞内部的结构和功能的复杂化和效率提升过程。神经系统对刺激的反应过程称之为反射,早期婴儿神经反射分为原始反射和姿势反应。通过后天学习与强化形成条件反射有利于儿

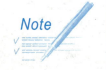

Note

童适应自然,而操作性条件反射的建立是儿童行为培养的重要方法。

二、感知觉发育

感觉是人脑对直接作用于感觉器官的客观事物的个别属性的反映。感觉是一种直接反映,它要求客观事物直接作用于人的感官,感觉所反映的是客观事物的个别属性,而不是事物整体和全貌。知觉是人脑对直接作用于感觉器官的事物的整体(或综合)的反映。根据信息的来源不同,可把感觉分为视觉、听觉、嗅觉、味觉、皮肤觉等外部感觉和运动觉、平衡觉、内脏觉等内部感觉。根据所反映的事物特性将知觉分为空间知觉、时间知觉和运动知觉。

(一) 视感知

人的一生中,多达80%以上的信息是通过视觉获得的。胎儿期对光照具有明显的反应,新生儿能看见的距离约60cm,视物最清楚的距离为15~20cm。新生儿对光的反应敏感,出生时已有瞳孔对光反应,出生12~48小时,60%以上婴儿两眼能追踪缓慢移动的红色物品,3~4个月能辨别彩色和非彩色,对明亮、鲜艳的色彩特别是红、黄、绿感兴趣,对黑白条纹分明的图案也很敏感。新生儿能区分人脸和非人脸,出生后2周可区分妈妈与爸爸的脸。出生3~5周的婴儿,视觉集中时间仅为5秒,3个月龄时达7~10分钟。4~12周的婴儿两眼随物体移动180°,12~20周看自己的手,能看见放于75cm远的物体。

表2-2　视觉及视感知发育进程

年龄	视感知
新生儿	15~20cm距离视物最清楚
1个月	头眼协调、头可跟随移动的物体在水平方向转动90°
3~4个月	头随物体水平转动180°,喜欢看自己的手
6~7个月	目光随上下移动的物体垂直方向转动,能看到下落的物体,喜红色
8~9个月	看到小物体
18个月	区别各种形状
2岁	区别垂直线与水平线
5岁	区别各种颜色
6岁	视深度充分发育

(二) 听感知

听觉通路能够给人提供大约10%的信息。胎儿期即对声音有反应,新生儿对声音反应灵敏,经常被突然的较大声音引发惊吓表现或听到声音时停止身体扭动,部分新生儿在出生后一周以内因为耳道残留羊水表现出对声音不敏感,一周以后即会明显改善。新生儿能区分200Hz和1000Hz的声音。2月龄的婴儿已能辨别不同人说话的声音和同一个人说话时不同的语调,3~4月龄的婴儿转头寻找声源,6月龄时能区分父亲或母亲的声音,被叫到名字时有应答性反应,8个月眼和头同时转向声源。婴幼儿能听到25dB以下的响度,如果只能听到25dB以上的响度,那听觉障碍的可能性就很大。

表2-3　听觉及听感知发育进程

年龄	听感知
新生儿	区别声音高低
2个月	辨别不同的语音
3~4个月	听到声音,头转向声源
6个月	区别父母声音,叫他(她)名字有反应

续表

年龄	听感知
8个月	听到声音,眼和头转向声源
10个月	听到声音,两眼迅速转向声源
18个月	区别不同响度的声音
2岁	区别不同响度的声音更准确
3岁	能辨别"I"与"e"
4岁	能辨别"f"与"s"

(三) 味觉、嗅觉和皮肤感知觉

新生儿的嗅觉和味觉发育已经很完善,对不同的味道、不同的气味有反应。出生2小时的新生儿饮用糖水明显快于柠檬汁。4~5月龄婴儿对食物的改变表现出敏锐的反应。哺乳时,新生儿闻到乳香就会转头寻找平时熟悉的乳头,3~4月龄时能区别愉快和不愉快的气味,7~8月龄时开始分辨出芳香的刺激。

皮肤感觉包括触觉、痛觉、温度觉和深感觉。新生儿触觉有高度灵敏性,尤其在眼、前额、口周、手掌、足底等部位,而大腿、前臂、躯干处比较迟钝。温度觉也较敏锐,冷刺激比热刺激更能引发明显的反应,能区别牛奶温度太高或太低,会对突然变化温度的洗澡水出现明显的反应。新生儿痛觉敏感性较差,并出现延迟反应的现象,在躯干、眼、腋下部位,痛刺激后出现泛化现象。

(四) 知觉发育

4个多月婴儿开始伸手抓物的时候,空间知觉就已经激发了,小儿1岁末开始有空间和时间知觉,3岁能辨上下,4岁辨前后,4~5岁开始有时间概念,5岁能辨自身的左右。

三、运动发育

儿童运动与神经系统和骨骼、肌肉发育水平相关,运动扩大了儿童身体内外的联系,促进感知觉和思维的发育,与儿童心理发育密不可分。原始反射和姿势反应随着大脑功能的增强而逐渐被抑制,某些原始反射消失之后,婴儿才会发展出下一步的动作,如握持反射消退以后婴儿才会用手捏弄小物品。儿童运动发育包括大肌群发育的粗大运动(gross motor)和手抓握等精细操作的精细运动(fine motor)。儿童运动发育的规律性为:①头尾规律:儿童运动发育首先表现为头运动的发育,然后是躯干的运动发育,最后是下肢的运动发育。儿童粗大运动发育表现出的顺序是先抬头、翻身,逐渐能坐、爬、站、走、跑、跳。②近端先行: 以躯干为中心,接近躯干的肌群先发育,远离躯干的肢端动作后发育,如上肢发育沿着肩部、上臂、肘、腕、手、手指的顺序发育。③由粗到细:粗大运动先发育,精细运动后发育。如3个月以前的婴儿高兴时出现"手舞足蹈",4、5个月婴儿取眼前玩具用整个手臂,6个月左右婴儿可用拇指和其余四指指端取物,9个月婴儿可用拇指和示指拿物品。④先正后反:婴儿手的运动表现为先抓后放,3~4个月婴儿能用手握住棍状物品,但不能主动放下,6个月以后的婴儿会把一个手的玩具换到另一个手中;8个月左右儿童起坐是先从坐位站起,后从立位坐下;儿童走路是先学会向前走,而后才会向后退。

在遗传和环境因素的共同作用下,同一种群的某种运动功能实现的年龄具有相似性,同时每个个体又具有差异性。当儿童的运动功能出现和成熟年龄有别于大多数儿童的正常范围时,那有可能属于训练不当或者疾病因素导致的正常发育延迟、过度训练引起的某个动作早发育或异常。

儿童粗大运动包括抬头、翻身、坐、爬、站、走、跑和跳,新生儿能够竖头数秒钟,1个月俯卧

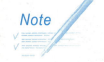
Note

能稍抬头,3 个月俯卧抬头达到 45°,4 个月能抬头达到 90° 并能抬胸,接近 3 个月的孩子喜欢竖抱,竖抱时头转动自如。5 个月扶坐时能竖直躯干部,独坐时身体前倾,能扶腋下站立,7 个月左右能够独自坐稳,7~8 个月能够匍匐爬行,8 个月扶双手能站,10 个月扶一只手能站,能够跪膝爬行,扶着双手能走步,1 岁能够独站片刻,扶一只手能走步,1 岁 2 个月左右能够独自走稳。精细运动主要体现在手的动作发育。3 个月时握持反射消退,手能够握住放到手里的小物品或棍状玩具;4 个月能用手主动追随碰到手的物品;5 个月能够伸手抓取面前的物品;6 个月能够用离物体最近的手灵活抓取,能够将物体从一只手换到另一只手;8 个月用拇示指平夹取物;9~10 个月用拇示指端取物;10 个月能放掉手中的物品;1 岁时物品给人不放手;1 岁 2 个月物品给人能放手;1 岁 3 个月喜欢用匙取物,并能多页翻书;1 岁 6 个月能叠 2~3 块方木;2 岁能叠 6~7 块方木,一页一页地翻书,能自己端着杯子喝水,能用匙自己进食;3 岁能叠 9~10 块方木,在帮助下能够穿衣服,能用筷子进食;4 岁能够自己穿衣服。

表 2-4 儿童标志性运动能力发育进程

粗大运动		精细运动	
3 个月	俯卧抬头稳	新生儿	握拳
4~5 个月	翻身,穿衣多的季节推迟 2 个月	3 个月	有意识用手碰触物
4~5 个月	拉坐时上肢用力并能跟头	4 个月	胸前玩弄双手
5~6 个月	被扶站立姿势能跳跃	5 个月	抓物体、放入口中
7~8 个月	坐	6 个月	把物体从一只手转移到另一只
9 个月	扶站	9 个月	拇示指取物
10 个月	手膝爬	10 个月	把手中的物体放掉
13~15 个月	独走	15 个月	用匙取食物、蜡笔纸上乱涂
16~18 个月	跑	18 个月	叠 2~3 块积木
2 岁	双足并跳	2 岁	叠 6~7 块积木,一页一页翻书
3 岁	单足跳	3 岁	叠 9~10 块积木,帮助下穿衣,临摹简单图形
		4 岁	基本能自己穿衣,临摹正方形
		5 岁	学习写字

四、语言发育

语言包括语音、语义和语法三个部分,是人类最重要的交流工具,分为口头语言、书面语言和肢体语言。语言发育进程要经历发音、理解和表达的三个阶段,需要人类语言环境促成。语言发展是从儿童在 1 岁左右说出第一个真正的单词开始的,通常以此为界,将整个过程划分为语言准备期和语言发展期两大阶段。语言准备期又称前语言期,主要包括语言产生和语言理解两个方面。语言产生的准备可以粗分为两个小阶段:①反射性发声:哭是新生儿第一个反射性的发声,1 个月以内的婴儿哭叫声未分化,1 个月后,随着带养人的应答方式的不同,婴儿会将哭声与不同的需要如饥饿、不适、疼痛相联系,并根据需要发出不同的哭声。婴儿开始出现非哭叫声,发声器官反射性出现 a、o、u、e 等元音,进而出现 n、k、p、m 等辅音,不具有信号意义。约从第 5 个月开始,发出非哭叫的反射性发声。先是发音器官的偶然动作,随后发出许多非哭叫的声音。②咿呀学语:5 个月左右,婴儿出现咿呀学语,以重复的音节出现,如 ba-ba、ma-ma 等类似"爸爸"、"妈妈"等单音节语音,但无实际意义,婴儿以发声做游戏从而得到快感。此时婴儿能发出的声音很多,而且不同种族、不同社会文化环境下生长的所有婴儿发出的声音都很相似,甚至聋儿在此时期也能像正常儿童一样发出类似声音,只因其缺乏听觉反馈,咿呀语停止得比正常儿

童早些。婴儿约自第 9 个月开始,咿呀学语的出现频率达到高峰,已能重复不同音节的发音,还能发出同一音节的不同音调。从咿呀语期开始,儿童在发音方面逐步增加符合所接触语言的声音,同时逐步淘汰环境中用不着的声音,最终达到会说出第一个能被理解的单词。

10~12 个月,婴儿开始出现第一个有意义的词,如"爸爸"、"妈妈"等。1.5~2 岁出现双词句或 3 词句,如"妈妈抱"。2.5 岁出现自创性词句即所称的乱语,3 岁出现多词句和简单复合句,词汇量急剧增加。4、5 岁词汇和表达能力加强,句子中代词使用量增加,但人称代词的正确使用还要到 6 岁以后。7 岁左右出现内部语言,如默读、默想。

成年人要向外界传达完整的信息,单纯的语言成分只占 7%,声调占 38%,另外的 55% 信息都需要由非语言的体态来传达。儿童因为语言能力常常不足以表达自己的需要,直观的肢体语言用得更多。语言发育落后儿童由于不容易被他人理解,经常会表现出脾气暴躁。

表 2-5　语言发育进程

年龄	语言
出生	啼哭表示需要
2~3 个月	眼神交流
4~5 个月	玩弄发声
7 个月	发 mama 等声、欢叫声、尖叫声
12 个月	有意识叫妈妈、说出物品名称,如灯、手、眼
18 个月	0~160 个词汇,出现短语
2 岁	50~550 个词汇,说短句
3 岁	说短的歌谣,900~1000 个词汇
4 岁	能唱歌,1600 词汇,爱提问
5 岁	2100~2200 个词汇,叙述事情
6 岁	2500~3000 个词汇,读句、拼字

五、心理活动的发育

心理活动是由心理过程和个性心理特征组成的。心理过程主要包括感觉、知觉、注意、记忆、思维、想象、情感以及意志行为过程等,而个性心理特征主要包括人的能力、气质和性格等。

(一) 注意的发展

注意是人们心理活动指向并集中于一定的对象的过程,能维持某种心理活动的指向性,是一切认知活动的开始。注意可分无意注意、有意注意和有意后注意。无意注意是自然发生的,不需要任何努力的注意;有意注意是自觉的,有目的的注意,有时需要一定的努力;有意后注意是在有意注意的基础上产生的有预定目的、不需要意志努力的注意。有意后注意是注意的一种特殊形式,它似有意注意,具有自觉的目的、任务;它又类似于无意注意,不需要付出意志努力。注意品质包括注意的范围、稳定性、分配和转移。新生儿不存在有意注意,强烈的声光刺激,红色物体的刺激,可引起无意注意。2~3 个月婴儿对人脸、活动的物体感兴趣。5~6 个月开始出现集中注意。1 岁儿童可出现 10~15 秒的随意注意,鲜明、新颖、变化的事物能引起儿童的注意。趣味和新奇的刺激可使 2~3 岁儿童集中 10~20 分钟,5~7 岁儿童可主动注意 15 分钟,7~10 岁可集中注意 20 分钟。

(二) 记忆的发展

记忆是过去经历过的事物在头脑中的反映,是人脑对所输入的信息进行编码、贮存和提取的过程,包括识记、保持、再认和回忆四个环节。记忆可分为短时记忆和长时记忆两种。短时记忆储存的信息在 30 秒左右丧失,而长时记忆则能储存数月、数年甚至更久。记忆的进程是从感

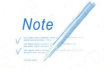

觉输入开始,进入感觉登录,然后到短时记忆,再到长时记忆。对于年幼儿童来说,一旦信息进入长时记忆,记住它十分容易。婴幼儿的记忆特点是记得快,忘得快,记得不清楚,是片段的、不完整的,而且是非本质的内容。学龄前期儿童的记忆大多属于无意识的或机械性的记忆。随着年龄的增长,逐渐出现有意识的、理解的和逻辑的记忆。

2~3个月婴儿对从眼前突然消失的玩具出现短暂的惊讶,表明婴儿有短时记忆,3~4个月区别熟人和陌生人,9~12个月明显惧怕陌生人。1岁对人或物的再认大约数天,2岁可达数周,3岁时延长至数月。再现的时长短一些,2岁达几天,3岁时为数周,4岁达几月。

(三) 思维的发展

思维是人应用理解、记忆和综合分析能力来认识事物的本质、掌握事物发展规律的一种心理活动。思维的过程需要进行分析与综合、比较、抽象以及具体化,分析与综合是思维活动最基本的认知加工方式,也是思维活动其他加工方式的基础;比较是在思想上确定事物间的异同的思维加工方式;抽象是在思想上把事物共同的本质的特征抽取出来,而舍弃个别的非本质特征的认知方式;具体化是在思想上把抽象概括获得的概念、原理、理论运用到具体特殊的事物或活动中去的认知方式。思维的发展过程经过直觉行动思维、具体形象思维再到抽象逻辑思维三个阶段。1~3岁,幼儿出现直觉行动思维,是思维的初级形式,通过运动和感觉的学习进行思维,带有明显的自我中心性质。3~7岁为具体思维前期,使用语言、游戏进行学习,此期儿童思维还以自己的生活经历、认识、愿望等来代替事物的实质。8~11岁属于具体形象思维,懂得具体事物的分类、相互关系等,出现体积、重量和数量守恒的概念,12岁以上为抽象逻辑思维,能够充分应用思维过程的分析与综合、比较、抽象以及具体化。

(四) 想象的发展

想象是人脑对已有表象进行加工改造,形成新形象的心理过程。想象不是已有表象的再现,而是人对记忆表象进行加工的基础上产生新的形象,想象既是现实的,又是超现实的。想象的种类有不同的划分标准,从有无目的性的角度,可以划分为有意想象和无意想象;从内容是否新颖的角度,可以分为再造想象和创造想象。从想象与现实的关系,可以分为理想和空想。新生儿缺乏素材因而无想象,1~2岁开始有想象的萌芽,3岁时想象还很零散,4~6岁时想象多变,仍然与现实分不开,6岁以后出现有意想象和创造性想象。

(五) 情绪和情感的发展

情绪和情感是指人对客观事物是否符合自己的需要而产生的态度体验。情绪和情感是人对客观现实的反映,对客观事物的认识是情绪和情感产生的前提和基础,情绪和情感的性质是以客观事物是否满足人的需要为中介的。情绪是和有机体的生物需要相联系的体验形式,情感是同人的高级的社会性需要相联系的一种较复杂而又稳定的体验形式,情绪发生得较早,为人类和动物所共有,而情感发生得较晚,是人类所特有的,是个体发展到一定阶段才产生的;情感是人对事物、情景或观念所产生的主观体验和表达。情感是一种比较高级的、复杂的情绪,常与社会需要相联系。情绪一般发生得迅速、强烈而短暂,有强烈的生理的变化,有明显的外部表现,并具有情境性、冲动性、易变性,而情感是经过多次情感体验概括化的结果,不受情境的影响,并能控制情绪,具有较大的稳定性。情绪和情感是相互联系、相互依存的,情感是在情绪的基础上形成的,情感对情绪又产生巨大的影响,两者是人感情活动过程的不同侧面。需要是情感产生的中介,需要能否满足决定于情感的性质是正性还是负性,起主导作用的情感往往与人的最基本需要相联系。

(六) 个性的发展

个性心理特征是个人身上经常表现出来的本质的、稳定的心理特征,主要包括能力、气质和性格,其中以性格为核心。能力是人们顺利地完成某种活动所必备的个性心理特征,包含智力因素和非智力因素。智力是人们顺利完成各种活动所不可缺少的认知因素的总和,以抽象思维

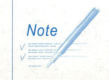
Note

表 2-6   情绪情感的发展

年龄	情绪	情感
新生儿	痛苦 - 厌恶 - 感兴趣、微笑	
3~6 周	社会性微笑(看到人脸)	
3~4 个月	伤心	
7 个月	悲伤、害怕	
1 岁	惊奇	简单的同情感
1.5 岁	害羞、内疚、不安	
2~3 岁	沮丧	简单的道德感
5~6 岁	社会退缩、焦虑	行为与道德规则比较后形成动机
>6 岁	抑郁	道德感内容增多,如集体感、荣誉感、自尊感、责任感、爱国感

能力为核心。非智力因素主要指动机、兴趣、情感、意志、性格等心理因素,非智力因素在人的认识活动中具有动力作用、定向作用、引导作用、维持作用、调节作用和强化作用。气质是指一个人心理活动典型而稳定的动力特征,气质具有先天性,后天训练能有一定改变。气质本身无好坏之分,气质不能决定一个人的社会价值与成就的高低,对人在不同性质的活动中的适应性以及活动效率有一定的影响。性格是人们在对现实稳定的态度以及与之相适应的习惯了的行为方式中所表现出来的个性心理特征。气质是先天的,遗传因素占据主导作用,因而可塑性较小,变化较难、较慢;而性格是先天与后天的结合体,是在社会生活实践中逐渐形成,主要是后天性质,因而可塑性较大,变化较易、较快。年幼儿童的个性结构中,性格特征还未完全成熟,气质特点起着重要作用,随着年龄增长,气质成分的作用渐减,性格特征逐渐起核心作用。Erikson 描述了儿童个性发展的 5 个阶段,每个阶段都有积极的或消极的个性,见表 2-7。

表 2-7   儿童个性发展 5 阶段

年龄	个性
婴儿期	信任感 - 不信任感
幼儿期	自主感 - 羞愧和怀疑感
学龄前期	主动感 - 内疚感
学龄期	勤奋感 - 自卑感
青春期	身份感 - 身份混淆

(七) 社会交往的发展

由于安全需要和自我肯定的需要,人与人之间通过动态的相互作用形成起来的情感联系为人际交往。婴儿与母亲形成和发展了积极的情感联系,是人类个体最早形成的社会性交往形式。社会交往是指与他人和环境的接触、沟通而达到的互相影响。初生婴儿从与母亲进行眼神交流、识别母亲父亲的脸就已经开始社会交往了。儿童社会交往的发展见表 2-8。

表 2-8   儿童交往的发展

年龄	社会交往
初生 ~2 个月	调节生理需要,对外在刺激有初步反应
2~8 个月	与抚育者的感情交流为凝视、发声、微笑
8~12 个月	高兴与抚育者和家人接触,参与交流游戏
1~2 岁	留意和模仿周围的人,用笑、亲吻、搂抱表达感情
2~3 岁	在假扮性游戏中作角色的探索
3~6 岁	参与集体、喜欢交友、帮助别人、分享物品和感受

六、儿童神经心理发育的评价

儿童心理行为发育评价可用测验法、访谈法、观察法和问卷法。与儿童的父母、带养者、老师等知情者或儿童本人进行晤谈,可了解儿童的发育表现特点、心理活动状况;在自然或实验条件下观察儿童活动,可评价儿童的行为特征;问卷法以儿童行为表现或心理症状作为项目构成问卷,由知情者评定或自己评定,可作为判断行为问题或其他行为特征的筛查工具;运用标准化的测量工具进行标准化测试评估,更能准确评价儿童的发育水平和发展潜力。

测试评估工具有些是筛查性质的,有些是详细评定的诊断性测试工具。筛查量表能简单快速地评定出可疑病例,以便达到早期诊断和早期干预的目的。筛查量表的要求符合心理测量学的要求,即具有可靠的信度和效度,能区分正常和异常,并为诊断所证实,或预测未来的发展方向,适合于普查,为被试者和主试者所接受,简单、省时,适合于被试人群年龄特点和当地的文化背景。在我国广泛使用的儿童心理发育筛查测试工具有丹佛发育筛查试验(DDST)、50 项智能筛查量表、绘人试验、图片词汇测验(PPVT)以及 CDCC 婴幼儿智能发育量表、0~6 岁儿童智能发育筛查测验(DST)。丹佛发育筛查试验修订版本 Denver-Ⅱ也在使用。发育筛查工具用于对临床上无明显症状而在发育上可能有问题儿童进行筛查,对可疑儿童进行初步判定,对有高危因素儿童进行发育监测,追踪观察早期治疗和干预训练的效果。诊断性的测试评估工具能够较准确地反映儿童的能力及发育水平,测评所花费的时间较长,对测试人员的要求更高,所得结果更可靠。这类工具包括新生儿行为神经评定(NBNA)、贝利婴幼儿发育量表、Gesell 发育量表、韦氏学前儿童智力量表(WPPSI)、韦氏儿童智力量表(WISC)、斯坦福 - 比奈量表、0~4 岁小儿神经心理发育量表(儿心量表)等等。

表 2-9　筛查性和诊断性测评工具的区别

区别点	筛查性	诊断性
测验结果表示	定性:正常、可疑、异常	定量:如发育商(DQ)或智商(IQ) 定量资料有时转换为定性结论
方法特性	快速、简单、时间短,用于基层单位	内容多、较复杂、时间长、测试技能要求较高
筛查与诊断的关系	异常者应采用诊断性测验确诊	确诊筛查异常结果后作病因诊断和早期干预

测试结果的表达方式有定性的,也有定量的。定性结果一般分为正常、异常和可疑,有些量表是按等级定性。即使是定量的测试评估工具,最终结果常常按一定的界值将测试对象归入某些类别中。

由于测试过程受到主试与受试者的关系、主试者的水平和经验、情绪动机与合作程度、受试者或者其父母教育程度、职业和社会经济等较多因素的影响,在判断一个儿童的能力及发育水平的时候一定要明确心理测验有不精确、不稳定和受多种因素影响等缺点和局限性,必须进行综合分析才能得出结论。

(一)能力测验

从心理测验的观点将其分为实际能力与潜在能力。实际能力是指个人已有的知识、经验与技能,是正式与非正式学习或训练的结果。潜在能力是指个人将来可能实现的,是在给予一定的学习锻炼机会时,某种行为可能达到的水平。潜在能力的测验又称为能力倾向测验。能力测验又可分为普通能力测验与特殊能力测验。普通能力测验即通常说的智力测验,特殊能力测验多用于测量个人在音乐、美术、体育、机械、飞行等方面的特殊才能。

1. 丹佛发育筛查试验(DDST)
美国 Colorado 大学医学院 William K. Frankerburg 等通过对美国丹佛 0~6 岁儿童智能发育研究,编制出丹佛发育筛查试验(Denver developmental screening test,DDST),并于 1967 年公开发表。我国亦于 20 世纪 70 年代末由北京和上海儿科学工作者进

Note

行了修订,随后成为筛查儿童发育迟缓的重要工具之一。

(1) DDST 结构:DDST 由个人与社会行为、精细动作与适应行为、语言和大运动这四个分测验组成,在发育儿科学上把上述四个具有某一共同特征的能力称之为能区。DDST 四个能区反映的内容见表 2-10。

表 2-10　DDST 内容与项目举例

能区	意义	项目举例
个人与社会行为	反映儿童对周围人应答能力和日常生活自理能力	应答性微笑、开始认生、用杯子喝水、脱外衣、容易与母亲分开、会扣扣子
细动作与适应行为	反映儿童的精细运动能力和儿童对外界事物分析和综合能力	视线跟踪、两手在一起、拇指与示指钳小丸、自发乱涂、模仿画垂直线、模仿搭桥
语言	反映儿童听觉、发声、理解和语言表达能力	对铃声有应答、学样发音、有意识地叫爸爸妈妈、说出姓名、理解介词、说反义词
大运动	反映儿童头的控制、坐、爬、站、走、跑、跳、独足站立及身体平衡能力	俯卧抬头、翻身、自己坐、独站、倒退走、踢球、独脚跳、脚跟对着脚尖走

(2) DDST 适用范围:适用于 0~6 岁儿童,但实际应用中,4 岁以上项目明显不足。DDST 主要用于筛查临床上无明显症状而在发育上可能有问题儿童、对可疑儿童进行初步判定、对有高危因素儿童进行发育监测以及用于观察早期治疗和干预训练的效果。

(3) DDST 结果判断:先在记录表上准确划上年龄线,在年龄线上的项目均应进行测验,然后测试小于实际年龄的条目,直至每个能区至少有三个项目通过(通过的项目用"P"标记),然后转向大于实际年龄的条目,直至每个能区有三项失败(用"F"在该项目的横条上标记)停测。在年龄线左侧的 3 个项目不通过时,用"F"记录的同时,用红笔醒目地标记出,表示该项目发育迟缓;通过年龄线的项目不能通过时,仅用"F"表示,不必用红笔标记,不能认为发育迟缓;如有些项目检查时婴儿拒绝不肯表演,用"R"标记;儿童无机会或无条件的项目(如没骑过三轮车),用"NO"标记。结果判断如下:

1) 异常:两个或更多能区具有两个或更多项目迟缓,或一个能区具有两项或更多项目迟缓,加上一个或更多能区具有一项迟缓和同能区通过年龄的项目都失败。符合上述两个条件之一者即可判断。

2) 可疑:一个能区具有两项或多项迟缓,或一个或更多能区具有一项迟缓和同能区通过年龄线的项目都失败。对异常及可疑有发育障碍者需在 2~3 周后复试,必要时作诊断性发育测验。

3) 无法解释:评定为"NO"项目太多,最后的结果无法评定。

4) 正常:无上述情况。

(4) DDST 注释:

筛查者逗引儿童笑:检查者自己向儿童微笑或交谈挥手,但不要接触儿童,儿童作出微笑答应。

当儿童正在高兴地玩着玩具时,检查者硬把他(她)手里的玩具拿开,他(她)若表示抵抗算通过。

自己穿鞋时不要求系带,穿衣时不要求自己扣背部纽扣。

把一线团慢慢地按照一个弧形从一边移到另一边,距儿童的脸 15cm,如果(在不同项目要求下)儿童眼睛跟踪 90° 到中线、跟过中线、跟 180°,算通过。

把拨浪鼓接触儿童指尖或手指的背部,他(她)能握住它。

儿童视线会跟随线团,好像在追逐它,或想看它究竟到哪里去了(检查者松手放线团时,应敏捷地使线团落下,勿挥臂)。

儿童用拇指和另一指捏小丸。

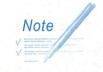

续表

用示指、拇指端捏小丸,捏时腕部离桌面,从上面捏。

临摹画圆,不可示范,不说出名称。要求画线的头尾连接成封闭圆即可。

先给看长短2条线,然后问哪一条线长些?(不要问大一些),然后把纸旋转180°,再问哪条长? 3试3成。

能临摹画成"+"字形便通过(2条线交叉),不要求指定角度。

先嘱儿童照样临摹,要求图案具有4个角度便通过,不要说出式样。

评分时对称部分每对算做一处(两臂、两腿、两眼等仅算做一处)。

指点画,令儿童说出名称(仅作声而未叫出名称,不通过)。

检查者嘱儿童:"把积木给妈妈","把积木放在桌上","把积木放在地上",3试3成(注意:检查者不要指点,也不用头、眼示意)。

检查者问儿童:①冷了怎么办? ②饿了怎么办? ③累了怎么办? 3问2次答对算通过。

检查者嘱儿童执行以下命令:①把积木放在桌面上;②把积木放在桌子下;③把积木放在椅子前;④把积木放在椅子后(注意:检查者不用手指点或用头、眼示意)。4试3成算通过。

检查者问下列问题,嘱儿童回答:①火是热的,冰是××;②妈妈是女人,爸爸是××;③马是大的,老鼠是××。3问2次答对算通过。

嘱儿童解释下列9个字中的6个字的意义:球,(湖)河,香蕉(苹果),桌子,房子,天花板,窗帘,篱笆(围墙),人行道。能说出用途、结构、成分或分类都算通过。

检查者问儿童:"勺子是什么做的?""鞋是什么做的?""门是什么做的?"不准问其他事物代替。3试3对算通过。

儿童俯卧用双侧前臂或用双手撑起胸部离开桌面。

检查者握住儿童双手轻轻拉他(她),从仰卧位到坐位,这时儿童头不后垂,算通过。

儿童上台阶时允许手扶墙壁或栏杆,但不准成人搀扶或爬行。

儿童举手过肩扔球给90cm以外的检查者。

能并足跳约21cm远(跳过一张纸)。

嘱儿童向前步行,前脚跟与后脚尖的距离不超过2.5cm。检查者可示范,要求儿童连续走4步。3试2次成功即通过。

检查者在90cm处,把球拍给儿童,要求儿童能用手接球,不准用臂抱球。3试2次成功即通过。

嘱儿童后退走,前脚跟与后脚尖的距离不超过2.5cm。检查者可示范。要求儿童连续退4步。3试2次成功即通过。

行为观察:测查时观察儿童反应情况、与检查者配合情况、注意力持续时间长短、语言表达情况、自信心等。

(5) Denver-Ⅱ:1990年,Frankenburg等又对DDST作了大幅度修订并进行标准化,称之为Denver-Ⅱ。修订后的Denver-Ⅱ有如下特点:①选用项目易于操作与评分:Denver-Ⅱ由125个项目组成,比DDST增加20个项目,不含难以指导和解释的项目,减少了20%由家长汇报可以通过的项目;②修订了较多的语言能区项目:经修订和增加的项目共39条,比DDST多了12条,各个项目定义明确;③新增了项目的警告性评价:即被试未通过的项目是75%~90%儿童能通过的项目,则评定为C,以引起家长重视;④制订了新的常模;⑤增加了行为评定量表:包括四个方面,即顺从性、对周围环境的兴趣、恐惧性和注意持久度;⑥提供新的指导训练手册。

2. 0~6岁儿童智能发育筛查测验　适用于0~6岁儿童智能发育筛查测验,该测验具有较好信度和效度。

(1)测验的结构:该测验由120个项目组成,采用运动、社会适应和智力三个分测验,以语言和操作作为反映儿童智力的内容。在项目编排上,以1:1:2分属于0~96个月、30个年龄组,克服了DDST对4岁以上儿童筛查项目不足的缺点。

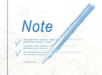

（2）结果分析：以每通过1题记原始分为1分，分别计算三个分测验原始分，总和为原始总分。原始总分及智力分测验的原始分可转换为发育商（DQ）和智力指数（MI）。定性、定量地反映儿童发育状况。

3. 绘人试验　绘人试验（human figure drawing，HFD）是最简单的智力筛查测验，无需语言表达，适用于各种不同语言背景的儿童。仅需1张白纸、1支铅笔和1块橡皮。首都儿科研究所修订本根据改进的日本小林重雄50分评分法，适用于5~12岁儿童。根据儿童所画人像的完整性、协调性和各部位的组合，对50项内容评分，粗分转换成智商，可反映儿童视觉、听觉、动作协调、思维、理解记忆、空间能力等方面的能力。

4. Peabody 图片词汇测验　Peabody 图片词汇测验（Peabody picture vocabulary test，PPVT）适用于2~18岁儿童和青少年。由175张图片组成，每张图片有4幅画，当主试读一词，被试即指出相应的图片。PPVT 所需时间短，不需要言语功能，可适用于特殊儿童。测验成绩与标准的智力测验所测定的智商高度相关。

5. 盖塞尔发育量表　盖塞尔发育量表（Gesell development schedules，GDS）是最经典的儿童心理测验量表之一。GDS 测验内容包括适应性行为、大运动、精细运动、语言和个人 - 社会性行为5个方面，测查儿童神经发育功能的成熟程度和心理发育水平。GDS 适用于出生至6岁的儿童，根据儿童在4周以内、4周、8周、16周、28周、40周、52周、15个月、18个月、2岁、3岁、4岁、5岁、6岁这14个关键年龄的发育状况，计算发育商（developmental quotient，DQ）。

6. 贝利婴幼儿发育量表　贝利婴幼儿发育量表（Bayley scale of infant development，BSID）是标准化程度最好的儿童发育测验之一，适用于2个月 ~2.5 岁的婴幼儿。由心理量表、运动量表和行为记录3部分组成，其中心理量表测查儿童感知觉的准确性、语言功能、记忆和简单的解决问题的能力。运动量表由粗大运动和精细运动项目组成。

7. 韦氏学龄前与学龄初期智力量表和韦氏儿童智力量表　韦氏学龄前与学龄初期智力量表（Wechsler preschool and primary scale of intelligence，WPPSI）和韦氏儿童智力量表（Wechsler intelligence scale for children，WSIC），前者适用于4~6.5岁儿童，后者适用于6~16岁儿童。这两套智力量表结构相同，即都由言语分量表和操作分量表组成，每个分量表由5~6个分测验组成（如 WPPSI 言语分测验由常识、词汇、算术、理解、背诵、类同测验组成；操作分测验由动物房、图画补缺、迷津、几何图形、木块图案测验组成），可以评定学龄前和学龄儿童总智商、言语智商、操作智商，分析不同分测验的量表分，比较言语智商和操作智商的差异。

（二）适应性行为测试

适应行为应包括以下三方面的技能：①概念性技能，包括语言的理解和表达、钱的概念、自我定向等；②社会性技能，包括处理人际关系、责任心、自尊、遵守规则、服从法律、自我保护等；③实践性技能，包括个人日常生活技能如吃饭、穿衣、大小便、做家务、使用交通工具等和职业技能。适应行为包含三个本质特征：①适应行为是指个人保持生活独立并承担一定的社会责任的行为；②适应行为是具有年龄特征的；③依生活条件、文化背景的不同，社会对个人提出的要求也是不同的，在评估儿童的适应行为时必须考虑他所处在的环境和文化背景。

适应行为评估的方法包括结构性访谈法和评定法，对适应行为的评估多数都采用结构性访谈法。访谈时必须注意以下几点：①只对了解被评估者情况的人做访谈；②把握每个条目的确切含义和记分方法；③如果被访谈者无法提供部分信息，要向其他知情者了解情况，以便获得完整的资料；④要注意判断各种信息的准确性。如果评估人员对被评估者的情况十分了解，也可以用评定法对适应行为进行评估。评估时要注意以下几点：①了解每个条目的确切含义和记分方法；②平时注意观察被评估者的行为；③必要时与访谈法结合，以便了解被评估者的所有情况，或者验证已观察到的某些情况。

1. 儿童适应行为量表　儿童适应行为量表（child adaptive behavior scale，CABS）可评估受测

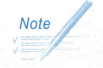
Note

者的一般适应能力和不良的适应行为,适用于 3~16 岁儿童、青少年。

(1) 量表结构与内容:该量表由两部分组成。第一部分主要评估一般适应能力,由动作发展、语言发展、生活自理能力、居家与工作能力、自我管理和社会化 6 个分量表组成;第二部分主要评估不良的适应行为,由攻击行为、反社会行为、对抗行为、不可信赖行为、退缩、刻板与自伤行为、不适当的人际交往方式、不良的说话习惯、不良的口腔习惯、古怪的行为、多动和情绪不稳定等 12 个分量表组成。

(2) 施测说明:主试者把题目逐条念给受测者的父母或老师听,在他们报告有关的情况之后,对受测者的行为表现作出评定。在解释测验结果时,评估人员需将总分及各领域的原始分数转换成百分等级和标准分数,以便判断受测者在各领域能力的高低。受测者在各条目上的得分情况也可以作为制订个别化教学计划的依据。

(3) 常模:量表提供三套常模,即弱智儿童常模、城市儿童常模与农村儿童常模。

2. 婴儿 - 初中生社会生活能力量表(infant-middle school social life ability table)

(1) 内容:132 条项目,按不同年龄段分 7 部分,每年龄段项目不同。各年龄段包括 6 个行为能力:独立生活能力、运动能力、作业、交往、参加集体活动、自我管理。

(2) 适用于出生 6 个月 ~14 岁的儿童。

(3) 适应性行为指人适应外界环境赖以生存的能力,其评定标准包括:个人独立的程度、满足个人和社会义务及要求的程度。评分:受检儿童每通过 1 项记 1 分,根据年龄与总分查表得标准分。按标准分将儿童适应行为分为:极重度低下、重度低下、中度低下、轻度低下、边缘、正常、高常、优秀、非常优秀。

(4) 特点:适用于 6 个月 ~14 至 15 岁初中学生社会生活能力的评定。可用于临床智力低下的诊断,凡标准分≤9 分者再做智力测验。

(5) 由熟知儿童情况的父母及主要带养者评定。

七、发育行为与心理异常

行为(behavior)是人和动物对刺激的复杂反应,是心理活动的外在表现。人的生物行为受到社会的影响而与动物行为有着本质的区别,社会行为是人所特有的。从出生时每个个体即有各种行为表现,最初主要是本能行为如觅食等。新生儿对环境刺激即能作出选择性的反应,随着神经系统的快速发育,各种习得性、较复杂的行为相继出现。在行为发育过程中,由于生理功能或教育环境等原因造成一些异常。

(一) 儿童行为问题

儿童行为问题涉及以下几个方面:①生物功能行为问题,如睡眠不安稳、夜惊、梦魇、遗尿、遗便、厌食、挑食、偏食等;②运动行为问题,如咬指甲、吸吮手指、夜磨牙、咬衣物、咬嘴唇、活动过度和儿童擦腿综合征等;③社会行为问题,如说谎、攻击、破坏、偷窃等;④性格行为问题,如惊恐、违拗、胆怯、害羞、忧郁、社交退缩、过分依赖、敏感、嫉妒、易发脾气、屏气发作等;⑤语言问题,如口吃、缄默症等。男孩的行为问题多于女孩,男孩多表现为运动与社会行为问题,女孩多表现为性格行为问题。多数儿童行为问题可在发育过程中自行消失。

1. 厌食 厌食是儿童对食物缺乏兴趣和需求,表现为没有饥饿感、不主动找食、吃迷糊奶、见了食物逃避甚至哭闹、进食过程中不专心、拖延进食时间、进食时长时间不咽下食物、到了就餐时间叫腹痛等等。多数是因为带养人否定孩子的进食能力、过度喂养、劝食所致,少数是因为身体对食物的需求量少或其他疾病引起。厌食可导致儿童营养不良。儿童厌食发生的年龄有逐渐小化的趋势,这与家庭人力过剩、爱心过剩和对儿童生存能力认识不足有关。为了预防儿童厌食,必须充分认识到儿童具有强大的生存本能,无特殊状况的婴儿能够采用多种方式表达自己的需求,婴儿早期按需哺乳,每餐都在真正饥饿时提供,让胃肠道得到足够的休息时间,到 4

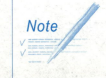

个月以后的婴儿会根据自身需求和带养方法调整出相对固定的进餐时间和食量。一旦厌食形成,需要及时矫治。劝食导致的厌食家庭应更改喂养方法,让孩子有感受饥饿的机会,缩短每餐就餐时间。已经形成营养不良者以及其他疾病所致者可用药物治疗。

2. 屏气发作　屏气发作是呼吸运动暂停的一种异常行为,多发于6~18个月的婴幼儿,绝大多数在5岁前逐渐自然消失。多在发怒、恐惧、剧烈叫喊等情绪激动时出现,表现为过度换气,使呼吸中枢受抑制,哭喊时屏气,可出现晕厥、意识丧失、口唇青紫、躯干和四肢强直甚至抽动,持续数十秒钟后呼吸恢复,症状缓解,口唇恢复正常颜色,全身肌肉松弛而入睡,一天中可发作数次。这类婴儿性格多暴躁、任性,做到合理需求在发作之前解决,不合理需求发作也不能妥协的行为引导,避免粗暴打骂的教育方式。

3. 吮指癖、咬指甲癖　吮指癖是儿童吮吸手指才能安定或入睡的表现,不吮吸手指就会哭闹不安或难以入睡。正常儿童出生3~4个月后生理上有吮吸要求,常吸吮手指尤其是拇指来安定自己。这种行为常发生在饥饿和睡前,随年龄增长在1岁以前几乎都自然消失。有些婴儿因使用安抚奶嘴、吸吮母亲乳头或吮吸手指才能入睡,长期未注意引导训练脱离吸吮物品和培养自我安定的能力,到一岁以后仍然需要吸吮物才能安定或入睡。长期吸吮手指可影响手指、牙齿、牙龈及下颌发育,导致手指瘦小、下颌前突、齿列不齐。

咬指甲癖是儿童长期啃咬指(趾)甲导致指(趾)甲前段不整齐、长期不能长出指(趾)甲尖的现象。多见于学龄前期和学龄期关注不够和过度关注的儿童,关注不够的孩子内心孤独抑郁,过度关注的孩子缺乏自主性,因失去自我而感受到内心的压抑。这类儿童咬指甲时自知,但难以自控,经提醒可以自我控制。通过分散其注意力,鼓励孩子改正不良习惯,强化与消退相结合的行为治疗可逐渐改善。

4. 遗尿症　正常幼儿在2~3岁已能控制排尿,如在5岁仍发生不随意排尿称为遗尿症,因多发生在夜间熟睡时,又称为夜间遗尿症。遗尿症分为原发性和继发性两类。原发性遗尿症较多见,多半有家族史,男多于女,无器质性病变,多因控制排尿的能力发育延迟所致。继发性遗尿症大多由于全身性或泌尿系疾病如糖尿病、尿崩症等引起,其他如智力低下、神经精神创伤、泌尿道畸形、感染(如膀胱炎、尿道炎、会阴部炎症)等也可引起继发性遗尿现象。继发性遗尿症在处理原发疾病后症状即可消失。

原发性遗尿多发生在夜间,偶见白天午睡或清醒时。发生频率不一,每周1~2次至每夜1次甚至1夜数次不等。健康状况欠佳、疲乏、过度兴奋、紧张、情绪波动等都可使症状加重。有时症状会自动减轻或消失,亦可复发。约50%患儿可于3~4年内发作次数逐渐减少而自愈,也有一部分患儿持续遗尿至青春期,造成严重的心理负担。影响正常生活与学习。

对遗尿症患儿必须首先除外能引起继发性遗尿的全身或局部疾病。详细询问病史,有无尿频、尿急、尿痛等泌尿系感染症状,家庭、个人情况及有关的学校和社会情况,训练小儿排尿的过程等。全身和会阴部检查也很重要。应做的检查项目包括尿常规、尿糖,疑尿路感染者需作中段尿培养。

原发性遗尿症的治疗首先要取得家长和患儿的合作。医师应指导家长安排适宜的生活制度和坚持排尿训练,绝对不能在小儿发生遗尿时加以责骂、讽刺、处罚等,否则会加重患儿心理负担。应训练患儿将排尿间隔逐渐延长,每次排尿务必排尽;晚餐后应控制入水量,睡前不宜过度兴奋;睡熟后父母可在其经常遗尿时间之前唤醒,使其习惯于觉醒时主动排尿,必要时亦可采用警报器协助训练。行为治疗效果不佳者可用药物治疗,常用抗利尿的醋酸去氨加压素0.1~0.2mg/次,晚饭前口服,疗程3~6个月。

5. 儿童擦腿综合征　是儿童通过擦腿引起兴奋、出汗而获得快感的一种行为障碍,多随年龄增长而逐渐自行缓解,女孩与幼儿更多见。多在入睡前、醒后或玩耍时发作,可因分散注意力而终止,发作时神志清醒,女孩喜坐硬物,手按腿或下腹部,双下肢伸直交叉夹紧,手握拳或抓

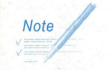

住东西使劲；男孩多表现为俯卧位在床上来回蹭，或与女孩类似表现。女孩发作后外阴充血，分泌物增多或阴唇色素加深；男孩阴茎勃起，尿道口稍充血，有轻度水肿。目前本病病因未明，可在发作时分散其注意力而终止，让儿童多进行体力活动消耗体力，使入睡更快，醒后及时叫起孩子，减少孩子在床上无所事事的时间而减少发作。切忌打骂儿童，强行阻止的方法可使儿童不在成人面前发作，但会背着带养人发作，这样更难治疗。

6. 注意缺陷多动障碍　注意缺陷多动障碍（attention deficit/hyperactivity disorder，ADHD），是儿童青少年时期常见的精神疾病，主要表现为与年龄不相称的注意易分散，注意广度缩小，不分场合的过度活动，并伴有认知障碍和学习困难，智力正常和接近正常。其核心症状为注意力不集中、多动和冲动，注意力易于分散又是造成患者多动的根本原因。ADHD 作为一种慢性疾病，可影响到患者生活的各个方面如学习困难、社交困难、亲子关系紧张等，部分患者症状可持续到成年，造成终生不利影响。本病男童发生率明显高于女童。

遗传因素在儿童多动症的病因学中起着重要作用，遗传方式可能为多基因遗传。脑损伤或脑发育不成熟导致的脑功能轻微失调、大脑发育迟缓、脑神经递质数量不足或与神经递质代谢异常有关。环境与教育对注意缺陷障碍也有一定影响，心理社会因素可能是重要诱因。铅等重金属也可能影响脑功能引起相关症状。

诊断 ADHD 一般参照美国精神病学协会《精神疾病诊断统计手册》中的标准或根据此标准修订的我国标准，DSM-Ⅳ要求儿童诊断年龄在 6 岁以上，新版 DSM-Ⅴ 提出 4 岁以上即可诊断。应从密切接触的带养人和教师处获取信息。诊断 ADHD 不仅要了解有无相关症状，还要评估有无社会功能损害，同时排除其他任何可能的病因，还应评估其他可能与 ADHD 共存的疾病，包括：情绪或行为方面如焦虑、抑郁、对立违抗和品行障碍等；发育方面如学习和语言障碍或其他神经发育障碍；生理方面如抽动和睡眠呼吸暂停方面的疾病等。诊断标准条目如下：

（1）症状标准：①注意缺陷症状：符合以下至少 6 项，持续至少 6 个月，并影响患者的适应性，且与发育水平不相称：a）经常不注意细节或在作业、工作或其他活动中粗心大意；b）完成任务或玩耍时常常难以维持注意力；c）与人交流时常常难以倾听，心不在焉，似听非听；d）常常无法按照指令行事，无法完成作业、家务或工作中的任务（并非因对抗性行为或无法理解指令）；e）常常难以组织任务或活动；f）常常逃避、不喜欢或不愿从事需要长时间集中精神才能完成的事情（如学校或家庭作业）；g）常常在完成任务或活动时丢三落四（如玩具、学校作业、铅笔、书籍或工具）；h）常常很易被外来刺激分散精力；i）日常活动中常常健忘。②多动 - 冲动症状：符合以下至少 6 项，持续至少 6 个月，并影响到患者的适应性，且与发育水平不相称：A 多动症状：a）在座位上常常手脚多动；b）在课堂或其他要求保持坐位的场合常常离开座位；c）常常在不适当的场合四处跑动或攀爬（青少年或成人患者可能仅出现想动的主观愿望）；d）常常难以安静地玩耍或从事安静的娱乐活动；e）常常非常忙碌，像"装了马达一样"忙碌不停；f）常常言语过多；B 冲动症状：g）常常问话未完即抢先作出未经思考的回答；h）常常难以等待按顺序做事情；i）常常干扰或强迫他人（如强行加入谈话或游戏）。

（2）病程标准：12 岁之前即产生上述影响适应功能的多动 - 冲动或注意力缺陷症状。

（3）某些症状至少在两种环境中出现（如学校、工作场所或家中）。

（4）有可以证明对社会、学校或职业功能产生损害的明确证据。

（5）排除标准：要排除广泛性发育障碍、精神分裂症或其他精神疾病的多动或注意缺陷症状，且不能用情绪障碍、焦虑症、分离性人格障碍等精神疾病解释。

对于 6 岁以前的儿童 ADHD，首选家庭与幼儿园密切结合的行为治疗方法，如果治疗效果不明显，中重度的 ADHD 需要增加哌甲酯这类药物进行治疗。对于 6 岁以上的 ADHD 儿童，则直接采用药物治疗和行为治疗相结合的方案。常用的药物有：

（1）精神兴奋剂：精神兴奋剂目前仍然是 ADHD 的首选药物，兴奋剂治疗在减少大多数

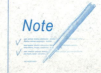

ADHD 儿童的核心症状方面非常有效。哌甲酯是治疗 ADHD 最常用的药物,是通过促进多巴胺的释放、减少多巴胺再摄取及抑制单胺氧化酶活性而起作用。哌甲酯能增强 ADHD 患儿行为的计划性、精确度和持久性。

短效哌甲酯每次 5mg,1 天 2 次,早餐及午餐前服用,之后根据疗效调整剂量,可每周递增 5~10mg,单日最大剂量 40mg。控释剂型起始剂量 18mg,1 天 1 次,早餐前服用,根据疗效可 1 周调整 1 次剂量,每次增加 18mg,最大剂量 54mg。

(2) 选择性的去甲肾上腺素摄取抑制剂托莫西汀,起始每天总剂量 0.5mg/kg,在 3 天的最低用量之后增加给药量,至每天总剂量为 1.2mg/kg,每天早晨单次服药或早晨和傍晚平均分为两次服用。每天最大剂量不超过 1.4mg/kg 或 100mg,两者取小。

(3) 选择性的 α_2- 肾上腺素能激动剂胍法辛缓释剂和可乐定缓释剂亦可有效减少核心症状。

7. 学习障碍　学习障碍是指有适当学习机会的儿童由于中枢神经系统功能不全导致学习技能的获得或发展障碍,表现为听、说、读、写、计算、思考等学习能力的某一方面或某几方面显著困难。这类儿童的智商基本处于正常范围内、少数偏低或偏高,其大多数伴有社会交往和自我行为调节方面的障碍,需要排除由于智力低下、视觉障碍、听觉障碍、情绪障碍等或由于受经济、文化水平的影响,未能接受正规教育的原因所产生的学习方面的障碍。男童发生率是女童的 2 倍。

年龄较小儿童发生的学习障碍,通常是基本学习技能的获得困难,患者学习技能发育障碍的可能性较大。年龄较大出现学习障碍的儿童,之前已掌握了基本学习技能,主要是因为学习动机损害和基本技能的应用障碍引起,也有少数儿童是因为认知能力的潜在特殊缺陷,导致学习内容性质发生改变时发生学习困难。各门功课、学习技能的普遍落后,多因学习动机损害,导致学习技能的发展和应用障碍的结果。个别科目和学习技能的局限性障碍及智力结构异常者,则常见于特殊学习技能发育障碍。

评定儿童学习困难常常采用智力测验和学业成就测验来综合判断。智力测验通常采用韦氏幼儿 / 儿童智力测验,可评定儿童总智商、言语智商和操作智商水平,以及分析各分项以判断智力结构是否均衡和缺陷所在。学业成就测验常用的有广泛成就测验和 Peabody 个人成就测验,可评定儿童学业成就和学习技能所达到的水平。学习困难的儿童的智商正常或接近正常,但成就测验结果明显低于其相应的年龄和学龄水平。

加强围生期卫生保健,做到优生优育,防止烟、酒、毒等有害物质的侵害,以减少儿童大脑功能受损的机会,正确开展婴幼儿早期教育可促进获取良好的学习技能。发现儿童有学习问题和语言发育问题时,应指导家长改进育儿条件与方法,尽早接受心理保健与咨询,纠正发育偏差,防止病情发展。

学习动机缺失的儿童,通过培养学习兴趣,增强自信心和学习动机,改进学习方法等支持性心理治疗方法进行治疗。对于学习技能障碍和发展缓慢的儿童,通过针对性的基本技能训练课程,配合学校开展特殊教育和强化训练可有效改善。对于合并其他心理行为问题的,需要相应的治疗方案,必要时可使用药物治疗。

【小结】

1. 神经系统的发育是神经心理发育的物质基础,出生后儿童最快速增长的系统是神经系统。

2. 神经系统的发育包括感知觉发育、运动发育、语言发育和心理活动的发育。

3. 在我国广泛使用的儿童心理发育筛查测试工具有丹佛发育筛查试验(DDST)、50 项智能筛查量表、绘人试验、图片词汇测验(PPVT)以及 CDCC 婴幼儿智能发育量表、0~6 岁儿童智能发育筛查测验(DST)等。

4. 在行为发育过程中,由于生理功能或教育环境等原因造成一些异常。主要包括厌食、屏气发作、吮指癖、咬甲癖、遗尿症、儿童擦腿综合征、注意力缺陷多动障碍和学习障碍。

【思考题】

1. 小儿神经、心理发育的进程。
2. 如何应用儿童心理发育测试工具。
3. 儿童常见行为异常的临床表现。

(杨　凡)

第三节　青春期健康与疾病

一、青春期发育有关问题

(一)痤疮

又称粉刺,是青春期常见的毛囊、皮脂腺的慢性炎症。本病男多于女,损害好发于面颊、额部、颏部和鼻颊沟等多脂区,其次是胸部、背部及肩部。本病有自限性,开始时多有黑头粉刺及油性皮脂溢出,还常有丘疹、结节、脓疱、脓肿、窦道或瘢痕。绝大多数患者青春期后逐渐减轻,以致消失。注意饮食有益于痤疮的防治。少吃辛辣、富含油脂的食物及甜食,多吃新鲜蔬菜及水果,调整消化道功能。保持皮肤清洁,用温水、香皂洗涤患部,避免用手挤压。如有感染可使用抗生素,也可选用复合维生素 B、维生素 A、锌制剂等,或进行局部理疗,减轻皮损。

(二)月经不调

青春期月经不调一般是由于卵巢功能发育不全引起的,表现为月经周期紊乱、出血期延长或缩短、出血量增多或减少,甚至月经闭止。在此期间,应注意加强营养,增强体质,避免学习负担过重和过于疲劳,同时应让消除对月经的恐惧紧张心理,注意经期的保暖及休息,月经会变得逐渐规律。

(三)乳房发育

女性第二性征发育是以乳房发育为最早的信号。在发育过程中可能出现乳房过小或过大、双侧乳房发育不均、乳房畸形和乳房包块等。若出现这些情况应在医师指导下进行恰当的锻炼和治疗。一般少女要到身体发育定型、性完全成熟才能确定乳房是否发育不良,不要过早下结论。

(四)遗精

在没有手淫或性交的情况下射精称为遗精。它是男性中学生中常见的一种正常生理现象。在青春发育期,睾丸不断分泌大量的雄激素,同时产生大量精子,精子和精浆组成精液。精液不断产生并不断积聚在输精管内,当达饱和状态时便通过遗精的方式排出体外。遗精虽然是一种正常的生理现象,但过于频繁,尤其是梦遗,可能会扰乱睡眠,引起心理紧张、头痛、头晕、无精打采、浑身无力等症状。

(五)手淫

是指通过自我抚弄或刺激性器官而产生性兴奋或性高潮的一种行为。在青春期是一个较普遍的性行为问题。男女均可发生。有手淫习惯的男性比女性多,国外调查 80% 左右的男子和

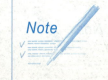

30%以上的女性有过手淫。有研究表明,手淫是青春期一种解除性紧张的方式。但青少年对手淫问题有许多不正确的看法,这些看法在不同程度上影响了他们的身心健康。

二、青春期常见心理行为问题

青春期是个体由儿童向成年人过渡的特殊时期,生殖系统迅速发育而达到性成熟,而心理和社会适应能力的发展相对落后,容易在心理上出现波动和困扰,形成青春期心理卫生问题。这些问题通过正确的引导和帮助,绝大多数能得到解决;但若不及时干预解决,长时间持续则可能造成心理疾患,影响学习,严重者可危及家庭和社会。

(一) 青春期综合征

青春期综合征是青少年特有的生理失衡和由此引发的心理失衡病症,分为脑神经功能失衡、性神经功能失衡和心理功能失衡三方面。常见的表现有注意力不集中、不由自主的胡思乱想、记忆力差和思维迟钝等,影响学习。睡眠规律不正常,白天精神不振,易瞌睡,夜晚卧床后,大脑却兴奋起来,浮想联翩,难以入眠,乱梦纷纭,醒后大脑特别疲困,提不起精神。性冲动频繁,形成不良的性习惯,过度手淫。由于上述种种生理失衡症状困扰着青少年,极易造成青少年心理失衡,出现忧虑、紧张、抑郁、烦躁、消极、敏感、多疑、自卑自责、厌学、逃学、离家出走、早恋、未婚性行为、性犯罪,甚至自虐、轻生。

尽管青春期综合征不是严重的心理异常,但对青少年心理的发展和人格的健全十分有害,必须迅速从这种状态中解脱出来。加强引导、教育和沟通,让青少年能正确评价自我;了解生理卫生知识并能正确处理可能出现的性方面的问题,使自己健康平稳地度过青春期。

(二) 青春期焦虑症

焦虑症即焦虑性神经病,是指持续性精神紧张或发作性惊恐状态,常伴有自主神经功能的障碍。青春期焦虑症是指处于青春期的孩子显现这种状态,是常见的情绪障碍。主要表现有焦虑情绪、因焦虑而引发的不安行为和自主神经系统功能紊乱等三方面症状。如恐惧、紧张、羞涩、孤独、自卑和烦恼,还可伴有头晕、头痛、失眠、多梦、神经过敏、情绪不稳、体重下降和焦虑不安等。青春期焦虑症的治疗是综合治疗,心理治疗为主,辅以药物治疗和生物反馈治疗。

(三) 青春期抑郁症

青春期抑郁症(adolescent depression)属于儿童青少年情感性障碍范畴,是以持久的、显著的情绪异常(高涨或低落)为基本症状的一种精神疾病。表现为长期抑郁伴有言语思维和行为改变。在缓解期间精神活动正常,有反复发作的倾向。女性较男性多见。表现为自责、自怨自艾、表面淡漠,整天心情不畅、郁郁寡欢,感觉周围事物都是灰色的。

青春期抑郁症轻症者居多,重症患者可对前途和未来悲观失望,有轻生念头,如不及时治疗可产生严重后果,应积极防治。

(四) 饮食障碍

1. 神经性厌食症(anorexia nervosa) 是一种由不良心理社会因素引起的饮食障碍,早期为主动节食、厌食,进而食欲缺乏、消瘦、内分泌代谢紊乱,如不及时治疗可导致死亡。多见于女性青少年。明显的厌食是本病的突出症状,此外可见恶心、呕吐及顽固性便秘。由于长期的进食过少,患者可出现营养不良及低代谢症状,如体温低、畏寒、低血压等。已有月经的女孩,可出现继发性闭经。多数病例尚能支持一般室内活动、上学念书等,但容易疲乏无力,少数病例精神抑郁,反应淡漠。神经性厌食症的治疗没有特效的药物治疗,主要靠心理治疗和行为矫正。

2. 神经性贪食症(bulimia nervosa) 是指一种无控制的多食、暴食症。可反复发作,多见于女性青少年,可与神经性厌食症伴发。患儿有强烈的进食冲动,发作时食量惊人。采用暴食缓解内心紧张,继而自行催吐,有的甚至滥用导泻药。人为导泻的患者常常出现低血钾、低氯性碱中毒等并发症。治疗主要通过心理治疗和使用抗抑郁药物。

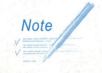
Note

（五）网瘾

网瘾（即网络成瘾），又称网络过度使用症，主要是指长时间沉迷于网络，对之外的事情都没有过多的兴趣，从而影响身心健康的一种病症。分为网络游戏成瘾、网络色情成瘾、网络关系成瘾、网络信息成瘾、网络交易成瘾五类。网瘾的高发人群多为12~18岁的青少年，以男性居多，男女比例为2：1。表现为对网络的使用有强烈的渴求或冲动感，减少或停止上网时会出现全身不适、烦躁、易激惹、注意力不集中、睡眠障碍等戒断反应。严重危害青少年的身心健康，部分青少年甚至因此走上吸毒、偷窃等违法犯罪道路。

对于网瘾的治疗和预防不能简单采取一味封堵禁止的办法，应该家校配合，正确引导青少年学习网络、掌握网络和使用网络以丰富自己的知识，促进自身的发展。

（六）物质滥用

物质滥用（substance abuse）是指大量反复使用与医疗目的无关的依赖性药物或物质，包括成瘾性及习惯性药物，引起身体依赖性和精神依赖性。常见的依赖性药物或物质有酒类、阿片类、大麻、催眠药、抗焦虑药、麻醉药、兴奋剂、致幻剂和烟草等。滥用物质的种类随年龄、性别、地区、种族和地理因素不同而不同。

预防青春期物质滥用的有效方法是加强宣传和教育，积极努力地对青少年进行心理疏导和精神帮助。对于已有物质滥用的青少年在生理解毒后进行连续的医学随访和给予心理、社会支持。

（七）青少年伤害

伤害（injury）是指凡因能量（机械能、电能、热能等）的传递或干扰超过人体的耐受性造成机体组织损伤，或窒息导致缺氧以及由于刺激所引起的心理创伤。伤害是导致儿童青少年死亡和损伤的最为重要的原因之一。据世界卫生组织（WHO）统计，伤害已成为全球0~14岁儿童的首位死因。在我国，1~19岁人口的首位死亡原因是伤害。青少年常见的伤害有自杀、车祸伤、意外中毒、溺水、意外跌落和他杀等。

伤害的预防是一项多学科、多部门、全社会共同参与的系统工程。通过工程干预（engineering intervention）、经济干预（economic intervention）、强制干预（enforcement intervention）和教育干预（educational intervention）措施；主动干预和被动干预相结合的方式，以达到对青少年伤害的有效防控。

【小结】

青春期是儿童发育过程中的一个特殊时期。生理上第二性征开始出现直至性成熟和体格发育完全。生理上的快速成熟与心理行为的发育不相一致，易造成青春期发育过程中的一些特有问题。

【思考题】

青春期为什么是心理行为问题较多的时期？

（杨　凡）

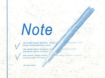
Note

第三章 儿 童 保 健

儿童保健的主要任务是研究儿童各年龄期生长发育的规律及其影响因素,通过有效的保健措施保障儿童的健康成长。

第一节 各年龄期儿童的保健重点

儿童处于不断生长发育的动态变化过程中,各器官系统逐渐长大、发育完善和功能成熟。根据儿童生长发育的特点,将儿童年龄划分为 7 个时期,各期之间既有区别又有联系,不同时期的儿童有不同的保健重点。

一、胎儿期及围生期保健重点

胎儿期(fetal period)是指从受精卵形成到胎儿娩出前。妊娠全过程约 280 天,以 4 周(28 天)为一个妊娠月,共 10 个妊娠月。受精后 8 周称为胚胎期,是主要器官结构完成分化的时期。受精后 9 周起称胎儿,是各器官进一步发育渐趋成熟的时期。

围生期(perinatal period)指胎龄满 28 周到出生后 7 天,包括妊娠后期、分娩过程和新生儿早期。此期是胎儿经历从依赖母体到新生儿依靠自己的呼吸器官摄入氧气,依靠自己的消化系统摄入营养独立存活的巨大变化,在这阶段中的胎儿和新生儿则称为围生儿。围生儿很容易受到胎内、分娩过程中及出生后各种因素的影响而患病,甚至死亡,所以围生儿死亡率是衡量一个国家和地区妇幼卫生工作质量的重要指标。

胎儿依赖于母体而生存,所以胎儿的生长发育与母体密切相关,胎儿期保健就是通过对孕母的系统保健达到保护胎儿宫内生长直至最终安全分娩的目的。胎儿期保健的重点是预防先天性畸形、胎儿生长受限、宫内感染、早产、围生期窒息,预防先天性发育不全及遗传性疾病。

(一)预防遗传性疾病

预防遗传性疾病要从婚前开始,禁止近亲结婚;对有遗传性疾病家族史,家庭中有多例原因不明疾病患者需要通过咨询预测风险率,必要时结合相应的筛查诊断技术如基因检测、荧光原位杂交等技术早期诊断遗传性疾病,必要时可终止妊娠。

(二)预防感染

孕母受到微生物感染特别是病毒感染可损害染色体结构,抑制细胞分化,导致胎儿畸形,甚至智力障碍。妊娠早期感染致畸率可高达 50%,妊娠后期致畸率虽然下降,但是也可以影响胎儿生长发育,导致胎儿生长受限。因此,孕母应尽量不去人多空气差的公共场所,避免与感染患者接触。

(三)避免化学毒物

铅、苯、汞化学毒物等化学毒物,饮酒、吸烟(包括被动吸烟)等都可导致胎儿生长发育障碍、先天畸形。

(四)避免接触放射线

胎儿期尤其 3~8 周对放射线非常敏感,可引起多个系统尤其神经系统畸形。

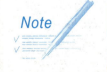

(五) 慎用药物

很多药物可以通过胎盘进入胎儿体内,对胎儿造成影响。药物对胎儿的影响与用药的孕周及药物种类有关,孕 3 个月后除性激素类药物外,一般药物不再致畸,但是可能影响胎儿的生长和器官功能。

(六) 治疗慢性疾病

母亲的慢性疾病如糖尿病、甲状腺功能异常、结核等对胎儿影响极大,应在孕前积极治疗,定期产前检查,必要时在医师指导下进行治疗。

(七) 保证充足均衡的营养、维持适宜体重增长

胎儿的营养依赖于孕母,孕母充足均衡的营养是保证胎儿正常生长发育的根本。孕期的膳食应注意充足热卡和营养均衡,保证热卡摄入,但是避免胎儿营养过剩,根据中国营养学会制定的《中国居民膳食营养素参考摄入量》,孕期热量须比孕前增加 200kcal/d;增加优质蛋白质食物的摄入,孕早、中、晚期蛋白质需要量分别增加 5、15、20g/d;孕早、中、晚期钙的适宜摄入量分别为 800、1000 和 1200mg/d,孕期需要适当增加乳类的摄入,必要时刻额外补充钙。

(八) 保持良好的情绪和适量的身体活动

孕母良好的情绪有助于胎儿的健康和能力的发展,故孕期应心情愉快、保证充足睡眠,进行适当的身体活动。

(九) 高危妊娠的管理

任何影响母子健康的因素,无论是母亲生理状况(如母亲身材、疾病、妊娠并发症)、胎盘脐带情况还是胎儿因素(多胎、先天畸形等)都属于高危因素。定期产前检查,及时发现妊娠高危因素并给予干预。

二、新生儿期保健重点

新生儿期(neonatal period)是指自胎儿娩出后从脐带结扎到出生后未满 28 天。新生儿期与围生期有 7 天重叠时间。新生儿从宫内完全依赖母体供给营养到离开母体适应宫外环境,需要经历身体各系统解剖和生理功能的巨大变化,是生命最脆弱的时期。

新生儿期保健重点是预防窒息缺氧、寒冷损伤和感染,合理营养喂养。

(一) 保暖

新生儿皮下脂肪少,体表面积相对较大,容易散热,棕色脂肪少,受冷时不能通过棕色脂肪产热维持体温,而且新生儿体温调节中枢发育不成熟,体温不稳定,易受环境温度影响出现体温不升、寒冷损伤综合征或发热。新生儿期特别需要注意维持中性环境温度。

新生儿居室温度与湿度需要随气候温度变化而调节,室内温度保持在 20~22℃,湿度 55%~60%。注意室内通风。

(二) 喂养

新生儿离开母体后需要从外界摄入食物,通过消化道消化吸收获取营养。新生儿出生时即具备最基本的进食动作——觅食反射和吞咽反射,其口腔小、舌体宽、脂肪垫等均有利于吸吮和吞咽。消化道解剖及功能发育让新生儿可以适应纯乳汁如母乳的营养摄入。新生儿胃肠道内蛋白酶的活性较好,可以消化乳汁中的蛋白质,而多糖酶活性低,消化淀粉的能力差,胃脂肪酶活性高,但胰脂酶和肠脂酶活性不足,故消化脂肪的能力有限,母乳含有一定量的脂肪酶可以补偿消化道脂肪酶的不足。所以,4 个月内的婴儿不适合添加淀粉类和脂肪类食物。

对婴儿来说,母乳是最佳食品,母乳喂养是最理想的喂养方式。母乳营养素种类最全面和比例最恰当,最容易消化和吸收。母乳含有丰富的免疫物质,能提高婴儿抗感染能力。确实因为医学原因不能母乳喂养或母乳不足者可以添加婴儿配方乳。

新生儿时期的喂养不定时,主张按需喂养,特别是母乳喂养。人工喂养者大约每 3 小时喂

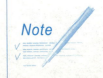

一次。

新生儿时期体重增长是胎儿体重增长趋势的延续。正常情况下,第1个月体重增长可达 1~1.5kg,身长增长可达4~5cm。

(三) 护理

1. **衣物**　新生儿衣物(包括床上用品)应使用柔软的棉布制作,勤换勤洗。包裹不宜太紧, 允许新生儿四肢自由伸屈。

2. **脐带**　每天洗澡后用2%碘伏或75%酒精擦脐凹,注意保持脐部清洁和干燥。

3. **清洁**　新生儿最好勤洗澡保持皮肤清洁,注意皮肤皱褶如腋下、腹股沟处皮肤清洁。

4. **特殊生理现象**　粟粒疹、"马牙"、"上皮珠"、乳房肿大、"假月经"等生理现象不需要处理, 不能用针挑或挤压。

(四) 睡眠

新生儿大脑皮质兴奋性低,对外界刺激反应容易疲劳,睡眠时间较长。

(五) 预防感染

新生儿居室要通风,保持空气新鲜,成人护理新生儿前需要洗手,新生儿餐具如奶瓶、奶嘴 等需要每次煮沸消毒。新生儿时期定期接种疫苗。避免接触患病者。

(六) 慎用药物

新生儿肝肾功能都不成熟,某些药如氯霉素容易在体内蓄积发生不良反应,新生儿本身或 哺乳的乳母都需慎用药物。

(七) 疾病筛查

新生儿出生后应按流程进行新生儿疾病筛查。目前常规的筛查内容包括:听力、遗传代谢 性疾病如甲状腺功能减退症和苯丙酮尿症等。

(八) 家庭访视

正常足月新生儿访视次数不少于2次。首次访视:在出院后7天之内进行。如发现问题应 酌情增加访视次数。满月访视:在出生后28~30天进行。高危新生儿根据具体情况酌情增加访 视次数,首次访视应在得到高危新生儿出院(或家庭分娩)报告后3天内进行。访视时医务人员 会结合新生儿出生情况进行喂养和护理指导,通过访视及时发现问题并予以指导,必要时转诊。

三、婴儿期保健重点

婴儿期(infant period)指从出生到1岁之前的时期。这个时期生长发育迅速,对营养需求量 高,但是其消化系统发育相对不够完善,容易发生营养和消化道功能紊乱;来自母亲的抗体逐渐 减少,自身免疫系统还不成熟,容易发生感染疾病。这个时期的保健重点是合理均衡的营养,进 行预防接种预防疾病、定期健康检查早期发现疾病。

(一) 合理喂养、促进生长

婴儿期最合理的营养是母乳,母乳可以满足6个月内婴儿几乎所有的营养需要,母乳不足 或因为医学原因不能母乳喂养时,需要补充或使用配方奶粉替代。

4~6个月后开始进行食物转换(过去称添加辅助食品),按照从少到多、从一种到多种、从稀 到稠、从细到粗添加。添加辅助食品的最终目的是替代1~2次母乳或配方乳,食物转换食品的 营养素也必须逐渐全面均衡,这就要求添加的食物种类需要多样化,比例适当。食物转换时注 意添加强化铁的米粉、含铁多的红肉等食物,预防缺铁性贫血。固体食物的形状需要与婴儿的 牙齿匹配,没有牙齿时只能吃泥糊状食品,随着牙齿的增多食物逐渐变粗,20颗牙齿出齐后食物 可以接近成人食品。但是进食干果类食物时应注意误吸引起窒息。

食物转换时需要观察婴儿大便、全身情况,注意有无消化不良和过敏表现。食物转换的同 时注意培养婴儿进食习惯,如固定餐位、不强迫进食等。

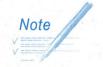
Note

母乳喂养的婴儿需要补充维生素 D 400IU/d,人工喂养者根据配方乳中维生素 D 含量决定维生素 D 的补充量。

(二) 定期健康检查

婴儿期是体格生长最迅速的阶段,需要定期健康检查,可以早期发现生长发育偏离、营养性疾病,早期干预。教会父母使用生长曲线图,通过生长曲线图了解婴儿生长速度、营养状况及其动态变化。

注意营养性缺铁性贫血、营养性维生素 D 缺乏性佝偻病的防治。

(三) 预防感染

出生后的新生儿就开始在医院接受预防接种,出院后尽快在住家附近的医疗保健机构建立预防接种卡,接受定期预防接种,预防疾病。

四、幼儿期保健重点

自 1 岁至满 3 周岁之前为幼儿期(toddler period)。此期体格生长速度减慢,而智能发育加快,语言、思维、社交能力的发育迅速,但识别危险的能力和自我保护的能力不足,容易发生意外。

(一) 合理营养

食物种类接近成人,但是食物性状需要由牙齿决定。萌牙数目越接近 20 颗,食物性状越接近成人。培养幼儿自己进食的能力,防止强迫进食,不吃零食。乳类仍然需要每天 2~3 次,400~600ml/d,如果母乳充足,仍然可以母乳喂养,但是注意防止含着奶头睡觉,或者把妈妈奶头当安抚奶嘴。

(二) 定期健康检查

3~6 个月一次健康检查,继续使用生长曲线图监测生长,防止营养不良和肥胖,发现生长偏离及时进行相关检查。

重视视力、口腔保健,定期检查视力和口腔,检查外生殖器,注意有无阴唇粘连、隐睾、包茎,发现问题及时转专科治疗。

(三) 预防疾病、预防意外发生

这个时期要按时进行预防接种。

幼儿活动范围扩大,喜欢探索未知世界,但是对危险缺乏识别能力和自我保护意识,容易发生意外伤害,防止烫伤、跌伤、溺水、触电、异物吸入、药物中毒等意外发生。

(四) 促进语言、运动、认知能力发展

幼儿期儿童神经精神发育迅速,应注意语言、运动和认知能力的发展。

1. **促进语言发育**　1~3 岁时语言发展的关键时期,应给幼儿提供良好的语言环境。①多说:结合日常生活中接触的食物,以正确的语法、发音多与幼儿说话,鼓励幼儿模仿;②讲故事:使用简洁易懂的语言给幼儿讲故事,并鼓励幼儿重复;③多读书:跟幼儿一起阅读,从简单图片过渡到配有插图的彩绘本,再到以文字为主的阅读,培养儿童的阅读习惯。

2. **促进动作发育**　1~3 岁幼儿是从学走路到独自走稳,再会跑、跳、爬高等动作,同时精细动作也逐渐发展。这个时期要注意提供安全的活动空间,并经常带幼儿进行户外活动,要注意提供机会训练幼儿精细动作,如搭积木、画画、自己进食等。

3. **促进认知发展**　可以通过游戏等方式培养幼儿探索和认知的能力。比如通过游戏训练幼儿认识颜色、理解数字的概念、学会称呼等等,在游戏过程中训练幼儿的分析、综合和比较的能力,提高幼儿抽象概括的能力。

五、学龄前期保健重点

自 3 周岁至进入小学前(6~7 岁)为学龄前期(preschool period)。此期儿童体格指标稳定增长,

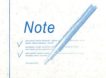

智力发育加速,社会交往较前广泛,知识面逐渐扩大。

(一) 合理营养

食物种类和形状均接近成人,口味比成人清淡,乳类仍然需要每天 2 次,约 400~500ml。培养良好的饮食习惯,不吃零食。

(二) 定期健康检查

此期儿童都在幼儿园接受健康检查,及时发现生长偏离,预防营养不良和肥胖。注意培养正确的坐、走的姿势。

(三) 预防感染和意外发生

继续按计划预防接种,培养良好的卫生习惯。这个时期儿童活动范围更广,注意防止意外伤害的发生,如车祸、溺水、触电等。

(四) 重视视力、口腔保健

1. 视力保健　注意保护视力,养成良好的坐姿,定期视力检查,如发现幼儿斜视或注视姿势异常及时到专科就诊。

2. 口腔保健　培养儿童早晚刷牙、饭后漱口的良好卫生习惯,每 6 个月到专科口腔检查 1 次,早期发现龋齿,及时治疗。

六、学龄期儿童保健重点

从入小学起(6~7 岁)到进入青春期前为学龄期(school age)。学龄期儿童除生殖系统外其他器官的发育已经接近成人水平,对事物具有一定分析、理解能力,认知和心理发展迅速,这是儿童接受知识教育的重要时期,同时也是容易受到同学、老师、社会环境影响的时期。这个时期儿童抵抗力增强,发病率降低,但是需要注意用眼卫生、口腔保健,养成良好的坐、立、行姿势,预防精神、情绪和行为等方面异常。

(一) 学习能力培养

为儿童提供良好的学习条件,培养儿童良好的学习兴趣和习惯。

(二) 合理营养

充足而均衡的营养是保证儿童正常生长、健康心理发育的基础。重视早餐和课间加餐,可以由儿童参与制定菜谱和准备食物,以增强食欲。进行健康营养的宣传。

(三) 定期健康检查

每 0.5~1 年进行一次健康检查,监测生长发育,早期发现矮身材、肥胖、消瘦等生长偏离,必要时到专科做进一步检查。注意正确的坐姿、书写姿势、行走姿势等,预防脊柱畸形。

(四) 体格锻炼

每天进行适当的户外活动和身体锻炼,以增强身体抵抗能力,促进儿童动作和认知能力发展。

(五) 疾病预防、防止意外

继续按时预防接种,防止意外伤害包括车祸、溺水、活动时外伤等。

(六) 重视视力、口腔保健

1. 注意口腔卫生　每天早晚刷牙、饭后漱口,每 6 个月到医院检查牙齿,预防和治疗龋齿。

2. 注意用眼卫生　每年 1 次视力检查,注意正确的书写、阅读姿势,预防屈光不正。

七、青春期保健重点

青春期年龄女 11~12 岁至 17~18 岁,男性 13~14 岁至 18~20 岁。从第二性征出现到生殖功能基本发育成熟、身高停止增长的时期为青春期(adolescence)。女孩青春期第一个表现是乳房发育,男孩是睾丸增大。此期儿童在性激素的作用下出现第二个生长高峰,至本期结束各系统

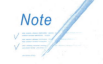
Note

已发育成熟,体格生长停止。性发育成熟,但心理和社会适应能力发展相对落后,易受外界环境的影响,容易出现心理、行为和精神方面的问题。

(一) 合理营养

青春期生长进入第二高峰,对各种营养素需要增加,养成健康饮食行为,每天三餐,比例适宜,切忌暴饮暴食。这个时期骨骼发育迅速,身体对钙的需要增加,中国营养学会关于青春期每天钙推荐量是 1000mg,食物摄入不足时应补充钙制剂。

(二) 体格锻炼

引导进行积极的体育锻炼,不仅增强体质,也培养了青少年毅力和意志力。

(三) 预防青春期心理行为问题

及时进行生理、心理卫生和性知识教育,让青少年树立正确的人生观,建立健康的生活方式。

【小结】

儿童分为胎儿期、围生期、新生儿期、婴儿期、幼儿期、学龄前期、学龄期、青春期。不同年龄期儿童有不同保健重点。

【思考题】

1. 根据儿童生长发育特点,将儿童划分为几个时期?
2. 新生儿期保健重点?

(杨 凡)

第二节　儿童保健的具体措施

一、护理

护理是儿童保健的基础内容,但是不同年龄阶段的护理重点不一样。

(一) 居室

所有居室都要求阳光充足,有通风通气的条件。对新生儿要求居室温度相对稳定在 20~22℃,湿度 55%~60%,对幼儿期以上居室温度同成人。培养儿童适应环境的能力。无论是否母乳喂养,出生后都主张母婴同室。

(二) 衣着

儿童衣着包括被子、床单都主张使用色浅柔软纯棉织物,衣裤应宽松,最好穿连衣裤或背带裤。存放儿童衣物的衣柜不宜使用樟脑丸。

二、营养

合理的营养是保证儿童正常生长发育的基础。婴儿期最理想的食物是母乳,母乳可以满足6 个月内婴儿几乎所有的营养需要,母乳不足或因为医学原因不能母乳喂养时,需要补充或使用配方乳替代。4~6 个月开始食物转换,转换的食品是为了替代某餐母乳或配方乳,食物转换的营养素也必须均衡全面,这就要求添加的食物种类需要多样化,比例适当。

三、计划免疫

计划免疫(planed immunization)是根据传染病发生情况,结合儿童免疫特点制订有计划、有

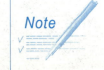

组织的免疫程序,以达到提高儿童免疫水平,预防、控制传染病的目的。

(一)儿童计划免疫程序

从 1950 年起,我国开始为儿童免费接种牛痘疫苗、卡介苗、百白破疫苗;1978 年,推广实施了世界卫生组织提出的四种疫苗,即卡介苗、百白破三联疫苗、脊髓灰质炎疫苗、麻疹疫苗;根据 2007 年扩大免疫规划要求,我国在全国范围内对适龄儿童常规接种乙型肝炎疫苗、卡介苗、脊髓灰质炎疫苗、百白破疫苗、麻疹疫苗、甲型肝炎疫苗、流行性脑脊髓膜炎疫苗、流行性乙型脑炎疫苗、麻风腮疫苗。儿童常规疫苗免疫程序见表 3-1。

表 3-1   儿童常规疫苗免疫程序

疫苗	接种途径	接种年龄
卡介苗	皮内注射	出生
乙肝疫苗	肌内注射	出生、1 月龄、6 月龄
脊髓灰质炎混合疫苗	口服	2 月龄、3 月龄、4 月龄
百白破三联疫苗	肌内注射	3 月龄、4 月龄、5 月龄、18~24 月龄
麻风腮疫苗		
麻风疫苗 / 麻疹疫苗	皮下注射	8 月龄
麻风腮疫苗 / 麻腮疫苗 / 麻疹疫苗	皮下注射	18~24 月龄
乙脑疫苗		
减毒活疫苗	皮下注射	8 月龄、2 周岁、7 周岁
灭活疫苗	皮下注射	8 月龄、2 周岁、6 周岁
A 群流脑疫苗	皮下注射	6~18 月龄接种 2 剂次,间隔 3 个月
甲肝疫苗		
减毒活疫苗	皮下注射	18 月龄
灭活疫苗	肌内注射	18 月龄、24~30 月龄
A+C 群流脑疫苗	皮下注射	3 周岁、6 周岁
白破疫苗	肌内注射	6 周岁

(二)预防接种反应及处理

预防接种的免疫制剂对人体是一种外来刺激,活疫苗接种实际上是一次轻度感染,灭活疫苗接种是异物刺激,因此接种后一般会引起不同程度的局部或全身反应,分为正常反应和异常反应。

1. 正常反应

(1)局部反应:一般在接种疫苗后 24 小时左右局部发生红、肿、热、痛等现象,严重者可引起局部淋巴结肿痛。

(2)全身反应:表现为发热,少数可出现头痛、呕吐、腹痛、腹泻等症状。

目前所使用的制剂绝大多数局部反应和全身反应都很轻微,不需要做任何处理,1~2 天后可恢复;严重者需要对症处理。

2. 异常反应   少见。

(1)晕厥:多发生在空腹、精神紧张的儿童,发生后让儿童平卧,服温开水或糖水,密切观察生命体征,一般可在短时间内恢复。

(2)过敏性休克:按照过敏性休克处理,使用肾上腺素、糖皮质激素和抗过敏药物治疗。

四、保护儿童心理健康

心理健康是健康的重要部分,需要按照儿童神经心理发育特点进行诱导、教育,促使儿童具有良好的社会适应能力。

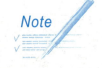

(一) 习惯培养

1. 睡眠习惯 从出生就培养儿童有规律的睡眠习惯。儿童居室光线应柔和,儿童有自己固定位置的床位;睡前或醒后不拍、不摇、不可使用喂哺的方式催眠;睡前避免过度兴奋,可应用固定乐曲催眠;有相对固定的睡眠作息时间。

2. 饮食习惯 随着年龄增长,3~4 个月逐渐停止夜间喂奶,即夜间可以少喂一餐;4~6 个月逐步引入除奶以外的其他食物,减少以后挑食偏食;能独坐以后进食应有固定餐位,并且训练儿童主动抓取食物和自己用勺进食;进食时不给儿童玩具,不看电视,不做任何分散注意力的事情;由儿童自己决定进食量,不强迫喂食,不追喂。

3. 排便习惯 随着食物性状改变和消化功能成熟,大便次数逐渐减少至每天 1~2 次时可以开始定时训练婴儿排大便。能够用语言表达便意时可以训练控制大小便,单独坐稳后可以开始训练使用坐便器。

4. 卫生习惯 从出生开始培养良好的卫生习惯,定时洗澡、剪指甲、换衣裤;不要让儿童随地大小便;萌牙后开始清洗牙齿;养成饭后漱口、餐前便后洗手的习惯;养成不乱扔垃圾的习惯。

(二) 社会适应性培养

儿童的社会适应性与性别、年龄、家庭环境、教育方式密切相关。

1. 独立能力 从小培养儿童独立能力,比如独自睡觉、自己进食、大小便控制、自己穿衣等。

2. 控制情绪 儿童控制情绪的能力与年龄相关,更是受家庭教育方式的影响。家长对儿童的要求和行为需要按照统一的社会标准予以满足或约束,同时,家长在情绪控制方面应树立良好榜样,对儿童的行为问题采用诱导方法而不是强制方法,对儿童正确、积极的行为及时予以表扬和鼓励。

3. 社交能力 从小给予儿童积极愉快的感受,比如常常与孩子目光交流,微笑、说话、唱歌,经常抚摸孩子,一起做游戏、讲故事。鼓励儿童与小朋友玩耍并帮助他人,在游戏中学习遵守规则。

4. 创造能力 通过游戏、故事、绘画、音乐等等培养孩子的想象力和创造能力。

5. 意志 在日常生活、游戏和学习中培养儿童克服困难的意志,增强儿童自觉、坚持、果断、自制能力,增强儿童自信。

五、定期健康检查

散居和托幼机构的儿童都应进行定期健康检查,系统监测儿童生长发育、营养状况,及时发现生长偏离和营养不良。

(一) 新生儿访视

由社区卫生服务中心的妇幼保健人员实施,出生后家访 4 次,目的在于早期发现问题,及时指导处理。家访的内容包括:了解新生儿出生情况;回家后生活情况,如生活环境等;预防接种情况;喂养与护理指导;体重测量;体格检查:重点注意有无黄疸及程度、脐部有无感染;接受家长的咨询并给出建议和指导。

(二) 儿童保健门诊

让儿童定期在妇幼保健机构进行健康检查,教会家长使用生长曲线图,通过连续监测儿童体格生长情况和心理发育状况,及时发现问题并给予指导。

1. 定期检查的频度 《全国儿童保健工作规范(试行)》中要求婴儿期至少 4 次,建议分别在 3、6、8 和 12 月龄;3 岁及以下儿童每年至少 2 次,每次间隔 6 个月,时间在 1.5 岁、2 岁、2.5 岁和 3 岁;3 岁以上儿童每年至少 1 次。健康检查可根据儿童个体情况,结合预防接种时间或本地区实际情况适当调整检查时间、增加检查次数。

2. 定期检查的内容 询问并记录出生史、喂养史、生长发育史、预防接种史、疾病史、家庭环境等;体格测量和评价;全身体检;定期实验室检查如血红蛋白等。

六、体格锻炼

(一)户外活动

除非恶劣天气,鼓励儿童多在户外活动,帮助提高儿童对冷热空气的适应能力,提高机体抵抗力。

(二)皮肤锻炼

1. 皮肤按摩　按摩可以刺激皮肤,不仅有益于循环、呼吸、消化,也促进了婴儿与父母之间的情感交流。

2. 温水浴　温水浴提高了皮肤适应冷热变化的能力。温水浴不仅可以清洁皮肤,也可以促进新陈代谢,增强食欲,还有利于睡眠。

3. 淋浴　适用于3岁以上儿童。

(三)体育运动

1. 体操类

(1)婴儿被动操:婴儿被动操是指由成人给婴儿做四肢伸屈运动,适用于2~6个月内小婴儿。被动操可以促进婴儿的血液循环和大运动发育。

(2)婴儿主动操:在成人帮助下,配合音乐,诱导婴儿主动地活动肢体,也可以根据婴儿月龄和发育情况训练抬头、翻身、坐、爬、站、扶走、双手取物等等。

(3)幼儿体操:配合音乐,模仿成人做运动。

(4)儿童体操:比如广播体操、健美操,可以增加动作协调性。

2. 游戏、田径与球类　根据不同年龄选择不同的锻炼方式如木马、滑梯、舞蹈、跳绳、各种球类和田径运动等。

七、意外伤害预防

(一)窒息和异物吸入

防止块状食物、坚果类食物以及其他异物如纽扣、硬币等吸入,小婴儿要防止奶汁误吸。进食时不要哭闹、大笑。

(二)中毒

防止食物在加工制作过程中受到细菌、毒品的污染;避免食用有毒食物,如毒菌、鱼苦胆等;避免误服药物。

(三)外伤

防止跌伤、烫伤等。婴幼儿应在成人监护下玩耍,妥善放置开水、油锅、汤锅。

(四)溺水和交通事故

儿童玩水、游泳一定要有成人监护,教育儿童遵守交通规则。

【小结】

不同时期儿童采用不同的保健措施。

【思考题】

请你举例说明儿童保健措施。

(杨　凡)

Note

第四章　儿科疾病的诊断和治疗

第一节　儿科诊断的特点

　　疾病诊断(diagnosis)的过程包括:详细的病史采集,全面仔细的体格检查,再辅以各种实验室检查的资料,经临床思维、综合分析后作出初步的诊断。若当时诊断不十分明确,需经进一步的临床观察,补充病史,反复的体格检查,结合必要的实验室检查,才能作出最后的诊断。而正确的诊断是治疗成功与否的关键所在。

　　儿科疾病的诊断要考虑到以下特点:①小儿(尤其婴儿)不能正确地诉述病情,只有通过监护人向医师表达所观察到的现象;②小儿不合作,体格检查时不能如成人那样按顺序地进行,以致初学者容易遗漏检查内容;③小儿正处于生长发育过程中,有些疾病的表现与成人不同,如婴儿高热时常常出现抽搐;④儿童的生理值与体格检查的正常范围与成人不同。

一、病史询问及记录

　　获得完整而正确的病史(medical history)是儿科诊疗工作的重要环节。儿科病史询问有其特殊之处。婴儿病史一般由监护人提供,其精确性受到一定的限制。5~6岁以上的儿童,虽然自己能反映病痛之处及其程度,但事先要取得他的合作和信任,才能了解真实病情。由于多数情况下患儿的病史是由监护人代诉,儿科医师应以同情及耐心的态度听取家长的病情介绍;除非离题太远,一般不必打断;不要用暗示性的方式提问,因为这样回答的结果有时会出现假象。体格检查完毕后可根据需要再补充询问有关病史。询问病史时要重点记录内容,但不是边问边记全部内容;要不时地看望患儿,观察患儿的精神状态、呼吸、面色、哭声的响度。遇到危重病例,重点询问病史后进行体格检查,并作出处理,待病情稳定后再详细询问。有时需引导监护人对其重要的临床症状及其病情变化和用药作详细介绍。另外,医师良好的仪表及和蔼可亲的态度将有助于取得患儿及监护人的信任。

　　1. **基本信息**　姓名、性别、记录日期、家庭地址、病史提供者与患儿的关系、病史可靠程度等。

　　2. **年龄**　根据出生日期正确计算。1个月以内要写明天数(如25天);1岁以内要记录几个月几天(如8个月23天);1岁以上要记录几岁几个月(如3岁4个月)。

　　3. **主诉(chief complaint)**　是指促使这次就诊的主要原因和发病时间。主要症状突出、简明扼要,字数不宜太多,一般不超过20个字。例如:"发热3天,抽搐发作1次"。

　　4. **现病史(present history)**　询问本次发病情况。如果病程短可按发病日期逐日问讯;如果病程较长,可以按每个症状演变的情况逐一问讯,最后加以归纳。原则是主次分明、条理清楚、语言简练。内容包括:

　　(1) 症状(symptom):一般按照出现先后顺序,记录起病情况,描述诱因、发生发作时间、持续和间隔时间、发作特点、伴随症状、缓解情况和发展趋势,然后再记录其他症状。对于婴幼儿,要注意询问监护人是否观察到某些特殊行为,因为某些特殊行为往往是躯体自觉症状的表现,如头痛时打头、腹痛时捧腹弯腰或阵发性哭闹不安等。另外还应注意小儿疾病症状常可泛化,涉及多个系统,如高热引起惊厥、呼吸道感染时出现消化道症状等。

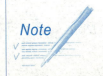

（2）有鉴别意义的阴性症状也应记录。

（3）起病后精神状态、睡眠、饮食、大小便等一般状况有无改变。

（4）既往诊治情况：如本次起病后曾到其他医疗单位就诊，要详细询问诊疗经过，包括实验室检查、治疗方法（尤其是药物名称、剂量、用药时间）及效果。

（5）询问近期有无传染病接触史：既有助于诊断，又能尽早隔离传染病患儿。

5. **个人史**　指小儿生病前的一切经历，包括以下 5 项内容，询问时根据不同年龄及不同疾病有所侧重，3 岁以内小儿应详细询问出生史、喂养史和生长发育史。

（1）出生史：患儿母亲的妊娠情况和分娩过程如胎次、胎龄、分娩方式及过程，患儿出生时有无窒息、产伤，有无羊水吸入、脐带绕颈、黄疸、青紫、出血等情况，Apgar 评分，出生体重。母妊娠期有无疾病（如有，注意询问发生在妊娠哪一阶段，用药情况如何），妊娠反应，营养状况，是否接受过放射线检查，胎动情况及是否有先兆流产。新生儿病历应将出生史写在现病史开始部分。

（2）喂养史：母乳喂养还是人工喂养或混合喂养。母乳喂养时奶量是否能满足婴儿的生长需要，何时断奶。人工喂养儿要了解乳品种类、调制方式、喂乳量。添加辅助食品的时间、种类、次数、数量。是否添加维生素 D、钙剂。目前的食欲、饮食习惯、是否偏食等。

（3）生长发育史：3 岁以内或所患疾病与发育密切相关者，应详细询问其体格和智力发育过程。婴幼儿着重了解何时会抬头、会笑、独坐、独走、叫人、出牙及前囟闭合时间等。年长儿应了解学习成绩、性格，与家人和同学相处关系等。

（4）预防接种史：曾经接种过的疫苗种类、时间和次数，是否有不良反应。

（5）生活史：患儿的居住条件，生活是否规律，有无夜惊、遗尿、吮手指、屏气发作、暴怒、孤僻及特殊的爱好，睡眠情况及个人卫生习惯，是否经常进行户外活动，以及家庭周围环境、有否饲养宠物等。

6. **既往史**　主要包括一般健康状况、疾病史、传染病接触史、手术外伤史、输血史、食物或药物过敏史等。

一般 7 岁以下患儿不需要对各系统疾病进行回顾，只需询问一般健康情况和有关疾病史。既往健康还是多病，曾患过哪些疾病、患病的年龄，是否患过小儿常见的传染病，有些传染病与本次疾病有关，则更要详细询问。对 7 岁以上的患儿，完整病历应包括系统回顾。

7. **家族史**　父母的年龄、职业和健康状况，是否近亲结婚；母亲历次妊娠及分娩情况；家庭其他成员的健康状况；家庭中有无其他人员患有类似疾病；有无家族性和遗传性疾病；其他密切接触者的健康状况。

二、体格检查

（一）体格检查的注意事项

体格检查（physical examination）时医师与患儿直接接触，小儿可能要大哭大吵影响检查，为了取得患儿的合作，尽量减少不良的刺激，医师应该注意以下几点：

1. 利用询问病史的时间与患儿建立良好关系。例如对他微笑，用手抚摸他，给他摸摸听诊器等以消除恐惧感，取得他的信任与合作。

2. 检查时态度和蔼可亲，手要温暖，两眼不要正视患儿以免引起惊惶。婴儿可让其在亲人怀抱里进行检查。当检查到身体某一部位而他表示抗拒时不要坚持，可以放在最后。天气寒冷时，检查过程中要注意保暖，不要过多地暴露身体的部位以免受凉。对年龄大的患儿要照顾其害羞心理和自尊心，注意隐私的保护。

3. 检查的顺序可根据年龄而定，尤其婴儿不一定完全按照成人自上而下的步骤，可以先检查皮肤、淋巴结、心、肺、腹等容易接受的部位，而比较不易接受的咽部检查可以放在最后。如果哪一部位疼痛，该处也应放在最后检查。

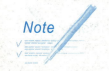

4. 如果患儿有明显的畸形,该处的检查与其他部位一样,不能过分强调,否则会引起孩子的窘困和不安(如果治疗这种畸形则为例外)。

5. 当不能一次满意地完成检查项目时,可以让患儿休息或入睡后再查。

6. 对急症病例,先重点进行生命体征和与疾病有关的体格检查,全面的检查可放在病情稳定之后。

7. 体格检查完毕后,应该对患儿的合作表示赞许,以便今后取得更多的合作。

(二) 体格检查的项目

1. 一般测量　除体温、呼吸、脉搏、血压外,小儿还应测量身高(长)、体重、头围、前囟大小、坐高、胸围等。对身材异常的还要测量上、下部量及指距,有腹水时要测腹围。

(1) 体温:可根据不同年龄和病情选择测温方法:①口温:口表置于舌下 3 分钟,正常不超过 37.5℃,只适合于能配合的年长儿;②腋温:体温表置于腋窝处夹紧上臂至少 5 分钟,正常 36~37℃,除了休克和周围循环衰竭者外适用于各年龄组儿童;③肛温:肛表插入肛门内 3~4cm,测温 3~5 分钟,正常为 36.5~37.5℃,较准确,适用于病重及各年龄组的儿童。

(2) 呼吸和脉搏:在患儿安静时测量,年幼儿以腹式呼吸为主,可按小腹起伏计数。呼吸过快不易看清者可用听诊器听呼吸音计数。年幼儿腕部脉搏不易扪及,可计数颈部或股动脉搏动。各年龄组小儿呼吸、脉搏正常参考值见表 4-1。

表 4-1　各年龄组小儿呼吸和脉搏(次 / 分)

年龄	呼吸	脉搏	呼吸:脉搏
<28 天	40~45	120~140	1:3
<1 岁	30~40	110~130	1:3~1:4
1 岁 ~	25~30	100~120	1:3~1:4
4 岁 ~	20~25	80~100	1:4
8~14 岁	18~20	70~90	1:4

(3) 血压:一般用汞柱血压计,不同年龄的小儿应选用不同宽度的袖带,合适的袖带宽度应为 1/2~2/3 上臂长度,过宽测得的血压值偏低,过窄则偏高。对新生儿及小婴儿可用监护仪测量。小儿年龄愈小血压愈低,儿童时期正常收缩压可按以下公式计算:血压(mmHg)=[年龄(岁)×2]+80;舒张压为收缩压的 2/3。一般只测任一上肢血压即可,如疑为大动脉炎或主动脉缩窄的患儿,应测四肢血压。

2. 一般状况　主要通过望诊而知,如生长发育、营养状况、对周围环境的反应、神志状态(清醒、嗜睡、昏睡、昏迷)、面色、有无脱水、特殊面容、强迫性体位等。

3. 皮肤　应在自然光下检查皮肤,否则黄疸易被忽略。应注意皮肤的颜色,有无黄染(多食胡萝卜、橘子后手足心皮肤发黄,但巩膜不黄),有无色素减退或沉着,有无皮疹(斑疹、丘疹、疱疹)、血管瘤、紫癜或出血点、溃疡、瘢痕、皮下结节等。要注意皮肤的弹性、温湿度,是否有脱屑、水肿、出汗异常。注意头发的多少、颜色、光泽度,有无脱发。指(趾)甲是否变脆、易于脱落。必要时测量皮下脂肪的厚度。

4. 淋巴结　一般只检查下列部位:枕后、耳前、耳后、颈前、颈后、下颌下、颏下、腋下、锁骨上、肘上及腹股沟等处浅表的淋巴结。正常的淋巴结为分散、可活动而且无压痛,颏下、锁骨上及肘上不应摸到淋巴结。颈及腹股沟正常的淋巴结直径在 1cm 以下,而其他部位正常的淋巴结直径在 0.5cm 以下。要记录触及淋巴结的部位、数目、大小、是否融合、有无压痛。肿大的淋巴结可能由局部感染引起,也可能由全身疾病所致。

5. 头部

(1) 头面部:注意头颅的大小、形状、有无畸形,前后囟及颅缝的大小,颅骨有无软化、缺损。

脑积水时头颅大,前额向前突出,囟门大而饱满,颅缝分离,头皮静脉怒张,两眼呈"落日征"。囟门早闭,头围增加速度极为缓慢,头颅明显缩小的多数为脑发育不全。有的 5~6 个月的正常婴儿虽然前囟已闭,但是骨缝并未融合(完全融合要至 12~15 岁左右),头围仍属正常。佝偻病时头颅呈方形,前囟闭合延迟。囟门的大小以测量两对边中点的连接线长度表示。正常婴儿囟门平坦,颅内压增高时(如哭泣、脑膜炎、维生素 A 中毒等)囟门饱满,脱水时囟门下陷。足月新生儿生后 3 个月内按压枕骨或顶骨边缘时有轻度颅骨软化的感觉为正常现象,不能认为佝偻病。

(2)眼:注意眼裂大小,眼球活动情况,有无斜视,双侧瞳孔是否等大、对光反射如何;有无眼分泌物、眼球突出、震颤、眼睑水肿及斜视;眼结膜有无充血,球结膜光滑程度,有无干燥症(Bitot斑);巩膜是否有黄染;角膜的透明度,有无溃疡。

(3)鼻:注意有无鼻翼煽动、鼻出血,两鼻孔是否通畅。如有分泌物应记录其性质。当有异物塞入鼻孔时,鼻部有压痛并流出脓血样分泌物。

(4)耳:注意耳的位置及耳廓的大小。耳位低(耳的上缘低于眼的水平)见于染色体疾病、先天性肾发育不全。听力是否正常,外耳道有无分泌物、疖肿、异物或耵聍阻塞,耳屏处有无赘生物,耳前有无窦道。按压婴儿耳屏时有哭叫者可能该侧中耳有炎症,需用耳镜检查。高热不退时要检查外耳道鼓膜有无充血或流脓。

(5)口腔:口腔呼出的气体有助于诊断,如呼出醋酮味提示有代谢性酸中毒,尿毒症患儿呼出的气体有氨味。口腔卫生差或有口腔及全身疾病时呼出的气体有臭味。注意唇及口腔有无畸形如唇裂、腭裂。高腭弓见于平时用口呼吸者、染色体疾病及智能低下者。经常用口呼吸可能有鼻塞或腺样体增生。口角及唇部有无炎症、糜烂、溃疡;口腔黏膜是否光滑,有无出血点、麻疹黏膜斑(Koplik 斑)或真菌感染;两侧腮腺管开口处有无红肿、渗出物。注意舌的活动度,经常伸舌于口外见于 21- 三体综合征及先天性甲状腺功能减退;不能伸舌于口外者往往为舌系带过短,伸舌时舌尖处有凹陷。舌系带有溃疡见于百日咳。伸舌时舌有无震颤。正常舌苔为薄白苔,如有剥苔并在其周围绕灰白色边缘者为地图舌。注意舌面的皱纹。舌乳头红肿如杨梅状为杨梅舌,可见于猩红热及川崎病。

正常 3 个月以内的小儿有少量流涎。3 个月以后大量流涎,要注意口腔黏膜或咽部是否有炎症;出牙、腮腺炎、智能低下者亦常流口涎。

记录出牙的数目,牙齿的排列、颜色,是乳牙还是恒牙,有无龋齿,牙龈是否红肿、增生,有无出血。

(6)咽:咽部检查为儿科检查中一项重要内容。咽部充血见于上呼吸道感染、咽扁桃体炎及咽炎。检查咽部时常引起小儿不适,甚至恶心、呕吐,故一般均放在最后。检查时应对光,光线要明亮,对合作的小儿嘱其自己张口发出"啊……啊……"的声音,用消毒的压舌板先检查口腔两侧的颊黏膜及上腭,然后压舌板分别按压两侧舌根部(与按压舌中央相比,较少引起恶心、呕吐),观察两侧扁桃体(大小、渗出、假膜)、咽部、悬雍垂及咽后壁。

对不合作的婴幼儿,往往将牙齿咬紧,家长需固定患儿的双手及头部,检查者不要强行将压舌板自门齿中插入或撬开上下门齿以免将牙齿损伤,可以采取以下两种方法:①用一手拇指及中指,置于小儿颊部两侧,稍稍用力向内按压使张口露齿;②压舌板从口腔颊黏膜插入上下牙齿之间的间隙,然后稍稍用力下压,在张口的一刹那观察咽部的情况。

6. 颈　注意颈部的姿势。咽后壁脓肿时,吞咽或侧卧时头向后仰;仰卧时哭吵并有呼吸困难。注意颈部皮肤是否有瘘管开口,甲状腺舌囊肿的瘘管开口于舌骨下方至胸骨柄切迹之间的正中线上任一处,管口直径约 1~3mm,可有黏性分泌物。腮囊肿的瘘管开口于颈中线外侧、舌骨以下、胸锁乳突肌前缘的前方和锁骨上方的一个区域范围之内。颈蹼多见于先天性卵巢发育不全的患儿。颈静脉是否怒张。斜颈时要检查胸锁乳突肌是否有肿块。注意颈部有无异常淋巴结,肿大的甲状腺、腮腺、下颌下腺及舌下腺。颈中线的囊性肿块为甲状腺舌囊肿,可随伸舌动作而

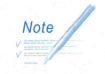
Note

上下移动,而不能移动的肿块为皮样囊肿。颈部皮下气肿时有"握雪感"。颈项强直见于脑膜炎、颈周围感染或颈椎脱位。气管是否居中。甲状腺肿大时局部可听到血管杂音。

7. 胸部　观察两侧胸部是否对称。新生儿的胸廓呈圆桶形,前后径与横径相等。随着年龄的增长,胸廓逐渐成为扁平形,即横径大于前后径。佝偻病时有鸡胸、漏斗胸、郝氏沟(Harrison's groove)、肋骨外翻等胸部体征。先天性心脏病心脏扩大时左前胸突出。较大的儿童要注意乳房的发育,男孩在12~13岁左右也出现暂时性、不对称的乳房硬结,以后自行消退。

(1)肺部:包括视、触、叩、听。小儿的特点如下:

1)视诊:注意呼吸的频率、节律、深浅度。2岁以内以腹式呼吸为主,6岁以后为胸式呼吸。新生儿呼吸节律不齐,深浅度也不一,以未成熟儿更为突出。注意呼吸时两侧胸部扩张是否对称,比较两侧肋间隙的饱满程度。

2)触诊:肋骨与肋软骨交界处是否有串珠、压痛。可以利用婴儿哭泣时检查语音震颤,胸腔积液时患侧语音震颤降低。

3)叩诊:婴幼儿胸壁较薄,叩诊时用力要轻,如果用力过大,可将浊音区掩盖,对比两侧结果。正常小儿肺部的叩诊为清鼓音,肝浊音界在右胸第4肋以下。大叶性肺炎时叩诊为浊音,胸腔积液时叩诊为实音,气胸时叩诊为鼓音。

4)听诊:听诊时尽量保持小儿安静,小儿应取平卧或直立姿势,有时姿势不正,如头转向一侧可以影响听诊的结果。小儿胸壁薄,呼吸音较成人响。正常小儿在喉、总气管、胸骨上部及第一胸椎以上的脊柱旁可以听到支气管呼吸音。正常婴儿在胸骨旁、年长儿在胸骨柄及肩胛间上部可以听到支气管肺泡呼吸音。新生儿及体弱的婴儿,由于呼吸浅表,进入肺泡内的空气量极少,即使已患肺炎,于吸气终末的细湿啰音亦不易听到。小儿啼哭虽然影响体格检查的结果,但在啼哭的间隙往往出现一次深吸气,此时大量空气进入肺泡,肺炎时的细湿啰音反而容易闻及。胸部尤其在左侧听到肠蠕动声,提示有膈疝。

(2)心脏:

1)视诊:正常婴儿由于膈肌位置较高,心脏的位置较成人稍横,所以心尖常在左锁骨中线外第4肋间,到3岁后才达该线内第5肋间。要注意心尖搏动时的部位及搏动强度。应仔细观察左右胸廓是否对称,心前区有无隆起。隆起部位在锁骨中线内侧多为右心室增大;若在锁骨中线外侧隆起,多为左心室增大。正常心尖搏动范围不超过2~3cm²,肥胖婴儿有时见不到心尖搏动点。如果心尖搏动强烈、范围扩大提示心室增大。右心室增大时,心尖搏动弥散于心前区,有时可达到剑突下;左心室增大时,心尖搏动常较正常低1~2肋间,偏向左下。右位心时心尖搏动可在右侧。心尖搏动减弱见于心包积液、缩窄性心包炎、心肌炎及心肌病时。

2)触诊:可进一步明确心尖搏动部位、强度及范围。胸骨左缘第3~4肋间和剑突上部有明显抬举感,提示右心室肥厚;胸骨左缘第5~6肋间锁骨中线外侧有抬举感者,提示左心室肥厚。胸骨左缘第2~3肋间有肺动脉瓣关闭的激动感,提示肺动脉高压。触诊时还需注意震颤发生的部位及时间(收缩期、舒张期或连续性),对杂音的来源和定位极有帮助。胸骨左缘第2肋间有收缩期震颤可见于肺动脉瓣狭窄、动脉导管未闭;胸骨左缘第3~4肋间隙出现震颤可能是漏斗部狭窄或室间隔缺损;心尖区出现震颤提示二尖瓣病变。

3)叩诊:通过心脏叩诊界估计心脏大小、形状及其在胸腔的位置,叩诊心界时用力要轻才能分辨清、浊音界线,婴幼儿时期皮下脂肪较厚,用直接叩诊来决定心脏浊音界不易准确,到3岁以后才比较可靠;小儿心界应着重记录左心界,叩左界时从心尖搏动点左侧起向右叩,听到浊音改变即为左界,记录为第几肋间左乳线外或内几厘米;叩右界时先叩出肝浊音界,然后在其上一肋间自右向左叩,有浊音改变时即为右界,以右胸骨线(胸骨右缘)外几厘米记录。右侧心界扩大可能为心房扩大或心包积液;左侧心界扩大多为左心室扩大,少数亦可能为右心室扩大。各年龄小儿心界参考表4-2。

表4-2　小儿正常心脏浊音界

年龄	左界	右界
<1岁	左乳线外1~2cm	沿右胸骨旁线
1~4岁	左乳线外1cm	右胸骨旁线与右胸骨线之间
5~12岁	左乳线上或乳线内0.5~1cm	接近右胸骨线
>12岁	左乳线内0.5~1cm	右胸骨线

4）听诊：要注意心率、心律、心音及杂音。

心率和心律：心率的正常值随年龄而异，超过最高值或低于最低值者均属异常，应进一步检查。注意心律是否规则，与呼吸周期有无关系，除正常的窦性心律不齐外，对心律不齐者要进一步明确诊断。

心音：正常小儿肺动脉瓣第二音较主动脉瓣第二音响，吸气时可有分裂；可听到弱的第三心音（25%~30%）；常有窦性心律不齐，对2~3岁以后的小儿有时可听到功能性杂音。

异常的心音：如第一心音亢进见于心动过速、高血压、贫血、甲状腺功能亢进及二尖瓣狭窄。有时第一心音被响亮的收缩期杂音所隐没。如有收缩喷射喀喇音出现在心脏基底部，提示肺动脉扩张、肺动脉高压；若出现在心尖区提示二尖瓣关闭不全如二尖瓣脱垂症。肺动脉瓣区第二心音亢进提示肺动脉压力增高，常见于左向右分流的先天性心脏病，特别是伴有梗阻性肺动脉高压及原发性肺高压症者；主动脉瓣区第二心音亢进，主要见于高血压。肺动脉瓣区第二心音减弱见于肺动脉狭窄、法洛四联症等；主动脉瓣区第二心音减弱见于主动脉瓣狭窄。若吸气及呼气均能在肺动脉瓣区听到分裂则为病理性，出现于房间隔缺损、右束支传导阻滞的患儿。

杂音（murmur）：注意杂音的性质、时限、响度、部位及传导方向。需要鉴别杂音是功能性还是器质性（表4-3），是先天性还是后天性。小儿功能性杂音常在发热、兴奋、神经紧张或活动后出现增强。小儿尤其是新生儿期出现杂音可能是由于生理变化或暂时性的二、三尖瓣关闭不全所致，而并不表示有先天性心脏病。有的先天性心脏病在新生儿时期不一定出现杂音，如完全性大血管错位、完全性肺静脉异位回流。

表4-3　功能性与器质性杂音的鉴别

项目	功能性	器质性	
		先天性	后天性
部位	胸骨左缘第2~4肋间肺动脉瓣区或心尖部	胸骨左缘第2~4肋间多见	心尖区多见
时间	收缩期	收缩期为主	收缩期或舒张期
性质	柔和、吹风样、低音调，不伴震颤	粗糙、响亮，常伴震颤	吹风样或隆隆样，可伴震颤
响度	Ⅱ级以下	Ⅱ~Ⅳ级	Ⅲ级以上
与体位改变关系	明显	不明显	不明显
传导	不传导	向颈部、心前区及背部传导	多向腋下及背部传导

在二尖瓣区有收缩期杂音为二尖瓣关闭不全的重要体征；心前区第3~4肋间的收缩期杂音见于室间隔缺损、右心室漏斗部狭窄等；肺动脉瓣区有收缩期杂音见于肺动脉瓣狭窄、房间隔缺损、原发性肺动脉扩张、艾森曼格综合征等；收缩期杂音在主动脉瓣区见于主动脉瓣狭窄。

舒张期杂音在主动脉瓣区为主动脉瓣关闭不全的主要体征；在肺动脉瓣区见于肺动脉瓣关闭不全；在二尖瓣区见于二尖瓣狭窄；在三尖瓣区见于三尖瓣狭窄。

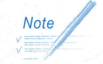
Note

连续性杂音常见于动脉导管未闭,以肺动脉瓣区最响,且以收缩期成分为主,常伴有震颤。心外杂音如心包摩擦音见于急性心包炎。

8. **腹部**　腹部检查按视、听、触、叩顺序。检查时手要温暖,动作轻柔。若小儿合作可先检查腹部,如果一直哭闹,可利用哭声后的吸气间隙进行腹部的触诊。

(1) 视诊:注意腹部的形态、大小、膨隆与否、腹壁静脉是否怒张。新生儿要检查脐部情况,如脐带是否已脱落,有无渗出或炎症,脐轮是否红肿;婴儿期注意有无脐疝。反复呕吐时应观察腹部有无胃肠蠕动波。

(2) 触诊:腹部触诊时取仰卧位,双下肢屈曲使腹肌松弛。如有腹痛,应先从正常部位开始触诊,逐渐移向腹痛或压痛部位,并注意腹肌的紧张度及面部的表情。一个压痛点的确定有时需要多次的证实才能肯定。还应注意是否有反跳痛。

检查肝、脾的大小时,手指边缘或手指尖应自脐的水平开始逐渐向上。深吸气时横膈下降,当肝、脾的边缘触及手指边缘或指端时即有清楚的感觉,查得肝、脾的大小。6 岁以下的小儿,肝脏可在肋缘下 1~2cm 处扪及,质地软而无压痛。3 个月以内脾脏在肋缘下刚可扪及认为属正常。肿大的脾要与游离肋区别,非常大的脾脏常常可扪及切迹。扪及肝、脾时应记录其大小、质地、边缘的锐钝、有无压痛及表面光滑度等等。

小儿膀胱充盈时可在耻骨上摸到,如果不能肯定可嘱其排尿后再查。经常便秘的小儿可在左下腹扪及粪块,不能肯定时通便后再检查。检查肾脏时用双手触诊法,一手放在腰背部向上托起,另一手放在腹部相应处,在吸气时常可触及肾脏的下端。

(3) 叩诊:腹部叩诊可以确定膨隆的腹部是积气还是积液。有腹水时出现移动性浊音。

(4) 听诊:正常情况下每 10~30 秒钟可听到肠鸣音一次。肠鸣音亢进可见于肠梗阻,消失可见于肠麻痹。

9. **背部及脊柱**　腰骶部正中线有无囊性肿块膨出(可能是脊膜或脊髓脊膜膨出)、毛发增多、皮肤凹陷(相应部位可能有隐性脊柱裂)或窦道(该处可能有瘘管与蛛网膜下腔相通)。脊柱是否有前凸、侧弯或后凸,记录脊柱活动情况。

10. **四肢**　注意四肢的长短、粗细、两侧是否对称,有无畸形如 O 形腿、X 形腿、马蹄内翻、马蹄外翻足等。各关节是否肿胀、畸形,活动度如何。肌肉的张力、肌力,有无假性肥大。有无杵状指(趾)。掌纹、指纹对判断某些疾病如 21- 三体综合征有帮助;足底纹对判断新生儿的成熟度有帮助。

11. **肛门及生殖器**　有腹痛、胃肠道症状(如便秘、便血等)时应检查肛门有无畸形,有无肛裂、肛门瘘管、肛周脓肿,必要时做肛门指检。外生殖器的检查应注意是否有两性畸形、尿道下裂、鞘膜积液、腹股沟斜疝、包茎及隐睾等。女孩大阴唇是否遮住小阴唇、男孩睾丸及阴茎的大小、阴毛分布的范围等有助于判断青春期发育的阶段。

12. **神经系统**　一般疾病时要进行的神经系统检查除前述的神志、对外界反应、瞳孔大小及对光反射外,还应包括:

(1) 脑膜刺激征:包括是否有颈抵抗、Kernig 征、Brudzinski 征。3~4 个月以内的婴儿由于屈肌紧张,Kernig 征可以阳性,但无病理价值。

(2) 神经反射:生理反射如肱二头肌反射、肱三头肌反射、膝反射、踝反射、腹壁反射、提睾反射(男孩)等;病理反射如 Babinski 征。正常婴儿的腹壁反射及提睾反射(男孩)可能阴性,肌腱反射略为亢进。2 岁以内 Babinski 征阳性还属正常,但一侧为阳性、另一侧为阴性则有临床价值;2 岁以后阳性具有病理意义。

三、实验室检查及特殊检查

根据入院前所进行的有关实验室检查及特殊检查的结果经整理后记录。

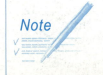

四、病史分析

根据病史、体格检查阳性结果及有价值的检验结果以摘要的形式予以总结,提出初步的诊断及诊断依据以及需要与其鉴别诊断的疾病及鉴别要点。

【小结】

儿科疾病诊断的过程包括:详细的病史采集,全面仔细的体格检查,再辅以各种实验室检查的资料,经临床思维、综合分析后作出初步的诊断。

儿科病史询问有其特殊之处,一般由监护人提供,其精确性受到一定的限制,获得完整而正确的病史是儿科诊疗工作的重要环节。

体格检查时医师与患儿直接接触,小儿可能要大哭大吵影响检查,为了取得患儿的合作,尽量减少不良的刺激。

【思考题】

1. 儿科疾病的诊断要考虑哪些特点?
2. 儿科体格检查要注意哪些要点?
3. 测量体温的方法及其判断?
4. 各年龄组小儿心率和呼吸特点?
5. 功能性和器质性心脏杂音的异同?

(江米足)

第二节　儿科一般治疗措施

一、儿科护理特点

儿科护理(nursing)工作是治疗疾病过程中极为重要的一个环节,患儿所需要的护理时间和内容都比成人多。护士除了按时对医嘱进行实施并进行基础护理、生命体征的监测外,还要针对小儿的特点采取相应的护理措施。儿科工作要求护士要明白患儿(尤其是小婴幼儿)的要求,了解他们的感受,及早发现问题,及时予以干预。所以,儿科护士不仅要有高尚的道德品质、娴熟的技术,还要能利用多种方式与患儿沟通,时时关注他们的安全。还能够对家长进行相关知识的宣传教育,为患儿提供全面的照顾和支持。

小儿的病情较急、进展快,尤其婴儿不会用语言来表达自己的不适或要求,以往又从来没有离开过监护人及家庭环境,因此儿科的护理有其独特之处。

(一)进行细致的临床观察

小儿生病时的临床表现与成人不同,婴儿还不会诉说自己的不适。例如新生儿抽搐时很少表现为全身性肢体的抽动,而仅表现为闪眼、下颌抖动或局部肌肉的抽动等。中毒性菌痢可在典型大便出现之前先出现中毒症状、抽搐。有维生素 A 缺乏的患儿,头常侧向光线较暗的一侧睡。婴儿啼哭可以为正常的生理要求或为病态的一种表现,熟练的护理人员可以辨别出两者之间哭声的差异。

(二)营养

合理及足够的营养是促进生长、保障疾病痊愈的一个重要方面。以奶类而言,由于疾病的

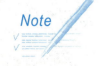

需要,婴儿的奶类有脱脂奶、全奶、酸奶、蛋白奶等等。原先有偏食的患儿,入院初期还应予以适当的照顾,否则会出现拒食,患儿得不到足够的营养摄入。小儿代谢旺盛,每天需要的水分相对较多,因此要注意水分的补充。

(三) 心理护理非常重要

患儿进入陌生的医院环境,容易产生恐惧心理,不少孩子住院后,家长尚未离开,就大声哭闹;较大的孩子往往表现为沉默寡言、闷闷不乐;个别整夜不寐、拒食、拒绝接受治疗,甚至逃出医院。因此,病房环境要整齐、清洁、安静、舒适;护理人员必须动作轻柔,以和蔼耐心的态度来接触患儿,使患儿感到虽然变换了环境,但仍如在家里一样得到同样的亲热与温暖(如拍、抱、喂饭、讲故事、组织游戏等等)。对新入院的患儿更应特别关心,逐渐消除他们的顾虑,积极配合医疗及护理。

(四) 预防医源性疾病

医源性疾病是指小儿在接受诊断及治疗过程中由于各种原因在原有疾病的基础上又患新的疾病。例如:①医院内的交叉感染:污染的空气及排泄物通过呼吸道或皮肤,在患儿之间或工作人员和患儿之间由于密切接触而发生交叉感染,例如新生儿室的金黄色葡萄球菌感染及致病性大肠埃希菌肠炎的发生;②药源性二重感染:指在应用抗生素、肾上腺皮质激素、抗代谢药物等治疗过程中出现的新感染,以并发金黄色葡萄球菌、真菌及革兰阴性菌感染为常见;③由于诊断或治疗所造成的医源性感染,如留置导尿管引起的尿路感染、中心静脉导管引起的相关感染;④医源性失血,尤其对新生儿的多次抽血检查而造成的失血性贫血;⑤血制品输入后引起的各种感染,如肝炎、疟疾、艾滋病等;⑥医源性的药物损害:某些药物在取得疗效的同时可对肾、耳及神经系统等造成损害。所以,在医疗及护理过程中要预防医源性疾病的发生。

(五) 关注患儿的意外伤害

近年来,住院患儿的意外伤害的预防得到护理界的高度重视,如何使已经生病的患儿不再有意外伤害发生,是护士必须关注的。除日常工作中的"三查七对"外,还有患儿的有效识别,利用门警系统防止患儿走失,加设安全栓以加固床栏,备有温水壶防止患儿烫伤,长期卧床患儿避免产生压疮,病房地面应采取防滑等。

二、饮食疗法

合理的饮食对疾病的辅助治疗亦有十分重要的作用。如果饮食不当,可加重病情,甚至危及生命。例如急性肾炎患儿在尿少、水肿明显时给以高盐或高蛋白的饮食,可加重水肿及肾脏负担,使病情恶化;苯丙酮尿症的患儿,若以母乳或一般的牛乳喂养,可使症状加重。疾病期间的膳食可分以下几类:

(一) 一般治疗膳食

包括流质、半流质、软食、普通饮食。

1. **流质饮食**　为液体,不用咀嚼就能吞咽,进入消化道后容易吸收。如米汤、薄藕粉、牛奶、豆浆、肉汤、鸡汤、蛋花汤、果汁等。适用于高热、极度衰弱、因口腔或咽喉疾患导致吞咽困难者、急性胃肠炎及肠道手术后的患儿。一般每 2~3 小时进食一次,每天 6~8 次。由流质供给的热能及其他营养物质均不足,故只适用于短期应用。

2. **半流质饮食**　呈半流质状或羹状,便于咀嚼、吞咽及消化,介于软食与流质饮食之间。饮食中含极少的纤维素,食物不能用油煎炸。粥、麦片粥、面条、面包、饼干、蛋羹、鱼羹、豆腐、肉末羹、蒸蛋及冬瓜、黄瓜、西红柿等含纤维素极少的蔬菜,均可作为半流质饮食的食品。一般在两餐半流质饮食之间加一顿流质饮食作为点心。适用于发热、体弱、咀嚼或吞咽有困难者、轻度消化道疾病及腹部手术后的恢复期。一般每 2~3 小时进食一次,一天 5~6 次。饮食中水分较多,故选用的食物以营养价值较高者为宜。

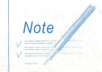
Note

3. **软食**   食物要烹调成细、软、烂，使易于咀嚼、消化。软食介于普通饮食与半流质饮食之间，如稠粥、烂饭、馒头、面条、肉末、鱼羹、蒸鱼、蒸蛋、鸡丝及含纤维素较少的瓜菜类。适用于低热、疾病的恢复期、轻度胃肠道疾病或咀嚼困难的患儿。一日进食三餐，其所含热能及各种营养素均可满足机体的需要。

4. **普通饮食**   膳食内容与健康小儿相当，但要选含丰富营养、充足热能的食物，一日三餐。

(二) 特殊治疗膳食

1. **高热能膳食**   即在一日 3 餐普通饮食之外另加 2~3 餐。可选用含热能较高的食物，如鸡蛋、牛奶、黄油、蛋糕等。适用于营养不良、消耗性疾病（如肿瘤、结核）、手术前的准备及手术后的恢复阶段。

2. **低热能膳食**   即在一日 3 餐普通饮食中减少脂肪、碳水化合物的量，但要保证每天蛋白质、维生素的需要量。可选用瘦肉、鱼、蛋、豆类及其制品和含糖量少的蔬菜。如进食低热能膳食后患儿有饥饿感，可补给含油量少的蔬菜。适用于单纯性肥胖症的小儿。

3. **少渣膳食**   膳食中的纤维素量少时可帮助消化并减少对胃肠道的刺激，脂肪含量亦应减少。适用于肠炎、伤寒、痢疾、消化道出血及胃肠道手术后的恢复期。可选用鱼、蛋、牛奶、豆腐、瘦肉末、各类瓜类及马铃薯等。

4. **多渣膳食**   膳食中的纤维素含量较多，可以刺激肠蠕动、促使排便。适用于习惯性便秘的患儿。可选用含纤维素较多的各类蔬菜，如韭菜、芹菜、荠菜等。

5. **高蛋白质膳食**   一般在一日 3 餐中添加含蛋白质较多的食物，如蛋、瘦肉、鸡、鱼、豆制品等，或于两餐之间添加上述食物。适用于蛋白质 - 热能营养不良、营养不良性水肿、慢性消耗性疾病、肾病综合征、肝硬化、手术前的准备及手术后恢复期的患儿。

6. **低蛋白质膳食**   减少膳食中蛋白质的量，其不足的热能由碳水化合物补充。适用于急性肾炎的少尿期、尿毒症及肝性脑病等。可选用马铃薯、甘薯、淀粉及含糖量较多的水果等。

7. **少盐或无盐膳食**   每天膳食中含钠量 <0.5g 时为无盐，<1.5g 时为少盐。用于心、肝、肾疾病引起的水肿及高血压患儿。为了调味，可加入钾盐或加糖、醋等。

8. **冷饮食**   如冰牛奶、冷冻饮料。主要用于扁桃体切除术后，可以预防创面出血。

9. **特殊疾病的膳食**   如糖尿病、肾脏病、肝脏病等可根据不同的病情，予以不同的膳食。

(三) 婴儿的治疗性乳品

如去乳糖奶粉（用于乳糖不耐受引起的腹泻患儿）；深度水解蛋白配方奶、部分水解蛋白配方奶、氨基酸配方奶（用于牛奶蛋白过敏患儿）；早产儿配方奶；特殊配方奶；蛋白奶（主要用于蛋白质 - 热能营养不良）等。

三、药物治疗

药物是治疗疾病过程中的重要手段之一，但药物有其副反应、毒性反应及过敏反应等不利于机体的方面，因此选择药物治疗（medication）时必须全面衡量药物的利弊。能用一种药物可以治愈的疾病，无需选用两种或更多的药物；能口服药物取得良好疗效者，不必采用注射给药。小儿用药时要考虑到年龄的生理解剖特点。孕母用药能影响胎儿的发育；乳母用药后，某些药物可以进入乳汁，影响乳儿健康。

(一) 药物剂量计算

小儿用药剂量计算方法有根据年龄、体重、体表面积或成人剂量折算等多种方法，其中以体重方法计算最常用。

1. **根据年龄计算**   剂量幅度大、不需要十分精确的药物，如止咳药、营养药等可按年龄计算，比较简单。

2. **根据体重计算**   每天剂量 = 患儿体重（kg）× 每天每千克体重所需药量。此法简单，但

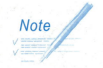
Note

对年幼儿显得剂量偏低,对年长儿显得剂量偏大。弥补的方法为年幼者可选药物剂量范围的高值,而年长者取其低值。但由此法计算出的每天总量不能超过成人药量。

3. 根据体表面积计算　按体表面积计算更为合理,因其与基础代谢、肾小球滤过率等生理功能关系更为密切,适合于小儿及成人。

小儿药物剂量 = 小儿体表面积(m^2)× 药物剂量 /(m^2)。

体表面积的计算可查表,亦可由体重来推算:

<30kg 小儿体表面积(m^2)= 体重(kg)× 0.035+0.1。

>30kg 小儿体表面积(m^2)=［体重(kg)–30］× 0.02+1.05。

4. 按成人剂量折算　有些药物只有成人剂量而无小儿剂量,可按以下方法推算,但所得剂量常偏小,故不常用。

小儿剂量 = 成人剂量 × 小儿体重(kg)/50,适用于体重在 50kg 以下者;或小儿剂量 = 成人剂量 × 小儿体表面积(m^2)/1.73。

(二) 小儿药物治疗的特点

药物动力学的研究发现,药物在体内的分布受到药物分子的大小、pH、细胞膜的通透性、体内水的比例、药物与蛋白质结合的程度、肝脏内的代谢及肾脏排泄等多方面因素的影响,因此小儿(尤其新生儿)用药时要注意到下述特点。

1. 药物与蛋白质结合能力低者,该药的药理效果较差。新生儿期下列药物与血清蛋白的结合力较差:氨苄西林、氯霉素、呋喃西林、吗啡、苯巴比妥、阿托品等。

2. 有些药物对新生儿及早产儿而言(尤其在生后 2 周内肝脏酶系统的发育未成熟),药物不能很好地在肝内进行代谢,解毒作用缓慢而易出现毒性作用。如地西泮的半衰期成人为18小时,而早产儿为 54 小时;氯霉素不应用于新生儿,以免产生 "灰婴综合征"。

3. 新生儿尤其未成熟儿的肾功能未完全发育成熟,肾小球的滤过率到 3 个月 ~1 岁时才达到成人水平。肾小管分泌功能在新生儿时仅为成人的 5%,药物排出减少而在体内蓄积,到 6 个月时才达到成人水平。由于各种原因而致急、慢性肾衰竭时,应用药物时要考虑到这一因素。

4. 药物在组织内的分布随年龄而异。以脑组织为例,年龄较幼者,脑内巴比妥类、吗啡、四环素的浓度较年长儿为高。不同年龄期对药物的反应也不相同,如新生儿的呼吸中枢对吗啡的作用较为敏感,易出现呼吸抑制。

5. 药物对小儿的生长发育的影响　性腺激素可促进骨骼的生长,但最后却使骨骺与骨干过早融合,影响最终身高;长期应用肾上腺皮质激素可造成生长障碍;四环素可引起牙釉质发育不良。

6. 两种或两种以上的药物联合应用时要考虑到药物之间的相互影响。

7. 遗传因素也可对药物产生影响,如家庭中有 G-6-PD 缺乏症者,对新出生的小儿要检查是否有 G-6-PD 缺乏,否则不慎应用某些药物可导致溶血。

(三) 乳母用药

下列药物可经乳汁排出,如水杨酸盐、苯巴比妥、抗甲状腺药物、阿托品、地西泮、溴化物、雌激素、口服避孕药、利福平、四环素、红霉素及其他一些抗生素。有些药物在乳汁中的浓度甚至较乳母血中的浓度还高。因此,乳母用药时要考虑药物对乳儿的影响。

(四) 给药方式

口服为首选方法,片剂可研碎加少量水后用小匙沿口角慢慢灌入口中,神志不清、昏迷者采用鼻饲法给药。婴幼儿因臀部肌肉较少,故肌注少用。新生儿鼻部和支气管黏膜薄嫩、血管丰富,安乃近、肾上腺素稀释后可分别作滴鼻和气管内给药。小儿皮肤薄、体表面积相对大,外用药容易被吸收,不能涂抹过多。有时在儿童急救中快速建立静脉通路比较困难,此时可采取骨髓腔内穿刺给药。

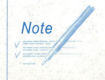

（五）抗生素及肾上腺皮质激素在儿科临床应用时要慎重

1. 抗生素（antibiotics） 长期应用抗生素可带来一些不良后果,如药物的副反应、细菌耐药、严重时出现二重感染危及生命等。有些抗生素(如氨基糖苷类)对听力有影响,可造成药物性耳聋,由于婴儿对听力减退的主诉难以表达,一般的检查也很难发现听力异常,故应用这类抗生素时一定要考虑到可能带来的不良后果,更不应对耳毒性抗生素采取联合应用。

2. 肾上腺皮质激素类药物 主要用于:替代体内产生不足及治疗某些疾病。应用时应该特别注意以下几点:①诊断未明确前不轻易使用;②细菌性感染时若需用肾上腺皮质激素,必须在有效的抗生素控制感染的基础上短期应用;③病毒感染时尽量不用,如患有水痘或以前未患过水痘而最近接触过水痘者,最好不用或停用肾上腺皮质激素,若临床上确实不允许停药者,应加强临床观察;④结核菌素试验阳性的患儿,若因其他疾病需用肾上腺皮质激素,最好加用抗结核药物;⑤应用肾上腺皮质激素的过程中出现应激状况(如严重感染、手术)时需增加剂量,防止危象出现。

【小结】

1. 儿科护理工作是治疗疾病过程中极为重要的一个环节,患儿所需要的护理时间和内容都比成人多。护士除了按时对医嘱进行实施并进行基础护理、生命体征的监测外,还要针对小儿的特点采取相应的护理措施。

2. 合理的饮食对疾病的辅助治疗亦有十分重要的作用。一般治疗膳食包括流质、半流质、软食、普通饮食;特殊治疗膳食包括高热卡、低热卡、高蛋白、低蛋白、小渣、多渣膳食等;以及婴儿期使用的治疗性配方奶粉。

3. 药物是治疗疾病过程中的重要手段之一,但药物有其副反应、毒性反应及过敏反应等不利于机体的方面,因此选择药物治疗时必须全面衡量药物的利弊。孕母用药能影响胎儿的发育;乳母用药后,某些药物可以进入乳汁,影响乳儿健康。小儿用药时要考虑到年龄的生理解剖特点及影响因素。

【思考题】

1. 小儿药物剂量的测算方法?
2. 小儿药物治疗的特点?

（江米足）

第三节　体液平衡的特点和液体疗法

体液是人体重要的组成部分,保持体液平衡是维持生命所必需的基本条件。体液中水、电解质、酸碱度和渗透压等的动态平衡依赖于神经、内分泌、呼吸、肾脏等系统的正常调节功能。儿童尤其婴幼儿其器官的发育尚不成熟,具有体液占体重比例较大等生理特点,其调节功能极易受疾病和外界环境的影响而发生体液平衡失调。因此,水、电解质和酸碱平衡紊乱在儿科临床中非常常见,液体疗法也是儿科治疗的重要内容。

一、体液平衡的特点

（一）小儿体液总量及分布

体液由细胞内液及细胞外液组成,后者包括血浆和间质液。年龄愈小,体液总量相对愈多,主要是间质液比例较高,而血浆和细胞内液的比例与成人相近,体液总量在新生儿为 80%,年长儿为 65%,成人为 60%(表 4-4)。

表 4-4　不同年龄的体液分布(占体重的 %)

| 年龄 | 体液总量 | 细胞外液 | | 细胞内液 |
		血浆	间质液	
足月新生儿	80	5	40	35
~1 岁	70	5	25	40
2~14 岁	65	5	20	40
成人	55~60	5	10~15	40~45

(二)体液的电解质组成

细胞外液和细胞内液的电解质组成有显著差别。细胞外液电解质以 Na^+、Cl^-、HCO_3^- 为主,其中 Na^+ 量占细胞外液阳离子总量的 95% 以上,对维持细胞外液渗透压起主导作用。细胞内液以 K^+、Mg^{2+}、HPO_4^{2-} 和蛋白质为主,其中 K^+ 占 78%,对维持细胞内液渗透压起主导作用。细胞外液的电解质成分能通过血浆精确地测定,而细胞内液的电解质测定较为困难,且不同的组织间有很大的差异。

小儿体液中电解质的组成与成人相似,但生后数天内血钾(5~7mmol/L)、血氯(104~112mmol/L)值较高;血碳酸氢盐(21~23mmol/L)较低,早产儿可低至 12mmol/L。新生儿生后数天排 H^+ 能力差,加上尿中磷酸盐值低,也限制了 H^+ 经尿排出,因此容易出现酸中毒,尤其是代谢性酸中毒。刚出生时新生儿血钙、磷值较母血高,血钙增高可能由于钙自母体主动向胎儿转移,血磷增高可能与胎儿相对的甲状旁腺功能减退有关。出生后不久血钙开始降低,而血磷值仍高,以后逐渐降低。新生儿血钠偏低。

(三)水代谢特点

1. **水的需要量**　正常人体内水的出入量与体液保持动态平衡。每天需水量与热量消耗成正比。由于小儿消耗热量相对较高,水的需求按体重计算要高于成人。不同年龄小儿每天所需水量见表 4-5。

表 4-5　小儿每天水的需要量

年龄(岁)	需水量(ml/kg)	年龄(岁)	需水量(ml/kg)
<1	120~160	4~9	70~110
1~3	100~140	10~14	50~90

2. **水的排出**　机体主要通过肾脏(尿)途径排出水分,其次为经皮肤和肺的不显性失水和消化道(粪)排水,极少量(约 0.3%~0.5%)储存体内供组织生长所需。正常情况下,水通过皮肤和肺的蒸发,即不显性失水,主要用于调节体温。汗液属显性失水,也是调节体温的重要机制,与环境温度及机体的散热机制有关。不显性失水常不引起注意,但小婴儿尤其是新生儿和早产儿成熟度低,体表面积大,呼吸频率快,通过皮肤和肺蒸发的不显性失水量较多,要特别重视不显性失水量。不同年龄阶段小儿不显性失水量见表 4-6。

表 4-6　小儿不显性失水量

年龄分期	每小时不显性失水量(ml/kg)	年龄分期	每小时不显性失水量(ml/kg)
早产儿	2.0~2.5	幼儿	0.6~0.7
足月新生儿	1.0~1.6	儿童	0.5~0.6
婴儿	0.8~1.0		

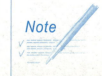
Note

3. **水交换率**   小儿由于新陈代谢旺盛,排泄水的速度也较成人快。年龄愈小,出入水量相对愈多。婴儿每天水的交换量为细胞外液的 1/2,而成人仅 1/7。婴儿水的交换率比成人快 3~4倍。所以,小儿尤其是婴儿对缺水的耐受力比成人差,在病理情况下,如果进水不足而水分继续丢失,肾脏的浓缩能力有限,将比成人更易发生脱水。

4. **体液平衡调节功能**   肾脏的浓缩和稀释对体液平衡的调节起了十分重要的作用。肾功能正常时,水分摄入多,尿量较多。水分入量少或有额外的体液丢失,机体可通过调节肾功能、提高尿比重、减少尿量的方式来排泄体内的代谢废物,最终使水分丢失减少。小儿的肾脏功能不成熟,年龄愈小,肾脏对体液平衡的调节作用也愈差。婴儿肾脏只能将尿渗透压浓缩至700mOsm/L(比重 1.020),每排出 1mmol 溶质时需带出 1.0~2.0ml 水;而成人的肾脏浓缩能力可使渗透压达到 1400mOsm/L(比重 1.035),只需 0.7ml 水可排出 1mmol 溶质。因此,小儿在排泄同量溶质时需水量较成人为多,尿量相对较多。当入水量不足或失水量增加时,易超过肾脏浓缩能力的限度,发生代谢产物滞留和高渗性脱水。小儿肾脏的稀释能力相对较好,在出生 1 周时可达成人水平。但由于肾小球滤过率低,水的排泄速度较慢,当水分摄入过多时易导致水肿或低钠血症。年龄越小,肾脏排钠、排酸、产氨能力也越差,容易发生高钠血症和酸中毒。

二、水、电解质和酸碱平衡紊乱

【脱水】   脱水(dehydration)是指由于水的摄入量不足和丢失过多引起的体液总量,尤其是细胞外液量的减少。脱水时除水分丢失外,还同时伴有钠、钾和其他电解质的丢失。评定脱水时要注意脱水程度及性质。

(一)脱水程度

指患病后累积的体液丢失量,以丢失液体量占体重的百分比来表示。临床上主要根据前囟、眼窝凹陷与否、眼泪、皮肤弹性、黏膜湿润度、循环情况和尿量评估脱水程度。不同性质的脱水其临床表现不尽相同,根据失水量占体重的百分比常将脱水程度分为三度,现以等渗性脱水为例说明,具体见表4-7。

表 4-7　脱水程度分度与评估

脱水程度	轻度	中度	重度
丢失体液(占体重 %)	≤5%	5%~10%	>10%
精神状态	稍差	萎靡或烦躁	嗜睡~昏迷
皮肤弹性	尚可	差	极差 *
黏膜	稍干燥	干燥	明显干燥
前囟、眼窝	稍有凹陷	凹陷	明显凹陷
眼泪	有	少	无
肢端	尚温暖	稍凉	凉或发绀
尿量	稍少	明显减少	无尿
脉搏	正常	增快	明显增快且弱
血压	正常	正常或略降	降低、休克

注:* 捏起皮肤回复≥2 秒

1. **轻度脱水**   失水量约为体重的 5%(50ml/kg)。患儿精神稍差,略有烦躁不安,皮肤干燥,弹性尚可,眼窝和前囟稍有凹陷,哭时有泪,口唇略干,尿量稍减少。

2. **中度脱水**   失水量约为体重的 5%~10%(50~100ml/kg)。患儿精神萎靡或烦躁不安,皮肤苍白、干燥、弹性较差,眼窝和前囟明显凹陷,哭时泪少,口唇干燥,四肢稍冷,尿量明显减少。

3. **重度脱水**   失水量约为体重的 10% 以上(100~120ml/kg)。患儿呈重病容,精神极度萎

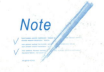

靡,表情淡漠、昏睡甚至昏迷,皮肤干燥、弹性极差,肤色发灰或有花纹,眼窝和前囟深凹陷,两眼凝视,哭时无泪,口唇极度干燥,因血容量极度减少而出现休克症状如心音低钝、脉细速、血压下降、四肢厥冷、尿量极少或无尿。

(二)脱水性质

脱水时尚有电解质的丢失,根据水与电解质丢失的比例不同而出现体液渗透压的不同改变,临床上常根据血清钠及血浆渗透压水平对其进行评估。钠是决定细胞外液渗透压的主要成分,所以根据血清钠的水平可将脱水分为等渗性脱水、低渗性脱水和高渗性脱水三种。临床上以等渗性脱水最常见,其次为低渗性脱水,高渗性脱水少见。

1. **等渗性脱水(isotonic dehydration)** 指水和电解质成比例丢失,血浆渗透压正常,血清钠为 130~150mmol/L。丢失的体液主要是细胞外液。多见于急性腹泻、呕吐、胃肠引流、肠瘘所致的脱水。

2. **低渗性脱水(hypotonic dehydration)** 电解质的丢失在比例上较水分多,血浆渗透压较正常低,血清钠 <130mmol/L。多见于营养不良伴慢性腹泻、腹泻时补充过多的非电解质液体、反复使用利尿剂的患儿。由于细胞外液低渗,使水从细胞外向细胞内转移,导致细胞外液量进一步减少和细胞内水肿。临床特点是脱水性状较等渗性脱水更为严重。神经细胞水肿者,可出现头痛、嗜睡、抽搐、昏迷等神经系统症状。

3. **高渗性脱水(hypertonic dehydration)** 脱水时电解质的丢失在比例上较水分少,血浆渗透压比较高,血清钠 >150mmol/L。常由于钠盐的摄入过多(口服或静脉补入含钠溶液过多)、发热、大量出汗水分丢失过多、垂体性或肾性尿崩症和使用大量的脱水剂引起。细胞外液呈高渗状态后,细胞内水分进入细胞外液,导致细胞内脱水,而血容量得到部分补偿,故在失水量相等的情况下,其脱水征比其他两种类型轻。临床表现为口渴、发热、皮肤黏膜干燥、烦躁不安,重者有幻觉、昏睡、抽搐等。

【酸碱平衡的紊乱】 正常人血液的 pH 维持在 7.35~7.45(平均 7.4)的范围内。人体调节 pH 在较稳定的水平取决于两个机制:①理化或缓冲机制:避免过多的酸或碱丢失;②生理机制:通过肾脏和肺直接作用于缓冲机制,使其非常有效地发挥作用。机体在代谢过程中不断产生酸性和碱性物质,必须通过体内缓冲系统以及肺、肾的调节作用使体液 pH 维持在 7.40,以保证机体的正常代谢和生理功能。细胞外液的 pH 相对稳定,主要依靠血液中最重要的一对缓冲物质,即 $[HCO_3^-]$ 和 $[H_2CO_3]$,正常 $[HCO_3^-]/[H_2CO_3]$ 的比值为 20/1,肺通过排出或积存 CO_2 来调节血液中碳酸的浓度,而肾则负责排酸保钠。酸碱平衡(acid-base balance)是指体液酸碱度保持在一定的 $[H^+]$ 浓度,pH<7.30 为酸中毒,pH>7.45 为碱中毒。当肺呼吸功能障碍使 CO_2 排出少或过多而使血浆中 $[H_2CO_3]$ 的量增加或减少,从而引起的酸碱平衡紊乱,称为呼吸性酸中毒或碱中毒;因代谢紊乱使血浆中 $[HCO_3^-]$ 的量增加或减少而产生的酸碱平衡紊乱,则称为代谢性酸中毒或碱中毒。发生酸碱平衡紊乱时,通过肺、肾的调节使 $[HCO_3^-]/[H_2CO_3]$ 的比值维持在 20/1,即 pH 维持在正常范围内,称为代偿性酸中毒或碱中毒;如果 $[HCO_3^-]/[H_2CO_3]$ 不能维持在 20/1,即 pH 低于或高于正常范围,则称为失代偿性酸中毒或碱中毒。

(一)阴离子间隙

阴离子间隙(anion gap,AG)是血液中主要可测定的阳离子与阴离子的差值。可测得阳离子为钠离子和钾离子,可测得阴离子为氯离子和碳酸氢根。因钾离子浓度相对较低,在计算 AG 时常忽略不计。在诊断单纯性或混合性酸中毒时,AG 常有很大的帮助。

$AG=Na^+-(Cl^-+HCO_3^-)$,正常值为 12mmol/L(范围:8~16mmol/L)。

AG 的增加几乎总是由于代谢性酸中毒所致,但并不是所有的代谢性酸中毒均有 AG 增高。正常 AG 型代谢酸中毒见于肾小管性酸中毒、腹泻,尽管 HCO_3^- 丢失增加,但 Cl^- 作为伴随钠离子在肾小管重吸收的主要阴离子,其吸收率增加,血浆氯离子增高,使总阴离子保持不变。AG

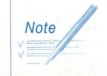
Note

降低在临床上较少见，如肾病综合征患儿血清白蛋白降低时可引起。

（二）代谢性酸中毒

代谢性酸中毒(metabolic acidosis)是由于[HCO_3^-]丢失或[H^+]增加所致，是儿科最常见的酸碱平衡紊乱。根据 AG 值将其分为正常 AG 型和高 AG 型两类。正常 AG 型代谢性酸中毒主要是失碱引起，见于：①体内碱性物质从消化道或肾脏大量丢失，如腹泻、肾小管酸中毒、小肠瘘管的引流、胰或胆管的引流、应用醛固酮拮抗剂等；②酸性物质摄入过多，如氯化钙、氯化铵等；③静脉输入过多不含 HCO_3^- 的含钠液；④酸性代谢产物堆积，如进食不足、组织缺氧、休克、心搏骤停等。高 AG 型代谢性酸中毒主要是产酸过多，如饥饿性酮症、糖尿病酮症酸中毒和水杨酸中毒等。

1. 临床表现　根据血液[HCO_3^-]的测定结果，临床将酸中毒分为三度：轻度酸中毒(13~18mmol/L)、中度酸中毒(9~13mmol/L)、重度酸中毒(<9mmol/L)。轻症酸中毒症状不明显，主要靠病史和血气分析作出诊断。典型酸中毒表现为精神萎靡、嗜睡或烦躁不安，呼吸深快(有时呼出酮气味)，有时可有面红或口唇樱红色、腹痛、呕吐、昏睡、昏迷。新生儿和小婴儿因呼吸代偿功能差，酸中毒时呼吸改变不典型，仅表现精神萎靡、拒食和面色苍白。由于休克、灌注不足或缺氧等原因导致的代谢性酸中毒时，可表现为面色灰白、口唇发绀。酸中毒时细胞通过 H^+-K^+ 交换使细胞外液 K^+ 增高，可导致心律失常和心力衰竭。血浆游离钙在酸中毒时增高，而酸中毒纠正后下降，可使原有低钙血症的患儿易发生手足抽搐。

2. 治疗

（1）针对病因治疗：积极治疗缺氧、组织低灌注、腹泻等原发病。轻症酸中毒患儿经原发病处理后通过机体代偿可自行恢复，不需碱性药物治疗。中度以上酸中毒需输入碱性溶液方可纠正。

（2）纠正酸中毒：当血气分析 pH<7.3 时，主张静脉补给碱性液体，儿科临床常首选碳酸氢钠，几乎不用乳酸钠。补充碱性液体可根据血气测定结果按公式计算，碱性药物需要量(mmol)=(22−测得 HCO_3^-mmol/L)×0.6×体重(kg)；或碱性药物需要量(mmol)=|BE|×0.3×体重(kg)。一般将 5%碳酸氢钠稀释成 1.4% 的溶液输入，先给予计算量的 1/2，然后根据治疗后情况决定是否继续用药。如情况紧急或测定结果尚未出来之前，可暂按提高血浆[HCO_3^-]5mmol/L 计算，给予 5% 碳酸氢钠每次 5ml/kg，以后根据治疗反应及血气分析结果再决定是否重复用碱性药物。重度脱水可能伴重度酸中毒时，可用 1.4% 碳酸氢钠每次 20ml/kg(总量不超过 300ml)，起到既扩容又纠正酸中毒的作用。在纠酸后 2~4 小时，可再次复查血气，以决定是否继续用药。

（三）代谢性碱中毒

代谢性碱中毒(metabolic alkalosis)是由于[H^+]丢失或[HCO_3^-]蓄积所致，多见于以下原因：①过多的氯离子丢失，如严重呕吐及胃液引流、高位肠梗阻；②应用过多的碳酸氢钠或利尿药，使水、Na^+、Cl^- 排出增加，[HCO_3^-]浓度增加；③各种原因低血钾：血钾降低，细胞内 K^+ 移出，Na^+、H^+ 进入细胞内，造成细胞外液 H^+ 降低，形成低钾性碱中毒。

1. 临床表现　典型表现为呼吸浅而慢、头痛、烦躁、手足麻木，低钾血症和血液中游离钙降低导致手足抽搐。

2. 治疗

（1）治疗原发病，停用碱性药物，纠正水电解质平衡失调。

（2）纠正碱中毒：轻度者可补充生理盐水或纠正低钾血症即可，重症者(pH>7.6；HCO_3^->40mmol/L；Cl^-<85mmol/L)可给予氯化铵治疗。氯化铵补充量(mmol)=(测得的 HCO_3^-−22)mmol/L×0.3×体重(kg)，先给计算量的 1/2 或 1/3，配成 0.9% 的等渗溶液静脉滴注；或给予 0.9% NH_4Cl 静滴，按 3ml/kg 可降低 HCO_3^- 1mmol/L 计算。肝、肾功能不全和合并呼吸性酸中毒者禁用，有低血钙者补充钙剂。

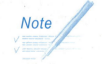

(四) 呼吸性酸中毒

呼吸性酸中毒(respiratory acidosis)是由于通气功能障碍使体内 CO_2 积蓄和 H_2CO_3 增多而导致 pH 降低。其原因有:①呼吸道疾病致气道阻塞或影响气体交换,如支气管哮喘、喉头水肿、肺内异物吸入等;②神经或肌肉病变引起呼吸肌麻痹,如多发性神经根炎、低钾血症等;③呼吸中枢抑制,如脑炎、脑膜炎或麻醉药用药过量;④呼吸机应用不当导致 CO_2 潴留。

1. 临床表现　除原发病表现外,常伴有低氧血症及呼吸困难,有乏力、气促、发绀、胸闷等,缺氧症状突出。高碳酸血症可引起血管扩张,颅内血流增加,致头痛及颅内压增高,严重时可出现中枢抑制。

2. 治疗　积极治疗原发病,排除呼吸道阻塞,改善通气和换气功能。重症患儿可考虑作气管插管或气管切开,人工辅助呼吸。呼吸中枢抑制者,可酌情应用呼吸兴奋剂。

(五) 呼吸性碱中毒

呼吸性碱中毒(respiratory alkalosis)由于肺换气过度,体内 CO_2 丢失过多,血浆中 H_2CO_3 减少,pH 升高。其原因有:①神经系统疾病:脑炎、脑外伤;②通气过多:如长时间剧烈啼哭、高热伴呼吸增快;③在使用人工呼吸机时呼吸过频、通气量过大,CO_2 排出过多;④低氧、贫血、CO 中毒时呼吸加快;⑤水杨酸中毒所致的呼吸中枢过度刺激,对 CO_2 的敏感性太高所致的呼吸增快。

1. 临床表现　除原发病症状和体征外,主要表现为呼吸深快,其他症状与代谢性酸中毒相似。

2. 治疗　以治疗原发病为主,呼吸改善后,碱中毒可逐渐恢复。有时吸入含 5%CO_2 的氧气可改善症状。有手足抽搐者给予钙剂。

(六) 呼吸性酸中毒合并代谢性酸中毒

为常见的混合型酸中毒。由于通气障碍使 CO_2 潴留,同时常合并缺氧、进食量少、发热等,使体内乳酸、酮体等酸性代谢产物积聚,导致 [HCO_3^-] 减少,使 pH 值进一步降低。

积极治疗原发病,先除去引起混合性酸中毒的原因,保持气道通畅,必要时使用呼吸机加速潴留 CO_2 的排出,并纠正代谢性酸中毒。

【钾代谢紊乱】　人体内钾主要存在于细胞内,细胞外液测得的钾值不能代表体内总钾含量。正常血清钾维持在 3.5~5.5mmol/L,当血清钾低于 3.5mmol/L 时为低钾血症(hypokalemia);当血清钾浓度高于 5.5mmol/L 时为高钾血症(hyperkalemia)。

(一) 低钾血症

1. 病因

(1) 钾的摄入量不足:如长期不进食或进食少,静脉补液时补钾不足。

(2) 消化道钾丢失过多:如频繁呕吐、腹泻、胃肠道引流。

(3) 肾脏排钾过多:长期应用排钾利尿剂,肾小管酸中毒,范可尼综合征,先天性肾上腺皮质增生症,醛固酮增多症等。

(4) 钾分布异常:如家族性周期性低钾性麻痹或纠正酸中毒过程中,大量的钾进入细胞内导致血清钾骤降。

2. 临床表现　低钾血症的症状取决于失钾的速度以及血内其他电解质成分的改变。

(1) 神经肌肉系统:兴奋性降低,表现为肌无力,当血清钾 <3mmol/L 时肌肉无力,<2.5mmol/L 时肌肉瘫痪,肌腱反射降低或消失,严重时可出现呼吸肌瘫痪。

(2) 胃肠道系统:恶心、呕吐、腹胀、肠鸣音减低、肠麻痹等。

(3) 心血管系统:心脏肌张力降低,收缩无力,临床表现为心脏扩大、心音低钝、心律失常,甚至心室纤颤、心力衰竭、猝死。心电图早期改变为 T 波降低、变宽、双向或倒置,然后出现 ST 段降低、Q-T 间期延长、U 波出现。

(4) 肾脏:低血钾使肾脏浓缩功能下降,尿量增多,远曲小管排钾减少、排 H^+ 增多,导致低血

钾性碱中毒。

3. **治疗**　低血钾的治疗主要为补钾,积极治疗原发病。一般每天可给钾 3mmol/kg,严重低钾者可给 4~6mmol/kg,均匀分配于全日静脉输液中,浓度一般不超过 0.3%(新生儿 0.15%~0.2%)。由于细胞内的钾浓度恢复正常要有一个过程,因此纠正低钾血症需要有一段时间。每天静脉补钾的时间不应少于 8 小时,切忌将钾盐静脉推入,否则导致高钾血症,危及生命。肾功能障碍无尿时影响钾的排出,此时补钾有引起高血钾的危险,必须见尿补钾。当病情好转或轻度低钾血症时,可采用口服补钾,每天 2~4mmol/kg。食物中含有丰富的钾盐,当饮食恢复至正常饮食时的 1/2,可停止补钾。

(二)高钾血症

1. 病因

(1) 钾摄入过多:口服摄入过多,或静脉补钾过多过快,或输入大量青霉素钾盐、久存库血。

(2) 肾脏排钾减少:肾衰竭、肾小管性酸中毒、肾上腺皮质功能减退等。

(3) 钾分布异常:重度溶血、缺氧、休克、代谢性酸中毒、严重组织创伤等,使钾由细胞内转移到细胞外。

2. 临床表现

(1) 心血管系统:由于钾离子对细胞膜的去极化作用,最早受影响的是心脏传导系统,心电图的改变先于其他临床症状,首先出现 T 波高尖、P-R 间期延长、P 波扁平或消失、QRS 波增宽、S-T 段压低、房室传导阻滞、室性自主节律,临床上表现为心率减慢、心律失常、心肌收缩无力,可出现室性期前收缩和心室颤动,甚至心搏停止。

(2) 神经肌肉系统:兴奋性降低,表现为精神萎靡、嗜睡、躯干和四肢肌肉无力、手足感觉异常、腱反射减弱或消失,严重时出现弛缓性瘫痪、尿潴留,甚至呼吸麻痹。

3. **治疗**　积极治疗原发病,停用所有含钾药物或食物,提供足够热量防止内源性蛋白质分解释放钾。治疗的目的主要有两个:一是防止发生致死性的心律失常,二是去除体内过高的钾。当血清钾达 6~6.5mmol/L,必须监测心电图以评估心律失常情况。血钾治疗可采用以下措施:

(1) 促使钾向细胞内转移:碱化细胞外液,快速静脉应用 5% 碳酸氢钠 3~5ml/kg(一般不超过 100ml)或葡萄糖加胰岛素(葡萄糖 0.5~1g/kg,每 3g 葡萄糖加 1U 胰岛素)。

(2) 拮抗高钾对心肌的毒性作用:10% 葡萄糖酸钙 0.5ml/kg 等量稀释后缓慢静注,起效后改用 10% 葡萄糖酸钙 10~20ml 加入 10% 葡萄糖 100~200ml 静脉滴注。

(3) 加速排钾:采用排钾利尿剂如呋塞米,阳离子交换树脂保留灌肠或腹膜、血液透析。

三、液体疗法中几种常用的溶液

溶液中电解质所产生的渗透压称为张力(tonicity)。与正常血浆渗透压相等时为 1 个张力即等张(isotonicity),低于血浆渗透压为低张(hypotonicity),高于血浆渗透压为高张(hypertonicity)。常用液体可分为电解质溶液与非电解质溶液。其中非电解质溶液常用葡萄糖液,葡萄糖液虽也有渗透压,但输入体内后葡萄糖液逐渐氧化成水与 CO_2 或转化为糖原贮存,液体的渗透压也随之消失,因此,葡萄糖液常视为无张力液体。

(一)非电解质溶液

常用的为 5% 及 10% 葡萄糖溶液。5% 葡萄糖溶液为等渗溶液,10% 葡萄糖溶液为高渗溶液,两者仅用于补充水与部分热量,不能起到维持血浆渗透压的作用。液体疗法时常选用 5% 葡萄糖溶液。

(二)电解质溶液

用于补充体液容量,纠正体液渗透压、酸碱失衡与电解质紊乱。

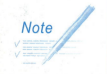

1. 氯化钠溶液

（1）0.9% 氯化钠溶液（生理盐水）：为常用的等渗溶液，儿科临床常与葡萄糖溶液混合后应用。因 1000ml 生理盐水含 Na^+ 及 Cl^- 各 154mmol/L，此与血浆中 Na^+ 142mmol/L 及 Cl^- 103mmol/L 相比，Cl^- 的含量比血浆含量高 1/3。若完全输入生理盐水可致血氯增高，尤其在酸中毒情况下，可造成高氯性酸中毒。因此，常将 2 份生理盐水与 1 份碱性液相配，使溶液中的 Na^+ 与 Cl^- 的比例达 3：2，与血浆成分相接近。

（2）复方氯化钠溶液（Ringer 溶液）：除氯化钠外，尚含少量 K^+ 及 Ca^{2+}，其作用及特点与生理盐水相似，但大量输注不会发生稀释性低血钾和低血钙。

（3）3% 氯化钠：每毫升含 Na^+ 0.5mmol/L，用于治疗明显的低钠血症。如果输入量不受限制，可稀释成 1.5% 的浓度。

2. 碱性溶液

用于纠正酸中毒，常用的有以下两种：

（1）碳酸氢钠：直接补充缓冲碱，纠正代谢性酸中毒的效果迅速，但有呼吸功能障碍与 CO_2 潴留倾向时慎用。制剂为 5% 高张液（1ml=0.6mmol/L），1.4% 溶液为等张溶液（5% 碳酸氢钠稀释 3.57 倍为 1.4% 的碳酸氢钠）。

（2）谷氨酸钠：除能纠正酸中毒外尚有去氨的作用，伴有肝功能损害时可选用。制剂为 28.75% 溶液，2.5% 溶液为等张溶液。若补液中含钠量过高，而又需补充钾盐者可将谷氨酸钾代替谷氨酸钠，因含钾盐，补液速度受限。

3. 氯化钾

制剂为 10% 溶液，纠正低钾血症或在补充继续损失量及生理需要量时均需氯化钾。不能直接静脉推注，否则引起心肌抑制而猝死。静脉滴注氯化钾的浓度一般为 0.2%（含钾 27mmol/L），最高不超过 0.3%（含钾 40mmol/L）。

4. 氯化铵

制剂为 0.9% 等张液（1mmol NH_4Cl=53.5mg），用于纠正低氯性酸中毒。NH_4^+ 在肝内与 CO_2 结合成尿素，释出 H^+ 及 Cl^-，使 pH 值下降。心、肺、肝、肾功能障碍者禁用。

（三）混合溶液

为适用于不同情况的补液需要，把各种等渗液体按不同比例混合配制。常用的溶液成分见表 4-8，常用几种混合液的组成及配制见表 4-9。

表 4-8　常用溶液的成分

溶液种类	组成（g/dl）或液量	Na^+	K^+	Cl^-	HCO_3^-	渗透压或张力
			(mmol/L)			
血浆		142	5	103	24	300mOsm/L
① 0.9% 氯化钠	0.9	154		154		等张
② 5% 葡萄糖	5					
③ 5% 碳酸氢钠	5	595			595	3.6 张
④ 1.4% 碳酸氢钠	1.4	167			167	等张
⑤ 10% 氯化钾	10		1342	1342		8.9 张
⑥ 0.9% 氯化铵	0.9	NH_4^+167		167		等张
1：1 含钠液	①50ml，②50ml	77		77		1/2 张
1：2 含钠液	①35ml，②65ml	54		54		1/3 张
1：4 含钠液	①20ml，②80ml	30		30		1/5 张
2：1 含钠液	①65ml，④35ml	158		100	58	等张
2：3：1 含钠液	①33ml，②50ml，④17ml	79		51	28	1/2 张
4：3：2 含钠液	①45ml，②33ml，④22ml	106		69	37	2/3 张

表 4-9　常用几种混合液的组成和配制

溶液名称	简易配制加入的溶液（ml）			张力
	10% 氯化钠	5% 葡萄糖	5% 碳酸氢钠	
1∶1 液	20	500	—	1/2 张
1∶2 液	15	500	—	1/3 张
1∶4 液	10	500	—	1/5 张
2∶1 液	30	500	47	等张
2∶3∶1 液	15	500	24	1/2 张
4∶3∶2 液	20	500	33	2/3 张

注：为了计算方便，加入的 10% 氯化钠或 5% 碳酸氢钠溶液未从葡萄糖溶液中扣去，且均用整数，配成的溶液是近似的浓度

四、液体疗法

液体疗法是通过补充液体及电解质来纠正体液容量及成分的紊乱，以保证机体正常生理功能的一种治疗方法。其目的是恢复血容量，纠正水、电解质和酸碱平衡紊乱，补充部分热量。由于体液失衡的原因和性质非常复杂，在制订补液方案时必须全面了解病史、体格检查和实验室资料及患儿的个体差异，确定合理、正确的输液量、成分、顺序及速度。液体疗法包括口服补液与静脉补液。补充的液体有三部分：累积损失量、继续损失量和生理需要量。

【口服补液】　口服补液法适用于脱水的预防和轻、中度脱水但无严重呕吐者的治疗，常用口服补液盐（ORS），应作为儿童腹泻的一线治疗手段。当患儿无法进行口服补液时，采用鼻胃管途径补液同样有效。有明显休克、心肾功能不全或其他严重并发症者及新生儿不宜口服补液。预防脱水按 20~40ml/kg，4 小时内服完。建议在每次稀便后补充一定量的液体（<6 个月者，50ml；6 个月 ~2 岁者，100ml；2~10 岁者，150ml；10 岁以上的患儿能喝多少给多少）直到腹泻停止。纠正脱水则需根据情况适当增减。ORS 用量（ml）= 体重（kg）× (50~75)，4 小时内服完；密切观察患儿病情，并辅导母亲给患儿服用 ORS 液。4 小时后重新评估脱水程度。以下情况提示口服补液可能失败：①持续、频繁、大量腹泻；②ORS 液服用量不足；③频繁、严重呕吐；如果临近 4 小时，患儿仍有脱水表现，要调整补液方案，必要时改静脉补液。

鼻饲管补液：重度脱水时如无静脉输液条件，立即转运到就近医院进行静脉补液，转运途中可以用鼻饲点滴方法进行补液。采用 ORS 液，以 20ml/(kg·h) 的速度补充，如患儿反复呕吐或腹胀，应放慢鼻饲点滴速度，总量不超过 120ml/kg。每 1~2 小时 1 次评估患者脱水情况。

【静脉补液】　静脉补液法适用于严重呕吐、腹泻伴中、重度脱水的患儿，目的是快速纠正脱水及电解质平衡紊乱。输注溶液的成分、量和滴注持续时间必须根据不同的脱水程度和性质决定，同时要注意个体化，结合年龄、营养状况而灵活掌握。在静脉补液的实施过程中需要做到三定（定量、定性、定速）、三先（先盐后糖、先浓后淡、先快后慢）及两补（见尿补钾、惊跳补钙）原则，现以小儿腹泻脱水补液为例制定第一天的液体疗法。其他原因脱水视情况而调整，不可机械照搬。

（一）定输液量（定量）

根据脱水程度决定，包括累积损失量、继续损失量和生理需要量三方面。

1. **累积损失量**　即补充自发病以来累积损失的液体量，根据脱水程度而定。可根据临床检查结果来评估，婴儿期轻度脱水损失液体 50ml/kg，中度脱水损失液体 50~100ml/kg，重度脱水损失的液体 100~120ml/kg，婴儿期以后不同程度的累积损失量补充较上述量减少 1/3~1/2。如患儿发病前曾测体重，可根据患病时所测得的体重算出丢失水量。

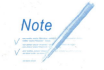
Note

2. **继续损失量**　是指治疗过程中因呕吐、腹泻、胃肠引流等液体的继续丢失量,补充原则为"丢多少,补多少"。以腹泻为例,大便量的精确计算最好称每块尿布排便前后的重量,但一般难以做到。一般以每天大便量 10~30ml/kg 计算。引流液的损失可根据记录量。各种体液损失成分见表 4-10。

表 4-10　各种体液损失成分表(mmol/L)

损失液体	Na⁺	K⁺	Cl⁻	HCO₃⁻
胃液	20~80	5~20	100~150	0
胰液	120~140	5~15	90~120	100
胆汁	120~140	5~15	50~120	40
回肠造瘘液	45~135	5~15	20~115	25~30
腹泻液	10~90	10~80	10~110	50
汗液	10~30	3~10	10~25	0
尿液	0~100*	20~100*	70~100*	0*

注:* 根据摄入量而变化

3. **生理需要量**　按每消耗 418kJ(100kcal)能量需要 120~150ml 水计算,禁食时基础代谢需要热量为 60~80kcal/kg,故每天生理需要量是 60~80ml/kg。年龄越小,生理需要量越多。

上述三项合加即第一天补液总量,轻度脱水为 90~120ml/kg,中度脱水为 120~150ml/kg,重度脱水为 150~180ml/kg,不同脱水程度需补充的液体量见表 4-11。营养不良、肺炎、心肾功能不全者和学龄期儿童,补液总量应酌减 1/4~1/3。

表 4-11　按脱水程度不同需补充液体量(ml/kg)

脱水程度	轻度	中度	重度
累积损失量	50	50~100	100~120
继续损失量	10~20	10~30	10~30
生理需要量	60~80	60~80	60~80
总输液量	90~120	120~150	150~180

(二) 定输液性质(定性)

根据脱水性质决定输液种类。原则是先补充电解质,后补充糖液。一般情况下累积损失为:等渗性脱水补充 1/2 张溶液;低渗性脱水补充 2/3 张溶液;高渗性脱水补充 1/3~1/5 张溶液。继续损失量按 1/2~1/3 张溶液,生理需要量补充 1/4~1/5 张溶液。如临床上难以确定脱水性质时,可先按等渗性脱水处理。高渗性脱水时细胞内有氯潴留,补氯的量要少一些。脱水一旦纠正,电解质正常后不必将原计划输的液体全部输完,应及时修正补液方案,改为 1/4~1/5 张溶液。

(三) 定输液的速度(定速)

原则是先快后慢,见尿补钾。若患儿有循环衰竭、休克则应首先进行扩容,用 2:1 等渗含钠液(2 份生理盐水:1 份 1.4% 碳酸氢钠)20ml/kg(总量不超过 300ml),于 30~60 分钟内静脉推注或快速滴注,改善有效循环血量和肾功能。如以呕吐为主,可直接用等渗的生理盐水快速扩容。扩容所用的液体需在总补液量中扣除。在扩容后根据脱水性质(等渗性脱水选用 1/2 张溶液,低渗性脱水选用 2/3 张溶液),按 80ml/kg 继续静滴,先补 2/3 量,一般婴幼儿 5 小时,较大儿童 2.5 小时内补完;在补液过程中,每 1~2 小时 1 次评估患者脱水情况,如无改善,则加快补液速度;婴儿在补液后 6 小时、儿童在补液后 3 小时重新评估脱水情况,选择适当补液的方案继续治疗;记录最近一次排尿时间及尿量,以便考虑是否及时加入钾盐。对低渗性脱水纠正速度可稍快,高

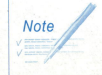

渗性脱水补液速度要放慢。因处于高渗状态的神经细胞内的钠离子未排出之前，输入水分过多，可致神经细胞水肿而引起惊厥，病情恶化。根据患儿的情况，在补充累积损失量后及时给予继续损失量和生理需要量，速度为约每小时 5ml/kg。一旦患儿可以口服（通常婴儿在静脉补液后3~4 小时，儿童在静脉补液后 1~2 小时），即给予 ORS。

（四）纠正酸中毒

轻度酸中毒一般无需另行纠正，输液中已经含有一部分碱性液体，随着循环与肾功能改善，酸中毒即可纠正；中度以上酸中毒要注意纠正，具体方法见代谢性酸中毒治疗内容。

（五）补钾

原则为见尿补钾，不能静脉推注，具体见低钾血症内容。

（六）补钙、镁

营养不良、佝偻病患儿补液过程中易发生手足搐搦，可用 10% 葡萄糖酸钙 5~10ml，加等量葡萄糖溶液稀释后静脉滴注，必要时可重复使用。补钙后手足搐搦不见好转而加重时要考虑低镁血症，可测定血镁浓度，同时用 25% $MgSO_4$ 每次 0.1~0.2ml/kg 深部肌内注射。

第二天的补液量需根据病情估计脱水情况来决定，一般需补充继续损失量和生理需要量。

五、儿科几种常见病的液体疗法注意事项

（一）新生儿的液体疗法

新生儿补液应注意以下几点：①新生儿尤其是出生后的最初几天，每天生理需要的水量比婴儿少，每天总液量要适当减少。肾脏对水的调节能力差，补液速度要慢，太快会出现水肿。②新生儿电解质调节能力差，肾脏排泄氯、钠少，补入的电解质成分要适当减少。③新生儿生后几天内血钾浓度较高，一般计算液体疗法时不必另外补充钾盐。即使补钾，其量比婴儿少，浓度不超过 20mmol/L。④新生儿肝脏未发育成熟，尤其未成熟儿对乳酸盐的代谢速度较慢，酸中毒时首选碳酸氢钠。⑤新生儿脱水和酸中毒的症状不明显，有时需从病史及液体出入量来评价。

（二）婴幼儿急性肺炎时的液体疗法

婴幼儿一般肺炎时不会发生明显的体液及电解质紊乱；重症肺炎时会出现水钠潴留及呼吸性酸中毒。所以，液体疗法时应该：①如进食不足，仅补充每天的需要量 60~80ml/kg。为了避免增加心脏负担，静脉滴入的速度要慢，选用低张溶液（1/3~1/5 张），以防止出现心功能不全。②出现呼吸性酸中毒、碱中毒或混合性酸中毒时，首先要改善肺内气体交换功能，不必急于纠正电解质紊乱。③肺炎合并腹泻时，补液量按腹泻补液总量的 3/4 计算。

（三）营养不良伴腹泻的液体疗法

营养不良性腹泻小儿在临床处理时需注意以下几点：①重度营养不良者原先体重已经明显下降，当腹泻伴有脱水时往往脱水程度估计过高，在计算补液总量时宜减少 1/3 的量。补液速度要慢，以免增加心脏负担。②脱水多为低渗性，血钠低，补入的液体张力要偏高，以 2/3 张力为宜。③营养不良小儿腹泻前机体常伴有低血钙及低血钾，腹泻后可加重其程度，补液过程中见尿后要及时补充钾盐及钙盐，尤其是酸中毒纠正后更需及时补充。必要时可输入氨基酸、血浆或全血、白蛋白纠正低蛋白血症。

六、口服补液

口服补液盐（oral rehydration salts，ORS）是世界卫生组织（WHO）和联合国儿童基金会（UNICEF）向全世界推荐用以预防和治疗急性腹泻合并脱水时的一种溶液。ORS 具有纠正脱水、酸中毒及补钾的作用。口服补液结合继续喂养，对降低发展中国家急性腹泻的死亡率作出了很大贡献。因此，口服补液（oral rehydration）是腹泻治疗历史上的一个重要里程碑。

ORS 治疗脱水的理论基础是小肠黏膜细胞的 Na^+-葡萄糖耦联转运吸收机制。即小肠上皮

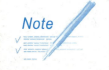
Note

细胞刷状缘的膜上存在着 Na^+-葡萄糖共同载体,此载体上有 Na^+ 和葡萄糖两种受体,但这两种受体单独与 Na^+ 或葡萄糖结合时不能发挥作用,只有两者同时结合 Na^+ 和葡萄糖时才能转运。由于细胞膜内外浓度梯度的差别,使 Na^+ 进入细胞内,同时依靠载体的拖曳作用将葡萄糖等转运入细胞。葡萄糖进入细胞内再经易化扩散的方式经细胞底部进入细胞间隙扩散入血。进入细胞内的 Na^+ 经钠泵的作用,泵出细胞进入细胞间隙,同时 Cl^- 亦被带出。由于细胞间隙中 Na^+ 和 Cl^- 浓度偏高,渗透压增高,水分就被动地从细胞内渗透到细胞间隙,经基底膜上皮细胞下的结缔组织后再进入血液。葡萄糖的浓度在 2%~3% 时能最大限度促进 Na^+ 和水的吸收;如浓度为 3%~5% 并不增加水的吸收,反而渗透压增高使腹泻加重。

ORS 有多种配方。1971 年 WHO 推荐的第一代标准配方含葡萄糖 20g、氯化钠 3.5g、碳酸氢钠 2.5g、氯化钾 1.5g 加水至 1000ml 配制而成。该处方溶于水后,含有 Na^+ 90mmol/L,总渗透压为 310mmol/L,其中电解质的渗透压为 220mmol/L(2/3 张)。此液中的葡萄糖浓度为 2%,有益于 Na^+ 的吸收,适用于轻度或中度脱水无呕吐者。此配方的缺点是口味欠佳,患儿难以接受。第二代标准配方改用枸橼酸盐 2.9g 代替碳酸氢钠,改善了其口味。但这两种 ORS 的缺点是含钠量高,总渗透压偏高,是基于分泌性腹泻等肠道丢失电解质较多的特点而制定的,适用于霍乱等分泌性腹泻导致的低渗性脱水。作为预防和维持补液,可导致高钠血症和渗透性腹泻的发生,可引起口渴、水肿等不良反应。所以应用时应注意,必要时再适当稀释。

鉴于大部分婴幼儿腹泻为等渗性脱水,20 世纪 90 年代,欧洲儿科胃肠肝病营养学会(ESPGHAN)与北美儿科胃肠肝病营养学会(NASPGHAN)分别推出符合发达国家儿童营养状况和疾病谱的低渗 ORS 配方,即将含钠≤60mmol/L、总渗透压 200~250mOsm/L 的溶液用于预防脱水和补充继续损失量。2002 年 WHO 认可了这类新的低渗 ORS 配方。2006 年 WHO 和 UNICEF 根据世界儿童营养状况和疾病谱推出第三代低渗性 ORS 配方。低渗 ORS 配方避免了高钠血症发生的风险,适合预防和治疗大多数腹泻病导致的脱水。各种 ORS 配方见表 4-12,其组成成分见表 4-13。

表 4-12 各种 ORS 配方

配方	WHO ORS 配方			ESPGHAN 低渗 ORS 配方
	第一代标准配方	第二代标准配方	第三代低渗配方	
氯化钠(g)	3.5	3.5	2.6	2.0
碳酸氢钠(g)	2.5	—	—	—
枸橼酸钠(g)	—	2.9	2.9	2.9
氯化钾(g)	1.5	1.5	1.5	1.5
葡萄糖(g)	20.0	20.0	13.5	16.2
加水(ml)	1000	1000	1000	1000

表 4-13 各种 ORS 配方组成成分

成分	WHO ORS 配方			ESPGHAN 低渗 ORS 配方
	第一代标准配方	第二代标准配方	第三代低渗配方	
钠(mmol/L)	90	90	75	60
氯(mmol/L)	80	80	65	45
无水葡萄糖(mmol/L)	111	111	75	90
钾(mmol/L)	20	20	20	25
枸橼酸盐(mmol/L)	—	10	10	20
碳酸氢盐(mmol/L)	30	—	—	—
渗透压(电解质)(mOsm/L)	311(200)	311(200)	245(170)	240(150)
张力	2/3 张	2/3 张	1/2 张	1/2 张

Note

【小结】

1. 儿童尤其婴幼儿器官的发育尚不成熟,具有体液占体重比例较大等生理特点,其体液调节功能极易受疾病和外界环境的影响而发生平衡失调。

2. 根据失水量占体重的百分比常将脱水程度分为轻度(≤5%)、中度(5%~10%)和重度(>10%)。根据血清钠的水平可将脱水分为等渗性脱水、低渗性脱水(血清钠 <130mmol/L)和高渗性脱水(血清钠 >150mmol/L)三种。

3. 代谢性酸中毒是由于[HCO_3^-]丢失或[H^+]增加所致,是儿科最常见的酸碱平衡紊乱。

4. 正常血清钾维持在 3.5~5.5mmol/L,当血清钾低于 3.5mmol/L 时为低钾血症,当血清钾浓度高于 5.5mmol/L 时为高钾血症。

5. 液体疗法是儿科重要治疗方法,是通过补充液体及电解质来纠正体液容量及成分的紊乱,以保证机体正常生理功能的一种治疗方法。液体疗法包括口服补液与静脉补液。口服补液法适用于脱水的预防和轻、中度脱水但无严重呕吐者的治疗,应作为儿童腹泻的一线治疗手段。静脉补液法适用于严重呕吐、腹泻伴中、重度脱水的患儿,在静脉补液的实施过程中需要做到三定(定量、定性、定速)、三先(先盐后糖、先浓后淡、先快后慢)及两补(见尿补钾、惊跳补钙)的原则。

【思考题】

1. 脱水的分度及临床表现。
2. 脱水的性质。
3. 液体疗法的原则。
4. ORS 补液的原理。

(江米足)

第四节　肠内与肠外营养支持

营养状态反映营养素摄入量和需要量之间的平衡,营养不良对生长发育的损害涉及各个系统。儿科患者的营养状况与疾病的进展及预后有极其密切的相关性。常规开展营养筛查,定期进行营养评估,及时发现营养不良和营养不良风险,及早给予营养干预,是疾病治疗中的重要环节。根据营养干预方式的不同分成肠内营养和肠外营养,可依据患儿年龄、疾病种类和胃肠功能的情况进行个体化的选择。

一、肠内营养

肠内营养(enteral nutrition,EN)是指经胃肠道提供人体所需要的营养物质和其他各种营养素的营养支持方式。相对于肠外营养而言,肠内营养由于其符合生理过程、能预防肠黏膜萎缩、有利于维护肠道屏障功能和全身免疫系统功能、减少肠道细菌移位、实施方便且不易出现严重并发症以及费用相对低廉等优点,而成为临床上首选的、重要的临床营养支持方式和营养治疗手段。

(一)适应证

1. 经口摄食能力降低　如神经系统疾病,如昏迷、严重智力迟缓、脑瘫并影响口腔面部运动;解剖异常,如头面部肿瘤、严重畸形如食管气管瘘。

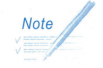

Note

2. 经口摄入不足　低出生体重儿或吸吮能力差的新生儿,肿瘤、内分泌疾病和神经性厌食等导致的食欲减退。

3. 能量需要增加　严重烧伤、多发性创伤和败血症。

4. 吸收障碍　慢性腹泻、短肠综合征、炎症性肠病。

5. 代谢性疾病　如苯丙酮尿症、糖原累积病。

6. 围术期的营养治疗　手术前准备、手术后早期营养支持。

7. 其他与营养消化、吸收相关的疾病　胰腺炎、食物过敏、消化道瘘管、肿瘤化疗的辅助治疗以及补充肠外营养的不足等。

(二) 禁忌证

1. 完全性肠梗阻,如肠闭锁等先天性消化道畸形。

2. 坏死性小肠结肠炎。

3. 由于全身衰竭、严重感染、创伤及术后消化道麻痹所致的肠功能障碍。

4. 高流量小肠瘘。

5. 活动性消化道出血。

6. 严重腹泻和重度吸收不良。

(三) 肠内营养制剂

患者的消化或吸收功能受到一定损伤的情况下,给患者提供一些只需简单化学性消化或不需消化就能吸收的特制的肠内营养制剂,来满足患者对营养的需要。根据营养素的组成成分和特点,肠内营养制剂可分为多聚配方、低聚配方、单体配方、专病配方、组件配方和商业化肠内营养制剂。根据氮源水解程度的不同,可分为整蛋白配方、短肽配方和氨基酸配方。临床上可根据年龄、疾病状况和胃肠功能选用合适的肠内营养制剂。

肠内营养制剂的组成成分要求达到以下几点:

1. 冲溶水后为无渣的液体。

2. 碳水化合物系葡萄糖或其他单糖类,为供给能量的主要来源。

3. 以氨基酸形式提供蛋白质。若以水解蛋白供给蛋白质,有时对消化道产生一定的刺激作用。

4. 脂肪成分为脂肪酸、中性甘油三酯,约提供能量的 30%。

5. 含有足够量的电解质、维生素及微量元素以供机体的需要。

6. 其配方成分可以根据特殊病情予以调整。

(四) 实施途径

肠内营养液进入消化道的途径有口服和管饲两种。安全有效地实施 EN 的前提条件是要选择一条合理的途径,一般首先考虑口服。

1. EN 途径选择原则　满足 EN 的需要;置管方式尽量简单、方便;对患儿创伤最小;患儿舒适和有利于长期带管。选择时应特别注意:肠道能否安全使用;需要 EN 时间的长短;胃排空功能及发生吸入的危险性。

2. 口服　口服适于吞咽功能、食管蠕动功能和胃排空能力正常的患儿,具有简单、能刺激唾液分泌、患儿也最愿意接受的优点,但往往受到病情严重度、患儿食欲低下及肠内营养制剂口感依从性差等因素制约,不易开展或达不到目标量。临床上可在医护人员的干预或辅助下建立经口进食的 EN 途径,如食管狭窄或梗阻性病变,可经过扩张或支架置入,重建经口进食途径。但如果无法建立经口进食的 EN 途径,要考虑置管途径。

3. 管饲　根据管饲持续时间选择经鼻(小于 6 周的肠内营养支持)和造口(适用于长期的肠内营养支持)两种方式。EN 置管途径及技术种类繁多,根据患儿胃肠功能状况和是否有吸入风险,选择经胃、经十二指肠和经空肠喂养。根据置入导管管端的位置可分为幽门前置管(胃内置管)和幽门后置管两大类,前者可分为鼻胃置管、胃造口置管、经颈部食管造口胃内置管、经颈部咽造口胃内置管;后者还可分为十二指肠内置管和空肠内置管。根据采用的置管手段和方法可分为无创置管技术和有创置管技术,后者可分为内镜下经皮行胃造口(PEG)、内镜下经皮行空肠造口(PEJ)和外科手术中的各类造口技术。

4. 管饲喂养的原则

(1) 输注系统必须尽可能减少被污染的机会:接头尽量少、一个患者使用一套设备、输液管每天更换、储液器每天必须彻底清洗消毒后再使用、营养液必须在推荐时间(6小时)内输完、严格执行无菌操作制度、输液管每4小时用生理盐水冲洗一次。

(2) 如要经喂养管注入药物,必须征得药剂师的许可。

(3) 最好运用肠内营养专用泵,没有条件可采用重力滴注法。

(4) 无论何种管饲方式,均应采用半卧位以防止气管内吸入。

(五) 注意事项

肠内营养支持要注意以下几点:

1. 输注营养制剂的浓度和速度须从低值开始,逐渐增加,容量和浓度不可同时增加,例如开始时其浓度为每 100ml 含 125kJ(30kcal),若无不良反应,则 3~4 天增至 210~310kJ,直至最后每 100ml 达 420kJ。最初每天给总热能的 1/2,以后逐渐增加,使胃肠道有 2~3 周左右的适应过程。

2. 一天的量可以均匀地在 24 小时内滴入或分数次集中滴入,但滴速不宜太快(小于 30ml/min)。

3. 液体的温度要适宜,经鼻饲者以 37℃ 为适宜,经空肠造瘘处滴入者以 41℃ 为宜。若温度太低可致腹泻。

4. 虽然应用肠道内营养支持者无严重并发症,但偶尔也可有:

(1) 腹胀、腹泻(主要为滴入高渗的液体或滴速太快所致)、恶心、呕吐等,出现上述严重症状时要减慢滴速、减少滴入量或稀释其浓度。

(2) 口服者可因恶心、呕吐后将液体吸入肺内,并发吸入性肺炎,尤其多见于早产儿、体弱及神志不清者。氨基酸及脂肪乳剂对呼吸道黏膜的刺激性大,患吸入性肺炎后不易治疗。

(3) 导管可造成鼻咽部溃疡或胃肠道黏膜糜烂,偶有导管引起肠穿孔的报道;但硅胶管质软,极少发生肠穿孔。

(4) 糖的含量过高可引起高渗性非酮症性昏迷和渗透性利尿。

5. 肠内营养制剂配制成干粉后保存时间较长,但冲兑成溶液后易被污染,仅限于当天使用。其液体有一股与一般食物不同的气味,若在配制液中加入少量香精,可改善其口味。

6. 滴液时患儿应采取头高侧卧位。一般夜间停止滴入。

7. 定期测定外周血红细胞、血红蛋白、血浆蛋白及其他血液生化指标。定期测量体重,观察增长情况。此外,要注意观察大便次数及性质,尿的渗透浓度,监测血糖及尿糖,以了解是否发生合并症。

二、肠外营养

肠外营养(parental nutrition,PN)即静脉营养,是指通过肠道外途径供给患儿需要的营养物质的方法,可分为全肠道外营养(total parental nutrition,TPN)和部分肠道外营养(partial parental nutrition,PPN)。前者指机体代谢和生长发育需要的营养全部由静脉内输入供给;后者指部分经口喂养,不足部分由静脉输入以供给足够的营养。肠外营养是一种可靠的提供营养的途径,能很快达到所需能量,可在短时期内纠正营养不良。同时可调节补液配方,纠正体液和电解质失衡。当无法用肠内营养的情况下,考虑应用肠外营养或联合应用肠内肠外营养。

(一) 适应证

1. 体重低于 1500g 早产儿禁食 1 天。

2. 体重超过 1500g 早产儿,肠内营养热卡未达预期超过 3 天以上。

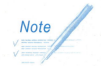

3. 足月新生儿禁食 3 天,或已明确不能耐受肠内喂养的,应尽早肠外营养支持。

4. 严重的新生儿消化道畸形手术后,有消化道瘘管者。

5. 婴幼儿、儿童和青春期少年如因营养状况、疾病、手术或药物治疗未能获得充足的营养(经胃肠摄入不能达到所需总热量的 70% 者)达 5 天以上,则应考虑肠外营养支持。

6. 重大手术前的准备及手术后的支持治疗。

7. 其他如新生儿破伤风而鼻饲有困难者;新生儿重度窒息或有呼吸窘迫综合征,重度昏迷而不能鼻饲者;大面积烧伤等各种原因引起的吸收不良综合征;蛋白质丢失性肠病;严重的神经性厌食等。

(二)禁忌证

1. 休克、严重水电解质紊乱和酸碱平衡失调未纠正时,禁用以营养支持为目的的补液。

2. 严重感染、严重出血倾向、出凝血指标异常者慎用脂肪乳剂。

3. 肠外营养后 4~6 小时测定血清甘油三酯浓度,若超过 2.5mmol/L(276mg/dl),应暂停使用脂肪乳剂,直至降至 2.5mmol/L。

4. 血总胆红素超过 170mmol/L(10mg/dl)时慎用脂肪乳剂。

5. 严重肝肾功能不全者慎用脂肪乳剂以及非肝肾病专用氨基酸。

(三)肠外营养制剂

静脉内补充营养物质时,热能利用率高。每天静脉内供给热能 376kJ/kg(90kcal/kg)时,相当于口服时每天供给 500kJ/kg(120kcal/kg)。每天热能供给:早产儿为 376kJ/kg(90kcal/kg),0~1 岁为 336~400kJ/kg(80~95kcal/kg),2~9 岁为 252~294kJ/kg(60~70kcal/kg)。

肠外营养制剂的组成成分及需要量:

1. **碳水化合物**　以葡萄糖为提供能量的主要物质,并可参与构成人体代谢过程中的一些重要物质如 DNA、RNA、ATP 等,是临床上应用最多的能源物质。可用葡萄糖溶液静脉滴注,每天需要量为 10~20g/kg。新生儿(特别是早产儿)因其胰岛素产生量少及抗胰岛素等因素存在,故输注葡萄糖的速度有一定的限制,一般每天剂量由 6~8g/kg 开始,速度在低出生体重儿不超过每分钟 6mg/kg,成熟新生儿及较大的婴儿为每分钟 7~8mg/kg,以后每天递增 2g/kg,早产儿可增至 16~18g/kg,足月儿增至 18~20g/kg。葡萄糖溶液的浓度勿超过 12.5%,以免发生医源性高血糖症。婴幼儿及儿童开始剂量可以高些,但首日量不超过 15g/kg,如情况稳定可逐日递增输注量,直至达到需要量为止。周围静脉输注葡萄糖液的最大浓度为 12.5%,中心静脉为 20%~25%(如为严重营养不良儿,因需热量高,在严密监测的情况下,视情况可将葡萄糖液的浓度慢慢增加,最高可达 25%)。

2. **脂肪**　脂肪产生的能量较高,但输入静脉的脂肪必须制成极细颗粒(<0.9μm)的乳剂。根据成分不同,脂肪乳剂可分为长链脂肪乳剂、中 / 长链脂肪乳剂、含橄榄油的脂肪乳剂、含鱼油的脂肪乳剂等。脂肪乳剂供给的能量高,渗透压低(280~310mOsm/L);可提供必需脂肪酸;可作为脂溶性维生素的载体;可保护静脉壁少受刺激,如与氨基酸及高渗葡萄糖溶液合用,可减少静脉内膜炎的发生并可经周围静脉输入;其中含有一定量(约 50%~80%)的必需氨基酸,防止因必需氨基酸缺乏而出现皮炎、湿疹、生长不良等;可以全部利用而不经尿、粪排出。

目前多数采用以大豆或红花油为原料,卵黄磷脂为乳化剂,加入甘油制成 2.5% 等渗的脂肪乳剂。含热能为 4.62kJ/ml(1.1kcal/ml)。剂量按每天 2g/kg 计算。未成熟儿(尤其在生后的最初几天)因利用脂肪的能力较差,剂量不宜过大,可自每天 0.5g/kg 开始;足月新生儿一般开始剂量可为每天 1.0g/kg。每天量在 12~18 小时内滴入。输入的脂肪若不能在血液内完全清除,则血浆的混浊度增加,可用此简单的方法来判断是否需要再次输入。若输入量太多以致不能完全代谢而积聚时,可出现肺部氧的弥散容积降低,故脂肪乳剂不宜用于有严重呼吸窘迫综合征的新生儿。脂肪酸与蛋白质两者相互竞争与胆红素结合,不与蛋白质结合的胆红素则易透过血脑屏障发生胆红素脑病,故新生儿胆红素值在 136.5μmol/L(8mg/dl)以上或极低出生体重儿胆红素值在

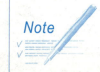

85μmol/L(5mg/dl)以上者,不宜输入脂肪乳剂。原先有高脂血症或凝血功能差者亦不应输入。

输入脂肪乳剂后的副反应有发热、皮肤色素沉着、外周血嗜酸性粒细胞增高等,偶有肝功能异常。若脂肪负荷过重,可有黄疸、脾大、消化道出血、抽搐、休克等严重症状。

3. **氨基酸**　结晶氨基酸是肠外营养时的主要氮源物质,可提供机体合成蛋白质所需的底物。根据浓度和配方不同,氨基酸可分为平衡氨基酸和非平衡氨基酸,前者用于营养不良患者,后者是以某一特殊疾病的代谢特点为基础,兼有代谢支持和营养治疗的作用。目前国际上尚无最佳的小儿结晶氨基酸配方,但总的原则是以人乳中氨基酸成分为模式。结晶氨基酸为机体合成蛋白质及其他生物性物质提供原料,只在供给足够的非氮热能时才发挥其优势。氨基酸中包括必需氨基酸(其中支链氨基酸占 20%~30%)及非必需氨基酸(对新生儿而言,由于肝脏功能未成熟,组氨酸亦属必需氨基酸),两者之比为 1∶1 时才能发挥氨基酸最高的生物效价。氨基酸的每天需要量,早产儿为 3.0g/kg,0~1 岁为 2.5g/kg,2~9 岁为 1.5~2.0g/kg。严重的营养不良或者大量的蛋白质丢失,则需要量增加。非氮热能物质的补给可以影响氨基酸的利用,如早产儿摄入热能 210~336kJ/kg(50~80kcal/kg),同时给以适量的氨基酸,使体内氮的潴留接近早产儿在宫内的水平。目前制剂品种繁多,因高渗液使血栓性静脉炎的发生率增高,故一般周围静脉输注氨基酸的浓度应 <2%,中心静脉输注浓度应 <3%。开始剂量为每天 0.5~1.0g/kg,每天增加 0.5g/kg 至足量。为了确知患儿对增加的浓度能否耐受,每次增加浓度时最好测血清尿素氮,如有可能,最好每周再测血氨 1~2 次。

4. **水**　一般应按每天 120~140ml/kg 计算。极低出生体重儿及有肾脏疾病者,入水量应相应减少。有腹泻、肠瘘时应增加水分的补充。

5. **电解质**　其需要量与口服补充时不同。如钙、磷口服后不能完全吸收,口服每天补充量较大,而肠道外营养时需要的量较少。

6. **微量元素**　铁、锌、铜、锰、碘、钴等微量元素为机体代谢所必需。全肠道外营养 2 周以上,就有微量元素缺乏的可能,可通过每周输血浆或全血 1~2 次(每次 10ml/kg)加以补充。

7. **维生素**　应用全肠道外营养 2~3 周以上而不添加各种维生素时可出现各种维生素缺乏症。

各种营养成分每天需要量见表 4-14。

表 4-14　各种营养成分的平均每天需要量

成分	口服的推荐量 (mg/kg)	静脉量 (mg/kg)	成分	口服的推荐量 (mg/kg)	静脉量 (mg/kg)
蛋白质	12.5g/kg	4g/kg	碘	0.07	0.015
热能	472kJ/kg	330~390kJ/kg	维生素 A	1500IU	3000~4000IU
水	150ml/kg	125ml/kg	维生素 B_1	0.4	15~20
钠	46	100	维生素 B_2	0.6	3~4
钾	58	156~195	维生素 B_6	0.25	4.5~6.0
氯化物	150	150	维生素 C	30	150~200
钙	218	72	维生素 D	400IU	300~400IU
磷	218	58	维生素 E	—	1.5~2.0IU
镁	60	25	烟酸	6	30~40
铁	6	0.02	泛酸	—	7.5~10.0
铜	0.07	0.022	维生素 K	1.5	1.0~1.5
钴	—	0.014	叶酸	0.35	0.5
锰	0.2	0.04	维生素 B_{12}	0.001	0.001
锌	0.3	0.04			

(四) 输入途径

1. 周围静脉输注法　适用于浓度较低的静脉营养液,优点是方便,易建立静脉途径,并发症少而轻,相对安全,便于发现插管处静脉炎发生征象;缺点是不能耐受高渗透压(超过1200mOsm/L)营养液,静脉炎发生率高,有时后果严重。输入的液体可含脂肪或不含脂肪(即仅有葡萄糖及氨基酸)。脂肪乳剂应单独输入,不与其他溶液混合。用微量输液泵于24小时均匀滴入。每1~2天要更换穿刺部位,防止血栓性静脉炎。

适应证:短期肠道外营养支持(2周以内);败血症;锁骨下静脉栓塞;中心静脉插管技术上有困难或有危险的患者;肠道外供给营养仅属补充性者;计划以后作家庭肠道外营养的患儿,准备阶段可短期使用周围静脉输注法维持营养。

2. 中心静脉输注法　应用肠道外营养2周以上才采用此法,输入的液体为高渗溶液。优点是管径粗,流量大,对渗透压耐受性好,不易产生静脉炎和静脉血栓。中心静脉置管途径有颈内静脉穿刺置管、锁骨下静脉穿刺置管、经周围静脉穿刺至中心静脉置管(PICC)。对小婴儿经皮穿刺锁骨下静脉插管者并发症(如气胸、血胸等)较多,要慎用。插入的导管应置于上腔静脉靠近右心房处,此处血管粗、血流量大,滴入的营养液很快被稀释,不致刺激血管壁。下腔静脉插管的并发症多,故多不采用。新生儿生后不久,可经脐血管插管后留置导管,但导管进入的位置不肯定,且营养液迅速到达肺、肝的浓度仍属高渗,对机体有害。另外,脐部不易保持清洁,感染的威胁较大,故多数也不采用。在认真仔细的护理下,插入的导管最长可保留3个月,一般为1个月左右。

适应证:营养配方渗透压超过900mOsm/L,时间超过10~14天建议采用中心静脉置管途径。禁忌证:凝血功能严重障碍者避免进行锁骨下静脉穿刺,局部皮肤感染者应另选穿刺部位,血气胸患者避免行颈内及锁骨下静脉穿刺,躁动不安、重症肺气肿及呼吸困难者。

(五) 输注方式

1. 多瓶输注　氨基酸、脂肪、糖串联输注,电解质和营养素分别加入在各瓶中。优点是灵活,适用于临床变化较大的患者;缺点是高血糖、电解质紊乱的发生率增加,一些营养素不能很好地被利用,往往在延长管内发生药物的不相容而导致沉淀。

2. 全合一输注　所有的营养物质、电解质、微量元素、维生素都放入一个输液袋中输注。优点是节约费用,易于管理,营养物质更好地利用,减少代谢并发症,可降低营养液的渗透压,减少对静脉的刺激,减少管道连接,降低败血症的发生率。

(六) 肠外营养液配制步骤和配制要求

1. 配制步骤

(1) 第一步混合顺序:高渗葡萄糖、微量元素、电解质、水溶性维生素加入到葡萄糖液体中;磷制剂加入到氨基酸液体中;脂溶性维生素加入到脂肪乳剂中。

(2) 第二步混合顺序:将加入成分的葡萄糖液体和氨基酸分别经过滤输注管加入3L营养袋中;在加入过程中,轻轻摇动,检查有无变色和沉淀现象;再将脂肪乳剂缓缓加入3L营养袋中。

2. 配制要求

(1) 营养混合液中总的一价阳离子浓度应小于150mmol/L,二价阳离子浓度应小于5mmol/L。

(2) 渗透压经周围静脉输注应不大于900mOsm/L,经中心静脉输注应不大于1200mOsm/L。

(3) 总液量24小时内完成,现用现配为好。

(4) 维生素易氧化分解,必须加入含脂肪乳剂的营养液中才稳定。

(5) 钙离子和镁离子制剂不同时使用,磷制剂建议用有机磷制剂,以免与钙离子发生沉淀。

(6) 原则上不推荐营养液与其他药物混合输注,包括经共同静脉通路同时输注营养液与药物。

(七) 护理、监测

进行 EN 时应有一组人员相互配合协作(包括医师、护理及药剂人员),并要有下列的严格制

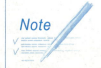
Note

度如：

1. 局部皮肤要保持干燥,每天消毒、更换敷料。
2. 输入液用 0.22μm 孔径的微孔过滤器过滤,每天更换输液管。
3. 输液速度要均匀。
4. 保持导管不脱出、针头与接头不脱开。
5. 详细记录每天出入量,尤其尿量。
6. 一般情况下不经此血管进行输血、注射药物或采取血标本。
7. 如用微量输液泵,要有可靠的警报系统以防空气栓塞。
8. 如果发现炎症要及时处理。

为了更好地指导治疗,治疗前应进行一次必要的化验作为基础数值,在治疗过程中对各项指标进行定期的监测(表 4-15)。

表 4-15　肠道外营养者监测项目及日期

日期	内容
每 10 天 1 次	血转氨酶、碱性磷酸酶、胆红素、钙、磷、身长等
连续 3 天,后每 3 天 1 次	血钠、钾、氯、尿素氮、pH 等
第 1、2、3 天	血糖
每天	尿糖、体重
每 3 天 1 次	周围血常规(红细胞比积、白细胞分类及计数)
必要时	尿培养、血培养、导管处培养

(八)并发症

1. **导管插管**　由于导管损伤引起的气胸、乳糜胸、臂丛神经或锁骨下动脉损伤、静脉损伤、心脏损伤、导管断裂或打结、静脉血栓形成、血栓性静脉炎及皮下渗液等。

2. **感染**　肠道外营养液中葡萄糖和氨基酸,均为微生物生长的良好培养基。导管或营养液污染后可造成败血症,其发生率在 15%~25% 之间,以念珠菌感染为多见,其次为细菌性感染。若由导管污染引起的败血症,应先拔去导管。

3. **代谢紊乱**　由于营养液成分不当或疾病本身使体内代谢障碍,未及时适当调整而引起。代谢紊乱包括:

(1) 高血糖症及低血糖症:最初几天胰岛素尚未适应,常由输入液体的速度过快引起高血糖症;有时可出现非酮症性高渗性昏迷以致死亡。低血糖症往往发生于停止补充肠道外营养液后,而此时血中胰岛素水平还是高的。预防措施为停止补给肠道外营养液时要有过渡阶段,如果因某些原因而停止输入肠道外营养液时,需经外周静脉补入 10% 葡萄糖液。

(2) 电解质紊乱:如低或高磷血症、低或高钠血症、低或高钾血症、高氯血症、低钙血症及代谢性酸中毒等。

(3) 高氨基酸血症及高氨血症。

(4) 维生素及微量元素缺乏症。

(5) 肝功能损害及脂肪肝。

(6) 高渗性利尿。

4. **医源性失血性贫血**　频繁抽血化验可致。

当导管因纤维蛋白堵塞而不通时,可先用肝素(100U/ml)注射;若仍不通畅可用尿激酶 2500U/ml 注射于阻塞的导管内,并保留 3 小时使纤维蛋白消化,然后再用上述浓度的肝素冲洗。

既往临床医师过度重视肠外营养,忽视肠内营养,但肠外营养所导致的一系列并发症,使人们越来越意识到肠内营养的重要性。肠内营养和肠外营养各有优缺点,根据患儿疾病、胃肠道

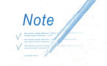

功能和营养供给方式的耐受程度选择不同的营养支持方式。从肠外营养过渡到肠内营养应经历一定转变过程,可依次采用肠外营养与管饲结合、单纯管饲、管饲与经口摄食结合、正常经口肠内营养,这样将减少胃肠道负担。

【小结】

1. 肠内营养(EN)是指经胃肠道提供人体所需要的营养物质和其他各种营养素的营养支持方式。肠内营养液进入消化道的途径有口服和管饲两种。安全有效地实施EN的前提条件是要选择一条合理的途径,一般首先考虑口服。

2. 根据管饲持续时间选择经鼻(小于6周的肠内营养支持)和造口(适用于长期的肠内营养支持)两种方式。EN置管途径及技术种类繁多,根据患儿胃肠功能状况和是否有吸入风险,选择经胃、经十二指肠和经空肠喂养。

3. 肠外营养(PN)即静脉营养,是指通过肠道外途径供给患儿需要的营养物质的方法,可分为全肠道外营养(TPN)和部分肠道外营养(PPN)。肠外营养是一种可靠的提供营养的途径,能很快达到所需能量,可在短时期内纠正营养不良。同时可调节补液配方,纠正体液和电解质失衡。当无法用肠内营养的情况下,考虑应用肠外营养或联合应用肠内肠外营养。肠外营养输入途径有周围静脉输注法和中心静脉输注法。

【思考题】

1. 肠内营养的适应证和禁忌证。
2. 肠内营养的输入途径及可选择方式。
3. 肠外营养的适应证和禁忌证。
4. 肠外营养常用的输注途径及特点。

(江米足)

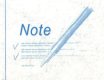

第五章　营养和营养障碍疾病

第一节　营养学基础

一、营养素与参考摄入量

(一)营养素

营养素是机体为了维持生存、生长发育、生理功能、体力活动和健康以食物的形式摄入的一些需要的物质。人体所需的营养素有蛋白质、脂类、碳水化合物、矿物质、维生素和水共六大类。除了这些营养素外,食物中还含有许多其他成分,如膳食纤维和植物化学物等,这些成分也有重要的生理功能。

蛋白质、脂类、碳水化合物因为需要量多,在膳食中所占的比重大,在体内含量大于总体重的 0.01%,称为宏量营养素(macronutrient);又因蛋白质、脂类和碳水化合物经过氧化分解释放出一定的能量,供给人体需要,故称三大产能营养素。矿物质和维生素因需要量较少,在膳食中所占比重也小,在体内含量小于总体重的 0.01%(常以毫克或微克计),称为微量营养素(micronutrient)。矿物质中又分常量元素和微量元素,常量元素在人体内含量相对较多,微量元素在人体内含量很少。

任何一种营养素过多或不足均可引起营养过剩或营养不良,对人体健康产生不良影响。

(二)营养素参考摄入量

营养素参考摄入量(dietary reference intakes,DRIs)是一组每天平均膳食营养素摄入量的参考值,它是在推荐的营养素供给量(RDAS)基础上发展起来的,我国现行的 DRIs 是中国营养学会于 2013 年修订的,包括 4 项营养水平指标:即平均需要量(estimated average requirement,EAR)、推荐摄入量(recommended nutrient intake,RNI)、适宜摄入量(adequate intake,AI)和可耐受最高摄入量(upper level of intake,UL)。EAR 是群体中各个体需要量的平均值,可以满足某一特定性别、年龄及生理状况群体中半数个体的需要量的摄入水平,这一摄入水平能够满足该群体 50% 的成员的需要,缺乏的可能性为 50%。RNI 可以满足某一特定性别、年龄及生理状况群体中绝大多数(97%~98%)个体的需要。RNI 是以 EAR 为基础制定的,如果已知 EAR 的标准差,则 RNI=EAR+2SD。AI 是当某种营养素的个体需要量研究资料不足,没有办法计算出 EAR,不能确定 RNI 时,只有通过观察或实验获得的健康人群某种营养素的摄入量,但其准确性远不如 RNI。UL 是平均每天可以摄入该营养素的最高量。当摄入量超过 UL 而进一步增加时,发生毒副作用的危险性增加。如资料充分,每种营养素可制订一套 DRIs,多数营养素都有一个 UL。

1. **能量**　能量单位是千卡(kcal)或千焦耳(kJ),1kcal=4.184kJ,或 1kJ=0.239kcal。能量由三大产能营养素供给,碳水化合物、蛋白质和脂类在体内的实际产能量分别为 16.8kJ(4kcal)/g、16.8kJ(4kcal)/g 和 37.8kJ(9kcal)/g。

儿童对能量的需要包括基础代谢率(basal metabolism rate,BMR)、食物热力作用(thermic effect of food,TEF)、活动消耗(physical activity)、生长所需(growth)和排泄消耗(excreta)5 个方面。

(1) 基础代谢率(BMR):是指人体在维持呼吸、心跳等最基本生命活动情况下的能量代谢。

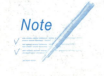

婴幼儿基础代谢率较成年人高。婴儿基础代谢率的能量需要约占总能量的60%,每天平均约需230kJ(55kcal)/kg,以后随年龄增长、体表面积增加而逐渐减少,7岁时每天约需184kJ(44kcal)/kg;12岁时每天约需126kJ(30kcal)/kg,到青春期又出现一个较高代谢的阶段,然后下降至成人水平。不同器官在基础代谢中所占的比例与该器官所占身体比例大小和功能有关,如婴幼儿期脑代谢占总基础代谢的1/3,而成人仅占1/4;相反的,肌肉消耗的能量在婴儿期仅占8%,而成人期可占30%。

(2) 食物的热力作用(TEF):是指由于人体摄取食物而引起机体能量消耗额外增多的现象,过去称为食物特殊动力作用。各类食物由于成分不同所引起的热量消耗不同,其中蛋白质的TEF最大,约为自身产热量的30%,而脂肪和碳水化合物有"节能"作用,分别仅占自身产热量的4%和6%。婴儿蛋白质需要量较高,故此项热量所需较高,约占总能量的7%~8%,而混合膳食则大多在5%左右。儿童过多摄入蛋白质可增加体内食物热力作用。

(3) 活动消耗:除基础代谢外,活动消耗是影响人体能量消耗的主要因素。儿童活动所需能量与身体大小、活动强度、活动持续时间、活动类型有关,从而导致这一部分的能量差异很大。一般来说,随年龄增加而增加,一个好哭多动的婴幼儿比年龄相仿的安静孩子所需能量可高3~4倍。一般婴儿约需63~84kJ(15~20kcal)/kg,到12~13岁时约需126kJ(30kcal)/kg。当能量摄入不足时,儿童可表现为活动减少,以节省能量保证机体基本功能和满足重要脏器的代谢。

(4) 生长所需:这部分能量为小儿所特需,其需要量与小儿的生长速度成正比。体内每克新的组织增加约需18.4~23.8kJ(4.4~5.7kcal)的能量。婴儿生长最快,初生数月以内的婴儿每天需要能量可高达167~209kJ(40~50kcal)/kg,1岁时约需63kJ(15kcal)/kg,随年龄增长逐渐减少,约为20kJ(5kcal)/kg。生长发育所需的热量占总能量需要量的比例从生后1个月到12个月由35%逐步下降到3%,直至青春期前仍然维持在较低水平,在青春期时重新上升到4%。

(5) 排泄消耗:未经消化吸收的食物排泄至体外所损失的能量通常占总能量10%以内,当腹泻或消化功能紊乱时可成倍增加。

上述5项能量的总和即是能量需要的总量。不同年龄各项能量消耗见图5-1。一般来说,基础代谢占能量的50%,排泄消耗占能量的10%,生长和运动所需能量占32%~35%,食物热力作用占7%~8%。但应强调的是,能量需要存在明显个体差异,疾病状态下能量需要应根据具体病情调整。一般新生儿生后第1周每天所需总能量约为250kJ(60kcal)/kg,第2、3周约为418kJ(100kcal)/kg,婴儿为460kJ(95kcal)/kg。多数营养素的推荐摄入量都是为了满

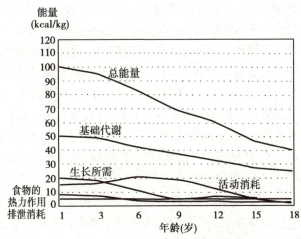

图5-1　能量消耗随年龄变化曲线

足或者超过个体的实际需要量,但是能量的推荐摄入量则是基于人群的平均需要量制订,为了支持和维护健康儿童处于良好营养状态下的生长发育,以避免过度摄入。人体能量代谢的最佳状态是达到能量消耗与摄入的平衡。如持续能量摄入不足,机体则会动用自身的能量储备甚至消耗组织以满足生命活动能量的需要;反之,如能量摄入过剩,则多余部分便以脂肪形式储存起来(机体的能量储备),造成异常的脂肪堆积,可能会导致成年期慢性疾病和代谢综合征。

2. 宏量营养素

(1) 蛋白质:蛋白质是构成人体细胞和组织的基本成分,也是维持人体一切生理功能的物质基础,而且是人体氮的唯一来源。其次要功能是供能,所提供的能量占总能量的8%~15%。氨

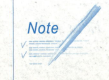

基酸是组成蛋白质的基本单位。从营养学上根据氨基酸的必需性,除苯丙氨酸、蛋氨酸、赖氨酸、色氨酸、苏氨酸、缬氨酸、亮氨酸、异亮氨酸八种必需氨基酸外,组氨酸为小儿生长发育期间的必需氨基酸,精氨酸、胱氨酸、酪氨酸和牛磺酸为早产儿所必需。蛋白质的质量取决于必需氨基酸的种类和比例,食物中蛋白质所含必需氨基酸比值愈接近人体必需氨基酸比值,该食物蛋白质的生物学价值就愈高,才能为机体所充分利用。通常动物性蛋白质均为优质蛋白质,植物性食物中仅大豆蛋白质富含赖氨酸,故质量较高,也为优质蛋白质。将各种食物混合食用,其蛋白质中必需氨基酸的种类和数量可以互相补充,提高食物的生物价值,这就是蛋白质的互补作用。例如小麦、米、玉米等赖氨酸含量低,蛋氨酸含量高,而豆类则相反,如两者搭配可互相弥补不足;豆制品的制作可使蛋白质与纤维素分开,利于消化;动物性和植物性食物混合食用可明显提高蛋白质的利用率。

小儿处于生长发育旺盛阶段,对蛋白质的质和量需要相对更高。儿童按千克体重表示的蛋白质需要量和优质蛋白质需要量均大于成人。按体重计算新生儿蛋白质需要量和用于生长的蛋白质比例最高,以后随着年龄增长、生长速度下降逐渐减少。婴幼儿每千克体重对必需氨基酸的需要量及种类也多于成人。婴儿蛋白质的 RNI 为 1.5~3g/(kg·d),其中必需氨基酸应占 43%,儿童应占 36%,而优质蛋白质应占蛋白质总量的 50% 以上。人乳蛋白质生物学价值高,吸收率高达 90%,因此哺人乳的婴儿只需 2g/(kg·d);牛乳蛋白质生物学价值略差,故牛乳喂养者需 3.5g/(kg·d);植物蛋白质的利用率更低,全靠植物蛋白质供给营养的婴儿需 4.0g/(kg·d)。1 岁以后蛋白质需要量逐渐减少,直到成人的 1.1g/(kg·d)。

(2) 脂类:脂类是脂肪和类脂的总称,后者包括磷脂、鞘脂类和类固醇等,是机体能量的重要来源和主要储存形式。人体不能自身合成、必须由食物供给的脂肪酸称为必需脂肪酸,如 n-6 系的亚油酸(linoleic acid;18:2n-6)和 n-3 系的 α- 亚麻酸(linolenic acid;18:3n-3)。n-6 系亚油酸在体内经过去饱和以及碳链延长可衍生多种 n-6 不饱和脂肪酸,如花生四烯酸,也可转变成 γ- 亚麻酸。n-3 系 α- 亚麻酸也可衍生多种 n-3 不饱和脂肪酸,如二十碳五烯酸(EPA,$C_{20:5}$)和二十二碳六烯酸(DHA,$C_{22:6}$)。花生四烯酸和 DHA 对于婴儿大脑和视网膜发育起重要作用,如缺乏可导致小儿大脑和视觉功能受损。花生四烯酸也是高生物活性产物前列腺素、血栓素和前列环素的前体,几乎参与了机体所有细胞代谢活动。食物中必需脂肪酸缺乏,会影响人体的正常功能,表现为皮肤角化、伤口愈合不良、生长停滞、生殖能力减退、心肌收缩力降低、免疫功能下降和血小板凝集障碍等。此外,反式脂肪酸是植物油氢化的产物,虽然具有延迟食品过氧化反应的作用,即抗腐败,但其有害作用远大于饱和脂肪酸,不仅增高了低密度脂蛋白结合胆固醇的水平,还降低了高密度脂蛋白,增加心血管疾病的危险性,因此儿童应尽量避免反式脂肪酸的摄入,如人造黄油等。

必需脂肪酸的最好食物来源是植物油类,如食物中亚油酸主要来源于玉米油、葵花籽油、大豆油等植物油,以及核桃、花生等坚果类;α- 亚麻酸主要存在于绿叶蔬菜、鱼类脂肪及坚果类。母乳中含有丰富的必需脂肪酸。

婴儿每天需要脂肪约 4g/kg,脂肪所提供的能量占总能量的 35%~45%。随着年龄增长,脂肪占总能量比例下降,7 岁以上的年长儿为 25%~30%,每天约需 2.5~3g/kg。必需脂肪酸提供的能量至少不应低于总能量的 1%,约 110mg/418kJ(100kcal),最适为总能量的 4%~5%,其中亚油酸占膳食能量的 3%~5%,α- 亚麻酸占膳食能量的 0.5%~1%。EPA、DHA 占总能量的 0.5%。

(3) 碳水化合物:碳水化合物是人体最主要的供能营养素,还可与脂肪酸或蛋白质结合成糖脂、糖蛋白和蛋白多糖,参与细胞的多种生理活动,是构成机体重要物质的组成成分。碳水化合物的消化主要在小肠中进行,且主要以糖原形式储存在肝脏和肌肉中,起到“节约蛋白质”的作用,但不超过体重的 1%。当碳水化合物供给不足时,可引起低血糖,并且机体将分解脂肪或蛋白质以满足能量需要,以致酮体产生过量而致酮中毒。碳水化合物无 RNI,常以可提供能量的百

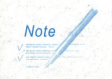
Note

分比表示适宜摄入量。2 岁以上儿童膳食中,碳水化合物提供的能量应占总能量的 55%~65%。应保证充分碳水化合物的摄入,提供合适比例的能量来源,若碳水化合物产能 >80% 或 <40% 都不利于健康。碳水化合物主要来源于粮谷类和薯类食物。

3. 微量营养素

(1) 维生素:维生素是维持机体正常代谢和生理功能所必需的一大类有机化合物的总称。这类物质既不是构成身体组织的原料,也不产生能量,而是一类生理调节物质,在物质代谢中起重要作用。人体需要量甚微,但除维生素 D 外,由于体内不能合成或合成量不足,故必须经常由食物供给。维生素种类很多,化学性质与生理功能各异。根据其溶解性可分为脂溶性和水溶性两大类。

1) 脂溶性维生素:包括维生素 A、D、E、K。其共同特点为:主要改变复合分子及细胞膜的结构,为高度分化组织的发育所必需;分子特异性不高,均有前体;易溶于脂肪和脂肪溶剂,大部分贮存在脂肪组织(尤其是定脂)中,不需每天供给;通过胆汁缓慢排出,因此摄入不足症状出现较迟,而过量可致中毒。各种脂溶性维生素的作用、代谢、来源、缺乏和过多的影响见表 5-1。

2) 水溶性维生素:包括维生素 B 族(B$_1$、B$_2$、B$_6$、B$_{12}$、PP、叶酸)和维生素 C。其共同特点为:主要参与辅酶的形成,有高度的分子特异性,无前体,除碳、氢、氧外,还常含有氮、硫、钴等元素;因易溶于水,多余部分可迅速从尿中排泄,在体内仅有少量储存,故不易中毒,但需每天供给,缺乏后症状出现较早。各种水溶性维生素的作用、代谢、来源、缺乏和过多的影响见表 5-2。

(2) 矿物质:人体内的元素除碳、氢、氧、氮以有机的形式存在外,其余的统称为矿物质。人体内含有许多种不同的矿物质,其中有 21 种已被证明为人类生命所必需。其中体内含量较多(>0.01% 体重),每天膳食需要量都在 100mg 以上者称为常量元素,包括钙、磷、钠、钾、氯、镁 6 种,其中钙、磷、镁含量占人体矿物质总量的 98%。微量元素是指含量小于体重的 0.01%,每人每天膳食需要量为微克至毫克的矿物质。已确认为人体所必需的微量元素有铁、铜、锌、碘、硒、钴、铬、钼,其中铁、碘、锌容易发生缺乏,而锰、硅、硼、钒、镍为可能必需的微量元素。氟、铅、镉、汞、砷、铝、锂、锡有潜在毒性,但在低剂量时可能具有人体必需功能。矿物质的共同特点为:①不能在体内生成,必须由外界环境供给。②体内新陈代谢过程中不会消失,必须通过各种途径(如皮肤、黏膜、粪、尿等)排出体外。③不提供能量,但为构成机体组织及维持人体内环境以及一切正常生理功能所必需,如钙、磷、镁是骨髓和牙齿的重要组成成分;钾、钠、氯、钙为维持机体的酸碱平衡、渗透压及神经、肌肉的兴奋性所必需;铁、碘、锌、硒等参与机体的某些特殊生理功能,许多酶的组成成分或活化剂等。④某些微量元素在体内生理剂量与中毒剂量极其接近,应予以注意。各种矿物质的作用、代谢、来源、缺乏和过多的影响见表 5-3。

4. 其他膳食成分

(1) 水:水是维持生命的重要物质基础,对人的生命而言,断水比断食的威胁更为严重。水参与机体的一切代谢和生理功能,对于维持人体内环境稳定起着关键作用。正常人从饮水和食物中获得水。食物在体内氧化时也可产生一小部分水,称食物内生水或代谢水。但脂肪、碳水化合物和蛋白质氧化所产生的水量不尽相同,且同一类营养素,分子结构不同,代谢水产量也有波动。一般混合饮食每 418kJ(100kcal)约供水 12ml。儿童体内水分占体重的比例较成人高。每天水的需要量与年龄、能量摄入、食物中蛋白质和矿物质浓度、不显性失水、肾功能成熟度等因素有关。牛乳含蛋白质和电解质较多。一般婴儿需水量为 150ml/(kg·d),以后每 3 岁减去 25ml/(kg·d)。美国 0~6 个月、7~12 个月、1~3 岁和 4~8 岁的儿童,每天对水的参考摄入量(DRI)分别为 700ml、800ml、1300ml 和 1700ml。这个参考摄入量是母乳喂养、母乳加补充食物或家常食物喂养的婴儿及 1 岁以上儿童的液体平均摄入量。婴儿可从乳汁和其他食物中获取足够的水量,为减少胃肠负担,应避免额外给予过多的水等液体,婴儿每天 6~7 次小便即提示水的摄入

表5-1　各种脂溶性维生素的作用、代谢、来源、缺乏和过多的影响

维生素种类	作用	代谢	来源	缺乏	过多
维生素A(视黄醇)	1.构成视觉细胞内的感光物质,即视网膜杆细胞中的视紫红质。2.保护上皮组织结构的完整与健全,促进伤口愈合。3.促进骨骼与牙齿发育。4.是免疫刺激剂	以视黄醇和维生素A原两种形式存在于食物中,维生素A原在小肠黏膜、肝细胞内转变成维生素A。两者皆储存在肝脏,血浆中维生素A与特异性转运蛋白(视黄醇结合蛋白)结合后被转运。耐热、酸、碱,易被氧化,维生素E可保护其在肠内不被氧化	肝、脂肪、乳汁、蛋黄、鱼肝油;维生素A原:黄红色素来如胡萝卜、红薯、南瓜、番茄等	暗适应能力降低、夜盲、结膜炎、泪腺上皮不健全、眼干燥症、皮肤角膜软化甚至穿孔、失明;皮肤和黏膜角化,骨骼和牙釉质发育障碍,生长发育受阻、细胞免疫和体液免疫功能均下降,极易患呼吸道和呼吸道感染	对维生素A敏感性有个体差异,长期每天服维生素A 50 000U 可致慢性中毒,表现为颅内高压症状和体征,转移性骨痛伴软组织肿胀(四肢长骨多见),颅、枕部颅骨骨膜下新骨形成,食欲减退,生长发育停滞,肝大,皮肤干燥、脱皮。一次摄入量>30万U可致急性中毒,表现为颅高压症
维生素D	促进小肠吸收钙、磷,调节钙磷代谢,促进骨骼和牙齿正常发育	在肝脏经25-羟化酶系统催化,变成25-(OH)-D₃,再经肾脏1-羟化酶作用变为有活性的1,25-(OH)-D₃,由肾脏以激素形式排出	肝、蛋、鱼肝油,人体皮肤内7-脱氢胆固醇经日光紫外线照射形成	佝偻病和婴儿手足搐搦症	个体差异大,一般每天服20 000~50 000IU 数周或长期每天服2000IU 可致中毒。表现为恶心、呕吐、顽固性便秘、头痛、多尿、夜尿、体重减轻、高钙血症、心、肾曲管、血管、气管皆可发生钙盐沉着,严重者可致肾衰竭
维生素E(生育酚)	是一种很强的抗氧化剂,如保护维生素A及A原、亚油酸在小肠和脂防止红细胞膜的不饱和脂肪酸脂质过氧化,抗血管硬化、促进生育,合成或调节体内某些必需物质如维生素C、核酸、辅酶Q等	吸收受脂肪消化的影响,储存在脂肪组织,但不储存在肝脏	植物油(豆油、菜籽油、芝麻油、玉米果(核桃、瓜子);菌藻类(木耳、发菜);及蛋、乳、牛肝等	早产婴儿溶血、共济失调、周围神经病、眼肌痲痪	未确定
维生素K	催化凝血酶原前体转化或合成凝血酶原、凝血因子Ⅱ、Ⅶ、Ⅸ、Ⅹ 也依赖维生素K合成	是一组作用相似的萘醌:叶绿醌(维生素K₁);甲基萘醌(维生素K₂);2-甲萘醌(维生素K₃);吸收需要胆汁盐和胰脂酶,由空肠吸收,储存在肝	肝、蛋、豆类、青菜;一部分维生素K由肠内细菌合成	正常人很少缺乏,新生儿或<3个月婴儿易缺乏(每乳中含量低;肠道正常菌群未建立;胎盘转运量少,初生时储备量低),可致颅内、消化道等部位出血	叶绿醌和膳食中甲基萘醌未发现中毒,甲基萘醌可引起早产儿高胆红素血症

Note

表 5-2 各种水溶性维生素的作用、代谢、来源、缺乏和过多的影响

维生素种类	代谢	作用	来源	缺乏	过多
维生素 B₁	在小肠易被吸收,在细胞内尤其在肝细胞内与磷酸盐合成焦磷酸酯(辅羧酶);体内储存有限,过多则由肾脏排出	参与糖代谢过程中 α-酮酸(如丙酮酸、α-酮戊二酸)的氧化脱羧及磷酸戊糖旁路的酮基转移作用,维持神经、心肌活动功能,调节胃肠蠕动,促进生长发育	米糠、麦麸、豆类、便壳果、动物心、肝及瘦肉、蛋类、肠内细菌和酵母可合成部分	组织中丙酮酸堆积和抑制胆碱乙酰化酶,使乙酰胆碱减少而影响神经传导。表现为消化不良,反应淡漠,多发性周围神经炎,心脏肥大,充血性心力衰竭,水肿,惊厥,喑哑	无害
维生素 B₂(核黄素)	在小肠吸收,摄入大量时尿中排泄增高。胃酸缺乏、腹泻、呕吐影响其吸收,机体代谢增加时消耗量增大	为辅黄酶主要成分,参与体内氧化过程,维持皮肤、口腔黏膜和眼的健康,防止其病变	蛋黄、乳类、肝、鱼、绿色蔬菜、豆类	口角炎、唇炎、舌炎、脂溢性皮炎、角膜血管充血、溃疡,生长障碍。多与其他 B 族维生素缺乏同时出现	无害
维生素 PP	在小肠吸收,储存在肝,过量由尿排出,体内在维生素 B₆ 作用下由色氨酸合成	是辅酶 Ⅰ 及 Ⅱ 的组成成分,为体内氧化过程所必需;维持皮肤、黏膜和神经健康,防止癞皮病,促进消化系统功能	肉类、肝、花生、酵母、谷类、绿色蔬菜	皮炎,主要在身体裸露部位,腹泻、神经炎、血管扩张、肝脏异常	血管扩张,面红
维生素 B₆ 三种形式:吡哆醇 吡哆醛 吡哆胺	在肠内吸收,经磷酸化后变为辅酶	为转氨酶和氨基酸脱羧酶的辅酶,参与神经、氨基酸及脂防代谢,促进血红蛋白合成	各种食物中。亦由肠内细菌合成	皮炎、口腔炎、唇裂,末梢神经炎,精神异常,低色素性贫血,婴儿可发生惊厥	尚不明
维生素 B₁₂	与胃酸中的内因子糖蛋白结合,在回肠远端吸收,储存在肝脏。吸收受内源因子控制(一种不耐热的黏蛋白,由胃壁细胞分泌)	参与核酸合成,促进四氢叶酸形成,促进细胞及细胞核成熟,对生血和神经组织代谢有重要作用	主要来源是动物食品,如肝、肾、鱼、奶酪等	可影响体内所有细胞 DNA 合成障碍,营养性巨幼红细胞贫血,脊髓神经脱髓鞘等神经病变、高胱氨酸尿症	尚不明
叶酸	在小肠吸收,在维生素 C 还原型辅酶 Ⅱ 的参与下,转变成具有生理活性的 5、6、7、8-四氢叶酸。在肝脏储存,过量由尿及粪便排出	叶酸的活性形式四氢叶酸是体内转移"一碳基团"的辅酶,参与核苷酸合成,特别是胸腺嘧啶脱氧核苷酸合成	绿叶蔬菜、肝、肾、酵母较丰富,肉、鱼、乳类次之,羊乳含量基少	巨幼红细胞贫血,舌炎,消化功能紊乱,免疫力下降。胎儿期缺乏可致神经畸形	尚不明
维生素 C	易在胃酸吸收,血浆浓度反映每天摄取量,白细胞中浓度反映组织中含量,过量由尿排出,组织中储存很少,在肾上腺含量较高,脱氧抗坏血酸具有生物活性	参与人体氧轻化和还原过程,对胶原蛋白、细胞间黏合质、神经递质(如去甲肾上腺素等)合成,类固醇羟化,氨基酸代谢,抗体及红细胞生成等有重要作用;防止维生素 C 缺乏症	各种水果及新鲜蔬菜中	维生素 C 缺乏症,早期症状为烦躁不安、生长缓慢,皮下及长骨骨膜下出血,出牙后可见牙眼出血,伤口愈合慢,牙质和骨样组织形成停滞	可引起高草酸盐尿,肾结石

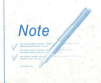
Note

表 5-3　各种矿物质的作用、代谢、来源、缺乏和过多的影响

矿物质种类	作用	代谢	来源	缺乏	过多
钙	人体中含量最多的一种矿物质；构成骨骼和牙齿，维持神经与肌肉正常兴奋性；维持细胞膜通透性；保持细胞膜正常功能；为凝血因子；促进酶活性及激素分泌	主要在小肠吸收，食物内脂肪、草酸盐、磷酸盐等过多可减少其吸收；消化道酸性环境、乳糖、钙磷比例2：1有利于其吸收；摄入量的10%由尿排出，70%由粪排出；主要存储于骨骼；甲状旁腺素、降钙素、维生素D调节其代谢	乳类、蛋类含量较多，豆浆、豆浆中含量较牛奶少	佝偻病，手足搐搦症。生长发育落后，可能出现高血压	钙量过多可能沉淀磷盐。心肌梗死，肾结石
磷	是骨骼、牙齿、细胞核蛋白、各种酶的主要成分、协助糖、脂肪和蛋白质代谢，参与缓冲系统，维持酸碱平衡	主要在小肠吸收，维生素D、甲状旁腺素调节其吸收，脂肪即减少其吸收；85%储存在骨；58%由尿排出	乳类、肉类、豆类、坚果、鱼类和五谷类中	佝偻病	影响钙的吸收
铁	是血红蛋白、肌红蛋白、细胞色素和其他酶系统的主要成分，运输氧和二氧化碳；为参与免疫功能的细胞及因子所必需	是人体含量最多的一种必需微量元素，70%为功能性铁，主要存在于血红蛋白、脾、肝、骨髓中（储存形式铁），30%铁储存在肝、脾、骨髓中（储存形式铁）；主要在胃及小肠上部吸收；非血红素铁吸收受草酸盐、维生素C、胃酸等影响；血红素铁吸收率可高达25%；体内铁可反复利用；主要从粪排出	肝、蛋黄、血、豆类、瘦肉、绿色蔬菜、杏、桃中；乳类中含量较少，羊乳尤少	缺铁性贫血，免疫功能下降，易感染	急性中毒：坏死性胃炎、肠炎，低血压，中枢神经系统损害，儿童口服130mg即有致命危险
铜	对制造红细胞，合成血红蛋白和铁的吸收起很大作用，是重要生物催化剂，与许多酶如细胞色素氧化酶的关系密切，存在于人体红细胞、脑、肝等组织内，是铜蓝蛋白成分	主要在十二指肠吸收，转运到肝和肾，经血浆铜蓝蛋白携带，运输至身体其他部分，主要经胆汁排出体外	肝、肉、鱼、牡蛎、坚果、豆类	低色素小细胞性贫血，白细胞减少（特别是中性粒细胞），共济失调，胆固醇升高	肝硬化、胃炎、溶血、神经退行性变
锌	参与200种酶的合成，可激活80多种酶，其中以DNA和RNA聚合酶、胸腺嘧啶核苷激酶最重要，其次是碳酸酐酶、碱性磷酸酶和醇脱氢酶等，从而影响人体的体格生长、智能发育，免疫功能，创伤愈合等生理功能	存在于肝、肌、骨及白血胞中，主要从肠道排出	鱼、蛋肉、禽、全谷、麦胚、豆、酵母等，动物性食物利用率高	矮小症、缺铁性贫血，男性性腺发育不良，肠病性肢端皮炎、食欲缺乏、味觉差、胸腺萎缩、免疫力低下、智力发育迟缓、肝脾大，伤口不愈合	胃肠道症状，抑制铜吸收而致贫血、生长迟缓、高密度脂蛋白减少，肝脾大、皮炎、免疫功能受损、生长迟缓

续表

矿物质种类	代谢	作用	来源	缺乏	过多
镁	肠吸收后进入血浆及细胞内,与钙的作用有关系;肾脏在保持体内镁稳定中起关键作用	构成骨骼和牙齿成分,激活糖代谢酶,与肌肉神经兴奋性有关,为细胞内阳离子,对所有细胞代谢过程都重要	谷类、豆类、干果、肉、乳类	常与钙同时缺乏,质躁,震颤或惊厥	饮食含量无害,药用过多可导致低血压,心动过缓、呼吸抑制,昏迷甚至死亡
碘	由肠吸收,集中到甲状腺后转成有机化合物(甲状腺素);大部分由尿排出,汗次之,粪仅含少量,乳液排泄少量	为甲状腺素、T_3、T_4 主要成分	海产如海带、紫菜、海鱼等含碘量丰富	甲状腺功能不足(甲状腺肿、地方性克汀病)	<1mg/d 无害;药物可致高碘性甲状腺肿

Note

基本足够。

(2) 膳食纤维:膳食纤维是一种多糖,主要是来自植物细胞壁的非淀粉多糖类加木质素,不被人类肠道消化酶水解,也不能被吸收利用,故常以原形排出。具有生理功能的膳食纤维有纤维素、半纤维素、木质素、果胶及树胶等。各种成分的特点在于所含糖的残基及各个糖基之间的键合方式。按来源,膳食纤维分为不可溶性(如纤维素、半纤维素和木质素)和可溶性(果胶、树胶、燕麦糖)两类。其主要来源于植物性食物,如谷类、新鲜蔬菜、水果等。2 岁内膳食纤维应摄入约 2g/d,年长儿、青少年膳食纤维的适宜摄入量为 20~35g。

可溶性纤维能减低脂肪酸和胆固醇的吸收而影响血浆中脂质水平。果胶还可减少胃排空时间,降低食物中糖的密度,减轻食饵性胰岛素分泌。不溶性纤维能增加粪便体积,软化大便,缩短通过时间,增加粪便量及排便次数。

二、小儿消化系统功能发育与营养关系

掌握与了解小儿消化系统解剖发育知识,如吸吮、吞咽的机制、食管运动、肠道运动发育、消化酶的发育水平等,可正确理解喂养建议的原理,科学指导家长喂养婴儿,包括喂养方法、喂养食物、喂养时间等。

(一) 消化酶的成熟与宏量营养素的消化、吸收

1. **蛋白质**　出生时新生儿消化蛋白质能力较好:胃蛋白酶可凝结乳类,出生时活性低,3 个月后活性增加,18 个月时达成人水平。生后 1 周胰蛋白酶活性增加,1 个月时已达成人水平。生后几个月小肠上皮细胞渗透性高,有利于母乳中的免疫球蛋白吸收,但肠黏膜屏障发育不成熟,也会增加异体蛋白(如牛奶蛋白、鸡蛋白蛋白)、毒素、微生物以及未完全分解的代谢产物的吸收机会,产生过敏或肠道感染。

2. **脂肪**　新生儿胃脂肪酶发育较好;而胰脂酶几乎无法测定,2~3 岁后逐渐达成人水平,胃脂肪酶可保持胃内合适酸度,有助胃内脂肪消化,在一定程度上代偿了胰脂肪酶的不足。母乳的脂肪酶含量多,也可补偿胰脂酶的不足。故婴儿吸收脂肪和能力随年龄增加而提高,28~34 周的早产儿脂肪的吸收率为 65%~75%;足月儿脂肪的吸收率为 90%;生后 6 个月婴儿脂肪的吸收率达 95% 以上。

3. **碳水化合物**　0~6 个月婴儿食物中的碳水化合物主要是乳糖,其次为蔗糖和少量淀粉。碳水化合物的消化主要发生在黏膜细胞表面,而肠双糖酶的出现是肠功能发育的标志,肠双糖酶消化乳糖较好。出生至 3 个月内唾液淀粉酶活性低,3 个月后其活性逐渐增高,2 岁时达成人水平;胰淀粉酶发育较差,6 个月以下的婴儿尚无或只有少量胰淀粉酶,3 个月后活性逐渐增高,2 岁达成人水平,故婴儿生后几个月消化淀粉能力较差,不宜过早添加淀粉类食物。

(二) 与进食技能有关的消化道发育

1. **食物接受的模式发展**　婴儿除受先天的甜、酸、苦等基本味觉反射约束外,通过后天学习刺激形成味觉感知。味觉感知是食物营养价值的提示,对食物接受的模式发展具有重要作用。婴儿对能量密度较高的食物和感官好的食物易接受,一旦对能量味觉的指示被开启后再调节摄入是很困难的,这可能是肥胖发生的原因之一,也可能导致某些饮食行为问题。儿童对食物接受的模式源于对多种食物刺激的经验和后天食物经历对基础味觉反应的修饰,这说明学习和经历对儿童饮食行为建立具有重要意义。

2. **觅食反射和吸吮**　觅食反射和吸吮是婴儿出生时具有的一种最基本的进食动作。手指或母乳乳头触及新生儿面颊时,新生儿的头会转向同侧,似“觅食”。新生儿的口腔小、舌尖短而舌体宽(被舌系带固定)、无牙、颊脂肪垫、颊肌与唇肌发育好,这些消化道解剖结构的发育都有利于小婴儿的吸吮。

3. **挤压反射**　3~4 个月婴儿给固体食物时出现舌体抬高、舌向前吐出的挤压反射。婴儿最

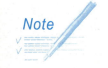

初的这种对固体食物的抵抗可被认为是一种保护性反射,其生理意义是防止吞入固体食物到气管发生窒息。在转乳期用勺添加新的泥状食物时注意尝试 8~10 次才能成功。随着咀嚼、吞咽功能的训练,挤压反射逐渐减弱,表现为舌后部下降,舌的前部逐渐开始活动,可判断食物所在的部位,食物放在舌上可咬和吸,食物被送达舌后部时吞咽。

4. 咀嚼　是有节奏的咬运动、滚动、磨的口腔协调运动,代表婴儿消化动能发育成熟。吸吮和吞咽是先天就存在的生理功能,但咀嚼功能发育需要适时的生理刺激,是食物转换所必需的技能,需要后天学习训练。在适当时间及时添加泥状食物是促进咀嚼功能发育的适宜刺激,咀嚼发育完善对语言的发育也有直接影响。后天咀嚼行为的学习敏感期在 4~6 个月。5 月龄左右的婴儿出现上下咬的动作,表明咀嚼食物动作开始发育。6~7 月龄婴儿可接受切细的软食,9~12 月龄婴儿可咀嚼各种煮软的蔬菜、切碎的肉类,1 岁左右出现舌体上抬、卷裹食物团块,2 岁左右口腔增大,可控制下颌动作和舌向两侧的活动。因此,有意训练 7 个月左右婴儿咬嚼指状食物、从杯中喝水,9 个月始学用勺自喂,1 岁学用杯喝奶,均有利于儿童口腔发育成熟。不宜以乳牙萌出时间作为给婴儿进食固体食物的依据。

三、肠道菌群与消化功能发育

婴儿肠道菌群建立的时间和菌群组成与母亲的微生物菌群、分娩方式、出生环境、喂养方式密切相关。人乳中乳糖多,多种生物活性物质如低聚糖,可促进乳酸杆菌、双歧杆菌等益生菌的生长,而抑制大肠埃希菌繁殖,人乳喂养还可通过皮肤接触和暴露于直接环境中微生物菌群,有助于母婴之间微生物的交换。哺牛乳者则乳糖少,促进大肠埃希菌增多。菌群分析显示在双歧杆菌数量和菌株组成上,配方奶喂养儿和人乳喂养儿的微生物菌群显著不同,人乳喂养儿双歧杆菌占到总粪便中微生物菌群的 60%~90%,为绝对优势肠道菌群,配方奶喂养儿的微生物菌群比较复杂,受配方奶的组成成分影响,但随着配方奶粉的改良,两者肠道菌群的差异逐渐缩小。

婴儿粪便形状和肠道菌群有密切关系。人乳喂养儿粪便金黄色,含水分较多,呈糊状,可有奶块、酸臭味,排便次数可达每天 3~6 次或更多,且大便次数和性状与母亲膳食有关。人工喂养儿大便较干,量较多,含皂块颗粒较多,臭味重。每天 1~2 次,容易发生便秘。肠道菌群缺失或不足可能导致肠道屏障功能不足,引起过敏、腹泻等疾病。研究发现,配方奶喂养儿比母乳喂养儿有较好的酵解复杂碳水化合物的能力,可能与配方奶喂养肠道存在较多种类的肠道菌群有关。肠道菌群还参与了降解黏蛋白、将胆固醇转化为粪固醇等。

双歧杆菌等原籍活菌胞壁脂磷壁酸可特异性、可逆性黏附于肠上皮细胞受体,形成生物膜样结构,保护肠道内环境稳定,还有营养争夺和空间位阻作用,构成肠道定植阻力;维持肠道正常蠕动;合成各种维生素和生物酶使肠道有利于钙、铁及维生素 D 的吸收。原籍菌定植繁殖后产生大量短链脂肪酸,参与水电解质代谢,降低局部 pH 和电位;激活肠道免疫系统,促进 B 细胞吞噬、细胞分化和增殖,发挥免疫佐剂作用;拮抗需氧菌增殖,可在一定程度上预防新生儿坏死性小肠结肠炎。

【小结】

1. 营养素包括蛋白质、脂类、碳水化合物、矿物质、维生素和水共六大类。年龄不同,各营养素的推荐摄入量不同。

2. 消化道功能的发育与营养素的消化、吸收和进食技能的发育有关。

3. 肠道菌群受母亲的微生物菌群、分娩方式、出生环境、喂养方式等多种因素影响。

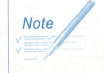
Note

【思考题】

1. 营养素的分类及推荐摄入量。
2. 儿童的消化系统发育特点及进食技能的发育特点。
3. 儿童肠道菌群的发育特点。

（杨　凡）

第二节　婴儿喂养

一、婴儿喂养方式

婴儿从宫内转换到宫外的生活环境,及时建立正确的喂养方式是喂养成功和健康成长的保证。常见的喂养方式有母乳喂养、人工喂养以及混合喂养等。

(一) 母乳喂养

对人类而言,母乳是满足婴儿生理和心理发育的最理想的天然食物,可作为4~6个月以内婴儿唯一的、最佳营养来源,对婴儿的健康生长发育有不可替代作用,因此应大力提倡母乳喂养。世界卫生组织和联合国儿童基金会已把母乳喂养作为重大措施之一,并提倡4个月以内的婴儿母乳喂养率至少达85%以上。

1. 人乳的成分特点　已鉴定的人乳成分超过200种。乳汁成分与不同的哺乳时间段以及乳母产后不同时期有关。每次哺乳时最初分泌的乳汁为前奶,脂肪低(脂肪含量仅1%~2%),而蛋白质含量高,以后则脂肪高而蛋白质逐渐降低,后分泌的乳汁为后奶,脂肪含量可高达50%,因此前段乳汁的哺喂很重要,不能因为颜色清淡而轻易丢弃。产后4~5天以内的乳汁为初乳,6~10天为过渡乳,11天~9个月为成熟乳,10个月以后的乳汁为晚乳。初乳量少,每天约10~40ml,色黄质略稠,而蛋白质含量特别高,为成熟乳2倍以上,脂肪较少,比重较高,含丰富的锌及抗体,包括分泌型免疫球蛋白A(SIgA)和乳铁蛋白,还有IgM、IgG和补体成分C3、C4,溶菌酶、抗菌因子等。维生素A、牛磺酸和矿物质的含量颇丰富,并含有初乳小球(充满脂肪颗粒的巨噬细胞及其他免疫活性细胞),对新生儿的生长发育和抗感染能力十分重要,因此更应重视生后5天内的初乳母乳喂养,尽量避免给新生儿喂任何饮料或食物,容易导致过敏或感染。过渡乳总量有所增加,含脂肪最高,蛋白质与矿物质渐减,其中乳铁蛋白和溶菌酶仍保持稳定水平,而SIgA、IgG、IgM和C3、C4则迅速下降。成熟乳蛋白质含量更低,但每天泌乳总量多达700~1000ml。各期乳汁中乳糖含量变化不大。各期人乳成分见表5-4。

表5-4　各期人乳营养素的含量

	初乳	过渡乳	成熟乳	牛乳
能量(kcal/L)	671(588~730)	735(687~830)	747(446~1192)	701(587~876)
(MJ/L)	2.808(2.461~3.055)	3.076(2.838~3.474)	3.127(1.867~4.989)	2.9344(2.457~3.666)
钠(g/L)	0.501(0.265~1.37)	0.294(0.192~0.539)	0.172(0.064~0.436)	0.768(0.392~1.39)
钾(g/L)	0.745(0.658~0.870)	0.636(0.528~0.769)	0.512(0.373~0.635)	1.43(0.38~2.87)
钙(g/L)	0.481(0.242~0.656)	0.464(0.23~0.628)	0.344(0.173~0.609)	1.37(0.56~3.81)
镁(g/L)	0.042(0.031~0.082)	0.035(0.026~0.054)	0.035(0.018~0.057)	0.13(0.07~0.22)
磷(g/L)	0.157(0.085~0.251)	0.198(0.097~0.317)	0.141(0.068~0.268)	0.91(0.56~1.12)
氯(g/L)	0.586(0.435~1.01)	0.457(0.305~0.721)	0.375(0.088~0.734)	1.08(0.93~1.41)
铁(mg/L)	1.0	0.59(0.29~1.45)	0.50(0.20~0.80)	0.45(0.25~0.75)
铜(mg/L)	1.34	1.04	0.51	0.102

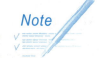
Note

续表

	初乳	过渡乳	成熟乳	牛乳
锰（mg/L）	微量	微量	微量	0.02（0.005~0.067）
锌（mg/L）	5.59（0.72~9.81）	3.82（0.39~5.88）	1.18（0.17~3.02）	3.9（1.7~6.6）
氟（mg/L）	0.131（0.0~0.35）	—	0.107（0.0~0.24）	0.10~0.28
碘（mg/L）	0.045~0.450	—	0.061（0.044~0.093）	0.116（0.036~1.05）
蛋白质（g/L）				
总量	22.9（14.6~68.0）	15.9（12.7~18.9）	10.6（7.3~20）	32.46（28.16~36.76）
酪蛋白	—	5.1（4.2~5.9）	3.7（1.4~6.8）	24.9（21.9~28.0）
乳清蛋白	—	—	7（4~10）	7（6~10）
乳白蛋白	—	7.8（6.9~8.6）	3.6（1.4~6.0）	2.4（1.4~3.3）
乳球蛋白	—	5.0（2.1~13.6）	—	1.7（0.7~3.7）
血清白蛋白	2.5	0.37（0.26~0.65）	0.32（0.20~0.47）	0.4
血清免疫球蛋白	1.0	0.36（0.01~0.96）	0.09（0.02~0.27）	0.8
乳糖　直接（g/L）	57（11~79）	64（61~67）	71（49~95）	47（45~50）
脂肪总量（g/L）	29.5（24.7~31.8）	35.2（27.3~51.8）	45.4（13.4~82.9）	38.0（34.0~61.0）
胆固醇（mg/L）	280（180~345）	241（126~3320）	139（88~202）	110（70~170）
游离胆固醇（占总量的百分数）	79.5	76.5	76.1	90~95
磷脂（mg/L）	12（6~17）	15.5（11~20）	10.5（7~14）	53~70
维生素				
维生素 A（mg/L）	1.61（0.75~3.05）	0.88（0.58~1.83）	0.61（0.15~2.26）	0.27（0.17~0.38）
胡萝卜素（mg/L）	1.37（0.41~3.85）	0.38（0.23~0.63）	0.25（0.02~0.77）	0.37（0.12~0.79）
维生素 D（IU/L）	—	—	4~100	5~40
维生素 E（mg/L）	14.8（2.8~30.0）	8.9（4.0~18.5）	2.4（1.0~4.8）	0.6（0.2~1.0）
硫胺素（mg/L）	0.019（0.009~0.034）	0.059（0.023~0.105）	0.142（0.081~0.227）	0.43（0.28~0.90）
维生素 B_6（mg/L）	—	—	0.18（0.10~0.22）	0.51（0.40~0.63）
尼克酸（mg/L）	0.75（0.50~14.5）	1.75（0.60~3.60）	1.83（0.66~3.30）	0.74（0.50~0.86）
维生素 B_{12}（μg/L）	0.45（0.10~1.5）	0.36（0.03~0.70）	微量	6.6（3.2~12.4）
叶酸（μg/L）				
(a)	0.5（0.10~1.5）	0.2（0.15~0.25）	1.4（0.9~1.8）	1.3（0.2~4.0）
(b)	—	—	24.0（7.4~61.0）	37.7（16.8~63.2）
(c)	—	—	7.3（2.3~17.6）	12.6（2.8~43.6）
维生素 C（mg/L）	72（47~104）	71（45~90）	52（0~112）	11（3~23）

注："—"表示未作分析

（1）蛋白质：人乳中蛋白质为牛乳所含蛋白质的 1/3 左右，但质量比牛奶好。人乳蛋白质以乳清蛋白为主，酪蛋白较少（乳清蛋白∶酪蛋白为 7∶3)，且酪蛋白为 ß- 酪蛋白，含磷少，凝块小。乳清蛋白在婴儿胃内形成的蛋白质凝块细小柔软，适合婴儿消化吸收。酪蛋白和乳清蛋白的氨基酸组成不同，酪蛋白中胱氨酸很少，蛋氨酸、苯丙氨酸和组氨酸含量较高，而乳清蛋白中胱氨酸、苏氨酸和色氨酸含量较高。人乳所含 18 种游离氨基酸中，牛磺酸和谷氨酰胺 / 谷氨酸含量最高，其中牛磺酸含量是牛乳的 10~30 倍，初乳中更丰富。人乳与牛乳的乳清蛋白成分也不同，人乳中含大量乳铁蛋白、α- 乳白蛋白、免疫球蛋白 A 和溶菌酶等，均有抗菌作用，还有脂酶和蛋

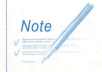

Note

白水解酶,有利于脂肪和蛋白质消化吸收。

(2) 脂肪:人乳中脂肪含量为 3.5~4.5g/L,与牛乳相仿。人乳能量的 50% 由脂肪提供,脂肪含脂肪酶,有利于脂肪消化吸收,对胰脂酶缺乏的新生儿尤为有利。人乳以长链脂肪酸为主,不饱和脂肪酸所占比例较高,初乳中更高,除含有丰富的亚油酸、α- 亚麻酸外,还含微量花生四烯酸和 DHA。早产儿不能合成卡泥汀,而母乳中含量丰富。脂肪酸必须与卡泥汀结合成乙酰卡泥汀才能穿过线粒体膜进行 β 氧化。人乳中胆固醇含量为 0.2~0.3g/L,是牛乳的 3 倍。丰富的胆固醇有利于婴儿中枢神经系统髓鞘磷酯化。

(3) 碳水化合物:人乳中含有 6.5%~7.5% 的碳水化合物,其中最主要的是乳糖,含量约为 70g/L,且 90% 以上为乙型乳糖(β- 双糖)。乳糖能促进双歧杆菌、乳酸杆菌生长,并产生 B 族维生素,利于氨基酸吸收和促进肠蠕动;乳糖在小肠远端与钙形成螯合物,降低钠在钙吸收时的抑制作用,避免了钙在肠腔内沉淀,同时乳酸使肠腔内 pH 下降,有利于小肠钙、镁的吸收;人乳中还含有糖脂、糖蛋白、核苷糖和低聚糖,后者为母乳所特有。

(4) 维生素:水溶性维生素、维生素 A 含量与乳母膳食密切相关,而维生素 D、E、K 不易通过血液循环进入乳汁,故与乳母饮食成分关系不大。除维生素 D 和 K 外,营养良好的乳母可提供一岁以内婴儿所需的各种维生素,含量也高于牛乳。但人乳中所含维生素 K 仅为牛乳的 1/4,且初生时储存量低,肠道正常菌群未建立不能合成维生素 K_1,因此所有新生儿出生时均应 1 次性肌注维生素 K_1 0.5~1mg(早产儿连用 3 天),或口服 1~2mg,以预防晚发性维生素 K_1 缺乏所致出血性疾病。人乳中维生素 D 含量较低,因此母乳喂养的婴儿应于生后 2 周开始补充维生素 D 10μg/d,并鼓励家长尽早让婴儿户外活动,促进维生素 D 皮肤的光照合成。

(5) 矿物质:人乳中矿物质总量约为牛乳的 1/3,分子小,可减轻婴儿尚未成熟的肾负荷。人乳中含钙量虽低于牛乳,但钙磷比例(2∶1)适宜,其吸收率(50%~70%)远高于牛乳(20%)。尽管人乳中铁含量较低,但其吸收率(50%)远高于牛乳(10%),且大多数正常足月婴儿具有充足的铁储备,因此对纯母乳喂养的婴儿来说,在 6 个月内母乳可提供婴儿足够的铁以预防缺铁性贫血,6 个月后强化铁的过渡期食物添加可弥补体内铁储备的减少。人乳中锌含量与牛乳相似,但人乳中含低分子量的锌结合因子—配体,故吸收率远高于牛乳。

(6) 免疫成分:人乳与牛乳或配方奶最重要的区别在于其具有增进婴儿免疫力的作用。

1) 免疫球蛋白:人乳中含有所有类型免疫球蛋白,以初乳中含量最高,特别是 SIgA。SIgA 在胃肠道内不受酸碱度影响,有抗感染和抗过敏作用。当母亲与某些病原菌接触时,人乳中特异性 SIgA 浓度增加,因此保护婴儿免受病原菌侵犯。此外,人乳中尚有少量 IgG、IgM 抗体及一些特异性抗体。

2) 乳铁蛋白:是一种铁结合蛋白,初乳中含量最高(可达 1741mg/L),并在生后 1 年内持续存在,是人乳中重要的非特异性防御因子。正常情况下呈铁不饱和状态(1/3 铁饱和度),因此对铁有强大的螯合能力,能夺走大肠埃希菌、白色念珠菌和金黄色葡萄球菌赖以生长的铁,从而抑制病原菌生长。

3) 溶菌酶:是一种非特异性保护因子,含量为牛奶的 3000 倍,溶菌酶可促进乳酸杆菌生长,水解革兰阳性细菌胞壁中的乙酰基多糖,溶解细菌膜使之破坏并增强抗体的杀菌效能。此外,尚有乳过氧化氢酶、抗葡萄球菌因子、补体和双歧因子等,后者能促进双歧杆菌生长,使肠道 pH 达 4~5,抑制大肠埃希菌、痢疾杆菌、酵母菌等生长。上述因子在预防婴儿肠道和全身感染中起重要作用。

4) 细胞成分:人乳中含有大量免疫活性细胞,初乳中更多,其总数可达 1000 万个 /ml,其中 85%~90% 是巨噬细胞,10%~15% 为淋巴细胞。免疫活性细胞可合成或产生补体、溶菌酶、乳铁蛋白、干扰素等多种细胞因子而发挥免疫调节作用。

5) 其他:低聚糖也是人乳所特有。其与肠黏膜上皮细胞的细胞黏附抗体结构相似,可阻止

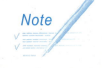

细菌黏附于肠黏膜，促进乳酸杆菌生长。人乳中的催乳素也是一种有免疫调节作用的活性物质，可促进新生儿免疫功能的成熟。此外，母乳喂养儿大便 pH 低，有利于肠道双歧杆菌、乳酸杆菌生长；母乳中含有刺激胆盐的酯酶，可杀死蓝贾第鞭毛虫、痢疾阿米巴等寄生虫。人乳中还含有一组对细胞增殖、发育有重要作用的因子，如牛磺酸、激素样蛋白(上皮生长因子、神经生长因子、胰岛素样生长因子)，以及某些酶和干扰素。

2. 乳母喂养的优点

(1) 母乳是婴儿最理想的食物和饮料，能满足婴儿生后头 4~6 个月生长需要。母乳中含有最适合婴儿生长发育的各种营养素，并且质和量会随着婴儿的生长发育不断变化以适应婴儿需要，最适合婴儿胃肠功能的消化和吸收，而且含有大量的必需营养素，有利于婴儿神经系统的发育。

(2) 母乳中含有丰富的抗体、活性细胞和其他免疫活性物质，可增强婴儿抗感染能力，母乳喂养的婴儿 1 岁以内呼吸道、消化道及全身感染发病率远远低于人工喂养儿；"人类疾病与健康起源"研究表明母乳喂养可在一定程度上有利于成年期慢性病和代谢性疾病的预防；母乳喂养的婴儿极少发生过敏。

(3) 母乳温度适宜，新鲜、无细菌污染，直接喂哺方便、省时省力，十分经济，对于无现代化家用设备、无消毒水源的家庭和地区尤为重要。

(4) 母乳喂养可加强母亲和子女的感情，母亲在哺喂过程中，通过对婴儿的触摸、爱抚、微笑和言语，与婴儿进行感情交流，这种逐渐形成的母婴之间依恋关系对婴儿早期智力开发和今后身心健康发展有重要意义。母亲哺乳时还可密切观察婴儿变化，及时发现某些疾病发生。

(5) 母亲产后哺乳可刺激子宫收缩，促进母亲早日恢复；哺乳期推迟月经复潮，有利于计划生育；母乳喂养还能减少乳母患乳腺癌和卵巢肿瘤的可能性。

3. 哺乳要点
成功的母乳喂养应当是母子双方都积极参与并感到满足。当母亲喂养能力提高，婴儿的摄乳量也将提高。因此，建立良好的母乳喂养有三个条件：一是乳母能分泌充足的乳汁；二是哺乳时出现有效的射乳反射；三是婴儿有力的吸吮。

(1) 产前准备：大多数健康的孕妇都具有哺乳的能力，但真正成功的哺乳则需孕妇身、心两方面的准备。保证孕母合理营养，孕期体重增加适当(12~14kg)，母体可贮存足够脂肪，供哺乳能量的消耗。孕妇应充分了解母乳喂养的优点，树立母乳喂养信心，并保持良好的健康状态、合理营养和充足的睡眠，防止各种有害因素影响。

(2) 乳房保健：孕妇在妊娠后期应每天用清水(切忌用肥皂或酒精之类)擦洗乳头，以防止乳头皲裂及内陷。乳头内陷者用两手拇指从不同角度按捺乳头两侧并向周围牵拉，每天 1 次到数次。应让母亲知道不是用"乳头喂养"婴儿，而是"乳房喂养"。如方法正确，大部分婴儿仍可从扁平或内陷乳头吸吮乳汁。乳汁中丰富的蛋白质和抑菌物质对乳头表皮有保护作用，哺乳后可挤出少许乳汁均匀地涂在乳头上。

(3) 尽早开奶：正常分娩、母婴健康情况良好时，产后 15 分钟~1 小时内即可哺乳。婴儿一出生就具备吸吮反射，让婴儿嘴唇尽早适应母亲乳头，并有力吸吮刺激乳头，通过神经反射传到垂体前叶和神经垂体，分别促使其分泌催乳素和催产素。催乳素是维持乳汁分泌的重要因素之一；催产素促使乳汁挤入乳管及乳窦而产生射乳。尽早开奶还可减轻婴儿生理性体重下降，预防低血糖的发生。

(4) 按需喂养：母婴应同室，并按需哺喂婴儿，小婴儿的有力吸吮可使乳头得到多次刺激，乳汁分泌增加，这样还能使母亲对新生儿的变化立即作出反应，而不应严格规定授乳次数和间隔时间，以婴儿吃饱为度。90% 以上健康婴儿生后 1 个月即可建立自己的进食规律。一般开始时 1~2 小时哺乳 1 次，以后 2~3 小时喂 1 次，逐渐延长到 3~4 小时 1 次。在母乳充足的情况下，不提倡在哺乳前使用人工奶嘴加用任何饮品，包括糖水或代乳品等。

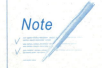

(5) 排空乳汁:哺乳前,对乳腺和乳头湿热敷 2~3 分钟,然后从外侧边缘向乳晕方向轻拍或按摩乳房,促进乳房感觉神经的传导和泌乳。两侧乳房应先后交替进行哺乳,若一侧乳房奶量已能满足婴儿需要,则将另一侧的乳汁用吸奶器吸出。每次哺乳均应让乳汁排空,因为大量乳汁存留在乳房内时,乳汁中的抑制乳汁分泌的因子就抑制泌乳细胞分泌。

(6) 每次哺乳时间不宜过长:每次哺乳时通常在开始哺乳的 2~3 分钟内乳汁分泌极快(占乳汁的 50%),4 分钟时吸乳量约占全部乳量的 80%~90%,以后乳汁渐少,因此每次哺乳时间 15 分钟左右即可。若婴儿体重增加满意,哺喂后立即熟睡 2~4 小时,每天至少解小便 6~8 次,皆为婴儿获得足够乳汁的表现。

(7) 保持正常喂哺姿势:乳母喂奶时一般宜采用坐位,抱婴儿斜坐位。哺乳前让婴儿用鼻推压或舔母亲的乳房,哺乳时婴儿的气味、身体的接触都可刺激乳母的射乳反射;等待哺乳的婴儿应是清醒状态、有饥饿感、已更换干净的尿布。哺乳时,将整个乳头和大部分乳晕置入婴儿口中,以刺激婴儿的口腔动力,有利于吸吮。哺乳完毕后将婴儿竖直、头部紧靠在母亲肩上,轻拍婴儿背部以帮助其胃内空气排出。哺乳后一般应将婴儿保持于右侧卧位,以利胃排空,防止反流或吸入造成窒息。

(8) 乳母的营养和精神状况:乳母的饮食及营养状况是影响泌乳的重要因素。乳母营养对乳量的影响比乳质更敏感,因此,乳母饮食应含丰富的蛋白质、维生素、矿物质和充足的能量和水分。泌乳有关的多种激素均直接或间接受下丘脑调节,而下丘脑功能与情绪有关。心情压抑可以刺激肾上腺素分泌,使乳腺血流量减少,阻碍营养物质和有关激素进入乳房,从而使乳汁分泌减少。刻板地规定哺乳时间也可造成精神紧张,因此,母亲精神轻松、愉快是最重要的促进乳汁分泌的因素。

(9) 家庭和社区的支持:这是最重要的支持来源。家庭的支持可以帮助母亲树立信心,社区妇幼保健工作者掌握有关母乳喂养的咨询技巧,正确指导,可以帮助母亲解决在母乳喂养中的疑问和困难。通过"成功母乳喂养十步法"来培训医务人员已在许多地区有效提高母乳喂养率。

4. 不宜哺乳的乳母

(1) 乳母患慢性疾病如活动性肺结核、严重心脏病、糖尿病、癌症、严重精神病等;需长期应用抗癌药、抗癫痫药、抗精神病药、类固醇、磺胺类及抗生素等药物时均应考虑断乳。乳母患急性传染病时可将乳汁挤出,经巴氏消毒(62~65℃ 30 分钟)后哺喂,若需使用特别药物时,可暂时中断母乳,以配方乳或牛乳代替,并定时用吸奶器吸出母乳以防回乳,病愈后再继续母乳喂养。患一般常见感染性疾病的母亲没有必要停止哺乳,但应注意交叉感染。患有甲状腺疾病的母亲可以安全哺乳,但需定期测定母亲的甲状腺功能。

(2) 乳母患乙肝或系乙肝病毒(HBV)携带者由于母婴传播主要是通过胎盘或分娩时血液传播,因此 HBV 母亲并非哺乳的绝对禁忌证。但这类婴儿应在出生后 24 小时内给予特异性高效乙肝免疫球蛋白,继之接受乙肝基因疫苗免疫(20μg,按 0、1、6 方案)。

(3) 巨细胞病毒(CMV)感染母亲其母乳排毒率约为 13%~27%,且排毒时间较长,因此婴儿接受含有 CMV 的乳汁感染率较高,尤其对早产婴儿。因此,是否母乳喂养有待商榷。有研究显示母亲为 CMV 血清阳性,冷冻或加热消毒乳汁,可降低乳汁中 CMV 载量。

(4) 人类免疫缺陷病毒(HIV)感染的母亲,其乳汁中含有 HIV 前病毒和游离病毒,母乳喂养可导致婴儿生后感染。因此,不能母乳喂养。

(5) 新生儿患有某些疾病,如遗传代谢病半乳糖血症,是母乳喂养的禁忌证。

(二)部分人乳喂养

因人乳不足或因其他原因加用牛乳、羊乳或配方乳补充,即为部分人乳喂养。通常采用两种方法。

1. 补授法   人乳喂养的婴儿体重增长不满意时,提示人乳不足,此时可用配方奶或兽乳补

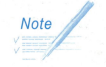

充人乳喂养。部分人乳喂养时若人乳哺喂次数不变,每次先哺人乳,将两侧乳房吸空,然后再补充其他乳品,此为补授法。补授法可使婴儿多吸人乳,且刺激乳汁分泌,防止人乳进一步减少。4个月内的婴儿最好采用补授法。补授的乳量由小儿食欲及人乳量多少而定,即"缺多少补多少"。

2. 代授法　如每天用其他乳品代替1次至数次人乳喂养,称为代授法。代授法多在4~6月龄儿准备断离人乳、开始引入配方奶或兽乳时采用。

4个月内的婴儿人乳量不足时,如用代授法,减少了人乳哺喂次数,乳头刺激减少,导致乳汁分泌降低;而4~6月龄婴儿如用补授法,婴儿易眷恋母亲,难以断离。

(三) 人工喂养

4个月以内的婴儿由于各种原因不能进行人乳喂养时,完全采用配方奶或牛、羊乳等,或其他代乳品喂养婴儿,称为人工喂养。若完全用配方奶哺喂婴儿,称为配方奶喂养。

1. 兽乳的特点

(1) 牛乳:牛乳是最常用的代乳品。其成分不适合婴儿。

牛乳蛋白质含量较人乳为高,且以酪蛋白为主,酪蛋白易在胃中形成较大凝块,氨基酸比例不恰当,脂肪滴大,缺乏脂肪酶,故较难以消化;所含 α-亚麻酸仅2%,明显低于母乳(8%);含乳糖少(约为40g/L),且以甲型乳糖为主,可促进大肠埃希菌的生长;含矿物质比人乳多3~3.5倍,易使胃酸下降、不利于消化,并可增加肾脏的溶质负荷,尤其是含磷特别多,磷易与酪蛋白结合而影响钙的吸收;含有 β 乳白蛋白和牛血清白蛋白,可致某些婴儿过敏、腹泻、消化道出血;尽管牛乳经过不断改进越来越接近母乳,但其最大缺点是缺乏各种免疫因子,因此永远不能与人乳相媲美。牛乳喂养儿患传染病的机会较多,牛乳易为细菌所污染,加热消毒后,细菌虽被杀灭,但细菌的有害代谢产物依然存在。

(2) 其他兽乳:羊乳的营养价值与牛乳大致相同,蛋白质凝块较牛奶细而软,脂肪颗粒大小与人乳相仿。但羊乳中维生素D、铁、叶酸和维生素 B_{12} 含量均较牛奶低,长期哺给羊乳易致巨幼红细胞性贫血。马乳的蛋白质和脂肪含量少,能量亦低,故不宜长期哺用。

(3) 奶方的改建:由于牛乳不适合人类婴儿,因此必须经过改造才能喂养婴儿。主要包括三个步骤,即稀释、加糖和消毒,使牛奶主要营养成分尽可能调配到与人乳相仿,并保持无菌和易于消化。

1) 稀释:加水稀释可降低牛乳中蛋白质和矿物质浓度,减轻消化道、肾负荷。稀释奶仅用于新生儿,稀释度因新生儿日龄而异:生后不满2周者可采用2:1奶(即2份牛奶加1份水);以后逐渐过渡到3:1或4:1奶;满月后即可用全奶。

2) 加糖:牛奶中碳水化合物浓度低于人乳,应加糖以改变三大产能物质比例,利于吸收,软化大便。以蔗糖最常用,每100ml可加5~8g。

3) 消毒:既可达到灭菌目的,又能使奶中蛋白质变性,凝块变小易于消化。但煮沸时间不宜过长,否则其短链脂肪酸易挥发而失去香味,酶及维生素也易遭破坏。

(4) 奶量的计算:婴儿每天牛奶需要量个体差异较大,可根据具体情况增减。6个月以内的婴儿一般按每天所需的总能量和总液量来计算奶量:每100ml牛奶的能量为272kJ(65kcal),加入8g糖后的能量约为418kJ(100kcal)。如按每天所需能量397kJ(95kcal)/kg计算,故每天哺以含8%糖的牛奶95ml/kg即可满足能量需要;每天总液量为150ml/kg,减去牛乳总量即为所需另外补充的水分,可适当分次喂给。

2. 牛乳制品

(1) 配方奶粉:婴儿配方奶粉是参照母乳组成成分和模式,在营养组成上对牛乳的组成加以调整和改进,配制成适合婴儿生长发育所需的制品。营养成分主要变化是:降低蛋白质含量到接近母乳,去除牛乳中部分酪蛋白,用脱盐乳清蛋白进行补充;强化适当的氨基酸,如牛磺酸及

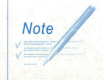

Note

胱氨酸;用植物油代替牛乳中的饱和脂肪酸,加入与母乳同型的活性顺式亚油酸及亚麻酸,提高必需脂肪酸含量;α乳糖与β乳糖按4:6的比例添加,并使其平衡,同时加入可溶性多糖,提高牛乳的乳糖含量;脱去一部分牛乳中含量较高的钙、磷和钠盐,使钾/钠和钙/磷比例恰当。另外,配方奶粉中还强化了维生素A、D、B_1、B_2和C及微量元素铁、铜、锌和锰。这种奶粉营养成分接近母乳,但尚不具备母乳的其他许多优点,尤其是缺乏母乳中含有的免疫活性物质和酶,故仍不能代替母乳,但较鲜乳或全脂奶粉更易消化吸收,营养更平衡、全面,并且可直接加水(水温40~45℃)调剂即可喂哺婴儿,不需煮沸和加糖,使用方便。针对婴儿的某些高危因素或疾病可选用特殊的预防性配方和治疗性配方奶粉,如有过敏性疾病家族史时可选用适度水解配方;确诊为牛奶过敏的婴儿,应尽量延长母乳喂养时间,可至12~18月龄,若不能进行母乳喂养的婴儿应首选深度水解蛋白配方奶粉或游离氨基酸配方;先天性乳糖不耐受的婴儿应长期使用无乳糖配方奶粉;对于急性腹泻后造成继发性乳糖不耐受的婴儿可使用至痊愈后2~4周;确诊苯丙酮尿症的婴儿应使用低苯丙氨酸的特殊奶粉等。因此,由于配方奶粉的特点,在不能进行母乳喂养时,配方乳应作为优先选择的乳类来源。配制时应按规范的奶粉调配方法,一般市售配方奶粉配备统一规格的专用小勺。按重量计1份奶粉加7份水,以容积计算1容积的奶粉加4容积的水。

但是需要强调的是,单凭主要营养成分来评价婴儿配方奶粉的安全性和适宜度是不够的,成分是否合理应该通过观察配方奶粉喂养儿的体格生长、生化指标和功能指标(如免疫反应),并且与健康的纯母乳喂养儿进行比较来作出判断。

(2) 全脂奶粉:用鲜牛奶经高温灭菌、真空浓缩、喷雾干燥等一系列工艺加工而成,其中的蛋白质和脂肪各占25%~28%。加热可使蛋白质变性而易于消化,也可减少致敏可能,且干粉便于运输、贮存,虽然挥发性脂肪、维生素略有损失,但奶粉仍具有较大优点。由于儿童的消化特点,仅适合婴儿期后食用。配制方法同上。

二、婴儿喂养建议

(一) 母乳喂养

从消化系统与生长发育的生理成熟度考虑,婴儿出生后应纯母乳喂养至少4月龄。若母乳喂养不能满足生长发育需要,需补充配方奶维持正常的生长速度。我国的《婴幼儿喂养建议》推荐在引入其他食物满足婴儿生长发育需要的同时,建议对婴儿母乳喂养至12月龄。小于<3月龄婴儿应按需哺喂,3月龄后逐渐定时喂养。

(二) 过渡期食物添加

4~6个月后,随着婴儿生长发育的逐渐成熟以及消化、吸收和代谢功能日趋完善,单纯母乳喂养和配方奶粉喂养难以满足婴儿生长发育和营养的需要。婴儿的神经肌肉功能已开始能习惯用匙喂食,逐渐能咀嚼和吞咽非液体食物;对各种食物的不同味道和颜色感兴趣;肠道黏膜发育逐渐完善,能防止外来大分子蛋白质的通透;消化和吸收蛋白质、脂类和碳水化合物的能力迅速增加,肾脏处理高渗透压负荷的能力不断提高。因此,婴儿饮食需要逐步向固体食物转换,此期称为换乳期。换乳期的目的是补充母乳的营养不足,增加营养素以满足迅速的生长发育,为断乳作准备,促进口腔运动和语言训练,让婴儿逐渐适应和喜爱各种食物,并且培养婴儿自己进食能力以及良好的饮食习惯,最终使婴儿逐渐由乳类为主要食物转换为固体食物为主,完成到成人膳食的重大转变。

1. **不同喂养方式婴儿食物转换**　不同喂养方式婴儿食物转换的内容略有不同:人乳喂养是逐渐引入配方奶以完全替代人乳,同时引入其他食物;部分人乳喂养或人工喂养是逐渐引入其他食物。

2. **食物转换原则**　引入食物时应根据婴儿实际需要和消化系统成熟程度,遵照循序渐进原

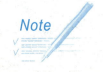

则进行。此时婴儿体重多达 6.5~7kg，提示婴儿消化系统发育已较成熟，如酶的发育、咀嚼与吞咽能力的发育、牙的萌出等；已有竖颈、手到口等动作发育，可开始引入其他食物。婴儿 4~6 月龄是食物引入的"关键窗口期"（critical early window）。建议婴儿引入其他食物的年龄不能早于 4 月龄，也不宜迟于 6 月龄，选择的食物应易于吸收、能满足生长需要、又不易产生食物过敏。引入的食物制作应以本地食物为基础，注意食物的质地、营养密度、卫生、制作多样性。①从少到多，使婴儿有一个适应过程，任何新食物从少量（每次 1~2 茶匙）每天 1 次开始，可用适合婴儿嘴大小的匙喂食。②由稀到稠，即从流质开始到半流质、到固体。③由细到粗，如从菜汁到菜泥，乳牙萌出后可试食碎菜。④由一种到多种，至少需适应 3~4 天后再引入另一种新食物，不能同时引入几种。如蔬菜的引入，应先尝试一种菜泥，直至 3~4 天婴儿习惯后再换另一种，以刺激味觉的发育。一种食物引入的方法还可帮助了解婴儿是否对该种食物过敏或出现不耐受。如出现消化不良应暂停喂该种辅食，待恢复正常后，再从开始量或更小量喂起。⑤在婴儿健康时添加，天气炎热和婴儿患病时，应暂缓引入新品种。⑥用小匙喂过渡期食物，可训练婴儿的咀嚼和吞咽。⑦在婴儿熟悉新食物后，仍要坚持一定的进食频率，避免人为地造成偏食、挑食。⑧食物味道应清淡，不放盐和刺激性调料。

3. 食物转换的具体步骤和方法

（1）4~6 个月：婴儿于 4~6 个月时唾液腺才发育完全，此时唾液量显著增加，并富有淀粉酶，并且婴儿体内贮存铁消耗已尽，因此此期首先应添加含铁配方米粉或谷类食品（富含铁），其次为根茎状蔬菜（如冬瓜、南瓜、土豆等）和水果，以补充维生素、矿物质营养。食品应做成泥状，并坚持用小勺喂，以训练婴儿咀嚼和吞咽半固体食物的能力。初喂时应从 1~2 勺开始，渐加至 3~4 勺，每天 1 次；6 个月后可代替 1 次乳类，但过渡期食物摄入量不宜影响婴儿总能量摄入或改变生长速度。

（2）7~9 个月：此时婴儿乳牙已萌出，应及时添加饼干、面包片等固体食物以促进牙齿生长，并训练咀嚼能力。每天乳类总量应维持在 800ml 左右。由于消化功能进一步成熟，食物的质地从泥（茸）状过渡到碎末状帮助学习咀嚼，可添加烂粥、烂面、碎菜、肉末、鱼泥、肝泥、全蛋等食品，增加食物的能量密度，使食谱丰富多彩、菜肴形式多样，增加小儿食欲。该时期是婴儿咀嚼和喂食学习灵敏时期，应注意婴儿神经心理发育对食物转变的作用，如允许手抓食物，既可增加婴儿进食的兴趣，又有利于眼手动作协调和培养独立能力。逐渐过渡到 2 餐谷类和 4 次哺乳。

（3）10~12 个月：因婴儿消化功能进一步完善，故在上述食谱基础上可添加瘦肉，剁成碎末加入粥或面条内同煮，以利消化吸收。为保证主要营养素和高能量密度，7~12 月龄婴儿仍应维持乳量（800ml/d 左右），摄入其他食物量有较大个体差异，以不影响乳类的摄入为限。过渡期食物的引入和膳食安排见表 5-5。

表 5-5　过渡期食物的引入和膳食安排

月龄	食物性状	引入的食物	餐数		进食技能
			主餐	辅餐	
4~6 个月	泥状食物	含铁配方米粉、配方奶、菜泥、水果泥	5~6 次奶（断夜间奶）	含铁配方米粉逐渐加至 1 次	用勺喂
7~9 个月	末状食物	粥、烂面、蛋、菜末、鱼泥、肝泥、肉末、水果、饼干	4~5 次奶	1~2 餐谷类食物 1 次水果	用勺喂学用杯
10~12 个月	碎食物	稠粥、软饭、面条、馒头、碎菜、碎肉、豆制品、水果等	3~4 次奶	2 餐谷类食物 1 次水果	抓食断奶瓶自用勺

Note

三、常见问题

1. **溢乳**　15%的婴儿常出现溢乳,可因过度喂养、不成熟的胃肠运动类型、不稳定的进食时间、喂养护理不当造成。同时,婴儿胃呈水平位置,韧带松弛,易折叠;贲门括约肌松弛、幽门括约肌发育好的消化道的解剖生理特点使6个月内的小婴儿常常出见胃食管反流(gastroesophageal reflux,GER)。此外,喂养方法不当,如奶头过大、吞入气体过多时,婴儿也往往出现溢乳。

2. **人乳喂养奶量是否不足**　人乳喂养婴儿哺喂后自己放开乳房,看上去满足并有睡意,哺乳前母亲乳房饱满,哺乳后变软,这都提示人乳量足够。观察婴儿体重的增长和小便次数可作为判断人乳喂养奶量是否充足的指标。若出现体重增长不足,在了解喂养情况后给予营养干预指导。

3. **食物引入时间不当**　过早引入半固体食物影响人乳铁吸收,增加食物过敏、肠道感染的机会;过晚引入其他食物,错过味觉、咀嚼功能发育关键年龄,造成进食行为异常,断离人乳困难,以致婴儿营养不足。引入半固体食物时采用奶瓶喂养,导致孩子不会主动咀嚼、吞咽饭菜。

4. **能量及营养素摄入不足**　8~9个月的婴儿已可接受能量密度较高的成人固体食物。如经常食用能量密度低的食物,或摄入液量过多,婴儿可表现进食后不满足,体重增长不足、下降,或在安睡后常于夜间醒来要求进食。婴儿后期消化功能发育较成熟,应注意逐渐增加婴儿6个月后的半固体食物能量密度比,满足生长需要。避免给婴儿过多液量影响进食。

5. **进餐频繁**　胃的排空与否与消化能力及食糜的组成密切相关。婴儿进餐频繁(超过7~8次/天),或延迟停止夜间进食,使胃排空不足,影响婴儿食欲。3月龄后的婴儿根据喂养方式决定喂养间隔时间,如人乳喂养间隔2~3小时,配方奶喂养间隔3~4小时。一般安排婴儿一日6餐有利于形成饥饿的生物循环。

6. **喂养困难**　难以适应环境、过度敏感气质的婴儿常常有不稳定的进食时间,常常表现喂养困难;疾病状况也常常会导致喂养问题,如唇腭裂婴儿吸吮时不能关闭口腔,产生无效吸吮,且容易发生呛咳;神经系统异常儿童常表现为口腔运动或吞咽功能障碍,导致口腔摄食差,出现生长问题。

7. **饮食行为问题**　6~12月龄的婴儿若未经持续性的口腔咀嚼、吞咽功能的训练,无食物质地的变化,长期食用流质食物,则可能出现拒绝半固体、固体食物,表现为对固体食物的挤压反射、呕吐、食物包在嘴里不吞咽等。婴儿早期对新食物的拒绝也是一种适应性保护功能,如果婴儿有足够的机会在愉快的情况下去尝试新食物,坚持过渡食物引入的原则,婴儿会很快从拒绝到接受,培养良好的进食行为对今后的生长发育有重要影响。

8. **换乳困难**　6月龄左右的婴儿在逐渐由人乳喂养转换至配方奶喂养时,常出现拒绝吸吮现象。在除外婴儿对牛奶蛋白过敏后,其主要原因与母婴依恋情绪为高峰期有关。婴儿对配方奶味和人造乳头有一定适应过程。养育者应有耐心,形成统一的家庭教养模式,在婴儿饥饿时用配方奶代替人乳,需要持之以恒,使婴儿的味觉和感觉逐渐适应。

【小结】

1. 婴儿喂养方式分为人乳喂养、人工喂养以及混合喂养。

2. 人乳是满足婴儿生理和心理发育的最理想的天然食物,可作为4~6个月以内婴儿唯一的、最佳营养来源,对婴儿的健康生长发育有不可替代作用。母乳喂养优点包括营养丰富、生物作用、情感交流、促进母亲健康恢复等。

3. 过渡期食物转换引入原则包括从少到多、从稀到稠、从细到粗、从一种到多种等。

【思考题】

1. 母乳的营养特点和母乳喂养的优点。
2. 过渡期食物引入的原则。
3. 如何计算奶量？

（杨　凡）

第三节　幼儿营养与膳食安排

1岁以后的儿童进入幼儿期。此时饮食无论从内容或从形式上均发生了很大变化,从以乳类为主的婴儿食品逐渐过渡到成人饮食,食物品种也日趋多样化。这一时期各器官系统发育尚不完全,对食物的消化、吸收能力有限,但同时又是饮食习惯形成的重要时期,因此要合理安排幼儿期的膳食,既能保证营养供给,又能培养良好的饮食习惯。

一、幼儿进食特点与相关因素

1. 生长速度减慢　与婴儿期相比,1岁后儿童生长速度减慢。因此,较婴儿期旺盛的食欲相比,幼儿期食欲略有下降,对食物的需要量也随之相对减少,进食相对稳定。

2. 心理行为的变化　幼儿期的神经心理发育迅速,对周围世界充满好奇心,进食时常表现出探索性行为以及强烈的自主挑选食物和自我进食的欲望。家长如果忽略了儿童的需求,仍按强制性方法喂养,儿童往往表现出不合作与违拗心理,而且儿童注意力易被分散,进食时玩玩具、看电视、边吃边走等做法都会降低对食物的注意力,引起进食下降,从而导致饮食行为问题出现,影响生长发育。家长应允许幼儿参与进食,满足其自我进食欲望,并因势利导,逐渐培养其独立进食能力。同时幼儿有准确判断能量摄入和调节进食的能力,应避免"劝食"行为。研究显示幼儿餐间摄入的差别可达40%,但一天的能量摄入比较一致,只有10%的变化。幼儿能通过自己挑选的食物和数量使膳食中各种营养素自动达到平衡。

3. 家庭成员饮食习惯的影响　幼儿的模仿力很强,饮食行为受父母及家庭成员的饮食习惯影响极大。家长应言传身教,不偏食、不挑食,细嚼慢咽,进食时避免分散注意力的行为,如说笑、看电视、玩玩具及电子产品等,做到进食定时,固定就餐地点,营造安静、舒适、秩序良好的就餐环境。幼儿期形成的习惯可直接影响到今后的若干年甚至终身,进食过程还会影响以后接受食物的类型,因此应培养幼儿逐渐形成有规律的、良好的饮食习惯和行为。

4. 进食技能发育情况　幼儿的进食技能发育与婴儿期的训练有关,错过训练吞咽、咀嚼的关键期,长期食用过细、过软的食物,幼儿期会表现出不愿吃固体食物,或"包在嘴中不吞"或"恶心";另一方面,食入的食物能量密度过低,导致营养素摄入不能满足生长发育需要。在这一年龄阶段应继续加强口腔咀嚼、吞咽功能的训练。

二、幼儿膳食安排

幼儿膳食中的能量、营养素的质和量及各营养素之间的比例要满足该年龄阶段幼儿的生理需要。蛋白质、脂肪、碳水化合物产能之比约为10%~15%、30%~35%、50%~60%。蛋白质每天40g左右,其中优质蛋白(动物蛋白质和豆类蛋白质)应占蛋白质总量的1/2。食物的品种应多样化,发挥各类食物营养成分的互补作用,达到均衡营养的目的。此外,食物性质应适合幼儿的消化功能,避免刺激性强和油腻的食物。食物烹调要注意色、香、味、形,并经常更换烹调方法,以刺激小儿食欲。幼儿不宜直接食用坚硬的食物、易误吸入气管的坚果类(如花生、瓜子)、腌腊食品和油炸类食品。此期大部分幼儿已逐渐过渡到一日三餐,但由于幼儿胃容量相对较小,且肝脏储备的糖原不多,加上幼儿活泼好动,容易饥饿,故两餐之间可加点心,如饼干、水果等。幼儿期乳类摄入量以不影响主食的摄入为限(至少 500ml/d)。频繁进食、夜间进食、过多饮水等不良饮食习惯均会破坏幼儿进食规律,影响食欲。

> 【小结】
>
> 　　1. 幼儿期有独特的进食特点与相关因素,包括生长速度减慢、心理行为变化、父母饮食行为影响、进食技能发育。婴儿喂养方式分为人乳喂养、人工喂养以及混合喂养。
> 　　2. 根据幼儿期进食特点进行膳食安排。

【思考题】

　　1. 幼儿期有哪些进食特点?
　　2. 请制作幼儿的一天食谱。

(杨　凡)

第四节　营养状况评价原则

　　儿童营养状况评价是指对儿童从膳食中所摄取的营养素与其机体生理需要之间是否适合的评价,主要目的是了解儿童个体(或群体)的各种营养素水平,综合评价其实际营养状况,发现与营养相关的问题,采取相应的营养干预措施,以改善机体的营养状况,减少营养性疾病的发生,从而维持儿童的健康和促进正常的生长发育。营养状况评价应从营养素摄入量评估、膳食调查、体格发育评价、体格检查以及实验室检查几方面综合评定。

一、个体营养素摄入量评估

　　对个体的膳食进行评价是为了说明此个体的营养素摄入量是否充足。由于在一般的调查中只能收集一个人有限几天的膳食资料,所以实际上只能评估在一段时间内观察到的摄入量是高于还是低于相应人群的平均需要量。当计算出的摄入量低于 EAR 时,摄入不足的概率高达50%,故必须提高摄入;当摄入量在 EAR 和 RNI 之间时,由于摄入不足的概率大于 2%~3%,为了安全起见,故也可能需要提高摄入;当连续多天的评价显示摄入量达到或超过 RNI,或虽为少数几天的观测但评价结果远高于 RNI 时,可认为摄入量是充足的。当某些营养素现有资料不足,无 EAR 和 RNI,只有 AI 时,当摄入量达到 AI 时,出现营养缺乏的危险性很小;如个体摄入量低于 AI,则需要结合其他情况综合判断其摄入量是否适宜。如果日常摄入量超过了 UL,就有可能对某些个体造成危害,所以一定要根据营养素的种类认真分析,调整膳食。

二、群体营养素摄入量评估

　　由于人群中个体对某营养素的摄入量和需要量都彼此不相同,当评估群体营养素摄入量时,只能用适当的方法来估测群体中摄入不足的概率。当计算出群体中有多少个体的日常摄入量低于 EAR 时,这些个体在群体中占的百分比数即为该群体中摄入不足个体的比例数;当群体的平均摄入量等于或高于该群体的营养素 AI 时,可以认为群体中发生摄入不足的概率很低;当平均摄入量低于 AI 时,不可能判断群体摄入不足的程度;不宜用 RNI 和 AI 作为切点或用食物频数来评估人群摄入不足;当能量摄入大于 EAR 时,提示能量摄入足够,反之说明能量摄入不足;当蛋白质摄入大于或等于 RNI 或 AI 时,提示蛋白质摄入足够,反之说明蛋白质摄入不足,优

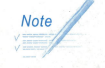

质蛋白应占膳食中蛋白质总量的 1/2 以上；矿物质、维生素摄入应大于或等于 RNI 或 AI。群体中日常摄入量超过 UL 的个体可能面临健康风险。

三、膳食调查

按工作要求选择不同方法。

(一)膳食调查方法

常用的调查方法有称重法、询问法和记账法。

1. **称重法**　实际称量调查对象(个人或集体)每天每餐所摄取的各类食物的生重、熟重及未吃完的剩余食物量，根据食物的生熟比例，计算出其实际摄入量。然后按国家制订的《食物成分表》推算出每人一天内的营养素实际摄入量，并制成表格。通常应按季节、食物供给不同，每季度测一次。调查需要准备表格、食物成分表、计算器、称(用于称食物、器皿重)、标准器皿等。该法优点是比较准确，缺点是较复杂、人力和时间花费较多，因此多用于集体儿童膳食调查等科研工作，也可根据调查目的选择个人进行膳食调查。

常以平均数法分析结果，即从每天摄入食物种类、数量计算各种食物中某营养素的总量，用日人数算出人平均摄入量。日人数为三餐人数的平均数。(注：如三餐就餐儿童数相差太大，应按日人数计算出人平均摄入量。日人数 = 早餐主食量 / 早餐人数 + 中餐主食量 / 中餐人数 + 晚餐主食量 / 晚餐人数)

2. **询问法**　又分为 24 小时回顾法、膳食史法和食物频度法。多用于个人膳食调查。通过询问方式向受检对象了解其膳食状况，方法简单易行，但因结果受被调查对象报告情况或调查者对市场供应情况以及器具熟悉程度的影响而不十分精确。多种方法结合可增加准确性。询问法调查期限常采用 1~3 天。调查结束时，将调查期间内各同类食物相加，除以调查天数，即得出平均每天各类食物的进食量。询问法如能对儿童膳食状况，尤其是进食量了解详细确切，其结果与称重法相差不多。

3. **记账法**　适用于集体儿童的膳食调查。根据每天准确的食物出入库的账目及进餐人数，计算每人每天进食各类食物量，换算成各类营养素及能量，计算各类营养素平均供给量，对膳食状况进行评价。此法简单，调查期限可以相对较长，因此代表性比较强，但准确性较差。

(二)膳食评价

根据膳食调查计算每人每天的能量和各种营养素的摄入量，并将膳食调查的计算结果与《中国居民膳食营养素参考摄入量》进行比较，并通过计算能量和三大产能物质的来源分布及三餐能量分配等来评定膳食的营养状况。

1. **营养素摄入**　计算出各营养素摄入，与《中国居民膳食营养素参考摄入量》进行比较，根据个体或群体营养素摄入量进行评估。

2. **宏量营养素供能比例**　膳食中宏量营养素比例应适当，即蛋白质产能应占总能量的 10%~15%，优质蛋白质应占蛋白质总量的 1/2，7 岁以上脂类产能占总能量的 25%~30%，碳水化合物占总能量的 50%~60%。

3. **膳食能量分布**　每天三餐食物供能亦应适当，即早餐供能应占一日总能量的 25%~30%，中餐应占总能量的 35%~45%，点心占总能量的 10%，晚餐应占总能量的 25%~30%。

4. **进食行为评价**　包括儿童进餐次数、零食习惯、饮水量以及进食环境等。

四、体格发育评价

详见第二章第一节。

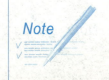
Note

五、体格检查

除常规体格检查外,应注意有关营养素缺乏体征。

六、实验室检查

在营养素异常的临床或亚临床症状未出现之前,通过膳食调查和体格检查可能不能发现异常,但人体血、尿等生物标本中某种营养素及其代谢衍生物的含量和相应的功能成分即可能发生变化。因此,实验室检查是早期发现营养异常种类和严重程度的客观依据。通过实验室方法测定小儿体液或排泄物中各种营养素及其代谢产物或其他有关化学成分,以了解食物中营养素的吸收和利用情况,协助临床评价小儿的营养状况。

【小结】

1. 营养状况评价包括营养素摄入量评估、膳食调查、体格发育评价、体格检查以及实验室检查。
2. 常用的膳食调查方法有称重法、询问法和记账法。
3. 膳食评价应进行个体(或群体)营养素摄入量评估,评价宏量营养素供能比例和膳食能量分布。

【思考题】

1. 营养状况评价包括哪些内容?
2. 如何进行个体膳食评价?

(杨 凡)

第五节 蛋白质 - 能量营养障碍性疾病

一、蛋白质 - 能量营养不良

蛋白质 - 能量营养不良(protein-energy malnutrition,PEM)是指由于膳食中蛋白质和(或)能量摄入不足引起的营养缺乏病。是世界范围内最常见的营养缺乏病,也是发展中国家最重要的健康问题之一。据世界卫生组织的资料显示在 5 岁以下儿童中,营养不良与超过 1/3 的全球疾病相关。

【病因】

1. **长期摄入不足** 小儿处于不断生长发育阶段,对营养需求相对较多。
2. **消化吸收障碍** 如消化系统畸形、迁延性腹泻、过敏性肠炎、肠吸收不良综合征等。
3. **需要量增多** 如急、慢性传染病的恢复期,双胎早产等。
4. **消耗量过大** 如糖尿病、大量蛋白尿、甲状腺功能亢进、发热性疾病等。

值得注意的是,感染和营养不良是一个恶性循环。感染造成营养不良的机制涉及以上多个方面。

【病理生理】

1. **新陈代谢异常**

(1) 蛋白质代谢:蛋白质代谢处于负平衡,血清总蛋白和白蛋白量减少。当血清总蛋白低于

40g/L、白蛋白低于 20g/L 时即发生低蛋白水肿。

(2) 脂肪代谢:机体动员脂肪以维持必要的能量消耗故血清胆固醇下降,肝脏脂肪浸润及变性。

(3) 碳水化合物代谢:糖原不足或消耗过多,常出现血糖偏低,易昏迷甚至猝死。

(4) 水盐代谢失常:细胞外液呈低渗状态,易出现低渗性脱水、酸中毒、低血钾、低血钠、低血钙、低血镁及低血锌。

2. 系统功能低下

(1) 消化功能低下:消化液分泌减少、消化酶的分泌和活性降低、肠蠕动减弱、菌群失调等,致消化功能低下,常发生腹泻。

(2) 循环功能低下:心脏收缩力减弱,心排出量减少,血压偏低,脉细弱。

(3) 肾功能障碍:肾小管重吸收功能减退,尿量增多而尿比重下降。

(4) 中枢神经系统处于抑制状态:表情淡漠、反应迟钝、记忆力差、条件反射不易建立。有时患儿也可表现为烦躁不安。

(5) 免疫系统功能低下:特异性及非特异性免疫功能均低下,故易并发各种感染。

【临床表现】 临床常见三种类型:能量摄入严重不足的消瘦型(marasmus)、蛋白质严重缺乏的水肿型(kwashiorkor)以及介于两者之间的消瘦 - 水肿型(marasmic kwashiorkor)。

1. 生长障碍 体重不增是最早出现的症状,随着体重下降,久之身高也低于正常。

2. 皮下脂肪减少甚至消失 首先累及腹部,其次为躯干、臀部、四肢,最后为面颊部;腹部皮下脂肪层厚度是判断营养不良程度的重要指标之一。皮肤干燥、苍白,肌肉松弛,毛发稀疏,易脱落。

3. 低代谢的表现 如反应差、体温偏低、脉细无力常有腹泻等。

4. 水肿 部分小儿可因血浆白蛋白明显下降而出现营养不良性水肿。水肿可由足背的轻微凹陷到全身性,常伴肝大。由于水肿,不能以体重来评估其营养状况。

【并发症】

1. 营养性贫血 以小细胞低色素贫血最常见。与缺乏铁、叶酸、维生素 B_{12}、蛋白质等造血原料有关。

2. 微量营养素缺乏 可伴有多种维生素及矿物元素的缺乏,尤以脂溶性维生素 A、D 缺乏常见。大多数患儿合并有锌缺乏。

3. 感染 由于免疫功能低下,易患各种感染,感染又加重营养不良,形成恶性循环。可见反复呼吸道感染、鹅口疮、肺炎、中耳炎、尿路感染等。

4. 自发性低血糖 可突然出现面色灰白、神志不清、脉搏缓慢以及呼吸暂停等,如不及时救治可危及生命。

【辅助检查】 早期往往缺乏特异、敏感的指标。血浆白蛋白浓度降低是最突出的表现,但因其半衰期较长不够灵敏。近年来认为一些半衰期较短的血清蛋白如视黄醇结合蛋白、前白蛋白、甲状腺素结合前白蛋白和转铁蛋白等具有早期诊断价值。此外,血浆胰岛素样生长因子 1(IGF-1)是诊断蛋白质营养不良的较好指标。血牛磺酸和必需氨基酸浓度降低;微量元素浓度降低。

【诊断】 根据病史及体格检查,结合必要的实验室检查即可确诊。其中基本的体格测量指标体重和身长对于诊断营养不良非常重要。5 岁以下营养不良的体格测量指标的分型和分度如下:

1. 体重低下(underweight) 其体重低于同年龄、同性别参照人群值的均数减 2 个标准差以下者称为体重低下;如低于同年龄、同性别参照人群值的均数减 2~3 个标准差者为中度;低于均数减 3 个标准差者,为重度。此项指标主要反映患儿有慢性或急性营养不良,但单凭此指标不

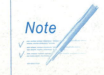

能区分急性还是慢性营养不良。

2. 生长迟缓(stunting)　其身长低于同年龄、同性别参照人群值的均数减 2 个标准差以下者为生长迟缓;如低于同年龄、同性别参照人群值的均数减 2~3 个标准差者为中度;低于均数减 3 个标准差者为重度。此项指标主要反映长期慢性营养不良。

3. 消瘦(wasting)　其体重低于同性别、同身高参照人群值的均数减 2 个标准差者为消瘦;如低于同年龄、同性别参照人群值的均数减 2~3 个标准差者为中度;低于均数减 3 个标准差者为重度。此项指标主要反映近期急性营养不良。

符合以上一项即可作出营养不良的诊断,也可以三项同时存在。

【治疗】　营养不良的治疗原则是积极处理各种危及生命的合并症、祛除病因和调整饮食、促进消化功能等营养康复措施。

1. 处理危及生命的并发症　严重营养不良常见的危及生命的并发症包括:合并腹泻时的严重脱水和电解质紊乱、酸中毒、休克;肾衰竭;自发性低血糖和继发感染等。

2. 去除病因　在查明病因的基础上,积极治疗原发病,如纠正消化道畸形、控制感染性疾病、根治各种消耗性疾病、合理喂养等。

3. 营养康复　应根据营养不良的程度、肠道吸收功能和对食物耐受情况逐渐增加能量的摄入,不宜操之过急,尤其对于中、重度患儿,热量和营养物质供给应由低到高,逐渐增加,否则易引起消化紊乱而加重病情。轻度营养不良可从每天 250~330kJ/kg(60~80kcal/kg)开始,中、重度可参考原来的饮食情况,从每天 165~230kJ/kg(40~55kcal/kg)开始,逐步少量增加;若消化吸收能力较好,可逐渐加到每天 500~727kJ/kg(120~170kcal/kg),并按实际体重计算热能需要。蛋白质摄入量从每天 1.5~2.0g/kg 开始,逐步增加到 3.0~4.5g/kg。如果肠道吸收功能不良,可以根据需要采用中心静脉营养或外周静脉营养。严重营养不良的患儿都有维生素和矿物质的缺乏,治疗过程中应注意微量营养素的补充。

此外,中医称营养不良为"疳积",可给予健脾补气、理中化积为主的治疗,采用参苓白术散辅以捏脊、推拿、针灸等能调理脾胃功能,改善食欲,民间广为应用,亦有一定疗效,尤其适用于农村缺医少药的地方。

【预后及预防】　预后取决于营养不良的发生年龄、持续时间及严重程度。发病年龄越小,程度越重,其远期影响越大,尤其对认知功能的影响是不可逆的。本病的预防应采取综合措施。

1. 大力提倡母乳喂养,及时科学地进行辅食添加。
2. 培养良好的饮食习惯,避免偏食、挑食等饮食行为问题。
3. 合理安排生活作息制度,预防感染和各种传染病。
4. 及时矫治各种消化道畸形。
5. 定期进行生长监测,及时发现生长偏离并早期干预。

二、单纯性肥胖

单纯性肥胖(obesity)是由于能量摄入长期超过人体的消耗,使机体脂肪过度积聚、体重超过参考值范围的营养障碍性疾病。肥胖对健康的威胁是多方面的,包括代谢性疾病、心血管系统疾病等。近几十年来,全球肥胖的发生率呈逐年上升趋势。儿童期肥胖使成年期肥胖的危险度增加。世界卫生组织(WHO)估计到 2030 年,全世界将有 3.7 亿人受到肥胖及其相关合并症的影响。肥胖已成为一个全球性的危害儿童健康的公共卫生问题。

【病因】

1. 能量摄入过多　超过机体代谢需要,多余的能量便转化为脂肪贮存体内。
2. 活动量过少　由于生活方式、生活习惯的改变使儿童缺乏适当的体格锻炼是目前肥胖的

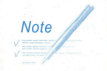
Note

另一个重要因素。

3. 遗传因素　肥胖有高度的遗传性,父母皆肥胖的后代肥胖率高达 70%~80%;双亲之一肥胖者,后代肥胖发生率 40%~50%;双亲正常的后代肥胖率仅为 10%~14%。

4. 其他因素　调节饱食感及饥饿感的中枢失去平衡、精神创伤及心理异常等因素亦可致儿童过食,导致肥胖。

【病理生理】　肥胖的原因可以是脂肪细胞体积的增大和(或)数目的增多。人体脂肪细胞数量的增多主要发生在出生前 3 个月、生后第一年和 11~13 岁三个阶段。若营养过剩发生在这三个时期,即可引起脂肪细胞数目增多性肥胖,治疗较困难并易复发。肥胖患儿可有以下代谢异常及内分泌改变。

1. 蛋白质代谢　可有嘌呤代谢异常,血尿酸增高,易发生痛风症。

2. 脂类代谢　可见甘油三酯、胆固醇、极低密度脂蛋白(VLDL)及游离脂肪酸增加,高密度脂蛋白(HDL)减少。远期易罹患动脉粥样硬化、冠心病、高血压和胆石症等。

3. 内分泌改变　肥胖患儿可有甲状腺激素、生长激素、性激素和糖皮质激素等多种激素分泌的改变。

【临床表现】　肥胖可发生于任何年龄,但最常见于婴儿期、5~6 岁和青春期。多见于男童。患儿食欲旺盛,喜吃甜食和高脂肪食物;平素有疲劳感,用力时气短。严重肥胖者由于脂肪的过度堆积限制了胸廓扩展和膈肌运动,使肺换气量减少,造成缺氧、气急、发绀、红细胞增多,心脏扩大或出现充血性心力衰竭甚至死亡,称之为过度肥胖 - 肺泡换气功能低下综合征(Pickwickian syndrome)。

体格检查可见患儿皮下脂肪丰满,但分布均匀,腹部膨隆下垂,严重肥胖者胸腹、臀部及大腿皮肤出现白纹或紫纹;因体重过重,走路时两下肢负荷过度可致膝外翻和扁平足。患儿因肥胖常有心理上的障碍,如自卑、胆怯、孤独等。

【辅助检查】　血清甘油三酯、胆固醇大多增高,严重患者血清 β 脂蛋白也增高;常有高胰岛素血症,血生长激素水平减低,生长激素刺激试验的峰值也较正常小儿为低。部分患儿肝脏超声检查提示存在脂肪肝。

【诊断和鉴别诊断】

1. 诊断　根据临床表现和实验室检查可诊断。目前临床上常用的评价指标有:①体重指数(body mass index,BMI):是目前国际上广泛采用的肥胖症的诊断标准。BMI= 体重(kg)/ 身高(m^2)。现采用 BMI 在同年龄、同性别的 P_{85}~P_{95} 为超重,大于 P_{95} 百分位为肥胖。②身高标准体重法:用于 2 岁以下的儿童。若体重 / 身长≥P_{97} 为肥胖。

2. 鉴别诊断　应与遗传性疾病和内分泌疾病的继发性肥胖相鉴别。①Prader-Willi 综合征:呈周围型肥胖体态、身材矮小、智能低下、肌张力低下、手脚小、外生殖器发育不良。其病因是由于第 15 号染色体长臂近中央关键区(15qll.2-ql2)微缺失引起,即由于来自母方的 15 号染色体的单亲二体或父方 15 号染色体上的关键片段发生缺失所引起。②Laurence-Moon-Biedl 综合征:周围型肥胖,智能轻度低下,视网膜色素沉着,多脚趾,性功能减退。③Alstrom 综合征:中央型肥胖,视网膜色素变性,失明,神经性耳聋,糖尿病。⑤肥胖生殖无能症(Fröhlich syndrome):本病继发于下丘脑及垂体病变,其体脂主要分布在颈、颏下、乳房、下肢、会阴及臀部,手指、足趾显得纤细,身材矮小,第二性征延迟或不出现。

【治疗】　治疗原则是减少热能性食物摄入和增加机体对热能的消耗,使体内过剩的脂肪不断减少,体重下降。饮食疗法和运动疗法是治疗肥胖症的主要措施。一般不提倡药物和外科手术治疗儿童和青少年肥胖。

1. 饮食疗法　应用低脂肪、低碳水化合物和高蛋白食谱。低脂饮食可迫使机体消耗自身的脂肪储备;低碳水化合物减少胰岛素分泌,使脂肪合成减少;高蛋白饮食能补充因低脂饮食消耗

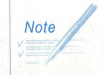

的蛋白质,维持生长发育的需要。富含纤维的食品可减少糖类的吸收和胰岛素的分泌,并能阻止胆盐的肠肝循环,促进胆固醇排泄。

2. **运动疗法**　能促进脂肪分解,减少胰岛素分泌,使脂肪合成减少,加强蛋白质合成,促进肌肉发育。运动要循序渐进,活动量以不感到疲劳为原则,每天坚持至少 30 分钟。

【预防】

1. 孕期合理均衡营养,避免出生体重过大。

2. 大力提倡母乳喂养,适时。研究显示,母乳喂养对儿童期肥胖有一定保护作用。

3. 培养良好的饮食习惯。家长起着至关重要的作用,家长不仅要为孩子提供营养全面的饮食,同时要提供有益的饮食环境。避免和纠正不良的饮食行为习惯。

4. 培养良好的生活习惯。从小养成参加各种体力活动和劳动的习惯。

三、维生素营养障碍

(一) 维生素 A 缺乏

维生素 A 缺乏症(vitamin A deficiency)是因体内缺乏维生素 A 而引起的以眼和皮肤病变为主的全身性疾病。多见于 1~4 岁小儿。最早的症状是暗适应差,眼结合膜及角膜干燥,以后发展为角膜软化且有皮肤干燥和毛囊角化,故又称夜盲症、眼干燥症、角膜软化症。随着社会经济的发展,典型的维生素 A 缺乏症的发病率已明显降低,但亚临床的缺乏还相当普遍。

【病因】

1. **饮食不当**　人乳和牛奶是婴儿所需维生素 A 的主要来源。维生素 A 和胡萝卜素很难通过胎盘进入胎儿体内,因此婴儿初生时其肝脏储存的维生素 A 很少,很快被消耗尽,若婴儿进食奶量不足,又不添加辅食,容易引起缺乏。

2. **消化系统疾病**　各种病毒所致的肝炎或消化系统的慢性疾病如慢性腹泻、肠结核、胰腺疾病等可影响维生素 A 的吸收。

3. **消耗性疾病**　慢性呼吸道感染性疾病、肺炎、麻疹等会使维生素 A 消耗增加。

4. **其他**　甲状腺功能减退和糖尿病时 β 胡萝卜素转变成视黄醇的过程发生障碍,导致维生素 A 缺乏。

【病理生理】　维生素 A 的主要功能是参与视网膜杆细胞的视紫质的生成以维持暗光下的视觉功能;促进生长发育,尤其是骨骼和牙齿的生长;维持上皮细胞的完整性,保持细胞膜的稳定性,增强皮肤和黏膜的抗病能力;增强免疫功能,促进 T、B 淋巴细胞增殖和功能。缺乏时上述功能会发生不同程度的障碍,导致患病。

【临床表现】

1. **眼部**　眼部的症状和体征是维生素 A 缺乏病的早期表现。年长儿可叙述夜盲或暗光中视物不清。结膜及角膜失去光泽、干燥、泪少,毕脱斑(Bitot's spots),球结膜可有棕色色素沉着;角膜可由干燥而至混浊、软化、坏死,形成溃疡,继发感染而致前房积脓,愈后形成白翳而影响视力,重者角膜穿孔、虹膜脱出或眼球萎缩。

2. **皮肤黏膜**　皮肤干燥脱屑,有角质丘疹,毛发枯燥脱落,指(趾)甲多纹、少光泽、易折断。

3. 可有生长发育落后、营养不良、其他维生素缺乏表现。

4. **免疫功能低下**　表现为易发生呼吸道、泌尿道及消化道感染,且易迁延不愈。

【实验室检查】

1. **血浆维生素 A 测定**　婴幼儿血浆正常水平为 300~500μg/L,年长儿为 300~2250μg/L,低于 200μg/L 可诊断为维生素 A 缺乏,200~300μg/L 为可疑亚临床缺乏状态。由于血浆维生素 A 水平并不能完全反映整个机体的维生素 A 营养状况,因此高度怀疑时建议采用相对剂量反应试验(RDR)进一步确诊。

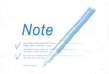
Note

2. **血浆视黄醇结合蛋白测定** 血浆视黄醇结合蛋白测定(RBP)水平能比较敏感地反映体内维生素 A 的营养状态,正常值为 23.1mg/L,低于此值有缺乏可能。

【治疗】 治疗原则包括去除病因、合理饮食和维生素 A 治疗。

1. **维生素 A 治疗** 口服维生素 A 制剂 7500~15 000μg,分 2~3 次。维生素 AD 制剂(其中维生素 A 3750~7500μg)深部肌注,每天 1 次,连续使用 3~5 天后改为口服。夜盲多于治疗后 2~3 天明显改善,干眼症状 3~5 天消失,毕脱斑 1~2 周后消失,皮肤过度角化需 1~2 个月方能痊愈。患慢性腹泻影响吸收时,可先采用肌内注射维生素 A 制剂,当肠道功能正常后改为口服。长期服用或采用大剂量维生素 A 治疗时,应警惕维生素 A 中毒。

2. **眼部治疗** 可采用抗生素眼药水和眼膏进行治疗,一天 3~4 次,可减轻结膜和角膜干燥不适。出现角膜软化和溃疡时,可加用消毒鱼肝油交替滴眼,每小时一次,每天不少于 20 次。注意治疗时动作轻柔,勿压迫眼球,以免角膜穿孔,虹膜、晶状体脱出。

【预防】

1. **均衡饮食、保证摄入** 中国营养学会(2014 年)儿童每天维生素 A 的推荐摄入量(RNIs):0~0.5 岁 300μg 视黄醇当量(retinol equivalent,RE);0.5~1 岁 350μg RE;1~4 岁 310μg RE;4~7 岁 360μg RE,7~11 岁 500μg RE,11~14 岁男 670μg RE,女 630μg RE;14~18 岁,男 820μg RE,女 620μg RE。富含维生素 A 的食物主要有动物的肝脏、鱼类、海产品、奶油和鸡蛋等动物性食物,富含胡萝卜素的橙黄色和绿色蔬菜等。

2. 在维生素 A 缺乏的高发地区,可采用每隔 6 个月给予一次口服 60 000μg RE 的预防措施。

(二) 维生素 D 缺乏性佝偻病

因缺乏维生素 D 所致的一种慢性营养缺乏病,以正在生长的骨骺端生长板和骨基质不能正常钙化、造成骨骼病变为特征。多见于 2 岁以下的婴幼儿。近年来,随着我国卫生保健水平的提高,维生素 D 缺乏性佝偻病的发病率逐年降低,且多数患儿属轻症。

【**维生素 D 的来源与生理功能**】 机体所需的维生素 D 主要来源于皮肤中的 7- 脱氢胆固醇,经日光紫外线的照射变为胆骨化醇即内源性维生素 D_3。植物中的麦角固醇经紫外线照射后转变为维生素 D_2。维生素 D_2 和 D_3 在人体内都没有生物活性,需由维生素 D 结合蛋白转运至肝脏,经 25- 羟化酶的作用,转变为 25- 羟维生素 D [25-(OH)D],但其抗佝偻病的活性不强,必须在肾脏再次羟化生成生物效应更强的 1,25- 二羟维生素 D [1,25-(OH)$_2$D]。1,25-(OH)$_2$D 被认为是一个类固醇激素,它作用于肠、肾、骨等靶器官发挥生理功能。主要的功能有:①促进小肠黏膜对钙、磷的吸收;②促进成骨细胞的增殖和骨钙素的合成;③促使间叶细胞向成熟破骨细胞分化,从而发挥其骨质重吸收效应;④增加肾小管对钙、磷的重吸收,减少尿磷排出,提高血磷浓度,有利于骨的钙化作用。

【病因】

1. **日照不足** 冬季日照少,紫外线较弱,影响内源性维生素 D 的合成;户外活动少、空气污染物可吸收部分紫外线以及现代城市高层建筑遮挡日光照射等,均可阻碍维生素 D 的合成。

2. **摄入不足** 天然食物中维生素 D 含量较少。

3. **生长过速** 尤其生长发育快速的第一年。

4. **疾病因素** 胃肠道或肝胆疾病影响维生素 D 的吸收;严重的肝、肾病导致羟化障碍,生成活性维生素 D 不足。

5. **药物影响** 某些疾病治疗药物如抗惊厥药物,能激活肝细胞微粒体的氧化酶系统,加速活性维生素 D 的分解;糖皮质激素有对抗维生素 D 对钙的转运作用。

【病理生理】 维生素 D 缺乏造成肠道吸收钙、磷减少和低血钙症,以致甲状旁腺功能代偿性亢进,甲状旁腺素(PTH)分泌增加以动员骨钙释出使血清钙浓度维持在正常或接近正常的水平;但 PTH 同时也抑制肾小管重吸收磷,使尿磷排出增加、血磷降低,骨样组织因钙化过程发生

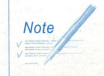

障碍而局部堆积,成骨细胞代偿增加、碱性磷酸酶分泌增加,临床即出现一系列佝偻病症状和血生化的改变。

维生素 D 缺乏性佝偻病的病理改变是由于钙、磷浓度不足(乘积 <40),骨钙化过程受阻,破坏了软骨细胞增殖、分化和凋亡的正常程序,形成骨骺端骨样组织堆积,临时钙化带增厚,骨骺膨出,导致临床所见的肋骨"串珠"和"手、脚镯"等征。扁骨和长骨骨膜下的骨质矿化不全,而骨膜增厚,骨质疏松,易发生弯曲变形。颅骨骨化障碍表现为颅骨变薄和软化,颅骨骨样组织堆积出现"方颅"。

【临床表现】 本病多见于 3 个月 ~2 岁的小儿,主要表现为快速生长中的骨骼的病变、肌肉松弛和神经兴奋性的改变。在临床上分为初期、激期、恢复期及后遗症期。

1. 初期   多见于 6 个月以内婴儿,主要表现神经兴奋性增高,如易激惹、烦躁、睡眠不安、夜间惊啼、多汗、枕秃等。此期常无骨骼改变,血清 25-(OH)D_3 下降,PTH 升高;血钙、血磷降低,碱性磷酸酶正常或稍高。

2. 激期   除初期症状外,主要表现为骨骼改变和运动功能发育迟缓。

(1)头部:早期可见囟门加大或闭合延迟,出牙迟。重者用指尖用力压迫枕骨和顶骨可有压乒乓球样的感觉,称为颅骨软化。可见方颅,以额、顶骨为中心向外隆起,如隆起加重可出现鞍形颅、臀形颅和十字形颅。

(2)胸部:婴儿期可出现肋软骨区膨大,以第 5~8 肋软骨部位为主,呈圆而大的球状形,称为"肋骨串珠"。还可见鸡胸、漏斗胸等骨骼畸形。

(3)脊柱:活动性佝偻病儿,久坐后可引起脊柱后弯,偶有侧弯者。

(4)四肢:7~8 个月以后的佝偻病患儿,四肢各骺部均显膨大,尤以腕关节的尺、桡骨远端常可见圆而钝和肥厚的球体,称为佝偻病"手镯"。学走步前后,由于骨质软化,因躯体的重力和张力所致,可出现"O"形腿。"O"形腿弯曲部位可在小腿小 1/3 或小腿中部、膝关节部、股骨甚至股骨颈部弯曲,则恢复较难。会走前出现"O"形腿应与生理弯曲相区别。会走后下肢往往呈"X"形腿改变。重症下肢骨畸变时,常可引起步态不稳,这是因为走路时两腿距离过宽,不能内收靠拢,为保持身体重心平衡,故行路时左右摇摆呈"鸭步"态。凡影响股骨颈角度变小和以膝关节为主的外翻者,自然恢复较难。

(5)其他:脊柱后突或侧弯等畸形;全身肌肉松弛、乏力、肌张力降低,腹胀如蛙腹,与低血磷使肌肉中糖代谢发生障碍有关,重症患儿表情淡漠,免疫力低下,常伴感染、贫血等。

本期血钙低,血磷明显降低,碱性磷酸酶明显增高。X 线长骨片显示骨骺端钙化带消失,成杯口状、毛刷样改变;骨骺软骨带增宽(>2mm),骨质稀疏,骨皮质变薄,易骨折。

3. 恢复期   临床症状和体征逐渐减轻、消失;血清钙、磷浓度逐渐恢复正常,碱性磷酸酶约需 1~2 个月降至正常水平;骨骺 X 线影像在治疗 2~3 周后有所改善,出现不规则的钙化线,以后钙化带致密增厚,骨质密度逐渐恢复正常。

4. 后遗症期   婴幼儿期重症佝偻病可残留不同程度的骨骼畸形,多见于 2 岁以上的儿童。无任何临床症状,血生化正常,其骨骼干骺端活动性病变不复存在。

【诊断与鉴别诊断】

1. 诊断   根据病史、症状及体征,结合血生化改变及骨骼 X 线改变可以作出诊断。血清 25-(OH)D_3 在早期即明显下降,其正常值为 25~125nmol/L(10~50μg/ml),当 <8μg/ml 时即为维生素 D 缺乏症。

2. 鉴别诊断   本病需与先天性甲状腺功能减退及软骨营养不良鉴别。此外,尚需与其他病因所致的佝偻病鉴别:

(1)低血磷抗维生素 D 佝偻病:为肾小管再吸收磷及肠道吸收磷的原发性缺陷。本病多为 X 连锁遗传病,基因定位于 Xp22.1-p22.2,少数为常染色体隐性遗传,也有散发病例。佝偻

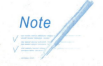

病症状多发生在 1 岁以后,2~3 岁后仍有活动性佝偻病表现。血钙多正常,血磷明显降低,尿磷增加。对常规治疗剂量维生素 D 无效,需同时口服磷,且每天需给维生素 D_3 0.05~0.25μg,或 1,25-$(OH)_2D_3$ 0.5~1.5μg。

(2) 远端肾小管酸中毒:为远曲小管泌氢能力不足,大量钠、钾、钙从尿中丢失,导致继发性甲状旁腺功能亢进,出现佝偻病体征,单纯维生素 D 治疗效果不佳。患儿除佝偻病体征外,伴有不易纠正的代谢性酸中毒、碱性尿(尿 pH>6),血钙、磷、钾降低,血氯增高。

(3) 维生素 D 依赖性佝偻病:为常染色体隐性遗传病,根据肾脏 1- 羟化酶缺陷或靶器官 1,25-$(OH)_2D_3$ 受体缺陷分为两型。两型在临床上均表现为重症佝偻病,血清钙、磷显著降低,碱性磷酸酶明显升高,并继发甲状旁腺功能亢进。

(4) 肾性佝偻病:由先天或后天原因引起的慢性肾功能障碍,均导致血钙低、血磷高等钙磷代谢紊乱,体征多于幼儿后期逐渐明显。

(5) 肝性佝偻病:各种肝脏疾患导致其功能不良,影响 25-$(OH)D_3$ 的生成。

【治疗】　目的在于控制病情活动、防止骨骼畸形。治疗应以口服维生素 D 为主,剂量开始为每天 50~125μg(2000~5000IU);阿法骨化醇 0.01~0.03μg/(kg·d);或 1,25-$(OH)_2D_3$(罗钙全)0.5~2.0μg,以后根据临床和 X 线骨片改善情况于 4 周后改为维生素 D 预防量,每天 10μg(400IU)。对有并发症的佝偻病,或无法口服者可一次肌内注射维生素 D_3 20 万 ~30 万 IU,2~3 个月后口服预防量。对已有严重骨骼畸形的后遗症期患儿可考虑外科手术矫治。维生素 D 治疗期间应同时补充钙剂。

【预防】　充足的日光照射和每天补充生理剂量的维生素 D(400IU),即可保证体内的 25-$(OH)D$ 和 1,25-$(OH)_2D$ 浓度正常。孕妇应多作户外运动,饮食应含丰富的维生素 D、钙、磷和蛋白质等营养物质;新生儿在出生 2 周后应每天给以生理量(10~20μg /d)维生素 D;婴幼儿应采取综合性预防措施,即保证一定时间的户外活动和给予预防量的维生素 D 和钙剂并及时添加辅食。

(三) 维生素 A 中毒

人体摄入过量维生素 A 可引起一系列全身中毒症状称为维生素 A 过多症(hypervitaminosis A)或中毒(vitamin A toxicity)。维生素 A 过多可降低细胞膜和溶酶体膜的稳定性,导致细胞膜受损、组织酶释放,引起皮肤、骨髓、脑、肝等多脏器病变。分急性、慢性两型。

1. **急性型**　婴幼儿一次食入或注射维生素 A 100 000μg 以上即可发生急性中毒。如一次性大量摄入富含维生素 A 的食物,如深海鱼、鸡等动物的肝脏;或意外服用大剂量维生素 A、D 制剂。

症状多在 1 天内突然发生,主要为颅压增高的表现,如恶心、呕吐、嗜睡或过度兴奋、头痛,小婴儿可有前囟隆起。皮肤可红肿,继而脱皮,以掌、跖部最明显。停用维生素 A 后数天内症状迅速好转。血清维生素 A 浓度剧增,大于 2.56μmol/L 可确诊。但此型较少见。

2. **慢性型**　较急性型多见。连续每天摄入过量维生素 A 数周或数月可致慢性中毒,可因医务人员误用大剂量维生素 A 防治慢性疾病或家长长期大剂量给小儿服用导致。但中毒剂量个体差异很大。通常婴幼儿每天摄入维生素 A 15 000~30 000μg 超过 6 个月即可引起中毒;但也有报道每天仅服 7500μg 1 个月发生中毒者。首先全身症状可表现为食欲下降,体重减轻,继之出现皮肤干燥、瘙痒、脱屑,口角皲裂,毛发干枯、脱发,烦躁不安,骨髓、肌肉疼痛,尤其是四肢长骨,伴有局部肿胀、压痛,但不红、不热,活动受限。也可出现颅压增高、肝大、颅骨软化和掌脱皮常见。X 线检查显示长骨皮质增生,骨膜增厚,尤其是骨干中部。血清维生素 A 浓度升高,钙浓度升高或肝硬化偶有发生。

根据摄入过量维生素 A 史、症状和体征,诊断并不困难。如有血清维生素 A 浓度升高以及典型的骨 X 线改变,可确诊。

一旦确诊,应立即停服维生素 A 制剂和富含维生素 A 的食物。临床症状 1~2 周迅速好转,

Note

血清维生素 A 浓度升高可维持数月,骨髓病变恢复则需数月或数年。

(四) 维生素 D 中毒

通常膳食来源的维生素 D 一般不会过量或中毒,只有长期服用较大剂量维生素 D 或误服大量维生素 D 或对维生素 D 敏感者才有中毒的可能性。目前认为,血清 25-(OH)D 大于 250nmol/L(100ng/ml)为维生素 D 过量,而大于 375nmoL/L(150ng/ml)则可诊断为维生素 D 中毒。中毒剂量个体差异很大。小儿每天服用 500~1250μg(2 万 ~5 万 IU),或每天 50μg/kg(2000IU/kg),连续数周或数月即可发生中毒。敏感小儿甚至每天服 100μg(4000IU),持续 1~3 个月即可中毒。过量维生素 D 可引起体内维生素 D 反馈作用失调,血清 1,25-(OH)$_2$D$_3$ 浓度增加,肠吸收钙、磷增加,血钙浓度过高,继而诱发降钙素调节,使血钙大量沉积于各器官组织,则引起相应器官组织受损的表现。如钙盐沉积于肾脏可产生肾小管坏死和肾钙化,严重时可发生肾萎缩、慢性肾功能损害。钙盐沉积于小支气管及肺泡,损坏呼吸道上皮细胞引起溃疡或钙化,易继发呼吸道感染。如在骨髓、中枢神经系统、心血管等重要器官组织均可出现钙化灶,产生不可逆的严重损害。

维生素 D 中毒症状较多,但均非特异性症状,主要是由于维生素 D 过量或中毒引起高钙血症,进而导致各个系统的异常。早期症状为厌食、恶心、倦怠、烦躁不安、低热,继而出现呕吐、腹泻、顽固性便秘、体重下降。重症可发生惊厥、血压升高、头痛、心律不齐、烦渴、尿频、夜尿,甚至脱水酸中毒、慢性肾衰竭。维生素 D 的拟甲状旁腺作用,可引起纤维性骨炎,影响体格和智力发育。

当有维生素 D 过量的病史因早期症状无特异性,且与早期佝偻病症状类似,应仔细询问病史加以鉴别;早期血钙升高大于 3mmol/L(12mg/dl),尿 Sulkowitch 反应强阳性;尿常规检查示尿蛋白阳性,严重时可见红细胞、白细胞、管型;X 线检查可见长骨干骺端钙化带增宽(>1mm)、致密,骨干皮质增厚,骨质疏松或骨硬化;颅骨增厚,呈现环形密度增深带;重症时大脑、心、肾、大血管、皮肤等有钙化灶;还可出现氮质血症、脱水和电解质紊乱等。检测血清 25-(OH)D 浓度可作为诊断最重要的标准之一。

疑为本症时即应停止服用维生素 D。如血钙过高应停止摄入钙盐,并加速其排泄。可用呋塞米(速尿)每次 0.5~1mg/kg 静脉注射;口服泼尼松每天 2mg/kg,可抑制肠腔内钙的吸收,一般 1~2 周后血钙可降至正常。重症可口服氢氧化铝或依地酸二钠以减少肠钙吸收,亦可试用降钙素每天 50~100IU,皮下或肌内注射。注意保持水、电解质平衡。

【小结】

1. 均衡的营养摄入是正常生长发育的基础。能量和营养素不足可导致营养缺乏症。
2. 个体是否有营养素的缺乏,应进行全面评估,包括摄入量、是否有致缺乏的高危因素、临床表现和实验室检查等。
3. 营养素缺乏症的治疗不仅仅是营养素的补充,应是综合措施,其中很重要的是全面均衡的膳食和良好的饮食行为习惯。

【思考题】

1. 营养不良的病因有哪些?
2. 维生素 D 缺乏的临床表现有哪些?
3. 儿童肥胖的危害有哪些?

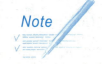

(杨　凡)

第六节　微量元素缺乏症

一、锌缺乏症

锌缺乏症(zinc deficiency)是由于锌摄入不足或代谢障碍所导致的以生长迟缓、食欲减退等为主要临床表现的营养缺乏病。

【病因】

1. 摄入不足　长期单纯母乳或牛乳喂养,未适时添加含锌丰富的辅食。长期只摄入植物性食品,动物性食品摄入少。

2. 吸收障碍　各种原因所致胃肠功能紊乱;某些遗传代谢病如肠病性肢端皮炎,患儿缺乏吸收锌的载体等。

3. 需要量增加　在生长发育迅速时期、营养不良恢复期、组织修复过程中,机体对锌的需求增多,如补充不及时,会造成缺乏。

4. 丢失过多　反复出血、溶血、大面积烧伤、慢性肾脏疾病、长期透析等。

【病理生理】　锌是人体必需的微量元素之一,在体内构成100多种酶的辅酶,参与机体的生长发育和新陈代谢,缺乏时导致多系统功能受损。

【临床表现】

1. 消化功能减退　食欲缺乏、食欲下降和异食癖。

2. 生长发育落后　生长迟缓,身材矮小,性发育延迟。

3. 免疫功能低下　抵抗力差,易反复感染,特别是上呼吸道感染。

4. 智能发育延迟。

5. 其他　地图舌、反复口腔溃疡、脱发、皮炎、伤口愈合延迟。

【辅助检查】　空腹血清锌浓度低于11.47μmol/L(75μg/dl)可诊断。需要注意的是,发锌的检测受头发取材部位、洗涤方法等的影响而不准确。同时,锌缺乏时,头发生长也减慢,发锌值反而偏高,因此发锌不能准确反映近期体内的锌营养状况。

【治疗】

1. 针对病因治疗原发病。

2. 进食含锌丰富的食品如肉类、海产品等。

3. 锌剂治疗　补充元素锌0.5~1.0mg/(kg·d),疗程一般为2~3个月。

【预防】　提倡母乳喂养,坚持平衡合理膳食是预防缺锌的主要措施。培养良好的饮食习惯,避免偏食、挑食和吃零食等不良饮食行为。

二、碘缺乏症

碘缺乏症(iodine deficiency disorders)是由于自然环境碘缺乏造成人体碘营养不良所致的一组疾病的总称。是一种地方病。

【病因】　身体的碘营养状况同环境密切相关。按照世界卫生组织的标准,我国缺碘地区较多,生长在这些缺碘地区的农作物、动物和人都处于碘缺乏状态。

【病理生理】　碘主要参与合成甲状腺素:三碘甲腺原氨酸(T_3)和四碘甲腺原氨酸(T_4),而甲状腺素在调节代谢及生长发育中均有重要作用。碘缺乏的危害实际是甲状腺素合成不足,从而影响体格生长和脑发育。

【临床表现】　取决于缺碘的程度、持续时间以及患病的年龄。胎儿期缺碘可致死胎、早产、先天畸形及流产。儿童和青春期则主要表现为体格生长落后和智力发育障碍。

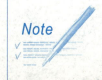
Note

【辅助检查】　尿碘浓度是评估人群碘营养状况的很好的指标。血 TSH 可作为评价碘营养状态的间接指标,并作为新生儿甲状腺功能减退症的筛查指标。

【治疗】

1. 碘剂　主要用于缺碘所致的弥漫性重度甲状腺肿大且病程短者。复方碘溶液 1~2ml/d 或碘化钾 10~15mg/d,连服 2 周为 1 疗程,2 疗程间停药 3 个月,反复治疗 1 年。

2. 甲状腺素制剂　L- 甲状腺素钠的替代参考剂量见第十七章第三节表 17-3。

【预防】

1. 食用碘盐能有效地预防碘缺乏症,这是世界公认的安全、有效、方便和价格便宜的补碘方法。

2. 育龄妇女、孕妇、喂奶的母亲和婴幼儿补充足量的碘。

【小结】

1. 锌缺乏症是由于锌摄入不足或代谢障碍所导致的以生长迟缓、食欲减退等为主要临床表现的营养缺乏病。治疗包括针对病因治疗原发病、进食含锌丰富的食品及锌剂治疗。

2. 碘缺乏症是由于自然环境碘缺乏造成人体碘营养不良所致的一组疾病的总称。是一种地方病。食用碘盐能有效地预防碘缺乏症。

【思考题】

锌缺乏症的临床表现及危害?

(杨　凡)

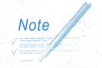

第六章 新生儿与新生儿疾病

第一节 新生儿基本概念及分类

新生儿学(neonatology)是研究新生儿病理、生理、疾病防治及保健等方面的医学科学,属儿科学范畴。新生儿(neonates)系指出生后从脐带结扎到出生后 28 天内的婴儿。围生期(perinatal period)是指自妊娠满 28 周至生后 7 天的特定时期。围生期内的胎儿或新生儿称之为围生儿。

新生儿分类:主要有 5 种分类。

(一) 按胎龄分类

1. **足月儿(full-term infants)** 胎龄(gestational age,GA)≥37 周并 <42 周(GA:259~293 天)的新生儿。

2. **早产儿(preterm infants)** 胎龄 <37 周(GA<259 天)的新生儿。

3. **过期产儿(post-term infants)** 胎龄≥42 周(GA≥294 天)的新生儿。

(二) 按出生体重分类

出生体重(birth weight,BW)是指生后 1 小时内的体重。

1. **正常出生体重儿(normal birth weight infants,NBWI)** 指出生体重≥2500g 并≤4000g (2500g≤BW≤4000g)的新生儿。

2. **低出生体重儿(low birth weight infants,LBWI)** 指出生体重 <2500g(1500g≤BW<2500g)。

3. **极低出生体重儿(very low birth weight infants,VLBWI)** 指出生体重 <1500g(1000g≤BW<1500g)的新生儿。

4. **超低出生体重儿(extremely low birth weight infants,ELBWI)** 指出生体重 <1000g (BW<1000g)的新生儿。

5. **巨大儿(macrosomia)** 指出生体重 >4000g(BW>4000g)的新生儿。

(三) 按出生体重和胎龄分类

1. **适于胎龄儿(appropriate for gestational age infants,AGA)** 出生体重在同胎龄儿出生体重第 10 至第 90 百分位数之间的新生儿。

2. **小于胎龄儿(small for gestational age infants,SGA)** 出生体重在同胎龄儿出生体重第 10 百分位数以下的新生儿。

3. **大于胎龄儿(large for gestational age infants,LGA)** 出生体重在同胎龄儿出生体重的第 90 百分位数以上的新生儿,见表 6-1 和图 6-1。

(四) 按出生后的周龄分类

1. **早期新生儿(early newborns)** 指出生后 1 周内的新生儿。

2. **晚期新生儿(late newborns)** 指出生后第 2 周开始至第 4 周末的新生儿。

(五) 高危儿

是指已经发生或可能发生疾病而需要密切监护的新生儿。常发生于如下情况:

1. **母亲因素**

(1) 母亲年龄:小于 16 岁或大于 40 岁。

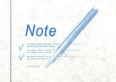
Note

表 6-1   我国 15 城市不同胎龄新生儿出生体重值

胎龄 （周）	平均值 （g）	标准差 （g）	第 3 百分位数 （g）	第 10 百分位数 （g）	第 90 百分位数 （g）	第 97 百分位数 （g）
28	1389	302	923	972	1799	2071
29	1474	331	963	1057	2034	2329
30	1715	400	1044	1175	2255	2563
31	1943	512	1158	1321	2464	2775
32	1970	438	1299	1488	2660	2968
33	2133	434	1461	1670	2842	3142
34	2363	449	1635	1860	3013	3299
35	2560	414	1815	2051	3169	3442
36	2708	401	1995	2238	3312	3572
37	2922	368	2166	2413	3442	3690
38	3086	376	2322	2569	3558	3798
39	3197	371	2457	2701	3660	3899
40	3277	392	2562	2802	3749	3993
41	3347	396	2632	2865	3824	4083
42	3382	413	2659	2884	3885	4170
43	3359	448	2636	2852	3932	4256
44	3303	418	2557	2762	3965	4342

注：摘自中国 15 城市新生儿体格发育科研协作组资料（中华儿科杂志，1989，27：316）

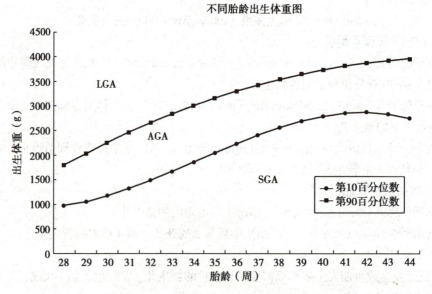

图 6-1   胎龄 28~44 周新生儿出生体重的百分位数曲线

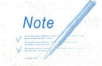

Note

(2) 母亲疾病史：如糖尿病、心脏病、泌尿系统疾病、感染性疾病或性传播病史等。

(3) 母孕期异常：如妊娠高血压综合征、先兆子痫、子痫，羊膜早破、羊水污染、胎盘早期剥离、前置胎盘、脐带异常，既往有死胎、死产史等。

(4) 异常分娩史：如各种难产、手术产(产钳、胎头吸引)、分娩过程中使用镇静和止痛药物史等。

2. 新生儿因素

(1) 出生在非正常范围内的新生儿：如早产儿、低出生体重儿、小于胎龄儿、巨大儿、多胎儿等。

(2) 出生时有疾病：如新生儿窒息、宫内感染、先天畸形等。

(六) 新生儿病房分级

根据医护人员的水平及病房设施和设备条件，将新生儿病房分为三级。

1. Ⅰ级新生儿病房　即普通婴儿室，适于健康新生儿，主要任务是指导科学喂养和护理新生儿，并按规定对遗传代谢性疾病进行筛查。

2. Ⅱ级新生儿病房　即普通新生儿病房，适于胎龄 >32 周和出生体重 ≥1500g 新生儿或患有普通疾病如产伤、吸入性肺炎等而无需呼吸、循环支持及外科手术治疗的新生儿。

3. Ⅲ级新生儿病房　即新生儿重症监护病房(NICU)，适于各种危急重症新生儿的抢救及治疗，并负责接收Ⅰ、Ⅱ级新生儿病房转诊的患儿。

【小结】

1. 新生儿(neonates)系指出生后从脐带结扎到出生后28天内的婴儿。围生期(perinatal period)是指自妊娠满28周至生后7天的特定时期。围生期内的胎儿或新生儿称之为围生儿。

2. 按胎龄，新生儿分为足月儿、早产儿和过期产儿；按照出生体重，新生儿分为正常出生体重儿、低出生体重儿、极低出生体重儿、超低出生体重儿和巨大儿；按照胎龄和出生体重的关系，新生儿分为适于胎龄儿、小于胎龄儿和大于胎龄儿；按照出生后的周龄，新生儿分为早期新生儿和晚期新生儿；已经发生或可能发生疾病而需要密切监护的新生儿被称为高危儿(high risk infants)。

3. 根据医护人员的水平及病房设施和设备条件，新生儿病房分为Ⅰ级新生儿病房、Ⅱ级新生儿病房和Ⅲ级新生儿病房。

【思考题】

1. 新生儿和围生儿的定义是什么？

2. 新生儿分类方法有哪些？

(母得志)

第二节　正常足月儿和早产儿的特点与护理

正常足月儿(full-term infants)系指胎龄 ≥37 周且 <42 周，出生体重 ≥2500g 且 ≤4000g，无畸形或疾病的活产新生儿。早产儿(preterm infants)又称未成熟儿(premature infants)，是指胎龄 <37 周的活产新生儿。母孕期的各种疾病、感染、外伤、生殖器畸形、过度劳累、胎盘异常、多胎及胎儿畸形等，均可导致早产的发生。此外，遗传因素也与早产有一定关系。

(一) 正常足月儿和早产儿外观特点

正常足月儿和不同胎龄的早产儿在外观上各具特点(表 6-2)，因此，对初生婴儿可根据外貌

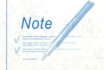

特点、体格特征和神经发育的成熟度来评价其胎龄。

表 6-2　足月儿与早产儿外观特点

	早产儿	足月儿
皮肤	鲜红发亮、水肿和毳毛多	红润、皮下脂肪多和毳毛少
头发	细、乱而软	分条清楚
耳壳	耳壳软、缺乏软骨和耳舟不清楚	软骨发育好、耳舟成形并直挺
指、趾甲	未达到指、趾端	达到或超过指、趾端
跖纹	足底纹理少	足纹遍及整个足底
乳腺	无结节或结节 <4mm	有结节或结节 >4mm
外生殖器	男婴睾丸未降至阴囊,阴囊皱纹少 女婴大阴唇不能遮盖小阴唇	男婴睾丸已降至阴囊,阴囊皱纹多 女婴大阴唇遮盖小阴唇

(二) 正常足月儿和早产儿的生理特点

1. **呼吸系统**　在胎儿期,肺含液量多,足月儿约为 30~35ml/kg。分娩时由于产道的挤压,约 1/3 经口、鼻腔排出,其余部分在呼吸建立后经肺间质内的毛细血管和淋巴管吸收。若肺液的吸收延迟,可导致湿肺的发生。新生儿的呼吸频率较快,约为 40~60 次 / 分,主要靠膈肌运动,故呈腹式呼吸。呼吸道管腔狭窄,黏膜柔嫩,血管丰富,故易发生气道阻塞而导致呼吸困难。

早产儿呼吸中枢及呼吸系统的发育尚不成熟,呼吸浅表且节律不规则,可出现周期性呼吸及呼吸暂停。周期性呼吸指呼吸停止 <20 秒,但不伴有心率减慢及发绀;而呼吸暂停则指呼吸停止 >20 秒,并伴有心率 <100 次 / 分及发绀。呼吸暂停可依据病因分为中枢性、阻塞性和混合性;也可根据有无明确病因分为继发性呼吸暂停和原发性呼吸暂停。胎龄愈小,呼吸暂停的发生率愈高。此外,早产儿因肺泡表面活性物质缺乏,易发生呼吸窘迫综合征。

2. **循环系统**　出生后血液循环动力学从胎儿循环向成人循环转变,表现如下:①脐带结扎后,胎盘 - 脐血循环终止;②呼吸建立和肺的膨胀,使肺循环阻力下降,肺血流量增加;③左心房压力增加,使卵圆孔发生功能性关闭;④动脉血氧分压增高,使动脉导管收缩,继之关闭。从而完成胎儿循环向成人循环的转变。若因某种原因(如严重缺氧或酸中毒等)导致肺血管的阻力增加,当肺动脉压力超过体循环时,可使动脉导管或卵圆孔重新开放,出现右向左分流,即持续胎儿循环或持续肺动脉高压。新生儿心率波动范围较大,通常为 90~160 次 / 分。足月儿血压平均为 70/50mmHg (93/67kPa)。早产儿心率偏快,血压较低,出生后早期,部分早产儿可伴有动脉导管的开放。

3. **消化系统**　足月儿出生时,虽吞咽功能已较完善,但由于食管下部括约肌松弛,胃呈水平位,贲门括约肌发育较差,而幽门括约肌较发达,易发生胃食管反流及溢乳。消化道的面积相对较大,管壁较薄,黏膜通透性高,虽有利于乳汁中营养物质的吸收,但肠腔内的毒素也容易进入血液循环,引起中毒症状。出生时消化道已能分泌较充足的消化酶,但淀粉酶于生后 4 个月方达成人水平,因此不宜过早喂淀粉类食物。胎粪是由胎儿肠道分泌物、胆汁及吞咽的羊水等组成,为糊状,呈墨绿色,于生后 10~12 小时排出,约 2~3 天排完,若生后 24 小时仍不排胎粪,应检查是否有肛门闭锁或其他消化道畸形。

早产儿吸吮力差,吞咽功能弱,常导致哺乳困难、进奶量少。由于早产儿贲门括约肌松弛,胃容量小,更易发生溢乳。部分极低或超低体重的早产儿因哺乳困难需经胃管或十二指肠喂养。早产儿消化酶含量虽接近足月儿,但胆酸分泌少,对脂肪的消化吸收较差。有缺氧、感染或喂养不当等危险因素时,可导致坏死性小肠结肠炎。肝内酶的量及活力比足月儿更低,生理性黄疸较重,持续时间较长。此外,肝脏合成蛋白能力差,糖原储备少,故易发生低蛋白血症和低血糖。

4. **泌尿系统**　足月儿出生时肾结构发育虽已完成,但功能仍不成熟。肾小球滤过功能低下,肾稀释功能虽较成熟,但浓缩功能较差,故对人工喂养的新生儿应适当补足水分。新生儿肾脏排

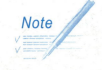
Note

磷功能较差,故牛乳喂养儿易发生血磷偏高和低钙血症。新生儿通常在生后24小时内开始排尿,少数在48小时内排尿,如48小时仍不排尿应进一步检查有无泌尿系统畸形或其他系统疾病。

早产儿的肾浓缩功能更差,排钠分数高,肾小管对醛固酮反应低下,易发生低钠血症。由于早产儿碳酸氢根阈值低和肾小管排酸能力差,故牛乳喂养儿易发生代谢性酸中毒,因牛乳中蛋白质含量和酪蛋白比例高等,使内源性氢离子增加。近年来,由于早产儿配方奶粉的应用,现已较少发生。早产儿葡萄糖阈值低,也易发生低血糖。

5. **血液系统**　足月儿出生时血容量平均为85ml/kg,红细胞、血红蛋白和网织红细胞的值较高。血红蛋白中胎儿血红蛋白占70%~80%(成人<2%),5周后降到55%,随后逐渐被成人型血红蛋白取代。白细胞总数生后第1天为15×10^9~20×10^9/L,3天后明显下降,5天后接近婴儿水平;分类以中性粒细胞为主,4~6天与淋巴细胞相近,以后淋巴细胞占优势。血小板出生时已达成人水平。由于胎儿肝脏内维生素K储存量少,凝血因子Ⅱ、Ⅶ、Ⅸ、Ⅹ活性低,故生后应常规肌注维生素K_1。

早产儿血容量为89~105ml/kg,末梢血有核红细胞较多,白细胞和血小板稍低于足月儿。维生素K、维生素D及铁的储存较足月儿低,因而更易发生出血、佝偻病及贫血。

6. **神经系统**　新生儿的脑相对较大,但脑沟、脑回尚未发育完全。足月儿大脑皮质兴奋性低,睡眠时间长,觉醒时间一昼夜仅为2~3小时。大脑对下级中枢抑制较弱,且锥体束、纹状体发育不全,常出现不自主和不协调动作。出生时已具备多种原始反射,如觅食反射、吸吮反射、握持反射及拥抱反射。原始反射于生后数月自然消失,若在新生儿期原始反射减弱或消失,常提示有疾病尤其是有神经系统疾病。此外,正常足月儿也可出现病理性反射如克氏征(Kerning征)、巴宾斯基征(Babinski征)和佛斯特征(Chvostek征)等。新生儿脊髓相对较长,其末端约达第3、4腰椎下缘,故腰穿时应在第4、5腰椎间隙进针。

早产儿的脑发育更不成熟,觉醒时间更短。胎龄愈小,原始反射愈难引出,肌张力低。此外,早产儿尤其是极低出生体重儿的脑室管膜下仍存在发达的胚胎生发层组织,易发生脑室管膜下出血及脑室周围白质软化。

7. **体温**　足月儿体温调节中枢功能尚不完善,皮下脂肪薄,体表面积相对较大,容易散热。寒冷时主要靠棕色脂肪代偿产热。生后环境温度显著低于宫内温度,散热增加,如不及时保暖,可发生低体温进而引起低氧、低血糖和代谢性酸中毒等;如环境温度高、进水少及散热不足,可使体温增高发生脱水热。适宜的环境温度和湿度对新生儿至关重要,足月儿包被时应为24℃,生后2天内裸体为33℃,以后逐渐降低。保持适宜的环境湿度为50%~60%。

中性温度(neutral temperature)又名适中温度,适中的环境温度是指一个范围值,在此温度中婴儿的代谢率和耗氧量最低。早产儿体温调节中枢功能更不完善,皮下脂肪菲薄,体表面积相对更大,更易散热。棕色脂肪少,胎龄越小,含量越低,代偿产热的能力越差,更易发生低体温。汗腺发育差,环境温度过高体温也易升高。出生体重1500~2500g的早产儿,生后1个月内其裸体中性温度为32~34℃。出生体重愈低或日龄愈小,则中性温度愈高。

8. **免疫系统**　足月儿非特异性和特异性免疫功能均不成熟。皮肤黏膜薄嫩易擦破;脐部开放,细菌易进入血液;呼吸道纤毛运动差;胃酸少,杀菌能力不足;血-脑屏障发育尚未完善,细菌易于通过。由于血中补体水平低,缺乏趋化因子,IgA和IgM不能通过胎盘屏障到胎儿体内,因此出生后易患细菌感染,尤其是革兰阴性杆菌。

早产儿非特异性和特异性免疫功能更差,IgG虽可通过胎盘,但胎龄愈小,通过胎盘到达胎儿体内的IgG含量愈低,因此,更易患感染性疾病。

9. **能量及体液代谢**　足月儿基础热量消耗为50kcal/kg,加之活动、食物特殊动力作用、大便丢失和生长所需等,每天总热量共需100~120kcal/kg。体内含水量占体重的70%~80%。由于每天经呼吸和皮肤丢失的水分约20~30ml/kg,尿量25~65ml/kg,粪便中失水量2~5ml/kg,故生后2~3天生理需水量为每天50~100ml/kg。生后初期,由于体内水分丢失较多,导致体重逐渐下降,

Note

第 5~6 天降到最低点,但一般不超过出生体重的 6%~9%,一般于生后 7~10 天后恢复到出生体重,称为生理性体重下降。

早产儿所需热量基本同足月儿,但由于吸吮力弱,消化功能不足,常需肠道外营养。体液总量约占体重的 80%,按千克体重计算所需液量高于足月儿,摄入 100kcal 热量一般需 100~150ml 水。

10. 常见的几种特殊生理状态

(1) 生理性黄疸:参见本章第九节。

(2)"马牙"和"螳螂嘴":在上腭中线和牙龈部位,由上皮细胞堆积或黏液腺分泌物积留所形成的黄白色小颗粒,俗称"马牙",数周内可自然消退。新生儿两侧颊部各有一隆起的脂肪垫,俗称"螳螂嘴",有利于乳汁吸吮。"马牙"和"螳螂嘴"均属于新生儿正常的生理表现,不能擦拭或挑破,以免发生感染。

(3) 乳腺肿大:由于来自母体的雌激素中断,男女婴儿于生后 4~7 天均可有乳腺增大,如蚕豆或核桃大小,2~3 周后自然消退。切勿挤压,以免发生感染。

(4) 假月经:部分女婴于生后 5~7 天,阴道流出少许的血性分泌物,俗称"假月经",也是雌激素中断所致。可持续 1 周左右。无需特殊处理。

(5) 新生儿红斑及粟粒疹:生后 1~2 天,在头部、躯干及四肢的皮肤可见大小不等的多形红斑,俗称"新生儿红斑";也可因皮脂腺堆积形成小米粒大小黄白色皮疹,称之为"新生儿粟粒疹",几天后自然消失。

(三) 足月儿及早产儿护理

1. 保温 生后应将足月儿置于预热的自控式开放式抢救台上或自控式温箱中,保持新生儿皮温 36.5℃。4~6 小时后,移至普通婴儿床中(室温 24~26℃、空气湿度 50%~60%)。对早产儿尤其要注意保温。体重低于 2000g 或体重正常但伴低体温者,应置于温箱中,使腹壁温度维持在 36.5℃左右。

2. 喂养 足月儿生后 30 分钟即可哺母乳,以促进乳汁分泌,并防止低血糖。提倡按需哺乳,配方乳可每 3 小时 1 次,每天 7~8 次。喂奶后将婴儿竖立抱起、轻拍背部,以排出咽下的空气,防止溢奶。奶量以奶后安静、不吐、无腹胀、胃内无残留(经胃管喂养)和理想的体重增长(15~30g/d,生理性体重下降期除外)为标准,否则应注意查找原因。

早产儿也应以母乳喂养为宜,必要时可用早产儿配方奶。开始先试喂 5% 糖水,以后根据胎龄及出生体重,选择自行哺乳、经胃或十二指肠管等喂养方法。自行哺乳量应根据上述标准而定,早产儿理想的体重增长每天为 10~15g/kg。喂养不耐受或哺乳量不能满足所需热量者应辅以静脉营养。

足月儿生后应肌注 1 次维生素 K₁ 1mg,早产儿应连续应用 3 次,剂量同前。生后 4 天加维生素 C 50~100mg/d,10 天后加维生素 A 500~1000IU/d、维生素 D 400~800IU/d。4 周后添加铁剂,足月儿每天给元素铁 2mg/kg,极低出生体重儿每天给 3~4mg/kg;并同时加用维生素 E 25U 和叶酸 2.5mg,每周 2 次。

3. 呼吸管理 保持呼吸道通畅,避免颈部弯曲而导致呼吸道梗阻的发生。若出现发绀时应查找原因,同时予以吸氧,以维持动脉血氧分压 50~70mmHg(6.7~9.3kPa)或经皮测血氧饱和度 90%~95% 为宜。切忌给早产儿常规吸氧。如出现呼吸暂停,轻者经弹、拍打足底或刺激皮肤等可恢复呼吸,重者应寻找原因并转入 NICU 进行监护和治疗。反复发作者应首选枸橼酸咖啡因,其副作用比氨茶碱小、半衰期比氨茶碱长,治疗量与中毒量差距大、不影响脑血流。首次负荷量为 20mg/kg,20 分钟内静脉滴注,12 小时后改为维持量 5mg/kg,每天 1 次,静脉或口服。其次选择氨茶碱静脉注入,负荷量为 4~6mg/kg,8~12 小时后给予维持量 1~2mg/kg,以后每 8~12 小时 1 次。如药物反应不佳,可采用持续呼吸道正压通气(CPAP)。

4. 预防感染 新生儿护理和处置均应注意无菌操作。工作人员如患呼吸道或皮肤感染,应

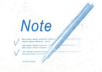
Note

暂时隔离。接触新生儿前应洗手。为预防感染还应做到以下几方面：①保持呼吸道通畅；②保持脐带残端清洁和干燥；③保持皮肤清洁等。

5. 其他　生后 3 天接种卡介苗，生后 1 天、1 个月、6 个月时应各注射乙肝疫苗 1 次。此外，应开展先天性甲状腺功能减退症及苯丙酮尿症等先天性代谢缺陷病及听力的筛查。

【小结】

1. 正常足月儿和不同胎龄的早产儿在外观上各具特点，可根据初生婴儿外貌特点、体格特征和神经发育的成熟度来评价其胎龄。

2. 足月儿和早产儿在呼吸、循环、消化、泌尿、血液、神经、免疫、体温调节、能量及代谢等方面均具有各自生理特点，在新生儿护理和疾病治疗过程中应予以重视。

3. 生理性黄疸、"马牙"、"螳螂嘴"、乳腺肿大、假月经、新生儿红斑及粟粒疹均为新生儿常见的特殊生理状态，无需特殊处理。

【思考题】

1. 足月儿和早产儿的外观特点有何不同？
2. 新生儿体温调节的特点是什么？
3. 新生儿常见的特殊生理状态有哪些？

（母得志）

第三节　新生儿呼吸系统疾病

一、新生儿窒息

新生儿窒息（neonatal asphyxia）是指由于产前、产时或产后的各种病因，使胎儿发生宫内窘迫或娩出过程中发生呼吸、循环障碍，导致生后 1 分钟内无自主呼吸或未能建立规律呼吸，以低氧血症、高碳酸血症和酸中毒为主要病理生理改变的疾病，是新生儿死亡及小儿致残的主要疾病之一。

【病因】　凡能导致胎儿或新生儿缺氧的各种因素均可引起窒息。

1. 孕妇疾病　①缺氧：呼吸功能不全、严重贫血及 CO 中毒等；②胎盘功能障碍：心力衰竭、血管收缩（如妊娠高血压综合征）、低血压等。此外，年龄≥35 岁或 <16 岁及多胎妊娠等窒息发生率较高。

2. 胎盘异常　前置胎盘、胎盘早期剥离和胎盘钙化、老化等。

3. 脐带异常　脐带受压、脱垂、绕颈、打结、过短和牵拉等。

4. 胎儿因素　①早产儿、小于胎龄儿、巨大儿等；②畸形：如后鼻孔闭锁、肺膨胀不全、先天性心脏病等；③宫内感染致神经系统、呼吸系统受损；④呼吸道阻塞：如胎粪吸入等。

5. 分娩因素　难产，产钳、胎头吸引，产程中使用麻醉药、镇痛药及催产药等。

【病理生理】　正常新生儿通常于生后 2 秒开始呼吸，5 秒后啼哭，10 秒 ~1 分钟出现规律呼吸。新生儿窒息其本质为缺氧。

1. 缺氧后的细胞损伤

（1）可逆性细胞损伤：缺氧首先是线粒体内氧化磷酸化发生障碍，ATP 产生减少，使葡萄糖无氧酵解增强、细胞水肿及细胞内钙超载。若此阶段能恢复血流灌注和供氧，上述变化可完全恢复，一般无后遗症。

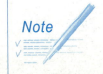

Note

(2) 不可逆性细胞损伤:长时间或严重缺氧导致线粒体形态异常和功能变化,细胞膜损伤及溶酶体破裂。此阶段即使恢复血流灌注和供氧,上述变化亦不可完全恢复,存活者多有后遗症。

(3) 血流再灌注损伤:复苏后,由于血流再灌注可导致细胞内钙超载和氧自由基增加,从而引起细胞损伤的进一步加重。

2. 窒息的发展过程

(1) 原发性呼吸暂停(primary apnea):缺氧初期,机体出现代偿性血流灌注重新分配。由于儿茶酚胺分泌增加和其选择性血管收缩作用,使肺、肾、消化道、肌肉及皮肤等器官的血流量减少,而脑、心及肾上腺的血流量增加。此时由于缺氧而导致的呼吸停止,即原发性呼吸暂停,表现为呼吸暂时停止、心率先增快后减慢,血压升高,伴有发绀,但肌张力存在。若病因解除,经清理呼吸道和刺激即可恢复自主呼吸。

(2) 继发性呼吸暂停(secondary apnea):若缺氧持续存在,在原发性呼吸暂停后出现几次喘息样呼吸,继而出现呼吸停止,即继发性呼吸暂停。此时表现为呼吸停止,心率和血压持续下降,周身皮肤苍白,肌张力消失。此阶段对通过清理呼吸道和刺激无反应,通常需正压通气方可恢复自主呼吸。

临床上有时难以区分原发性和继发性呼吸暂停,为不延误抢救,均可按继发性呼吸暂停处理。

【临床表现】

1. 胎儿宫内窘迫　早期有胎动增加,胎心率≥160次/分;晚期则胎心率<100次/分,胎动减少(<20次/12小时),甚至消失;羊水常混有胎粪。

2. 窒息程度判定　Apgar评分是临床评价出生窒息程度的简易方法。①评价时间:分别于生后1分钟、5分钟和10分钟进行。②内容:包括皮肤颜色(appearance)、心率(pulse)、对刺激的反应(grimace)、肌张力(activity)和呼吸(respiration)(表6-3)。③评价标准:每项0~2分,满分共10分。1分钟Apgar评分8~10为正常,4~7分为轻度窒息,0~3分为重度窒息。④评估的意义:1分钟评分反映窒息严重程度;5分钟及10分钟评分除反映窒息严重程度外,还可反映窒息复苏的效果及帮助判断预后。⑤注意事项:应客观、快速及准确进行评估;胎龄小的早产儿成熟度低,虽无窒息,但评分较低;孕母应用镇静药等,评分可较实际低。

表6-3　新生儿Apgar评分内容及标准

体征	0分	1分	2分
皮肤颜色	青紫或苍白	躯干红,四肢紫	全身红
心率(次/分)	无	<100	>100
弹足底或插鼻管后反应	无反应	有皱眉动作	哭,喷嚏
肌张力	松弛	四肢略屈曲	四肢活动
呼吸	无	慢,不规则	正常,哭声响

3. 并发症　由于窒息程度及复苏效果的不同,发生器官损害的种类及严重程度各异。常见并发症有如下几种:①中枢神经系统:缺氧缺血性脑病和颅内出血;②呼吸系统:肺炎、胎粪吸入综合征、呼吸窘迫综合征及肺出血等;③心血管系统:缺氧缺血性心肌损害、持续性肺动脉高压等;④泌尿系统:肾功能不全、急性肾小管坏死及肾静脉血栓形成等;⑤代谢方面:低血糖或高血糖,低血钙及低钠血症等;⑥消化系统:应激性溃疡和坏死性小肠结肠炎等。

【辅助检查】　对宫内缺氧胎儿,胎头露出宫口时取头皮血进行血气分析,以估计宫内缺氧程度。生后应检测动脉血气、血糖、电解质、血尿素氮和肌酐等生化指标。

【治疗与预防】　复苏(resuscitation)必须分秒必争,由产科、新生儿科医师合作进行。

1. 复苏方案　采用国际公认的ABCDE复苏方案:①A(airway):清理呼吸道;②B(breathing):建立呼吸;③C(circulation):恢复循环;④D(drugs):药物治疗;⑤E(evaluation and environment):

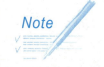
Note

评估和环境(保温)。其中评估和环境(保温)贯穿于整个复苏过程中。

执行 ABCD 每一步骤的前后,应对评价指标即呼吸、心率(计数6秒钟心率然后乘10)和氧饱和度进行评估。根据评估结果作出决定,执行下一步复苏措施,即应遵循:评估→决定→操作→再评估→再决定→再操作,如此循环往复,直到完成复苏。

严格按照 A → B → C → D 步骤进行复苏,其顺序不能颠倒。大多数经过 A 和 B 步骤即可复苏,少数则需要 A、B 及 C 步骤,仅极少数需要 A、B、C 及 D 步骤才可复苏。目前新的复苏指南对于有关用氧的推荐:建议在产房内使用空氧混合仪以及脉搏氧饱和度仪。无论足月儿或早产儿,正压通气均要在氧饱和度仪的监测指导下进行。足月儿可用空气复苏,早产儿开始给30%~40% 的氧,用空氧混合仪根据氧饱和度调整给氧浓度,使氧饱和度达到目标值。如果有效通气90秒心率不增加或氧饱和度增加不满意,应当考虑将氧浓度提高到100%。新生儿生后导管前氧饱和度标准:1 分钟 60%~65%;2 分钟 65%~70%;3 分钟 70%~75%;4 分钟 75%~80%;5 分钟 80%~85%;6 分钟 85%~90%。

2. 复苏步骤(图6-2)　将出生新生儿置于预热的自控式开放式抢救台上,设置腹壁温度为

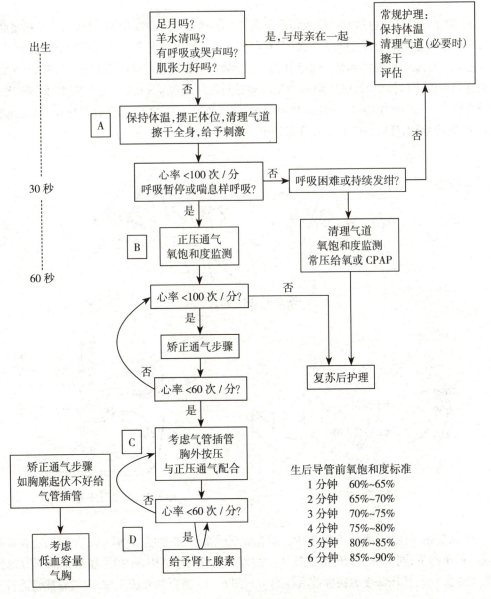

图 6-2　新生儿复苏流程图

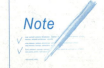

36.5℃。摆好体位,肩部以布卷垫高2~3cm,使颈部轻微伸仰,然后进行复苏。头颈不能过度伸仰,也不能屈颈。

(1) 清理呼吸道(A):应立即吸净口、鼻腔的黏液和羊水,因鼻腔较敏感,受刺激后易触发呼吸,故应先吸口腔,后吸鼻腔(图6-3)。如羊水混有胎粪,新生儿娩出时应评价有无活力。有活力指规则呼吸或哭声响亮、肌张力好及心率 >100 次 /min。这 3 项中有 1 项不好者为无活力。有活力者继续进行初步复苏,无活力者应立即气管插管吸净气道内的胎粪。

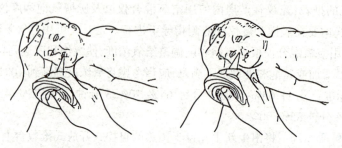

图6-3　吸引先口腔后鼻腔。用温热毛巾揩干头部及全身,以减少散热

(2) 建立呼吸(B):包括触觉刺激和正压通气。①触觉刺激:清理呼吸道后拍打或弹足底 1~2 次或沿长轴快速摩擦腰背皮肤 1~2 次(图6-4、图6-5)。如出现正常呼吸,心率 >100 次 / 分,氧饱和度达到目标值时可继续观察。②正压通气:经触觉刺激后无规律呼吸建立、心率 <100 次 / 分或氧饱和度低于目标值时,应用面罩和复苏囊进行正压通气(图6-6)。通气频率 40~60 次 / 分,吸呼之比为 1∶2,压力 20~25cmH$_2$O(1cmH$_2$O=0.098kPa)。有效的正压通气应显示心率迅速增快,以心率、胸廓起伏、呼吸音及氧饱和度来评价。

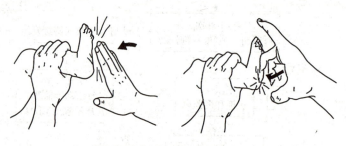

图6-4　拍打及弹足底

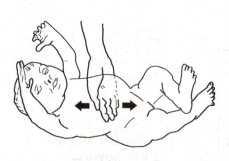

图6-5　摩擦后背

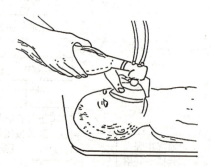

图6-6　面罩正压通气

(3) 恢复循环(C):即胸外心脏按压。如有效正压通气 30 秒后,心率 <60 次 / 分,应在继续正压通气的条件下,同时进行胸外心脏按压。通常采用双拇指或中、示指按压胸骨体下 1/3 处,频率为 120 次 / 分,按压深度为胸廓前后径的 1/3(图6-7)。需要胸外按压时,应气管插管进行正压通气。

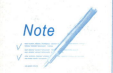

Note

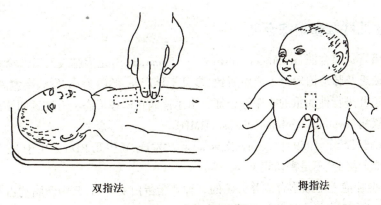

双指法   拇指法

图 6-7　胸外心脏按压

(4) 药物治疗(D):①肾上腺素:指征:心搏停止或在 30 秒的正压通气和胸外按压后,心率持续 <60 次/min。剂量:1:10 000 肾上腺素 0.1~0.3ml/kg,静推(或气管内注入 0.5~1ml/kg),必要时 3~5 分钟后可重复一次。②扩容剂:指征:有低血容量或休克的新生儿对其他复苏措施无反应时,考虑扩充血容量。扩容剂的选择:可选择等渗晶体溶液,推荐使用生理盐水。大量失血则需要输入与患儿同型血或 O 型红细胞悬液。方法:首次剂量为 10ml/kg,经外周静脉或脐静脉推入(>10 分钟)。在进一步的临床评估和观察反应后可重复注入 1 次。

3. 复苏后的监护和转运　复苏后立即进行血气分析,有助于评估窒息的程度和转归。及时对脑、心、肺、肾及胃肠等器官功能进行监测。密切监测体温、呼吸、心率、血压、尿量、肤色、血气、血糖和电解质等。如并发症严重,需转运到 NICU 治疗,转运中需注意保温、监护生命体征和予以必要的治疗。

【预防】

1. 加强围生保健,及时处理高危妊娠。

2. 监测临产孕妇,避免难产。

3. 推广复苏技术,培训接产人员。

4. 各级医院产房内需配备复苏设备,高危妊娠分娩时必须有掌握复苏技术的人员在场。

【小结】

1. 新生儿窒息(neonatal asphyxia)是指由于产前、产时或产后的各种病因,使胎儿发生宫内窘迫或娩出过程中发生呼吸、循环障碍,导致生后 1 分钟内无自主呼吸或未能建立规律呼吸,以低氧血症、高碳酸血症和酸中毒为主要病理生理改变的疾病。

2. Apgar 评分是临床评价出生窒息程度的简易方法。

3. 复苏方案　采用国际公认的 ABCDE 复苏方案。①A(airway):清理呼吸道;②B(breathing):建立呼吸;③C(circulation):恢复循环;④D(drugs):药物治疗;⑤E(evaluation and environment):评估和环境(保温)。其中评估和环境(保温)贯穿于整个复苏过程中。

【思考题】

1. 新生儿窒息的病因有哪些?

2. 新生儿窒息的临床表现有哪些?

3. 新生儿窒息的复苏步骤?

(母得志)

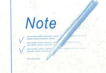

二、新生儿呼吸窘迫综合征

新生儿呼吸窘迫综合征(respiratory distress syndrome,RDS)是因肺表面活性物质(pulmonary surfactant,PS)缺乏及肺结构发育不成熟所致,多见于早产儿,胎龄愈小,发病率愈高。为生后不久出现呼吸窘迫并进行性加重的临床综合征。由于该病在病理形态上有肺透明膜的形成,故又称之为肺透明膜病(hyaline membrane disease,HMD)。

【病因与发病机制】 1959 年,Avery 及 Mead 首次发现,新生儿 RDS 是由于 PS 缺乏所致,与肺上皮细胞合成分泌 PS 不足密切相关。

PS 是由 Ⅱ 型肺泡上皮细胞合成并分泌的一种磷脂蛋白复合物,其中磷脂约占 80%,蛋白质约占 13%,其他还含有少量中性脂类和糖。PS 的磷脂中,磷脂酰胆碱即卵磷脂(lecithin),是起表面活性作用的重要物质,孕 18~20 周开始产生,35~36 周迅速增加达肺成熟水平。其次是磷脂酰甘油,孕 26~30 周前浓度很低,36 周达高峰,足月时约为高峰值的 1/2。此外,尚有其他磷脂,其中鞘磷脂(sphingomyelin)的含量较恒定,只在孕 28~30 周出现小高峰,故羊水或气管吸引物中卵磷脂/鞘磷脂(L/S)比值可作为评价胎儿或新生儿肺成熟度的重要指标。PS 覆盖在肺泡表面,其主要功能是降低其表面张力,防止呼气末肺泡萎陷,以保持功能残气量(functional residual capacity,FRC),维持肺顺应性,稳定肺泡内压和减少液体自毛细血管向肺泡渗出。

对于肺发育尚未成熟的早产儿,胎龄愈小,PS 量也愈低,使肺泡表面张力增加,呼气末 FRC 降低,肺泡趋于萎陷。RDS 患儿肺功能异常主要表现为肺顺应性下降,气道阻力增加,通气(血流)降低,气体弥散障碍及呼吸功增加,从而导致缺氧、代谢性酸中毒及通气功能障碍所致的呼吸性酸中毒;由于缺氧及酸中毒使肺毛细血管通透性增高,液体漏出,使肺间质水肿和纤维蛋白沉着于肺泡表面形成嗜伊红透明膜,进一步加重气体弥散障碍,加重缺氧和酸中毒,并抑制 PS 合成,形成恶性循环。此外,严重缺氧及混合性酸中毒也可导致 PPHN 的发生。

【高危因素】

1. **早产儿** 早产儿胎龄越小,发病率越高。2010 年,Euro NeoStat 数据显示,26~27 周早产儿 RDS 发生率为 88%,30~31 周早产儿为 52%。

2. **糖尿病母亲新生儿(infant of diabetic mother,IDM)** 母亲患糖尿病,胎儿血糖增高,胰岛素分泌增加,高浓度胰岛素能拮抗肾上腺皮质激素对 PS 合成的促进作用,故 IDM 的 RDS 发生率比正常增加 5~6 倍。

3. **择期剖宫产儿** 分娩未发动时行剖宫产,缺乏宫缩,儿茶酚胺和肾上腺皮质激素的应激反应较弱,影响 PS 的合成分泌。

4. **围生期疾病** 窒息、低体温、前置胎盘、胎盘早剥和母亲低血压等所致的胎儿血容量减少,均可诱发 RDS。

5. **基因** 少数患儿 PS 中 SP-A 或 SP-B 基因变异或缺陷,使 PS 不能发挥作用,此类患儿,不论足月,还是早产,均易发生 RDS。

【临床表现】 多见于早产儿,生后不久(一般 6 小时内)出现呼吸窘迫,并呈进行性加重是本病特点。主要表现为:呼吸急促(>60 次/分),鼻翼扇动,呼气呻吟吸气性三凹征和青紫严重时表现为呼吸浅表、呼吸节律不整、呼吸暂停及四肢松弛。由于呼气时肺泡萎陷,体格检查可见胸廓扁平;因潮气量小听诊两肺呼吸音减低,肺泡有渗出时可闻及细湿啰音。

随着病情逐渐好转,由于肺血管阻力下降,约有 30%~50% 患儿于 RDS 恢复期出现动脉导管开放,分流量较大时可发生心衰、肺水肿。故恢复期的 RDS 患儿,其原发病已明显好转,突然出现对氧气的需求量增加、难以纠正和解释的代谢性酸中毒、喂养困难、呼吸暂停、周身发凉、皮肤花纹及肝脏在短时间内进行性增大,应注意本病。

RDS 通常于生后 24~48 小时病情最重,病死率较高,能存活 3 天以上者,肺成熟度增加,病

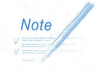
Note

情逐渐恢复。近年来,由于 PS 的广泛应用,RDS 病情已减轻,病程亦缩短。此外,随着选择性剖宫产的增加,近年来足月儿 RDS 发病率有不断上升趋势,起病稍迟,症状可能比早产儿更重,且易并发 PPHN,PS 使用效果不及早产儿。

【并发症】　由于本病绝大多数患儿为早产儿,在整个治疗过程中可出现各种早产儿易发生的合并症,如动脉导管开放、肺出血、颅内出血、呼吸机相关肺炎、气压伤、支气管肺发育不良(BPD)、早产儿视网膜病(ROP)等。

【辅助检查】

1. **实验室检查**　①泡沫试验(foam test):取患儿胃液或气道吸引物 1ml 加 95% 酒精 1ml,振荡 15 秒,静置 15 分钟后沿管壁有多层泡沫形成则可除外 RDS。若无泡沫可考虑为 RDS,两者之间为可疑。其原理是:由于 PS 利于泡沫的形成和稳定,而酒精则起抑制作用。②肺成熟度的判定:测定羊水或患儿气管吸引物中 L/S,若 ≥2 提示"肺成熟",1.5~2 可疑,<1.5"肺未成熟";PS 中其他磷脂成分的测定也有助于诊断。③血气分析:pH 值和动脉氧分压(PaO_2)降低,动脉二氧化碳分压($PaCO_2$)增高,碳酸氢根减少。

2. **X 线检查**　本病的 X 线检查具有特征性表现,是目前确诊 RDS 的最佳手段。①两肺呈普遍性的透过度降低,可见弥漫性均匀一致的细颗粒网状影,即毛玻璃样(ground glass)改变(图 6-8);②在弥漫性不张肺泡(白色)的背景下,可见清晰充气的树枝状支气管(黑色)影,即支气管充气征(air bronchogram)(图 6-9);③双肺野均呈白色,肺肝界及肺心界均消失,即白肺(white out)。

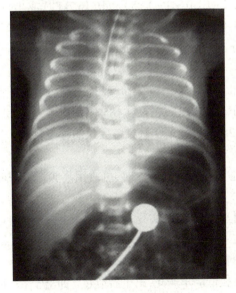 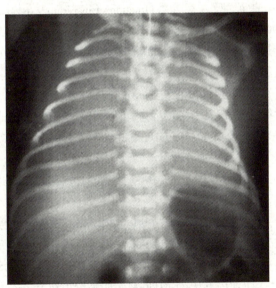

图 6-8　RDS 胸片(一)
双肺野透过度明显降低,呈毛玻璃样改变,双肺门处见充气支气管,双侧心缘模糊

图 6-9　RDS 胸片(二)
双肺野透过度均匀一致性降低,未见正常肺纹理,其内可见含气支气管影。双侧心缘、膈肌及肋膈角均显示不清

3. **超声波检查**　彩色 Doppler 超声有助于动脉导管开放的确定。

【鉴别诊断】

1. **湿肺(wet lung)**　多见于足月剖宫产儿,系由肺淋巴或(和)静脉吸收肺液功能暂时低下,影响气体交换所致。生后很快出现呼吸急促(>60 次 / 分),甚至达 100~120 次 / 分,多数反应好,但重者也可有发绀、呻吟、拒乳等。查体可见"桶状胸",呼吸音减低,可闻及湿啰音。X 线检查以肺泡、间质、叶间胸膜积液为特征,严重时合并有胸腔积液。本病属自限性疾病,预后良好,大多数患儿给予吸氧 24~48 小时后很快缓解。

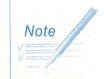

Note

2. B组链球菌肺炎(group B streptococcal pneumonia)　是由B组链球菌败血症所致的宫内感染性肺炎。其临床表现及X线征象有时与RDS难以鉴别。但前者母亲妊娠晚期多有感染、羊膜早破或羊水有异味史,母血或宫颈拭子培养有B组链球菌生长;患儿外周血象、C-反应蛋白、血培养等也可提示有感染证据。此外,病程与RDS不同,且抗生素治疗有效。

3. 膈疝(diaphragmatic hernia)　出生不久表现为阵发性呼吸急促及发绀,查体可见腹部凹陷,患侧胸部呼吸音减弱甚至消失,可闻及肠鸣音(易被误认为是水泡音);X线胸片可见患侧胸部有充气的肠曲或胃泡影及肺不张,纵隔向对侧移位。

【治疗】　目的是保证通换气功能正常,待自身PS产生增加,RDS得以恢复。机械通气和应用PS是治疗的重要手段。

1. 一般治疗　①保温:将婴儿置于暖箱或辐射式抢救台上,保持皮肤温度在36.5℃;②监测:体温、呼吸、心率、血压和动脉血气;③保证液体和营养供应:第1天液体量为70~80ml/(kg·d),以后逐渐增加,液体量不易过多,否则易导致动脉导管开放,甚至发生肺水肿;④纠正酸中毒;⑤抗生素:RDS患儿在败血症被排除前,建议常规使用抗生素。

2. 氧疗(oxygen therapy)和辅助通气

(1) 吸氧:轻症可选用鼻导管、面罩及头罩等方法吸氧,维持$PaO_2$50~80mmHg(6.7~10.6kPa)和经皮血氧饱和度($TcSO_2$)90%~95%为宜。

(2) 持续气道正压(continuous positive airway pressure,CPAP):CPAP多适用于轻、中度RDS患儿。对于已确诊的RDS,越早使用CPAP,越能避免后续经气管插管呼吸机的应用。

指征:吸入氧分数(fraction of inspiratory oxygen,FiO_2)>0.3,PaO_2<50mmHg(6.7kPa)或$TcSO_2$<90%。方法:一般采用鼻塞法。参数:压力一般为3~8cmH_2O,RDS至少保证6cmH_2O,但一般不超过8~10cmH_2O。气体流量最低为患儿3倍的每分通气量或5L/min,FiO_2则根据SaO_2进行设置和调整。

(3) 常频机械通气(conventional mechanical ventilation,CMV):机械通气指征:目前国内外尚无统一标准,其参考标准为:①FiO_2=0.6,PaO_2<50mmHg(6.7kPa)或$TcSO_2$<85%(发绀型先心病除外);②$PaCO_2$>60~70mmHg(7.8~9.3kPa),伴pH值<7.25;③严重或药物治疗无效的呼吸暂停。具备上述任意一项者即可经气管插管应用机械通气。

近年来大样本、多中心研究表明,当常频机械通气治疗难以奏效时,可改用高频振荡呼吸机,已取得较好疗效。

3. PS(pulmonary surfactant)替代疗法　可明显降低RDS病死率及气胸发生率,同时可改善肺顺应性和通换气功能,降低呼吸机参数。

(1) 应用指征:已确诊的RDS或产房内防止RDS的预防性应用。

(2) 使用方法:①时间:对于胎龄较小和出生体重较低的早产儿,出生后最好立即给予PS,可预防RDS发生或减轻RDS严重程度;对于已确诊RDS的患儿,应立即给予。对部分RDS仍在进展患儿(如持续不能离氧,需要机械通气),需使用第二剂或第三剂PS。②剂量:每种PS产品均有各自的推荐剂量,多数报道首次100~200mg/kg,再次给予100mg/kg。③方法:药物(干粉剂需稀释)摇匀后,经气管插管缓慢注入肺内。

(3) 其他:应用PS后,当潮气量迅速增加时,应及时下调PIP及PEEP,以免发生肺气漏;预防性应用PS时,应避免因气管插管时间过长而发生低氧血症,甚至导致早产儿脑损伤;INSURE技术:即气管插管-肺表面活性物质-拔管(intubation-surfactant-extubation),给予CPAP。近年来认为该技术可以减少早产儿BPD发生。

4. 并发症治疗　并发PDA时,用吲哚美辛,为前列腺素合成酶抑制剂,可减少前列腺素E的合成,有助于导管关闭。首剂量每次0.2mg/kg,静脉用药,用药后12、24小时可再重复1次,每次0.1mg/kg。副作用包括肾功能损害、尿量减少、出血倾向等,停药后可恢复。也可使用布洛芬,

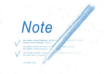
Note

布洛芬治疗 PDA 与吲哚美辛具有同样疗效,且不发生使用吲哚美辛一些并发症,对肾脏的副作用更小。首次剂量 10mg/kg 口服,用药后 24 小时、48 小时后再重复 1 次,每次剂量 5mg/kg。但对胎龄 <27 周的早产儿用药应慎重。对应用上述药物无效,严重影响心肺功能者,可考虑手术结扎。

并发 PPHN 时,吸入 NO,先用 5ppm,如疗效不理想,可逐渐增至 10~20ppm,逐步下降,一般维持 3~4 天。

【预防】
①预防早产:加强高危妊娠和分娩的监护及治疗;对欲行剖宫产或提前分娩者,应准确测量双顶径和羊水中 L/S 值,以判定胎儿大小和胎肺成熟度。②促进胎肺成熟:对孕 24~34 周需提前分娩或有早产迹象的胎儿,出生前 24 小时至出生 7 天前给孕母肌注地塞米松或倍他米松,可明显降低 RDS 的发病率和病死率。③PS:对胎龄 <30~32 周,力争生后 30 分钟内常规应用,若条件不允许也应争取 24 小时内应用。

【小结】
　　新生儿呼吸窘迫综合征是因肺表面活性物质缺乏所致,为生后不久出现呼吸窘迫并进行性加重的临床综合征。多见于早产儿,胎龄愈小,发病率愈高。胸部 X 片特征性表现为:毛玻璃样改变、支气管充气征和白肺。机械通气和应用 PS 是治疗的重要手段。

【思考题】
1. 试述新生儿呼吸窘迫综合征的发病机制。
2. 如何诊断新生儿呼吸窘迫综合征?
3. 新生儿呼吸窘迫综合征一定发生于早产儿吗?

(钱继红)

三、新生儿感染性肺炎

新生儿感染性肺炎(infectious pneumonia of newborn)是新生儿期常见疾病,可发生在产前(宫内感染)、产时或产后,主要病原体为细菌、病毒、衣原体、真菌等,是导致新生儿死亡的重要原因之一,其病死率为 5%~20%。

【病原体和感染途径】
1. 产前感染　妊娠晚期,来自受染孕母(可无症状)的巨细胞病毒、风疹病毒和单纯疱疹病毒等可经血行通过胎盘至胎儿体内,使之发生脑、肝、脾和肺等多脏器感染;此外,孕妇阴道内细菌如大肠埃希菌、克雷伯菌、李斯特菌、B 族链球菌(GBS)、支原体、衣原体等也可直接经侵袭胎盘或羊膜而感染新生儿。

2. 产时感染　胎膜早破 24 小时以上或孕母产道内病原体上行感染,引起羊膜绒毛膜炎,分娩过程中胎儿吸入了污染的羊水或产道分泌物所致。早产、滞产或产道检查过多更易诱发感染。常见病原体为大肠埃希菌、肺炎链球菌、克雷伯菌、李斯特菌和 B 族链球菌等,也可有病毒或支原体感染。

3. 产后感染　发生率最高,主要通过婴儿呼吸道(多由呼吸道感染母亲及家属传播)、血行(脐炎、皮肤感染或败血症时)或医源性(医疗器械或医务人员手消毒不严、机械通气时间过长等)等途径感染。常见细菌为金黄色葡萄球菌、大肠埃希菌多见;近年来,机会致病菌如铜绿假单胞菌、表皮葡萄球菌、克雷伯菌、枸橼酸杆菌等感染逐年增多;病毒则以呼吸道合胞病毒、腺病毒和

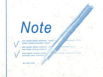
Note

巨细胞病毒多见;沙眼衣原体、解脲支原体及卡氏肺孢子虫等感染应引起重视;广谱抗生素使用过久易发生念珠菌肺炎。

【病理及病理生理】　血行传播引起的产前感染性肺炎为广泛性肺泡炎,渗液中含多核细胞、单核细胞和少量红细胞。分娩过程中吸入污染羊水所致肺炎(产时感染性肺炎)中,镜检下可见羊水沉渣如角化上皮细胞、胎儿皮脂及病原体等。产后感染性肺炎以支气管肺炎或间质性肺炎为主,可影响一叶或数叶,有时小病灶可融合成大片实变,易合并肺不张和肺气肿。镜下各病灶存在不同阶段的炎症反应,且感染的病原体不同,炎症反应也有所不同。

新生儿发生感染性肺炎时,由于气体交换面积减少,细菌毒素和炎性细胞因子的影响,加之免疫功能失调,可发生程度不同的低氧血症、酸中毒和感染中毒症状,表现为反应差、发热或低体温、气促,严重者出现昏迷、抽搐以及呼吸循环衰竭。低氧血症的发生机制为:

1. 外呼吸(肺通气和换气)功能障碍　新生儿毛细支气管管径小,气道阻力高,发生感染时小气道因炎症、水肿,管腔更为狭小甚至堵塞,可导致肺气肿(不完全性堵塞)或肺不张(完全性堵塞);病原菌感染肺泡后,促发炎性介质和抗炎因子产生,两者平衡失调诱导抗蛋白溶解酶产生,加重细小支气管和肺组织破坏和纤维化;在早产儿,还存在原发性肺表面活性物质(PS)生成较少,炎症使 PS 消耗增加,导致肺泡塌陷(肺不张),肺泡通气功能下降。此外,还可由于肺泡壁炎性细胞浸润和水肿、肺透明膜形成等致肺泡膜增厚,引起肺泡换气功能障碍。上述变化可使肺泡通气量下降、通气／血流比例失调和弥散功能障碍,最终导致低氧血症和高碳酸血症。

2. 内呼吸功能障碍　低氧血症时,组织对氧摄取及利用不全,加之新生儿 HbF 高、2,3-DPG 低,易造成组织细胞缺氧和酸碱平衡失调,胞质内酶系统受损而不能维持正常功能,出现多脏器功能障碍。

【临床表现和诊断】

1. 产前感染性肺炎(宫内感染性肺炎)　出生时往往有窒息史,多在生后 24 小时内发病,临床表现与胎龄及病原体种类密切相关,差异性较大。患儿一般状态较差、气促、呻吟、体温不稳定、面色苍白等;肺部听诊可发现呼吸音减低或湿性啰音,合并心力衰竭者心率增快、心音低钝、心脏扩大以及肝大。血行途径感染者常缺乏肺部体征,表现为黄疸、肝脾大和脑膜炎等多系统受累。严重者可发生呼吸衰竭、心力衰竭、持续肺动脉高压、抽搐、昏迷、休克和 DIC 等。外周血象白细胞多正常,也可减少或增加。脐血 IgM>200mg/L 或特异性 IgM 增高者对产前感染有诊断意义。X 线胸片上,病毒性肺炎显示为间质性肺炎改变,细菌性肺炎则为支气管肺炎表现。

2. 产时感染性肺炎　发病时间因所感染的病原体而异:细菌性感染在生后 3~5 天发病,可伴有败血症;Ⅱ型疱疹病毒感染多在生后 5~10 天发病,开始为皮肤疱疹,然后出现脑、肝、脾和肺等脏器受累表现;衣原体感染则长达 3~12 周。肺炎的主要临床表现为呼吸困难、呼吸暂停和肺部啰音,严重者发生呼吸衰竭,X 线表现为两肺广泛点片状浸润影。生后立即进行胃液涂片找白细胞和病原体,或取血标本、气管分泌物等进行涂片／培养、ELISA 等检测有助于病原学诊断。

3. 产后感染性肺炎　发生率最高,可于出生后的任何时间发病。表现为发热或体温不升、气促、发绀、口吐泡沫、鼻翼扇动及三凹征等。早期肺部体征不明显,病程中可出现细湿啰音。呼吸道合胞病毒肺炎可表现为喘息,肺部听诊可闻及哮鸣音;金黄色葡萄球菌肺炎易合并脓气胸,外周血白细胞及中性粒细胞可增高,血清 CRP 和 PCT 升高。一般说来,细菌性肺炎和病毒性肺炎在 X 线上不易区别,其共同表现为两肺广泛性、大小不一、不对称的点片状浸润影,常伴肺气肿和肺不张。某些 X 线征象对细菌性和病毒性肺炎的鉴别具有一定的提示作用,如大叶性实变伴脓胸、脓气胸、肺脓肿和肺大疱多见于细菌性肺炎;散在肺部浸润影伴明显肺间质条索影、肺气肿或纵隔疝则多见于病毒性肺炎。鼻咽部分泌物细菌培养、病毒分离、荧光抗体和血清特异性抗体检查有助于病原学诊断。

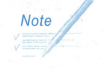

Note

【治疗】

1. **呼吸道管理**　保持呼气道通畅,及时清理口鼻内分泌物,定期翻身、拍背,体位引流,必要时可雾化吸入。

2. **低氧血症的治疗**　可用鼻导管、面罩、头罩给氧,必要时采用鼻塞 CPAP 治疗,呼吸衰竭时可行机械通气,使动脉血 PaO_2 维持在适当水平,即 6.65~10.70kPa(50~80mmHg)。

3. **病因治疗**　细菌性肺炎以早用抗生素为宜,静脉给药疗效较佳,可参照败血症使用原则选用抗生素,如李斯特菌肺炎可用氨苄西林,衣原体肺炎首选红霉素和阿奇霉素;单纯疱疹病毒性肺炎可用阿昔洛韦,巨细胞病毒肺炎可用更昔洛韦等。若致病菌一时不易确定时,可先采用青霉素或头孢菌素类抗生素,然后根据细菌培养结果和临床效果选用。

4. **支持疗法**　维持水、电解质及酸碱平衡,保证每天液体总量 60~80ml/kg,输液速度宜慢,以免因输液过多过快而诱发心力衰竭及肺水肿;保证能量和营养成分的供给,纠正贫血,酌情输注新鲜血浆、白蛋白和 IVIG 等。

【小结】

新生儿感染性肺炎是引起新生儿死亡的重要原因之一,可发生在产前、产时或产后,主要由细菌、病毒、衣原体、真菌等病原体引起。产后感染性肺炎发生率最高,表现为发热或体温不升、气促、发绀、口吐泡沫、鼻翼扇动及三凹征等;X 线上主要表现为两肺广泛性、大小不一、不对称的点片状浸润影,常伴肺气肿和肺不张;其中细菌性肺炎还可存在大叶性实变伴脓胸、脓气胸、肺脓肿和肺大疱;散在肺部浸润影伴明显肺间质条索影、肺气肿或纵隔疝则多见于病毒性肺炎。治疗方面,除针对病因治疗和纠正低氧血症外,呼吸管理和对症支持治疗也非常重要。

【思考题】

1. 新生儿感染性肺炎的诊断与鉴别诊断?

2. 新生儿感染性肺炎的治疗原则?

（肖　昕）

四、胎粪吸入综合征

胎粪吸入综合征(meconium aspiration syndrome,MAS)或称胎粪吸入性肺炎,是由于胎儿在宫内或产时吸入混有胎粪的羊水而导致,以呼吸道机械性阻塞及化学性炎症为主要病理特征,以生后出现呼吸窘迫为主要表现的临床综合征。多见于足月儿或过期产儿。分娩时羊水混胎粪的发生率为 8%~25%,其中仅 5% 发生 MAS。

【病因和发病机制】

1. **胎粪的排出和吸入**　当胎儿在宫内或分娩过程中缺氧,肠道血流量减少,迷走神经兴奋,肠壁缺血,肠蠕动增快,导致肛门括约肌松弛而排出胎粪。与此同时,缺氧使胎儿产生呼吸运动将胎粪吸入气管内或肺内,或在胎儿娩出建立有效呼吸后,将其吸入肺内。MAS 发生率与胎龄有关,如胎龄 >42 周,发生率 >30%;胎龄 <37 周,发生率 <2%;胎龄不足 34 周者极少有胎粪排入羊水的情况发生。

2. **胎粪吸入后的病理生理**　MAS 的主要病理变化是由于胎粪机械性的阻塞呼吸道所致。当胎粪部分阻塞呼吸道时,形成"活瓣"样效应,吸气时气体能进入肺泡,呼气时因小气道阻塞,气体不能完全呼出,导致肺气肿,肺泡破裂则发生间质性气肿、纵隔气肿或气胸等。气道完全被胎

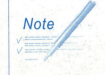

Note

粪阻塞可引起肺不张。

于胎粪吸入后12~24小时,吸入胎粪对小气道刺激,可引起化学性或继发感染性肺炎。此外,胎粪可使PS灭活,减少SP-A及SP-B的产生,其对PS的抑制程度与吸入的胎粪量相关,因此,MAS时,PS减少,肺顺应性降低,肺泡萎陷进一步影响肺泡的通换气功能。

在MAS患儿中,约1/3可并发不同程度的肺动脉高压。由于胎粪吸入所致严重缺氧、酸中毒使患儿肺血管阻力不能适应生后环境的变化而下降,出现持续性增高,导致新生儿持续性肺动脉高压(persistent pulmonary hypertension of newborn,PPHN)。PPHN时,当右心房压力超过左心房时,即发生卵圆孔水平的右向左分流;当肺动脉压超过体循环动脉压,使已功能性关闭或尚未关闭的动脉导管开放,则发生导管水平的右向左分流。

【临床表现】   常见于足月儿或过期产儿,多有宫内窘迫史和(或)出生窒息史。

患儿皮肤、脐带和指、趾甲床留有胎粪污染的痕迹,常于生后开始出现呼吸窘迫,12~24小时随胎粪吸入远端气道,症状及体征则更为明显,其表现为呼吸急促(通常 >60次/分)、青紫、鼻翼扇动和吸气性三凹征等,少数患儿也可出现呼气性呻吟。查体可见胸廓前后径增加似桶状胸,听诊早期有鼾音或粗湿啰音,继之出现中、细湿啰音。若呼吸困难突然加重,听诊呼吸音明显减弱,应疑似气胸的发生。

当合并PPHN时,主要表现为持续而严重的青紫,其特点为:当$FiO_2>0.6$,青紫仍不能缓解,并于哭闹、哺乳或躁动时进一步加重;青紫程度与肺部体征不平行(发绀重,体征轻)。部分患儿胸骨左缘第二肋间可闻及收缩期杂音,严重者可出现休克和心力衰竭。青紫是PPHN的最主要临床表现,但常需与先天性心脏病或严重肺部疾病所导致的青紫相鉴别。此外,严重MAS可并发红细胞增多症、低血糖、低钙血症、HIE、多器官功能障碍及肺出血等。

【辅助检查】

1. 实验室检查   动脉血气分析示pH值下降,PaO_2降低,$PaCO_2$增高;还应进行血常规、血糖、血钙和相应血生化检查,气管内吸引物及血液的细菌学培养。

2. X线检查   两肺透过度增强伴有节段性或小叶性肺不张,也可仅有弥漫性浸润影或并发纵隔气肿、气胸等肺气漏改变(图6-10)。上述征象在生后12~24小时最为明显。需注意,部分MAS患儿,其胸片的严重程度与临床表现并非呈正相关。

3. 超声波检查   彩色Doppler可用于评估和监测肺动脉的压力,若探测到动脉导管或卵圆孔水平的右向左分流以及三尖瓣反流征象,更有助于PPHN的诊断。

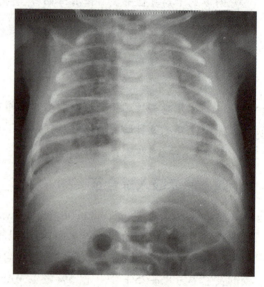

图6-10   MAS的胸片
双肺纹理增强、模糊,见模糊小斑片影,双肺野透过度增高,右侧水平叶间胸膜增厚

【治疗】

1. 促进气管内胎粪排出   对病情较重且生后不久的MAS患儿,可气管插管后进行吸引,以减轻MAS引起气道阻塞。动物实验的结果证实,即使胎粪被吸入气道4小时后,仍可将部分胎粪吸出。

2. 对症治疗

(1)氧疗:当$PaO_2<50mmHg(6.7kPa)$或$TcSO_2<90\%$时,应依据患儿缺氧程度选用不同的吸氧方式,如鼻导管、头罩、面罩等,以维持PaO_2 50~80mmHg(6.7~10.6kPa)或$TcSO_2$ 90%~95% 为宜。

(2)机械通气治疗:

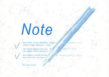

Note

　　1）当 $FiO_2>0.4$ 时,可用经鼻塞 CPAP 治疗,压力可设定在 4~5cmH$_2$O。但如肺部查体或 X 线检查提示肺过度充气时,应慎用,否则因 CPAP 加重肺内气体潴留,诱发肺气漏的发生。

　　2）当 $FiO_2>0.6$,TcSO$_2$ <85%,或 $PaCO_2>60mmHg$ 伴 pH<7.25 时,应行机械通气治疗。对于 MAS 常采用相对较高吸气峰压(如 30~35cmH$_2$O),足够的呼气时间,以免气体滞留。对于常频呼吸机治疗无效或有肺气漏,如气胸、间质性肺气肿者,高频通气可能效果更佳。

　　(3)其他:①限制液体入量:严重者常伴有脑水肿、肺水肿或心力衰竭,应适当限制液体入量。②抗生素:有继发细菌感染者,常选择广谱抗生素,并进一步根据血、气管内吸引物细菌培养及药敏结果调整抗生素。③肺表面活性物质:由于 MAS 患儿内源性 PS 合成分泌障碍,近年来证实,补充外源性 PS 取得较好疗效,特别是 PS 联合高频通气、NO 吸入效果更佳,但确切结果仍有待于 RCT 进一步证实。④肺气漏治疗:多数患儿不需处理可自行吸收。但对张力性气胸,应紧急胸腔穿刺抽气,可迅速改善症状,然后根据胸腔内气体的多少,决定是否需胸腔闭式引流。⑤其他:保温、镇静,满足热卡需要,维持血糖和血清离子正常等。

3. PPHN 治疗　去除病因至关重要。

　　(1)高频振荡通气(HFOV):针对肺实质病变,可以在常频呼吸机 PIP>30cmH$_2$O、MAP>15cmH$_2$O 效果仍然很差时应用 HFOV。血氧合差同时肺内通气 - 灌流差,可以将 MAP 设置在 >20cmH$_2$O;针对高 $PaCO_2$,可以将振幅水平设置在高水平范围。注意监测血气,以维持在合适范围。

　　(2)药物:

　　1)吸入一氧化氮(inhaled nitric oxide,iNO):目前具有选择性治疗 PPHN 的药物只有气道吸入 NO,它只作用于肺部,不会对体循环血压血流产生影响。iNO 是血管舒张因子,由于 iNO 的局部作用,使肺血管平滑肌舒张,肺血管阻力下降,肺循环血流增加,逆转肺泡通气 / 血流失调,迅速改善肺氧合,有关其治疗 PPHN 有效性,目前国内外已有大量文献报道。也有学者认为若联合高频振荡通气效果更佳。

　　2)非特异性血管扩张剂:静脉注射妥拉苏林虽能降低肺动脉压,但也引起体循环压相应或更严重下降,鉴于妥拉苏林可使肺动脉和体循环压同时下降,其压力差较前无改变甚或加大,故非但不能减少反而可能增加右向左分流,目前临床已很少应用。近年来,磷酸二酯酶抑制剂如西地那非、米力农等,可选择性扩张肺血管,被应用于临床治疗新生儿 PPHN,也取得一定疗效,但有关其有效性及安全性还需要大量的临床资料去证实。

　　(3)其他:在 PPHN 的治疗中,体外膜肺(ECMO)对严重 MAS(并发 PPHN)疗效较好,但价格昂贵,人员及设备要求高。此外,液体通气尚在试验中,目前尚没有报道使用 CPAP 可以治疗 PPHN。

　　【预防】　积极防治胎儿宫内窘迫和产时窒息;对羊水混有胎粪,应在胎儿肩和胸部尚未娩出前,清理鼻腔和口咽部胎粪。通过评估,如新生儿有活力(有活力定义:呼吸规则,肌张力好,心率 >100 次 / 分)可进行观察,不需气管插管吸引,如无活力,应立即气管插管,将胎粪吸出,对不能确定是否有活力时,一般应气管插管进行吸引。在气道胎粪吸出前一般不应进行正压通气。

【小结】

　　胎粪吸入综合征是由于胎儿在宫内或产时吸入混有胎粪的羊水而导致,多见于足月儿或过期产儿,多有宫内窘迫史和(或)出生窒息史。一般生后即出现呼吸困难的症状和体征,胸片表现多样,如两肺透过度增强伴有节段性或小叶性肺不张,也可仅有弥漫性浸润影或并发纵隔气肿、气胸等肺气漏改变,严重时合并持续肺动脉高压。治疗以机械通气为主要手段。

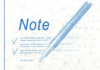

【思考题】

1. 新生儿生后早期出现呼吸困难,需要考虑哪些疾病? 如何鉴别?
2. 持续肺动脉高压的治疗有何进展?

(钱继红)

第四节　新生儿神经系统疾病

一、新生儿缺氧缺血性脑病

缺氧缺血性脑病(hypoxic-ischemic encephalopathy,HIE)是因围生期窒息而导致脑的缺氧缺血性损害,包括特征性的神经病理及病理生理改变,临床表现为一系列脑病的症状,部分患儿可留有不同程度的神经系统后遗症。据统计,我国新生儿 HIE 的发生率约为活产儿的 3‰~6‰,其中 15%~20% 在新生儿期死亡,存活者中 25%~30% 可能留有不同程度远期后遗症。

【病因与病理】

1. 病因　围生期窒息是引起 HIE 的最主要原因(详见本章第三节),凡能引起窒息的各种因素均可导致 HIE。此外,出生后因严重呼吸系统疾病、心脏病变及严重失血或贫血等导致的低氧血症也可引发 HIE 的发生。

2. 病理学改变　病变的范围、分布和类型主要取决于损伤时脑成熟度、严重程度及持续时间。①脑水肿:为早期主要的病理改变;②选择性神经元坏死(包括凋亡和坏死)及梗死:足月儿主要病变在脑灰质,包括脑皮质(呈层状坏死)、海马、基底节、丘脑、脑干和小脑半球,后期表现为软化、多囊性变或瘢痕形成;③出血:包括脑室、原发性蛛网膜下腔、脑实质出血;④早产儿主要表现为脑室周围白质软化(periventricular leukomalacia,PVL)和脑室周围-脑室内出血。PVL 包括局灶性和弥漫性。局灶性 PVL 主要累及侧脑室额部、体部和枕部三角区的白质,包括囊性和非囊性变,其中非囊性变是临床上最常见形式,而囊性变是更严重的损伤形式。

【发病机制】

1. 脑血流分布不平衡　当缺氧缺血时,全身血流会发生重新分配,优先供应一些重要器官,如心、脑、肾上腺等。虽然脑血流量增加,但首先保证代谢最旺盛的部位,如基底核、丘脑、脑干和小脑等,而在脑动脉终末供血区域仍然是血流分布最薄弱部位。如果一旦体内的代偿机制丧失,使脑血流量减少,最先受累的仍为脑动脉终末供血区域,因此,足月儿易发生矢状旁区损伤,早产儿易发生脑室周围白质损伤。

2. 脑血流自动调节功能不完善　脑血流本身具有自动调节功能,但新生儿的这种自主调节功能较差。当缺氧缺血和高碳酸血症时,使脑血管的自动调节功能发生障碍,形成所谓的“压力被动性脑循环”,即脑血流灌注随全身血压的变化而波动:若血压增高,可因脑血流的过度灌注而发生出血,若血压下降,可因脑血流的减少而发生缺血性脑损伤。

3. 脑组织代谢改变　葡萄糖是脑组织能量代谢的主要来源。但缺氧缺血时,无氧酵解增加,脑组织中大量乳酸堆积、ATP 生成减少,细胞膜上钠-钾泵障碍,使细胞外 Na^+ 与水进入到细胞内,发生细胞毒性脑水肿,同时钙泵功能不足,大量钙离子进入细胞内,导致细胞内钙超载。此外,目前认为氧自由基、兴奋性氨基酸、一氧化氮和炎症因子等也与 HIE 发生有关,最终使脑细胞发生水肿、凋亡和坏死。

【临床表现】　患儿病情轻重不一,主要表现为意识障碍、肌张力增强或减低、原始反射减弱或消失、惊厥和颅内高压等神经系统表现,重者甚至发生中枢性呼吸衰竭。根据临床表现可将HIE 分为轻、中、重度(表 6-4)。

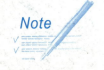

表 6-4　HIE 临床分度

分度	轻度	中度	重度
意识	激惹	嗜睡	昏迷
肌张力	正常或稍增加	减低	松软或间歇性伸肌张力增高
拥抱反射	活跃	减弱	消失
吸吮反射	正常	减弱	消失
惊厥	可有肌阵挛	常有	有或持续状态
中枢性呼衰	无	有	明显
瞳孔改变	正常或扩大	缩小,对光反射迟钝	不对称或扩大
EEG	正常	低电压痫样放电	爆发抑制,等电压
病程及预后	症状在 72 小时内消失,预后好	症状在 14 天内消失,可能有后遗症	症状可持续数周。病死率高。存活者多有后遗症

【辅助检查】

1. **实验室检查**　出生时通过新生儿脐血的血气分析结果,可了解患儿的宫内缺氧状况。血清肌酸激酶的同工酶 CK-BB 主要存在于脑和神经组织中,神经元特异性烯醇化酶(NSE)主要存在于神经元和神经内分泌细胞中,故 HIE 患儿血浆中 CK-BB(正常值 <10U/L)及 NSE(正常值 <6μg/L)活性升高,对判定脑损伤的程度可能会有一定的帮助。

2. **影像学检查**　B 超具有无创价廉的优点,可在病程早期床旁进行操作和动态随访,对脑水肿早期诊断较为敏感,但对矢状旁区的损伤难以识别,需有经验者操作。CT 有助于了解颅内出血的部位和程度,对识别脑梗死、脑室周围白质软化也有一定的作用,但对矢状旁区的损伤也不易识别,且有辐射损伤。磁共振成像(MRI)HIE 病变性质与程度评价方面优于 CT,对矢状旁区和基底核损伤的诊断尤为敏感,特别是弥散加权成像(DWI)对早期缺血脑组织的诊断更敏感。MRI 可多轴面成像、分辨率高、无放射线损害。但检查所需时间长、噪声大、检查费用高。见图 6-11~ 图 6-14。

3. **脑电图**　HIE 表现为脑电活动延迟(落后于实际胎龄)、异常放电、背景活动异常(以低电压和爆发抑制为主)等,应在生后一周内检查。振幅整合脑电图(aEEG):与常规脑电图相比,具有经济、简便、有效和可连续监测等优点,可床边连续监测危重新生儿脑功能,评估 HIE 程度及预测预后。

【诊断】　主要根据异常产科病史、出生时窒息程度及出生后的神经系统表现进行诊断。2005 年中华医学会儿科分会新生儿学组制定了 HIE 的诊断标准(仅适用于足月儿,目前尚无早

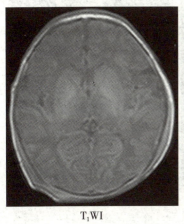
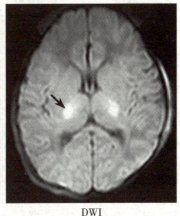

T₁WI　　　　　　　　　T₂WI　　　　　　　　　DWI

图 6-11　HIE 丘脑损伤的 MRI

Note

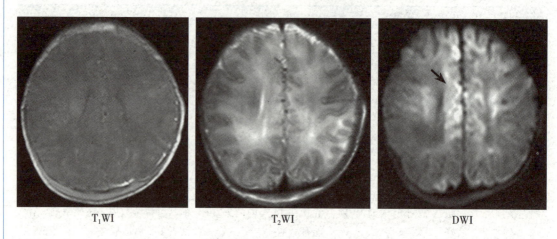

T₁WI　　　　　T₂WI　　　　　DWI

图 6-12　HIE 皮层损伤的 MRI

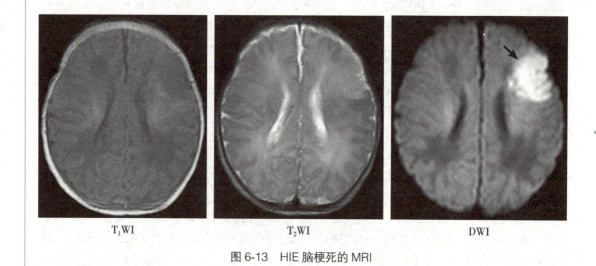

T₁WI　　　　　T₂WI　　　　　DWI

图 6-13　HIE 脑梗死的 MRI

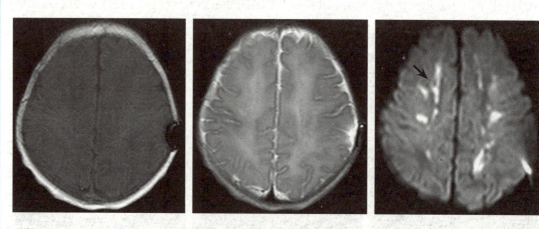

图 6-14　HIE 脑白质损伤的 MRI

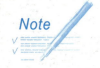

Note

产儿的诊断标准),具体如下:

1. 有明确的可导致胎儿宫内窒息的异常产科病史,以及严重的胎儿宫内窘迫表现(胎心<100 次,持续 5 分钟以上;和(或)羊水Ⅲ度污染),或者在分娩过程中有明显窒息史。

2. 出生时有重度窒息,指 Apgar 评分 1 分钟≤3 分,并延续至 5 分钟时仍≤5 分;或者出生时脐动脉血气 pH≤7.00。

3. 出生后不久出现神经系统症状,并持续至 24 小时以上,如意识改变、肌张力改变、原始反射异常,病重时可有惊厥、脑干征(呼吸节律改变、瞳孔改变、对光反应迟钝或消失)和前囟张力增高。

4. 排除电解质紊乱、颅内出血和产伤等为主要原因引起的抽搐,以及宫内感染、遗传代谢性疾病和其他先天性疾病所引起的脑损伤。

若同时具备上述 4 条者可确诊,第 4 条暂时不能确定者可作为拟诊病例。

但应注意,尽管上述标准为 HIE 的诊断和病情分度提供了重要依据,但若进一步明确 HIE 受累部位及病变程度,特别是需与某些具有 HIE 相似临床表现的其他脑病(如感染、低血糖及遗传代谢疾病等所导致脑病)相鉴别时,需依赖于影像学检查,特别是头部 MRI 扫描。

【治疗】

1. 支持疗法　①保持良好的通换气功能,维持 PaO_2 在 50~70mmHg(6.65~9.31kPa),$PaCO_2$ 和 pH 正常,严重者可选用机械通气,但应避免 PaO_2 过高和 $PaCO_2$ 过低;②保证脑和全身良好的血流灌注,使心率、血压维持在正常范围,必要时可应用多巴胺 2~5μg/(kg·min);③维持血糖水平在正常范围,最好在 5.0mmol/L,以保证脑内代谢所需能源。

2. 控制惊厥　首选苯巴比妥,负荷量 20mg/kg,缓慢静脉推注,若惊厥不能控制,1 小时后再加用 10mg/kg,12~24 小时后改为维持量,每天 3~5mg/kg。对顽固性惊厥,可加用咪达唑仑(midazolam),剂量 0.05~0.2mg/(kg·次)静脉滴注,2~4 小时重复 1 次,或持续静脉滴注 0.4~0.6μg/(kg·min),最大量为 6μg/(kg·min)。也可用地西泮 0.1~0.3mg/(kg·次)静脉滴注,但该药对呼吸有明显的抑制作用。此外,也可应用 10% 水合氯醛 50mg/(kg·次),稀释后保留灌肠。需注意在应用上述药物期间应密切观察患儿的呼吸及心率情况。

3. 降低颅内压　首选呋塞米,每次 1mg/kg 静脉推注。甘露醇不建议常规使用,若使用呋塞米后颅高压改善不明显时,可用 20% 甘露醇,每次 0.25~0.5g/kg 静注,酌情每 6~12 小时给药 1 次。糖皮质激素目前不主张使用,病程初期,适当限制液体入量,每天液体总量不超过 60~80ml/kg,对预防脑水肿也有一定益处。

4. 亚低温疗法　近年来有证据显示亚低温治疗对 HIE 具有神经保护作用,一般起始于发病 6 小时之内,持续 48~72 小时。目前国内外已用于临床,其安全性、疗效已经得到初步肯定。

5. 新生儿期后治疗　对 HIE 的新生儿,待病情稳定后,根据患儿的具体情况,及早进行智能与体能的康复训练,有利于促进脑功能的恢复和减少后遗症的发生。

【预防】　积极推广新法复苏,加强产科与新生儿医师密切协作,防止围生期窒息是预防本病的关键。

【小结】

新生儿 HIE 是窒息后最常见、最严重的并发症,是引起新生儿死亡和儿童伤残的重要原因之一。其机制复杂,临床上根据意识状态、肌张力、原始反射、有无惊厥及中枢性呼衰,将 HIE 分为轻、中、重度,影像学检查对诊断起着重要作用,治疗以综合治疗为主。

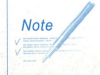
Note

【思考题】

1. 新生儿 HIE 的临床表现如何分度？预后如何判断？
2. 新生儿 HIE 的治疗要点？

（钱继红）

二、新生儿颅内出血

颅内出血（intracranial hemorrhage）是新生儿脑损伤的常见形式之一，与围生期窒息和产伤密切相关。足月儿多为蛛网膜下腔出血和硬膜下出血，而早产儿则以脑室周围 - 脑室内出血为多见，且胎龄越小，发生率越高。

【病因与发病机制】

1. 早产　胎龄 32 周以下的早产儿，在脑室周围的室管膜下及小脑软脑膜下的颗粒层均存留胚胎生发层基质（germinal matrix，GM），其管壁是由仅含内皮细胞的毛细血管网组成，缺乏胶原和弹力纤维的支撑，且富含线粒体，耗氧量大，一旦发生缺氧及酸中毒，易发生坏死、崩解而出血。此外，GM 区域静脉系统通过"U"字形回路汇于大脑 Galen 静脉，此种特殊走行，易因血流动力学的改变，而发生血流缓慢或停滞，致使毛细血管床压力增加而破裂出血。胎龄 32 周以后生发层基质逐渐退化，足月时基本消失，故足月儿脑室内出血较少见。

2. 缺血缺氧窒息时低氧血症、高碳酸血症　可损害脑血流的自主调节功能，即出现"压力被动性脑循环"以及脑血管扩张，引起血管内压增加，毛细血管破裂；或静脉瘀滞、血栓形成，脑静脉血管破裂出血。

3. 外伤　主要为产伤所致。如胎位不正、胎儿过大、产程过短或过长以及使用高位产钳、胎头吸引器等，均可导致颅内出血。此外，头皮静脉穿刺、吸痰、搬动、气管插管等频繁操作或机械通气时呼吸机参数设置不当等可造成头部过分受压、脑血流动力学突然改变或自主调节受损，也可导致颅内出血的发生。

4. 其他　新生儿患有凝血机制障碍或血小板减少性疾病；母孕期服用苯妥英钠、苯巴比妥、利福平等药物；脑血管发育畸形；不适当地输入高渗溶液（如碳酸氢钠、葡萄糖酸钙、甘露醇等）等均可导致血管破裂而发生出血。

【临床表现】　症状与出血部位和出血量密切相关。轻者可无症状，重者在短期内可迅速死亡。主要症状及体征如下：①神志改变：烦躁不安、激惹、嗜睡，重者昏迷；②呼吸节律不规则，甚至呼吸暂停；③颅高压：前囟隆起，血压增高，尖叫，抽搐，角弓反张；④眼征：凝视、斜视、眼球震颤等；⑤瞳孔不等大和对光反应消失；⑥原始反射减弱和消失。此外，若患儿不明原因的低体温、贫血、黄疸、频繁呼吸暂停及休克等应注意颅内出血的发生。

新生儿颅内出血主要包括以下几种类型：

1. 脑室周围 - 脑室内出血（periventricular-intraventricular hemorrhage，PVH- IVH）　常见于胎龄 <32 周、体重 <1500g 的早产儿，胎龄越小，发病率越高，多发生在生后 72 小时内。可表现为呼吸暂停、嗜睡、肌张力减低等，还可伴有心动过缓、体温降低、代谢性酸中毒、低血压等，但有 25%~50% 患儿可无明显症状。根据影像学检查分为 4 级：①Ⅰ级：室管膜下胚胎生发层基质出血，见图 6-15；②Ⅱ级：脑室内出血，但无脑室扩大，见图 6-16；③Ⅲ级：脑室内出血伴脑室扩大，见图 6-17；④Ⅳ级：脑室内出血伴脑实质出血，见图 6-18。Ⅰ、Ⅱ级一般预后较好，Ⅲ、Ⅳ级常留有神经系统后遗症。

2. 蛛网膜下腔出血　是指原发性的蛛网膜下腔出血（primary subarachnoid hemorrhage，SAH），而非继发于硬膜下或脑室内出血，见图 6-19。出血多源于小静脉，如蛛网膜下腔内的桥静脉。常位于大脑表面和颅后窝内。足月儿常由产伤而引起，早产儿多与窒息缺氧等有关。少

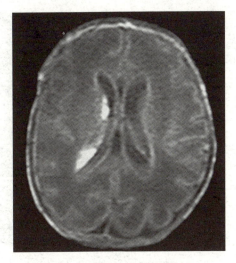

图 6-15　室管膜下出血的 MRI

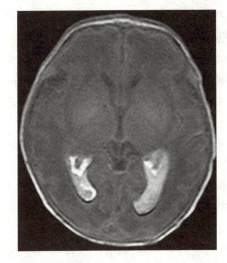

图 6-16　脑室内出血（脑室不大）的 MRI

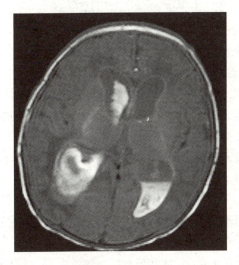

图 6-17　脑室内出血伴脑室扩大的 MRI

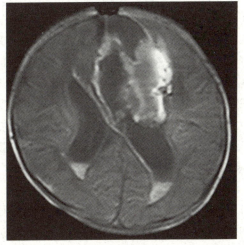

图 6-18　脑室内出血伴脑实质出血的 MRI

量 SAH 可无临床症状,预后良好。出血严重者表现为惊厥、意识障碍、肌张力减低和中枢性呼吸衰竭,甚至于短期内死亡。个别出血量较大者可因脑脊液的循环通路受阻或吸收障碍而导致脑积水。

3. 硬膜下出血(subdural hemorrhage,SDH)
见图 6-20。是产伤性颅内出血最常见的类型,多见于巨大儿、胎位异常、难产或产钳助产者。因机械性损伤使上矢状窦附近的大脑镰或小脑幕撕裂,静脉窦和大脑表浅静脉破裂引起的出血。少量出血可无症状,出血量较大者常在出生 24 小时后出现惊厥、偏瘫和斜视等神经系统症状。严重者可在出生后数小时内死亡。也有患儿在新生儿期症状不明显,数月后发展为慢性硬膜下积液。

4. 脑实质出血(intraparenchymal hemorrhage, IPH)　常见于足月儿,多由于小静脉栓塞后,毛细血管压力增高导致破裂而出血。临床表现与出血部位、出血量多少密切相关,如出血位于脑干者,早期可见

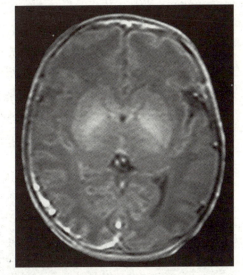

图 6-19　蛛网膜下腔出血的 MRI

Note

瞳孔变化、呼吸不规则和心动过缓，前囟张力可不高。晚期出血部位可发生液化，甚至形成囊肿，若囊肿与脑室相通，称之为脑穿通性囊肿。此类型出血一般可留有不同程度的神经系统后遗症，如脑瘫、癫痫和智力或运动发育迟缓，下肢运动障碍较多见。

5. 小脑出血(intracerebral hemorrhage,ICH) 包括原发性小脑出血、脑室内或蛛网膜下腔出血蔓延至小脑、小脑撕裂和血管破裂所致。多有产伤和缺氧史。常见于 32 周以下的早产儿，足月儿多有产伤而引起。主要表现为脑干受压的症状，少量出血者症状有时不明显，病情严重者可迅速恶化，可在发病后短时间内死亡。

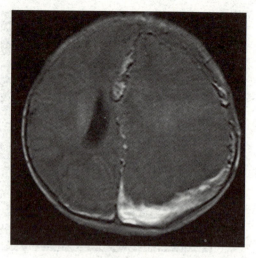

图 6-20　硬膜下出血的 MRI

【诊断】

1. 详细询问妊娠史、分娩史、窒息及复苏等情况。

2. 观察患儿临床表现，尤其是详细进行神经系统体格检查。

3. 注意有无出、凝血机制的异常，动态观察血红蛋白及血细胞比容有无进行性下降。

4. 影像学检查　是确诊的重要依据。B 超对 IVH-PVH 诊断较灵敏，可在床边进行，成为 IVH-PVH 的特异性诊断手段，应为首选，并动态监测。CT 对蛛网膜下腔、小脑和脑干部位的出血较为敏感，MRI 是目前明确出血部位及程度、预后评价的最重要检测手段。

5. 脑脊液检查　有助于脑室内出血或蛛网膜下腔出血的诊断。通常表现为脑脊液压力升高，可呈血性、镜下可见红细胞或皱缩红细胞，蛋白含量增高。

【治疗】

1. 一般治疗　使患儿保持安静，避免搬动，尽量减少刺激性操作；维持血压正常，保证足够热量供给，注意液体出入平衡，及时纠正酸中毒。

2. 止血　可选择使用维生素 K_1、酚磺乙胺和立止血等，对有凝血机制异常者，可使用新鲜冰冻血浆等。

3. 对症治疗　有惊厥发作时，可选择用苯巴比妥或咪达唑仑、地西泮等药物；伴有脑水肿及颅内压增高症状者，可选用呋塞米及小剂量的甘露醇；伴有贫血时输注悬浮红细胞；合并休克者，应给予积极抗休克治疗。

4. 其他　对大脑顶部的硬膜下出血，若症状明显、前囟饱满者，可考虑前囟穿刺放血治疗。对脑室出血后脑积水者，当脑室进行性扩张，神经系统症状逐渐加重，头围明显增大时，需外科处理，早期可采用侧脑室置管引流术，进行性加重者可行脑室 - 腹腔分流术。尽管有学者主张脑室出血后脑积水早期可采用连续应用腰椎穿刺方法，但疗效尚不确切，存在争议。

【预防】　做好孕妇保健工作，避免早产；提高产科技术，减少新生儿窒息及产伤的发生；及时纠正异常凝血状况，防止血压过大波动，避免快速大量输液，纠正酸碱失衡，慎用高渗液体。

【小结】

新生儿颅内出血与围生期窒息和产伤密切相关。出血类型包括以下几种：脑室周围 - 脑室内出血、蛛网膜下腔出血、硬膜下出血、脑实质出血和小脑出血。足月儿多为蛛网膜下腔出血和硬膜下出血，而早产儿则以脑室周围 - 脑室内出血为多见，症状与出血部位和出血量密切相关。影像学检查是确诊的重要依据。治疗以综合治疗为主。

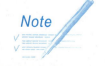

Note

【思考题】

为什么早产儿易发生脑室内出血？

（钱继红）

三、新生儿化脓性脑膜炎

新生儿化脓性脑膜炎（neonatal bacterial meningitis）是新生儿期由细菌侵入脑膜而引起的一种颅内感染性疾病，可以是败血症的合并症（25%~50%），也可以由病原菌直接侵入脑膜所致。该病早期缺乏特异性临床表现如脑膜刺激征，颅内高压征出现也较晚且不典型，故早期诊断困难，部分患儿因漏诊或延误治疗而留有不同程度的神经系统后遗症。

【病原体和感染途径】　新生儿血脑屏障功能差，细菌侵入机体后易通过该屏障引起新生儿化脓性脑膜炎。

1. **产前感染（宫内感染）**　罕见。妊娠晚期，孕母李斯特菌或肺炎链球菌等感染后，可经血行通过胎盘至胎儿体内，导致胎儿流产、死产或早产。中枢神经系统（脑膜）可以是新生儿唯一感染部位，也可为全身性感染的一部分。

2. **产时感染**　胎膜早破、产程延长或孕母产道内病原体上行感染，引起羊膜绒毛膜炎，分娩过程中胎儿吸入了污染的羊水或产道分泌物所致。常见病原体为大肠埃希菌、GBS、肺炎链球菌和李斯特菌等，也可有人型支原体或解脲支原体感染。

3. **产后感染**　发生率较高。病原体可经新生儿呼吸道、消化道、脐炎残端、受损皮肤黏膜创面或结合膜等侵入血液循环再到达脑膜，主要为金黄色葡萄球菌、大肠埃希菌感染。近年来，由于医疗器械或医务人员手消毒不严、机械通气时间过长等医源性途径引起的机会致病菌（如铜绿假单胞菌、表皮葡萄球菌、克雷伯杆菌、变形杆菌和不动杆菌等）感染逐年增多，应引起高度重视。

【病理】　死亡患儿几乎均有脑膜炎和脑室膜炎，脓性渗出物布满脑膜及脑室内室管膜，但早期浆细胞及淋巴细胞浸润较少。国内报道 50% 左右患儿存在脑积水，约 25% 有硬膜下积液。可有不同程度的血栓性静脉炎或动脉炎并形成梗阻。异型枸橼酸杆菌、坂崎肠杆菌、变形杆菌或阴沟肠杆菌感染时，易发生血管炎而引起脑梗死，最终形成脑脓肿（较大，无明显包膜）。死于大肠埃希菌 K1 感染患儿可在脑组织中测出特异性 K1 抗原。

【临床表现】

1. **一般表现**　临床表现常不典型，早期症状与败血症相似，表现为面色苍白、反应欠佳、少哭少动、拒乳或吮乳减少、喂养困难、体温不稳定（发热或体温不升）、呼吸暂停、呕吐、腹泻、黄疸加重，严重者出现腹胀、休克、脑疝形成引起呼吸衰竭等。

2. **神经系统表现**　最常见为兴奋（烦躁、激惹、尖叫等）与抑制（嗜睡、神萎等）交替出现；重者惊厥、昏迷、前囟紧张或饱满、颅缝增宽或分离、双眼凝视或斜视、四肢强直、角弓反张等。易并发脑室管膜炎、脑梗死、硬膜下积液和脑积水等。

【辅助检查】

1. **外周血象**　白细胞总数和中性粒细胞升高，I∶T≥0.16；严重病例白细胞和血小板降低。

2. **细菌培养**　在败血症合并化脓性脑膜炎病例中，血细菌培养阳性率可达 50% 左右，早发型败血症和疾病早期未用过抗生素治疗者培养阳性率更高。

3. **脑脊液检查**　正常新生儿脑脊液的细胞数、蛋白和糖含量均高于其他年龄组，且变异较大。化脓性脑膜炎时脑脊液压力增高，外观混浊，白细胞总数超过 $30 \times 10^6/L$（其中多核白细胞占 60% 左右；李斯特菌感染时，单核细胞占 20%~60%），潘迪试验 ++~+++，葡萄糖 <1.66mmol/L（30mg/dl）或低于相应血糖的 50%，蛋白 >1.5g/L；脑脊液培养和涂片染色可发现细菌。

4. **其他检查**　CRP 和 PCT 可明显升高；头颅 B 超、CT 和 MRI 等影像学检查有助于脑室膜

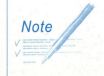

炎、脑脓肿、硬脑膜下积液（积脓）和脑积水等并发症或后遗症的诊断。

【诊断】 外周血白细胞、CRP 和 PCT 等指标变化可明确细菌感染存在,脑脊液检查是确诊化脓性脑膜炎的必备条件。因该病早期临床表现不典型,故对高度疑似败血症或已被确诊为败血症的患儿,经正规治疗 48 小时以上无效或经治疗后病情恢复不顺利而无其他原因解释者,应及早作腰椎穿刺取脑脊液常规检查和细菌培养。CSF 存在上述改变及培养出细菌（尤其与血培养结果一致时）,对化脓性脑膜炎确诊具有重要意义。此外,头部影像学检查特别是 MRI,对了解病变的程度、并发症的发生以及预后的判断有重要的临床意义。

【鉴别诊断】

1. 结核性脑膜炎　起病缓慢,热度不高,脑脊液细胞数轻至中度升高,糖及氯化物显著降低,涂片可找到结核分枝杆菌。

2. 病毒性脑炎　多低热,血 PCT 正常,脑脊液中细胞数正常或轻度升高,蛋白及糖含量变化不明显,乳酸脱氢酶含量和 pH 值正常。

3. 其他　颅内肿瘤、蛛网膜下腔出血、代谢性脑病等其他疾病也可引起的神经系统症状体征,颅内肿瘤、蛛网膜下腔出血应用影像学检查方法如 CT、MRI 等,作出鉴别诊断一般不难;通过质谱技术分析血、尿、脑脊液代谢产物谱,可作出代谢性疾病的诊断和鉴别诊断。

【并发症】 由于新生儿抵抗力差和脑膜刺激症状不典型,使早期确诊和及时治疗存在一定困难,因此并发症及后遗症相对较多。并发症中以脑室炎、硬脑膜下积液较多见,最终可导致脑积水、智力低下等后遗症。

1. 脑室膜炎（ependymitis）　发生率可达 65%~90%,早产儿、化脑的诊断和治疗延误者的发病率高,多见于大肠埃希菌等 G⁻ 杆菌感染,部分患儿临床上难以完全肃清此类细菌,病程迁延。出现下列情形之一者,应考虑脑室膜炎存在:①常规治疗疗效不佳,临床症状和体征无改善,病情危重或恶化、频繁惊厥、出现呼吸衰竭或脑疝等;②脑脊液生化检测结果接近正常,但脑室液仍有炎性改变,若白细胞 $\geqslant 50 \times 10^6$/L,葡萄糖 <1.66mmol/L（30mg/dl）或蛋白 >0.4g/L 可确诊。

2. 硬脑膜下积液（subdural effusion）　脑膜炎链球菌和流感杆菌性化脓性脑膜炎易并发,存在下列情形之一者,应考虑硬脑膜下积液存在:①正规治疗过程中,脑脊液检查好转而体温持续不退或其他临床症状不消失;②病情好转后又出现高热、抽搐和呕吐等神经系统表现;③前囟饱满、隆起,颅骨透照试验阳性。④头颅 CT、MRI 等影像学改变,或 B 超指引下硬脑膜下穿刺,硬脑膜下腔液体 >2ml,红细胞 $<100 \times 10^6$/L,蛋白 >0.6g/L 可确诊。

【治疗】 早期诊断和及时有效的治疗对于减少患儿病死率和后遗症发生具有重要意义。

1. 抗菌治疗　尽量选用易进入脑脊液的杀菌药,首剂剂量加倍,从静脉推入或快速滴入。对革兰阴性杆菌性脑膜炎的疗程至少 3 周,而革兰阳性菌性脑膜炎的疗程至少 2 周。

（1）病原菌未明的脑膜炎:多采用青霉素类（青霉素、氨苄西林、苯唑西林等）加第三代头孢菌素（头孢噻肟、头孢曲松等）进行治疗。头孢曲松具有广谱、高效、半衰期长以及对革兰阴性杆菌作用效果好等优点,已成为治疗新生儿化脓性脑膜炎的常用药物;由于头孢曲松与白蛋白结合率高达 85%~95%,可与游离间接胆红素竞争性结合白蛋白,增加核黄疸发生的危险性,故新生儿存在高间接胆红素血症时慎用。当铜绿假单胞菌感染不能排除时,则第三代头孢菌素应选用头孢他啶。

（2）病原菌明确的脑膜炎:参考药敏试验结合临床选用敏感有效的抗生素。李斯特菌肠球菌、GBS、变形杆菌、大肠埃希菌、肺炎链球菌等感染首选氨苄西林或青霉素;耐氨苄西林的革兰阴性杆菌可选第三代头孢菌素,如头孢噻肟或头孢曲松（头孢三嗪）;金黄色葡萄球菌可选用苯唑西林、头孢呋辛或万古霉素;铜绿假单胞菌首选头孢他啶,次选头孢哌酮（先锋必）;支原体感染首选红霉素或阿奇霉素;厌氧菌可选甲硝唑和青霉素。

2. 对症支持疗法　不可忽视,是近年来该病预后得以改善的重要原因。疾病早期因抗利尿激素分泌过多引起液体潴留而导致稀释性低钠血症,且常伴有脑水肿,应限制低渗液体的摄入和补充适当的电解质。根据病情可少量多次输注新鲜血或血浆,每次 10ml/kg。有资料表明,静脉输注人血丙种球蛋白(IVIG)对新生儿化脓性脑膜炎有一定疗效。对于非低血糖、低血钙、低血钠所致的惊厥,首剂可用苯巴比妥钠 10~30mg/kg,维持量 5mg/kg,静脉注射或肌内注射。颅内压明显增高时可用呋塞米每次 1mg/kg 静脉推注或 20% 甘露醇每次 0.5~1g/kg 快速静脉滴注,两者可交替应用;反复使用易使脑脊液黏稠,增加炎症后的粘连,故不宜多用。一般不推荐使用肾上腺皮质激素,但对于流感杆菌和肺炎球菌性脑膜炎,地塞米松具有减轻脑水肿、降低颅内压、加速脑脊液循环等作用;用法:每次 0.1~0.2mg/kg,首剂最好在开始抗生素治疗前 15~20 分钟应用,以后每 6~8 小时 1 次,维持 2~4 天。

3. 并发症的治疗　　对于脑室膜炎和硬脑膜下积液,目前均无特别有效的治疗方法。研究表明,导致脑室膜炎的病原菌是从脉络丛进入侧脑室,再扩散至蛛网膜下腔。由于脑脊液循环由上至下单向流动,鞘内注射药物不易到达脑室,效果欠佳,此法已摒弃;保留导管于侧脑室注入氨基糖苷类抗生素(庆大霉素或丁胺卡那霉素)的治疗方法也存在争议。明确硬脑膜下积液时,应进行硬脑膜下穿刺放液,每次不超过 15ml,穿刺无效时可考虑手术治疗。

【预后】　　新生儿化脓性脑膜炎病死率近年来无明显下降,足月儿可达 12%~30%,低体重儿和早产儿高达 50%~60%;幸存者可留有失听、失明、癫痫、脑积水、智力和(或)运动障碍等后遗症。早期诊断和及时正确的治疗是治愈的关键,对减少后遗症起着决定性作用。

【小结】

新生儿化脓性脑膜炎是新生儿期由细菌侵入脑膜而引起的一种颅内感染性疾病。临床表现常不典型,可表现为面色苍白、反应欠佳、少哭少动、拒乳或吮乳减少、喂养困难、发热或体温不升等。神经系统表现最常见为兴奋与抑制交替出现;重者惊厥、昏迷、前囟紧张或饱满、颅缝增宽或分离、四肢强直、角弓反张等。早期诊断和及时有效的治疗对于减少患儿病死率和后遗症发生具有重要意义。

【思考题】

1. 为什么新生儿较年长儿易患化脓性脑膜炎?
2. 如何早期诊断新生儿化脓性脑膜炎?
3. 新生儿化脓性脑膜炎的治疗原则?

(肖　昕)

第五节　新生儿感染性疾病

目前,感染性疾病仍占我国新生儿疾病发病率和病死率的首位。细菌和病毒是最常见的病原微生物,其次为真菌、原虫、螺旋体等。包括弓形虫(toxoplasma)、风疹病毒(rubella virus,RV)、巨细胞病毒(cytomegalovirus,CMV)和单纯疱疹病毒(herpes simplex virus,HSV)等在内的所谓"TORCH 感染"是引起宫内感染的常见病原体;TORCH 感染可引起新生儿神经系统损害或其他系统严重并发症。近年来,梅毒螺旋体、乙型肝炎病毒、微小病毒 B_{19}(parvovirus B_{19})、解脲支原体(ureaplasma urealyticum)、人类免疫缺陷病毒(human immunodeficiency virus,HIV)等感染逐渐增多,也成为宫内感染的常见病原体。

新生儿感染可发生在出生前、出生时或出生后。①出生前感染(宫内感染):发生于妊娠各阶段,病原体主要经母亲血液透过胎盘感染胎儿,常见于 TORCH 感染,可导致胎儿流产、死胎、死产、胎儿生长受限或先天性畸形等,虽发生率不高,但是引起新生儿急性感染或潜伏感染的重要原因。宫内感染者出生后可出现肝脾大、黄疸、贫血、血小板减少以及神经系统受损等多器官损害,即"宫内感染综合征";此外,母亲生殖道病原体也可上行性感染羊膜囊,胎儿吸入受污染的羊水或产前有创性操作(取绒毛标本、羊膜囊穿刺或脐带取血等)消毒不严时也可导致胎儿感染。②出生时感染:胎儿经阴道分娩时,通过接触或吞入产道中污染分泌物或血液中的病原体而感染;另外,胎膜早破、产程延长、分娩时消毒不严或经阴道采集胎儿头皮血、产钳助产损伤等均可导致新生儿感染。③出生后感染:为新生儿感染最常见途径。病原体可通过破损的皮肤黏膜、脐残端或经呼吸道、消化道及病原携带的家庭成员或医护人员等密切接触而感染,其中,密切接触有病毒携带的母亲或用含病毒乳汁喂养是新生儿生后病毒感染最重要途径。另外,消毒不严的各种有创性操作或使用被病原体污染的医疗器械等也可造成新生儿医源性感染。新生儿感染的发生时间、主要途径及其病原体见表 6-5。

表 6-5　新生儿感染发生时间、感染途径及病原体

感染时间	感染途径	病原体		
		病毒	细菌	其他
产前 (宫内感染)	胎盘	水痘带状疱疹病毒、柯萨奇病毒、微小病毒、巨细胞病毒、风疹病毒、人类免疫缺陷病毒单纯疱疹病毒		弓形虫、梅毒螺旋体、疟原虫
	上行性		李斯特菌 B 族链球菌	沙眼衣原体
产时	产道	乙型肝炎病毒、人类免疫缺陷病毒、单纯疱疹病毒	结核分枝杆菌、B 族链球菌	
产后	创面、呼吸/消化系统及密切接触等		金黄色葡萄球菌、表皮葡萄球菌、大肠埃希菌等	

一、新生儿败血症

新生儿败血症(neonatal septicemia/sepsis)是指病原体侵入新生儿血液循环,并在其中生长繁殖并产生毒素所致的全身性感染。在我国,新生儿败血症发生率为 1‰~10‰,早产儿中发生率更高,且胎龄或出生体重越小,发生率越高。引起新生儿败血症的病原体主要为细菌,也可为真菌、病毒或原虫等,本节主要阐述的是细菌性败血症。

【病因】　在世界范围内,导致新生儿细菌性败血症的病原菌因不同地区和年代而异,经历了从 A 组溶血性链球菌、金黄色葡萄球菌、大肠埃希菌、B 组溶血性链球菌(group B streptococcus,GBS)和李斯特菌等一系列变迁。近年来,表皮葡萄球菌已成为美国医院内获得性感染最常见细菌。我国则仍以金黄色葡萄球菌、大肠埃希菌等细菌感染为主;随着广谱抗生素的广泛应用,新的医疗治疗措施(如静脉针留置、经外周中心静脉置管、有创监测、气管插管和机械通气等),以及大量的极低出生体重儿存活,表皮葡萄球菌、克雷伯杆菌、铜绿假单胞菌、肠杆菌、变形杆菌、不动杆菌、沙门菌、沙雷菌和微球菌等机会性致病菌、脆弱类杆菌和产气荚膜杆菌等厌氧菌、产超广谱 β- 内酰胺耐药菌(extended-spectrum β-lactamases,ESBLs)或耐甲氧西林金黄色葡萄球菌(methicillin-resistant Staphylococcus aureus,MRSA)所致感染明显增加;GBS 和李斯特菌感染在中国也有增多的趋势。

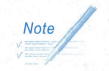

Note

【发病机制】　新生儿(尤其早产儿)非特异性免疫功能差和特异性免疫功能不成熟,易罹患各种细菌感染并发展为败血症,导致全身炎症反应综合征(systemic inflammatory response syndrome,SIRS)出现,严重者出现多系统器官功能衰竭(multiple organ system failure,MOSF)。

1. 非特异性免疫功能差　皮肤、呼吸道、消化道及血-脑屏障功能等非特异性免疫功能差,使新生儿易发生消化道和呼吸道感染、细菌性脑膜炎以及败血症等;淋巴结发育不全,缺乏吞噬细菌的过滤作用,感染难以局限在局部淋巴结;补体系统(经典和替代途径)中,C3、C5及调理素等补体成分少,对细菌抗原调理作用差;中性粒细胞产生及储备少,趋化和黏附功能差,溶菌酶等成分含量低,吞噬和杀菌能力不足;单核细胞产生粒细胞-集落刺激因子(G-CSF)、白介素8(IL-8)等因子能力低。

2. 新生儿特异性免疫功能不成熟　主要表现在来自母体的IgG含量与胎龄相关,即胎龄愈小,IgG含量愈低,因而早产儿更易发生感染;母体IgM和IgA不能通过胎盘,胎儿/新生儿本身产生IgM和IgA极少,因此易发生G⁻杆菌感染;T细胞未接触特异性抗原,处于初始状态,细胞因子产生低下,难以对外源性抗原产生特异性应答;自然杀伤细胞活性低,难以发生抗体依赖性细胞毒作用(antibody-dependent cell-mediated cytotoxicity,ACDD)。

【分类及临床表现】

1. 分类　根据发病时间,新生儿败血症可分为早发型和晚发型两种。

(1) 早发型败血症:特点为:①生后7天内起病;②感染一般发生在出生前或出生时,产前和产时多存在导致感染的高危因素;③多由母婴垂直传播引起,以大肠埃希菌、李斯特菌等G⁻杆菌感染为主,B族溶血性链球菌感染(上行感染)也可见;④常呈暴发性,可导致多系统器官受累,最常出现呼吸系统临床表现,病死率高。

(2) 晚发型败血症:特点为:①生后7天后起病;②感染多发生在出生时或出生后,常有脐炎、皮肤感染或肺炎等局灶性感染存在;③多由水平传播引起,以葡萄球菌及机会性致病菌感染为主;④病情较轻,病死率较低。

2. 临床表现　新生儿败血症的临床症状和体征多不典型,除导致全身表现外,还往往累及各系统器官,出现相应的临床表现。

(1) 全身表现:早期常出现反应低下、拒乳、哭声减弱、嗜睡或烦躁不安、面色苍白或灰暗、体重不增等;足月儿或体壮儿可出现发热,早产儿或体弱儿则体温不升或不稳定;有时黄疸为败血症的唯一表现,常为生理性黄疸消退延迟、黄疸迅速加深或退而复现而用其他原因难以解释。病情严重者发生感染性休克(shock)和弥散性血管内凝血(disseminated intravascular coagulation,DIC),表现为面色苍灰,四肢厥冷,脉搏细数,皮肤大理石样花斑纹,毛细血管充盈时间延长,血压下降,尿少或无尿,皮肤黏膜出现瘀点、瘀斑,针刺部位出血不止,甚至呕血、便血和肺出血。

(2) 各系统器官表现:可以是败血症后系统器官受累(呼吸、胃肠、神经系统或肝肾功能等)的非特异性表现,也可能是合并症(如肺炎、坏死性小肠结肠炎、化脓性脑膜炎等)的特异性表现,包括呼吸窘迫、呼吸暂停、心率增快、青紫、呕吐、腹胀、中毒性肠麻痹、肝脾大、抽搐或肌张力改变等。

【辅助检查】

1. 外周血象　新生儿出生早期外周血白细胞总数波动范围较大,生后12小时趋于稳定,检测结果较为可靠。发生败血症时,白细胞总数 <5.0×10⁹/L 或 >20×10⁹/L,并出现中性粒细胞核左移现象,未成熟中性粒细胞/中性粒细胞总数(immature/total neutrophils,I/T)≥0.16;严重病例白细胞总数可降低到 4×10⁹/L 以下,血小板数 <100×10⁹/L。

2. 细菌学检查　包括细菌培养、细菌抗原或核酸检测。

(1) 细菌培养:血细菌培养仍然是诊断败血症的"金标准",可留取血、脑脊液和尿液等体液进行细菌培养和药敏试验。细菌培养时应注意以下事项:①尽量在使用抗生素之前采血,血量不少于1ml,以提高培养阳性率;应严格执行无菌操作程序,避免血样污染。②除作需氧菌培养

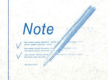

外,疑为肠源性感染者或母亲有较长时间应用 β- 内酰胺类抗生素者,应同时进行厌氧菌或 L 型细菌培养。③怀疑合并化脓性脑膜炎时,在脑脊液常规分析的基础上,应进行脑脊液细菌培养;怀疑泌尿系感染者,最好从耻骨上膀胱穿刺采集尿样标本进行培养;怀疑产前感染者,可在生后 1 小时内留取胃液培养;此外,脐部分泌物以及拔除的导管头均可作细菌培养。④脑脊液、尿液、分泌物或导管头培养到与血样一致的细菌,则更具有临床意义;上述体液也可进行涂片及革兰染色找细菌,阳性结果对新生儿败血症早期诊断有重要的参考价值。新生儿抵抗力低下,即使血培养发现机会致病菌也应予以重视;由于血培养存在一定的假阴性,故临床上阳性结果可确定败血症的诊断,而阴性结果不能完全排除败血症。

(2) 细菌抗原及核酸检测:可采用酶联免疫吸附试验(ELISA)、对流免疫电泳(CIE)或乳胶凝集试验(LA)等免疫学方法,用已知抗体检测体液(血液、脑脊液或尿液等)中未知抗原(如 B 族链球菌和大肠埃希菌 K_1 抗原等),尤其适合临床怀疑存在败血症但已用抗生素治疗的患儿。此外,采用质粒分析、限制性内切酶分析(REA)或 DNA 探针等分子生物学技术进行细菌核酸检测,以鉴别病原菌的生物型和血清型,有助于败血症感染源的寻找。

3. 急性时相蛋白 C 反应蛋白(C-reactive protein,CRP)、触珠蛋白、α_1- 酸性糖蛋白、α_1- 抗胰蛋白酶等急性时相蛋白主要由肝脏产生,急性感染早期即可增加。临床上常用的是 CRP,通常于细菌感染后 6~8 小时即上升,2~3 天达高峰,5~10 天降至正常;一旦感染控制,其血液水平迅速下降,故 CRP 测定有助于临床感染诊断和抗生素疗效判断。CRP 在手术、组织损伤等无菌性炎症,窒息、RDS、MAS 等新生儿非感染性疾病以及正常新生儿生后 12 小时内也可升高,其特异性受到一定的影响。

4. 血清降钙素原(procalcitonin,PCT) 主要由甲状腺外组织如神经内分泌细胞、肺和肝脏组织产生。细菌感染时,PCT 由细菌内毒素诱导产生,并早于 CRP 出现,其水平与感染严重程度呈明显正相关,有效抗生素治疗后可快速下降。因此,在败血症诊断和疗效评价方面,较 CRP 和外周血白细胞等感染指标具有更高的特异性。

【诊断】 根据病史中高危因素、临床表现、外周血象改变、CRP 或 PCT 增高等可考虑败血症诊断,但确诊有赖于病原菌或病原菌抗原的检出。中华医学会儿科分会新生儿学组将新生儿败血症诊断分为确诊败血症和临床诊断败血症两个层面。

1. 确诊败血症 具备临床表现并符合下列任何一条:①血培养或无菌体腔内培养出致病菌;②如果血培养出条件致病菌,则必须与另次(份)血、无菌体腔内或导管头培养出同种细菌。

2. 临床诊断败血症 具有临床表现且具备以下任何一条:①非特异性检查(外周血象、CRP 或 PCT 等)异常≥2 条;②血标本病原菌抗原或 DNA 检测阳性。

【治疗】

1. 抗生素治疗

(1) 抗生素应用原则:①及早用药:对临床高度疑似败血症的患儿,不必等待血培养结果,应及早使用抗生素。②联合用药:病原菌未明确前,可根据病原菌可能来源,结合本地菌种流行病学特点和耐药菌株情况经验性选择两种抗生素联合使用;明确病原菌后,根据药敏试验结果调整或更换抗生素;对临床有效但药敏试验不敏感者也可暂不换药。③足疗程静脉用药:一般采取静脉途径给予抗生素,血培养阴性者经抗生素治疗病情好转后应继续治疗 5~7 天;血培养阳性者至少需 10~14 天;有并发症者(如 GBS 及革兰阴性菌所致的化脓性脑膜炎)应延长至 3 周以上。④注意药物副作用:1 周以内的新生儿(尤其早产儿)肝、肾功能不成熟,给药次数宜减少,每 12~24 小时给药 1 次;1 周后每 8~12 小时给药 1 次。氨基糖苷类抗生素因存在耳、肾毒性,在缺乏血药浓度监测的情况下不主张应用。

(2) 新生儿常用抗生素:在我国,主要应用于新生儿败血症的抗生素包括青霉素类、头孢菌素类以及呋西地酸钠、亚胺培南 - 西司他丁(泰能)、万古霉素(稳可信)等,新生儿败血症常用抗

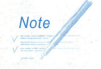

生素及其使用方法、抗菌谱和临床应用见表 6-6。

表 6-6　新生儿败血症常用抗生素

抗菌素	每次剂量 (mg/kg)	每天次数		主要抗菌谱及临床应用
		<7 天	>7 天	
青霉素 G*	5 万 ~10 万 U	2	3	对 G⁺ 球菌(链球菌、金黄色葡萄球菌等)、G⁻ 球菌(脑膜炎球菌、淋病奈瑟菌等)及各种致病螺旋体感染有效。首选用于链球菌(GBS、肺炎链球菌)感染和先天性梅毒的治疗
苯唑西林*(新青霉素Ⅱ)	25~50	2	3~4	耐酶青霉素,活性不如青霉素 G。临床主要用于产青霉素酶的金黄色葡萄球菌感染
哌拉西林#哌拉西林+他唑巴坦(特灭菌)	50~100	2	3	酰脲类青霉素,对铜绿假单胞菌有明显抗菌活性,对大多数 G⁻ 和 G⁺ 菌也有良好作用。主要用于铜绿假单胞菌、变形杆菌、大肠埃希菌和肺炎球菌感染
头孢呋辛	50	2	3	第二代头孢菌素,临床上主要用于 G⁻ 菌(大肠埃希菌、肺炎克雷伯杆菌等)和 G⁺ 菌(金黄色葡萄球菌、肺炎链球菌等)感染
头孢噻肟	50	2	3	第三代头孢菌素,广谱,对大多数 G⁻ 菌(大肠埃希菌、肺炎克雷伯杆菌、变形杆菌、枸橼酸杆菌等)作用强大,对 G⁺ 菌(金黄色葡萄球菌、链球菌等)有一定抗菌活性
头孢哌酮#头孢哌酮+舒巴坦(舒普深)	50	2	3	第三代头孢菌素,广谱,在 G⁻ 菌中,对流感嗜血杆菌和脑膜炎球菌高度敏感,对大肠埃希菌、变形杆菌和克雷伯菌属等敏感;对 G⁺ 菌(金黄色葡萄球菌、表皮葡萄球菌、肺炎链球菌等)较敏感
头孢曲松(头孢三嗪)	20~80	1	1	第三代头孢菌素,广谱,长效,其抗菌谱及抗菌活性近似头孢噻肟。常用于敏感细菌所致的严重感染如败血症及化脓性脑膜炎
头孢他啶(复达欣)	30~50	2	3	第三代头孢菌素,广谱,对铜绿假单胞菌作用尤其突出,对脑膜炎双球菌、大肠埃希菌、肺炎克雷伯菌、流感嗜血杆菌、沙门菌属、沙雷菌属有效。临床首选用于铜绿假单胞菌败血症治疗
头孢吡肟(马斯平)	30~50	3	3	第四代头孢类抗生素,广谱,对 G⁻ 及 G⁺ 菌均敏感;对 ESBLs 稳定,对第三代头孢菌素耐药的菌株仍有较强的抗菌活性,但对 MRSA 感染无效
红霉素	10~15	2	3	大环内酯类,抗菌谱与青霉素 G 相似,临床上主要用于衣原体、支原体、螺旋体、立克次体及青霉素耐药菌株感染的治疗
阿奇霉素(希舒美)	10~20	1	1	第二代大环内酯类,长效,抗菌谱及临床应用同红霉素
万古霉素†(稳可信)	10~15	2	3	糖肽类,窄谱,对 G⁺ 菌作用强大。临床上主要应用于 MRSA 或对头孢菌素不敏感的金黄色葡萄球菌、表皮葡萄球菌、链球菌所致感染
替考拉宁(他格适)	负荷量:10~20;维持量:8~10(24h 后给予)	2	3	新糖肽类,抗菌谱、抗菌活性及临床应用同万古霉素,并具备耐受性好、耳肾毒性较低和组胺型反应较少等优点
亚胺培南-西司他丁(泰能)	20~30	2	3	不易被细菌 ESBLs 水解,对 G⁺、G⁻ 和厌氧菌均具有强大的杀菌效应,主要用于严重的细菌感染。不易进入血脑屏障,故不推荐用于 CNS 感染的治疗

Note

续表

抗菌素	每次剂量 (mg/kg)	每天次数		主要抗菌谱及临床应用
		<7 天	>7 天	
氨曲南 (君刻单)	30	2	3	单环 β- 内酰胺类,主要对 G⁻ 菌作用强大,对铜绿假单胞菌有一定作用,对 G⁺ 菌及厌氧菌不敏感
夫西地酸钠 (立思丁)	20	2	3	具有甾体骨架的抗生素,对 G⁺ 细菌具有强大的抗菌作用,对 MRSA 高度敏感,极少产生交叉耐药性
甲硝唑 (灭滴灵)	负荷量:15;维持量:7.5(12 小时后给予)	1	2	硝基咪唑类衍生物,对厌氧菌、阿米巴和滴虫有强大杀灭作用,对需氧菌无效,临床上主要用于厌氧菌感染的治疗

注:*合并化脓性脑膜炎时,剂量应加倍。

\# 对于 ESBLs 菌株,应选用含酶抑制剂(舒巴坦或他唑巴坦等)的复方制剂。

† 应监测血药浓度,最佳峰浓度 20~30μg/ml,谷浓度 <10μg/ml

2. 支持疗法　非常重要,包括:保温,供给足够热量和液体,维持血糖稳定,纠正缺氧及酸中毒,减轻脑水肿,积极治疗休克和 DIC 等。

3. 清除感染灶　局部有脐炎、皮肤感染灶或其他部位化脓病灶时,应及时予以相应处理。

4. 其他治疗　对于早产儿或感染严重者,可静脉注射免疫球蛋白(IVIG),每天 300~500mg/kg,连用 3~5 天。必要时可用输注新鲜血浆(10ml/kg)或浓缩红细胞 + 新鲜血浆(100~150mg/kg)行换血治疗。中性粒细胞明显减少者,可应用重组 G-CSF。血小板减低明显者可考虑输注血小板(0.2~0.4U/kg)等。肾上腺皮质激素仅用于严重感染性休克者。

【小结】

　　新生儿败血症是指病原体侵入新生儿血液循环,并在其中生长繁殖、产生毒素所引起的全身性感染。临床症状和体征多不典型,早期常出现反应低下、拒乳、哭声减弱、嗜睡或烦躁不安、面色苍白或灰暗、体重不增等。对临床高度疑似败血症的患儿,应及早使用抗生素。

【思考题】

　　1. 新生儿易患败血症的原因?
　　2. 新生儿败血症辅助检查方法有哪些?
　　3. 抗生素应用原则?

(肖　昕)

二、新生儿破伤风

　　新生儿破伤风(neonatal tetanus)是由破伤风梭状芽胞杆菌(clostridium tetani)侵入脐部,产生痉挛毒素而引起的急性严重感染性疾病。常在出生后 7 天左右发病,临床上以牙关紧闭和包括咽喉肌在内的全身肌肉强直性痉挛为特征,故有称"脐风"、"七日风"和"锁口风"之称。新生儿破伤风死亡率较高,随着我国城乡新法接生技术的推广和医疗水平的提高,本病发病率已明显降低。

【病原体及其感染方式】　破伤风梭状芽胞杆菌为 G⁺ 厌氧菌,广泛存在于自然界如土壤、尘埃和人畜粪便中,其芽胞抵抗力极强,普通消毒剂无效,需高压消毒、含碘消毒剂及环氧乙烷才能将其杀灭。

　　接生时用未经严格消毒的剪刀剪断脐带,或接生者双手不洁,或出生后不注意脐部清洁,破

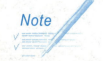

伤风杆菌侵入脐部而导致疾病发生。脐残端包扎或合并需氧菌生长,局部所形成的相对缺氧环境更有利于破伤风杆菌生长繁殖。

【发病机制】　破伤风杆菌在坏死的脐部残端发芽生长并产生破伤风痉挛毒素,其主要经淋巴系统入血,与球蛋白结合后到达中枢神经系统;也可由神经肌肉接头处吸收,通过外周神经或运动神经轴上行至脊髓前角细胞和脑干运动神经核。毒素一旦与中枢神经组织中神经节苷脂结合,抗毒素也不能中和,导致抑制性神经介质(甘氨酸和氨基丁酸等)释放减少,以至于运动神经系统对传入刺激的反射强化,全身屈肌和伸肌同时强烈收缩。活动越频繁的肌群,越先受累:咀嚼肌痉挛使牙关紧闭;面肌痉挛呈苦笑面容;腹背肌收缩出现角弓反张。此外,毒素还可使交感神经兴奋,导致心动过速、血压升高和多汗等。

【临床表现】　潜伏期为 3~14 天,临床上多于生后 1 周左右发病,且发病时间越早,病情越重,预后越差。一般以患儿哭闹不安、难以张口及吸吮困难为首发症状,随后逐渐出现面肌紧张、牙关紧闭、"苦笑"面容和角弓反张等;严重者阵发性全身肌肉强直性痉挛,任何轻微刺激(如声、光、轻触、轻刺等)即可诱发痉挛发作,间歇期肌肉收缩仍然存在;呼吸肌和咽喉肌痉挛导致呼吸困难、面色青紫、唾液充满口腔而窒息;膀胱及直肠括约肌痉挛可导致尿潴留及便秘。患儿痉挛发作时神志清楚为本病特点之一,早期多不发热,后期发热多因全身肌肉反复痉挛或吸入性肺炎、败血症等感染所致。经及时合理处理,有的患儿能度过痉挛期(一般需 3 周左右),表现为其痉挛发作强度逐渐减轻、次数逐渐减少,能吮乳,完全恢复约需 2~3 个月;否则,痉挛越发越频,常因缺氧、窒息或继发严重感染死亡。

【辅助检查】

1. **外周血象**　可因脐带继发感染或持续痉挛引起的应激反应而出现感染性血象变化。

2. **细菌培养**　部分患儿脐部分泌物可培养或分离出破伤风杆菌。

3. **其他**　脑脊液检查正常(明确诊断者一般不做);脑电图检查无明显异常;为了明确有无继发肺部感染可做 X 线胸片检查;颅脑影像学(CT 或 MRI)检查主要用于新生儿颅内疾病(新生儿颅内出血等)鉴别诊断。

【诊断】　根据消毒不严接生史(如断脐所用剪刀未正确消毒),生后 7 天左右出现牙关紧闭,"苦笑"面容,刺激患儿即诱发痉挛发作,诊断一般不难。早期尚无典型临床表现时,可用压舌板检查患儿咽部,若愈用力下压,压舌板反被咬得越紧(压舌板试验阳性),也可确诊。

【治疗】　控制痉挛、防治感染和营养支持是成功治疗新生儿破伤风的三大关键,一般治疗及局部处理也不可忽视。

1. **一般治疗**　将患儿置于安静而避光的环境中,尽可能减少刺激以减少痉挛发作。

2. **局部处理**　脐部用 3% 过氧化氢或 1∶4000 高锰酸钾清洗,涂抹碘酒或酒精。

3. **营养支持**　痉挛期禁食,维持气道通畅,通过肠道外营养保证能量供给;痉挛症状减轻后试用胃管喂养。

4. **抗毒素应用**　诊断一旦确定,立即给予破伤风抗毒素(tetanus antitoxin,TAT),愈早用愈好,只能中和游离破伤风毒素,对已和神经节苷脂结合的毒素无效。用法:TAT 1 万 ~2 万 U,肌注或静脉滴注;3000U 作脐周注射,用前须做皮肤过敏试验,皮试阳性者需用脱敏疗法注射。也可用破伤风免疫球蛋白(tetanus immune globulin,TIG)500~3000U 肌注,血浓度高,半衰期较 TAT 长(超过 30 天),且不会发生过敏反应,无需做过敏试验。

5. **控制痉挛**　疾病初期,除应用破伤风抗毒素或破伤风免疫球蛋白外,合理应用止痉药控制痉挛尤为重要,是本病治疗成败的关键。常用药物有地西泮类、苯巴比妥类和水合氯醛等。

(1) 地西泮类:地西泮(安定)每次 0.3~0.5mg/kg(每次最大剂量≤10mg),静脉缓慢注射(1mg/min)。该药脂溶性高,易进入脑组织,注射后 5 分钟内即可生效,但疗效短(15~20 分钟),必要时20 分钟后可重复使用;肌内注射吸收慢且疗效不确定,一般不采用。地西泮起效剂量个体差异

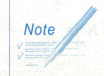

很大,有时有效量接近中毒量(每次 0.5mg/kg 以上),可引起呼吸抑制和血压下降,故用药期间注意观察生命体征变化。地西泮效果欠佳时,可选用咪达唑仑(midazolam),为水溶性药物,作用速度快(2~5 分钟即能控制惊厥),半衰期 40 分钟,副作用小。用法:每次 0.05~0.20mg/kg,静脉注射,2~4 小时 1 次;或 0.01~0.06mg/(kg·h),持续静脉滴注。

(2) 苯巴比妥类:苯巴比妥钠对呼吸中枢抑制性相对较小,半衰期长达 120 小时,但起效较慢,需 30 分钟后才能在脑内达到药物浓度高峰,故在地西泮等药物控制后作为长效药物协同使用。首次负荷量为 15~20mg/kg,静脉缓注;维持量为每天 5mg/kg,静脉注射。

(3) 水合氯醛:常作为痉挛发作时的临时用药,如使用负荷量苯巴比妥效果仍不理想者可加用水合氯醛,每次剂量为 50mg/kg(10% 溶液 0.5ml/kg),稀释至 3% 溶液后经胃管注入或保留灌肠。

6. 抗生素的应用　用于杀灭破伤风杆菌,首选青霉素(每天 20 万 U/kg),也可选用头孢菌素类或甲硝唑,静脉滴注,疗程 7~10 天。存在混合感染时,可加用其他敏感抗生素。

【预防】　做好新法接生完全可预防本病的发生,孕妇产前注射破伤风类毒素也可使新生儿破伤风发生率明显下降。若接生时未能严格消毒,须在 24 小时内将患儿残留脐带剪去一段,并重新结扎和消毒,同时肌注 TAT 1500~3000IU,或 TIG 75~250IU。

【小结】

新生儿破伤风是由破伤风梭状芽胞杆菌侵入脐部,产生痉挛毒素而引起的急性严重感染性疾病。常在出生后 7 天左右发病,临床上以牙关紧闭和包括咽喉肌在内的全身肌肉强直性痉挛为特征,死亡率较高。做好新法接生完全可预防本病的发生。

【思考题】

1. 如何预防新生儿破伤风?
2. 如何应用止痉药控制新生儿破伤风惊厥发作?

(肖　昕)

三、新生儿巨细胞病毒感染

巨细胞病毒感染(cytomegalovirus infection)是由人类巨细胞病毒(human cytomegalovirus,HCMV)引起,因受染细胞典型改变是细胞变大,核内和胞质内出现包涵体,故本病又名巨细胞包涵体病(cytomegalic inclusion disease,CID)。新生儿 CMV 感染可导致先天性发育缺陷和其他多器官的损害,是患儿听力丧失和神经发育伤残的主要原因。原发性或继发性免疫缺陷患儿易合并 CMV 感染,病情严重,死亡率高。

【病原体和感染途径】　HCMV 属疱疹病毒属,含双链 DNA,普遍存在于自然界,感染的发生与地区、环境、居住条件、经济状况、年龄及性别等因素有关。我国为 CMV 感染高发区,孕妇 IgG 抗体阳性率高达 95%,提示既往发生过 CMV 感染,但多数不发病,预后良好。当初次感染(原发感染)或再发感染发生在妊娠妇女,病毒可通过胎盘感染胎儿,可引起先天性(宫内)CMV 感染。再发感染包括孕母潜伏感染重新激活(复燃)和不同抗原的 CMV 再感染。孕早期 CMV 原发感染,对胎儿神经系统的损害较孕中、晚期再发性感染者重。新生儿出生时经产道吞入或吸入含有 CMV 的分泌物,或出生后不久接触母亲含有 CMV 的唾液、尿液、乳汁以及输血等所引起的感染,称之为围生期感染。出生后用含 CMV 母乳喂养(排毒率 20%~70%)是生后感染的重要途径之一。部分新生儿出生后无明显临床症状,但尿、唾液等体液中含有 CMV(病毒携带者),也是重要传染源之一。

【发病机制】　CMV 与其他病毒一样通过不同途径进入胎儿或新生儿体内,可引起一过性

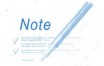

病毒血症,到达靶细胞后在通过病毒表面吸附蛋白与靶细胞受体结合并经胞饮作用被吞入细胞内,病毒脱去其外壳释放核酸,其携带的遗传信息在细胞内进行基因复制及蛋白质合成,最后装配成新一代病毒后释出细胞外,引起第二次病毒血症,再次经血流或淋巴液至单核 - 吞噬细胞系统或在靶器官继续复制,如此循环往复,干扰了细胞的正常代谢或引起细胞破坏死亡。

宫内感染时,若孕母系原发性感染产生病毒血症,CMV 经母体多形核白细胞和淋巴细胞转运至胎盘感染胎儿或病毒直接造成胎盘绒毛膜炎后再感染胎儿;若孕母为子宫颈 CMV 潜伏活化,则 CMV 可经子宫内膜上行感染胎儿。CMV 侵入宿主细胞引起的反应与孕期密切相关:孕早期感染干扰了受染细胞的正常分裂,使胚胎发育受阻,染色体变异,组织器官分化发育受损而引起胎儿流产、死胎或各种先天性畸形;孕中期胎的组织器官分化发育已近完成,CMV 感染常导致胎儿组织器官发育受阻而导致死胎、死产、胎儿生长受限、智力障碍、视觉和听力损害等;孕晚期及新生儿期感染则主要是受累器官的炎症反应。

【病理】 CMV 通过胎盘感染胎儿,可引起胎盘的炎症性病理改变如胎盘绒毛膜炎,胎儿首先受病毒感染损害为肝脏。分娩前或分娩过程中吞入被 CMV 感染的羊水、血液、母体阴道分泌物,以及出生后病毒最常侵入部位为呼吸道及消化道。

胎儿及新生儿 CMV 感染病毒后,除引起胎儿胎儿生长受限外,体内受损器官以肝、肾、肺最多,其次为胰腺、甲状腺和脑组织等,肠道、卵巢、垂体及胸腺等偶见。基本病理改变可为组织变性、坏死,淋巴细胞、单核细胞、浆细胞和中性粒细胞浸润;特征性病理改变为包涵体形成,即被 CMV 侵袭的细胞增大呈巨细胞样变,核内及胞质内核酸聚集(包涵体);此外,在肝、脾、肾等还可出现灶性髓外造血等改变。

【临床表现】 本病的临床表现因患儿 CMV 感染时间、感染方式以及合并症不同而异。

1. 先天性(宫内)感染 受染新生儿生后 2 周内有 CMV 排出,5% 患儿出现典型全身 CID 表现,另有 5% 患儿为非典型临床表现,其余 90% 呈亚临床型(无明显临床症状和体征)。新生儿 CID 特征是单核 - 巨噬细胞系统和中枢神经系统受累,主要表现为早产、胎儿生长受限、小头畸形、黄疸、肝脾大及肝功能损害、贫血、血小板减少、皮肤瘀点瘀斑、脉络膜视网膜炎、惊厥、脑积水和脑组织钙化等,部分还可出现心肌炎、关节炎、肾炎、间质性肺炎和脑膜脑炎等。严重者多在生后数天或数周内死亡;幸存者大多留有后遗症,如生长迟缓、智力障碍、运动障碍、癫痫、牙釉质钙化不全、视力减退(视神经萎缩)、听力障碍(神经性耳聋)等。

2. 围生期感染 出生时多无感染症状,生后 3~12 周排出 CMV。新生儿期主要表现为肝炎和间质性肺炎,足月儿常呈自限性经过,预后一般良好;早产儿还可出现单核细胞增多症、血液系统损害(血小板减少性紫癜)及心肌炎等,死亡率较高。

【实验室检查】

1. CMV 特异性抗体检测 应用 ELISA 检测新生儿血清 CMV-IgG 和 IgM 有助于 CMV 的诊断。CMV-IgG 抗体可以透过胎盘,故血清中出病毒相应的 IgG 抗体,也可以是来自母体,不能肯定抗体由新生儿自身产生,只有在恢复期血清抗体效价增高 4 倍以上,才提示近期 CMV 感染。IgM 抗体不能通过胎盘屏障,若新生儿出生时脐血或生后 2 周内血清 CMV-IgM 抗体阳性,则为先天性 CMV 感染;由于血清 CMV-IgM 含量低,阳性率不高,可出现假阴性反应,故其指导临床诊断 CMV 感染意义有限。

2. CMV 标志物检测 CMV 为细胞内感染,感染组织和细胞内可检测到典型包涵体、病毒抗原、颗粒或基因等标志物。使用方法包括 DNA 杂交技术检测患儿样本中 CMV;采用 PCR 技术体外扩增 CMV 基因片段检测微量 CMV;取新鲜晨尿或脑脊液,进行沉渣涂片查找典型病变细胞或 CMV 包涵体。

3. 病毒分离 是最可靠的直接诊断病毒感染方法,为确诊 CMV 感染的重要依据。从组织、体液或分泌物分离出病毒即可确诊,但需时间较长,临床上难以实现。尿液中 CMV 含量高,排

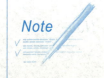

毒时间长但多为间歇性,故反复多次尿培养分离可提高阳性率;此外,脑脊液和唾液等样本也可进行病毒分离。

4. 影像学检查　胎儿超声图像、新生儿超声、CT 或 MRI 等影像学检测可发现胎儿生长受限、小头畸形、脑室扩大、颅内钙化及肝脾大等表现,对 CMV 感染的诊断有重要意义。

【诊断】　新生儿期出现不明原因的黄疸、惊厥、皮肤瘀点、肝脾大及肝功能损害者均应考虑有 CMV 感染的可能。确诊需要实验室证据,存在下列 4 项之一者,即可确诊 CMV 感染:①CMV 分离阳性;②检测出 CMV 抗原;③检测出 CMV-mRNA;④ CMV-IgM 阳性和(或)双份血清 CMV-IgG 滴度超过 4 倍升高。

【治疗】　目前,对新生儿 CMV 感染性疾病仍以对症治疗,保护受累器官,协助其恢复功能为主。一些抗病毒药及免疫功能调节药物应用仍在探索之中。

对于无症状先天性 CMV 感染患儿的处理意见尚不统一,对于有症状先天性 CMV 感染(尤其两个系统以上受损和发生肝炎者)首选更昔洛韦(ganciclovir)治疗。更昔洛韦为阿昔洛韦的衍生物,是阿昔洛韦抗 CMV 作用的 100 倍,可抑制 CMV 复制,但不能完全消除病毒,治疗后患儿尿液中 CMV 排除减少,但停药后有可能恢复排毒。目前主要采取早期、高剂量、足疗程的治疗方案:7.5mg/kg,每 12 小时 1 次,静脉滴注,连续治疗 6~12 周;也可 7.5mg/kg,每 12 小时 1 次,静脉滴注,连续治疗 2 周后继以 10mg/kg,隔日 1 次,维持治疗 2~3 个月。不良反应有中性粒细胞减少、血小板下降、肝功能损害和脉络膜视网膜炎等;肝功能异常在停药后可迅速恢复正常。此外,尚可静脉输注丙种球蛋白、G-CSF 等;干扰素对 CMV 的抑制作用效果欠佳,并可能导致抗药性,不宜使用。

【小结】

　　新生儿巨细胞包涵体病是由人类巨细胞病毒引起,可导致胎儿先天性发育缺陷和其他多器官的损害。本病的临床表现因 CMV 感染时间、感染方式以及合并症不同而异。新生儿期出现不明原因的黄疸、惊厥、皮肤瘀点、肝脾大及肝功能损害者均应考虑有 CMV 感染的可能,CMV 病原学检查是确诊 CMV 的证据。更昔洛韦治疗 CMV 治疗价值有限。

【思考题】

1. 如何确诊新生儿巨细胞包涵体病?
2. 更昔洛韦的药理作用及其在 CMV 感染中的应用价值?

（肖　昕）

四、先天性弓形虫感染

弓形虫病(toxoplasmosis)是由刚地弓形虫(toxoplasma gondii)引起,其唯一终宿主为猫科动物。成人弓形虫感染率较高,但多不发病。先天性弓形虫感染系母亲孕期原发性弓形虫感染后,弓形虫经胎盘侵犯胎儿所致。弓形虫侵入胎儿体内后,易寄生于脑细胞及发育不成熟的幼稚细胞内繁衍后代,损害胚胎细胞生长发育,产生不良后果。弓形虫感染对胎儿损伤程度与胎龄关系明显,即感染越早,胎儿受损越严重:感染发生在妊娠前 3 个月多引起流产、死产或发育畸形,幸存者大部分遗留中枢神经系统后遗症;若妊娠中期感染,多出现死胎、早产和严重脑、眼疾患;若妊娠晚期感染,因胎儿已逐渐成熟,则胎儿可发育正常,部分出现早产或出生后出现临床症状。

【病原体及其传播途径】　一般认为,胎儿先天性弓形虫感染系母亲孕期原发性弓形虫感染的结果,但大多数母亲无明显临床症状。母孕期感染弓形虫后,形成原虫血症,经胎盘到达胎儿,

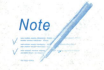
Note

然后通过血行播散至胎儿各组织器官。弓形虫感染传播率及胎儿受累程度与母亲感染时间相关：孕早期感染，传播率较低，但胎儿多为重型，易发生先天畸形；孕晚期感染，传播率较高，但损害较轻，新生儿多为轻型或无明显临床表现。此外，新生儿可因与被弓形虫感染的动物直接接触、玩舔或被咬伤而感染；亦可因食用未经消毒煮沸含有弓形虫活包囊的乳类、蛋类等食物而感染。

【发病机制】　来自母体的弓形虫（原发性感染）首先侵犯胎盘，引起胎盘炎症反应，再经血行扩散，侵犯多个器官和组织，在宿主细胞内寄生和繁殖，使细胞破坏，子孢子逸出后又侵犯邻近细胞，如此循环破坏，产生坏死灶，引起组织强烈炎性反应。当宿主产生免疫力较强时，虫体繁殖受抑制，形成不活动的组织包囊，形成慢性感染；一旦宿主免疫力降低，虫体即可从包囊内逸出，导致感染复发。弓形虫亦可作为抗原，引起过敏反应。此外，尚可引起严重的继发性病变如脑梗死、钙化和发育障碍。

【病理】　先天性弓形虫感染最常受损部位为中枢神经系统。受累脑组织出现大片坏死，皮质变薄，大小不等的囊腔及其周围钙盐沉着，或大脑皮质内存在大小不等肉芽肿病变，此类变化也可见于小脑、脑干和脊髓。脑室出现阻塞而引起脑积水和脑室扩大，眼球受累发生脉络膜视网膜炎、小眼球、白内障及青光眼等。此外，也可发生间质性肺炎症和增生性心肌病等，肝、脾、肾上腺等器官组织可有局灶性坏死改变。

【临床表现】

1. **显性感染**　新生儿先天性弓形虫感染中，约20%为显性感染，主要表现为全身症状、中枢神经系统及眼部病变，其中脑积水、脑钙化灶和脉络膜视网膜炎被称之为"先天性弓形虫感染三联症"。

（1）全身症状：为多器官系统损害表现，如早产、宫内发育、发热、黄疸、贫血、发绀、呕吐、水肿、皮疹、紫癜、体腔积液、肝脾大、肺炎、心肌炎、肾炎和淋巴结肿大等。

（2）中枢神经系受损表现：可引起脑积水（有时为先天性弓形虫感染的唯一表现）、脑钙化、脑膜脑炎和各种脑畸形等，表现为前囟隆起、抽搐、肢体强直、昏迷、脑脊液改变（蛋白质增高、淋巴细胞增多、糖减少）等。

（3）眼部病变：最常见表现为脉络膜视网膜炎（一侧或双侧受累），其次为眼肌麻痹、虹膜睫状体炎、白内障、视神经萎缩，偶尔整个眼球被侵犯，以致眼球变小、畸形及失明。一般发生在两侧眼球。

2. **隐匿感染**　隐匿型先天性弓形虫感染约占80%，出生时可无症状，但在神经系统或脉络膜视网膜有弓形虫包囊寄生，而至数月、数年或至成人才出现神经系统或脉络膜视网膜炎症状。

【实验室检查】

1. 弓形虫相关检测

（1）IgG、IgM测定：血清弓形虫特异性IgG、IgM测定为弓形虫感染常用实验室诊断方法，包括间接免疫荧光试验和间接乳胶凝集试验、酶联免疫吸附试验和可溶性抗原-荧光抗体技术等，检测方法简便，敏感性和特异性较高，IgG和IgM双阳性、IgM阳性或病程中IgG有4倍以上升高均提示近期感染。

（2）核酸检测：应用探针技术或如聚合酶链式反应（PCR）技术检测弓形虫特异性DNA，敏感性和特异性高等。

（3）病原学检查：应用患儿血液、其他体液或病变组织直接涂片或沉淀涂片，找到原虫（滋养体和假包囊）即确立诊断，但此法阳性率较低；也可应用易感动物（鼠、兔）接种或组织细胞培养分离病原体，但条件要求高且操作繁琐，临床应用价值有限。

2. 其他辅助检查

（1）影像学检查：头部CT、MRI可发现皮质钙化、脑积水和各种畸形等；X线检查可见肺部

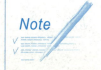

病变;B超可发现肝脾大。

(2) 脑脊液检测:脑膜炎或脑炎时,脑脊液呈黄色,细胞数增多,以淋巴细胞增多为主,蛋白质增高。

(3) 眼底检查:可发现后极部限局性坏死性和视网膜脉络膜炎等改变。

【诊断和鉴别诊断】 诊断需结合孕母感染史、临床表现和实验室检查,其中血清弓形虫特异性抗体(IgG、IgM)测定、DNA检测和病原学检查是确诊新生儿先天性弓形虫感染的重要依据。此外,影像学检查、脑脊液分析及眼底检查在发现重要器官(脑、肺及眼底等)病变具有重要意义。

先天性弓形虫感染应与TORCH综合征中的其他疾病相鉴别;此外尚需与梅毒、李斯特菌或其他细菌性所致感染性脑病和败血症等鉴别。

【治疗】 对确诊为先天性弓形虫感染患儿,不管有无症状,均应给予治疗,首选磺胺嘧啶和乙胺嘧啶联合用药。磺胺嘧啶能竞争二氢叶酸合成酶使二氢叶酸合成减少,乙胺嘧啶是二氢叶酸还原酶抑制剂,两药均使虫体核酸合成障碍而抑制其生长,联用具有协同作用。具体用法:磺胺嘧啶 50~100mg/(kg·d),每天4次口服。乙胺嘧啶第1天 1mg/(kg·d),分2次口服;第2天起剂量减半,每天1次。强调两药联用疗程最短4~6周,用3~4个疗程疗效较佳(每疗程可间隔1月)。乙胺嘧啶有骨髓抑制作用,用药期间应定期观察血象,并补充叶酸 5mg/次,每天3次口服。若发生眼弓形虫病,应加用克林霉素(氯林可霉素),因其易渗入眼组织中,局部组织浓度较高。具体用法:10~25mg/(kg·d),分3~4次口服,疗程4~6周,可间隔2周后再重复1个疗程。

对于孕早期原发性弓形虫感染孕妇应及时终止妊娠,中后期感染者应给予螺旋霉素治疗。螺旋霉素可与弓形虫核糖核酸结合抑制 tRNA,使蛋白合成障碍,产生抗虫体作用,在胎盘组织中浓度高,能有效的控制弓形虫经胎盘播散,且无致畸作用,不影响胎儿,已广泛用于妊娠期原发性弓形虫感染。具体用法:每天2~4g,分2~4次服用,疗程3周,间隔1周再重复1疗程。此外,阿奇霉素亦有类似效果,可选用。

【预后】 先天性弓形虫感染的预后取决于宿主免疫功能状态以及受累器官。轻型或亚临床型预后良好,单纯淋巴结肿大型愈后良好,眼部弓形虫病常反复发作,严重先天性感染愈后多不良,新生儿时期出现症状者约25%死亡。先天性弓形体感染易发生各种畸形和后遗症,出生后无症状者,经3~20年后,也可出现智力发育不全、听力障碍、视网膜脉络膜炎等。因此,先天性弓形体感染患儿应在出生后第1年内及时治疗,并定期进行随访检查。

【小结】

　　新生儿先天性弓形虫感染包括显性感染和隐匿感染。显性感染者主要表现为全身症状、中枢神经系统及眼部病变,其中脑积水、脑钙化灶和脉络膜视网膜炎被称之为"先天性弓形虫感染三联症"。血清弓形虫特异性抗体(IgG、IgM)测定、DNA检测和病原学检查是确诊新生儿先天性弓形虫感染的重要依据。治疗首选磺胺嘧啶和乙胺嘧啶联合用药。

【思考题】

　　新生儿先天性弓形虫感染的诊断及治疗方法?

(肖　昕)

五、新生儿衣原体感染

新生儿衣原体感染(chlamydial infection)是由沙眼衣原体(chlamydia trachomatis,CT)引起,

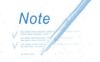
Note

多表现为包涵体结膜炎和衣原体肺炎。新生儿衣原体感染国外发生率较高,在我国也不低,应引起重视。

【病原菌及传播途径】　衣原体是一种近似于细菌的病原微生物,必须在活细胞中生长和繁殖,其中 CT、肺炎衣原体和鹦鹉热衣原体可导致人类发病,其中 CT 与新生儿感染尤为密切。CT 是发达国家最常见的性病,新生儿 CT 感染主要是出生时通过受染母亲的产道而感染;此外,胎膜早破、胎盘或子宫内膜炎症也是导致新生儿 CT 感染的高危因素。

【临床表现】　沙眼衣原体多数情况下感染眼、鼻咽部、子宫颈、尿道及直肠黏膜等部位,早期宫内感染可导致胎儿胎儿生长受限、早产甚至死胎;出生时感染主要引起结膜炎和肺炎,此外还可引起鼻咽炎、中耳炎及女婴阴道炎等,但多隐匿而不易察觉。

1. 结膜炎　受染母亲所生新生儿,30%~50% 发生结膜炎,约 50% 合并有鼻咽部感染。多在生后 5~14 天发病,常单侧发病,多有自限性,先出现卡他性结膜炎症状,分泌物初为浆液性,很快转为黏液脓性,眼睑及结膜充血肿胀,由于新生儿缺乏淋巴样组织,沙眼典型的滤泡增生在新生儿较少见。

2. 肺炎　受染母亲所生新生儿,10%~20% 发生肺炎,25% 合并有鼻咽部感染。多在生后 2~4 周发病,早期表现为上呼吸道感染症状,无发热或低热,吃奶、哭声等一般状态尚可,继之出现气促、呼吸暂停和阵发性不连贯咳嗽,肺部可闻及散在湿啰音及少量喘鸣音。胸部 X 线改变较临床表现为重,常持续数周至数月方恢复正常。

【实验室检查】　衣原体感染有时呈隐性感染或临床症状非特异,下列实验室检查有助于本病的诊断。

1. CT 相关检查

(1) 显微镜直接检查:黏膜表面拭子、眼下穹隆或下睑结膜刮片,应用吉姆萨或碘染色找可到胞质内包涵体或衣原体原始小体。

(2) 抗原及核酸检测:应用直接荧光抗体法或酶联免疫法检测 CT 抗原,敏感性及特异性较高,可用于衣原体结膜炎的快速诊断。此外,PCR 技术检测 CT 的 DNA,敏感性和特异性高。

(3) 血清学检查:CT 感染时,机体多数不产生 IgM,特异性抗体 IgG 可通过胎盘,故需感染初期和恢复期双份血清抗体滴度升高 4 倍以上才有诊断价值。

(4) 病原体分离:取结合膜标本或支气管肺泡灌洗液作组织细胞培养分离 CT,特异性高,但条件要求高且操作繁琐,临床应用受限。

2. 其他辅助检查

(1) 胸部 X 线检查:可见双肺广泛性不同程度的间质和(或)肺泡浸润,支气管周围炎及局灶性肺不张等,持续时间较长。

(2) 外周血象:白细胞总数多在正常范围,嗜酸粒细胞增多 >400 × 10^6/L。

【诊断和鉴别诊断】　根据典型结膜炎和肺炎临床表现,结合胸片改变和实验室病原学及抗体检查,可明确诊断。

衣原体肺炎应与病毒(呼吸道合胞病毒、巨细胞病毒、腺病毒和流感病毒等)和细菌(链球菌、金黄色葡萄球菌、大肠埃希菌、克雷白杆菌、流感杆菌、肺炎球菌、脑膜炎球菌等)引起的肺炎相鉴别;病程较长者,还应与结核分枝杆菌所致肺结核鉴别。

【治疗】　衣原体对红霉素类敏感,迄今为止未见有耐红霉素菌株的报道。在确诊衣原体结膜炎和肺炎,或无法排除支原体感染时,红霉素为首选药物,每天 25~50mg/kg,分 3~4 次口服,疗程 2 周。新生儿衣原体结膜炎还可局部用红霉素眼膏、0.1% 利福平或 10% 磺胺醋酰钠滴眼液,1~2 次 / 天。阿奇霉素具有半衰期长,吸收好,易进入细胞内,不良反应较小,患儿依从性较好等特点,也可选用,每天 10mg/kg,1 次服用,每周连服 3 天,共 2 周。

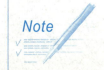

Note

【小结】

　　新生儿衣原体感染是由沙眼衣原体引起,新生儿CT感染主要是出生时通过受染母亲的产道而感染,多表现为包涵体结膜炎和衣原体肺炎。红霉素是治疗衣原体结膜炎和肺炎的首选药物。

【思考题】

　　新生儿衣原体感染诊断与治疗?

（肖　昕）

六、新生儿梅毒

　　新生儿梅毒又称先天性梅毒(congenital syphilis),是由于母亲患有梅毒(尤其早期梅毒和螺旋体血症),梅毒螺旋体(microspironema pallidum)通过胎盘进入胎儿血液循环而引起的感染。近年来,我国先天性梅毒发病率有明显上升趋势,死亡率极高,必须高度重视。受累胎儿约有50%发生流产、早产、死胎或在新生儿期死亡,存活者发病年龄不一,其中2岁以内发病者为早期梅毒,2岁以后为晚期梅毒。

　　【病原体及其传播途径】　引起病新生儿梅毒的病原体为梅毒螺旋体,形似螺旋状纤维,在暗视野下可见其波浪状运动。梅毒螺旋体在人体外的生活力较弱,在干燥环境中和阳光直射下迅速死亡;在 -10℃可生存3小时,但100℃时立即死亡;普通消毒剂在短时间内即可使其死亡。

　　先天性梅毒通过主要通过胎盘而传播。在妊娠早期,由于绒毛膜朗罕巨细胞层阻断,母血中螺旋体不能进入胎儿;妊娠4个月后,朗汉斯巨细胞层退化萎缩,螺旋体可通过胎盘和脐静脉进入胎儿血液循环。此外,分娩过程中,胎儿可通过接触早期梅毒母亲外生殖器的初疮而导致后天性感染,但罕见。父亲体内梅毒螺旋体不能随精子或精液直接传给胎儿。

　　【病理】　主要病理改变为血管炎、组织坏死和纤维化。先天性梅毒常影响多个脏器。胎盘变大、变硬,色苍白。纤维结缔组织增生,小动脉壁变厚。肝脏体积变大,明显纤维化及髓外造血。肺组织弥漫纤维化,淋巴细胞和巨噬细胞灶性浸润,称为白色肺炎(pneumonia alba)。相似的病变也可出现在脾、胰和心脏。这些脏器的镀银染色切片中可找到梅毒螺旋体。其他有皮肤受损、骨软骨骨膜炎、骨组织树胶肿、肾炎、间质性角膜炎、脉络膜视网膜炎及慢性脑膜炎等。

　　【临床表现】　胎儿的先天性梅毒感染与母亲梅毒的病程以及妊娠期是否治疗密切相关:母亲早期梅毒或螺旋体血症时较更易传播至胎儿,导致死胎、死产、流产和早产发生;孕期经适当治疗者,新生儿患病率明显下降。

　　1. 胎儿期表现　可表现为胎盘增厚、胎儿胎儿生长受限、胎儿水肿、非免疫性溶血、肝脾大、早产和死胎等。

　　2. 新生儿期表现　根据胎儿传染程度不同,临床表现呈多样化,从无症状感染到致死性并发症,可累及一个或多个脏器(如骨骼、肝脏、胰腺、肺、皮肤和脑等),出现时间也早晚不定。多数新生儿早期即可出现临床表现,部分新生儿出生时尚无明显的症状和体征,常于2~3周后逐渐出现。若母亲在妊娠早期感染梅毒又未及时治疗,则新生儿期发病时间早且病情重。主要表现如下:

　　(1) 一般状态:多为早产或小于胎龄儿,发育营养差,皮肤松弛,貌似老人,易激惹。

　　(2) 肝脾及淋巴结肿大:几乎所有患儿存在肝大,1/3伴有梅毒性肝炎(黄疸、肝功能异常),可持续数月至6个月之久;约1/2患儿出现全身淋巴结肿大,其中滑车上淋巴结肿大具有较大的诊断意义;部分患儿存在脾大。

　　(3) 骨损害:约占80%~90%,多发生于生后数周,多数无临床体征,少数因疼痛而造成"假

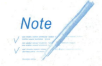

瘫",X线片可见骨、软骨骨膜炎改变,上肢最易受累,且以单侧为主。

(4)皮肤黏膜损害:发生率约 15%~60%。梅毒性鼻炎为先天性梅毒早期特征,多于生后 1 周出现,可持续 3 个月之久,表现为鼻塞,分泌物初期清亮,继之呈脓性或血样,鼻黏膜受损破溃并累及鼻软骨时形成"鞍鼻",累及喉部引起声嘶。皮疹常于生后 2~3 周出现,初为全身散在性粉红或红色多形性斑丘疹,以后变为紫褐色并脱屑。此外,还可见掌、跖梅毒性天瘤疮,严重者渐及躯干,内含浆液或脓血,数月后口周或臀部皮肤出现放射状裂痕以及足底脱皮等。

(5)血液系统:可出现贫血、白细胞数减少或增多和血小板减少等;也可出现非免疫性溶血性贫血(Coombs 试验阴性)。

(6)其他改变:尚可见视网膜脉络膜炎、胰腺炎、肺炎和心肌炎等。此外,中枢神经系统症状在新生儿期较罕见,多在生后 3~6 个月时出现类似急性化脓性脑膜炎的临床表现,但脑脊液中细胞数增加以淋巴细胞为主,糖正常可资鉴别。

【实验室检查】

1. 病原学检查　暗视野显微镜检查组织或体液中活动性梅毒螺旋体,阳性率较低。

2. 非特异性血清学试验　梅毒螺旋体感染 48 小时后,机体可产生特异性抗体和非特异性抗心脂反应素。反应素的性质与抗体相似,可以和心磷脂发生抗原抗体反应。

(1)性病研究实验室试验(venereal disease research laboratories,VDRL):用心磷脂、卵磷脂或胆固醇作为抗原,检测是否存在抗心脂反应素。该法快速、简便,敏感性极高,由于其他疾病也可能出现阳性反应,故仅作为梅毒的筛查试验。

(2)快速血浆反应素试验(rapid plasma regain test,RPR)及不加热血清反应素玻片试验(unheated serum regain test,USR):是 VDRL 的改良试验(使用抗原不同),敏感性及特异性与VDRL 相似。

3. 特异性血清学试验　用梅毒螺旋体或其成分作为抗原测定相应抗体,敏荧光感性和特异性高,阳性提示活动性梅毒存在,为梅毒的确诊试验,包括梅毒螺旋体抗体吸附试验(flurescent treponema antibody absorption test,FTA-ABS)、梅毒螺旋体血凝试验(treponema pallidum haemagglutination assay,TPHA)和 ELISA 检测血清特异性 IgM。

4. 分子生物学技术　近年来,PCR 选择性扩增梅毒螺旋体 DNA 序列或蛋白印迹试验(western blots)分析应用于梅毒的诊断,敏感度及特异性极高,是国际公认确诊试验中的"金标准"。

【诊断】　主要根据母亲病史、临床表现和实验室检查进行诊断。实验室检查在先天性梅毒诊断中具有重要意义,其中 VDRL 为快速筛查试验,梅毒螺旋体病原学检查、FTA-ABS 或 TPHA特异性强,常用于确诊。

1. 有症状先天性梅毒　新生儿和母亲梅毒血清学检查如 VDRL、RPR、TPHA 或特异性 IgM抗体阳性,且新生儿具有下列 2 项及以上早期梅毒临床特征者可诊断。这些特征依次是:①皮疹及脱皮(尤其肢端掌趾脱皮);②低体重、肝脾大和病理性黄疸;③梅毒性假麻痹;④贫血、血小板减少和水肿。

2. 无症状先天性梅毒　多见于母亲孕期筛查出梅毒且予以驱梅治疗或妊娠晚期感染梅毒所生的新生儿。出现下列情况应考虑可能新生儿存在无症状先天性梅毒:①母亲有梅毒病史或不洁性生活史,梅毒血清学试验阳性;②新生儿无临床表现,但 RPR 和(或)TPHA 阳性。由于RPR 检测的反应素和 TPHA 测定的特异性梅毒抗体均为 IgG,可通过胎盘由母体而来,故新生儿时期 RPR 和 TPHA 阳性也不能立即确认诊断。对于这些疑似病例,应在生后进行血清学动态监测:如无梅毒感染,则 RPR 滴度渐降低并于 6 个月内转阴;如滴度未渐下降甚至升高,则先天性梅毒诊断成立。近年来,梅毒特异性 IgM 测定得到改良和优化,出生时和生后不久测定血清学 IgM 水平是早期诊断先天性梅毒的重要手段,阳性可以作为梅毒活性感染标志。

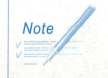

【治疗】 首选青霉素,为避免因大量螺旋体被杀灭而释放出异种蛋白质所致的不良反应,应从小剂量开始使用,每次 5 万 U/kg,静脉滴注,每 12 小时 1 次;7 天后改为每 8 小时 1 次,剂量同前(必要时 10 万 U/kg,每 12 小时 1 次),继续用 10~14 天。也可用普鲁卡因青霉素,每天 5 万 U/kg,肌注,共 10~14 天。对青霉素过敏者,可用红霉素每天 15mg/kg,连用 2 周,口服或注射均可。已证实,头孢曲松钠可很好地通过血脑屏障,可减少治疗的失败率和(或)神经梅毒的可能性。全身症状反应严重者,应加用肾上腺皮质激素和丙种球蛋白。疗程结束后,应在 2、4、6、9 和 12 个月时监测 VDRL 试验,直至其滴度持续下降或转阴。

【小结】

　　新生儿梅毒又称先天性梅毒,是由于母亲患有梅毒,梅毒螺旋体通过胎盘进入胎儿血液循环而引起的感染。新生儿期表现根据感染程度不同,临床表现呈多样化,从无症状感染到致死性并发症,可累及一个或多个脏器。治疗首选青霉素。

【思考题】

　　1. 新生儿梅毒的临床表现?
　　2. 梅毒血清学检测在新生儿梅毒诊断中的意义?
　　3. 新生儿梅毒的青霉素治疗方法?

(肖　昕)

七、新生儿皮下坏疽

　　新生儿皮下坏疽(subcutaneous gangrene of newborn)是指新生儿期皮下组织急性坏死性炎症,迅速出现皮下组织变性坏死。最初多出现于腰骶部,也可见于臀、背部。皮下坏疽多见于生后一周左右,我国北方地区冬季易出现。随着人民生活水平的逐步提高和卫生观念的增强以及处置规范,近年来发病率逐年降低,死亡率明显下降。

　　【病因】 新生儿皮下坏疽发生的原因是细菌侵入皮肤,而新生儿防御能力不足,感染可迅速扩散,引起皮下组织广泛感染,出现变性、坏死,而周围的组织结构可保持完整,这是与蜂窝织炎不同的显著特点。最常见感染病原体为金黄色葡萄球菌和溶血性链球菌,其次为铜绿假单胞菌、白色或柠檬色葡萄球菌及变形杆菌。

　　新生儿细胞免疫功能低下、补体不足、中性粒细胞趋化作用弱、调理素缺乏,产生免疫球蛋白的能力及局部淋巴结屏障功能不足,这些因素造成新生儿防御能力低下,不足以抵御细菌感染,难以将炎症局限。因此,本病表现为炎症反应弱应性。新生儿皮肤娇嫩,角质层薄而易破损。长期仰卧压迫后局部血流减慢,易致缺血及营养障碍,局部皮肤与尿布摩擦而角质层受损,患儿可哭闹不安。如有细菌侵入皮肤,新生儿自身不能有效防御,炎症可迅速扩散,造成广泛皮下液化、坏死。

　　【临床表现】 初始时病变区皮肤红肿、稍硬、边缘不清,随着感染扩散,病变迅速向周围扩散,中央区皮肤渐暗红、软化,皮下组织液化、坏死,皮肤与皮下组织分离,皮肤呈漂浮感。如感染继续扩散,病变范围不断扩大,表面皮肤缺血、变黑、坏死。皮肤坏死后脱落,形成大片溃疡,创面可见脓液。

　　全身症状表现为精神变差、食欲不佳、哭闹不安,发热可达 39~40℃,可伴腹泻和腹胀,有时可并发肺炎和败血症。感染迅速蔓延,不及时治疗可在短期内死亡。败血症则表现为高热、嗜睡、神志不清,有发绀、呼吸困难,皮肤表面出现散在出血点,血培养见金黄色葡萄球菌生长,败血症常为致死原因。

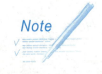

【诊断与鉴别诊断】　新生儿腰骶部皮肤大片红肿,边界不清,中央区颜色较红,皮下积液,有漂浮感,患儿高热、哭闹不安,白细胞增高。据此诊断新生儿皮下坏疽不难。感染严重、患儿抵抗力低下时,可无体温升高,白细胞计数可能正常甚至降低。

鉴别诊断应考虑尿布疹、硬肿症和丹毒。尿布疹的皮肤片状发红,无肿胀,且不超出尿布接触范围;硬肿症皮肤无发红,可触及局部结节;两者均无全身感染症状。新生儿丹毒少见,表现为病变区广泛红肿,边界清楚,且高出皮面,中央区无漂浮感。

【治疗】　早期诊断、及时治疗是降低新生儿皮下坏疽死亡率的关键。

1. 全身治疗　新生儿皮下坏疽常有高热、败血症、水电解质平衡紊乱,故应注意监测体温及生命体征,同时保暖保湿,补充水电解质,给予全身支持及对症治疗,包括血浆或少量新鲜全血输注,每次 10ml/kg。必要时输注人血白蛋白或免疫球蛋白。尽早全身使用足量抗生素,常静脉应用青霉素类、红霉素类或头孢菌素类抗生素。铜绿假单胞菌感染可选用羧苄西林、头孢他啶或头孢哌酮。根据分泌物细菌培养结果和药敏试验及时调整抗生素。

2. 局部治疗　治疗原则是局部切开、充分引流。确诊后应立即切开引流,不必等待化验结果。为充分引流,常需多个小切口,不宜采取单个的长切口引流。首先在病变中央区做数个小切口,在健康与病变皮肤交界处另做多个小切口,每个切口长约 0.5cm 左右,每个切口间的距离约为 3cm,一般不超过 5cm,切开后分开两切口间的皮下间隙,留取部分脓液待进一步细菌学检查。皮下间隙用温生理盐水或抗生素溶液冲洗,放置橡皮引流条或凡士林纱布条。切忌广泛分离皮下组织,以免造成皮肤大面积坏死。切开后每天用生理盐水、抗生素溶液冲洗伤口,必要时增加换药次数。如脓液较多,可每天冲洗、换药 2~3 次,可填塞雷凡诺尔纱布。换药时如见病变继续发展,需继续切开,务必充分引流。大多在一周后局部红肿消退,分泌物减少,创面有新鲜肉芽组织形成,数周后创面愈合。如坏死皮肤大片脱落,可植皮覆盖创面,促使创口早日愈合。

【预防】　注意产房、婴儿室的消毒隔离,勤换尿布。尿布不宜过紧,多抱起活动。

【小结】

　　新生儿皮下坏疽与卫生条件有关。多出现于腰骶部,臀、背部可见,易出现于我国北方地区冬季。该病进展迅速,如不及时治疗可短期死亡。治疗原则为全身使用抗生素的基础上,局部尽早切开、充分引流。

【思考题】

1. 新生儿皮下坏疽的内在因素是什么?
2. 新生儿皮下坏疽的治疗原则是什么?
3. 新生儿皮下坏疽的严重并发症是什么?

（高　亚）

第六节　新生儿黄疸

黄疸(jaundice)是新生儿期最常见的临床表现,因胆红素在体内积聚而引起的皮肤、巩膜或其他器官、组织的黄染,分为生理性和病理性。通常新生儿血清胆红素超过 5mg/dl(成人超过 2mg/dl)即可出现肉眼可见的黄疸,若血清未结合胆红素过高可透过血脑屏障引起胆红素脑病(即核黄疸)。

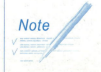
Note

【新生儿胆红素代谢特点】

1. 胆红素生成过多　新生儿胆红素是血红素的分解产物,约80%来源于血红蛋白,约20%来源于肝脏和其他组织中的血红素及骨髓中红细胞前体。新生儿每天生成的胆红素明显高于成人(新生儿8.8mg/kg,成人3.8mg/kg),其主要原因是:①胎儿血氧分压低,红细胞数量代偿性增加,出生后血氧分压升高,过多的红细胞破坏;②新生儿红细胞寿命短(足月儿约80天,早产儿低于70天,成人为120天);③肝脏和其他组织中的血红素及骨髓红细胞前体较多。

2. 血浆白蛋白联结胆红素的能力不足　胆红素进入血液循环,与白蛋白联结后,运送到肝脏进行代谢。刚娩出的新生儿常有不同程度的酸中毒,可影响胆红素与白蛋白联结,此外,胎龄愈小,白蛋白含量愈低,其联结胆红素的量也越少。

3. 肝细胞处理胆红素能力差　未结合胆红素(unconjugated bilirubin)进入肝细胞后,与Y、Z蛋白结合,由Y、Z蛋白将其运送至滑面内质网,在滑面内质网中进行结合反应,主要通过尿苷二磷酸葡萄糖醛酸基转移酶(uridine diphosphate glucuronosyl transferase,UDPGT)的催化,形成水溶性的结合胆红素(conjugated bilirubin),经胆汁排泄至肠道。新生儿出生时肝细胞内Y、Z蛋白含量低(生后5~10天达正常),尿苷二磷酸葡萄糖醛酸基转移酶含量也低(生后1周接近正常)且活性差(仅为正常的0~30%),因此,生成结合胆红素的量较少。

4. 肠肝循环(enterohepatic circulation)特点　成人肠道内的结合胆红素被细菌还原成粪胆素和尿胆原,其中,大部分随粪便排出,小部分被结肠吸收后,极少量由肾脏排泄,余下的经门静脉至肝脏重新转变为结合胆红素,再经胆道排泄,即胆红素的"肠肝循环"。因新生儿肠腔内具有β-葡萄糖醛酸苷酶(β-glucuronidase),可将结合胆红素转变成未结合胆红素,加之肠道内缺乏细菌,导致未结合胆红素的产生和重吸收增加。此外,胎粪约含胆红素80~180mg,如排泄延迟,可使胆红素重吸收增加。

此外,当患儿饥饿、缺氧、脱水、酸中毒、头颅血肿或颅内出血时,更易出现黄疸或使原有黄疸加重。

【新生儿黄疸分类】

1. 生理性黄疸(physiological jaundice)　特点为:①一般情况良好;②足月儿生后2~3天出现,4~5天达高峰,5~7天消退,最迟不超过2周;③每天血清胆红素升高<85μmol/L(5mg/dl)。

国外将血清胆红素足月儿<221μmol/L(12.9mg/dl)和早产儿<257μmol/L(15mg/dl)定为生理性黄疸的界限。但有资料表明:亚洲足月儿生理性黄疸的血清胆红素值高于西方足月儿;也有早产儿血清胆红素<171μmol/L(10mg/dl)发生胆红素脑病的报道。因此,足月儿和早产儿生理性黄疸的上限值,也存在个体差异,仍需进一步研究。但是,生理性黄疸始终是一种除外性诊断,必须排除病理性黄疸的各种原因后方可确定。

2. 病理性黄疸(pathologic jaundice)　①生后24小时内出现;②血清胆红素:足月儿>221μmol/L(12.9mg/dl)、早产儿>257μmol/L(15mg/dl),或每天上升超过85μmol/L(5mg/dl);③黄疸持续时间:足月儿>2周,早产儿>4周;④黄疸退而复现;⑤血清结合胆红素>34μmol/L(2mg/dl)。具备其中任何一项者即可诊断。

【病因】　病理性黄疸根据其发病原因分为三类:

1. 胆红素生成过多

(1)红细胞增多症:即静脉血中红细胞>6×10¹²/L,血红蛋白>220g/L,血细胞比容>65%。常见于母-胎或胎-胎间输血、脐带结扎延迟、先天性青紫型心脏病及糖尿病母亲的婴儿等。

(2)血管外溶血:如较大的头颅血肿、颅内出血、肺出血、消化道出血或其他部位出血。

(3)同族免疫性溶血:见于血型不合如ABO或Rh血型不合等(详见新生儿溶血病)。

(4)感染:细菌、病毒、真菌、螺旋体、衣原体、支原体和原虫等引起的重症感染皆可致溶血,以金黄色葡萄球菌、大肠埃希菌引起的败血症多见。

Note

（5）其他：红细胞酶缺陷如葡萄糖-6-磷酸脱氢酶缺乏（G-6-PD）等，红细胞形态异常如遗传性球形红细胞增多症等，及血红蛋白病如α-地中海贫血等，均可使红细胞破坏增加而导致黄疸。

2. 胆红素代谢障碍

（1）缺氧和感染：如窒息等，可抑制肝脏尿苷二磷酸葡萄糖醛酸转移酶（UDPGT）的活性。

（2）Crigle-Najjar 综合征：即先天性 UDPGT 缺乏。分为两型：Ⅰ型属常染色体隐性遗传，酶完全缺乏，酶诱导剂治疗无效，很难存活；Ⅱ型属常染色体显性遗传，酶活性低下，酶诱导剂治疗有效。

（3）Gilbert 综合征：即先天性非溶血性未结合胆红素增高症，属常染色体显性遗传，是由于肝细胞摄取胆红素功能障碍，黄疸较轻；也可同时伴有 UDPGT 活性降低，此时黄疸较重，酶诱导剂治疗有效，预后良好。

（4）Lucey-Driscoll 综合征：即家族性暂时性新生儿黄疸，由于妊娠后期孕妇血清中存在一种孕激素抑制 UDPGT 活性所致。本病有家族史，新生儿早期黄疸重，2~3 周自然消退。

（5）药物：如磺胺、水杨酸盐、维生素 K_3、吲哚美辛等，可与胆红素竞争 Y、Z 蛋白的结合位点。

（6）其他：如先天性甲状腺功能减退、21-三体综合征等常伴有血胆红素升高或生理性黄疸消退延迟。

3. 胆汁排泄障碍

（1）新生儿肝炎：多由病毒引起的宫内感染所致。常见有乙型肝炎病毒、巨细胞病毒、风疹病毒、单纯疱疹病毒、肠道病毒及 EB 病毒等。

（2）先天性代谢缺陷病：α_1-抗胰蛋白酶缺乏症、半乳糖血症、果糖不耐受症、酪氨酸血症、糖原累积病等可有肝细胞损害。

（3）Dubin-Johnson 综合征：即先天性非溶血性结合胆红素增高症，是由肝细胞分泌和排泄结合胆红素障碍所致。

（4）胆管阻塞：先天性胆道闭锁和先天性胆总管囊肿，使肝内或肝外胆管阻塞，结合胆红素排泄障碍，是新生儿期阻塞性黄疸的常见原因；胆汁黏稠综合征是由于胆汁淤积在小胆管中，使结合胆红素排泄障碍，见于严重的新生儿溶血病。

4. 肠肝循环增加
肠道闭锁、先天性幽门肥厚、巨结肠、甲状腺功能减退、饥饿和喂养延迟等均可使胎粪排泄延迟，使胆红素重吸收增加；母乳性黄疸的发生机制仍不十分明确，可能与母乳中的 β-葡萄糖醛酸苷酶进入患儿肠内，使肠道内未结合胆红素生成增加有关，试停喂母乳 3~5 天，黄疸明显减轻或消退则有助于诊断。

总之，尽管新生儿黄疸较常见，但由于病因繁多，发病机制复杂，故应仔细的询问病史和体格检查、全面的实验室检查，有时尚需进行必要的影像学检查，甚至肝活体组织病理学检查。

【小结】

1. 新生儿胆红素代谢具有以下特点：胆红素生成过多；血浆白蛋白联结胆红素的能力不足；肝细胞处理胆红素能力差；肠肝循环。

2. 新生儿黄疸根据不同情况可分为生理性黄疸和病理性黄疸。

3. 病理性黄疸的发病原因　①胆红素生成过多；②胆红素代谢障碍；③胆汁排泄障碍；④肠肝循环增加。

【思考题】

1. 新生儿生理性黄疸和病理性黄疸的鉴别。

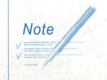
Note

2. 新生儿病理性黄疸的原因有哪些?

（母得志）

第七节　新生儿血液系统疾病

一、新生儿溶血病

新生儿溶血病(hemolytic disease of newborn,HDN)是指因母、婴血型不合引起的同族免疫性溶血。在目前已发现的人类 30 个血型系统中,发生溶血病者以 ABO 血型不合最常见,其次为 Rh 血型不合。有报道 ABO 溶血病占 85.3%,Rh 溶血病占 14.6%,MN 溶血病仅占 0.1%。

【病因和发病机制】

1. ABO 血型不合溶血病　主要发生在母亲血型为 O 型,胎儿血型为 A 型或 B 型。

(1) ABO 血型不合溶血病可发生在第一胎,其原因是:自然界广泛存在 A 或 B 血型抗原物质(某些植物、寄生虫、伤寒疫苗、破伤风及白喉类毒素等),O 型血的母亲在妊娠前,受过抗原刺激,产生抗 A 或抗 B 抗体(IgG)。

(2) 在母子 ABO 血型不合中,仅 1/5 发生 ABO 血型不合溶血病,其原因为:①胎儿红细胞抗原性的强弱不同,导致抗体产生量的多少各异;②胎儿血浆及组织中存在的 A 或 B 血型物质,可与来自母体的抗体结合,使血中抗体减少。

2. Rh 溶血病　Rh 血型系统理论上有 6 种抗原,即 D、E、C、c、d、e(d 抗原未测出,只是推测),其抗原性强弱依次为 D>E>C>c>e,故 Rh 溶血病中以 RhD 溶血病最常见,其次为 RhE。红细胞具有 D 抗原称为 Rh 阳性,而缺乏 D 抗原称为 Rh 阴性。中国人绝大多数为 Rh 阳性。但由于母亲 Rh 阳性(有 D 抗原),也可缺乏 Rh 系统其他抗原如 E,若胎儿具有该抗原时,也可发生 Rh 溶血病。

(1) Rh 溶血病一般不发生在第一胎。Rh 阴性母亲首次妊娠,于妊娠末期或胎盘剥离时,Rh 阳性的胎儿血(>0.5ml)进入母血中,经过约 8 周产生 IgM 抗体(初发免疫反应),此抗体不能通过胎盘,以后虽可产生少量 IgG 抗体,但胎儿已经娩出。如母亲再次妊娠(与第一胎 Rh 血型相同),怀孕期即使有少量(0.05~0.1ml)胎儿血进入母体循环,也可于几天内产生大量 IgG 抗体(次发免疫反应),该抗体通过胎盘引起胎儿溶血。

(2) Rh 阴性母亲既往输过 Rh 阳性血,其第一胎可发病。但极少数 Rh 阴性母亲虽未接触过 Rh 阳性血,如其第一胎发生 Rh 溶血病,则可能是该 Rh 阴性孕妇的母亲为 Rh 阳性,其母怀孕时已使该孕妇致敏,故其第一胎发病(外祖母学说)。

(3) 抗原性最强的 RhD 血型不合者,也仅有 1/20 发病,主要由于母亲对胎儿红细胞抗原的敏感性不同。

【病理生理】　ABO 血型不合溶血病除引起黄疸外,其他症状不明显。Rh 溶血可以造成胎儿重度贫血,甚至心力衰竭。重度贫血、低蛋白血症和心力衰竭可导致胎儿水肿。贫血时,髓外造血增强,可出现肝、脾大。胎儿血中的胆红素经胎盘入母亲肝脏进行代谢,故娩出时黄疸往往不明显。出生后,由于新生儿处理胆红素的能力较差,继之出现黄疸。血清未结合胆红素过高可透过血脑屏障,使基底核等处的神经细胞黄染,发生胆红素脑病(bilirubin encephalopathy)。

【临床表现】　多数 ABO 血型不合溶血病患儿除黄疸外,无其他明显异常。Rh 溶血病症状较重,严重者甚至死胎。

1. 黄疸　大多数 Rh 溶血病患儿生后 24 小时内出现黄疸并迅速加重,而多数 ABO 溶血病在第 2~3 天出现。血清胆红素以未结合型为主,但如溶血严重,造成胆汁淤积,结合胆红素也可升高。

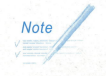

Note

2. **贫血**　重症 Rh 溶血,生后即可有严重贫血或伴有心力衰竭。部分患儿因其抗体持续存在,也可于生后 3~6 周发生晚期贫血。

3. **肝、脾大**　Rh 溶血病患儿多有不同程度的肝、脾增大,ABO 血型不合溶血病患儿则不明显。

【并发症】　胆红素脑病为新生儿溶血病最严重的并发症,早产儿更易发生。多于生后 4~7 天出现症状,临床将其分为 4 期。

1. **警告期**　表现为嗜睡、反应低下、吮吸无力、原始反射减弱等,偶有尖叫。持续约 12~24 小时。

2. **痉挛期**　出现抽搐、角弓反张,可伴有发热。轻者仅有双眼凝视,重者出现呼吸暂停、肌张力增高、双手紧握,甚至角弓反张。此期约持续 12~48 小时。

3. **恢复期**　抽搐次数减少,角弓反张逐渐消失,肌张力逐渐恢复。此期约持续 2 周。

4. **后遗症期**　胆红素脑病患儿可发生手足徐动、眼球运动障碍、听觉障碍及牙釉质发育不良等后遗症。此外,也可留有脑瘫、智力低下、抽搐等严重后遗症。

典型病例依据病史及临床表现不难确诊,但头部的 MRI 检查和脑干听觉诱发电位测定则更有助于该病的诊断及其预后判断(图 6-21)。

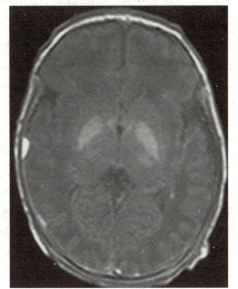

图 6-21　胆红素脑病的头部 MRI
T_1WI 双侧苍白球可见对称性短 T_1 信号(高信号)

【辅助检查】

1. **母婴血型检查**　检查母婴 ABO 和 Rh 血型,证实有血型不合存在。

2. **检查有无溶血**　溶血时红细胞和血红蛋白减少,早期新生儿血红蛋白 <145g/L 可诊断为贫血;网织红细胞增高(>6%);有核红细胞增多(>10/100 个白细胞);血清总胆红素和未结合胆红素明显增加。

3. **致敏红细胞和血型抗体测定**

(1) 改良直接抗人球蛋白试验:即改良 Coombs 试验,是用抗人球蛋白血清与充分洗涤后的受检红细胞悬液混合,如有红细胞凝聚为阳性,表明红细胞已致敏。该项为确诊实验。Rh 溶血病其阳性率高,而 ABO 溶血病阳性率低。

(2) 抗体释放试验:通过加热使患儿血中致敏红细胞的血型抗体释放于释放液中,将与患儿相同血型的成人红细胞(ABO 系统)或 O 型标准红细胞(Rh 系统)加入释放液中致敏,再加入抗人球蛋白血清,如有红细胞凝聚为阳性。是检测致敏红细胞的敏感试验,也为确诊实验。Rh 和 ABO 溶血病一般均为阳性。

(3) 游离抗体试验:在患儿血清中加入与其相同血型的成人红细胞(ABO 系统)或 O 型标准红细胞(Rh 系统)致敏,再加入抗人球蛋白血清,如有红细胞凝聚为阳性。表明血清中存在游离的 ABO 或 Rh 血型抗体,并可能与红细胞结合引起溶血。此项实验有助于判断是否会发生溶血或继续溶血,但不是确诊试验。

【诊断】

1. **产前诊断**　凡既往有不明原因的死胎、流产、新生儿重度黄疸史的孕妇及其丈夫均应进行 ABO、Rh 血型检查,必要时进行孕妇血清中抗体检测。O 型血孕妇血清中 IgG 抗 A 或抗 B>1∶64,提示有可能发生 ABO 溶血病。Rh 阴性孕妇在妊娠 16 周时应检测血中 Rh 血型抗体

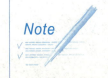

Note

作为基础值,以后每 2~4 周检测一次,当抗体效价上升,提示可能发生 Rh 溶血病。

2. 生后诊断　新生儿娩出后黄疸出现早且进行性加重,有母子血型不合,改良 Coombs 试验和抗体释放试验中有一项阳性者即可确诊。

【鉴别诊断】　本病需与以下疾病鉴别:

1. 先天性肾病　患儿有全身水肿、低蛋白血症和蛋白尿,但无病理性黄疸和肝脾大。

2. 新生儿贫血　双胞胎的胎 - 胎间输血,或胎 - 母间输血可引起新生儿贫血,但无重度黄疸及溶血三项试验阳性。

3. 生理性黄疸　ABO 血型不合溶血病可仅表现为黄疸,应与生理性黄疸鉴别,黄疸程度、进展速度及溶血三项试验等可资鉴别。

【治疗】

1. 产前治疗

(1) 提前分娩:既往有死胎、流产和分娩史的 Rh 阴性孕妇,本次妊娠 Rh 抗体效价逐渐升至 1∶32 或 1∶64 以上,用分光光度计测定羊水胆红素增高,且羊水 L/S(卵磷脂 / 鞘磷脂)>2 者,可考虑提前分娩。

(2) 血浆置换:对血 Rh 抗体效价明显增高,但又不宜提前分娩的孕妇,可进行血浆置换,以换出抗体,减少胎儿溶血。

(3) 宫内输血:对胎儿水肿或胎儿 Hb<80g/L,而肺尚未发育成熟者,可直接将与孕妇血清不凝集的浓缩红细胞在 B 超引导下注入脐血管,以纠正贫血。

(4) 苯巴比妥:孕妇于预产期前 1~2 周口服苯巴比妥,可诱导胎儿 UDPGT 产生增加,以减轻新生儿黄疸。

2. 新生儿治疗

(1) 光照疗法(phototherapy):简称光疗,是降低血清未结合胆红素简单而有效的方法。

1) 原理及设备:未结合胆红素在光的作用下,转变成水溶性的异构体,经胆汁和尿液排出。波长 425~475nm 的蓝光和波长 510~530nm 的绿光效果较好。主要有光疗箱、光疗灯和光疗毯等,双面光优于单面光,照射时间以不超过 4 天为宜。

2) 副作用:可出现发热、腹泻和皮疹,但多不严重,可继续光疗。蓝光可分解体内核黄素,光疗超过 24 小时应补充核黄素(光疗时每天 3 次,5mg/ 次;光疗后每天 1 次,连服 3 天)。当血清结合胆红素 >68μmol/L(4mg/dl),光疗可引起青铜症。

3) 光疗指征:①生后 24~48 小时,若血清总胆红素 >205μmol/L(12mg/dl);②已诊断为新生儿溶血病,若生后血清胆红素 >85μmol/L(5mg/dl)即可光疗;③超低出生体重儿的血清胆红素 >85μmol/L(5mg/dl),极低出生体重儿的血清胆红素 >103μmol/L(6mg/dl)。此外,有学者主张,对所有高危儿应进行预防性光疗。

(2) 药物治疗:①输注白蛋白(1g/kg),以增加其与未结合胆红素的联结,减少胆红素脑病的发生。②纠正代谢性酸中毒:应用碳酸氢钠提高血 pH,以利于未结合胆红素与白蛋白的联结。③肝酶诱导剂:能增加 UDPGT 的生成和肝脏摄取未结合胆红素的能力。常用苯巴比妥每天 5mg/kg,分 2~3 次口服,共 4~5 天。④静脉用免疫球蛋白:可阻断单核吞噬细胞系统 Fc 受体,抑制吞噬细胞破坏致敏红细胞,用法为 1g/kg,于 6~8 小时内静脉滴入,早期应用临床效果较好。

(3) 换血疗法(exchange transfusion):

1) 作用:换出血中部分游离抗体和致敏红细胞,减轻溶血;换出血中大量胆红素,防止发生胆红素脑病;纠正贫血,改善携氧。

2) 指征:严重的 Rh 溶血病和 ABO 溶血病对强有力光疗治疗无效需换血治疗。符合下列条件之一者即应换血:①产前已明确诊断,出生时脐血总胆红素 >68μmol/L(4mg/dl),血红蛋白低于 120g/L,伴水肿、肝脾大和心力衰竭者;②生后 12 小时内胆红素每小时上升 >12μmol/L(0.7mg/

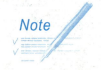
Note

dl)者;③经过光疗总胆红素在生后 24~48 小时内已达到 342μmol/L(20mg/dl)者;④不论血清胆红素水平高低,已有胆红素脑病的早期表现者;⑤极低或超低出生体重的早产儿、合并严重缺氧、酸中毒者或上一胎溶血严重者,应适当放宽指征。

　　3)方法:①血源:Rh 溶血病最好选用 Rh 系统与母亲同型、ABO 系统与患儿同型的血液;ABO 溶血病最好选用 AB 型血浆和 O 型红细胞的混合血。但在紧急状况下或找不到上述血源时,也可按表 6-7 进行血源选择;有明显贫血和心力衰竭者,可用血浆减半的浓缩血。②换血量:一般为患儿血量的 2 倍(约 150~180ml/kg),大约可换出 85% 的致敏红细胞和 60% 的胆红素及抗体。也有人主张用 3 倍的血,以换出更多致敏红细胞、胆红素及抗体,但所需时间较长并对患儿循环影响较大。③途径:一般选用脐静脉或其他较大静脉进行换血,也可选用脐动、静脉或外周动、静脉同步换血。

　　(4)其他治疗:防止低血糖、低体温,纠正缺氧、贫血、水肿和心力衰竭等。

表 6-7　新生儿溶血病换血时的血源选择

新生儿	换血的血源选择次序
Rh 溶血病(抗 D 者)	1. Rh 阴性、ABO 型同患儿
	2. Rh 阴性、O 型血
	3. 无抗 DIgG 的 Rh 阳性、ABO 同患儿
	4. 无抗 DIgG 的 Rh 阳性、O 型血
Rh 溶血病(抗 C、E 者)	1. Rh 型同母亲、ABO 型同患儿
	2. Rh 型同母亲、O 型血
	3. 无抗 C、E 等 IgG 的任何 Rh 血型、ABO 型同患儿
	4. 无抗 C、E 等 IgG 的任何 Rh 血型、O 型血
ABO 溶血病	1. O 型红细胞、AB 血浆
	2. O 型全血
	3. 患儿同型血

【小结】

　　1. 由于母、子血型不合引起的同族免疫性溶血称为新生儿溶血病,多见于母亲血型为 O 型,胎儿血型为 A 型或 B 型;其次为母亲血型为 Rh 阴性,胎儿血型为 Rh 阳性。其发病机制为:胎儿从父亲处遗传了母亲缺少的血型相关抗原,而母亲体内具有该抗原的 IgG 抗体,当抗体通过胎盘进入胎儿体内后发生抗原抗体反应,导致了溶血反应。

　　2. 新生儿溶血病致红细胞大量破坏,造成胆红素生成过多和髓外造血增强。Rh 溶血患儿临床主要表现为重度黄疸、贫血及肝脾大,ABO 血型不合溶血者主要表现为黄疸、贫血,肝脾大少见。胆红素脑病则是新生儿溶血病最严重的并发症,临床分为 4 期:警告期、痉挛期、恢复期、后遗症期。典型病例依据病史及临床表现不难确诊,头部 MRI 检查和脑干听觉诱发电位测定更有助于该病的诊断及预后判断。

　　3. 当母、子存在 ABO 或 Rh 血型不合,且有溶血表现时均应考虑新生儿溶血病,改良 Coombs 试验和抗体释放试验中有一项阳性即可确诊。注意与先天性肾病、新生儿贫血、生理性黄疸等疾病鉴别。

　　4. Rh 血型不合溶血病的重症患儿可在产前通过提前分娩、宫内输血及孕妇血浆置换和口服苯巴比妥进行治疗。新生儿主要通过光照疗法和药物治疗减轻黄疸和溶血,严重者可通过换血治疗减轻溶血、防治发生胆红素脑病。

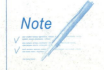

Note

【思考题】

1. 新生儿胆红素脑病的临床表现。
2. 新生儿黄疸光疗和换血的指征。

(母得志)

二、新生儿出血症

新生儿出血症(haemorrhage disease of the newborn, HDN)又称维生素 K 缺乏性出血症(vitamin K deficiency bleeding, VKDB),是由于多种原因导致维生素 K 缺乏,使新生儿体内维生素 K 依赖凝血因子(Ⅱ、Ⅶ、Ⅸ、Ⅹ)活性降低而引起的出血性疾病。出血可发生在任何部位,但对患儿病情和预后影响严重的是颅内出血。近年来,由于新生儿出生时预防性注射维生素 K,此病发病率已明显下降。

【病因和发病机制】 维生素 K 缺乏是引起本病的根本原因,这是因为Ⅱ、Ⅶ、Ⅸ、Ⅹ等凝血因子的凝血活性直接依赖于维生素 K 存在(维生素 K 依赖因子,vitamin K dependent factors),即这些因子在肝脏合成过程中,在维生素 K 参与情况下,其前体蛋白的谷氨酸残基羧化为 γ- 羧基谷氨酸,使之具有更多的钙离子结合位点而发挥凝血生物学活性。当维生素 K 缺乏时,上述四种凝血因子的谷氨酸残基羧化障碍,只能是不具备凝血生物学活性的无功能蛋白质,统称为维生素 K 缺乏诱导蛋白(protein induced by vitamin K absence, PIVKA-Ⅱ),易发生出血。

下列因素可导致新生儿维生素 K 不足或缺乏:①肝脏储存量低。由于维生素 K 不易通过胎盘,母体仅有少量维生素 K 进入胎儿体内;与正常足月儿比较,低出生体重儿(早产儿、小于胎龄儿)肝脏维生素 K 储存量则更低。②肠道合成减少或排泄增加。新生儿出生后肠道正常细菌群尚未完全建立,肠道合成维生素 K 较少;若患儿存在腹泻,一方面腹泻本身及抗生素应用干扰肠道正常菌群的定植,维生素 K 合成减少,另一方面肠道维生素吸收减少和排泄增加。③摄入不足。新生儿生后几天进食量少,由乳类等食物获得维生素 K 不足;母乳中维生素 K 含量(15μg/L)明显低牛乳(60μg/L),故母乳喂养婴儿更易发此病。④吸收障碍。当患有肝胆疾病如先天性胆道闭锁及肝炎综合征时,因胆汁分泌减少,可影响肠黏膜对维生素 K 的吸收。⑤药物的影响。母亲产前应用某些药物如抗惊厥药(苯妥英钠、苯巴比妥、卡马西平)、抗凝药(双香豆素、华法林)和抗结核药(利福平、异烟肼)等均可抑制维生素 K 合成。

【临床表现】 本病的特点是突发性出血,出血时间、程度及部位不一,其他方面正常,无严重潜在性疾病存在。通常依据发病时间分为如下三型:

1. 早发型   生后 24 小时之内(包括分娩时)发病,发生率低,多与母亲产前应用影响维生素 K 代谢的药物有关。出血程度轻重不一,从轻微的脐带残端渗血、皮肤出血、头颅血肿至大量消化道出血、肺出血或致命性颅内出血。

2. 经典型   生后第 2~7 天发病,较常见,病情轻者具有自限性,预后良好。本型发生多以单纯性母乳喂养、肠道菌群紊乱、肝脏功能障碍或发育不完善,导致维生素合成不足有关。多数新生儿于生后 2~5 天发病(早产儿可迟至生后 2 周),以脐残端渗血、皮肤受压处及穿刺部位出血、消化道出血(呕血和便血)常见;此外,还可见鼻出血、肺出血、尿血和阴道出血等。一般为少量到中量出血,可自行停止;严重者可出现大片瘀斑或血肿,或胃肠道、脐残端大出血、肾上腺皮质出血而发生休克;颅内出血多见于早产儿,严重者死亡,幸存者可遗留脑积水后遗症。

3. 晚发型(迟发型)   出生 8 天后发病(多发生在生后 1~3 个月),发生率高,病情较重,死亡率和致残率高。多见于慢性腹泻、营养不良、长期接受全胃肠外营养患儿及纯母乳喂养儿。此型发生隐蔽,出血前常无任何先兆,多以突发性颅内出血为首发临床表现,其次为皮肤出血和胃肠道出血等。严重颅内出血者常预后不良。

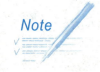

【辅助检查】 对确定新生儿出血症的诊断非常重要,主要包括患儿凝血功能检查、血清PIVK-Ⅱ和维生素K水平测定。

1. 凝血功能 凝血功能检查是诊断本病的重要依据。维生素K缺乏时,Ⅱ、Ⅶ、Ⅸ、Ⅹ因子活性下降,凝血酶原时间(PT)、活化部分凝血活酶时间(APTT)或白陶土部分凝血活酶时间明显延长(正常对照的2倍以上),而凝血酶时间(TT)、出血时间(BT)和血块退缩试验正常,纤维蛋白原和血小板数也在正常范围,用维生素K治疗有效。

2. 活性Ⅱ因子与Ⅱ因子总量比值测定 两者比值<1时提示维生素K缺乏。

3. PIVKA-Ⅱ测定 维生素K缺乏时,PIVKA-Ⅱ因凝血因子(Ⅱ、Ⅶ、Ⅸ、Ⅹ)不能羧化而出现在血液循环中,其半衰期长达60~70小时,在患儿使用维生素K后2~3天且PT恢复正常后仍可测得,是反映患儿机体维生素K缺乏状态和评估维生素疗效准确而简便的生化指标。一般认为,免疫学方法测定血PIVKA-Ⅱ>2μg/L为阳性,提示维生素K缺乏。

4. 维生素K水平测定 可用高压液相层析法直接测定血维生素K_1含量,新生儿出血症患儿血清维生素K_1水平一般低于200ng/L。由于需血量大,限制了其临床应用。

【诊断与鉴别诊断】 根据病史中有高危因素、临床有出血表现、PT和APTT延长,但BT、血小板数正常即可诊断;维生素K治疗有效有助于本病诊断断。需与以下疾病鉴别:

1. 新生儿咽下综合征 婴儿在分娩过程中咽下母血,生后不久即发生呕血和便血,但患儿无其他部位的出血倾向,凝血机制正常,经洗胃后不再呕血。Apt试验可鉴别呕吐物中的血是否来自母体,其原理是新生儿血红细胞以胎儿血红蛋白(HbF)为主,HbF有抗碱变能力。可取1份呕吐物加5份蒸馏水,2000r/min离心10分钟后取上清液4ml,加入1%氢氧化钠1ml,1~2分钟后液体变为棕色为母血,不变色(粉红色)则为新生儿血。

2. 新生儿胃肠道疾病 消化道出血、坏死性小肠结肠炎、应激性溃疡、先天性胃穿孔、消化道畸形等也可出现呕血和便血,但患儿常有窒息、感染和使用糖皮质激素史,一般状态较差,腹胀等腹部体征明显,严重者出现休克;坏死性小肠结肠炎和消化道畸形可有特征性影像学改变(如梗阻表现和腹腔内游离气体等)。

3. 其他出血性疾病 先天性血小板减少性紫癜、血管瘤-血小板减少性紫癜综合征均有血小板明显降低;DIC常伴有严重原发性疾病,除PT、APTT和CT延长外,纤维蛋白原及血小板数也下降;血友病患儿以男性多见,多有家族史,主要表现为手术或外伤后出不止;临床疑为新生儿出血症,而维生素K治疗无效时,则应考虑先天性凝血因子缺乏可能,实验室检查可见相应的凝血因子缺乏。

【治疗】 及时补充维生素K_1是治疗本病的关键。已发生出血者,可立即予维生素K_1每次1~2mg静脉滴注,疗程3~5天。维生素K应用后,出血多在数小时内停止。由于早产儿肝脏功能尚未完全成熟、凝血因子前体蛋白合成不足,对于早产儿(肝脏功能尚未完全成熟、凝血因子前体蛋白合成不足)、出血较多或出现失血性休克的患儿,应立即输注新鲜全血或冰冻血浆10~20ml/kg,以提高血浆中活性凝血因子水平、纠正低血压、贫血和休克。

【预防】 母孕期服用过干扰维生素K代谢药物者,应在妊娠最后3个月及分娩前肌注1次维生素$K_1$10mg。纯母乳喂养者,母亲应每天口服维生素$K_1$5mg。所有新生儿出生后应立即给予$K_1$0.5~1mg肌注1次(早产儿连用3次)。此外,对患有肝胆疾病、慢性腹泻、脂肪吸收不良、长期应用抗生素和长期全静脉营养等高危儿,均应酌情补充维生素K_1,以预防晚发性维生素K缺乏的发生。

【小结】

　　新生儿出血症是由于多种原因导致维生素K缺乏,使新生儿体内维生素K依赖凝血因子(Ⅱ、Ⅶ、Ⅸ、Ⅹ)活性降低而引起的出血性疾病。出血可发生在任何部位,其中颅内出血对患儿病情和预后影响严重。及时补充维生素K_1是治疗本病的关键。

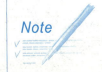
Note

【思考题】

　　1. 新生儿出血症的临床特点有哪些？

　　2. 如何预防新生儿出血症？

（肖　昕）

第八节　新生儿坏死性小肠结肠炎

　　新生儿坏死性小肠结肠炎(neonatal necrotizing enterocolitis,NEC)是以腹胀、呕吐及便血为主要临床表现,以肠壁囊样积气和门静脉充气征为 X 线特征的新生儿肠道疾病。NEC 发生率随胎龄和体重增加而减少,90% 发生于早产儿,病情严重者可发生休克和多系统器官功能衰竭(MOSF),病死率高达 50%。

　　【病因和发病机制】　迄今为止,有关其确切机制尚不清楚,一般认为是多因素综合作用的结果,涉及到多个"I",即早产(immaturity)、感染(infection)、摄食(ingestion)、缺血(ischemia)、氧合不足(insufficient oxygenation)、损伤(injury)、血管内置管(intravascular catheter)和免疫因素(immunological factors)。这些因素都是通过影响胃肠黏膜血液供应,使肠道局部缺血缺氧,肠蠕动力差,食物在肠腔内积聚,细菌在肠道内生长繁殖,最终导致 NEC 发生。

　　1. 早产　早产儿胃肠道功能发育不完善,血供调节能力差,胃酸分泌少,胃肠道蠕动弱,消化酶活性不足,消化吸收能力低,消化道黏膜通透性较高,局部分泌 SIgA 低下,当存在不适当的喂养、感染及肠壁缺氧缺血等因素时,可发生肠道损伤而诱发 NEC。

　　2. 感染及其炎性反应　肠道感染或败血症时,一方面细菌及其毒素可直接损伤肠道黏膜,引起 NEC;另一方面也可通过激活免疫细胞,产生多种炎性介质如白细胞介素、肿瘤坏死因子、前列腺素、白三烯和血小板活化因子等,出现炎性反应综合征(SIRS),介导肠黏膜损伤而诱发 NEC。诱发 NEC 较常见的细菌有大肠埃希菌、克雷伯杆菌、梭状芽胞杆菌、铜绿假单胞菌、沙门菌、产气荚膜杆菌及凝固酶阴性葡萄球菌等;此外,病毒(轮状病毒)和真菌也可引起本病。

　　3. 缺血缺氧　新生儿存在缺氧缺血性疾病或因素(窒息、严重呼吸暂停、严重心肺疾病、休克、低体温、红细胞增多症等)时,体内血液重新分布(潜水反射),胃肠道等组织器官血流减少,以保证心、脑等重要器官的血液供应。当肠黏膜缺血持续存在或出现缺血再灌注,氧自由基大量产生,可导致肠黏膜损伤而发生 NEC。此外,脐动脉插管、换血疗法等诊疗操作可直接引起肠系膜缺血而发生 NEC。

　　4. 喂养不当　摄入渗透压过高(>460mmol/L)的配方乳或喂养量增加太快[>20ml/(kg·d)],可使新生儿(尤其早产儿)肠黏膜受损,为 NEC 发生的重要因素。此外,口服渗透压较高的药物如茶碱类、碳酸氢钠、钙剂、吲哚美辛、布洛芬、维生素 E 等,可增加食物的渗透压负荷,大量液体由血管渗入肠腔,减少肠黏膜的血流灌注,成为 NEC 发生的易感因素。

　　5. 其他　诱发 NEC 发生的其他相关高危因素还有胎膜早破、绒毛膜羊膜炎、先天性心脏病(大血管转位、左心发育不良、动脉导管未闭等)、妊娠高血压综合征和妊娠糖尿病等。

　　【病理】　NEC 常累及回肠末端及近端升结肠,病变范围轻重差异大,轻者仅数厘米,重者可累及全胃肠道,但十二指肠较少受累。主要病理变化是肠腔充气,黏膜及黏膜下层呈斑片状或大片糜烂、坏死,肠壁不同程度积气、出血及坏死。严重时整个肠壁全层坏死和穿孔。

　　【临床表现】　发病日龄与胎龄密切相关:足月儿为生后 3~4 天,而胎龄 28~36 周早产儿多在生后 2 周内,胎龄小于 28 周的早产儿则为生后 3~4 周。本病多见于早产儿,临床表现轻重不一,既可为全身非特异性表现,如反应差、体温不升、呼吸暂停、心动过缓、拒乳、嗜睡及皮肤灰暗等;也可出现典型胃肠道症状,即腹胀、呕吐、腹泻或便血三联症。体格检查可见腹壁发红、明显

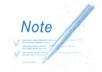
Note

肠型、腹部压痛、肠鸣音减弱或消失。严重者并发败血症、肠穿孔和腹膜炎等，最终发展为呼吸衰竭、休克、DIC 而死亡。

【辅助检查】

1. **腹部 X 线检查**　对诊断本病有重要意义。主要表现为肠管扩张(麻痹性肠梗阻)、肠壁间隔增宽、肠壁积气、门静脉充气征，重者肠襻固定(肠坏死)、腹腔积液(腹膜炎)和气腹(肠穿孔)。其中肠壁积气和门静脉充气征为本病的特征性表现，具有确诊意义。

2. **其他**　外周血象、CRP、PCT、血气分析及凝血功能监测对判断病情尤为重要。外周血白细胞明显升高或降低，中性粒细胞及血小板减少，$I:T \geq 0.2$ 表明病情严重；如同时伴有难以纠正的代谢性酸中毒和严重的电解质紊乱、休克和 DIC 等，则可能存在败血症和肠坏死，此时即使缺乏肠穿孔 X 表现，也提示有外科手术指征。此外，大便潜血试验及大便培养也不容忽视，血培养培养阳性率不高。

【诊断】　同时具备以下 3 项者，可作出 NEC 的临床诊断：①全身感染中毒表现：体温不升、面色苍白、呼吸不规则及心动过缓等；②胃肠道表现：胃潴留、呕吐、肉眼血便、腹胀及肠鸣音消失；③腹部 X 线片表现：肠梗阻和肠壁积气。

【鉴别诊断】

1. **肠壁积气征**　新生儿其他胃肠道疾病较少肠壁积气征，但营养不良儿并发腹泻病时，可出现肠壁积气征；此外，心导管或胃肠道术后、先天性巨结肠、中性粒细胞减少症、肠系膜静脉血栓、先天性恶性肿瘤患儿也可出现肠壁积气征。

2. **气腹征**　NEC 是造成早产儿气腹征最常见原因，但需与因机械通气等原因导致的气胸或纵隔积气向腹腔漏气相鉴别；腹腔穿刺或上消化道造影有助于两者的鉴别。此外，地塞米松、吲哚美辛应用可引起特发性肠穿孔，多见于早产儿，穿孔部位局限，无类似 NEC 的严重临床表现。

3. **肠梗阻征**　若患儿频繁呕吐，应注意排除各种消化道畸形所致的肠梗阻，如肠扭转常发生于足月儿，剧烈呕吐胆汁，多于生后晚期出现，患儿常伴有其他畸形，X 线检查可发现近端十二指肠梗阻征象，中段肠扭转很少有肠壁积气征，上消化道造影及腹部 B 超有助于肠扭转的诊断。

【治疗】　治疗原则是使受损肠道休息，防止进一步损伤，纠正水、电解质和酸碱平衡紊乱、凝血功能障碍、减轻 SIRS 和治疗 MOSF，必要时外科治疗。

1. **禁食和胃肠减压**　疑似 NEC 患儿一般禁食 3 天，确诊病例 7~10 天，重症 14 天或更长，待其临床表现好转，腹胀消失，大便潜血转阴后可逐渐恢复喂养，一般从水开始，再试喂糖水、稀释奶，以后根据病情逐步增加稀释奶浓度。禁食期间进行胃肠减压。

2. **抗感染治疗**　依据细菌培养及药敏试验结果选择敏感抗生素。若细菌不明时可用氨苄西林、哌拉西林或第 3 代头孢菌素类；如为厌氧菌首选甲硝唑。疗程一般 7~10 天，重症 14 天或更长。

3. **对症支持疗法**　禁食期间应予以肠道外(静脉)营养，维持水、电解质平衡及能量需求，注意补充必需氨基酸、必需脂肪酸和维生素，液体量按 120~150ml/kg，热量从 209kJ/kg(50kcal/kg) 开始，逐渐增加至 418~503kJ/kg(100~120kcal/kg)。密切监护心、肺、肾等器官的功能状态，出现休克时给予扩充血容量和应用血管活性药物等治疗；凝血机制障碍时，应输新鲜全血、冰冻血浆或血小板；低氧血症或呼吸衰竭时，及时实施机械通气。

4. **外科治疗**　外科手术治疗在所有 NEC 中不足 25%，平均死亡率 30%~40%，重症病例更高。随着机械通气、麻醉以及 TPN 技术进步，患儿生存率持续改进。

(1) 手术适应证和禁忌证：外科干预的主要原则是切除坏死肠管并尽量保留肠管长度。目前认为，气腹是绝对手术指征。相对手术指征有腹腔穿刺阳性、可触及的腹部包块、腹壁红斑、

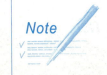

门静脉积气、立位腹平片见固定肠袢以及经积极内科治疗后病情仍持续恶化。腹腔穿刺阳性是指穿刺液为棕色或黄色、>0.5ml，革兰染色可见细菌。病情持续恶化包括腹部体征加重、出现腹膜炎征象、难以纠正的酸中毒、持续的血小板减少、持续进展的白细胞升高或减少和血流动力学不稳定。

（2）术前准备：手术前应积极纠正患儿一般情况，包括积极呼吸支持、抗休克、广谱抗生素、纠正贫血和凝血障碍。手术前应保证尿量至少 1ml /（kg·h）。为尽量减少热量丢失，需调整手术室内温度，患儿应置于暖气垫上，静脉液体也可适当浴热。另外，适当湿化并加热麻醉气体可进一步减少热量丢失。

在不增加并发症的条件下可在 NICU 床旁进行手术，方式分为腹腔引流和开腹手术。腹腔引流适用于病情持续恶化且体重 <1000g 患儿，可在床旁局麻下放置引流管，待全身状况稳定后，再开腹手术。有些病例单纯腹腔引流可以生存。如腹腔冲洗并引流后 8~24 小时患儿病情无改善，则需开腹手术。

（3）术式选择：

1）局限坏死：坏死肠管切除 + 肠造瘘是目前标准的手术方式。如为单一短段肠管坏死或孤立穿孔，仅需局部切除。部分孤立病变患儿经慎重考虑后可行Ⅰ期肠吻合。施行Ⅰ期肠切除吻合必须满足下列条件：①孤立局限病变且境界清楚，一般位于近端肠管；②拟保留肠管外观无损伤；③患儿全身生理状况稳定，无快速进展败血症或凝血障碍征象。近年发现，Ⅰ期肠切除吻合术后生存率高于肠造瘘，肠切除肠吻合逐渐被越来越多的人接受。

2）多灶性坏死：如肠管有多节段坏死，但活力肠管多于 50% 长度，最常用的手术方式为高位空肠造瘘、切除坏死肠管后将远端肠管吻合，避免多个造瘘。有人推荐"钳夹 - 放回"（clip-and-drop-back）技术，可避免多个造瘘与高位空肠造瘘相关并发症，最大限度保留肠管长度，方法是术中切除明显坏死肠管，断端暂用钛夹或 Stapler 封闭，48~72 小时后二次手术，移除钛夹或 Stapler，所有节段肠管吻合而无造瘘。

3）全肠累及：全肠累及者（活力肠管长度 <25%）见于 19% 的病例，治疗存在诸多难题和争议。推荐切除所有坏死肠管及近端造瘘，或多处造瘘，或近端造瘘而不切除肠管，再二次手术。不切除肠管的高位空肠造瘘实现了肠内容物转流，可减轻远端肠管压力、降低代谢负担，减少细菌数量及其代谢产物，可能有助于损伤肠管修复。

（4）关闭造瘘：关闭造瘘恢复肠道连续性的理想体重、年龄及时机尚在探索。主要决定因素包括术后时间、体重增加程度、造瘘口排出情况、是否需要 TPN 及其对全身代谢的影响。术后 4 周内任何时间均可安全关闭肠造瘘。造瘘关闭前远端肠管应逆行或顺行造影检查，以明确有无狭窄。有狭窄者，关闭造瘘时手术切除。

（5）并发症：新生儿肠造瘘可挽救生命，但也是主要死亡原因之一。新生儿肠造瘘相关并发症发生率高达 34%~68%，包括伤口感染、伤口裂开、造瘘口狭窄、切口疝、造瘘旁疝、肠管脱垂或套叠和小肠梗阻。远期常见并发症包括肠狭窄（9%~36%）、小肠吸收不良和短肠综合征。结肠狭窄最常见（80%），其次为回肠末段狭窄（15%）。短肠综合征是最严重的远期并发症，在存活者的发生率约为 23%。肠管长度 >15cm 并保留回盲瓣，或无回盲瓣但肠管长度 >30cm，最终有可能恢复全肠内营养。胆汁淤积性肝病主要由长期 TPN 所致，最有效的治疗是早期、少量肠内喂养，可赋予肠黏膜营养和刺激胆汁流而有助于肠道适应。室上性心动过速和过敏性小肠结肠炎与 NEC 复发有关。吻合口溃疡可在术后多年出现，原因不清。近 50% 的 NEC 存活儿发生神经发育相关并发症，特别是精神运动发育迟缓。

【预后】　近 10 年来 NEC 患儿生存率逐步提高，以体重 <1000g 和 <28 周胎龄的 NEC 患儿最为显著。主要得益于早期诊断和早产儿更有效的支持治疗，如通气策略、肺表面活性物质治疗、TPN 等进步。死亡率高低主要取决于出生体重、伴发病、疾病进展的凶险程度。全肠累及患儿死

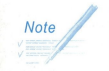

亡率 42%~100%,几乎所有存活者均出现短肠综合征。体重低于 1000g 的患儿死亡率近 100%。

【小结】

　　NEC 为新生儿常见急腹症,母乳喂养者发病率低于奶粉喂养者。一线治疗为内科保守治疗,包括严格禁饮食和胃肠减压、静脉液体支持和抗生素治疗。需外科手术治疗的患儿预后较差。手术原则为切除坏死肠管并尽量保留肠管长度。手术方式有多种,包括肠切除吻合、肠造瘘、"钳夹 - 放回"技术和腹腔引流术。常见并发症有小肠吸收不良、胆汁淤积性肝病、吻合口狭窄、造瘘口并发症、TPN 依赖、短肠综合征和神经发育迟缓。有效的预防策略尚待进一步研究。

【思考题】

　　1. NEC 手术指征是什么?

　　2. NEC 患儿床旁腹腔穿刺的指征是什么?

　　3. NEC 患儿术后近远期常见并发症是什么?

（肖昕　高亚）

第九节　新生儿硬肿症

　　新生儿硬肿症(sclerema neonatorum),是由于环境温度过低、早产、疾病等因素所致,临床主要表现为低体温和皮肤硬肿,重症者可以发生多器官功能损害。

【病因和病理生理】

　　1. 寒冷和保温不足　是新生儿尤其是早产儿发生低体温和皮肤硬肿的主要原因,故又称寒冷损伤综合征(neonatal cold injury syndrome)。病因包括:①体温调节中枢不成熟。环境温度低时,其增加产热和减少散热的调节功能差,使体温降低。②体表面积相对较大,皮下脂肪少,皮肤薄,皮下血管丰富,易于失热,导致低体温。③新生儿糖原等能量储备少,产热不足,对失热的耐受能力差,寒冷时即使有少量热量丢失,体温便可降低。④新生儿缺乏寒战反应,寒冷时主要靠棕色脂肪(brown fat,分布在颈、肩胛间、腋下、中心动脉周围)代偿产热,但其代偿能力有限;早产儿由于其储存更少(胎龄越小储存越少),代偿产热能力更差;因此,寒冷时易出现低体温。⑤皮下脂肪(白色脂肪)中饱和脂肪酸含量高(为成人 3 倍),由于其熔点高,低体温时易于凝固,出现皮肤硬肿。

　　2. 某些疾病　如严重感染、缺氧、心力衰竭和休克等使能源物质消耗增加、热量摄入不足,加之缺氧又使能源物质的氧化产能发生障碍,故产热能力不足,即使在正常环境温度条件下,也可出现低体温和皮肤硬肿。严重的颅脑疾病也可抑制尚未成熟的体温调节中枢,使其调节功能进一步降低,散热大于产热,出现低体温,甚至皮肤硬肿。

　　3. 多器官损害　低体温及皮肤硬肿可使局部血液循环瘀滞,引起缺氧和代谢性酸中毒,导致皮肤毛细血管壁通透性增加,出现水肿。如低体温持续存在和(或)硬肿面积扩大,缺氧和代谢性酸中毒进一步加重,可引起多器官功能损害。

【临床表现】　主要发生在寒冷季节、缺氧或严重感染时。多于生后 1 周内发病,早产儿多见。低体温和皮肤硬肿是本病的主要表现,严重者可并发多器官功能损害。

　　1. 一般表现　反应低下,吮乳差或拒乳,哭声低弱或不哭,活动减少,也可出现呼吸暂停等。

　　2. 低体温　新生儿低体温指体温 <35℃,轻症为 30~35℃;重症 <30℃,可出现四肢甚至全

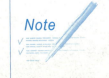
Note

身冰冷。

3. 硬肿　包括皮脂硬化和水肿两种病变。皮脂硬化处皮肤变硬,皮肤紧贴皮下组织,不能移动,按之似橡皮样感,呈暗红色,伴水肿者有指压凹陷。硬肿常呈对称性,其发生顺序依次为:下肢→臀部→面颊→上肢→全身。硬肿面积可按头颈部 20%、双上肢 18%、前胸及腹部 14%、背部及腰骶部 14%、臀部 8% 及双下肢 26% 计算。严重硬肿可妨碍关节活动,胸部受累可致呼吸困难。

4. 多器官功能损害　重度硬肿症常并发循环障碍、DIC、肺出血、急性肾衰竭等多器官损害及酸碱电解质失衡。

【辅助检查】　根据病情需要,检测血常规、动脉血气和血电解质、血糖、尿素氮、肌酐、DIC 筛查试验。必要时做心电图及 X 线胸片等。

【诊断】　有低体温、皮肤硬肿,即可诊断。尤其易发生在寒冷季节,环境温度低和保温不足,或患有严重感染性疾病等的早产儿。临床依据体温及皮肤硬肿范围分为:轻度:体温≥35℃、皮肤硬肿范围 <20%;中度:体温 <35℃、皮肤硬肿范围 20%~50%;重度:体温 <30℃、皮肤硬肿范围 >50%,伴有器官功能障碍。

【鉴别诊断】　应与新生儿水肿和新生儿皮下坏疽相鉴别。

1. 新生儿水肿　①局限性水肿:常发生于女婴会阴部,数天内可自愈;②早产儿水肿:下肢常见凹陷性水肿,有时延及手背、眼睑或头皮,大多数可自行消退;③严重新生儿溶血病或先天性肾病:水肿较严重,并有其各自的临床特点。

2. 新生儿皮下坏疽　常由金黄色葡萄球菌感染所致。多见于寒冷季节。常发生于身体受压部位(枕、背、臀部等)或受损(如产钳)部位。表现为局部皮肤变硬、略肿、发红、边界不清楚并迅速蔓延,病变中央初期较硬以后软化,先呈暗红色以后变为黑色,重者可有出血和溃疡形成,亦可融合成大片坏疽。

【治疗】

1. 复温(rewarming)　目的是在体内产热不足的情况下,通过提高环境温度,减少失热,以恢复和保持正常体温。新生儿腋窝部皮下含有较多棕色脂肪,寒冷时氧化产热,使局部温度升高,此时腋温高于或等于肛温(核心温度是人体胸腹腔的温度,也即是身体内部温度,往往以肛温为准)。正常状态下,棕色脂肪不产热,腋温 - 肛温差(T_{A-R})<0℃;重症新生儿硬肿症,因棕色脂肪耗尽,故 T_{A-R} 也 <0℃;硬肿初期,棕色脂肪代偿产热增加,则 T_{A-R}≥0℃。因此,T_{A-R} 可作为判断棕色脂肪产热状态的指标。

(1) 若肛温 >30℃,T_{A-R}≥0,提示体温虽低,但棕色脂肪产热较好,此时可通过减少散热使体温回升。将患儿置于已预热至中性温度的暖箱中,一般在 6~12 小时内可恢复正常体温。

(2) 当肛温 <30℃时,多数患儿 T_{A-R}<0,提示体温很低,棕色脂肪被耗尽,虽少数患儿 T_{A-R}≥0,但体温过低,靠棕色脂肪自身产热难以恢复正常体温,且易造成多器官损害,所以只要肛温 <30℃,一般均应将患儿置于箱温比肛温高 1~2℃的暖箱中进行外加温。每小时提高箱温 0.5~1℃(箱温不超过 34℃),在 12~24 小时内恢复正常体温。然后根据患儿体温调整暖箱温度。在肛温 >30℃,T_{A-R}<0 时,提示棕色脂肪产热不足或不能产热,故此时也应采用外加温使体温回升。

若无暖箱,也可采用温水浴、热水袋、电热毯或将患儿抱在怀中等加热方法。

2. 热量和液体补充　供给充足的热量有助于复温和维持正常体温。热量供给从每天 50kcal/kg 开始,逐渐增加至每天 100~120kcal/kg。喂养困难者可给予部分或完全静脉营养。液体量按 1ml/kcal 计算,有明显心、肾功能损害者,应严格控制输液速度及液体入量。

3. 控制感染　可根据血培养和药敏结果选用抗生素。

4. 纠正器官功能紊乱　对肺出血、循环障碍、弥散性血管内凝血和肾衰竭等,应给以相应治疗。

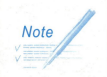

【预防】 需做好如下工作:①做好围生期保健工作,宣传预防新生儿硬肿症的知识。②注意保暖,产房温度不宜低于24℃,生后应立即擦干皮肤,用预热的被毯包裹。③尽早开始喂养,保证充足的热量供应。④避免早产、产伤和窒息并及时治疗各种疾病。小早产儿生后应一直在暖箱中保温,箱温为中性温度,待体重 >1800g 或室温下体温稳定时,可放置于婴儿床中。在转院过程中应注意保暖。

【小结】

1. 新生儿硬肿症(sclerema neonatorum)又称寒冷损伤综合征(neonatal cold injury syndrome),是由于环境温度过低、早产、疾病等因素所致,临床主要表现为低体温和皮肤硬肿,重症者可以发生多器官功能损害。

2. 新生儿硬肿症患儿应逐步复温,提供充足的热量、液量,同时控制感染、纠正器官功能紊乱。

【思考题】

1. 新生儿硬肿症的临床表现有哪些?
2. 新生儿硬肿症的临床分度。
3. 如何进行新生儿硬肿症的复温治疗。

(母得志)

第十节 新生儿代谢性疾病

一、新生儿低血糖症和高血糖症

胎儿时期,为了满足胎儿生长发育和维持代谢需要,能量消耗相对较大,胎儿通过胎盘不断地接受来自母体的多种能量物质如葡萄糖、乳糖、游离脂肪酸、酮体和氨基酸等。在妊娠末期,更需要通过不断累积棕色脂肪(brown adipose tissue)等以增加能量贮备。在母亲营养状态正常的情况下,胎儿一般不以脂肪酸或酮体作为能量的来源,而利用乳酸的葡萄糖异生作用明显活跃。

胎儿接近足月时的能量贮备迅速完善,是生后数小时内新生儿主要能量来源。胎儿能量贮备可因早产及胎儿生长受限而受到不同程度的影响,胎儿宫内窘迫或围产期急性缺氧也可减少糖原贮备。婴儿出生时因环境变化、呼吸做功和肌肉活动,能量消耗明显增加,加之脑组织需要连续的葡萄糖供应,需要动用能量贮存以维持正常血糖水平。新生儿出生后最初能量代谢反应是糖酵解,出生 24 小时内肝糖原水平明显降低。由于新生儿用于基础代谢的葡萄糖量要比成人大得多,故必须以糖异生作用来补充糖酵解作用。新生儿出生时已开始动员脂肪分解,血浆游离脂肪酸水平明显增加,其代谢增加具有稳定血糖作用。生长激素、胰高血糖素和儿茶酚胺水平增加可促进脂肪动员分解和葡萄糖异生作用。

(一) 新生儿低血糖症

研究表明:正常新生儿出生时血糖水平达到母亲血糖水平的 60%~70% 左右,1~2 小时后血糖水平可下降至 1.9~2.2mmol/L,6 小时血糖又上升至 2.5~3.3mmol/L。由于新生儿个体差异较大,有关低血糖的界限值存在争议,多数学者认为,不论胎龄及出生日龄,全血葡萄糖水平 <2.2mmol/L(40mg/dl)应诊断为新生儿低血糖症(neonatal hypoglycemia),而低于 2.6mmol/L(45mg/

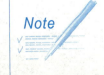

Note

dl)则为临床需要处理的界限值。低血糖多见于早产儿及小于胎龄儿,严重而持久的低血糖可导致低血糖性脑损伤。由于新生儿生后早期母乳喂养,以及对低血糖高危儿生后立即采取加喂糖水或静脉营养等预防措施,已明显降低了新生儿低血糖发生率。

【病因及发病机制】

1. **肝糖原贮存不足或分解增加**　肝糖原的贮存主要在妊娠末期3个月,故早产儿和双胎中体重较轻者肝糖原贮存少,生后代谢所需能量又相对较高,如不及时给予葡萄糖或母(牛)乳,易发生低血糖。小于胎龄儿除肝糖原贮存少外,其参与糖异生作用的酶活力也低。孕母患有妊娠高血压综合征或胎盘功能不全者,其分娩新生儿低血糖发生率更高。围产期窒息、新生儿低氧血症、RDS、严重感染或寒冷损伤综合征时,儿茶酚胺分泌增加,肝糖原分解加速,可导致低血糖发生。

2. **高胰岛素血症(hyperinsulinemia)**　许多因素可导致新生儿高胰岛素血症,继而引起低血糖:①糖尿病母亲高血糖通过胎盘进入胎儿体内,胎儿胰岛β细胞代偿增生,血胰岛素水平高,分娩后母体供给葡萄糖中断,易导致新生儿低血糖发生;②胎儿宫内严重溶血(如Rh溶血病),红细胞内谷胱甘肽释放入血,破坏血液循环中胰岛素,胰岛β细胞代偿增生以维持胰岛素高水平状态,导致生后易出现低血糖;③溶血病患儿实施换血疗法时,因保养液中葡萄糖浓度较高,刺激胰岛素分泌,换血后可出现暂时性低血糖;④突然停止长期高张葡萄糖的静脉补液,处于亢进状态的胰岛素分泌反应延迟,导致低血糖发生;⑤对亮氨酸敏感的新生儿进食富含亮氨酸的蛋白质(牛乳或人乳中)后,亮氨酸及其代谢产物可刺激其胰岛素分泌增加,引起低血糖;⑤胰岛细胞增生症、胰岛细胞腺瘤、Beckwith综合征患儿胰岛素分泌异常增高,易出现低血糖症。

3. **内分泌代谢异常**　某些遗传性代谢病如半乳糖血症、糖原贮积症、先天性果糖不耐受症、中链酰基辅酶A脱氢酶缺乏症、枫糖尿症和支链氨基酸代谢异常等,均可导致糖代谢异常,出现低糖血。内分泌性疾病如先天性肾上腺皮质增生征、胰高糖素缺乏、生长激素缺乏等,也可影响葡萄糖代谢,发生低血糖。

4. **其他**　尚有一些低血糖患儿,找不出其明确原因,称之为"特发性低血糖"。

【临床表现】　新生儿低血糖常缺乏临床症状;若出现症状,即使患儿血糖水平相似,但临床表现可轻重不一。新生儿低血糖临床表现无特异性,一般出现在生后几小时至1周内(多见于生后24~72小时),糖尿病母亲分娩的新生儿生后几小时即可出现症状,表现为反应差、震颤、阵发性青紫、呼吸暂停或增快、哭声减弱或音调变高、肌张力低下、异常眼球转动及嗜睡,严重者出现惊厥;也可出现多汗、面色苍白、体温不升、心动过速和哭闹等。上述症状若经静脉注射葡萄糖后消失,血糖恢复正常,则称之为"症状性低血糖症"。

严重和持续性低血糖可引起脑损伤,但引起脑损伤的血糖界值目前尚无定论。损伤部位常以顶、枕部为主,部分患儿将留有永久性的神经功能损害。

【辅助检查】

1. **血糖测定**　高危儿生后应常规监测血糖。纸片法简单、快速、无创,可用于高危儿筛查及监测,确诊须用化学法如葡萄糖氧化酶法。采血后应立即测定,以免因在室温中放置过久使血糖下降。由于新生儿红细胞数相对较多,且还原型谷胱甘肽含量高,红细胞酵解增加,以至于全血检测的血糖值低于血清值10%以上。

2. **其他**　持续性低血糖者,在查找病因的同时作相应检查,如血胰岛素、胰高血糖素、皮质醇等。高胰岛素血症时,应做胰腺B超和CT检查;疑有遗传性代谢病时,应进行血尿氨基酸、有机酸或酯酰胆碱分析,必要时行活体组织检查(如糖原贮积症和希特林综合征等);疑似低血糖性脑损伤时,头部MRI(尤其DWI)有助于早期诊断。

【治疗】　由于不能确定引起脑损伤的血糖阈值,故对低血糖患儿不论有无临床表现,均应及时治疗。

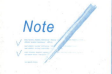

1. **无症状性低血糖症**　能进食者,可先喂哺葡萄糖水,然后再喂乳汁,并密切监测血糖;不能纠正者,应先按 6~8mg/(kg·min)速率静脉输注葡萄糖液(早产儿和极低出生体重儿的输液速度应减慢),4~6 小时后根据血糖测定结果调整,稳定 24 小时后逐渐停用。

2. **症状性低血糖症**　可先按 200mg/kg(2ml/kg)的剂量给予 10% 葡萄糖液,以每分钟 1ml的速度静脉输注,完毕后改为 6~8mg/(kg·min)维持,以防低血糖反跳。动态监测患儿血糖水平并调整输糖速度。一般情况下,24 小时可逐渐减慢输糖速度,48~72 小时停止输注葡萄糖。如果低血糖持续存在或输入葡萄糖后仍不能维持正常血糖水平者,则应加用氢化可的松或泼尼松,可诱导糖异生酶活性,用法:氢化可的松 5mg/kg,静脉注射,每 12 小时 1 次;泼尼松 1~2mg/(kg·d),口服,疗程 3~5 天。

3. **持续性低血糖**　葡萄糖输注速率常需提高至 20~30mg/(kg·min),必要时可加用胰高血糖素 0.02mg/kg,静脉间断给药或 10μg/(kg·h),静脉维持给药。合并高胰岛素血症者,可用二氮嗪,每天 10mg/kg,分三次口服。对胰岛细胞增生症患儿,需作胰腺次全切除。对遗传性代谢病患儿,应采取特殊饮食疗法,如半乳糖血症患儿应完全停止乳类食品,代以不含乳糖的饮食;对亮氨酸敏感的婴儿应限制蛋白质饮食;先天性果糖不耐受症小儿应限制食用煎糖(白糖)和甜质水果汁。

(二) 新生儿高血糖症

迄今为止,新生儿高血糖症(neonatal hyperglycemia)尚无统一的诊断标准,国外存在以 7.0、7.8、8.0 或 8.3mmol/L 作为高血糖症的诊断标准,国内多将全血血糖 >7.0mmol/L(125mg/dl),或血浆葡萄糖水平 >8.4mmol/L(150mg/dl)定义为新生儿高血糖症。

【病因及发病机制】

1. **应激性高血糖症**　在窒息、缺氧、感染、创伤或休克等应激状态下,血中儿茶酚胺、皮质醇、胰高血糖素水平明显升高,而新生儿本身胰岛细胞对高血糖反应迟钝,胰岛素对葡萄糖负荷反应低下,或存在相对性胰岛素抵抗等,可使患儿血糖升高。

2. **医源性高血糖症**　新生儿的胰岛 β 细胞功能不完善,胰岛素活性差,对输入葡萄糖反应迟钝,易出现高血糖。胎龄愈小、体重愈低和日龄愈小,对糖的耐受性愈差。对于极低出生体重儿,即使输糖速率 4~6mg/(kg·min),也易发生高血糖。

3. **药物性高血糖症**　氨茶碱可抑制磷酸二酯酶,使 cAMP 升高,促进糖原分解,使血糖升高;麻醉诱导剂和镇静剂可抑制胰岛素的作用,导致血糖升高;导致血糖升高其他药物还有脂肪乳、肾上腺素、糖皮质激素、咖啡因及苯妥英钠等。

4. **新生儿糖尿病**　包括暂时性(假性)糖尿病和永久性(真性)糖尿病。可能与胰岛 β 细胞功能低下有关,1/3 患儿有糖尿病家族史,多发生在小于胎龄儿。

【临床表现】　轻者可无临床症状。血糖增高显著或持续时间长的患儿出现高渗血症和高渗性利尿,表现为脱水、烦渴、多尿、体重下降和惊厥等,严重者可发生颅内出血。可出现尿糖阳性,而尿酮可为阳性或阴性。

暂时性糖尿病少见,一般在生后 6 周内发病,血糖常高达 14mmol/L,可出现消瘦、脱水和尿糖阳性,而尿酮可为阴性或弱阳性,一般持续 3~4 周消失,但部分患儿可复发。永久性糖尿病罕见。

【治疗】

1. 对于医源性高血糖症,应根据患儿的病情暂时停用或减少葡萄糖的输入量,严格控制输糖速度,并监测血糖和尿糖;肠道外营养应从葡萄糖基础量开始,逐步增加。

2. 明显高血糖伴有脱水、酮症酸中毒表现者,在积极治疗原发病基础上,及时补充电解质和碱性溶液,迅速纠正脱水、电解质和酸碱平衡紊乱状态,降低血糖浓度、减少糖尿和尿酮。

3. 高血糖难以控制者,可加用胰岛素,开始按每小时 0.01U/kg,逐渐增至 0.05~0.1U/kg,静脉点滴,血糖正常后可停用。在应用胰岛素期间,应密切监测血糖变化,以防止低血糖的发生。

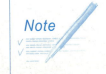
Note

【小结】

　　新生儿低血糖症及高血糖症目前尚无统一的诊断标准,国内将全血葡萄糖水平<2.2mmol/L(40mg/dl)而高于>7.0mmol/L(125mg/dl)分别作为新生儿低血糖症和高血糖症的诊断标准。新生儿低血糖多见于早产儿及小于胎龄儿,发生低血糖时常缺乏临床症状,或临床表现无特异性,严重而持久的低血糖可导致低血糖性脑损伤,故对低血糖患儿不论有无临床表现,均应及时治疗[<2.6mmol/L(45mg/dl)为需要临床处理的界限值]。新生儿高血糖症临床表现轻重不一。对于医源性高血糖,应根据患儿的病情暂时停用或减少葡萄糖的输入量等,必要时纠正脱水、电解质和酸碱平衡紊乱等。高血糖难以控制者,可加用胰岛素治疗。

【思考题】

　　1. 新生儿低血糖症和高血糖症的国内诊断标准如何?

　　2. 如何治疗新生儿低血糖症和高血糖症?

(肖　昕)

二、新生儿低钙血症

　　新生儿血(总)钙<1.8mmol/L或游离钙<0.9mmol/L时称为新生儿低钙血症(neonatal hypocalcemia),是新生儿期惊厥的常见原因之一,主要与暂时性的生理性甲状旁腺功能低下有关。

　　【新生儿钙磷代谢】 胎儿时期,母体钙通过胎盘向胎儿主动转运,且不受母亲有营养状态机胎盘功能的影响。分娩时,脐血总钙和离子钙水平均比母亲高0.25mmol/L左右;出生数小时后,因母亲的钙供应停止,外源性钙供给量缺乏,新生儿(尤其早产儿)的血钙水平可下降,然后逐渐上升,至生后5~10天血钙水平恢复至正常。

　　体内钙、磷代谢受甲状旁腺激素(parathyroid hormone,PTH)、降钙素和1,25-$(OH)_2D_3$的调节。PTH能促进肾小管对钙的吸收和增加磷的排出,促进骨质溶解,加速1,25-$(OH)_2D_3$的合成。由于胎盘对钙的主动传运,胎儿处于高血钙状态,从而抑制了胎儿PTH的释放,故整个胎儿时期和新生儿生后最初几天的PTH水平较低,且靶器官对PTH的反应也低。降钙素的主要作用是降低血钙、磷水平,促进骨质生成。新生儿时期降钙素较高,且可因窒息和胰高血糖素的刺激进一步升高,易发生低钙血症。1,25-$(OH)_2D_3$的主要作用增加钙、磷的肠道吸收和在骨组织中沉积,并促进肾脏对磷的吸收以维持正常的钙、磷水平。

　　PTH、降钙素和1,25-$(OH)_2D_3$对钙、磷代谢进行调节,以保证其动态平衡:当血钙浓度降低时,PTH分泌增加,以增加肾脏对钙吸收和磷的排泄,促进骨质溶解,同时加速1,25-$(OH)D_3$羟化成1,25-$(OH)_2D_3$,后者促进肠道钙的吸收,最终达到血钙上升的目的;反之,到高钙血症时,PTH分泌减少,降钙素分泌增加,血钙下降。当血磷升高时,PTH分泌增加,1,25-$(OH)_2D_3$生成减少,血磷下降;当血磷下降时,又可促使1,25-$(OH)_2D_3$的生成增加,血磷上升。

　　【病因和发病机制】

　　1. **早发性低钙血症** 指出生72小时内发生的低血钙。在胎儿时期,由于母体钙可通过胎盘主动转运,胎儿血钙通常不低,分娩时脐血总钙和游离钙均高于母血水平,而此时新生儿甲状旁腺功能暂时受到抑制,血中甲状旁腺激素水平(PTH)水平低,当出生后母亲钙供停止而新生儿外源性钙供给不足时,骨质中钙不能动员入血,易出现低钙血症。早产儿、小于胎龄儿、妊娠糖尿病及妊娠高血压综合征母亲所生新生儿钙储备低,加之早产儿25-$(OH)D_3$向1,25-$(OH)_2D_3$的转化能力低,更易发生低钙血症。围产期窒息、感染、MAS、RDS等各种缺氧性疾病时,细胞破

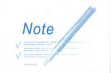
Note

坏导致磷释放入血增加,血磷与血钙结合,也容易导致低钙血症。

2. **晚发性低钙血症**　指出生 72 小时后发生的低血钙,常见于牛乳喂养的足月儿。主要是因为牛乳中磷含量高(牛乳 900~1000mg/L,人乳 150mg/L),钙∶磷比值不适宜(牛乳 1.35∶1,人乳 2.25∶1),影响钙的吸收;同时新生儿肾小球滤过率低,肾小管对磷再吸收能力强,导致血磷过高,血钙沉积于骨,发生低钙血症。

3. **先天性甲状旁腺功能减退所致低钙血症**　包括母甲状旁腺功能亢进、新生儿暂时性或永久性甲状旁腺功能减退等。

(1) 母甲状旁腺功能亢进:多见于母亲甲状旁腺瘤。由于母血 PTH 水平持续增高,孕妇和胎儿均高血钙,胎儿甲状旁腺功能被严重抑制,生后发生顽固而持久的低钙血症,可伴发低镁血症,血磷一般高于 2.6mmol/L(8.0mg/dl),症状顽固而持久,应用钙剂可使抽搐缓解,疗程常需持续数周之久。

(2) 暂时性特发性甲状旁腺功能不全:为良性自限性疾病,母甲状旁腺功能正常,除用钙剂治疗外,还须用适量的维生素 D 治疗数月。

(3) 永久性先天性甲状旁腺功能不全:系由于新生儿甲状旁腺先天缺如或发育不全所致,为 X 连锁隐性遗传。具有持久的甲状旁腺功能减退和高磷酸盐血症,常合并胸腺缺如、免疫缺陷、小颌畸形和主动脉弓异常(DiGeorge 综合征)。

4. **其他**　碳酸氢钠等碱性药物可使血中游离钙变为结合钙,换血时抗凝剂枸橼酸钠可结合血中游离钙,均可使血中游离钙降低。

【**临床表现**】　症状轻重不一,多于生后 5~10 天出现。主要为神经肌肉兴奋性增高表现:烦躁不安、肌肉抽动或震颤、惊跳及惊厥等,严重者可出现手足搐搦和喉痉挛。抽搐发作时常伴有呼吸暂停和发绀,发作间歇期一般情况良好,但肌张力稍高,腱反射增强,踝阵挛可呈阳性。

早产儿生后 3 天内易出现血钙降低,其降低程度与胎龄相关:胎龄越小,降低越明显,但常无明显临床症状和体征,可能与其发育不完善、血浆蛋白低和酸中毒时血清游离钙相对较高等有关。

【**辅助检查**】　血清总钙 <1.75mmol/L(7mg/dl),血清游离钙 <0.9mmol/L(3.5mg/dl),血清磷常 >2.6mmol/L(8mg/dl),碱性磷酸酶多正常。必要时还应检测母血钙、磷和 PTH 水平。心电图 QT 间期延长(早产儿 >0.19 秒,足月儿 >0.2 秒)提示低钙血症。

【**治疗**】

1. **控制惊厥**　静脉给予钙剂对低钙惊厥疗效明显。惊厥发作时应立即静脉推注 10% 葡萄糖酸钙,若惊厥仍不缓解,应加用镇静剂。方法:10% 葡萄糖酸钙每次 2ml/(kg·次),以 5% 葡萄糖液稀释 1 倍后静脉缓慢推注,其速度为 1ml/min。必要时 6~8 小时重复 1 次,每天最大剂量为 60mg/kg(10% 葡萄糖酸钙含元素钙量为 9mg/ml)。因血钙浓度快速上升可抑制窦房结引起心动过缓,甚至心脏停搏,故静脉推注时应保持心率 >80 次 / 分;同时应防止药液外溢至血管外,避免组织坏死。惊厥停止后可改口服葡萄糖酸钙或乳酸钙维持治疗,剂量为元素钙 20~40mg/(kg·d),以维持血钙浓度 2~2.3mmol/L(8~9mg/dl),疗程 1~2 周。

2. **补充镁剂**　使用钙剂后,惊厥仍不能控制者,应检查血镁水平。若血镁 <0.6mmol/L(1.4mg/dl),可肌内注射 25% 硫酸镁[0.4ml/(kg·次)]。

3. **减少肠道磷吸收**　可服用 10% 氢氧化铝 3~6ml/ 次,可结合牛乳中的磷,减少肠道对磷的吸收。

4. **调节饮食**　母乳中钙磷比例适当,利于肠道钙的吸收,故应尽量母乳喂养;人工喂养或混合喂养时,应选择钙磷比例适当的配方乳。

5. **甲状旁腺功能不全者的治疗**　需长期口服钙剂,在给予维生素 D_2 10 000~25 000IU/d 的基础上,加用二氢速变固醇(dihydrotachysterol)0.05~0.1mg/d 或 1,25(OH)$_2$D$_3$ 0.25~0.5μg/d。治疗过程中,定期监测血钙水平并调整维生素 D 剂量。

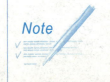

【小结】

新生儿血(总)钙 <1.8mmol/L 或游离钙 <0.9mmol/L 时称为新生儿低钙血症,是新生儿期惊厥的常见原因之一,主要与暂时性的生理性甲状旁腺功能低下有关。症状轻重不一,主要为神经肌肉兴奋性增高表现:烦躁不安、肌肉抽动或震颤、惊跳及惊厥等,严重者可出现手足搐搦和喉痉挛。静脉给予钙剂对低钙惊厥疗效明显。

【思考题】

1. 新生儿低钙血症的病因有哪些?
2. 如何治疗低钙惊厥?

(肖　昕)

第十一节　新生儿脐部及腹壁疾病

一、脐炎

胚胎发育期,脐部为胎儿与母体之间的物质交换通道,同时也在中肠和泌尿系发育中有着重要作用。卵黄管形成时,尿囊也发育成为体蒂的一部分,两者融合形成脐带。新生儿脐炎(omphalitis)临床常见,多因胎膜早破、产程延长、产道感染或脐部处理不当,脐带残端出现细菌性炎症,也可卵黄管或脐尿管疾病继发感染所致。

早期表现为脐部黏液或脓性分泌物,需保持局部清洁干燥,雷凡诺尔湿敷,及时清除分泌物。如慢性炎症导致肉芽肿形成,则需硝酸银烧灼,或局部应用多西环素粉剂治疗,多可治愈。急性期如不及时治疗,炎症可以脐部为中心迅速扩散,形成蜂窝织炎、脐部脓肿、坏死性筋膜炎、脐源性腹膜炎、门静脉炎、肝脓肿等,甚至发展为脓毒血症。有蜂窝织炎时应尽早选用广谱抗生素治疗。脓肿形成则需切开引流,并行脓液细菌培养及药物敏感试验。根据不同发展阶段及临床表现,同时给予全身治疗和对症治疗。如脐炎为卵黄管或脐尿管疾病继发,炎症控制后需采取相应的外科治疗。

脐炎绝大多数可治愈,且多无远期并发症。但如治疗不及时,可能出现坏死性筋膜炎,后者死亡率可高达80%。脐炎和坏死性筋膜炎还可导致门静脉血栓形成、门静脉高压、肝脓肿及脓毒血症。

附:需与脐炎鉴别的其他脐部疾病

卵黄管或脐尿管发育异常临床常见,病理类型较多,有时与脐炎不易鉴别。胚胎发育早期,原肠与卵黄管是相通的,以后该通道逐渐缩小,称为卵黄管或脐肠管,连通着中肠和卵黄囊。胚胎发育至5~7周后卵黄管逐渐萎缩、闭塞、纤维化,形成纤维索带,连接脐部与中肠,但随后很快退化而完全消失。出现发育异常时,卵黄管可全部或部分残留,形成各种类型的卵黄管异常。

在胚胎发育3周,卵黄囊出现憩室时,尿囊也逐渐进入体蒂。随着末段后肠与尿生殖窦分离,发育中的膀胱与尿囊之间仍有脐尿管相通。后来脐尿管退化、闭锁形成脐正中襞。如脐尿管退化闭锁不全,可出现各种类型的脐尿管异常。

【病理分类】

1. 脐部肉芽肿　脐带脱落后,局部炎性反应形成炎性肉芽肿过度增生。

2. 卵黄管发育异常 (图6-22)

(1) 脐部息肉:脐部卵黄管黏膜残留,病理多为回肠黏膜。

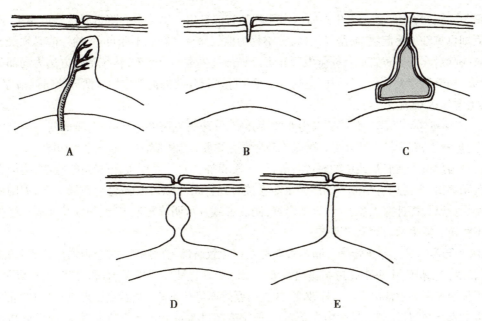

图 6-22　卵黄管发育异常

A. 麦克尔憩室；B. 脐窦；C. 脐肠瘘；D. 卵黄管囊肿；E. 脐肠索带

(2) 脐窦：卵黄管脐端残留为较短盲管，与肠管不相通。

(3) 脐肠瘘：卵黄管全程均未闭合，脐部与中肠相通。

(4) 卵黄管囊肿：卵黄管的肠端和脐端均闭合，中间部分未闭，原管腔仍存在，黏膜持续分泌聚集而形成囊肿。

(5) 麦克尔憩室：卵黄管的肠端未闭合，在末段回肠壁残留憩室。

(6) 脐肠索带：卵黄管闭塞、纤维化后未完全退化而形成的残留。索带可位于脐部与末段回肠或麦克尔憩室或肠系膜根部或肝门之间。

3. 脐尿管发育异常 (图 6-23)

(1) 脐尿管瘘：脐尿管完全残留，脐部与膀胱相通。

(2) 脐尿窦：脐尿管脐端残留较短盲管，而膀胱端已闭合。

(3) 脐尿管囊肿：脐尿管两端闭合，中间残存管腔，黏膜分泌物不能排出聚集形成囊肿。

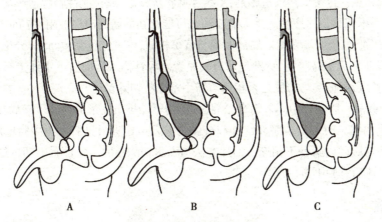

图 6-23　脐尿管发育异常

A. 脐尿管瘘；B. 脐尿管囊肿；C. 脐尿窦

【临床表现及处理】

1. 脐部肉芽肿　脐部最常见肿物，为炎性肉芽肿过度增生所致，原因不清。国内过去称之为"脐茸",含国际上目前分类中的脐部肉芽肿和脐部息肉。患儿多有脐带脱落延迟病史,脐带脱落后即可见红色突起物,质脆易出血,分泌物为淡红血性。本病不能自愈,治疗前必须经影像学检查排除潜在的卵黄管或脐尿管发育异常。局部抗生素治疗无效,传统治疗方法为局部硝酸银烧灼。局部治疗无效者,可结扎、电灼或手术切除。近年我们局部应用多西环素粉剂治疗400余例,治愈率达95%。

2. 脐部息肉和脐窦　脐部息肉为卵黄管异常,临床可见脐部突起肿物,表面残留肠黏膜呈红色,边界清楚,有少量黏液分泌。需电灼破坏残存黏膜,或根部结扎,也可手术切除。

脐窦为卵黄管在脐端残留的短段盲管,位于腹膜外。如外径较大,可见盲管管腔,边缘有红色黏膜稍突出,窦道内有黏液。临床多不能直接看到管腔,仅见小圆形红色黏膜突起,周围皮肤可有糜烂。以细探针探入窦道,注入造影剂,侧位X线片可明确窦道走行、长度及证实与膀胱或肠管不相通。需手术切除全部窦道。

3. 脐肠瘘　又称卵黄管瘘。卵黄管全部残留导致脐部与回肠相通,全程均被覆回肠黏膜。脐部可见红色黏膜,中央小孔持续排出黏液、气体、胆汁样液体或粪便,有粪臭味。脐部周围皮肤由于长期粪便刺激常出现湿疹样改变,或皮肤糜烂而经久不愈。瘘管周围可见红色黏膜凸起,直径数毫米至数厘米不等,长度多大于3cm,但罕有超过5cm者。瘘管较大者,在腹压增高时可出现瘘管和回肠不同程度的脱垂,但一般不会导致肠梗阻或脱出物血运障碍,极少数可出现机械性或绞窄性肠梗阻。经瘘口插入导管,注入造影剂后行腹部正侧位平片检查,如见造影剂进入肠道,则可证实诊断。该病需手术治疗,取脐部梭形切口,自外口游离并完整切除瘘管。切除脐部、瘘管及部分小肠,行肠吻合及脐重建整形术。

4. 卵黄管囊肿　又称肠囊肿。该病少见,卵黄管两端已闭合,中间管腔残留而所分泌黏液不能排出形成囊肿,两端则有纤维索带分别与脐部和回肠相连。临床表现为脐下囊性包块,界限清楚,可活动,但一般多无自觉症状。偶有囊肿感染者,此时脐部可见分泌物及红肿。少数病例可发生囊肿与肠管粘连并压迫梗阻,手术中可明确诊断,应将囊肿和两端索带一并切除。

5. 脐肠索带　索带连于脐部与末段回肠之间。由闭塞卵黄管或脐动脉/静脉未完全退化而形成纤维组织构成。一般无症状,肠管可绕索带发生旋转,致肠管被压迫出现梗阻,患者多因肠梗阻症状而就诊。手术原则为切除索带,解除梗阻。无意发现的脐肠索带也应手术切除。

6. 脐尿管瘘　脐尿管全程残留,脐部与膀胱相通,脐部清亮液体渗出且较多为本病特征。膀胱出口有梗阻时可有大量尿液自脐部排出。自瘘口注入亚甲基蓝,可见自尿道排出。或膀胱内注入,见脐部蓝染。自瘘口注入造影剂,X线片见膀胱显影,或排泄性膀胱造影均可明确诊断。明确诊断为需手术完整切除瘘管。手术前应注意可能存在的膀胱出口梗阻,应同时解除梗阻。

7. 脐尿窦　脐尿管脐端残留。局部表现与脐窦相似,可见红色黏膜凸起,分泌物为清亮、血性或脓性,两者在临床不易鉴别,特别是窦道较短者。探针插入后向脐下中线走行,窦道造影可明确其走行和长度,并证实与膀胱是否相通。需手术完整切除窦道。

8. 脐尿管囊肿　脐尿管中间未闭合,黏膜分泌物不能排出而形成囊肿。该病在脐带脱落后多无分泌物,囊内感染时可出现脐部红肿和分泌物。超声检查可见脐下正中腹壁肿块,在脐正中襞走行区,而与腹腔内肠管不相连。治疗方法为手术切除囊肿。急性感染期可经脐部切开引流,部分患儿引流后囊肿不再出现。

二、脐疝

脐疝(umbilical hernia)是一种常见的先天发育缺陷,由于脐环未完全关闭引起,通常脐环周围有坚固的筋膜,中央为与外突皮肤相连的腹膜疝囊。脐疝发生率较高,早产儿的发生率为85%,足月儿中发生率也达20%,90%的脐疝在2~5岁可以完全闭合,男女发生率基本相同。

【病因】　胚胎发育过程中羊膜包绕胚胎并覆盖发育中的脐带组织,包括尿囊、脐血管、卵黄

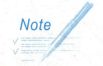

管和原始间充质组织,胚胎第6~10周,肠管快速生长,中肠在体腔外迅速发育,随着体腔的扩大,肠管逐渐返回体腔内旋转并固定,脐环的肌纤维逐渐收缩,脐带中的管道变为纤维索,在出生后与脐带脱落后的瘢痕性皮肤愈合,脐环关闭。支持脐部基底部的为腹横肌的筋膜组织(Richet筋膜),如该筋膜组织缺损或薄弱则可形成脐疝。腹腔压力增高是脐疝发生的原因,如咳嗽、腹泻、哭闹、便秘等,均可以使腹腔内容物经脐环外突。1岁以下婴儿,脐疝直径大多数在1~2cm,年长儿直径可达3~4cm。

【临床表现】　脐部局限性可复性包块为脐疝的典型临床表现,患儿安静或休息时可消失,哭闹、咳嗽、剧烈活动等使腹腔内压力增高,包块再次出现。手指按压包块可还纳如腹腔内,如疝内容物为肠管,还纳时可闻及气过水声,将内容物还纳后可触及脐环边缘,按压该环状开口患儿哭闹包块不复出现并可及冲击感。

脐疝在早产儿中发生率高,在Down综合征、18-三体、13-三体、黏多糖增多症、先天性甲状腺功能减退中较常见,也是Beckwith-Wiedemann综合征的表现之一。

【诊断】　一般通过查体即可确诊,如不能明确诊断,可行B超鉴别,超声可见疝内容物为肠管或大网膜。需与以下疾病鉴别:

1. **腹白线疝**　又名脐上疝,多为腹白线发育缺陷或有孔隙所致,由于镰状韧带和腹壁脂肪的关系,腹白线疝一般没有疝内容物,临床表现主要为上腹部疼痛、恶心、呕吐等症状,查体时Litten征阳性。

2. **脐带疝**　脐带疝存在腹膜及筋膜的开放性缺损,因此,疝内容物只外被羊膜。脐带疝实际是小型脐膨出。

【治疗】　绝大多数脐疝可以自愈无需手术治疗,随着肌纤维的逐渐收缩,脐环可逐渐关闭,一般在2岁前关闭,部分患儿可在5岁前关闭,脐环直径在1cm以下者可观察随诊,2cm以上且逐渐增大的脐疝如在2岁仍未见缩小可考虑手术修补。脐疝较少发生嵌顿,嵌顿发生后可通过挤压嵌顿肠管行手法复位,如复位成功可在复位后第2天行手术治疗,如不能复位,则应立即行急诊手术。

手术治疗脐疝可采用打开腹膜逐层关腹的方式,一般绕脐疝上方或下方做弧形切口,环绕疝囊颈部分离皮下组织及两侧筋膜上的脂肪组织,显露疝囊,切开疝囊腔并切除疝囊,缝合腹膜,横向间断缝合筋膜缘,皮肤可采用可吸收线皮内缝合以保持脐部外观。

并发症一般很少发生,常见的包括感染、复发、伤口脓肿、伤口瘘及出血,偶尔可发生内脏损伤。多数可自愈,手术效果良好,需注意保持脐部的正常外观。

三、脐膨出

脐膨出(omphalocele或exomphalos)是由于腹壁发育不全导致部分腹腔内脏器通过脐带基部的脐环缺损突入体外的先天畸形,表面覆盖囊膜,膨出物包括中肠、肝脏和其他腹部器官,如脾脏和生殖腺等。脐膨出发病率为1/5000(活产儿),多为未成熟儿,男孩多于女孩。

【病因】　胚胎发育过程中扁平细胞盘发育为4个褶,分别为头褶、尾褶以及两个侧腹褶,头褶发育为心脏,头褶中的原始横膈组织向后延伸发育为膈肌,将体腔分为胸腔和腹腔。两侧褶向中间汇合形成胸腹膜管。在胚胎发育的第6~10周,由于腹腔内容积尚小,不能容纳所有肠管,中肠在脐带内形成暂时脐疝,第10周后腹腔内容积迅速增大,中肠退回腹腔内。上述过程缺陷导致体腔关闭停顿将引起内脏突出体腔外发生脐膨出。依据不同腹褶的发育缺陷,脐膨出可分为以下三种类型:

1. **脐上型**　为头褶缺损引起,常发生罕见的Cantrell五联症,即胸骨裂胸骨下段缺损、膈肌前部半月形缺损、心包壁层缺如与腹腔交通、脐上腹壁缺损脐疝、心脏畸形。

2. **脐型**　为两侧褶发育不全引起,依据缺损大小将分为巨大脐膨出和小的脐膨出。巨大型脐膨出（脐环缺损直径≥5cm），占10%，常有肝脏等内脏器官膨出体外；小脐膨出，腹壁缺损较小（<5cm），仅有部分小肠疝入脐带基部，可伴有卵黄管残留、梅克尔憩室、肠旋转不良等合并畸形。

3. **脐下型**　尾褶发生缺损，发生脐下缺损，常合并膀胱外翻和肛门闭锁。

膨出内脏被羊膜及相当于壁腹膜的内膜共同形成的囊膜包裹，囊膜白色、透明、无血管结构，两层膜之间含有胚胎性胶样组织。脐带附着于囊膜的中部或下半部，脐血管穿过囊膜进入腹腔，腹壁皮肤终止于脐膨出基部的边缘，呈堤样隆起（图6-24）。

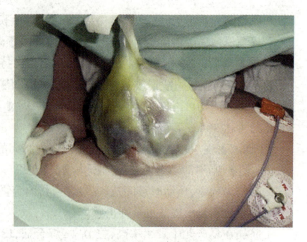

图6-24　脐膨出
患儿肠管有囊膜覆盖

【临床表现】　脐膨出是腹壁中心缺损，表面被覆一半透明膜，脐带由上方伸出。随着时间的推移，囊膜逐渐混浊，变成黄白色脆弱组织，腹壁肌肉正常，但由于腹直肌嵌入肋缘，因此，使减张手术困难。囊内常包括中肠、肝脏、脾脏、生殖腺。

60%~80%的脐膨出合并有其他畸形。多达45%的脐膨出合并心脏畸形，包括室间隔缺损、房间隔缺损、Fallot四联症、异位心脏、主动脉缩窄和新生儿持续肺动脉高压。40%存在染色体异常。其他如：中枢神经系统异常、先天性膈疝、肾脏发育异常、骨骼发育异常。消化道畸形包括中肠扭转、肠旋转不良、Meckel憩室、肛门直肠畸形、肠闭锁等。另外，脐膨出常为大于胎龄儿（巨大儿或出生体重大于4kg）。

Cantrell五联症的表现基本恒定，脐上脐膨出仅为肝脏或主要是肝脏，可以透过膈肌缺损看到挤出的心脏或左心室憩室，还可以表现为下胸骨裂、膈肌中心腱缺损、心包膜缺损和心脏内异常。异位心脏是指无包膜心脏从分离的两半胸骨间突出，常伴有其他畸形，如心内畸形等。

【诊断】

1. **产前检查**

（1）产前超声检查：是目前最常用的产前诊断方法。产前B超检查发现囊膜及缺损中存在肝脏是脐膨出区别于腹裂和脐疝的主要特点。产前B超发现脐膨出的敏感度是75%，首次发现的时间一般在孕18周左右。除能发现脐膨出以外，产前B超还可发现其他合并畸形，如肠闭锁、心血管畸形等。一旦产前诊断为脐膨出，需行诊断性羊膜穿刺、染色体检查、胎儿心脏超声检查和核型分析。

（2）磁共振检查：可了解脐膨出腹壁缺损的大小、腹腔外内容物以及囊膜（图6-25）。内容物内发现肝脏等内脏器官是脐膨出的特征。也可发现其他合并畸形，如心脏畸形、胸骨畸形等。

（3）羊水及血清检测：孕中期脐膨出患儿的羊水及母亲血清中AFP升高，但低于腹裂患儿。部分脐膨出患儿羊水中的乙酰胆碱酯酶（AChE）也增高，但均不是特异诊断指标。此外，羊水或胎儿血液中染色体检查可以评估患儿是否合并染色体异常。

2. **分娩对脐膨出的影响**　剖宫产可以降低损伤肠管或撕裂囊膜的可能，对于合并内脏器官的脐膨出分娩时需注意勿损伤内脏及血管。需根据产科适应证来确定是否剖宫产。孕期需密切随访，如囊膜破裂，则可尽早将胎儿娩出。

【治疗】　脐膨出有囊膜覆盖，较少发生体液、热量丢失及低体温等情况，但仍需紧急手术增加一期关闭腹腔的可能性。

1. **术前准备**　为了避免囊膜破裂和污染，出生后需立即应用无菌温湿生理盐水敷料覆盖，

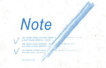
Note

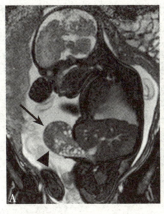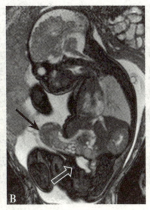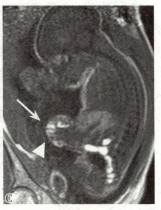

图 6-25　MRI 脐膨出
突出物有囊膜覆盖，肝脏未膨出

以减少热量和水分的丢失。应早期放置胃管以减轻肠道压力，行直肠检查或灌肠排空胎粪。维持患儿体温，必要时给予机械通气或吸氧。同时，建立静脉通路，给予维持量的静脉输液，预防应用抗生素，给予维生素 K 1mg。术前行心动超声及心功能评估。

2. **非手术治疗**　少数患儿因心功能不稳定（如左心功能不全、主动脉发育不良等）、肺透明膜病、持续肺动脉高压、合并严重畸形等难以耐受手术，可采用非手术治疗。应用硝酸银外涂，一天两次，保鲜膜加压逐渐使露出腹腔内的脏器还纳入腹腔内；也可应用碘伏等每天涂敷一次，使囊膜表面结痂，痂下生长出肉芽组织，上皮向中央生长，创面愈合后 1 年再行修补手术。此法可能导致囊膜破裂、严重感染等并发症，除有不能耐受手术的严重并发症外一般不予采用。

3. **手术治疗**　一期手术治疗的价值目前仍存在争论，分期手术可以减少腹腔压力升高导致的呼吸抑制、静脉回流受阻，从而降低尿量和心输出量减少、肠血供减少、肝静脉扭曲等并发症的发生。

手术治疗首先消毒囊膜，去除多余的脐带，应用黏性塑料切口保护膜保持患儿体温。先在囊膜完整的情况下尝试将膨出物送回腹腔，但因为腹腔太小或囊膜常与肝脏或镰状韧带相连，一般直接复位很难成功。修补时在缺损外沿囊膜四周切除几毫米皮肤，提起皮瓣显露出腹直肌，切除囊膜并结扎脐血管及脐尿管，将肝脏与囊膜分离，由于肝脏可以有效固定肠管，因此，首先放回肠管，然后放回肝脏。如果不能一期手术，可在术中将除皮肤外的腹壁层全部进行褥式缝合，并将缝线置于腹直肌层，以避免术后切口疝的发生。

是否行一期手术主要依据缺损的大小以及是否合并其他先天性畸形。如果关闭筋膜后腹腔内压力太大，可考虑只缝合皮肤，如果皮肤张力也很高，则可以利用 Silo 袋包裹内脏，使内脏缓慢复位于腹腔内，也可以选用底部带弹簧圈的硅橡胶罩或者 Dacro 增强硅橡胶袋等。使用硅橡胶储物袋分期将肠管等内脏复位后，巨大脐膨出的皮肤或筋膜如仍然无法覆盖缺损，可进行区域皮瓣移植。

4. **术后处理**　一期修补术后，大部分患儿需要机械通气辅助呼吸，并短期应用抗生素，几天后腹壁增长便可以耐受腹腔内容物。分期手术后需连续应用抗生素，伤口表面应用抗生素膏以避免感染的发生。

【术后并发症及防治】

1. **肠梗阻**　常见原因为关闭时腹腔内压力较高。脐膨出患儿术前需评估腹壁缺损的大小，关闭时需注意腹腔内压力，同时关注患儿有无合并肠管畸形，对合并肠管畸形或肠旋转不良者，需同时处理。

Note

2. 呼吸、循环障碍、肾后性泌尿系梗阻 常见原因为关闭时腹腔内压力过高所致,如脏器还纳困难强行还纳可导致横膈抬高,而导致呼吸、循环障碍,如腹腔内压力集中于下腹部或盆腔,则可导致肾后性泌尿系梗阻症状。

3. 出血 一般很少发生,如强行关闭腹壁缺损导致脏器损伤则可引起出血。

4. 感染 如腹腔内肠管损伤导致肠内容物流出可导致感染的发生。此外,Silo袋缝合于肌肉层,为外源性植入物,可导致细菌定植增加细菌感染的风险,将肠管放入Silo袋中也将增加感染的几率。

【预后】 脐膨出是一种严重的先天性畸形,死亡率约为25%~35%,预后与缺损大小、囊膜是否破裂以及合并畸形有关,围术期管理以及营养支持对预后影响较大。

四、腹裂

腹裂(gastroschisis)为最常见的前腹壁缺损之一,是脐旁部分腹壁全层缺损而导致内脏脱出的畸形。发病率约为1/5000~1/3000,男孩居多。近年统计腹裂发生率上升。孕妇年龄小、吸烟史、口服水杨酸盐史是发病的高危因素,未成熟儿和小于胎龄儿多发。

【病因及病理】 腹裂是由于两侧腹褶发育不全引起,顶尖部已达中央,大部分为右侧,可能与右脐静脉在孕4周时被吸收有关。由于腹壁缺损无囊膜覆盖,肠管直接浸泡于羊水中导致浆膜炎,因此,外露肠管常常壁厚、水肿。缺损处露出腹腔外的脏器为中肠,中肠未旋转和固定,可伴发肠闭锁,但很少发生其他伴随畸形。一般认为腹裂形成于胚胎发育早期,在生理性脐疝发生以前肠管即进入羊膜腔内。

【临床表现】 腹裂的缺损小,通常小于4cm,无囊膜及囊膜残留物,腹壁外一般为中肠(图6-26),偶有生殖腺。腹裂口一般紧邻脐部,位于脐带的两侧,右侧占80%,腹壁和肌层正常发育,偶有皮桥连接于脐带与腹裂口之间。出生时,肠管表现正常,但生后20分钟肠管即覆盖一层表面粗糙的纤维蛋白性渗出膜致使肠管难以辨认。

根据腹裂缺损的大小将腹裂分为以下几种类型:大型腹裂,是指缺损直径大于5cm,可从剑突下延伸至耻骨联合,可有肝脏在腹腔外。小型腹裂,是指直径小于

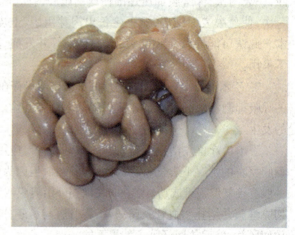

图6-26 腹裂
肠管脱出在腹壁外

5cm,裂口呈纵向,因直径较小,可使肠系膜受压,严重时可导致中肠静脉和肠壁淋巴回流受阻。

腹裂的新生儿一般为早产儿,常合并呼吸系统发育不全,甚至足月腹裂患儿也表现为小于胎龄儿。由于腹腔内脏器在腹腔外,因此,就诊时患儿往往处于低体温状态,常在35℃以下。肠管的外露可导致体液丢失引起脱水、电解质平衡失调、低血糖,可发生感染、粘连性肠梗阻、胃肠穿孔和坏死等。腹裂的伴发症最常见的为肠狭窄、胃食管反流。肠闭锁的发生可能与腹壁缺损小压迫肠管致使肠管血供障碍引起。大多数患儿有肠旋转不良,偶有肠穿孔。

【诊断与鉴别诊断】

1. 产前超声 在先天性腹壁缺损的诊断中具有重要价值。首次发现腹裂的时间一般在孕20周左右,B超可见腹壁呈瘤样突出,突出物无包膜,肠管漂浮在羊水中,一般无肝脏等脏器。

2. 产前MRI 可显示腹裂缺损的大小,可见突出物无囊膜覆盖,肠管漂浮于羊水中,一般无肝、脾等突出腹壁外(图6-27)。如发现肝脏,则诊断为巨型腹裂。

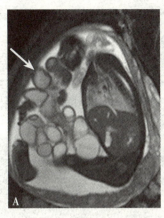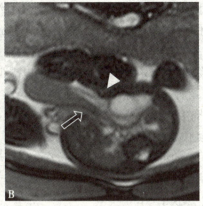

图 6-27　腹裂

MRI 显示肠管漂浮于羊膜腔内，无囊膜覆盖

3. 羊水及血清检测　孕中期腹裂患儿的羊水及母亲血清中甲胎蛋白（AFP）明显升高，且高于脐膨出患儿。

腹裂需与脐膨出进行鉴别，详见表 6-8。腹裂与脐膨出的伴发畸形比较见表 6-9。

表 6-8　腹裂与脐膨出的鉴别要点

鉴别点	腹裂	脐膨出
发病率	呈上升趋势	基本稳定
母亲平均年龄	22 岁	30 岁
孕龄	34 周	足月
男∶女	1∶1	1∶1.5
位置	位于脐部一侧（右侧）	脐部缺损
囊膜	无	有
肠旋转不良	可能	可能
伴发畸形	少见	常见
肠闭锁	≤10%	少见

表 6-9　腹裂及脐膨出常见伴发畸形发生率比较

系统	腹裂（%）	脐膨出（%）
心脏	2~12	7~47
呼吸系统	<1	1~4
中枢神经系统	2~10	4~30
骨骼肌	<1~10	4~25
胃肠系统	5~40	3~20
泌尿生殖系统	3~10	6~20
面部	1~3	1~14
染色体	<1~3	3~20

【治疗】　腹裂产前诊断率几乎可达到 100%，产前诊断胎儿腹裂的孕产妇需进行充分的术前准备，需有小儿外科医师参与，保证患儿得到及时有效的产后处理。

1. 处理外露肠管　患儿出生以后需立即进行外露肠管处理，将消毒后的肠管放置于无菌袋中，或将患儿腹部以下完全容纳入无菌袋中，无菌袋内注入无菌温热生理盐水；如无无菌袋则可

Note

用无菌生理盐水纱布覆盖肠管,纱布外包裹凡士林纱布,减少肠管与纱布间的摩擦,每隔4小时注入无菌温热生理盐水。静脉输入乳酸林格液(20ml/kg)纠正脱水。

2. 术前准备 与脐膨出不同,由于腹裂常为早产儿,因此,关闭缺损前和过程中时需注意保温、呼吸支持,除将患儿放置于塑料拉肠袋中以减少热量丧失和体液丢失外,需去除胎儿皮脂,进行胃肠减压、留置导尿观察尿量、静脉输液(乳酸林格液 20ml/kg)纠正水电解质平衡紊乱等,同时应用广谱抗生素预防感染,监测生命体征。腹裂患儿肠管复位越快,肠管水肿和纤维素渗出膜越少,一期手术的可能性越大。因此,在患儿水电解紊乱得到纠正,尿量大于 1ml/(kg·h),生命体征平稳状态下尽快手术。

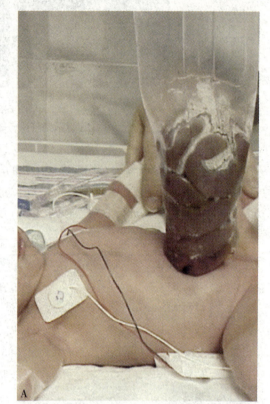

3. 手术治疗 尽早进行。外露肠管多少以及腹腔发育程度决定手术方式。

(1) 一期肠管还纳:腹壁及腹壁外肠管无菌生理盐水清洗干净、聚维酮碘溶液消毒后探查肠管,检查有无肠闭锁或肠穿孔。监护下将脐带提起,扩张腹肌以扩大腹腔内容积,逐段复位肠管,并将结肠内胎粪轻柔挤压排出,扩张肛管可助胎粪排出。大多数病例产房或手术室术区皮肤准备完成之前肠管已完全复位。大多数患儿初次手术可以保持脐部的完整性。如果腹腔容积小,可行分期修补,间断缝合腹膜带肌层、皮肤两层。

(2) 分期修补:约 40%~50% 的腹裂无法一期手术,强行关闭腹腔将导致腹内压力增高,肠功能恢复延缓,肠穿孔的风险增加,并可引起:①横膈抬高导致呼吸功能障碍;②肠系膜血管受压致肠缺血坏死;③下腔压力过高导致回心血量下降右心功能衰竭。分期修补将肠管清洗消毒后放入 Silo 袋(图 6-28)中,边缘与缺损缝合,顶端结扎悬吊,使 Silo 袋垂直于腹壁,每天将部分腹壁外突出物还纳入腹腔,逐渐缩小 Silo 袋体积,5 天左右可完全还纳入腹腔,拆除 Silo 袋后全层缝合。

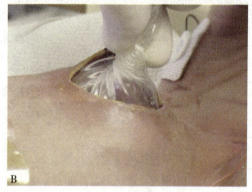

4. 术后护理 需密切观察患儿生命体征、静脉回流等情况,必要时辅助通气,加强呼吸管理,术后患儿肠功能恢复慢,需 4~6 周的静脉营养。

图 6-28 Silo 袋
脱出肠管放入 Silo 袋

【并发症】

1. 感染 多数腹裂患儿无需用 Silo 袋,因此,腹裂术后感染的发生率较脐膨出低,肠管损伤以及 Silo 袋的应用均可增加感染发生的几率。

2. 肠功能障碍 与肠壁水肿肥厚有关,腹裂患儿无羊膜包裹,出生时可见肠壁水肿肥厚明显,相互粘连,严重时有中肠静脉和肠壁淋巴回流受阻,因此,常合并肠功能障碍。

3. 营养不良 与肠功能障碍有关,也与患儿早产有关,早产儿吸吮反射较弱,如术后喂养不当可导致营养不良的发生,术后必要时放置鼻饲管进行喂养。

4. 腹壁疝 一般与术后感染、喂养困难、多器官功能缺陷等有关,因患儿多为未成熟儿,因此,术后存在喂养困难,致营养障碍,增加腹壁疝的发生几率。

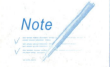

5. 伤口裂开　与缺损大小以及术后患儿营养状况有关,如患儿出生时月龄较小、缺损大,则增加发生伤口裂开的风险。

6. 出血　很少发生,与网膜、肠管以及腹腔内脏器的损伤有关。

【预后】　预后良好,存活率>90%,感染及肠管功能长期不能恢复是死亡的主要原因。

【小结】

1. 新生儿脐炎临床常见,多因胎膜早破、产程延长、产道感染或脐部处理不当,脐带残端出现细菌性炎症,也可卵黄管或脐尿管疾病继发感染所致。

2. 脐疝是由于脐环未完全关闭引起,通常脐环周围有坚固的筋膜,中央为与外突皮肤相连的腹膜疝囊。

3. 脐膨出是由于腹壁发育不全导致部分腹腔内脏器通过脐带基部的脐环缺损突入体外的先天畸形,表面覆盖囊膜,发病率为1/5000,男孩多于女孩。产前B超或MRI检查即可确诊。根据缺损大小、囊膜是否破裂、合并畸形或染色体异常综合评估,决定分娩方式和处理方式。缺损较小,可一期手术关闭,如较大,则应用Silo袋并分期进行手术。预后取决于缺损大小、合并畸形。小的孤立脐膨出治愈率达90%。

4. 腹裂是由于脐旁部分腹壁全层缺损而致内脏脱出的畸形,发病率约为1/5000~1/3000,男性居多,一般为未成熟儿和小于胎龄儿,生后常有低体温及水电解质平衡紊乱。纠正患儿低体温及水电解质平衡失调后应尽早行手术治疗是本病的治疗原则,依据腹腔发育程度和脱出肠管损伤、伴发畸形不同,可采用一期手术修补或分期手术治疗,预后良好。

【思考题】

1. 脐部疾病的病理分类是什么?
2. 脐部疾病的治疗原则是什么?
3. 脐部疾病的严重并发症是什么?
4. 脐疝的鉴别诊断是什么?
5. 简述脐疝的治疗原则。
6. 脐膨出的分类有哪些?
7. 脐膨出常见的并发症有哪些?
8. 试述腹裂的病理基础。
9. 腹裂的鉴别诊断要点。

(高　亚)

五、鞘状突畸形

胚胎早期腹膜在腹股沟内环处形成一向外的袋状突出,称为腹膜鞘状突(processus vaginalis)。鞘突沿睾丸引带下降,孕7~9个月时到达阴囊形成鞘状突盲带将睾丸大部分包裹。出生前鞘状突从内环处开始闭合,之后睾丸上方的鞘状突开始闭合,最后整个精索部的鞘突闭塞,萎缩形成纤维索。腹膜鞘状突闭合发生停顿、延迟或不完全导致鞘状突未闭(patent processus vaginalis)是小儿腹股沟斜疝、鞘膜积液的病理基础。

【病因】

1. 胚胎学　孕3个月时内环处的腹膜返折形成腹膜鞘状突,腹腔内睾丸在孕7~9个月时穿过鞘状突沿睾丸引带下降,使鞘突得以延伸。随后,部分鞘状突在睾丸上方闭锁,封闭腹股沟内

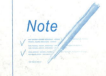
Note

环口,而其远端持续存在形成睾丸固有鞘膜,不再与腹腔相通。当这一过程发生障碍则会引起腹膜鞘状突未闭,导致腹股沟斜疝(肠管或其他脏器疝入鞘膜腔)或鞘膜积液(腹腔内液体)。在女性,与腹膜鞘状突对应的是 Nuck 管,正常情况下 Nuck 管在孕 7 个月时闭合,如未闭或闭合不全,则形成腹股沟斜疝或 Nuck 囊肿。据报道,80%~100% 的婴儿在出生时鞘状突尚未闭合,一般在生后 6 个月内闭合。鞘状突未闭与睾丸下降不全存在关联,右侧睾丸下降较左侧晚,因此,右侧鞘状突未闭合的发生率高于左侧,双侧同时存在约占 10%。

2. **遗传学因素**　约 11.5% 的患儿有家族史,由于睾丸通过腹股沟管下降及鞘状突闭合的大部分生物学信号和相关信号通路尚不清楚,因而目前对鞘状突畸形的具体分子机制仍未阐明。鞘状突未闭常发生于雄激素不敏感综合征,但鞘状突本身并不存在雄激素受体,因此,雄激素可能通过其他通路影响鞘状突的闭合。此外,生殖股神经和钙基因相关肽(calcitonin gene-related peptide,GGRP)可以作用于睾丸下降及鞘状突闭合的过程,出生前 GGRP 的减少可能导致睾丸未降,而生后 GGRP 的减少可以导致鞘状突未闭。

【分类】　根据鞘状突内的内容物可以将鞘状突畸形分为腹股沟斜疝、嵌顿性腹股沟斜疝、鞘膜积液。腹股沟斜疝内容物为腹腔内肠管或其他脏器,为可复性;嵌顿性腹股沟斜疝指疝内容物不能自行回复;鞘膜积液内容物为腹腔内液体。

【诊断】　大多数情况下,腹股沟斜疝或鞘膜积液可以通过病史和体格检查确诊。超声是目前最为常用的辅助检查方法。正常腹股沟管的直径为 4.0mm,而鞘状突未闭患儿直径为 5.0mm,斜疝患儿为 7.0mm 或更大。此外,在单侧患儿中,超声也可用作术前筛查对侧腹股沟是否存在腹膜鞘状突未闭。疝囊造影术,即经脐将造影剂注入腹腔,重力使造影剂在鞘状突内逐渐积聚,分别在注射后 5、10、45 分钟拍摄腹平片是以往的诊断方法。也可发现对侧鞘状突未闭或对术后复发诊断有一定帮助,因为有创和辐射原因目前少用。

(一) 腹股沟斜疝

小儿腹股沟疝(inguinal hernia)一般均为先天性鞘状突未闭引起,为斜疝,特点是疝囊后壁与精索紧贴。1 岁以内尸检结果显示 57% 的婴儿鞘状突未闭,但有疝的临床表现者远低于该数值。只有腹腔内脏器被挤入疝囊内才会发生疝,腹腔压力增高是疝的诱发因素,如小儿哭闹、便秘、咳嗽等。此外,小儿腹股沟管短,约 1cm,而且近乎垂直的从内环直接通向外环,因此,腹压增加没有腹股沟管的缓冲作用,压力直接指向皮下,很容易发生疝。进入幼儿期以后,腹股沟管逐渐延长,且为斜行通过腹壁肌层,因此,2 岁以后疝的发生有所降低。

【临床表现】　婴儿腹股沟斜疝可于出生后第一次剧烈哭吵时就被发现,特别是早产儿,出生时腹膜鞘状突大多尚未闭合,疝的发生率高。一般是在 2~3 个月或更晚的时候,父母为患儿洗澡或儿科医师查体时偶然发现。开始仅在腹腔内压力增高时(哭闹或剧烈活动)时,腹股沟区、阴囊或阴唇内出现包块,患儿睡眠或平静后包块可自行消失。随后,包块增大可频繁出现,甚至多数时间均出现。腹股沟斜疝透光试验阴性,而鞘膜积液透光试验为阳性。腹股沟斜疝包块位于外环及阴囊起始部,一般为椭圆形,较大者可降入阴囊,用手将包块轻轻向上挤压,包块即可还纳入腹腔内,并可听到咕噜声。复位后用手指按压内环处,患儿咳嗽或哭闹,可感到冲击感,移去手指,包块重新出现。

【诊断和鉴别诊断】　腹股沟斜疝内容物为肠管等腹腔内脏器,就诊时检查到典型的腹股沟块物即可确诊。就诊时暂时未发现腹股沟区块物的患儿可以使其哭闹或咳嗽、蹦跳以后检查,一般均能确诊。一侧有疝患儿,应常规询问并检查对侧有无类似情况,双侧病变约占 10%~20%。临床病史、查体不清或不典型者,腹股沟区 B 超检查多可明确诊断。需与以下疾病鉴别:

1. **鞘膜积液**　一般为阴囊内肿物,透光试验阳性,呈椭圆或圆柱块状,边界清楚,交通性鞘膜积液挤压后可缩小,但一般不会完全消失。

2. **隐睾**　睾丸停留于腹股沟区,可通过查体发现腹股沟区肿物,但质地稍硬,边界清楚,不

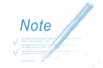

能还纳入腹腔内,阴囊内不能触及睾丸。

3. 睾丸肿瘤 阴囊内肿物,但与睾丸一般无明确界限,多为实质性,B超和CT可供鉴别。

【治疗】 尽管鞘状突在生后6个月仍在闭合,但很少自愈,因此,腹股沟斜疝诊断后一般均需要手术治疗,以防发生反复嵌顿。手术可不受年龄限制,足月婴儿和年长儿腹股沟斜疝可以接受一日手术。因为早期手术复发率较高,早产儿的手术时间尚有争议。如患儿患有其他严重先天畸形,如发绀型先天性心脏病、营养不良及传染病等,可在上述疾病纠正、全身状况改善后再行手术治疗。

腹股沟斜疝的基本原则是行疝囊高位结扎术,操作简单、效果可靠。目前常用的修补方法为:在耻骨结节外侧上方中点取皮肤切口,切开皮肤,显露皮下脂肪,剪开Camper筋膜、Scarpa筋膜,暴露腹外斜肌,于外环口水平轻柔分离,辨认层次后找到提睾肌,切开提睾肌找出疝囊,将疝囊与精索血管、输精管分离,横断疝囊,近端疝囊分离至内环口处,结扎后离断。女孩疝修补术因不需要保护精索,手术操作更为简单,但如为滑疝,输卵管作为疝囊壁的一部分,需在输卵管上方的疝囊外壁缝一荷包线,将疝囊内翻入内环口处,然后关闭内环口。

腹腔镜疝囊高位结扎术已经广泛开展。采用特制穿刺套针从腹膜外绕疝囊颈部结扎是国内采用较多的微创手术方法,操作过程与Prasad法相似,即在脐部腹腔镜导引下,于内环口位置经皮肤穿刺将缝线绕内环口半周刺入腹腔内,放置结扎线,经同一穿刺口将引导套针绕过另外半周再次刺入腹腔,用钩针将缝线取出结扎,体外打结关闭内环口。腹腔镜可以探查或同时处置对侧疝囊,对于开放手术后复发疝处理容易。术后恢复较常规开放手术更快、美观,逐渐成为鞘状突畸形的首选方案。

【预后】 小儿腹股沟斜疝的复发率极低,预后好。术中保护输精管、精索血管等结构,须避免医源性隐睾的发生。女孩需注意卵巢嵌顿,如发生卵巢嵌顿应尽早行手术治疗。

(二)嵌顿性腹股沟斜疝

嵌顿性腹股沟斜疝(incarcerated hernia)是指脏器进入疝囊后由于疝环狭窄而发生箍闭不能自行还纳,继发血运障碍的紧急状态,须急诊处理。

【临床表现】 嵌顿性腹股沟斜疝表现为腹股沟区或阴囊疼痛性包块,患儿哭闹不安,间歇性疼痛和易激惹等症状,随后可以产生肠梗阻征象,如进行性腹胀、呕吐等。嵌顿如不能及时解除,可发生绞窄,嵌顿器官血运障碍导致肠梗死,患儿出现腹膜炎症状。

查体时可见腹股沟区或阴囊包块,质地硬,不能自行回复,有触痛。晚期可出现阴囊皮肤充血发红,虽然不能表示疝内肠管已经坏死,但与肠管坏死后引起的阴囊炎较难鉴别。

【诊断与鉴别诊断】 一般根据查体和常发生腹股沟区可复性包块的病史即可诊断,但部分患儿病史不清,常使诊断困难,特别是新生儿,在第一次出现即发生嵌顿时,需详细询问病史,并根据疼痛、包块、呕吐等顺序发生即可诊断。

需与其他阴囊急症鉴别。睾丸扭转或睾丸附件扭转表现为腹股沟区或阴囊疼痛性包块,可有恶心、呕吐等消化道症状,但无进行性腹胀,不能触及正常睾丸,B超可供鉴别。此外,还需与急性睾丸炎、附件炎、急性腹股沟区淋巴结炎、血小板减少性紫斑等鉴别。女孩需警惕嵌顿内容物为卵巢或输卵管。

【治疗】 嵌顿性腹股沟斜疝需紧急处理。

1. 手法复位 嵌顿性腹股沟斜疝在发生12小时内均可试行手法复位,复位成功后待24~48小时水肿消退后再行手术治疗。手法复位时需先给予适量镇静剂,待小儿安静入睡,腹肌自然松弛,头高脚低位,1~2小时部分患儿疝内容物可自行回复。如不能回复者,可用一手按摩疝环,另一手轻柔挤压疝囊,发病数小时内一般均能复位。复位后需密切观察,如有腹胀、腹肌紧张、便血、发热或气腹等提示肠坏死可能,需立即剖腹探查。手法复位的禁忌证有:①嵌顿时间超过12小时;②手法复位失败;③女孩嵌顿疝常为卵巢或输卵管,多数不易复位;④无法估计

Note

嵌顿时间;⑤全身情况差,有血便等绞窄征象者。

2. **手术治疗**　嵌顿疝复位失败或不宜复位者均需急诊手术治疗,术前需纠正水电解质紊乱。手术一般采用腹股沟斜切口,注意保护疝内容物,避免损伤。在疝囊外切开腹内斜肌,解除压迫后观察疝内容物色泽、张力、蠕动及血运,如怀疑肠坏死,可用温盐水纱布覆盖或局部应用利多卡因封闭。对无明显好转的肠管,应行肠切除吻合,明显坏死的生殖腺也应予以切除。疝内容物还纳后分离并高位结扎疝囊,剪开的腹内斜肌应予以缝合,并根据情况修补或加强腹股沟管。

【预后】　无肠管坏死的嵌顿性腹股沟斜疝预后良好。如晚期全身状况差,特别是新生儿,则仍可产生严重后果。

(三) 鞘膜积液

小儿鞘膜积液(hydrocele)是由于鞘状突闭合不完全,鞘状突仍然保持开放或部分开放,由于鞘状突管径细小,肠管不能进入,只有少量腹腔液体流入鞘膜腔聚集而形成。女孩的鞘状突称为 Nuck 管,如发生积液则称为 Nuck 囊肿。

根据鞘状突闭合的部位可以分为两种类型:①精索鞘膜积液:鞘状突内环口未闭合,与腹腔相通,而睾丸处鞘状突完全闭合,腹腔内液体可流入睾丸以上鞘状突内;②睾丸鞘膜积液:鞘状突全程均未闭合,腹腔内液体可顺鞘状突流入睾丸鞘膜腔内。

【临床表现】　鞘膜积液表现为阴囊处包块,大小不一,局部可呈发亮水囊样,可有坠胀感,无疼痛,肿块在白天活动后可充盈膨胀,张力较高,休息后缩小。

【诊断与鉴别诊断】　鞘膜积液为阴囊或腹股沟区包块,边界清楚,无痛性,无蒂柄组织进入腹腔内,透光试验阳性。部分病例挤压后可缩小,但不能完全消失,晨起和白天活动后可增大,需与腹股沟斜疝鉴别,睾丸鞘膜积液需与睾丸肿瘤鉴别。

1. **腹股沟斜疝**　疝内容物为腹腔内脏器,透光试验阴性,可复性,嵌顿后可发生腹胀、呕吐等肠梗阻表现。

2. **睾丸肿瘤**　一般与睾丸无明确界限,通常为实性,B超可供鉴别。

【治疗】　鞘膜积液如体积不大、张力不高,特别是 1 岁以内患儿,不急于手术治疗。如张力较高,可能影响睾丸血供导致睾丸萎缩,手术不受年龄限制。

手术沿腹股沟方向作斜切口,切开腹外斜肌腱膜,于精索前内侧找到未闭合的鞘状突,仔细辨认后向近端游离至内环口处予以结扎切断,远端可切开引流。行鞘膜反转创伤稍大,且渗血多。

腹腔镜手术治疗与腹股沟斜疝类似,行内环口处鞘状突高位结扎,结扎后可穿刺抽出远端液体,术后肿块即消失或缩小,创伤小、渗血少、恢复块,逐渐成为首选术式。

【术后并发症及防治】

1. **阴囊肿胀**　疝修补或鞘状突高位结扎后,剥离鞘状突可引起阴囊水肿(血肿),术后患儿一般有阴囊肿胀,通常可自行吸收消退。

2. **医源性隐睾**　术后未将睾丸放置入阴囊或睾丸回缩。如发生则需行睾丸固定术纠正。

3. **复发**　术前嵌顿、滑疝,术中疝囊撕裂、未完整解剖疝囊、疝囊颈结扎线滑脱、结扎疝囊位置较低等是复发的主要原因,早产儿以及手术年龄小也是复发的因素之一。

4. **输精管损伤**　术中钳夹、术中误切、误扎输精管之故。术中需仔细辨认、轻柔操作以减少输精管损伤的几率。

5. **睾丸萎缩**　术中损伤睾丸供血血管、嵌顿导致睾丸血供障碍是睾丸萎缩发生的原因。术中需仔细辨认,切勿损伤睾丸供血血管。

6. **疝内容物坏死**　嵌顿时间长导致血供障碍是疝内容物坏死的主要原因,一旦发生嵌顿需尽早行手法复位。女孩斜疝内容物常为输卵管、卵巢等组织,发生嵌顿可能性大。因此,女孩斜

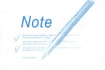

疝需尽早行手术治疗。

【预后】　鞘状积液预后良好。鞘膜积液过大可导致睾丸萎缩,术中须避免损伤输精管及精索血管等结构。

【小结】

　　鞘状突畸形是由于鞘状突闭合时发生停顿、延迟或不完全导致。根据内容物不同可以分为腹股沟斜疝和鞘膜积液。嵌顿性腹股沟斜疝是一种特殊类型,需行手法复位或手术治疗,处理及时一般预后较好,如嵌顿时间长、全身状况差也可导致严重后果。腹股沟斜疝一般预后良好,诊断后在 6 个月以后均需行手术治疗,鞘膜积液一般在 1 岁后行手术治疗。

【思考题】

1. 鞘状突畸形的分类。
2. 鞘状突畸形的鉴别诊断。

(高　亚)

第十二节　新生儿产伤

一、头皮血肿

新生儿头皮血肿(scalp hematoma of newborn)由分娩过程中机械外力引起,生后 1~3 天即可发现,多为单纯头皮血肿,但仍需警惕可能伴有颅脑损伤。新生儿头皮血肿在临床上较常见,主要发生在顶部,其他部位亦可见。头皮血肿类型包括皮下血肿、帽状腱膜下血肿、骨膜下血肿。大于 80% 的新生儿头皮血肿在 3~4 周内自然吸收。新生儿"头皮血肿"在以往儿科学专著中有称为新生儿"头颅血肿",从解剖部位来说这种称谓欠妥,因为头颅血肿应该包含"头皮血肿"及"颅内血肿"。故本节内容均称为新生儿头皮血肿。

【病因】　凡能导致胎儿或新生儿头部异常受力的各种因素均可引起新生儿头皮血肿,主要为产伤,包括分娩本身的原因及助产等原因。导致产伤的危险因素包括胎儿、产妇以及分娩过程等因素,巨大儿、过期产、臀先露及多胞胎等均容易造成产伤。有人认为剖宫产可以降低新生儿产伤,但也有研究表明经产道分娩并不增加产伤的发生率。临床工作中也时有剖宫产导致产伤的病例。

【病理生理】

1. 头皮是覆盖于颅骨外的软组织,在解剖学上可分为五层。

(1) 皮肤层:较厚而致密,含有大量毛囊、皮脂腺和汗腺。有丰富的血管和淋巴管,外伤时出血多,但愈合较快。

(2) 皮下层:由脂肪和粗大而垂直的短纤维束构成,短纤维紧密连接皮肤层和帽状腱膜层,是构成头皮的关键,并富含血管神经。

(3) 帽状腱膜层:帽状腱膜层为覆盖于颅顶上部的大片腱膜结构,前连于额肌,两侧连于颞肌,后连于枕肌,坚韧有张力。前三层紧密连接在一起。

(4) 帽状腱膜下层:是位于帽状腱膜与颅骨骨膜之间的薄层疏松结缔组织。此间隙范围较广,前置眶上缘,后达上项线。头皮借此层与颅骨骨膜疏松连接,移动性大,腱膜下间隙出血时,

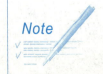

血液可沿此间隙蔓延。此间隙内的静脉可经若干导静脉与颅骨的板障静脉及颅内的硬脑膜窦相通。

（5）骨膜层：紧贴颅骨外板，可自颅骨表面剥离。

2. 绝大部分头皮血肿是在分娩过程中胎头经过产道所致。产道由骨性产道与软产道两部分组成。骨产道是耻骨联合、骶骨岬、坐骨结节等构成，是产道的主要部分，也是造成新生儿颅脑损伤的主要因素，软产道由子宫下段、子宫颈、阴道及骨盆软组织构成，分娩过程中具有一定伸缩性，造成新生儿颅脑损伤的机会较少。分娩时，胎儿在分娩力（子宫收缩、膈肌收缩、腹肌收缩）的作用下，通过产道娩出。遇到初产、急产或其他难产时，由于不同的产程变异，胎头在产道中可受到损伤。加上难产时，助产器（如产钳、真空牵引器）的使用有增加某些类型产伤的风险，器械施力助产夹挤及用暴力牵引胎头更增加了新生儿颅脑损伤的可能。

3. 各种类型头皮血肿的发生

（1）皮下血肿：皮下血肿位于直接受伤部位，往往为单次钝性外力导致，而生产过程的损伤往往为多次反复，且皮下血肿消退快，即使存在也不易被发现，故新生儿皮下血肿在临床工作中极少见到。后续不再讲述。

（2）帽状腱膜下血肿：一般比较少见，在生产过程中帽状腱膜下层被撕扯引起出血，由于帽状腱膜下层是疏松的蜂窝组织层，其间有连接头皮静脉、颅骨板障静脉以及颅内静脉窦的导血管。当生产时头部遭受钝性损伤，切线外力使头皮发生层间剧烈瞬间的相对滑动，引起帽状腱膜下层的导血管撕裂出血。由于该层组织疏松，出血易扩散导致巨大血肿。新生儿头皮产伤在三种条件下有发展成帽状腱膜下血肿的可能。凝血因子或维生素K缺乏导致的凝血功能障碍，第三种最常见的原因是难产时真空吸引助产器的使用。

（3）骨膜下血肿：胎头经过产道，尤其是在骨性产道中，头抵触在耻骨内面，加上分娩力的作用，胎头（部位大多位于顶骨）局部会反复多次在耻骨联合处受到冲击，或经产钳助产，造成骨膜与颅骨外板分离，出血多源于板障出血或骨膜剥离出血，血液聚积在颅骨表面及其相应骨膜之间而形成头皮血肿。由于颅骨发育过程中骨膜紧密连接于骨缝线上，骨膜在此处难以剥离，故少有骨膜下血肿超过骨缝者。

【临床表现】

1. **帽状腱膜下血肿**　其临床特点是：血肿范围宽广，急性期血肿张力较高，有波动感，疼痛轻，伴贫血貌。严重时血肿边界与帽状腱膜附着缘一致，可前至眉弓，后至上项线，两侧达颞鳞部，这个潜在的腔隙可以轻松装下整个新生儿的全部血液，出血量可达数百毫升。新生儿巨大帽状腱膜下血肿可引起失血性休克而危及生命。据报告这种产伤的死亡率为22.8%。

2. **骨膜下血肿**　其临床特征是：头皮包块界限清楚，局限于一侧或两侧顶骨区域，血肿边界一般不超过骨缝。很少见于额部或枕部。皮肤可有水肿，肤色正常，血肿急性期张力较高，有波动感，一般1~2周后血肿张力开始降低。较大的骨膜下血肿2~3周未吸收或未及时行血肿穿刺抽吸，即开始骨膜下成骨，头皮包块从边缘开始硬化，逐渐形成局部头皮血肿骨化隆起畸形。

3. **相关临床表现**　头皮血肿可导致贫血、高胆红素血症或血流动力学不稳定。少数并发血肿感染形成头皮脓肿。头皮血肿伴发颅脑损伤者可出现神经系统相应症状，如意识障碍、惊厥发作、肢体瘫痪等。

【辅助检查】

1. **影像学检查**　新生儿头皮血肿行影像学检查是极有必要的。可先行超声检查，通过囟门初步了解颅内有无出血等情况，亦可通过头皮血肿了解其下局部颅骨是否存在分离骨折等，但其检查的准确性有一定限制。头颅MRI检查可以清晰了解头皮血肿及颅内情况，但对颅骨情况没有CT检查清楚，且因较长的扫描时间让其临床应用受到限制。众所周知，相对而言头颅CT检查是了解头皮血肿是否合并颅脑损伤最准确、方便、快捷的检查手段，但因其具有放射性损害

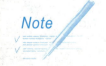
Note

的可能性,故在新生儿检查中亦受到了限制,只有在情况必要时行 CT 检查。

2. 实验室检查　血液分析、肝功能胆红素、凝血功能等生化指标。

【诊断与鉴别诊断】

1. 诊断　通过典型的病史、头部包块体征、结合头颅影像学检查可确诊。

2. 鉴别诊断　产瘤(胎头水肿):是由于胎头先进入产道的部分头皮受到骨盆和子宫的压迫,发生循环障碍,血液和淋巴回流受阻,血浆成分外渗,先露部分头皮发生水肿。产瘤出生即有,皮肤颜色发红水肿,界限不清,压之可有凹陷,所在位置与先露有关,消退快,一般出生后 24 小时内或 3~5 天内可自行消退。头皮血肿在出生后 1~2 天逐渐明显,界限清晰,位于一侧颅骨范围内,皮肤正常,发展缓慢,可有波动感,吸收慢,存在时间长。

【治疗】

1. 一般治疗　纠正贫血或凝血功能异常等,病理性黄疸者予以退黄治疗,稳定循环功能及生命体征等对症治疗。

2. 头皮血肿的外科治疗　新生儿头皮血肿需在生后 2~3 周,血肿张力不高等情况下行血肿穿刺包扎。部分新生儿头皮血肿合并黄疸加重者(与血肿吸收相关)可提前至 1 周左右行头皮血肿穿刺抽吸。穿刺前应注意患儿有无贫血及凝血功能障碍等情况,若有则应作相应的处理。穿刺前应作严格皮肤准备和消毒,穿刺抽吸血肿后弹力绷带加压包扎。巨大的血肿需 2~3 次穿刺包扎方可消除。还可采用头皮小切口清除血肿后置入负压引流管,使血肿腔层面紧贴而达到止血目的。既往多数人认为新生儿头皮血肿都不需要处理均可吸收。事实上骨膜下血肿往往因骨膜下成骨作用较强,较大的骨膜下血肿 2~3 周未吸收或未及时行血肿穿刺抽吸,即开始骨膜下成骨,在血肿表面再形成新生骨,1~2 个月后原正常颅骨逐渐被吸收,头颅外观可形成畸形。目前对新生儿头皮血肿骨化的治疗方式仍存在争议,有学者认为随着颅骨的生长,骨化的外层新生骨重新塑形生长多不影响头颅外观,且对脑发育无明显影响,故主张保守治疗。多数学者认为较大的骨膜下血肿骨化后难以满意塑形生长,会明显影响头颅外形,且骨化血肿还可能阻碍矢状缝生长而继发舟状颅畸形。因此主张骨膜下血肿骨化后形成硬性包块,应早期切除矫正头颅外形的不对称。建议根据不同情况考虑 2 种处理方法:对骨化血肿较小、不明显影响头颅外观者随访观察,包块多在 6~12 个月后逐渐塑形生长消失;对骨化血肿体积大、难以塑形生长包块消失而影响头颅外形者早期手术治疗(图 6-29~ 图 6-34)。

【预防】

1. 加强围生保健,合理选择分娩方式,合理助产。

2. 正确处理新生儿头皮血肿,避免遗留后遗畸形。

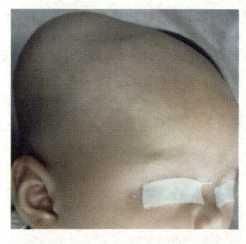

图 6-29　男,5 个月,右顶头皮血肿骨化

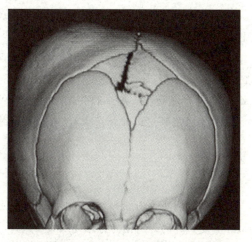

图 6-30　右顶头皮血肿骨化三维 CT

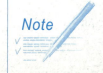

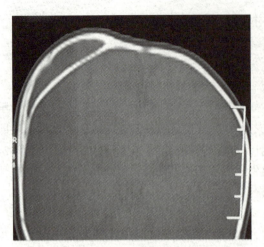

图 6-31   右顶头皮血肿骨化三维 CT

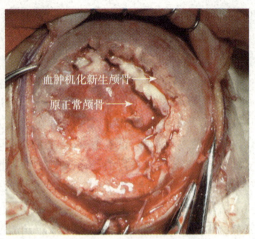

血肿机化新生颅骨——

原正常颅骨——

图 6-32   右顶头皮血肿骨化术中所见

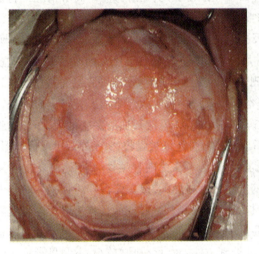

图 6-33   清除骨化新生颅骨后

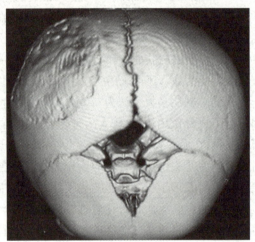

图 6-34   清除骨化新生颅骨后三维 CT

【小结】

　　1. 新生儿头皮血肿由分娩过程中机械外力引起,生后 1~3 天即可发现,多为单纯头皮血肿,但仍需警惕可能伴有颅脑损伤。新生儿头皮血肿主要发生在顶部。头皮血肿类型包括皮下血肿、帽状腱膜下血肿、骨膜下血肿。

　　2. 帽状腱膜下血肿范围宽广,急性期血肿张力较高,有波动感,疼痛轻,伴贫血貌。严重时血肿边界与帽状腱膜附着缘一致,可前至眉弓,后至上项线,两侧达颞鳞部。

　　3. 骨膜下血肿界限清楚,局限于一侧或两侧顶骨区域,血肿边界一般不超过骨缝。皮肤可有水肿,肤色正常,血肿急性期张力较高,有波动感,血肿 2~3 周未吸收即开始骨膜下成骨,逐渐形成局部头皮血肿骨化隆起畸形。

　　4. 新生儿头皮血肿需在生后 2~3 周,血肿张力不高等情况下行血肿穿刺包扎。

【思考题】

　　1. 如何鉴别头皮血肿和产瘤(胎头水肿)?

　　2. 头皮血肿的外科治疗方法有哪些?

(翟　瑄)

二、臂丛神经麻痹

分娩性臂丛神经麻痹(obstetric brachial plexus palsy OBPP),是生产时的牵拉损伤,引起的臂丛神经损伤,发生率为(0.38~1.56)/1000 例活产儿。

【病因和损伤机制】　1768 年,一位伦敦产科医师 Smellie 首次从医学角度描述了新生儿臂丛产伤。1872 年,Duchenne 在其著作《Traite delelectrisation localisee》中认为生产过程中牵拉是产伤的发生机制。

臂丛麻痹多因邻近结构压迫或直接外伤等因素所致,如头肩分离暴力所致:位于分离侧的臂丛神经承受张力,出现牵拉性损伤;子宫强烈收缩、产钳或助产手的压迫所致;胎儿娩出时常有窒息,产生有毒物质,致使臂丛神经受到损害。少数病例中经产道顺产的低于平均体重的新生儿也出现臂丛损伤,说明该损伤生前便已发生。

生产时手的位置极为重要,发生于臂丛上部神经根的损伤多是头位肩难产时,助产时使颈部过度侧屈,手臂内收所致。由于多数胎头下降时为枕左前位,因此右手臂更容易受累。在臂先露生产过程中臂丛上干的神经根更容易受到损伤,多产生双侧损伤。造成臂丛损伤的产科危险因素包括超重(>4kg)、肩难产、产程长、初产、多产、器械助产、臂先露、同胞兄弟姊妹出现产科瘫痪、孕妇妊娠高血糖症等。臂丛产伤可伴随锁骨骨折、肱骨骨折、面神经损伤、头皮血肿、斜颈等,但这些并不提示预后不良。

【病理生理】　臂丛神经由第 5~8 颈神经及第 1 胸神经前支组成,分根、干、股、束、支。依据病理变化,Sunderland-Mackinnon 将神经损伤分为五度:Ⅰ度只有传导功能障碍而无明显结构损伤,即神经震荡,可完全恢复;Ⅱ度为轴突断裂,多可自行恢复;Ⅲ度为神经纤维断裂,累及轴突、施万细胞和基膜管,有瘢痕形成,神经膜管破坏,再生轴突误入歧途的管内,轴突将会被引入不适宜的靶区,功能恢复不完全;Ⅳ度为神经束断裂,外膜保持完整,断端间瘢痕较多,轴芽难于通过,易形成外伤性神经瘤;Ⅴ度为神经断裂;Ⅵ度为第 1~5 度损伤同时存在于一条神经内。

【临床表现】　多有难产和助产史,出生体重较大(>4kg),右侧多于左侧,双侧较少见。损伤程度,部位不同,受累肌肉及皮肤感觉异常区域不同,临床表现千差万别。其有四种主要类型:①单纯上臂丛损伤,只包括 C_5、C_6,表现为三角肌、肱二头肌无力,不累及肱三头肌及远端肌肉,这类损伤多能自行恢复;②经典的 Erb 瘫痪,这是最常见的类型,累及 C_5~C_7,其表现是手臂伸直、肩部内旋、腕部屈曲、手指伸直,形成典型的"侍者姿势";③整个臂丛损伤,包括 C_5~T_1,表现为手臂肌肉松弛,供血不良所致的皮肤厥冷,胸壁不对称性扩张,也可能发生脊髓损伤;④Klumpke 瘫痪,仅包括下臂丛损伤(C_8~T_1),其临床表现是前臂旋前不能,手瘫痪成主爪形手姿势,以及表现为 Horner 综合征。损伤的解剖分类对损伤定位和手术方案的制订有帮助。

臂丛麻痹应与其他影响上肢活动受限或瘫痪的原因相鉴别,包括肱骨干骺分离、肱骨或锁骨骨折以及产伤引起的脊髓损伤。

【辅助检查】

1. 通过 X 线平片检查观察有无合并肋骨、横突、锁骨或肱骨骨折,观察有无因膈神经损伤所致的半侧膈肌抬高。

2. 神经电生理检查。

3. CT 脊髓造影是诊断脊髓神经根撕裂的有效方法,但并不能发现不伴有假性脑脊膜膨出的脊髓神经根撕裂。

4. MRI 跟 CT 脊髓造影一样诊断假性脑脊膜膨出,也不能清晰区分神经根,但可以显示有无合并脊髓损伤。

【治疗】　对臂丛神经麻痹的患儿需要小儿神经外科医师、神经电生理医师、康复理疗师、护理人员共同进行评估。

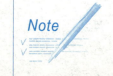

Note

手术和非手术两种治疗方式。

1. 非手术治疗　臂丛神经麻痹不能贸然手术,其中有 65% 以上的病例可以完全自行恢复。有的臂丛神经损伤在数天内可能自行恢复,多见于上臂丛损伤。数周后,当原发创伤性神经炎恢复时,对持续无力者可行物理治疗,其家庭成员可在理疗师的指导下进行这种被动活动的锻炼。患儿生长至 4 周时复查,如果仍有完全瘫痪其合并 Horner 综合征,应考虑外科手术治疗;如果手的功能逐渐恢复而无肩部功能恢复,患儿可以继续保守治疗,仍有机会得到恢复,应每月随访,如果肱二头、三头肌和三角肌功能在患儿 6 个月大时仍不能抵抗重力,则需要考虑外科手术治疗。

2. 手术治疗　方法是切除神经瘤、缝合神经、神经移植、神经移位完成修复,可依损伤范围、程度而选用。可能出现的并发症包括锁骨切断后假关节形成,运动丧失,膈神经损伤,脑脊液漏,气胸,胸导管损伤(左侧),颈动脉、颈静脉、锁骨下静脉等血管损伤和伤口感染等。颈部水肿引起的气道塌陷。术后迷走神经功能可能发生改变,引起吞咽和咽反射减弱或缺失。手术后经制动治疗后患儿开始进行严格的康复锻炼治疗。

【小结】

　　臂丛神经麻痹应该首先考虑保守治疗,如果三角肌、肱二头肌、肱三头肌对抗重力的力量得以恢复的话,患儿预后较好。如果这些肌肉在患儿 6 个月时仍不能恢复到抵抗重力,应采取外科手术治疗。术前应在 CT 脊髓造影的基础上进行 MRI 检查,术前、术中的电生理检查和监测指导修补方案。

【思考题】

　　1. 臂丛神经损伤的病因?
　　2. 臂丛神经损伤的临床表现有哪些?

(瞿　瑄)

三、锁骨骨折

　　新生儿锁骨骨折是产伤性骨折中最常见的一种,发生率为 0.14%~2.10%,常发生于巨大胎儿的肩难产,顺产和剖宫产均可发生,骨折多数为单侧性,好发于锁骨中部或中外 1/3 处,可以是完全性或不完全性,可合并臂丛神经损伤。

　　【病因】　锁骨外半段向后凹,内半段向前凸,略呈 S 形,外 1/3 上下扁平呈扁圆形,内 2/3 段较粗略呈三菱行,中外 1/3 交界部相对较细,该处无肌肉附着,当胎儿肩娩出受阻时 S 形锁骨凹面正好卡在母亲耻骨弓下,容易折断。新生儿骨质强度低,易发生骨折。

　　男婴相对女婴的双肩径大,因此男婴发生比例高于女婴。胎儿体重 >3.5kg 是锁骨骨折的重要诱发因素。来自产妇的因素有:骨盆狭窄、产妇肥胖使软产道相对狭窄、胎方位异常、宫缩乏力等。产科因素:娩肩手法不当、肩难产、急产、臀位牵引是过度压迫胎儿肩部、剖宫产时切口过紧至娩肩困难等。

　　【临床表现】　多数为青枝骨折,没有症状,出生后 1 周触及骨痂形成的包块是骨折的第一象征,上肢的活动通常正常。少数完全性骨折,患儿表现为易激惹,患侧臂活动差,骨折处捻发音,触压局部哭闹明显。

　　【辅助检查】　X 线检查:锁骨生理弧度消失,锁骨中段或外 1/3 处有断裂痕,骨断端完全移位或呈斜型,移位成角。青枝骨折:骨有断裂面但有皮质相连,无错位。

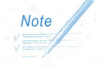

高频超声检查:锁骨强回声连续性中断,轴向移位,可见骨膜损伤。与 X 线相比在于没有 X 线的放射性损伤。

【治疗】 青枝骨折不需要特殊治疗,只需要告诉家长在骨折处将出现包块。完全骨折,患侧肩部和上肢制动,"8"字绷带固定,或将患侧上肢固定于胸部,保持屈肘90°和臂内收位。一般固定在 7~10 天后去除。预后都很好,在 7~10 天出现骨痂,2~3 个月恢复正常的骨外形。

【预防】 新生儿锁骨骨折是正常分娩中无法预测和无法避免的并发症。

其预防措施包括:控制孕妇体重和胎儿体重;根据产力、产道、胎儿大小等因素,合理选择分娩方式;认真正确处理产程,把胎儿大、急产、胎位异常、继发性宫缩乏力、第二产程延长、耻骨弓低、需要阴道助产术者列为可能发生锁骨骨折的高危因素;提高助产技巧。

【小结】

新生儿锁骨骨折完全性骨折患儿表现为易激惹,患侧臂活动差,触压局部哭闹等。治疗将患侧肩部和上肢制动,"8"字绷带固定,或将患侧上肢固定于胸部,保持屈肘90°和臂内收位。一般固定 7~10 天后去除。

【思考题】

新生儿锁骨骨折的预防措施?

(翟 瑄)

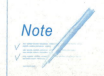

第七章　遗传性疾病

第一节　概　　述

遗传性疾病(genetic disease),是指由于生殖细胞或受精卵的遗传物质在结构或功能上发生改变所致的一类疾病的总称,并按一定方式在上下代之间传递,具有先天性、终身性和家族性的特点。

遗传性疾病种类繁多,已知的遗传性疾病多达 20 000 余种,临床表型和致病基因均明确者已逾 3000 种。尽管单一遗传性疾病的发病率低,但总体发病率在儿科疾病中所占比例仍较高;尤其是随感染性疾病和营养性疾病的逐渐控制,以及遗传性疾病检测技术的不断提高,遗传性疾病在儿科疾病谱中的地位越显重要。

先天性疾病(congenital disease)和家族性疾病(familial disease)不完全等同于遗传性疾病。所谓先天性疾病常指个体生来即有异常表型,可为遗传性疾病,但并非均为遗传性疾病,如先天性梅毒、先天性肝炎等,都因孕母在妊娠期间受到病原生物体感染所致;同样,遗传性疾病亦并非都表现为先天性,有些遗传性疾病出生时表型正常,要到特定年龄才发病,如 Huntington 舞蹈病和假性肥大型肌营养不良。家族性疾病是指某些表现出家族聚集现象的疾病,一个家族中多个成员患有同一种疾病。家族性疾病中很大部分为遗传性疾病,但也有些非遗传性疾病表现为同一家住中多个成员患相同疾病,如同一家庭成员均可因缺碘而引起甲状腺功能减退。

遗传性疾病作为一类疾病,由于病变发生在生殖细胞或受精卵,患儿每一个细胞、组织和器官均存在病变,且发生改变的遗传物质可为整条染色体增多或减少,也可为部分染色体缺失、倒位,甚或仅为单个基因的碱基突变,因此遗传性疾病的临床表现与发生病变的遗传物质密切相关。

一、遗传性疾病的分类

根据遗传物质结构和功能改变的不同,可将遗传性疾病分为 5 大类:

(一) 染色体病

染色体病(chromosome disorders)指由于各种原因引起的染色体数目异常或结构畸变所致的疾病。根据所涉及染色体不同可分为染色体数目异常和染色体结构畸变,又可分为常染色体异常和性染色体异常。染色体数目异常是指整条染色体的丢失或增加;染色体结构异常主要是指染色体大片段结构的改变。

(二) 单基因遗传病

单基因遗传病(monogenic disease)指由单个基因突变所致的遗传性疾病。在一对等位基因中,只要有一个致病基因存在就能表现性状,称为显性基因(dominant gene)。在一对等位基因中需 2 个等位基因同时存在病变时才能表现性状,称为隐性基因(recessive gene)。单基因遗传病按不同的遗传模式分为以下 5 类遗传方式:

1. **常染色体显性遗传**(autosomal dominant inheritance)　指致病基因为显性基因,定位在常染色体上,亲代只要有一个显性致病基因传递给子代,子代就会表现性状,如软骨发育不全、

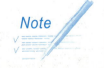
Note

成骨不全等。具体遗传方式如下(图 7-1):

　　家系特点为:父母一方发病者,子女有 50% 的患病风险;患者为杂合子,亲代中有一方患病;男女发病机会均等。但是,某些常染色体显性遗传病由于疾病外显率的不同,可表现为完全显性、不完全显性或延迟显性等。此外,由于基因新生突变在常染色体显性遗传性疾病的发生中频率较高,许多常染色体显性遗传性疾病患者可能没有阳性家族史。

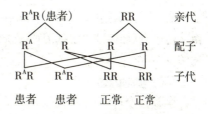

图 7-1　常染色体显性遗传的遗传方式

2. 常染色体隐性遗传(autosome recessive inheritance)
致病基因为隐性基因,位于常染色体上。只携带一个致病基因的个体为致病基因携带者,不发病;只有同时携带有 2 个相同致病基因者(纯合子)才发病。家系特点为:患者为纯合子;父母均为携带者,不发病;同胞中 25% 发病,25% 完全正常,50% 为携带者(图 7-2)。多数遗传代谢病为常染色体隐性遗传如苯丙酮尿症、肝豆状核变性以及白化病等。

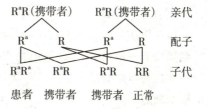

图 7-2　常染色体隐性遗传的遗传方式

3. X- 连锁隐性遗传(X-linked recessive inheritance)
指致病基因为隐性基因,定位于 X 染色体上的遗传病。女性带有一个隐性致病基因,多为表型正常的携带者,极少因 X 染色体随机失活而发病。男性只有一条 X 染色体,因此携带有致病基因的男性均发病。家系特点为男性患者与正常女性婚配,子女中男性均完全正常,女性均为携带者(图 7-3A)。女性携带者与正常男性婚配,子女中男性 50% 为患者,50% 完全正常;子女中女性 50% 为携带者,50% 完全正常(图 7-3B)。

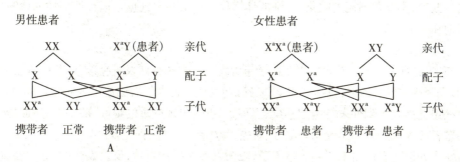

图 7-3　X- 连锁隐性遗传的遗传方式
A. 男性患者的遗传方式;B. 女性患者的遗传方式

4. X- 连锁显性遗传(X-linked dominant inheritance)
致病基因为显性基因,定位于 X 染色体上。家系特点为患者双亲之一是患者,男性患者后代中女性均为患者,男性均正常(图 7-4A);女性患者后代中 50% 为患者(图 7-4B)。

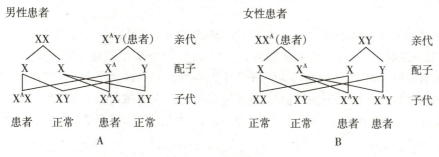

图 7-4　X- 连锁显性遗传的遗传方式
A. 男性患者的遗传方式;B. 女性患者的遗传方式

5. Y- 连锁遗传（Y-linked inheritance） 致病基因定位于 Y 染色体上，只有男性出现症状，由父传子，例如性别决定基因（sex-determining region on the Y chromosome，SRY）突变所致的性反转等。

（三）多基因遗传病

多基因遗传病（polygenic disease）由多对致病基因及环境因素共同作用的遗传病。每对基因作用甚微，但有累积效应，多对致病基因共同作用的总和加上环境因素的影响超过阈值导致发病，例如 2 型糖尿病、高血压、神经管畸形等。

（四）线粒体病

线粒体病（mitochondrial disease）来源于线粒体中 DNA 的致病基因突变所引起的疾病。人类细胞中有一部分 DNA 位于细胞质的线粒体内，称为线粒体 DNA，由于精子不含细胞质，因此线粒体病按母系遗传。目前已发现 60 余种疾病与线粒体基因突变有关，如脂肪酸氧化障碍、呼吸链酶缺陷等。

（五）基因组印记

基因组印记（genomic imprinting）又称遗传印记，是指基因根据亲代的不同而有不同的表达。印记基因是指仅一方亲本来源的同源基因表达，而来自另一亲本的不表达。如 Prader-Willi 综合征和 Angeliman 综合征都是 15q11-13 缺失，但前者是父源性缺失，后者为母源性缺失。基因印记还影响某些遗传性疾病的表型和外显率。

二、遗传性疾病的诊断和预防

遗传性疾病的诊断基于疾病特有的临床表现、实验室证据证实与疾病有关的基因或基因表达产物的改变，主要包括病史收集、详细的体格检查和实验室证据。遗传性疾病的诊断是开展遗传咨询和防治的基础。

（一）病史收集

1. 现病史及个人史 现病史主要记录患者现有的主要症状及其持续的时间、程度，是否伴随症状，是否存在发病诱因，包括服用某些特殊药物或进食食物后迅速出现症状。例如，某些遗传代谢病患儿多在受到外来打击如感染、腹泻后，迅速出现严重的呕吐、酸中毒等；遗传性果糖不耐症患者进食"甜食"后迅速出现呕吐、腹痛、冷汗甚至抽搐、昏迷等。

对新生儿期出现病因不明的黄疸不退、腹泻、持续呕吐、拒食，反复发作的惊厥、低血糖、酸中毒、高氨血症以及尿中或全身散发有持续气味者，应疑为遗传代谢病，并进一步做检查。如枫糖尿症患者，尿中排出的代谢产物有类似 " 枫糖浆 " 味；先天性甲状腺功能减退患儿表现为生理性黄疸消退延迟。

2. 家族史 对特殊面容、智力发育落后、性发育异常或有遗传病家族史者，均应做详细的家系调查和家谱分析，了解其他成员的健康状况，如是否存在智力低下、性发育异常以及不明原因死亡者，并绘制家系谱。当家族中出现多个与患者症状类似的患者时，应高度怀疑遗传性疾病。

3. 母亲妊娠史、孕期病史和用药史 详细询问和记录母亲妊娠史，母亲孕产情况，既往有否死胎、不明原因的流产及生后早期夭折者；孕期是否伴有弓形虫、风疹及巨细胞病毒感染等造成胎儿器官畸形的病史；怀孕期间的药物使用史，孕期是否接触过射线以及某些致畸的药物、化学制剂和生物制剂等；胎儿发育情况、羊水过多或过少，部分遗传病患儿伴有胎儿生长受限，羊水过多时胎儿常伴有畸形；母亲是否为大龄孕产妇，如高龄产妇所生婴儿 21- 三体的发病率明显增高。

（二）体格检查

体格检查时注意头围，有无小头畸形和脑积水；前囟大小及闭合情况；是否有小下颌畸形；

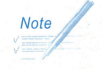

耳的大小、耳位高低、眼距、眼裂、前额、鼻翼的发育；有无唇裂、腭裂和高腭弓。注意上部量和下部量的比例、指距、手指长度、乳头距离、关节形态和活动度，注意脊柱、胸廓异常、走路姿势，是否有颈蹼等；注意皮肤和毛发颜色，是否有色素痣和色素沉着，指(趾)纹和手足淋巴水肿，外生殖器的发育；注意黄疸、肝脾大和神经肌肉系统的临床表现。是否能嗅到一些不正常的体味或尿味等。

(三) 实验室检查

实验室检查是遗传性疾病诊断中非常重要的一个环节，尤其是遗传代谢性疾病的诊断，主要依赖实验室检查，有时甚至需要多次留取标本才可能作出明确诊断。

1. 染色体核型分析　是经典的细胞遗传学检测技术，将一个处于有丝分裂中期的细胞中全部染色体按大小和形态特征有秩序的配对排列，观察有无染色体数目或结构异常。染色体核型分析只能检出染色体数目和大片段结构异常，对染色体的微缺失、微重复以及单个基因突变均无法检出。主要用于染色体数目和大片段结构异常所致的遗传性疾病的诊断，如 21- 三体综合征、Turner 综合征等。

2. 荧光原位杂交技术(fluorescence in situ hybridization，FISH)　是用荧光素标记的特定 DNA 探针进行原位杂交，通过荧光显微镜实时检测探针信号的有无及在染色体上的位置来检测患者样本中的目的 DNA 序列。FISH 检查必须预先知道异常发生部位并有针对性选择特异性探针，主要用于染色体上的微小缺失的诊断，如 Prader-willi 综合征、Angelman 综合征等。

3. 基因芯片技术　基因芯片技术是将大量特定序列的探针分子密集、有序地固定于经过相应处理的硅片、玻片、硝酸纤维素膜等载体上，然后加入标记的待测样品，进行多元杂交，通过杂交信号的强弱及分布来分析目的分子的有无、数量及序列，从而获得受检样品的遗传信息。与传统的遗传学检测相比具有检测高通量和检测分辨率高的特点，能够在一张芯片上检测整个基因组的基因拷贝变异数，基因芯片能够检测小于 100kb 甚至 1kb 的拷贝变异数。

临床上，基因芯片技术主要用于：①检测染色体拷贝数变异的疾病，如染色体微缺失和微重复综合征；②进行单核苷酸多态性分析，用于复杂疾病以及多基因遗传性疾病的临床研究。

4. 基因诊断　是在 DNA 水平上对某一特定基因进行分析和检测，从而达到对疾病进行特异性分子诊断的目的。DNA 主要来源于外周血白细胞、培养的皮肤成纤维细胞、羊水细胞、绒毛膜细胞等。DNA 分析在临床诊断和产前诊断中占有重要地位，能够在基因水平诊断遗传性疾病，也可检测出携带者，是一种快速、灵敏和准确的检测手段。

5. 生化学测定　测定患者血、尿等体液中的代谢物质的水平，如血糖、血气、血氨、电解质、乳酸 / 丙酮酸、尿酸等。近年来开展的串联质谱检测技术(MS/MS)、气相色谱 - 质谱技术(GC/MS)已逐渐成为遗传代谢病的常规检测工具。测定红细胞、白细胞或皮肤成纤维细胞中酶的活性是某些酶活性改变所致遗传代谢病的诊断和分型的重要依据，如糖原累积病和黏多糖病的诊断和分型。

(四) 遗传咨询

遗传咨询(genetic counseling)是由临床医师和遗传学工作者组成的遗传咨询团队，与遗传性疾病患者本人或其家属进行一系列的交谈和讨论，主要就家系中某种遗传病的病因、遗传方式、诊断、治疗、预后和复发风险等问题进行答复，并提出建议或指导性意见，以供询问者参考。遗传咨询是预防遗传病和优生优育的重要措施之一。

完整的遗传咨询包括：①采集信息：包括家族遗传病史、生育史、婚姻史、环境因素和特殊化学物接触及特殊反应等，收集先证者的家系发病情况，绘制出家系谱；②确诊遗传性疾病：根据采集到的信息，结合相关的临床诊断手段，对先证者明确诊断，并明确其遗传方式；③风险评估

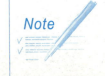

和产前诊断:根据诊断出的遗传病种类及其遗传方式进行发病风险估计,预测子代患病风险,并对可能患有某种遗传病的子代进行产前诊断。

(五)预防

遗传性疾病致死、致残率高,为减少遗传性病的发生,需要广泛开展预防工作。目前防治工作的重点主要是做好三级预防:开展婚前和孕前遗传咨询,指导婚育;开展产前诊断,防止和减少有遗传性疾病患儿的出生;进行新生儿疾病筛查,做到早期诊断,对诊断明确的遗传性疾病患儿及早治疗,避免脏器损害,提患儿生活质量。

一级预防:防止遗传性疾病的发生。国家法律禁止直系血缘和三代以内的旁系血缘结婚。近亲婚配所生子女患智力低下和畸形的比例远高于非近亲婚配所生子女;凡本人或家族成员有遗传性疾病或先天性畸形者、家族中多次出现或生育过智力低下儿或反复自然流产者,应进行遗传咨询,明确诊断;凡明确诊断的患者及家族中的携带者,应积极进行婚育指导,对预防和减少遗传性疾病患儿的出生具有现实意义。

二级预防:在遗传咨询的基础上,有目的地进行产前诊断,通过直接或间接方法对孕期胚胎或胎儿进行生长发育和生物标志物的检测,在宫内明确诊断以减少遗传性疾病患儿出生。针对不同的遗传性疾病或先天缺陷,采用不同的产前诊断方法。例如通过超声、胎儿镜检查来观察胎儿表型的形态特征以判断畸形,孕期染色体检查(细胞遗传学技术)及基因分析或表达产物测定(酶和生化测定)来诊断某些遗传性疾病。

三级预防:对遗传性疾病患儿进行早期诊断和治疗。新生儿疾病筛查是三级预防的重要手段,新生儿疾病筛查通过快速、敏感的检测方法,对一些先天性和遗传性疾病进行群体筛查,使患儿能够在临床上还未出现症状,而体内生化或代谢水平已经发生改变时作出早期诊断,结合有效治疗,避免患儿重要脏器出现不可逆性损害。目前全国开展的新生儿筛查的疾病主要有先天性甲状腺功能减退症和苯丙酮尿症,部分地区开展了地中海贫血和先天性肾上腺皮质增生症的筛查,个别城市开展了遗传代谢病的串联质谱筛查。通过新生儿疾病筛查和后续的积极治疗,大大降低了遗传性疾病的危害。

【小结】

1. 遗传性疾病是指由于生殖细胞或受精卵的遗传物质在结构或功能上发生改变所致的一类疾病的总称,并按一定方式在上下代之间传递,具有先天性、终身性和家族性的特点。先天性疾病和家族性疾病不完全等同于遗传性疾病。

2. 根据遗传物质结构和功能改变的不同,可将遗传性疾病分为 5 大类:染色体病、单基因遗传病、多基因遗传病、线粒体病和基因组印记。

3. 遗传性疾病的诊断基于疾病特有的临床表现、实验室证据证实与疾病有关的基因或基因表达产物的改变。遗传性疾病的诊断是开展遗传咨询和防治的基础。遗传性疾病的诊断主要包括病史收集、详细的体格检查和实验室证据。

【思考题】

1. 简述单基因遗传病的分类及各类的遗传特点。
2. 完整的遗传咨询包括哪些内容?

(罗小平)

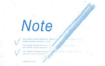
Note

第二节　染色体畸变

一、概述

染色体病又称为染色体畸变综合征（chromosome aberration syndrome），目前已知的染色体病已逾350种，染色体病的发病率较高，新生儿中染色体异常的发生率为0.5%~0.7%，其中性染色体异常占0.22%，常染色体异常占0.40%；染色体畸变多致胚胎死亡，围生儿死亡中6%有染色体异常；智力低下儿童中10%有染色体异常；自然流产中约50%~60%是由于染色体异常所致。

人体正常染色体为23对，除1对性染色体外（男性为XY，女性为XX），22对为常染色体，按染色体的小大和着丝粒的位置分为7组，如图7-5。染色体数目异常是指染色体数目的增多或减少；染色体结构异常包括部分染色体断裂后重排出现的易位、缺失、倒位、重复等。无论哪种染色体疾病，均会使许多基因受累，造成畸变涉及的基因增多、减少、断裂损失或位置变动，影响了受累基因的表达，从而引起机体多种系统器官的形态结构和功能异常。因此，染色体病多表现为多发畸形和功能障碍，呈综合征。畸变累及的染色体片段越大，受累基因越多，病征越严重，严重者多致死。

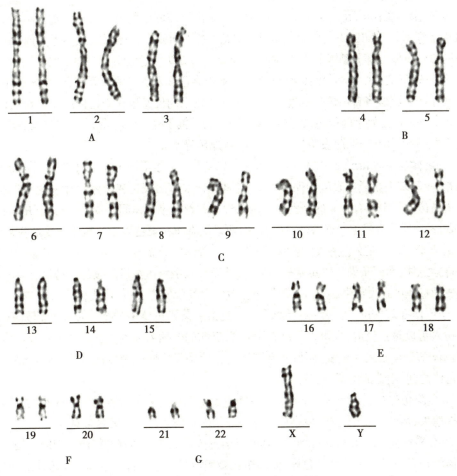

图7-5　正常染色体及分组（男性）

（一）染色体数目异常

染色体数目异常主要是由于染色体在生殖细胞成熟时发生不分离所致。整倍体是由于生

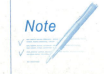

Note

殖细胞成熟时发生同源染色体不分离,形成二倍体生殖细胞,当与正常生殖细胞受精时,则可形成三倍体(3n=69)的个体;如两者均为二倍体数的生殖细胞受精时,将形成四倍体(4n=92)的个体。非整倍体是指生殖细胞的染色体发生部分不分离,受精时出现个别染色体数目的增加或减少,如21-三体综合征,因亲代的生殖细胞成熟时发生了部分不分离,致使部分生殖细胞有两条21号染色体(即 n=24),而另一部分生殖细胞内无21号染色体(n=22)。前者与正常配子受精后,即可产生含有21-三体的受精卵。如果这种不分离发生于性染色体,就会出现性染色体的三体性或单体性,即具有三条X染色体的个体如 Klinefelter 综合征或仅有一条X染色体的 Turner 综合征。

(二)染色体结构畸变

在体内外各种物理因素(如辐射)、化学因素(如化学诱变剂)和生物因素(如病毒)的影响下,染色体往往会发生断裂,虽然这些断裂多数能自行重新连接而修复如初,但由于断端富有黏着性,能与其他断端再结合,故也有一些断裂会出现非正常的重新连接而形成结构重排,导致缺失、倒位、易位、等臂、环形染色体等改变。无论是哪一种结构异常,均可使携载的基因在数量上或排列顺序上发生改变而导致疾病。

1. 染色体缺失(chromosome deletion) 主要是由于染色体断裂后,没有着丝粒的片段在细胞分裂过程中逐步丢失,结果造成了这部分遗传信息的缺如。缺失对个体的影响,取决于缺失区段的大小、所丢失的基因和染色体倍性。

2. 染色体重复(chromosome duplication) 是由于同源染色体中的一条发生断裂,其断裂的片段连接到另一条同源染色体上相应部位;或是由于同源染色体间发生不等交换,结果造成某一条同源染色体上部分基因的重复,而另一条则相应缺失了这部分的信息。

3. 染色体倒位(chromosome inversion) 系指染色体发生了两处断裂,中间的断片颠倒之后又重新连接。倒位有臂内倒位和臂间倒位两种。如果倒位发生在染色体的一条臂上,称为臂内倒位(paracentric);如果倒位包含着丝粒区,则称为臂间倒位(pericentric)。倒位虽然没有遗传物质的丢失,但因其基因顺序发生颠倒,故可导致遗传异常。

4. 染色体易位(chromosome translocation) 系指两条不同的染色体断裂后彼此交换又重新接在一起,基因组成和表型均保持不变,这种易位对基因表达和个体发育一般无严重影响,也称平衡易位。其中较有意义的是发生于两条近端着丝粒染色体间的罗伯逊易位(Robertsonian translocation)。罗伯逊易位又称着丝粒融合,由两条端着丝粒染色体着丝粒融合或是两条近端着丝粒染色体于着丝粒处发生断裂,然后两条长臂在着丝粒处融合,形成一条中央或亚中央着丝粒的等臂染色体,而两条染色体短臂常常丢失,从而导致染色体数目的减少。易位有1/2是在受精卵形成的过程中自发产生,另50%则是遗传自父母其中一方,并且代代相传。

5. 染色体插入(chromosome insertion) 是指一条染色体中的某一片段转到另一条染色体上。插入可以是正位的,也可以是倒转180°后反向的。插入如发生在同源染色体间,则导致一条染色体部分片段发生重复,而另一条同源染色体中发生同一节段的缺失;插入若发生在非同源染色体之间,则造成两者都出现畸变。

6. 环状染色体(ring chromosome) 系指一条染色体的两条臂各发生一次断裂,其两末端片段都被遗失,两断头互相连接,使染色体形成环状。在辐射损伤中尤为常见。

7. 等臂染色体(isochromosome) 是由于染色体在分裂时其着丝粒产生横向分裂,两个染色体单体的短臂组成一条等臂染色体,而两个长臂组成另一条等臂染色体。染色体的两臂带有相等的遗传信息。

8. 标记染色体(marker chromosome) 指形态上可以辨认,但却又无法完全辨识其来源和特征的异常染色体,多发生于性染色体。

9. 双着丝粒染色体(dicentric chromosome) 两条染色体断裂后,具有着丝粒的两个片段

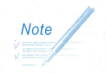
Note

相连接,即形成一个双着丝粒染色体;两个无着丝粒片段也可以连接成一个无着丝粒染色体,但后者通常在细胞分裂时丢失。双着丝粒染色体常见于电离辐射后,因此在辐射遗传学中常用以估算受照射的剂量。

(三) 嵌合体

一个个体同时具有两种或两种以上核型的细胞系,称为嵌合体。嵌合体分为"同源嵌合体"(mosaic)和"异源嵌合体"(chimera)两种。同源嵌合体是嵌合成分来自原属同一受精卵的嵌合体,多数是由于同一受精卵发育成的早期胚胎在有丝分裂时发生染色体不分离或结构畸变所致;异源嵌合体是嵌合成分来自不同的受精卵所产生的嵌合体。

根据受累染色体的不同又可将染色体病分为常染色体疾病和性染色体疾病。常染色体病的共同特征为:智力低下、发育迟缓、多发畸形;性染色体病的共同特征为:性征发育不全或畸形、智力正常或较低。21-三体综合征是常染色体异常中最常见的染色体畸变类型。性染色体病中,最常见的为 Turner 综合征,其次为 Klinefelter 综合征。

染色体病检查的适应证:①高龄夫妇:35 岁以上孕妇及 45 岁以上的父亲;②染色体异常患者;③染色体平衡易位或倒位携带者;④有染色体异常患儿生育史者;⑤有多次自然流产史的孕妇;⑥有家族史者:亲属同胞中有患儿生育史者;⑦孕期不良接触史,如孕期接触放射线、化学物质、病毒感染及停服避孕药 3 个月以内怀孕者。

迄今为止,染色体病尚无有效的治疗方法,因此,产前诊断尤为重要。染色体异常胎儿的产前诊断根据取材方法分为有创性及无创性两大类。前者包括羊膜腔穿刺、绒毛取样、胎儿脐血、胎儿镜及胚胎活体组织检查等,诊断结果准确性高,是目前产前诊断的主要方法;后者主要包括超声波图像以及母体外周血或宫颈口采集脱落细胞检测胎儿细胞等。

二、常染色体异常

(一) 21-三体综合征

21-三体综合征(21-trisomy syndrome)又称先天愚型或 Down 综合征(Down syndrome,DS),是最常见的常染色体疾病,也是人类第一个被确诊的染色体病。在所有智能落后疾患中,21-三体综合征占 10%~15%,在活产婴儿中发生率约为 1/800~1/600。实际发生率可能更高,因为约 1/2 以上的病例在妊娠早期即自行流产。男:女为 3:2。由于单体型患儿多不能存活,故一般只能出生三体型后代。本病发病率随孕妇年龄增高而增加。临床主要特征为智能障碍、特殊面容和体格发育落后,并可伴有多发畸形。

【病因】 21-三体综合征是生殖细胞在减数分裂形成配子时或受精卵在有丝分裂时,由于某些因素的影响,21 号染色体发生不分离所致。发生机制多数与孕妇高龄导致卵细胞老化有关;父源之因者占 5%。仅有极少数为家族遗传(父母之一是 DS 患者),其生殖细胞在减数分裂时形成次级不分离。本病主要原因如下:

1. 母亲妊娠时年龄过大 孕母年龄越大,子代发生染色体病的可能性越大,可能与母亲卵子老化有关。另外,有资料表明,父亲年龄也与本病发病有关,当父亲年龄超过 39 岁时,出生 21-三体患儿的风险增高。

2. 放射线 人类染色体对辐射甚为敏感,孕妇接触放射线后,其子代发生染色体畸变的危险性增加。

3. 病毒感染 风疹、肝炎病毒等都可以引起染色体断裂,造成胎儿染色体畸变。

4. 化学因素 许多化学药物、抗代谢药物和毒物都能导致染色体畸变。此外,遗传因素、自身免疫性疾病对其发生也有影响。

【临床表现】 21-三体综合征的主要临床特点为:智力落后,生长发育迟缓,具有特殊的面容以及皮肤纹理特征,可伴有多种畸形。

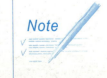

1. **智力落后** 为本综合征最突出、最严重的表现。绝大部分患儿都有智力发育障碍,但程度不一致,患儿智商通常在25~50之间,有的嵌合体患儿智力接近正常。智力较好的患儿可学会阅读或做简单手工劳动;较差者语言和生活自理困难。随着年龄增长,与同龄人的智力差距愈来愈大。

2. **特殊面容** 患儿出生时即已有明显的特殊面容,见图7-6。主要表现为表情呆滞;头小而圆,前囟大且闭合延迟;眼距宽、眼裂小、眼外侧上斜、有内眦赘皮;鼻根低平(鼻梁骨发育不良)、鼻短;耳位低,耳小而圆,耳轮上缘过度折叠;硬腭窄小、唇厚、舌厚、舌常伸出口外、流涎多。

3. **生长发育迟缓** 患儿出生的身长和体重均较正常儿低,生后体格发育、动作发育均迟缓。身材矮小,头围小于正常,骨龄常落后于年龄,出牙延迟且常错位,头发细软而少,四肢短,手指粗短,小指尤短,小指向内弯曲,韧带松弛,关节可过度弯曲,性发育延迟。

4. **皮肤纹理特征** 通贯手、atd角增大 >45°(图7-7),第4、5指桡箕增多,脚趾球胫侧弓形纹和第5趾只有一条褶纹等。

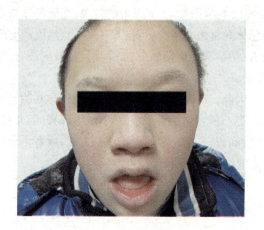

图7-6 21-三体综合征特殊面容

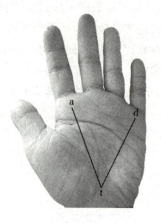

图7-7 通贯手和atd角增大

5. **伴有其他畸形** 约50%的患儿伴有先天性心脏病,其次是消化道畸形。部分男孩可有隐睾,成年后大多无生育能力。女孩无月经,仅少数可有生育能力。

6. **免疫功能低下** 患儿免疫力低下,易患各种感染,先天性甲状腺功能减退症和急性淋巴细胞性白血病的发生率明显高于正常人群。

【诊断与鉴别诊断】 根据特殊面容、皮肤纹理特点和智能低下,临床不难诊断。对嵌合型患儿、新生儿或症状不典型的智能低下患儿,应作染色体核型分析以确定诊断。

按照核型分析可将21-三体综合征分为三型:标准型、易位型、嵌合型。其中标准型和易位型在临床上不易区别。嵌合型的临床表现差异悬殊,视正常细胞株所占的比例而定,可以从典型表型到接近正常。

1. **标准型** 此型染色体核型为47,XX(XY),+21,占90%~95%。发生机制:亲代(患儿父母亲)的生殖细胞在减数分裂时染色体不分离所致,但双亲的染色体多无异常,也无家族史。

2. **易位型** 此型约占2.5%~5%,多为罗伯逊易位,额外的21号染色体长臂易位到另一近端着丝粒染色体上。有D/G易位和G/G易位。

D/G易位最常见,D组染色体中以14号染色体为主,核型为46,XX(XY),-14,+t(14q21q),少数为15号染色体。G/G易位是由于G组中两个21号染色体发生着丝粒融合形成等臂染色体或21号染色体易位到一个22号染色体上。核型为46,XX(XY),-21,+t(21q21q)或46XX(XY),-22,+t(21q22q)。

无论何种易位,患者虽然只有46条染色体,但由于一条21号染色体易位到了另一条D组或G组染色体上,加上正常的2条21号染色体,仍多了一条额外的21号染色体长臂,而决定先

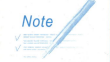

天愚型的关键区带为 21q22,故临床表现出 21- 三体综合征的症状。

3. 嵌合体型 此型约占 2%~4%,患儿体内有两种或两种以上细胞株,一株正常,另一株为 21- 三体细胞。核型为 46,XX(XY)/47,XX(XY),+21。本型是受精卵在早期分裂过程中染色体不分离所引起。临床表现随正常细胞所占百分比而定,但一般较典型者为轻,如果三体细胞很少,则表型可与正常人无差异,这也是一些嵌合型患者漏诊的原因。

标准型 21- 三体综合征的再发风险率为 1%,母亲年龄愈大,风险愈高。易位型患儿的双亲均应进行核型分析,以便发现平衡易位携带者。如母方为 D/G 易位,则每一胎都有 10% 的风险率;如父方 D/G 易位,则风险率为 4%。G/G 易位携带者,其下一代 100% 罹患本病。

本病应与先天性甲状腺功能减退症鉴别。后者出生时即可有嗜睡、哭声嘶哑、喂养困难、腹胀、便秘、生理性黄疸消退延迟等症状,舌大而厚,皮肤粗糙,颜面黏液性水肿,而无本病的特殊面容。可检测血清 T_4、TSH 和染色体核型进行鉴别。

【治疗与预后】 目前尚无有效治疗方法。对患儿应提供综合的医疗和社会服务,以及针对个体的特殊生活和工作技能培训,促进智能发育。注意预防和积极治疗感染。如伴有先天性心脏病、胃肠道或其他畸形,可手术矫正。

60% 患儿在胎儿早期即夭折流产,寿命长短取决于有无并发症。先天性心脏病是早期死亡的主要原因,同时患严重呼吸道感染时常导致心力衰竭而死亡。如能存活至成人期,常在 30 岁以后出现老年性痴呆症状。患者白血病和其他肿瘤发生率较高。

【预防】

1. 适龄婚育 女性应避免在 45 岁以后生育。

2. 产前筛查 对高危孕妇可在孕中期筛查血清标记物,包括绒毛膜促性腺激素(human chorionic gonadotropin,hCG)、游离雌三醇(free estriol,FE₃)、甲胎蛋白(alpha fetoprotein,AFP)和抑制素 A(inhibin A),结合孕妇年龄可计算出患病的危险度。此法可筛查出约 60%~80% 的 21- 三体综合征胎儿。B 超测量胎儿颈项皮肤厚度也可作为产前诊断的重要指标。孕母如曾生育 21- 三体综合征患儿,应查夫妻双方染色体,以排除易位携带者或嵌合体。若母亲为 G/G 易位携带者,应节育。

3. 其他 妊娠期间尤其早期应避免用化学药物以及放射线照射,预防传染性肝炎和其他病毒性感染的发生。

(二) 18- 三体综合征

18- 三体综合征(18-trisomy syndrome)是仅次于 21- 三体综合征的第二种常见常染色体三体征。主要临床表现为多发畸形,重度智力低下。本病在新生婴儿中的发生率为 1∶4000~1∶5000,男女之比为 1∶3~1∶4。

【病因】 18- 三体综合征的发生机制主要是卵细胞减数分裂过程中染色体不分离所致,多数发生在有丝分裂Ⅱ期。与年龄关系密切,高龄孕妇胎儿的患病风险明显增加。

【临床表现】

1. 生长发育障碍、重度智力落后 出生前、后生长障碍,多为小于胎龄儿,喂养困难,反应低下,骨骼、肌肉发育不良。新生儿早期肌张力低,以后肌张力增高,因而限制大腿充分外展能力。精神和运动发育迟缓。患儿重度智力落后。

2. 多发畸形

(1)颅面部:小头畸形,头前后径长,枕骨突出;小眼畸形、眼距宽,有内眦赘皮、角膜混浊、白内障、虹膜缺损等;鼻后孔闭锁;腭弓高窄,下颌小,唇裂或腭裂;耳位低,畸形耳。

(2)胸部:颈短,胸骨短,乳头小且发育不良,乳距宽,第 12 肋骨发育不良或缺如。

(3)多种先天畸形:80%~95% 的病例有先天性心脏病,主要为室间隔缺损、动脉导管未闭、房间隔缺损等。消化道畸形可见结肠旋转不良、脐疝和腹股沟疝、幽门狭窄、梅克尔憩室等。

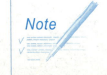
Note

30%~60% 患儿有泌尿系畸形,尤以马蹄肾、重复肾、双输尿管为多见。男性多有隐睾,阴囊畸形;女性可有双角子宫、阴蒂肥大及双阴道。可有甲状腺发育不良、胸腺发育不良。

(4) 四肢:患儿有特殊的握拳姿势:手指屈曲,拇指、中指及示指紧收,示指压在中指上,小指压在无名指上,手指不易伸直,如被动地伸直时,则中指及小指斜向尺侧,拇指及示指斜向桡侧,示指与中指分开,形成"V"字形。指甲发育不良。趾短且背屈,骨突出,呈摇椅底样足。偶见短肢畸形。

(5) 皮肤及皮纹:皮肤多毳毛,皱褶多,出现血管瘤。指纹特征包括 6 个以上弓形纹,第五指只有一横纹,30% 有通贯手。

【辅助检查】 18- 三体综合征临床表现多种多样,没有一种畸形是 18- 三体综合征特有的,因此,不能仅根据临床畸形作出诊断,必须做染色体核型分析。

患者的核型有三种:80% 为 47,XY(XX),+18;10% 为嵌合体,即 46,XY(XX)/47,XY(XX),+18;其余为各种易位,主要是 18 号与 D 组染色体的易位。

【治疗与预后】 本病无特殊疗法。患儿最多存活几个月,存活 1 年以上者不到 10%。对于一个子代患病的家庭来说,再发风险约为 1%。随着分子生物学技术的发展,许多新技术如比较基因组杂交、定量荧光 PCR 等可用于 18- 三体的产前诊断。

三、性染色体异常

(一) 先天性卵巢发育不全综合征

先天性卵巢发育不全综合征又称 Turner 综合征(Turner syndrome,TS),是由于全部或部分体细胞中一条 X 染色体完全或部分缺失所致。TS 是第一个被描述的性染色体异常疾病,也是唯一的人类出生后能存活的完全单体疾病。活产女婴中的发病率为 1:2000~1:2500。

【病因】 本病的发生是由于亲代生殖细胞在减数分裂过程中或早期合子在分裂期中性染色体不分裂、合子卵裂中姐妹染色单体不分离或染色体在有丝分裂中部分缺失(嵌合体)所致,因此其核型复杂多样,包括:①单体型:45,XO,此型最多见,约占临床病例的 40%~60%,此核型胎儿中 95% 自然流产,仅少数存活出生,有典型的临床表现;②嵌合型:45,XO/46,XX,约占本征的 25%;③X 染色体结构异常:约占本征的 25%,包括 X 染色体短臂或长臂缺失,46,X,del(Xp)或 46,X,del(Xq)或等臂染色体 46,X,i(Xq)等。少数病例存在 Y 染色体(物质)或小标记染色体。患者可存在 Y 染色体 / 常染色体易位而致部分常染色体丢失。

【临床表现】 典型的临床表现为:生长落后、性发育不良以及具有特殊的躯体特征。

1. 生长发育落后 身材矮小是 TS 最常见的临床特征,胎儿生长受限、婴儿与儿童期生长速率减慢与青春期缺乏生长加速是导致身材矮小的重要因素。TS 患者出生时平均身高小于 47cm,出生体重多小于 -1s;出生后至 3 岁的患儿生长速率可在正常范围;在 3 岁后生长速度显著缓慢,大多低于 -3s;青春期无生长加速,身高落后明显,骨成熟和骨骺融合延迟,未经治疗的患者成年身高为 135~140cm,常不超过 150cm。

2. 性发育不良 患者的卵巢组织被条索状纤维所取代,故缺乏女性激素,表现为青春期无第二性征发育,原发性闭经或成年期无排卵和不育。部分患者会出现自发的性发育,2%~5% 的患者可出现自发月经。极少数嵌合型患者可能有生育能力,但其自然流产率和死胎率极高,且 30% 活产子代患有染色体畸变,以 45,X/46,XX 和 47,XX(XY),+21 多见。

3. 特殊的躯体特征 颜面部皮肤色素痣、颈短、颈蹼、后发际低、盾状胸、乳头间距增宽、肘外翻、第 4 及第 5 掌骨短等。新生儿期多见手、足和背部明显淋巴水肿。

4. 伴其他畸形 35% 患儿伴有心脏畸形(二尖瓣和主动脉缩窄等);25% 的患者有肾脏畸形(肾旋转、马蹄肾、异位肾、肾积水等);10%~25% 有脊柱侧弯。部分还伴有高血压、自身免疫性甲状腺炎和听觉损害等。

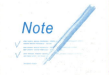
Note

5. **智力**　大部分患者智力正常,有时可伴有不同程度的智力低下。

由于遗传物质丢失的量不同,TS 患儿的临床表现亦不一致。45,XO 单体型患者可出现典型的临床表现,而嵌合体患者临床表现差异较大,临床症状的轻重主要取决于正常与异常细胞系所占的比例。环状染色体的临床表现与环的大小有关,小的环状染色体比大的环状染色体对机体的危害更为严重,因为小的环状染色体不能被灭活,因此某些基因(环状的部分)在环状染色体和正常染色体均有表达,形成功能二倍体,导致更严重的表型,临床表现比 45,XO 单体更为严重,可出现严重的智力落后,生长发育迟缓,面容丑陋,可伴有多发性先天畸形,特别是心脏畸形。

含有 Y 染色体或有来源于 Y 染色体物质的患者,临床表型差异较大,可为女性表型,也可为男性表型。携有 Y 染色体或 Y 染色体来源序列的 TS 患者发生性腺母细胞瘤和无性细胞瘤的比率高达 30%,并随年龄的增长而明显增加。

【诊断】

1. **临床诊断**　约半数的 TS 患儿因有典型的临床表现在出生时或婴儿期诊断,大部分患儿则因儿童期出现身材矮小或青春期出现性发育迟缓或原发性闭经而被诊断。

生长落后可以是 TS 患儿青春前期的唯一临床表现,因无其他的特殊体征,不易引起家长的注意以及医师的重视,对这部分患儿极易漏诊。

2. **实验室诊断**　TS 的确诊依赖于染色体核型分析。近年通过分子遗传学研究发现,有 3%~60% 的细胞遗传学诊断为单体型的患者,实际为隐匿性嵌合体。约 6%~9% 的隐匿性嵌合体中可以发现 Y 染色体或来源于 Y 染色体的片段;而细胞遗传学难以鉴别的标记染色体或环状染色体约 1/2 是来源于 Y 染色体。

患者血卵泡刺激素(FSH)、黄体生成素(LH)明显升高,E2 降低,提示卵巢功能不良。部分患者血清生长激素(GH)激发峰值可小于 10ng/ml,血清胰岛素样生长因子 1(IGF-1)分泌低下。

盆腔 B 超检查可显示子宫、卵巢发育不良,严重者呈纤维条索状。

【鉴别诊断】　根据临床表现以及染色体核型分析进行诊断并不困难,但 TS 复杂多样的核型给临床诊断与遗传咨询带来了很大困难。本病应与下列疾病进行鉴别:

1. **生长激素缺乏症**　因生长激素分泌不足所致,多无畸形,染色体核型正常。

2. **青春期发育迟缓**　本病虽青春期较正常儿童延缓数年,但最后可达到正常发育水平,其染色体核型正常。

3. **Noonan 综合征**　临床表现与 Turner 综合征相似,但智能发育障碍多见,常合并肺动脉狭窄及房间隔缺损,其染色体核型正常。

【治疗与预后】　治疗原则:改善其最终成人期身高、促进性征发育,保证患儿心理健康。

1. **基因重组人生长激素**　重组人生长激素(recombined human growth hormone,rhGH)已被用于 TS 患儿的治疗。rhGH 可以促进 TS 患儿的身高增长,提高最终身高。早期诊断、早期治疗的患儿身高甚至可以达到正常范围。用药期间应定期监测甲状腺功能及骨龄发育情况。影响 GH 治疗效果的主要因素有开始治疗年龄及骨龄、rhGH 的剂量及疗程、遗传靶身高、雌激素替代治疗的时间等。TS 患儿对 rhGH 的治疗反应呈剂量反应曲线,剂量越大,治疗效果越好。rhGH 的推荐剂量为 0.15U/(kg·d)。

2. **雌激素的应用**　TS 患儿 12~14 岁后可开始雌激素替代治疗,模拟正常的性发育过程,促进乳房的发育和女性体征的形成。开始治疗时间应个体化,充分考虑社会心理因素。开始治疗时雌激素的剂量应较小,如妊马雌酮(premarin)0.3125mg/d(1/6~1/4 成人剂量),用 6~12 个月;然后每 3~6 个月逐渐增加剂量至 0.625mg/d。根据治疗的反应及 Tanner 分期、骨龄、子宫的生长情况调整剂量,持续治疗 1~2 年。第一次阴道出血发生后或雌激素治疗已经 12~24 个月考虑建立月经周期时,开始加用孕激素如甲羟孕酮。

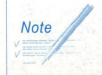

(二)先天性睾丸发育不全综合征

先天性睾丸发育不全综合征又称 Klinefelter 综合征(Klinefelter syndrome,KS),又称为47,XXY 综合征,是由于亲代生殖细胞在减数分裂中,卵子形成前的性染色体不分离;或形成精子时,XY 不分离所致。表现为睾丸发育不全,身长瘦长,性格体态趋于女性化,是男性不育的常见原因之一。本病是一种发病率较高的性染色体疾病,发病率仅次于 Turner 综合征。在新生男婴中发病率为 1/800~1/500,在男性生殖腺发育不全和不育患者中高达 30%。绝大多数患者的核型为 47,XXY;少数为嵌合型 46,XY/47,XXY;还可见到 48,XXYY 及 49,XXXYY 等核型。KS患者不论其核型中有多少条 X 染色体,只要有一条 Y 染色体临床即呈现男性表型,这是由位于Y 染色体短臂上的 Y 染色体性别决定区(SRY)基因所决定的。

【临床表现】 KS 患儿外形呈男性,具有男性外生殖器,除不育外,无显著的畸形。在青春期以前很难根据临床表现确诊,青春发育期可有以下表现:

1. 性发育不良　睾丸小而硬、阴茎短,阴囊的大小及色泽正常。由于无精子产生,故患者不育。

2. 男性表型、女性化表现　患者体格瘦长,皮下脂肪较丰满。第二性征发育差,25% 的患者有乳腺发育,皮肤细嫩,而喉结较小,无胡须。

3. 患者可有性格孤僻、神经质、胆小或过于放肆。部分患者有精神异常及患精神分裂症倾向。一部分患者智力低下,但大多数智力正常,X 染色体越多则智力发育障碍越明显。

4. 促性腺激素水平高,血浆睾酮水平较正常低。

【诊断与鉴别诊断】 本病在青春期前缺乏明显症状不易认识,对智力落后或行为异常的男性患儿做染色体核型分析可协助诊断。但应注意与青春期发育迟缓相鉴别,后者有性发育延缓,但染色体核型正常。

【治疗及预后】 本病需尽早确诊,自幼开始强化教育和训练,促进智能发育及正常性格形成。11~12 岁后应开始雄激素治疗,促进第二性征的发育。可用长效睾酮制剂肌内注射,从 11 岁起,每 3 周注射一次 25mg,渐增至 50mg,以后每年增加 50mg,至成年时每次 250mg。但雄激素只能促进男性化及恢复性功能,而不能恢复成年后的生育能力。治疗过程中应注意监测血睾酮水平。

(三)脆性 X 染色体综合征

脆性 X 染色体综合征(fragile X syndrome)是一种 X 连锁显性遗传病,临床以智力低下、巨睾症、特殊面容、语言行为障碍为特征。主要为男性发病,女性可有异常表型。本综合征是人类智力低下的常见病因之一,发病率男性为 1/1500,女性为 1/2500。

【发病机制】 脆性 X 染色体综合征患者的致病基因为 FMR-1(fragile X mental retardation),位于 X 染色体的长臂远端 Xq27.3 区的脆性部位,含 17 个外显子和 16 个内含子,全长 38kb。在基因的 5′非翻译区存在一段数目可变的(CGG)n 重复序列,其上游 250bp 处存在一 CpG 岛。正常人群 FMR-1 基因(CGG)n 重复次数在 5~50 之间。FMR-1 基因内(CGG)n 重复序列的不稳定性扩增及 CpG 岛的异常甲基化是导致脆性 X 染色体综合征的分子机制。

FMR-1 基因突变有三型:中间突变、前突变和完全突变。中间突变(CGG)n 重复数在 40~60之间,前突变(CGG)n 重复数在 50~200 之间,两者 CpG 岛均无异常甲基化,FMR-1 基因表达正常或基本正常,个体常无异常表型或具有轻微的行为问题。(CGG)n 重复数超过 200 时为完全突变,常伴有 CpG 岛异常甲基化,使 FMR-1 mRNA 的翻译受抑制,从而造成临床症状。

脆性 X 染色体综合征的遗传机制比较复杂。FMR-1 基因是一个不稳定的致病突变,前突变不会致病,但有发展成完全突变基因的潜能。而完全突变基因出现异常甲基化,该基因灭活后,男性会发病,女性则依据正常基因所在染色体随机灭活的程度而表现出不等的外显率。正常男性传递者所具有的 FMR-1 基因,实际可能处于前突变阶段,故其女儿虽获得该基因,表型仍是正常的。但其女儿在胚胎发育和卵细胞发育过程中,可使 CGG 重复序列进一步增加而形成全突变,

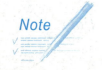
Note

因而再传递给男孩时,男孩即发病,传递给女孩时将产生女性携带者。

【临床表现】　男性患者绝大多数具有典型临床表现;女性70%为智力正常的携带者,仅30%女性杂合子表现出不同程度智力低下。患者的典型临床表现为:

1. 智力低下　男性患者中度以上智力低下者占80%以上,女性多表现为轻度智力障碍或智商正常。

2. 语言障碍　为本综合征常见的特征,多表现为会话和言语表达能力的发育严重迟缓,学语年龄延迟、词汇量少、语言重复单调、模仿语言、持续语言。

3. 行为障碍　绝大多数患者有多动、注意力不集中,以年龄小者较为突出,随年龄增长而减轻。多动的程度与智商无关,甚至智商较高者更明显,孤独症也较常见。

4. 特殊面容　包括头围增大、脸长窄、前额突出、虹膜颜色变淡蓝、大耳或招风耳、腭弓高、嘴大唇厚、下颌突出等。成年人比儿童更典型。患者身材较高。

5. 巨睾症　为特征性改变,多数在青春期发生,年幼儿少见。一般认为睾丸体积大于正常同龄人的最高值即可称巨睾。

6. 癫痫　以强直阵挛性发作多见,其次为复杂部分性,发作一般不频繁,始于儿童或青少年期,成年后消失。

7. 其他异常　可有结缔组织功能失调表现,如可过度伸直的指关节、大手、扁平足、二尖瓣脱垂、主动脉延长等。还可有共济失调、腱反射亢进、震颤等神经系统体征。

【辅助检查】　根据本病典型的临床症状可基本作出诊断。基因诊断是目前诊断脆性X染色体综合征最可靠的方法。

【治疗】　本病无特效治疗。特殊教育、行为疗法、社会技能训练和药物治疗等可改善部分患病个体的预后。

中枢神经系统兴奋剂:对于改善注意力缺乏、活动过度有较好的效果。中枢性兴奋剂主要有哌甲酯、右旋苯丙胺等。另外,对男性脆性X染色体综合征者间歇性暴躁行为,最常应用的药物为硫利达嗪。

【预防】　脆性X染色体阳性者均应进行家系调查,发现杂合子并进行遗传咨询和产前诊断。高危孕妇应产前检查,发现脆性X染色体阳性的男性胎儿应终止妊娠。

【小结】

1. 21-三体综合征和18-三体综合征是常见的常染色体疾病。21-三体综合征主要临床特点为:智力落后,生长发育迟缓,具有特殊的面容以及皮肤纹理特征,可伴有多种畸形。

2. 先天性卵巢发育不全综合征、先天性睾丸发育不全综合征和脆性X染色体综合征为性染色体异常中常见的疾病。

【思考题】

1. 21-三体综合征的典型容貌特征。

2. Turner综合征的临床表现和治疗。

(罗小平)

第三节　遗传代谢病

遗传代谢病(inherited metabolic disease,IEM)是遗传性生化缺陷的总称,是由于基因突变引

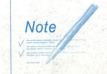

起蛋白质分子在结构和功能上发生改变,导致酶、受体、载体等缺陷,使机体的生化反应和代谢出现异常,反应底物或者代谢产物在体内大量储积,引起一系列临床表现的一大类疾病。遗传代谢病种类繁多,目前已达数千种,单一病种发病率较低,但总体发病率较高。绝大多数属常染色体隐性遗传,少数属 X 连锁遗传、常染色体显性遗传或线粒体遗传等。

【遗传代谢病分类】 遗传代谢病按先天性缺陷所累及的生化物质进行分类,见表 7-1。

表 7-1 遗传代谢病的分类

类别	疾病	类别	疾病
氨基酸代谢病	苯丙酮尿症 枫糖尿症 同型胱氨酸尿症 酪氨酸血症 组氨酸血症 高鸟氨酸血症 精氨琥珀酸尿症	有机酸代谢病	丙酸血症 异戊酸血症 戊二酸血症 I 型、 戊二酸血症 II 型 甲基丙二酸血症 多种辅酶 A 羧化酶缺乏症 3- 甲基巴豆酰辅酶 A 羧化酶缺乏症
脂肪酸氧化缺陷病	短链乙酰辅酶 A 脱氢酶缺乏症 中链乙酰辅酶 A 脱氢酶缺乏症 长链乙酰辅酶 A 脱氢酶缺乏症 极长链乙酰辅酶 A 脱氢酶缺乏症 肉碱棕榈酰酶缺乏症 肉碱棕榈酰转移酶缺乏症	碳水化合物代谢病	糖原累积病 半乳糖血症 果糖不耐症
尿素循环障碍及高氨血症	氨甲酰磷酸合成酶缺陷 鸟氨酸氨甲酰转移酶缺陷 瓜氨酸血症 精氨酸血症	溶酶体贮积症	黏多糖病 戈谢病 尼曼 - 匹克病 神经节苷脂贮积病
线粒体代谢异常	Leigh 综合征 MELAS 综合征	核酸代谢异常	次黄嘌呤鸟嘌呤磷酸核糖转移酶缺陷症 着色性干皮病
金属元素代谢病	肝豆状核变性(Wilson 病) Menkes 病	其他	卟啉病 囊性纤维变性 α_1- 抗胰蛋白酶缺乏症
内分泌代谢异常	先天性肾上腺皮质增生症		

【遗传代谢病的发病机制】 一切细胞、组织、器官和机体的生存与功能维持都必须依赖不断进行由多肽和(或)蛋白组成相应的酶、受体、载体、膜泵等参与的物质代谢过程,当编码这类多肽(蛋白)的基因发生突变、不能合成或合成了无活性的产物时,就会导致有关的代谢途径不能正常运转,造成具有不同临床表型的各种代谢缺陷病。其病理生理改变大致可以分为 3 类:①通过该代谢途径的某些终末产物缺乏,产生的症状多为持续性、进行性的,且与进食等因素无关,如过氧化酶体病、溶酶体病等;②受累代谢途径的中间和(或)旁路代谢产物大量蓄积,如苯丙酮尿症、甲基丙二酸血症等,通常都呈现累积物导致的中毒症状;③由于代谢途径受阻而导致对肝、脑、肌等组织的供能不足,如糖代谢障碍、脂肪酸氧化缺陷、线粒体呼吸链功能障碍等。上述病理生理变化多数会直接或间接地影响器官,特别是脑的发育和功能,导致残疾,甚或危及生命。

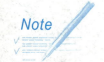
Note

【**遗传代谢病的常见症状和体征**】　遗传代谢病可发病于任何时期,最常见发病年龄段在新生儿期、婴幼儿期和儿童期,亦有晚至青春发育期或成人期始发病者。起病可急可缓,约有 1/3的遗传代谢病患儿在经过数月至数年的无症状期后始发病,病情缓慢进展或快速进展。部分患儿表现为在感染、发热或摄食大量特殊食物等诱发因素后,急性起病进入急性危象期,病情迅速进展,甚至死亡,一旦从急性危象期缓解,患儿可完全恢复正常。急性症状和检验异常包括急性代谢性脑病、代谢性酸中毒、低血糖和高氨血症等,随年龄不同而有差异,全身各器官均可受累,以神经系统和消化系统表现较为突出,有些有容貌、毛发、骨骼改变等。

1. **遗传代谢病在新生儿期表现**　在新生儿期发病的遗传性代谢病的病情都甚严重,由于新生儿对疾病的反应能力不成熟,临床上呈现非特异性症状为主,如拒食、呕吐、腹泻、脱水、嗜睡、肌张力增高(或减低)、惊厥、呼吸窘迫等,易被误诊。如患儿在宫内的生长发育和分娩过程中均属正常,娩出后未喂奶之前或出生后数小时至数天内亦无异常(无症状期),但随着喂给奶类食物后立即或逐渐出现神经系统、消化系统和代谢紊乱的症状并迅速恶化者,应当高度警惕遗传性代谢缺陷疾病的可能性。

2. **反复发作的遗传性代谢病的急性症状**　部分遗传代谢病患儿平时无任何症状,只有在感染、发热、进食特殊食物等诱因诱发后,急性起病,常见的临床症状包括:①昏迷:昏迷是代谢缺陷病的常见症状,由疾病造成的代谢性酸中毒,或(和)高氨血症,或(和)低血糖所导致者一般无明显的神经系统体征;少数有机酸尿症如甲基丙二酸血症、丙酸血症、异戊酸血症等患儿在代谢极度紊乱时也可能出现急性锥体束外病变和皮层脊髓束被累及情况,呈现双侧苍白球和内囊受侵犯的表现,易被误认为脑炎、中毒性脑病、脑血管病变甚或肿瘤等。②代谢性酸中毒:大部分有机酸血症患儿急性期表现为重度酸中毒,伴有阴离子间隙增高、高乳酸血症及酮症等表现,血糖可以低下或正常。但儿科临床所见的代谢性酸中毒多数是由于感染、缺氧、重度脱水、饥饿或中毒等非遗传性疾病所致,必须首先予以鉴别。③高乳酸血症和低糖血症:循环衰竭、缺氧和其他造成细胞呼吸障碍的因素均可导致血中乳酸累积,临床上常见者如腹泻、脱水、重症感染或肝功能衰竭等。在排除了这些情况后,高乳酸血症,尤其是伴有酮中毒者常提示遗传性代谢缺陷的可能性。低血糖症亦是遗传代谢病的常见症状,肝脏是糖生成的重要器官,不论是何种疾病所造成的严重肝功能衰竭都极易发生低血糖症,但如有低血糖伴有肝明显肿大而无明显肝功能受损者则大都属于先天性代谢缺陷病范畴。除新生儿外,无肝脏肿大的遗传性代谢缺陷病患儿大多数须在经过较长时间的饥饿后(>8 小时)始出现低血糖症状,脂肪酸氧化障碍患儿最为明显。

3. **遗传代谢病的慢性、渐进性症状**　遗传代谢病病变持续进展,累及脏器逐渐出现症状。累及神经系统者出现进行性精神运动发育迟缓、惊厥发作、感觉障碍以及其他中枢和外周神经功能异常均甚常见;部分进展缓慢的患儿则常呈现进行性生长发育迟缓、喂养困难、肌张力低下、共济失调以及与外界交流困难等非特异性症状。累及消化系统者最常见的症状为持久食欲不佳、喂养困难、慢性呕吐和腹泻,由此导致慢性营养障碍、体重不增、容易感染和骨质疏松等。其他症状包括容貌和骨骼改变、毛发异常、色素沉着以及特殊气味等。

【**遗传代谢病的诊断**】　遗传代谢病的诊断主要依赖实验室检查。尿甲苯胺蓝试验可对某些遗传代谢病进行初步筛查。血尿生化检查如血糖、血气分析、血氨、乳酸、丙酮酸、酮体以及肝功能、心肌酶谱等测定,有助于对遗传代谢病作出初步的判断或缩小诊断范围。

遗传代谢病的确诊需要进行特异性底物、产物或中间代谢物的测定。串联质谱技术已成为遗传代谢病的常规诊断工具,能对微量血标本一次进行几十种氨基酸、有机酸和脂肪酸代谢性疾病的检测。气相色谱 - 质谱技术对有机酸尿症和某些疾病的诊断有重要意义。酶学测定对酶活性降低的遗传代谢病诊断和分型有重要价值。基因诊断对所有致病基因明确的遗传代谢病的最终诊断非常重要。对于怀疑遗传代谢病濒临死亡的患儿,应尽量留取适量的血、尿标本,以便进行诊断,明确病因。对于高度疑诊遗传代谢病的患儿,可反复在进行发作期留取标本进行

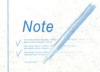

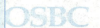

遗传代谢病的检测。

【遗传代谢病的治疗】　目前,饮食治疗、特殊药物、酶替代治疗以及骨髓移植治疗可用于某些遗传病的治疗。大部分遗传代谢病无特效治疗,只能给予对症治疗。对有明确诱因的遗传代谢病应避免诱因,大部分遗传病需要维持身体代谢平衡,避免发热、感染、饥饿、焦虑等刺激。遗传代谢病急性发作期在特异性药物治疗的同时,应尽量维持体内代谢平衡,如纠正低血糖、酮症及代谢性酸中毒等。

一、苯丙酮尿症

苯丙酮尿症(phenylketonuria,PKU)是一种常染色体隐性遗传病,因苯丙氨酸羟化酶基因突变导致酶活性降低,苯丙氨酸及其代谢产物在体内蓄积所导致,临床主要特征为智力低下,皮肤、毛发色素浅淡和鼠尿臭味。人类苯丙氨酸羟化酶基因位于12q22-12q24,基因全长约90kb,编码451个氨基酸。本病发病率具有种族和地区差异,我国的总体发病率为1∶11 000。

【发病机制】　苯丙氨酸(phenylalanine,Phe)是人体必需氨基酸之一,进入体内的Phe一部分用于蛋白质的合成,一部分通过肝细胞中的苯丙氨酸羟化酶(phenylalanine hydroxylase,PAH)的作用转化为酪氨酸,以供给合成肾上腺素、多巴胺、甲状腺素及黑色素等,其代谢途径见图7-8。在苯丙氨酸羟化过程中,除了PAH之外,还必须有辅酶四氢生物蝶呤(tetrabiopterin,BH_4)的参与,上述任一关键酶编码基因的突变都有可能导致使体内苯丙氨酸代谢发生紊乱。

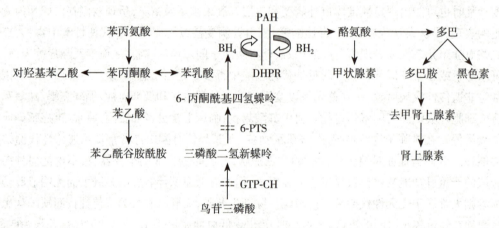

图7-8　苯丙氨酸代谢途径

本病按照酶缺陷的不同可分为经典型PKU和BH_4缺乏型两种,绝大多数为经典型,大约1%~3%属于BH_4缺乏型。经典型PKU由于肝细胞中缺乏PAH,使苯丙氨酸不能转化为酪氨酸,而在血液、脑脊液及各种组织液中的浓度极度增高,通过代谢旁路产生大量的苯丙酮酸、苯醋酸、苯乳酸和羟基苯丙酮酸等,并从尿液中大量排出。另外,高浓度的苯丙氨酸及其旁路代谢产物在脑组织中大量蓄积,竞争性抑制脑细胞正常神经递质的合成,并扰乱脑组织中蛋白合成和髓鞘形成,导致脑细胞受损。由于酪氨酸来源减少,因而甲状腺素、肾上腺素及黑色素等合成也不足。

BH_4缺乏型是由于三磷酸鸟苷环化水解酶(GTPCH)、6-丙酮酰四氢蝶呤合成酶(PTPS)或二氢生物蝶啶还原酶(DHPR)等酶缺乏所致,大多数因PTPS缺陷所致。BH_4是苯丙氨酸、酪氨酸和色氨酸等芳香氨基酸在羟化过程中所必需的共同辅酶,缺乏时不仅苯丙氨酸不能转化为酪氨酸,还造成多巴胺、5-羟色胺等重要神经递质合成受阻,加重神经系统功能损伤,故BH_4缺乏型PKU的临床症状更重。

【临床表现】　患儿出生时一般正常,通常在3~6个月开始出现症状,1岁左右症状最明显,主要表现为:

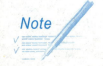
Note

1. **早期**　出现呕吐、易激惹及生长迟缓等现象。

2. **神经系统**　智力发育落后最为突出,智商常低于正常。有行为异常,如兴奋不安、抑郁、多动、孤僻等。可有癫痫小发作,少数呈现肌张力增高和腱反射亢进。

3. **外观表现**　90% 患儿在生后毛发逐渐变成黄色,皮肤白皙,虹膜色素减少,约 1/3 患儿皮肤干燥,皮肤湿疹较常见。

4. **体味**　由于患儿的尿液和汗液中排出较多苯醋酸,身上有特殊的鼠尿气味。

【辅助检查】

1. **新生儿筛查**　生后并哺乳 3~7 天后,采足跟血,滴于专用采血滤纸片上寄送至筛查实验室进行 Phe 浓度测定,多用细菌抑制法(Guthrie 法)。如筛查结果阳性,需进一步鉴别诊断和确诊。

2. **尿液筛查**　适用于较大的婴儿,常采用尿三氯化铁试验,当尿中苯丙酮酸增多时,则立刻呈绿色反应,即为阳性;另外 2,4- 二硝基苯肼试验也可测定尿中苯丙酮酸,黄色沉淀为阳性。值得注意的是,由于新生儿苯丙氨酸旁路代谢尚未健全,尿苯丙酮酸出现较晚,尿检为阴性。

3. **苯丙氨酸浓度测定**　血 Phe 正常浓度 <120μmol/L(2mg/dl),经典型 PKU 患儿血 Phe 浓度 >1200μmol/L;中度 PKU 患儿血 Phe 浓度在 360~1200μmol/L 之间;轻度高苯丙氨酸血症(HPA)指血苯丙氨酸浓度在 120~360μmol/L 之间。

4. **尿蝶呤分析**　主要用于 BH$_4$ 缺乏症的鉴别诊断。PAH 缺乏型患儿尿中蝶呤总排出量增高,新蝶呤与生物蝶呤比值正常;GTP-CH 缺乏患儿的蝶呤总排出量减少,新蝶呤与生物蝶呤的比例正常;6-PTS 缺乏型患儿呈现新蝶呤排出量增高,新蝶呤与生物蝶呤的比值增高;DHPR 缺乏患儿则蝶呤总排出量增加,新蝶呤与生物蝶呤的比值降低。

5. **基因诊断**　对 PAH 和 DHPR 缺陷,可用 DNA 分析进行基因诊断、杂合子检出和产前诊断。

【诊断】　根据智力落后、特殊外观、体味及血苯丙氨酸增高,排除四氢生物蝶呤缺乏症即可确诊。

【治疗】　本病是少数可治性遗传代谢病之一,应力求早诊断、早治疗,以避免神经系统的不可逆性损伤,开始治疗年龄越小,预后越好。在患儿出现症状之前开始治疗,可使智力发育接近正常,但仍低于该家族预期智商。

1. **低苯丙氨酸饮食**　原则是使 Phe 摄入量既能保障生长发育和体内代谢的最低需要,又不使血 Phe 浓度过高,因此治疗过程中定期检测血 Phe 水平并注意生长发育情况,不同年龄血 Phe 的理想浓度见表 7-2。哺乳期患儿主要采用低苯丙氨酸配方奶治疗,可逐渐少量添加天然饮食,首选母乳;较大婴儿与儿童可加入牛奶、粥、面条及蛋等,其量和次数随血苯丙氨酸浓度而定。低苯丙氨酸饮食至少持续到青春期后,终生治疗对患者更有益。

表 7-2　不同年龄血苯丙氨酸浓度理想控制范围

年龄	血苯丙氨酸浓度 (μmol/L)	年龄	血苯丙氨酸浓度 (μmol/L)
0~3 岁	120~240	12~16 岁	180~600
3~9 岁	180~360	>16 岁	180~900
9~12 岁	180~480		

2. **BH$_4$、L- 多巴和 5- 羟色氨酸**　对 BH$_4$ 缺乏型 PKU 患儿应依据酶缺陷情况予以不同治疗:DHPR 缺陷者应给予低苯丙氨酸饮食,每天口服 L- 多巴和 5- 羟色氨酸,不需要服用 BH$_4$;6-PTS 和 GTP-CH 缺陷患儿则除用 L- 多巴和 5- 羟色氨酸治疗外,尚需每天口服 BH$_4$,但无需低苯丙氨酸饮食;伴有惊厥者,需使用抗惊厥药物治疗。

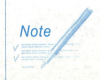
Note

3. 遗传咨询和产前诊断　对有本病家族史的夫妇及先证者可进行基因突变分析,再生育时进行遗传咨询和产前基因诊断。

【小结】

　　1. 苯丙酮尿症是一种常染色体隐性遗传病,由于苯丙氨酸代谢途径中的酶缺陷所引起,主要表现为智力低下,皮肤、毛发色素浅淡和鼠尿臭味。

　　2. 新生儿筛查、血苯丙氨酸浓度测定和尿蝶呤分析有助于早期发现患儿,并进行临床分型。

【思考题】

　　1. 苯丙酮尿症的发病机制是什么?
　　2. 苯丙酮尿症有哪些临床表现?

（罗小平）

二、肝豆状核变性

　　肝豆状核变性(hepatolenticular degeneration,HLD)是常染色体隐性遗传铜代谢障碍性疾病,又称 Wilson 病(Wilson's disease,WD)。临床上以不同程度的肝细胞损害、眼角膜 K-F 环和锥体外系三大表现为特征。全世界的发病率为 1/10 万 ~1/3 万,好发于青少年。肝豆状核变性的致病基因为 *ATP7B*,定位于 13q14.3,目前已经发现的各型 *ATP7B* 基因突变达 150 余种以上。

　　【病因及发病机制】　铜(Cu)是人体所必需的微量元素之一,是体内氧化还原酶的辅助因子。肝脏是进行铜代谢的主要器官。

　　1. 正常铜代谢　人自膳食中摄入的铜大约 1~5mg/d,其中约 40% 由肠道吸收,以 Cu^{2+} 的形式参与代谢。细胞膜内外 Cu^{2+} 的转运体是 P 型 ATP 酶、ATP7A 酶和 ATP7B 酶。ATP7A 酶将主动吸收的铜与血中的蛋白结合并运至肝脏,ATP7A 酶缺乏将导致 Menkes 病。ATP7B 酶主要将 Cu^{2+} 递交给肝内合成的铜蓝蛋白(ceruloplasmin)。正常时血浆铜约 95% 是以铜蓝蛋白的形式存在的,另有少量的铜与白蛋白成疏松结合。体内的铜主要经过胆汁由大便排出,极少从尿液排出。

　　2. 肝豆状核变性时的铜代谢　肝豆状核变性的异常铜代谢主要表现为两方面:①铜与铜蓝蛋白结合率下降;②胆汁排铜明显减少。肝豆状核变性时血清中的未结合铜的铜蓝蛋白前体(脱辅基铜蓝蛋白)不低,减少的是与铜元素结合的铜蓝蛋白,因此铜与铜蓝蛋白结合能力下降可能是疾病的缺陷之一,而非肝脏合成铜蓝蛋白减少。由于胆汁排铜障碍,铜在肝内的蓄积逐渐增加,肝铜达到饱和后则释放入血液,致使血中与其他蛋白结合的铜含量增加,随之转运到体内其他组织中,逐渐沉积在脑、肾、角膜、血细胞及骨关节等组织中。过量的铜破坏细胞的线粒体、过氧化物小体、溶酶体等结构,造成细胞损伤;此外,铜代谢异常可影响铁代谢,表现为血浆中铁结合球蛋白减少。

　　【临床表现】　发病年龄为 3~60 岁,以 5~12 岁最多见,早期临床症状不一,起病年龄较小者,多以肝病的症状为主;起病年龄较大者,常以肝病或神经系统症状开始;年长儿或成年期起病者多以缓慢进展的神经、精神症状为主。

　　1. 无症状期　从出生至发病前,患儿除有轻度尿铜增高外,其余一切正常,极少被发现。

　　2. 肝脏损害症状　肝脏损害最常见,常先于神经系统症状,可呈急性或慢性发病。常见疲乏、食欲缺乏、呕吐、嗜睡、黄疸、水肿或腹水等。体检可见肝脾大、肝区压痛、水肿等体征。上述

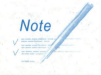

症状常逐渐加重,也可自行缓解,或反复发作。有的出现肝硬化表现,出现肝脾质地坚硬、腹水、食管静脉曲张、脾功能亢进、出血倾向和肝功能不全表现。少数病情迅速发展至肝功能衰竭,可在数周内死亡。

3. **神经精神症状**　多见于起病年龄较大的患儿,可能为首发症状,但多在肝脏症状后出现,主要表现锥体外系症状如肌张力改变、精细动作困难、动作笨拙或不自主运动、肢体震颤,书写、构语及吞咽困难等。常见精神症状有行为改变和学习困难,易有情感不稳、易冲动,注意力不集中,思维缓慢,年长儿可有抑郁、人格改变或精神分裂症样表现。罕见癫痫发作或偏瘫,无感觉障碍,一般没有严重智力低下。

4. **角膜色素环(K-F环)**　呈棕黄色,铜常在角膜上下缘沉积,逐渐形成环状,初期需用裂隙灯检查,以后肉眼可见,为本病特有体征,有诊断价值。

5. **肾脏表现**　主要表现为肾小管重吸收功能障碍,表现为蛋白尿、血尿、糖尿、氨基酸尿和肾小管酸中毒等。

6. **其他**　15% 肝豆状核变性患儿在出现肝病症状前或同时可发生溶血性贫血,溶血原因是由于大量的铜由肝脏释放入血液直接损伤红细胞膜所致。

【实验室检查】

1. **常规检查**　血常规常见血小板、白细胞和(或)红细胞减少;尿常规镜下可见血尿、微量蛋白尿等;肝功能可有血清转氨酶、胆红素升高和(或)白蛋白降低等。

2. **血清铜蓝蛋白测定**　正常小儿血清铜蓝蛋白为 200~400mg/L,患儿通常低于 200mg/L,甚至低于 50mg/L 以下。

3. **24 小时尿铜排量**　正常小儿尿铜低于 40μg/24h 尿,未经治疗的患儿尿铜明显增高,常达 100~1000μg/24h 尿。值得注意的是,慢性活动性肝炎、胆汁淤积、肝硬化、Menkes 综合征等肝脏病变常有尿铜排出量增高,需复查和鉴别。

4. **血清铜测定**　大多数患儿血清铜含量明显降低,但血清铜易受血浆蛋白及饮食影响,可能出现假阳性,而且与病情的严重程度、病程、疗效无关,诊断价值有限。

5. **K-F 环检查**　疾病早期,借助裂隙灯可在角膜边缘见到棕黄色的色素环,后期肉眼可见。

6. **脑影像学检查**　MRI 比 CT 特异性高,约 85% 脑型患者、50% 肝型患者的 MRI 表现为豆状核(尤其壳核)、尾状核、中脑和脑桥、丘脑、小脑及额叶皮质 T_1 加权像低信号和 T_2 加权像高信号,或壳核和尾状核在 T_2 加权像显示高低混杂信号,还可有不同程度的脑沟增宽、脑室扩大等。

7. **基因诊断**　对临床可疑肝豆状核变性者可直接检测 ATP7B 基因突变进行基因诊断。

【诊断与鉴别诊断】　根据肝脏和神经系统症状、体征和实验室检查结果,特别是角膜 K-F 环阳性,血清铜蓝蛋白低于 200mg/L 可确立诊断。本病主要与下列疾病相鉴别:急慢性肝炎和肝硬化、帕金森病、肌张力障碍、原发性震颤、其他原因的精神异常、血小板减少性紫癜、溶血性贫血、类风湿关节炎、肾炎等。

【治疗】　治疗原则是减少铜的摄入和增加铜的排出,避免铜在体内沉积,恢复和维持机体正常功能。患儿应终身治疗,开始治疗时间越早,预后越好,早期治疗可使症状消失。

1. **低铜饮食**　每天食物中铜含量不应大于 1mg,避免进食铜含量高的食物。

2. **促进铜排出的药物治疗**

(1) 青霉胺(penicillamine,PCA):青霉胺为强效金属螯合药物,促进铜排出。首次服药时需做青霉素皮试,阴性才可服用,阳性者酌情脱敏试验后服用。从小剂量开始,逐步增加,最大剂量为每天 20mg/kg。因青霉胺可引起维生素 B_6 缺乏,服药过程中应补充维生素 B_6(10~20mg,每天 3 次)。

(2) 二巯基丙磺酸钠(sodium dimercaptosulphonate,DMPS):适用于不能使用青霉胺者,用量为 5mg/kg 溶于 5% 葡萄糖溶液 500ml 中缓慢静滴,每天 1 次,6 天为 1 疗程,2 个疗程之间休息

1~2 天,连续注射 6~10 个疗程。不良反应主要是食欲减退及轻度恶心、呕吐。约 5% 患者于治疗早期发生短暂脑症状加重。

(3) 三乙撑四胺(triethylene tetramine):作用与青霉胺相似,对铜的螯合作用比 PCA 弱,不良反应较 PCA 轻,适用于不耐受青霉胺者。

3. 减少铜吸收的药物　主要为锌剂,能促进肝、肠黏膜细胞合成分泌金属硫蛋白,并与铜离子结合而减少肠道铜的吸收,增加大便排铜量,一般用于青霉胺等驱铜治疗后的维持治疗或症状前患儿的初始治疗。常用制剂为硫酸锌(每 100mg 含元素锌 20mg),儿童用量为每次 0.1~0.2g,每天 3 次;年长儿可增加至 0.3g,每天 3 次。服药后 1 小时内禁食以免影响锌的吸收。锌剂与青霉胺联用时青霉胺的剂量可减少至每天 7~10mg/kg,两药最好间隔 2~3 小时分别服用,以免影响疗效。

4. 其他治疗　锥体外系症状可对症处理,如用左旋多巴、苯海索等。对本病所致的急性肝功能衰竭或失代偿肝硬化的患儿,经过上述各种治疗无效者可考虑进行肝移植。

【预后】　未经治疗的肝豆状核变性患者可于数年内逐渐因病情恶化而死亡,无症状患诊断和治疗者可不发病;早期患者或脏器损害较轻者用药后症状可消失。晚期病例疗效差且预后不良。

【小结】

1. 肝豆状核变性是常染色体隐性遗传的铜代谢障碍疾病,其特点是铜沉积在肝、脑、肾、角膜等组织,引发肝脏、神经系统、眼部、肾脏、血液系统病变等一系列临床症状。

2. 血清铜蓝蛋白测定、24 小时尿铜排量、K-F 环等是确诊肝豆状核变性的主要实验室检查。

3. 低铜饮食、促进铜排出及减少铜吸收的药物治疗为该病的主要治疗手段,早期并长期坚持用药预后良好。

【思考题】

1. 肝豆状核变性的发病机制是什么?
2. 肝豆状核变性有哪些临床表现?

(罗小平)

三、糖原累积病

糖原累积病(glycogen storage diseases,GSDs)是一组由于遗传性酶缺陷所导致的糖代谢障碍疾病。这类疾病的共同生化特征是糖原代谢异常,多数类型可见到糖原在肝脏、肌肉、肾脏等组织中贮积量增加。

根据酶缺陷不同和糖原在体内沉积部位的不同,可分为至少 12 型。其中,Ⅰ、Ⅲ、Ⅳ、Ⅵ、Ⅸ型以肝脏病变为主,Ⅰ、Ⅲ和Ⅳ型的肝脏损害最为严重;Ⅱ、Ⅴ、Ⅶ型则以肌肉组织受损为主;低血糖症状主要见于 0、Ⅰ、Ⅲ、Ⅵ、Ⅸ型。表 7-3 列出了各型的特征,除部分肝磷酸化酶激酶缺陷为 X 连锁隐性遗传外,其余都是常染色体隐性遗传性疾病。临床上以Ⅰ型最为多见,本节叙述以该型为主。

【病因与发病机制】　在正常人体中,由糖原分解或糖原异生过程所产生的 6-磷酸葡萄糖都必须经葡萄糖 -6-磷酸酶系统水解以获得所需的葡萄糖,该酶系统可提供由肝糖原分解所得的 90% 葡萄糖,在维持血糖稳定方面起主导作用。当酶缺乏时,糖代谢即发生紊乱:机体仅能获得由脱枝酶分解糖原 1,6 糖苷键所产生的少量葡萄糖分子,造成严重空腹低血糖。正常人在血糖

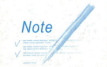
Note

表 7-3 糖原累积病的分型、酶缺陷及主要临床表现

型号与病名	酶缺陷	主要累及组织	主要临床表现
0 型	糖原合成酶	肝	酮症低血糖、智力落后
Ⅰa 型 /von Gierke 病	葡萄糖 -6- 磷酸酶	肝、肾	低血糖、矮身材、肝大
Ⅰb 型	葡萄糖 -6- 磷酸移位酶	肝、肾	同Ⅰa 型,伴中性粒细胞减少和功能障碍
Ⅰc 型	葡萄糖 -6- 磷酸移位酶	肝、肾	同Ⅰa 型
Ⅱ型 /Pompe 病	α-1,4- 葡萄糖苷酶	心、肝、肌	心脏扩大、肌张力低、心肌病
Ⅲa 型 /Cori 病	脱枝酶	肝、肌	低血糖、肝大、肌无力、生长迟缓
Ⅲb 型	脱枝酶	肝、肌	同Ⅲa 型的肝病症状,无肌累及症状
Ⅳ型 /Anderson 病	分枝酶	肝	肝、脾大、进行性肝硬化
Ⅴ型 /McArdle 病	肌磷酸化酶	横纹肌	运动不耐受、肌痉挛、易疲劳
Ⅵ型 /Hers 病	肌磷酸化酶	肝	肝大、轻度低血糖、高血脂
Ⅶ型 /Tarui 病	肌磷酸果糖激酶	肌、红细胞	运动不耐受、肌痉挛、溶血性贫血、肌红蛋白尿
Ⅸ型	磷酸化酶激酶	肝(肌?)	肝大,偶见轻度低血糖

过低时,胰高糖素分泌随即增高以促进肝糖原分解和葡萄糖异生过程,生成葡萄糖使血糖保持稳定。

Ⅰ型糖原累积病(Ⅰ型 GSD)是由于肝、肾等组织中葡萄糖 -6- 磷酸酶系统活力缺陷所造成,是糖原累积病中最为多见者。Ⅰ型 GSD 患儿则由于葡萄糖 -6- 磷酸酶系统的缺陷,6- 磷酸葡萄糖不能进一步水解成葡萄糖。因此机体为维持血糖稳定出现一系列代谢紊乱:

1. 低血糖、高乳酸血症 糖原累积病时机体在饥饿或应激时糖原分解障碍,出现低血糖;由低血糖刺激分泌的胰高糖素不仅不能提高血糖浓度,却使大量糖原分解所产生的部分 6- 磷酸葡萄糖进入糖酵解途径,生成大量的乳酸和丙酮酸,形成高乳酸血症,导致酸中毒。同时,由于 6- 磷酸葡萄糖的累积,大部分 1- 磷酸葡萄糖又重新再合成糖原。而低血糖又不断导致组织蛋白分解,向肝脏输送葡萄糖异生原料。这些异常代谢都加速了肝糖原的合成,造成大量糖原在肝脏累积。

2. 脂肪代谢紊乱 亢进的葡萄糖异生和糖酵解过程还生成了大量乙酰辅酶 A,为脂肪酸和胆固醇的合成提供原料,同时还产生了合成脂肪酸和胆固醇所必需的还原型辅酶Ⅰ和还原型辅酶Ⅱ。此外,低血糖还使胰岛素水平降低,促进外周脂肪组织分解,使游离脂肪酸水平增高。这些代谢改变最终造成了三酸甘油酯和胆固醇等脂质合成旺盛,临床表现为高脂血症和肝脂肪变性。

3. 高尿酸 由于患儿嘌呤合成代谢亢进所致:6- 磷酸葡萄糖的累积促进了戊糖旁路代谢,生成过量的 5- 磷酸核酸,并进而合成磷酸核糖焦磷酸,再在谷氨酰胺磷酸核糖焦磷酸氨基转移酶作用下转化为 1- 氨基 -5- 磷酸核糖苷,从而促进嘌呤代谢并使其终末代谢产物尿酸增加。

【临床表现】 本型患儿临床表现轻重不一,重症在新生儿期即可出现严重低血糖、酸中毒、呼吸困难和肝脏肿大等症状,少数幼婴在重症低血糖时尚可伴发惊厥,但亦有血糖降至0.56mmol/L(10mg/dl)以下而无明显症状者,随着年龄的增长,低血糖发作次数可以减少;轻症病例则常在婴幼儿期因生长迟缓、腹部膨胀等而就诊。主要的临床表现有:

1. 生长发育落后 患儿身材矮小,骨龄落后,骨质疏松,但身体各部比例正常,智能正常。多有一张娃娃样双颊肥胖的脸,呈向心性肥胖,皮下脂肪堆积,可有脂肪泻。

2. 肝大 肝脏持续增大,不伴黄疸或脾增大,腹部因肝脏持续增大而显著膨隆。少数可有

肝功能不全表现。

3. 饥饿性低血糖　多在空腹或饥饿状态下出现,血糖最低可至 0.5mmol/L,临床表现为出汗、苍白,甚至抽搐、昏迷。

4. 其他　肌肉松弛,四肢伸侧皮下常有黄色瘤可见。由于血小板功能不良,患儿常有鼻出血等出血倾向。部分患儿还可出现肾脏肿大,一般不引起临床症状,肾功能一般正常,但严重患儿可并发肾病或肾功能异常。

【辅助检查】

1. 常规辅助检查　血生化可有低血糖、酮症酸中毒、高乳酸血症,血清丙酮酸、三酸甘油酯、磷脂、胆固醇和尿酸等均增高。多数患儿肝功能正常。

2. 糖代谢功能试验

(1) 肾上腺素试验:皮下注射 0.1% 肾上腺素 0.02ml/kg,0、10、30、60、90、120 分钟测血糖和血乳酸。正常者血糖可升高 1.5~2.8mmol/L;Ⅰ型 GSD 患儿血糖不升高,或升高甚微,低于正常幅度,而血乳酸明显增高。

(2) 胰高血糖素试验:肌内注射胰高血糖素 20~30μg/kg(最大量 1mg),于 0、15、30、45、60、90、120 分钟测血糖和乳酸。正常者血糖可升高 1.5~2.8mmol/L;Ⅰ型 GSD 患儿血糖不升高或升幅低于正常。部分患儿乳酸水平增高。

(3) 口服葡萄糖耐量试验:试验当天 0 时禁食,清晨口服葡萄糖 2.5g/kg(最多 50g),每克加水 2.5ml,3~5 分钟服完,测 0、30、60、90、120 分钟的血糖和乳酸。大部分患儿糖耐量受损,乳酸峰值比基础值明显升高。

3. 影像学检查　X 线检查可见骨质疏松和肾脏肿大。CT 扫描可能发现少数病程较长患儿肝脏有单个或多个腺瘤并发。B 超可发现肝、肾肿大及肝脏单个或多个腺瘤。

4. 肝组织活检　肝活检组织做糖原定量和酶活性测定,患者糖原增多,特异性酶活性降低。

【诊断】　根据病史、体征和血生化检测可作出初步临床诊断。糖代谢功能试验可辅助诊断。但本病患儿对此类试验反应的个体变异较大,仍应以肝组织的糖原定量和葡萄糖 -6- 磷酸酶活性测定作为确诊依据。

【治疗与预后】　本病治疗首先应使患儿维持正常的血糖水平,防止低血糖,从而减轻临床症状。

1. 严重低血糖时,可静脉给予葡萄糖 0.5g/(kg·h)。

2. 饮食治疗　少量多餐,高糖饮食。

3. 生玉米淀粉　口服生玉米淀粉,每次 1.75~2g/kg,以冷开水调服,每 4~6 小时一次。服用生玉米淀粉可减少低血糖发作。

4. 其他治疗方法　如患者存在难以控制的低血糖或肝衰竭、肝腺瘤,可行肝细胞或肝移植,如合并肾衰竭可肝肾联合移植;骨髓移植也成功应用于Ⅰb 型患儿中。

未经正确治疗的本病患儿因低血糖和酸中毒发作频繁常有体格和智能发育障碍。

【小结】

1. 糖原累积病是一组由于遗传性酶缺陷所导致的糖代谢障碍疾病。这类疾病的共同生化特征是糖原代谢异常,多数类型可见到糖原在肝脏、肌肉、肾脏等组织中贮积量增加。

2. 糖原累积病Ⅰ型的治疗首先应使患儿维持正常的血糖水平,防治低血糖,包括饮食治疗、口服生玉米淀粉、肝移植、酶替代治疗等。

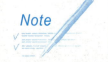

【思考题】

1. 什么是糖原累积病?
2. Ⅰ型糖原累积病的临床表现有哪些?
3. Ⅰ型糖原累积病怎么治疗?

（罗小平）

四、黏多糖病

黏多糖病(mucopolysaccharidosis,MPS)是一组由于酶缺陷造成的酸性黏多糖分子(氨基葡聚糖,glycosaminoglycan)不能降解导致的疾病,黏多糖在各系统器官内累积,产生骨骼畸形、智能障碍、肝脾增大等一系列临床症状和体征。根据不同的酶缺陷和临床表现,可将 MPS 分为Ⅰ~Ⅶ型,其中Ⅴ型已改称为ⅠH/S 型(表 7-4)。除Ⅱ型为性连锁隐性遗传外,其余均属常染色体隐性遗传病。MPS 各型之间存在明显的遗传异质性,其中 MPS Ⅰ型发病率最高,症状最为典型。临床主要特征是丑陋面容、骨骼异常及运动受限、肝脾大和智能低下。

表 7-4　各型黏多糖病的特征

型别 综合征名	酶缺陷	尿中排出物	临床特征
Ⅰ H 型 Hurler	α-L- 艾杜糖酶	DS,HS	角膜混浊、多发性骨发育障碍、肝脾大,心血管病变、智能低下
Ⅰ S 型 Scheie	α-L- 艾杜糖酶	DS,HS	角膜混浊、关节强硬、智能正常
Ⅰ H/S 型 Hurler-Scheie	α-L- 艾杜糖酶	DS,HS	临床表现介于 IH 与 IS 两型之间
Ⅱ 型 Hunter	艾杜糖醛酸硫酸酯酶	DS,HS	多发性骨发育不良、肝脾大、智能低下
Ⅲ A 型 * Sanfilippo A	类肝素 N- 硫酸酯酶	HS	严重智能低下、多动、体征改变较轻
Ⅳ A 型 ** Morquio A	氨基半乳糖胺硫酸酯酶	KS,CS	严重骨骼畸形、角膜混浊、智能正常
Ⅵ 型 Maroteaux-Lamy	芳基硫酸酯酶	DS,HS	多发性骨发育不良、角膜混浊、智能正常
Ⅶ 型 Sly	β - 葡萄糖醛酸酶	HS,DS,CS	多发性骨发育不良、肝脾大

注:* Ⅲ B、Ⅲ C、Ⅲ D 型分别为 N 乙酰 -α-D 氨基葡萄糖苷酶,乙酰辅酶 A:α- 氨基葡萄糖苷 -N- 乙酰转移酶,N- 乙酰 -α-D 氨基葡萄糖苷 -6- 硫酯酯酶缺陷,临床上不易区别。

** Ⅳ B 型为 β- 半乳糖苷酶缺陷,临床上不易区别

【病因和发病机制】　黏多糖是构成细胞间结缔组织的主要成分,重要的黏多糖有:硫酸皮肤素(dermatan sulfate,DS)、硫酸类肝素(heparan sulfate,HS)、硫酸角质素(keratan sulfate,KS)、硫酸软骨素(chondroitin sulfate,CS)和透明质酸(hyaluronic acid,HS)等,前 3 种与本组疾病关系密切。这些多糖的分解代谢必须在溶酶体中进行,首先由组织蛋白酶使蛋白多糖复合物的肽链分离并水解,然后经葡萄糖苷酶等逐步降解,最后释放出多糖。目前已知有 10 种溶酶体糖苷酶、硫酸脂酶和乙酰基转移酶参与其降解过程,其中任何一个酶的缺陷都会造成氨基葡聚糖链的分解障碍而积聚在体内,并自尿中排出。MPS 患儿缺陷酶的活性常仅及正常人的 1%~10%。

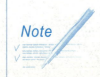

Note

【临床表现】 各型 MPS 患儿大多在 1 岁左右发病,病程呈进行性,可累及多个脏器系统,有着类似的临床症状。但各型的病情轻重不一,且有各自的临床特征(表 7-4)。其中以 Ⅰ H 型最为严重和典型,预后最差,常在 10 岁前死亡,Ⅰ S 型病情最轻。最主要的临床表现有:

1. 体格发育障碍、特殊面容 患儿大多在 1 岁以后呈现生长落后,身材矮小;关节进行性畸变,脊柱后凸或侧弯,常见膝外翻、爪状手等改变。患儿头大,面容丑陋,前额和双颞突出,毛发多而发际低,眼裂小,眼距宽,鼻梁低平,鼻孔大,下颌较小,唇厚(图 7-9)。Ⅰ S 型骨骼病变极轻,通常不影响身高。Ⅳ型病变最为严重:患儿椎骨发育不良而呈扁平,表现为短颈,鸡胸,肋下缘外突和脊柱极度后、侧弯;膝外翻严重;因第 2 颈椎齿状突发育欠佳和关节韧带松弛而常发生寰椎半脱位。

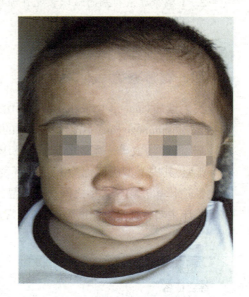

图 7-9 MPS 患儿典型面容

2. 智能障碍 患儿精神、神经发育在周岁后逐渐迟缓,但 Ⅰ S、Ⅳ和Ⅵ型患儿大都智能正常。

3. 眼部病变 大部分患儿在周岁左右即出现角膜混浊,Ⅱ、Ⅳ型的发生时间稍晚且较轻。因角膜基质中的黏多糖以 KS 和 DS 为主,而Ⅲ型酶缺陷仅导致 HS 降解障碍,故无角膜病变。Ⅰ S、Ⅱ和Ⅲ型可能有视网膜色素改变;Ⅰ S 型可发生青光眼。

4. 其他 由于黏多糖在各器官的贮积,常见肝脾大、耳聋、心瓣膜损伤、动脉硬化等。随着病情进展,可发生肺功能不全、颈神经压迫症状和交通性脑积水等继发病变。

【辅助检查】 本组疾病患儿的临床表现大同小异,因此,除根据临床特征,应进行下列检查:

1. 骨骼 X 线检查 骨质普遍疏松且有特殊形态改变:颅骨增大,蝶鞍浅长;脊柱后、侧弯,椎体呈楔形,胸、腰椎椎体前下缘呈鱼唇样前突;肋骨的脊柱端细小而胸骨端变宽,呈飘带状(图 7-10);尺、桡骨粗短,掌骨基底变尖,指骨远端窄圆。

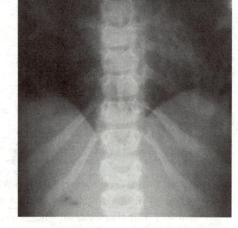

图 7-10 MPS 患儿 X 线改变(肋骨飘带状)

2. 尿液黏多糖检测 通常用甲苯胺蓝呈色法作为本病的筛查试验,亦可借用醋酸纤维薄膜电泳来区分尿中排出的黏多糖类型,以便协助分型。

3. 酶学分析 是目前临床诊断黏多糖病的重要手段,亦可用于诊断黏多糖病各型别及其酶的缺陷程度。可以采用外周血白细胞、血清或培养的成纤维细胞进行。

4. DNA 分析 参与黏多糖代谢的各种酶的编码基因都已定位,并在患者中发现了相应的基因突变,有条件可进行基因诊断。

【诊断与鉴别诊断】 细胞内酶活性的测定是目前确诊 MPS 的唯一方法,但各型不易区分。本病应与佝偻病、先天性甲状腺功能减退症、先天性软骨发育不良和黏脂质贮积病相鉴别。

【治疗与预防】 本病目前尚无有效治疗方法,骨髓移植或可改善症状,特别适用于智能损伤轻微的患儿。酶替代和基因治疗方法正在研究中。培养羊水细胞可供进行酶活性测定,便于产前诊断。

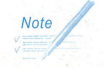
Note

【小结】

1. 黏多糖病是一组由于酶缺陷造成的酸性黏多糖分子不能降解的溶酶体贮积病。黏多糖在各系统器官内的累积导致了这些器官的病理改变和临床症状。
2. MPS 的主要临床表现有体格发育障碍、智能障碍、肝脾大、角膜混浊等。

【思考题】

1. 黏多糖病的主要临床特征有哪些?
2. 诊断黏多糖病需行哪些辅助检查?

(罗小平)

五、有机酸血症

有机酸血症(organic acidemia,OA)又称有机酸尿症(organic aciduria),是遗传代谢性疾病中较常见的病种,通常是在氨基酸分解代谢或脂肪酸、碳水化合物代谢过程中某些酶的缺乏所导致中间代谢产物(有机酸)异常增加,从而引起一系列病理生理改变和临床症状的一组疾病。迄今发现的有机酸血症多达 50 余种,多为常染色体隐性遗传。

婴幼儿常见的有机酸血症包括甲基丙二酸血症、丙酸血症、异戊酸血症和戊二酸血症 I 型等。有机酸血症的临床表现复杂多变,缺乏特异性,后期多可引起严重的神经系统损害。目前临床上确诊多采用气相色谱 - 质谱联用测定尿有机酸,还可利用酶学检测及基因检测等方法帮助确定分型,应用串联质谱技术分析干血滤纸片中的酰基肉碱水平可进行常规的新生儿筛查。部分疾病还可通过羊水穿刺提取 DNA 进行基因产前诊断。该类疾病的治疗多以饮食、对症支持治疗为主,必要时可行肝、肾移植。本节重点介绍甲基丙二酸血症。

甲基丙二酸血症(methylmalonic acidemia,MMA)又称为甲基丙二酸尿症(methylmalonic aciduria,MMA),是先天性有机酸代谢异常中最常见的病种之一,是由多种病因所致甲基丙二酸、丙酸、甲基枸橼酸等代谢物在体内异常蓄积,引起神经、肾脏、肝脏、骨髓等多脏器损伤的一类常染色体隐性遗传病,发病率约为 1/250 000~1/40 000。

【病因与发病机制】 正常情况下,甲基丙二酰辅酶 A 在甲基丙二酰辅酶 A 变位酶(methylmalonyl-coA mutase,MCM)及钴胺素(维生素 B_{12})的作用下生成琥珀酰辅酶 A,参与三羧酸循环。甲基丙二酸血症是由于甲基丙二酰辅酶 A 变位酶或钴胺素缺陷导致甲基丙二酸、丙酸、甲基枸橼酸等代谢物在体内异常蓄积,引起线粒体功能障碍,继而引起一系列临床症状。

甲基丙二酸血症根据病因主要分为 MCM 缺陷型和钴胺素缺陷型。根据 MCM 活性缺陷程度不同分为无活性型即 mut^0 型和有残存活性型即 mut^- 型,mut^0 型在 mut 型中占据 2/3 的比例。钴胺素缺陷则包括线粒体钴胺素还原酶(mitochondrial cobalamin reductase,cblA)缺乏和线粒体钴胺素腺苷转移酶(mitochondrial cobalamin adenosyltransferase,cblB)缺乏以及 3 种由于胞质和溶酶体钴胺素代谢异常引起的腺苷钴胺素和甲基钴胺素合成缺陷(cblC、cblD 和 cblF)。

临床上根据患者对维生素 B_{12} 治疗的反应性,又可区分为维生素 B_{12} 有效型和无效型。维生素 B_{12} 有效型往往为钴胺素缺陷型,而无效型一般为变位酶缺陷型。MCM 由单一基因 MUT 编码,而编码 cblA、cblB、cblC、cblD、cblF 型的基因分别为 MMAA、MMAB、MMACHC、MMADHC、LMBRD1,这些基因发生突变可导致上述不同类型的 MMA。除了上述的一些遗传代谢性缺陷,其他后天因素如营养不良或其他一些可影响维生素 B_{12} 吸收和转运的疾病可引起继发性甲基丙二酸血症,同时可伴有巨幼细胞性贫血及同型半胱氨酸血症。

【临床表现】 Mut^0、mut^-、cblA 和 cblB 型仅表现为单纯的甲基丙二酸血症,而 cblC、cblD 和 cblF 型常常表现为甲基丙二酸血症合并同型半胱氨酸血症。

Mut^0、mut^-、cblA 和 cblB 型最常见的临床症状为反复呕吐、喂养困难、脱水、呼吸窘迫、肌无力、惊厥、嗜睡、运动及智力发育落后等,其他少见症状有肝大和昏迷。Mut^0 型是其中最严重的一型,起病时间也最早,80% 以上于生后数小时至 1 周内发病,常出现急性脑病样症状,并伴有严重代谢失代偿,由于起病较急,且一出现即为危及生命的严重症状,所以早期死亡率极高,预后差。Mut^-、cblA、cblB 型患者多在生后 1 个月至儿童期发病,常以发育迟滞和代谢性酸中毒等相对较轻的表现起病,除神经系统损害的表现外,还可伴有其他多个脏器损害,如肝脏肿大、慢性肾衰竭、骨质疏松、血液系统异常等。

CblC、cblD 和 cblF 型的神经系统受损往往较单纯型更加严重。CblC 缺陷者临床表现变异较大,但均以神经系统症状为主。早发病例在生后两月出现症状,表现为生长发育不良、喂养困难或嗜睡。迟发病例可在 4~14 岁出现症状,可有倦怠、谵妄和强直痉挛,或表现为痴呆、脊髓病等。大多数病例均有血液系统异常,如巨幼细胞性贫血、白细胞核分叶过多和血小板减少等。患者血清钴胺素和叶酸浓度均正常。CblD 缺陷者发病较晚,表现为行为异常、智能落后和神经肌肉病变,无血液系统异常。数例 cblF 缺陷者均在生后两周出现口腔炎、肌张力低下和面部畸形,部分有血细胞形态异常。本症患者除有特征性甲基丙二酸血症和同型胱氨酸尿症外,部分病例有低甲硫氨酸血症和胱硫醚尿症。

【辅助检查】

1. **常规辅助检查** 血象、血气分析、电解质、血氨、血乳酸、血丙酮酸、血糖、尿酮体测定等常规实验室检查可辅助本病诊断,常见的生化异常有代谢性酸中毒、酮尿、高氨血症,半数患儿有白细胞减少、血小板减少和贫血,部分病例可出现低血糖。检测血浆中同型半胱氨酸可对合并同型半胱氨酸血症的患儿进行诊断。

2. **气相色谱 - 质谱(GC/MS)尿有机酸分析** 最终确诊需依赖于 GC/MS 检测尿液、血液或脑脊液中的甲基丙二酸。患者尿或血中均有大量甲基丙二酸、β - 羟基丙酸和甲基枸橼酸。

3. **维生素 B_{12} 负荷试验** 可在临床上鉴别维生素 B_{12} 有效型和无效型。连续 3 天肌内注射维生素 B_{12} 1mg/d,若症状好转,生化异常明显改善,则为有效型,无改善者为无效型。

4. **酶学分析** MMA 各型可通过外周血白细胞、皮肤成纤维细胞或肝组织的成纤维细胞中 MCM 活性的检测明确缺陷酶。

5. **基因突变分析** 是鉴定分型最可靠的依据。

【诊断与鉴别诊断】 当患儿出现原因不明的反复呕吐、喂养困难、肌张力低下、惊厥、酸中毒、呼吸困难、生长发育落后等时均应考虑到本病的可能,部分病例可有明显家族遗传史。应用 GC/MS 进行血、尿有机酸分析可诊断本病。酶学检测、基因分析可协助进行分型。因甲基丙二酸血症的临床表现特异性不强,容易漏诊和误诊,应与新生儿期其他原因引起的酮症酸中毒、钴胺素缺乏、单纯同型胱氨酸尿症及其他有机酸、氨基酸代谢缺陷病相鉴别。

【治疗】

1. **急性期治疗** MMA 急性期治疗以补液、纠正酸中毒为主,必要时给予腹膜透析或血液透析,同时限制蛋白质摄入,保证适当的热量。补充左旋肉碱 100~300mg/(kg·d)。对维生素 B_{12} 有效型者给予维生素 B_{12} 1mg/d,肌内注射,连续 3~6 天。

2. **长期治疗**

(1)饮食治疗:原则是低蛋白、高能饮食。一旦确诊,应尽早开始限制饮食中蛋白质的摄入,饮食中天然蛋白的摄入应控制在 0.5~1.5g/(kg·d)。同时可使用限制异亮氨酸、甲硫氨酸、苏氨酸、缬氨酸的特殊奶方奶粉。

(2)药物治疗:①维生素 B_{12}:用于维生素 B_{12} 有效型的长期维持治疗,使用量为 1mg 每周至

Note

每月肌注一次或每天口服甲基钴胺素 0.5~1mg。②左旋肉碱：由于甲基丙二酸、丙酸等有机酸蓄积，生成相应酯酰化肉碱，导致肉碱消耗增加，补充肉碱可促进酯酰肉碱排泄，增加机体对天然蛋白的耐受性，不仅有助于急性期病情控制，亦可有效地改善预后。常用剂量为 50~100mg/(kg·d)。③口服抗生素：短期口服甲硝唑或新霉素，可减少肠道细菌产生的丙酸。④甜菜碱和叶酸：用于合并同型半胱氨酸和贫血的患者，甜菜碱 0.5~1g/d，叶酸 10~30mg/d，口服。

【预防】

1. 避免近亲结婚。

2. 对 MMA 高危家庭进行遗传咨询，对生育过 MMA 患儿的再育夫妇进行产前诊断。

【小结】

　　1. 有机酸血症是遗传代谢性疾病中较常见的病种，通常是在氨基酸分解代谢或脂肪酸、碳水化合物代谢过程中某些酶的缺乏所导致中间代谢产物（有机酸）异常增加，从而引起一系列病理生理改变和临床症状的一组疾病。

　　2. MMA 是先天性有机酸代谢异常中最常见的病种之一，是由多种病因所致甲基丙二酸、丙酸、甲基枸橼酸等代谢物在体内异常蓄积，引起神经、肾脏、肝脏、骨髓等多脏器损伤的一类常染色体隐性遗传病。

【思考题】

1. 甲基丙二酸血症有哪些临床表现？
2. 甲基丙二酸的治疗方法有哪些？

（罗小平）

Note

第八章 免疫系统和免疫缺陷病

第一节 概 述

免疫(immunity)是机体的一种生理性保护反应,其本质是识别自己、排斥异己。人类免疫系统是由细胞和体液成分协同构成的动态网络,它具有三种基本功能:抵御病原微生物及毒素侵袭;清除衰老、损伤或死亡的细胞组织,稳定机体内环境;免疫监视,识别和清除自身突变细胞和外源性非自身异质性细胞。免疫系统的发生、发育始于胚胎早期,到出生时尚未完善,随着年龄增长逐渐达到成人水平,故小儿往往处于生理性免疫低下状态。免疫功能失调或紊乱,可导致异常免疫反应。如免疫反应过低,可发生反复感染和免疫缺陷病;过高的免疫反应,可引起变态反应或自身免疫性疾病;由于不能识别和清除机体突变细胞,而易发生恶性肿瘤。

【分类】 人类免疫反应分为非特异性免疫反应和特异性免疫反应两大类,后者又可分为特异性细胞免疫和特异性体液免疫。

1. **非特异性免疫反应** 主要包括:①屏障防御机制:主要由皮肤黏膜屏障、血 - 脑脊液屏障、血胎盘屏障和淋巴结的过滤作用等构成的解剖(物理)屏障和溶菌酶、乳铁蛋白、胃酸等构成的生化屏障;②细胞吞噬系统:主要是单核 - 巨噬细胞、中性粒细胞和嗜酸性粒细胞的吞噬作用;③补体系统和其他免疫分子:如甘露糖结合血凝素(mannose binding lectin,MBL),在婴儿期获得抗体反应尚不完善时,发挥重要的非特异性抗感染作用。

2. **特异性细胞免疫** 是由 T 淋巴细胞(T 细胞)介导的一种特异性免疫反应。其主要功能是抵御细胞内相的病原微生物(病毒、真菌、寄生虫等)感染和免疫监视。成熟的 T 细胞具有细胞表面抗原 CD3$^+$ 的免疫表型,以及 T 细胞受体(TCR)。根据 CD4$^+$ 和 CD8$^+$ 的表达与否,将 T 细胞分为 CD4$^+$ 标记的辅助性 T 细胞和 CD8$^+$ 标记的细胞毒性 / 抑制性 T 细胞。还可根据辅助性 T 细胞(Th)所分泌细胞因子的种类,将 Th 分为 Th1 和 Th2。Th1 产生白细胞介素 2(IL-2)和 γ 干扰素(IFN-γ)等,而 Th2 产生 IL-4、IL-5、IL-10 等。

在胸腺内的成熟过程中,T 淋巴细胞获得了有重要功能的表面分子。这些免疫细胞的表面分子被世界卫生组织命名为"分化抗原簇"(cluster of differentiation,CD),不同的免疫细胞其表面表达不同的 CD 标记,且具有不同的免疫功能。

3. **特异性体液免疫** 是指 B 淋巴细胞在抗原刺激下转化成浆细胞并产生抗体(即免疫球蛋白),它特异性地与相应的抗原在体内结合而引起免疫反应。其主要功能是抵御细胞外的细菌和病毒感染。免疫球蛋白(Ig)具有抗体活性,根据其理化或免疫性状不同,将 Ig 分为 5 类:IgG、IgM、IgA、IgE 和 IgD。其中 IgG 又分为 IgG 1~4 四种亚类。体内不同类及各亚类抗体有不同分布及功能。特异性体液免疫是机体抗感染免疫的一个重要方面。小儿处在生长发育时期,其免疫功能尚未完善,随着年龄的增长才逐渐成熟。

【特点】

1. **非特异性免疫** 小儿时期非特异性免疫功能尚未发育完善,随着年龄的增长逐渐成熟。新生儿和婴幼儿皮肤角质层薄嫩,易破损,屏障作用差;肠壁通透性高,胃酸较少,杀菌力低;婴

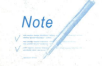

Note

幼儿期淋巴结功能尚未成熟,屏障作用较差;新生儿期各种吞噬细胞功能可呈暂时性低下。

(1) 单核-巨噬细胞:是最原始的具有免疫功能的细胞,胎儿期单核-巨噬细胞已具有完好的功能。由于新生儿该细胞含有较高的前列腺素 E2,血浆甲胎蛋白较高,抑制了单核-巨噬细胞表达 HLA-DR,从而抑制了其抗原提呈的能力。

(2) 中性粒细胞:于胎龄 34 周后,中性粒细胞的趋化、吞噬和杀菌功能均颇为成熟。出生时其功能暂时性低下,经 2~3 周方达正常。此可能与分娩过程的缺氧、酸中毒及来自母体的黄体酮有关。此外,新生儿期血清中缺乏趋化因子、补体和调理素,也可使中性粒细胞功能暂时性低下。

(3) 补体系统:补体不能通过胎盘,新生儿各补体成分均低于成人,其 C1、C2、C3、C4、C7 和备解素的浓度约为成人的 60%,C8、C9 活性仅为成人的 10%,旁路激活因子备解素(properdin)为成人的 60%。未成熟儿更低,是易于感染的原因之一。补体旁路激活系统的活性低下者更多。约在生后 6~12 个月补体浓度或活性才接近成人水平。

2. **特异性细胞免疫**　胎儿的细胞免疫功能尚未成熟,因而对胎内病毒感染(巨细胞病毒)还不能产生足够的免疫力,故胎儿期可长期携带病毒,甚或引致胎儿宫内发育畸形。出生时 T 细胞自身发育已完善,故新生儿的皮肤迟发型超敏反应在出生后不久即已形成,新生儿接种卡介苗数周后,结核菌素试验即呈阳性反应;但小于胎龄儿和早产儿的 T 细胞数量少,对有丝分裂原反应较低。早产儿至 1 月龄时 T 细胞数量可赶上足月儿,而小于胎龄儿要在 1 岁以后才赶上同龄正常儿。值得注意的是,新生儿及婴儿期 CD4$^+$ 标记的 Th 相对较多,且以 Th2 为主,CD8$^+$ 细胞毒性/抑制性 T 细胞较少,CD4$^+$/CD8$^+$ 比值高达 3~4,故 Th2 类细胞功能相对亢进,其分泌的细胞因子占有相对优势。约 2 岁后 CD4$^+$/CD8$^+$ 比值和 Th1、Th2 分泌的细胞因子水平才接近成人水平。

3. **特异性体液免疫**　B 细胞功能在胚胎早期即已成熟,但因缺乏抗体及 T 细胞多种信号的辅助刺激,新生儿 B 细胞产生抗体能力低下,出生后随年龄增长,特异性体液免疫才逐步完善。

(1) IgG:IgG 是唯一能够通过胎盘的免疫球蛋白。IgG 在胚胎 12 周末时开始合成,胎儿自身产生 IgG 的能力差,新生儿血液中的 IgG 主要来自母体,母体 IgG 通过胎盘供给胎儿的量在胎龄 32 周时才明显增加,故胎龄小于 32 周的早产儿,其血清 IgG 含量较低。新生儿从母体获得的 IgG 于 6 个月时已全部消失,而婴儿自身产生的 IgG 从 3 个月时才逐渐增多,故出生后 3~4 个月时血清 IgG 降至最低点,1 岁时为成人的 60%,6~7 岁时其在血清中的含量才接近成人水平。来自母体的 IgG 在出生后数月内对防御白喉、麻疹、脊髓灰质炎、肺炎球菌等感染起着重要作用。IgG 由 IgG1、IgG2、IgG3 和 IgG4 四种亚类组成,IgG3 和 IgG1 的产生较 IgG2 和 IgG4 为早。IgG2 为多糖抗原的主要抗体成分,在 2 岁前其发育甚差,故于 2 岁前注射荚膜多糖类疫苗常无抗体反应。

(2) IgM:胚胎 12 周时已能合成 IgM。正常情况下,因无抗原刺激,胎儿自身产生的 IgM 甚微;又因 IgM 不能通过胎盘,故脐带血含量极低。出生后 3~4 个月时 IgM 在血清中的含量仅为成人的 50%,1~3 岁时才达到成人的 75%。IgM 是抗革兰阴性杆菌的主要抗体,如检查脐血有 IgM 升高(>0.2~0.3g/L),则提示胎儿有宫内感染可能。婴儿期低 IgM 血症是易患革兰阴性杆菌感染的重要原因。

(3) IgA:胎儿期不产生 IgA,IgA 又不能通过胎盘。因此,新生儿血清 IgA 含量很低(<0.05g/L),如果脐血 IgA 含量升高,也提示宫内感染。新生儿血清型 IgA 于出生后 3 个月开始合成,1 岁时血 IgA 浓度仅为成人水平的 20%,至 12 岁时才达成人水平。分泌型 IgA(SIgA)不被水解蛋白酶所破坏,是黏膜局部抗感染的重要因素。新生儿及婴幼儿期 SIgA 水平很低,1 岁时仅为成人的 3%,12 岁时达成人水平。新生儿及婴幼儿 SIgA 水平低下是其易患呼吸道感染和胃肠道感染的重要原因。

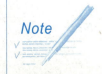

(4) IgD 和 IgE：IgD 和 IgE 两者均难通过胎盘,新生儿血中 IgD、IgE 含量极少。IgD 的生物学功能尚不清楚；IgE 参与 I 型变态反应,生后可从母乳中获取部分 IgE。婴幼儿合成 IgE 能力不弱,患过敏性疾病时,血清 IgE 水平可显著升高。

不同年龄健康小儿血清免疫球蛋白含量见表 8-1。

表 8-1　健康小儿血清免疫球蛋白含量(g/L)

年龄组	测定人数	IgG	IgA	IgM
新生儿	7	5.190-10.790(8.490)	0.001-0.018(0.009)	0.018-0.120(0.069)
4 个月 ~	11	3.050-6.870(4.970)	0.110-0.450(0.280)	0.310-0.850(0.580)
7 个月 ~	20	4.090-7.030(5.560)	0.210-0.470(0.340)	0.330-0.730(0.530)
1 岁 ~	60	5.090-10.090(7.590)	0.310-0.670(0.490)	0.980-1.780(1.380)
3 岁 ~	85	6.600-10.390(8.240)	0.580-1.000(0.790)	1.100-1.800(1.450)
7 岁 ~	50	7.970-13.070(10.720)	0.850-1.710(1.280)	1.200-2.260(1.730)
12 岁 ~	30	8.270-14.170(11.220)	0.860-1.920(1.390)	1.220-2.560(1.890)

注：表内数字为 $\bar{X}-2SD \sim \bar{X}+2SD$,括弧内为均值,本表摘自实用儿科临床杂志,1990,5:68

【小结】

1. 免疫是机体的一种生理性保护反应,其本质是识别自己、排斥异己。人类免疫系统是由细胞和体液成分协同构成的动态网络,它具有三种基本功能：抵御病原微生物及毒素侵袭；清除衰老、损伤或死亡的细胞组织,稳定机体内环境；免疫监视,识别和清除自身突变细胞和外源性非自身异质性细胞。

2. 人类免疫反应分为非特异性免疫反应和特异性免疫反应两大类,后者又可分为特异性细胞免疫和特异性体液免疫。

【思考题】

1. 人类免疫系统有哪些功能?
2. 特异性体液免疫有哪几种,分别有何特点?

(李彩凤)

第二节　原发性免疫缺陷病

免疫缺陷病(immunodeficiency diseases,IDs)是指因免疫细胞(淋巴细胞、吞噬细胞和中性粒细胞)和免疫分子(可溶性因子白细胞介素、补体、免疫球蛋白和细胞膜表面分子)发生缺陷引起的机体抗感染免疫功能低下或完全缺乏的一组临床综合征。临床表现为抗感染功能低下,反复发生严重的感染,或因(同时可伴有)免疫自身稳定和免疫监视功能异常,易发生自身免疫性疾病、过敏症和某些恶性肿瘤。免疫缺陷病可分为原发性免疫缺陷病和继发性免疫缺陷病两大类。

原发性免疫缺陷病(primary immunodeficiency diseases,PIDs)为一组先天或遗传性免疫功能障碍性疾病,包括特异性体液(B 细胞及其分泌的 Ig)和细胞(T 细胞及其分泌的淋巴因子)免疫

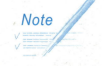
Note

缺陷以及非特异性体液(补体活性)和细胞免疫(单核-巨噬细胞、中性粒细胞)缺陷。本病的发病机制复杂,可为造血干细胞、定向干细胞、T 或 B 淋巴细胞分化成熟障碍;也可能是上述细胞在分子水平上发生障碍的结果。近二十年来,随着分子生物学和基因组学的发展,原发性免疫缺陷病研究领域取得了突飞猛进的进展,迄今为止,已发现与 120 多种基因相关的 150 多种原发性免疫缺陷病。PID 的确切发病率尚不清楚,估计其总发病率为 1:10 000。按此计算,我国每年 2500 万新生儿中,将会增加新的病例 2500 例;累计存活病例至少有 3 万~6 万例。最新的研究表明全世界 PIDs 已达到 600 万,每年约有 70 万新发病例。

【分类】 自 1970 年 WHO 首次组织专家对 PID 进行分类以来,国际免疫学会 PID 专家委员会每两年更新一次 PIDs 的分类,1999 年公布了以分子学发病机制为基础的分类原则,最新的分类标准更新于 2011 年,该标准将 PIDs 分为 8 类:①联合免疫缺陷;②已有明确定义的免疫缺陷综合征;③主要抗体缺乏;④免疫失调性疾病;⑤先天吞噬细胞数量或功能缺陷,或两者同时存在;⑥先天性免疫缺陷;⑦自身炎症性疾病;⑧补体缺陷。见表 8-2。

表 8-2　原发免疫缺陷病的分类

分类	疾病举例
1. 联合免疫缺陷 Combined immunodeficiencies T 淋巴细胞或 B 淋巴细胞功能异常或数量减少	SCID Omenn 综合征 完全 DiGeorge 综合征 Complete DiGeorge syndrome 软骨毛发发育不全 Cartilage hair hypoplasia
2. 已有明确定义的免疫缺陷综合征 Well-defined syndromes with Immunodeficiency	Wiskott-Aldrich 综合征 Wiskott-Aldrich syndrome(WAS) 胸腺缺如(相关的 DiGeorge 综合征)Thymic defects(DiGeorge anomaly) 高 IgE 综合征 Hyper-IgE syndromes(HIES)
3. 主要抗体缺乏 Predominantly antibody deficiencies 一种或多种免疫球蛋白减少或功能异常	所有血清免疫球蛋白严重减少,B 细胞明显减少或缺如(如 BTK 基因缺陷等) 2 种以上免疫球蛋白严重减少,B 细胞数目正常或减少(如 CVID 等) 血清 IgG 和 IgA 严重减少,IgM 正常或增高,B 细胞数目正常 IgG 亚类缺陷 婴儿一过性低丙种球蛋白血症
4. 免疫失调性疾病 Diseases of immune dysregulation	家族性嗜血淋巴组织细胞增生综合征 自身免疫相关综合征(自身免疫性淋巴细胞增生综合征,伴念珠菌病、外胚层营养不良的自身免疫性多内分泌病)
5. 先天性吞噬细胞数目、功能缺陷,或两者共存 Congenital defects of phagocyte number, function, or both	呼吸爆发实验异常 Defects of respiratory burst 中性粒细胞分化缺陷 Defects of neutrophil differentiation 吞噬细胞活力缺陷 Defects of motility
6. 固有免疫缺陷 Defects in innate immunity	先天性外胚层缺陷伴免疫缺陷 Anhidrotic ectodermal dysplasia with immunodeficiency(EDA-ID) 单纯疱疹病毒脑炎 Herpes simplex encephalitis(HSE) 慢性皮肤黏膜念珠菌病 Chronic mucocutaneous candidiasis(CMC) WHIM 综合征(疣,低丙种球蛋白血症,感染,先天性骨髓粒细胞缺乏症)(warts, hypogammaglobulinaemia, infections, myelokathexis)

Note

续表

分类	疾病举例
7. 自身炎症性疾病 　　Autoinflammatory disorders	影响炎症反应的缺陷 Defects effecting the inflammasome （家族性地中海热，高 IgD 综合征，Muckle – Wells 综合征，家族性冷性自身炎症综合征，慢性婴儿神经皮肤关节综合征） 与炎症反应不相关的情况 Non-inflammasome-related conditions （与 TNF 相关的周期性综合征，早发性炎性肠病，PAPA 综合征，儿童肉芽肿性关节炎，慢性复发性多病灶性骨髓炎及先天性红细胞生成不良性贫血，白介素 1 受体拮抗剂缺陷）
8. 补体缺陷 　　Complement deficiencies	C_{1q} 缺陷 C_{1q} deficiency I 因子缺陷 Factor I deficiency 补体受体 3 缺陷 Complement receptor 3（CR3）deficiency 发作性睡眠性血红蛋白尿 Paroxysmal nocturnal hemoglobinuria

【临床表现】 原发性免疫缺陷病包括多种疾病，累及许多脏器，临床表现由于病因不同而极为复杂，但其共同的表现却非常一致，即反复感染、易患自身免疫性疾病和恶性肿瘤。多数原发性免疫缺陷病有明显家族史。

1. 反复和慢性感染　免疫缺陷最常见的表现是感染，表现为反复、严重、持久的感染。不常见和致病力低的细菌常为感染原。许多患儿需要持续使用抗菌药物预防感染。

（1）感染发生的年龄：起病年龄 1 岁以内占 40%，1~5 岁占 40%，6~16 岁占 15%，仅 5% 发病于成人。T 细胞缺陷和联合免疫缺陷病于出生后不久发病；以抗体缺陷为主者，因存在母体抗体，多在生后 6~12 个月才发生感染。

（2）感染部位：以呼吸道最常见；复发性或慢性中耳炎、鼻窦炎、结合膜炎、支气管炎或肺炎；其次为胃肠道，如慢性肠炎。皮肤感染可为脓疖、脓肿或肉芽肿；也可为全身感染，如败血症、脓毒血症、脑膜炎和骨关节感染等。

（3）感染的病原体：一般而言，抗体缺陷易发生化脓性感染。T 细胞缺陷则易发生病毒、结核分枝杆菌和沙门菌属等细胞内病原体感染；此外，也易于真菌和原虫感染。补体成分缺陷好发生奈瑟菌属感染。中性粒细胞功能缺陷时的病原体常为金黄色葡萄球菌。无论 Ig 缺乏或联合免疫缺陷者，其化脓感染的病原菌除一般致病菌外，毒力低下的条件致病菌，如不动杆菌、表皮葡萄球菌等也可造成严重感染。

（4）感染过程：常反复发作或迁延不愈，治疗效果欠佳，尤其是抑菌剂疗效更差，必须使用杀菌剂、剂量偏大、疗程较长才有一定疗效。

2. 自身免疫性疾病　原发性免疫缺陷病患儿若能存活至学龄前期，部分病例可罹患溶血性贫血、血小板减少性紫癜、系统性血管炎、系统性红斑狼疮、皮肌炎、免疫复合物性肾炎、1 型糖尿病、免疫性甲状腺功能减退和关节炎以及其他自身免疫性或变态反应性疾病，如过敏性鼻炎、支气管哮喘等。

3. 恶性肿瘤　原发性免疫缺陷病患儿未因严重感染而致死亡者，随年龄增长易发生肿瘤，尤其是淋巴系统肿瘤。其发生率较正常人群高数 10 倍乃至 100 倍以上。淋巴瘤最常见，以 B 细胞淋巴瘤多见（50%），也可发生淋巴细胞白血病（12.6%）、T 细胞瘤和霍奇金病（8.6%）、腺癌（9.2%）和其他肿瘤（19.2%）。

4. 其他表现　除反复感染外，原发性免疫缺陷病患儿尚可有其他的临床特征，如 WAS 的湿疹和出血倾向，胸腺发育不全的特殊面容、先天性心脏病和难以控制的低钙惊厥等。

【几种较常见的原发性免疫缺陷病】

1. X- 连锁无丙种球蛋白血症（X-linked agammaglobulinemia，XLA）　是由 Bruton 酪氨酸

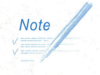

激酶基因(*Btk*)的突变,引起 B 细胞成熟障碍所致的原发性免疫缺陷病,又称 Bruton 病。其缺陷的基因定位于 X 染色体长臂(Xq21,3-22)。由于 *Btk* 基因突变,使得 B 细胞不能由原 B 或前 B 细胞分化成熟进入外周血,外周血中 B 细胞明显降低或缺如,各种免疫球蛋白水平均显著低下,机体发生免疫缺陷。血清 IgM、IgG、IgA 和 IgE 均明显下降或测不出,周围血极少或缺乏 B 淋巴细胞。淋巴结和骨髓内无浆细胞,但可见到前 B 淋巴细胞(胞质内存在 μ 链,但胞膜上无 IgM),本病仅见于男孩,多数患儿于 4~12 个月时发生反复严重的细菌性感染,以荚膜化脓性细菌,如溶血性链球菌、嗜血性流感杆菌、金黄色葡萄球菌感染最为常见。此外,患儿易发生过敏性和自身免疫性疾病。体格检查可发现生长迟缓,扁桃体很小或缺如,浅表淋巴结及脾脏均不能触及。实验室检查血清 IgG 水平低于 2g/L,IgM 和 IgA 水平低于 0.2g/L,外周血 CD19 B 细胞数目低于2%。静脉注射丙种球蛋白(IVIG)替代疗法及抗感染治疗可控制大多数 XLA 患儿的感染症状,IVIG 宜早期应用,用量为 400mg/kg,每 3~4 周一次。大部分经早期诊断及 IVIG 治疗后患儿预后较好。

2. **选择性 IgA 缺乏症(selective IgA deficiency,SIgAD)**　为一种较常见的免疫缺陷病,可为常染色体隐性遗传或常染色体显性遗传,也可为散发性。人群发病率各国不尽相同,白种人约为 1/1000~1/223,日本人为 1/18 500,我国不同民族为 1/5000~1/2600。轻症可无症状,或仅有轻微呼吸道感染,常见的症状是易发生感染,如肺炎、鼻窦炎、慢性腹泻等;其次是易发生自身免疫性疾病,如类风湿性关节炎及系统性红斑狼疮、支气管哮喘和肠吸收不良。少数病例可伴发恶性肿瘤。本病大多能存活到壮年或老年。实验室检查:患儿血清 IgA 水平常低于 0.05g/L,甚至完全测不出,SIgA 亦减少;而 IgG 和 IgM 水平正常或升高,约 40% 的患儿可测到自身抗体。本病应避免使用丙种球蛋白(其中含有少量 IgA)治疗,因给患儿注射 IgA,可诱发产生抗 IgA 的抗体而致过敏反应。对于反复感染患者,抗生素治疗不失为较有效的方法。

3. **选择性 IgG 亚类缺陷(selective IgG subclass deficiency)**　IgG 由 IgG1、IgG2、IgG3 和 IgG4 亚类组成,本病是指单种或多种 IgG 亚类的含量低于同龄正常儿童 2 个标准差以上,血清总 IgG 水平一般正常,可伴或不伴 IgA 缺乏。本病的遗传形式及病因不清。IgG2 缺陷和 IgG3 缺陷较为多见。临床表现因不同亚类缺陷有所不同,多表现为反复呼吸道感染,尤其是有荚膜细菌如肺炎链球菌和流感嗜血杆菌的感染,IgG2 缺陷时这种表现更常见,IgG2 缺陷的患者还可表现为对肺炎链球菌或流感嗜血杆菌疫苗的反应性下降。IgG1 和 IgG3 缺陷时更易感染白喉或破伤风或发生病毒感染,仅少部分患儿表现为反复性化脓性脑膜炎、皮肤感染及腹泻。婴儿生后 IgG 的水平较低,随年龄增长,血清 IgG 亚类水平逐渐提高,2 岁以上 IgG 达到稳定水平,IgG2 和 IgG4 在 10 岁左右才能达到成人水平。如 2 岁以上儿童,IgG1 低于 2.50g/L,IgG2 低于 0.50g/L,IgG3 低于 0.30g/L 者,需考虑选择性 IgG 亚类缺陷。如有明确抗体缺乏,可考虑应用丙种球蛋白治疗。

4. **常见变异型免疫缺陷病(common variable immunodeficiency,CVID)**　是抗体缺乏的一种亚类,由于抗体缺乏使患儿不能对抗细菌和病毒感染,引起反复和严重感染的综合征。病因不明,遗传方式不定。本病发病率较高,男女均可发病,可发生于任何年龄,但年长儿多见。临床表现为反复呼吸道感染,包括急慢性鼻窦炎、中耳炎、咽炎、气管炎和肺炎,也易患胃肠道感染和肠道病毒性脑膜炎,反复肺部感染可导致支气管扩张,少数患儿可出现外周淋巴结和脾脏肿大,自身免疫性疾病和肿瘤的发病率增高。实验室检查:血清免疫球蛋白水平明显降低,约 1/2 患者 IgM 水平正常。B 细胞数量下降或正常,但不能分化为产生 Ig 的浆细胞。T 细胞功能及数量常异常。诊断除上述临床表现和实验室检查外,排除其他引起低丙种球蛋白血症病因。治疗为免疫球蛋白终身替代治疗,IVIG 的标准剂量为每月 400mg/kg。严重细菌性或病毒性感染、自身免疫性疾病和恶性肿瘤是导致死亡的主要原因。

5. **婴儿暂时性低丙种球蛋白血症(transient hypogammaglobulinemia of infancy)**　是指

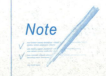

一种或多种免疫球蛋白浓度暂时性降低,随着年龄的增长可达到或接近正常范围的自限性疾病。本病偶有家族史,其病因和发病机制尚不完全清楚。临床表现反复感染,如中耳炎、咽炎、支气管炎等不威胁生命的感染,偶尔会发生黏膜念珠菌病。实验室检查可见一种或多种免疫球蛋白低于相同年龄组水平 2~3 个标准差或血清 IgG 少于 2.5g/L。治疗以支持疗法和适当的抗生素治疗为主。本病有自限性,约至 18~36 个月时,血清 Ig 上升至正常水平;即使 Ig 尚未达到正常,通常也不再反复感染。

6. 严重联合免疫缺陷病(severe combined immunodeficiency,SCID)　是原发免疫缺陷病最严重的类型。为 X 连锁或常染色体隐性遗传,本病以 T 淋巴细胞功能异常为主要特点,T、B 淋巴细胞可均缺乏,以 T 细胞缺如尤为严重和突出。病因与基因异常有关,例如最常见的 X-连锁 SCID 是由于编码 γ 链(common gamma chain,γc)基因突变引起。SCID 主要表现为婴儿期发生的严重的细菌、病毒和真菌感染,反复卡氏肺囊虫感染,严重口腔念珠菌病和中耳炎都很常见。常并发恶性肿瘤、自身免疫性溶血和甲状腺功能减退等。X 线检查不见胸腺及鼻咽部腺样体阴影。SCID 最好的治疗方法是外周血、骨髓和脐血干细胞移植。基因治疗是未来治疗本病的方向。本病预后极差,多数于 2 岁内死于各种严重感染并发症。

7. 其他严重联合免疫缺陷　腺苷脱氨酶缺陷(adenosine deaminase deficiency)及嘌呤核苷酸磷酸化酶缺陷(purine nucleotide phosphorylase deficiency)。腺苷脱氨酶(adenosine deaminase,ADA)是嘌呤代谢的重要酶,ADA 缺陷导致脱氧三磷酸腺苷 dATP 聚集,抑制核苷酸还原酶活性,使脱氧核糖核酸(DNA)产生减少,严重抑制 T、B 细胞的分化,同时代谢产物又抑制了幼稚淋巴细胞成熟。腺苷脱氨酶缺陷又称 ADA-SCID,占 SCID 的 10%~15%,本病为编码 ADA 的基因突变或缺失所致,该基因位于 20 号染色体(20q13.11),为常染色体隐性遗传。常见的临床表现为婴儿期发生严重机会致病菌感染,喂养困难。免疫系统外表现包括神经发育异常、行为异常、感音神经性耳聋、骨骼及肝脏异常等。治疗有赖于造血干细胞移植,未进行治疗者常于婴儿期死亡。嘌呤核苷酸磷酸化酶缺陷是由于编码嘌呤核苷酸磷酸化酶(purine nucleotide phosphorylase,PNP)的基因突变所致。PNP 是嘌呤利用途径的关键酶,缺陷使细胞内脱氧三磷酸鸟苷浓度(dGTP)升高,严重抑制 T 细胞功能。该基因位于 14 号染色体(14q13.1),为常染色体隐性遗传。临床表现除严重反复感染外,还可出现自身免疫性疾病如自身免疫性溶血性贫血及神经系统症状如肌张力减低、精神发育迟滞等。本病预后极差,造血干细胞移植是可行的治疗方案,基因治疗为未来的发展方向。

8. 伴有其他特征的免疫缺陷病

(1) 湿疹血小板减少伴免疫缺陷(Wiskott-Aldrich syndrome,WAS):为 X 连锁隐性遗传性疾病,以反复感染、湿疹和血小板减少三联症为临床表现。位于 X 染色体短臂的 WAS 蛋白基因突变是本病的病因。血小板体积变小及数量明显减少为本病的特点。80% 患儿可见异位性湿疹、血便及鼻出血多见,常发生反复感染,如化脓性外耳道炎、鼻窦炎、肺炎、败血症、肠道感染及脑膜炎等,自身免疫性疾病和肿瘤的发生几率增加。体格检查可发现脾大。血清 IgM 浓度下降,IgG 仅轻度降低或正常,IgA 及 IgE 升高。T 细胞进行性减少,T 细胞功能明显减退。糖皮质激素和大剂量 IVIG 不能提高血小板数量,以往患儿大多于生后 3~5 年内因严重出血或感染而死亡,目前由于干细胞移植的施行,患儿存活时间已延长至 11 岁以上,且生活质量明显提高。

(2) 共济失调毛细血管扩张综合征(ataxia telangiectasia,AT):为一组多系统受累的常染色体隐性遗传性神经退行性疾病,病变基因定位于第 11 号染色体长臂的补体基因组分内。病因尚不清楚,与 DNA 修复功能障碍、易发生基因断裂及染色体转位有关;尤其与 T 细胞受体基因断裂而致 DNA 不能修复有关。多数患者在生后第 1 年即出现行走困难,临床表现还有眼结膜和皮肤的毛细血管扩张、慢性肺部疾病、进行性小脑共济失调、舞蹈样动作和智力发育迟缓。许多患者有反复呼吸道感染,部分病例伴恶性肿瘤,常于青春期死亡。血清 IgA、IgE、IgG2 和 IgG4 明

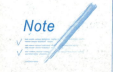

显下降或缺如,血清甲胎蛋白增高。培养中的细胞易发生射线诱导的染色体断裂。T细胞数量和功能均显著低下。胸腺移植仅有不完全和暂时的效果,干细胞移植仍在试验阶段,胸腺素治疗对部分患儿有效。AT患儿临床表现的多样性很难确定其全面预后,早期可能死于恶性肿瘤或肺部感染,少部分病例也可能长期存活。

(3) DiGeorge综合征(DiGeorge syndrome):是由22号染色体(22q11.2)小段缺失所致的综合征,又称为胸腺发育不全(DiGeorge anomaly),先天性胸腺发育不全(congenital thymic aplasia),1968年由儿科内分泌学家Angelo DiGeorge首次描述,故得名。典型表现包括胸腺发育不全、低钙血症、先天性心脏病和面部畸形。本病起因于胚胎6~8周时第3和第4对咽弓分化发育障碍,导致胸腺、甲状旁腺及大血管等多种脏器的发育不全,使T细胞不能分化成熟,发生T细胞功能缺陷。甲状旁腺发育不良或完全缺如,发生严重而顽固的低钙血症。多数病例伴有第5、6咽弓发育障碍而有大血管畸形,如法洛四联症、肺静脉异位引流和大血管转位等。若第1、2咽弓发育障碍,则出现外耳及唇部畸形,表现为特殊面容,眼距宽、上唇短、耳廓低位并有切迹以及小下颌等。多数患儿常易发生反复严重感染,也可出现精神神经症状。偶有发生恶性肿瘤和自身免疫性疾病者。X线检查无胸腺阴影,可见心脏和大血管异常。部分病例为部分DiGeorge综合征,即指胸腺未受损害,其T细胞数量及功能正常,很少并发感染。不完全性DiGeorge综合征不需要考虑免疫重建治疗。但对完全性DiGeorge综合征患者应尽早做骨髓移植或胸腺移植。患儿的预后主要取决于先天性心脏病的严重程度、免疫缺陷及低甲状旁腺功能状况。

9. 补体缺陷病(complement deficiency)　补体由9个活性成分(C_1~C_9)和5个调节蛋白(C_1抑制物、C_4结合蛋白、备解素、H因子和I因子)组成。C_1由3个亚单位组成:C_{1q}、C_{1r}和C_{1s}。D、I、H和B因子参与补体旁路系统,上述成分均可发生缺陷。除C_1抑制物缺乏为常染色体显性遗传,备解素缺乏为X连锁遗传外,其他14种补体及其调节蛋白缺乏均为常染色体隐性遗传。缺陷的基因位于不同的常染色体上。其共同的表现是对奈瑟菌属感染性增高,易发生系统性红斑狼疮样综合征及其他化脓性感染。C_1抑制物缺乏者多伴有遗传性血管性水肿。

10. 原发性吞噬细胞缺陷病(primary phagocyte deficiency)　吞噬细胞包括大单核细胞(巨噬细胞、树突状细胞和各种组织细胞)和中性粒细胞。除慢性肉芽肿病(CGD)为X连锁遗传外,其他吞噬细胞功能缺陷均为常染色体隐性遗传。细胞骨架(cytoskeleton)异常致趋化功能障碍;肌动蛋白(GP110)缺陷是黏附功能低下的原因;吞噬功能缺陷主要是细胞膜上各种受体蛋白缺乏所致,如IgG、C3b受体缺乏等;杀菌功能缺陷是细胞内产生氧自由基所涉及的酶缺陷之故,如髓过氧化物酶(MPO)缺陷。本类疾病的共同临床表现为慢性化脓性感染和肉芽肿形成。复方磺胺甲噁唑长期预防可减少感染频度和减轻感染程度。维生素C和干扰素γ对某些病例有效,严重病例应考虑干细胞移植及基因治疗。

【诊断】　原发性免疫缺陷病的诊断依靠病史、体格检查和必要的辅助检查。

1. 病史　①反复感染病史:是本组疾病的主要特征。病原体多为条件致病菌,种类因病种不同而异:如抗体缺陷突出者,易罹患细菌性感染;联合免疫缺陷者,对细菌、病毒、真菌和原虫的易感性均增高。感染部位不受限制,但呼吸道最易受累。②生长发育史:对于小婴儿体重增长慢或生长迟缓也需警惕本病。③家族史:本病多呈遗传性,约1/4患儿家族能发现因感染致早年死亡的成员,应对患儿进行家系调查。④发病年龄与病种有关,一般而言,Ig缺陷突出者,于6个月后才发生感染;联合免疫缺陷者,则发病较早。⑤疫苗接种史:尤其曾发生减毒活疫苗接种后有异常反应病史者,常提示细胞免疫功能缺陷。

2. 体格检查　常有生长发育障碍、营养不良、轻中度贫血和肝、脾大。B细胞缺陷患儿可发现扁桃体和浅表淋巴结变小或缺如。可存在皮肤疖肿、口腔炎、牙周炎和鹅口疮等感染证据。皮疹、瘀点、血便提示Wiskott-Aldrich综合征(WAS);持续脐炎、脐带脱落延迟、反复软组织感染提示白细胞黏附缺陷。

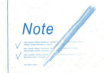

3. 辅助检查　确诊 PIDs 必须有相应的实验室检查依据。对怀疑有 PID 的患者,选择实验室检查先进行初筛实验,而后进行确诊实验。采用渐进的方式以保证对免疫功能异常的机制进行有效和彻底的评价。常规原发免疫缺陷病诊断实验见表 8-3。

另外,X 线检查婴幼儿期胸部 X 线摄片缺乏胸腺影者提示 T 细胞功能缺陷;胸腺影及鼻咽部侧位摄片腺样体阴影均消失见于 SCID。不同免疫功能缺陷的实验室检查详见表 8-3。

表 8-3　不同免疫功能缺陷的实验室检查

免疫功能缺陷	检查项目
免疫球蛋白缺陷	筛选实验 　血清免疫球蛋白水平 　血清特异性抗体滴度 高级实验 　人工免疫抗体反应 　B 细胞流式技术 　体外丝裂原刺激的抗体产生 　抗 CD40 和细胞因子刺激的抗体产生 　X174 免疫刺激的抗体产生
T 细胞功能缺陷	筛选实验 　T 细胞和 NK 细胞流式技术 　迟发型皮肤超敏反应 高级实验 　酶分析(ADA、PNP) 　22q11 和 10p11 缺失的 FISH 　对丝裂原和抗原应答的体外增殖 　NK 细胞毒性 　对丝裂原和抗原刺激应答产生的细胞因子 　丝裂原刺激后表面标志的表达
补体缺陷	筛选实验 　CH50(总溶血补体) 　AH50(旁路途径溶血活性) 高级实验 　单个补体成分的水平和功能 　补体裂解产物的趋化活性
吞噬功能缺陷	筛选实验 　血细胞计数和分类 　中性粒细胞染色、形态学 高级实验 　氧化酶功能(二氢核黄素、硝基四唑蓝、化学发光) 　黏附分子的流式检测 　趋化作用 　吞噬作用 　酶分析(髓过氧化物酶、G-6-PDH) 　WBC 循环 　细菌和真菌杀伤实验 　骨髓活组织检查

【治疗】

1. **一般治疗**　应加强护理,有适当的隔离措施,注重营养,尽可能减少和防止感染,已合并感染时选用适当抗菌药物治疗。给予各种对症治疗,如 WAS 发生严重出血或血小板数特低时,可输新鲜血小板;胸腺发育不全发生低钙抽搐时,应补充钙剂、维生素 D 或甲状旁腺激素。伴 T 细胞缺陷者,禁忌接种活疫苗或菌苗,以防发生严重感染。此外,应加强家庭宣教以增强父母和患儿对抗疾病的信心,鼓励经治疗后的患儿尽可能参加正常生活活动。

2. **替代疗法**　针对免疫缺陷补其所缺,可使免疫功能改善,缓解临床症状。

(1) 静脉注射丙种球蛋白(IVIG):主要含 IgG(占 90% 以上),IgA、IgM 含量不足 1%。因此,治疗指征仅限于低 IgG 血症者。抗体缺陷患儿经 IVIG 治疗后,可使症状完全缓解,获得正常生长发育。剂量为每月 1 次静脉注射 100~600mg/kg,持续终身。治疗剂量应个体化,以能控制感染为度。IgA 缺乏症患者因可产生抗 IgA 抗体而致过敏反应,故丙种球蛋白制剂被视为禁忌。

(2) 特异性血清免疫球蛋白(special immune serum globulins,SIG):SIG 是从免疫接种或自然感染的供体的血清中收集来的抗原特异性免疫血清,含有高效价特异性抗体。包括水痘、带状疱疹、狂犬病、破伤风和乙型肝炎的 SIG,用于预防高危患儿和严重感染的治疗。

(3) 新鲜血浆:血浆中不仅含 IgG,还含有 IgA、IgM、补体和其他免疫活性成分,适用于治疗各类体液免疫缺陷病。剂量为 10~20ml/kg(小于 2 岁为 10ml/kg),每 3~4 周静脉滴注 1 次。

(4) 其他替代治疗:

1) 新鲜白细胞:用以治疗吞噬细胞功能缺陷患儿伴严重感染,由于白细胞在体内存活时间短暂,反复使用会发生不良免疫反应,故仅用于严重感染时,而不作常规替代治疗。

2) 细胞因子治疗:胸腺素(thymosin)用于治疗某些 T 细胞缺陷,如胸腺发育不全、WAS、CVID 等,仅有部分疗效。转移因子用于迟发皮肤过敏反应阴性者,有一定效果。重组 IL-2 已有成功地用于 SCID 的报告;纤维连接蛋白治疗严重感染伴纤维连接蛋白缺乏者;IFN-α 用于治疗干扰素 -α 受体缺陷病,但效果不肯定。

3) 酶替代治疗:腺苷脱氨酶(ADA)缺陷患儿可输注红细胞(内含大量 ADA)或牛 ADA 多聚乙二烯糖结合物肌注。

值得注意的是 T 细胞缺陷患儿,无论输注新鲜全血、血浆、红细胞或白细胞均须极其慎重。因上述制品中均含有 T 细胞,即使输入极少量供体 T 细胞也会引起严重的移植物抗宿主反应(graft-versus-host reaction,GVHR)。此反应发生于输注后 5~20 天,表现为发热、皮疹、肝脾大、黄疸和腹泻,甚至死于严重感染。如确需使用血制品时,最好使用库血,并须先进行放射照射,剂量为 2000~3000Gy,以抑制供体 T 细胞在宿主内增殖。供血者应作巨细胞病毒包涵体(CMV)筛查。患儿最好不作扁桃体、腺样体摘除术,禁忌行脾切除术。

3. **免疫重建**　免疫重建是采用正常细胞或基因片段植入患儿体内,使之发挥其免疫功能,以持久地纠正免疫缺陷病。按免疫缺陷类型不同,可分别移植含有造血干细胞的胎肝、骨髓或脐血;含有淋巴干细胞及能产生胸腺激素的胸腺组织。

(1) 干细胞移植:

1) 骨髓移植(BMT):骨髓含有丰富的造血干细胞,故骨髓移植可重建患儿 T、B 细胞和单核 - 巨噬细胞功能。移植前需作组织配型,HLA-D 匹配尤为重要。半合子骨髓移植者需同时使用免疫抑制剂,以减少移植物受到宿主排斥或 GVHR。采用单克隆抗体、E- 花环形成和通过分裂原吸附柱等方法排除供体骨髓中的 T 细胞后,再行移植可减少 GVHR 的发生。目前,已有超过 1000 例原发性免疫缺陷病患儿接受了 BMT。

2) 脐血干细胞移植:脐血富含造血干细胞,可作为免疫重建的干细胞重要来源。脐血干细胞移植后 GVHR 较接受无点供体配型骨髓(matched unrelated marrow donor,MUD)移植者为轻。

3) 胎肝移植:胎肝亦含有较多造血干细胞,一些患儿接受胎肝移植后出现嵌合体,表明移植

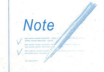

成功。但其免疫重建的效果远较骨髓移植差,故目前已很少使用。

4)外周血干细胞移植:国外文献报道,该方法在严重联合免疫缺陷(SCID),X连锁高IgM血症及WAS中已有成功应用。

(2)胸腺组织移植:包括胎儿胸腺组织移植和胸腺上皮细胞移植,其疗效不肯定,且约1/10接受胸腺移植的患者发生淋巴瘤,目前已较少使用。

4. 基因治疗　许多原发性免疫缺陷病的突变基因已被克隆,其突变位点已经确立。这给基因治疗打下了基础:将正常的目的基因片段整合到患儿干细胞基因组内,这些被目的基因转化的细胞经有丝分裂,使转化的基因片段能在患儿体内复制而持续存在。基因治疗原发性免疫缺陷病尝试已经历20多年,取得一定成效,但总的来说尚处于探索和临床验证阶段。

【预防】　做好遗传咨询,检出致病基因携带者,并给予遗传学指导。对曾生育过X连锁遗传免疫缺陷病患儿的孕妇,应作产前诊断,以确定胎儿性别和决定是否终止妊娠。这些预防措施对于降低本病的发病率有一定作用。

【小结】

　　1. 原发性免疫缺陷病为一组先天或遗传性免疫功能障碍性疾病,包括特异性体液(B细胞及其分泌的Ig)和细胞(T细胞及其分泌的淋巴因子)免疫缺陷以及非特异性体液(补体活性)和细胞免疫(单核-巨噬细胞、中性粒细胞)缺陷。
　　2. 原发性免疫缺陷病最新的分类标准更新于2011年,该标准将PIDs分为8类。
　　3. 原发性免疫缺陷病的诊断依靠病史、体格检查和必要的辅助检查。
　　4. 主要的治疗方法包括替代疗法、免疫重建和基因治疗。

【思考题】

　　1. 原发性免疫缺陷如何分类?
　　2. 如何诊断原发性免疫缺陷?
　　3. 如何治疗原发性免疫缺陷?

(李彩凤)

第三节　获得性免疫缺陷病

获得性免疫缺陷病(acquired immunodeficiency diseases)又称为继发性免疫缺陷病(secondary immunodeficiency diseases,SID),是指出生后因不利的环境因素导致机体免疫系统暂时性功能障碍,一旦不利因素被纠正,免疫功能即可恢复正常。每一个体在某一特定时期或环境下均可能发生一过性SID。SID的发病率远较原发性免疫缺陷病者为高。

与原发性免疫缺陷病不同,SID常同时累及多种免疫功能,T细胞和中性粒细胞最易受损。SID多为暂时性,且为可逆性。例如蛋白质-热能营养不良和缺铁状态等小儿时期常见的营养紊乱,都可导致明显的免疫功能低下,若能及早发现,及时给予适当治疗,则免疫功能迅速恢复正常。因此,早期发现继发性免疫缺陷病,找出其诱因,并及时予以治疗,显得尤为重要。

【病因】　继发性免疫缺陷病见于下列情况:

1. 未成熟儿和新生儿　新生儿时期的免疫系统和免疫反应处于一个特殊阶段,出现生理性、暂时性免疫功能低下,易发生感染性疾病,而且感染易于扩散。详见本章第一节中小儿免疫的特点相关内容。

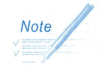

2. 遗传性疾病　包括染色体异常（如血清 IgG、IgM 和 IgA 浓度低下见于 18- 三体综合征）、染色体不稳定综合征、酶缺陷、血红蛋白病、张力性肌萎缩症、先天性无脾症及骨骼发育不良等。

3. 营养紊乱　包括蛋白质 - 热能营养不良（可致 T 细胞和中性粒细胞功能障碍）、铁缺乏症和锌缺乏症（亦可致 T 细胞和中性粒细胞功能障碍，且致血清 IgG 亚类缺陷和抗原特异性 IgG 亚类抗体反应低下）、维生素 A 缺乏症及肥胖症。淋巴细胞、吞噬细胞及其表达和分泌的蛋白质分子的更新和再合成需要特殊营养物质。如果某一特殊营养素缺乏，可致相应的免疫功能缺陷。儿童时期免疫系统处于发育成熟阶段，更需要合理的营养供给，然而此时的营养紊乱性疾病非常常见。常见营养素缺乏所引起的继发性免疫功能缺陷如表 8-4 所示。而肥胖症患儿体内存储大量饱和脂肪酸和碳水化合物，对免疫活性细胞具有抑制作用。此外，肥胖症患儿多由于偏食而常伴有微量元素和维生素缺乏，也是造成免疫功能下降的原因之一。

表 8-4　常见营养素缺乏所引起的继发性免疫功能缺陷

继发因素	免疫功能缺陷			
营养不良及营养素缺乏	T 细胞	B 细胞	巨噬细胞	中性粒细胞
蛋白质 - 热能营养不良	↓	↓	↓	↓
维生素 A	↓	↓		
维生素 B		↓		
维生素 B₆	↓	↓		
维生素 B₁₂	↓	↓	↓	
维生素 C			↓	↓
维生素 D				
维生素 E	↓	↓	↓	
叶酸	↓	↓		
锌	↓		↓	
铁	↓	↓		↓

4. 感染性疾病　包括细菌、真菌、病毒及寄生虫感染。几乎所有的感染均可引起一过性免疫功能低下，以病毒性感染尤为突出，而人类免疫缺陷病毒（HIV）感染是最典型的例子。严重细菌感染时，中性粒细胞趋化、杀菌功能受到抑制。病毒感染时中性粒细胞趋化性减弱，T 细胞功能亦发生暂时性缺陷。

5. 肿瘤和血液病包括　组织细胞增生症、类肉瘤病、淋巴系统肿瘤、白血病、淋巴组织增生性疾病及再生障碍性贫血等。一些血液疾病（如白血病、恶性淋巴瘤）的发生与免疫缺陷有关。血液、肿瘤疾病形成后，又可因疾病本身或治疗因素导致机体发生继发性免疫功能缺陷。

6. 免疫抑制剂的应用　包括放射线治疗（主要影响 T 细胞功能和数量）、糖皮质激素（影响淋巴细胞的物质代谢，诱导细胞凋亡等）、抗体（包括抗淋巴细胞球蛋白和抗胸腺细胞球蛋白）、环孢素（主要影响 T 细胞功能）、细胞毒性药物及抗惊厥药物（常诱发 IgA 缺乏症或 IgG 亚类缺乏症）等。抗炎和细胞毒性药物广泛用于治疗各种儿科疾病，如炎症、感染、肿瘤、自身免疫性疾病和抗排斥反应等，以达到减轻炎症过程，减少组织损伤及避免移植物被排斥的目的，但同时导致暂时性的免疫功能下降。

7. 其他疾病

（1）糖尿病：多伴有中性粒细胞趋化功能障碍。当发生酮症酸中毒时，尚可伴吞噬和杀菌功能障碍。

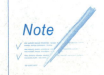

（2）胃肠道疾病：包括胃黏膜肥厚增生症、过敏性胃肠病、原发性肠吸收不良综合征、肠瘘或畸形、短肠综合征、肠寄生虫病、肠结核、炎症性结肠炎。大量蛋白质及其他营养素从肠道丧失，导致严重营养障碍，使免疫细胞功能缺陷和免疫成分活性下降。

（3）肾病综合征：血清 IgG 和 IgA 浓度低下，IgM 正常或升高。上述现象可能为 IgM 向 IgG 和 IgA 转换障碍所致。血清 IgG1、IgG2 和 IgG4 明显下降，而 IgG3 相应升高；肺炎球菌多糖抗原 IgG2 抗体水平低下。以上免疫学异常是该病易发生肺炎球菌感染的原因。

（4）尿毒症：中性粒细胞趋化功能常受损。长期行血液透析者，可发生中性粒细胞减少、吞噬和杀菌力降低。T 细胞功能受损表现为迟发皮肤过敏反应转阴。B 细胞功能则受累少。

（5）外伤和手术：烧伤时血清 5 种 Ig 均下降，C3、C4 和旁路系统活性降低。TS 活性亢进，TH/TS 比率下降，迟发皮肤过敏反应减弱。脾切除术后，清除病原体的功能受损，某些补体成分减低以及缺乏吞噬细胞激素，从而易发生败血症。

（6）其他情况：生命体征垂危患者、神经和内分泌疾病患者以及情绪低落、压抑者均可发生不同类型的免疫缺陷。

【临床表现】 SID 最常见的临床表现为反复呼吸道感染，包括反复上呼吸道感染、支气管炎和肺炎，亦有胃肠道感染者，一般症状较轻，但反复发作。反复感染尤其是胃肠道感染可引起更严重的营养吸收障碍而加重营养不良；感染本身也可直接引起免疫功能的进一步恶化。如此，形成"营养不良 - 免疫功能下降 - 感染 - 加重营养不良"的恶性循环，构成了儿童时期重要的疾病谱。

【治疗】 SID 的治疗原则是治疗原发性疾病，去除诱发因素。

【小结】

1. 获得性免疫缺陷病（acquired immunodeficiency diseases）又称为继发性免疫缺陷病（secondary immunodeficiency diseases，SID），是指出生后因不利的环境因素导致机体免疫系统暂时性功能障碍，一旦不利因素被纠正，免疫功能即可恢复正常。其发病率远较原发性免疫缺陷病者为高。

2. 获得性免疫缺陷病最常见的临床表现为反复呼吸道感染。

【思考题】

1. 获得性免疫缺陷病的常见病因？
2. 获得性免疫缺陷病的治疗原则？

（李彩凤）

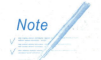

第九章　风湿性疾病

第一节　风　湿　热

风湿热(rheumatic fever)是 A 组乙型溶血性链球菌感染后的免疫性炎性疾病,是全身性结缔组织的非化脓性炎症性疾病,以心肌炎、游走性关节炎、舞蹈病、环形红斑和皮下小结为主要表现。心脏损害最为严重且多见,急性期可威胁患儿生命,反复发作后可致永久性心脏瓣膜病变,严重影响日后活动。

本病一年四季均可发病,高发季节为 1~6 月,4 月、5 月份最为突出。发达国家较罕见,但在发展中国家仍然较常见。首次发病年龄多为 6~15 岁,3 岁以下少见。发病率无性别和种族差异。

【病因和发病机制】　风湿热是 A 组乙型溶血性链球菌感染所致咽峡炎后的晚期并发症。约 0.3%~3% 由该菌引起的咽峡炎患者在其后的 1~4 周发生风湿热。

风湿热的发病机制目前尚不清楚,考虑与以下机制有关:

1. **分子模拟**　A 组乙型溶血性链球菌的抗原性很复杂,各种抗原分子结构与机体器官抗原存在同源性,机体的抗链球菌免疫反应可与人体组织产生免疫交叉反应,导致器官损害,是风湿热发病的主要机制。这些交叉抗原包括:

(1) 荚膜:由透明质酸组成,与人体关节、滑膜有共同抗原。

(2) 细胞壁外层蛋白质:其中 M 蛋白和 M 相关蛋白、中层多糖中 N - 乙酰葡糖胺和鼠李糖均与人体心肌和心瓣膜有共同抗原。

(3) 细胞膜的脂蛋白:与人体心肌肌膜和丘脑下核、尾状核之间有共同抗原。

2. **自身免疫反应**　人体组织与链球菌的分子模拟导致的自身免疫反应包括:

(1) 免疫复合物病:与链球菌抗原模拟的自身抗原与抗链球菌抗体可形成循环免疫复合物沉积于人体关节滑膜、心肌、心瓣膜,激活补体成分产生炎性病变。

(2) 细胞免疫反应异常:①周围血淋巴细胞对链球菌抗原的增殖反应增强,患儿 T 淋巴细胞具有对心肌细胞的细胞毒作用;②患儿外周血对链球菌抗原诱导的白细胞移动抑制试验增强,淋巴细胞母细胞化和增殖反应降低,自然杀伤细胞功能增加;③患儿扁桃体单核细胞对链球菌抗原的免疫反应异常。

3. **遗传背景**　有人发现 HLA-B35、HLA-DR2、HLA-DR4 和淋巴细胞表面标记 D8/17[+] 等与发病有关,但还应进一步进行多中心研究才能证实该病是否为多基因遗传病和相应的相关基因。

【病理生理】　主要病变发生在结缔组织胶原纤维,全身各器官均可受累,但以心脏、血管及浆膜等处的改变最为明显。风湿热基本的病理改变为风湿小体,即 Aschoff 小体,病变分为三期:

1. **急性渗出期**　受累部位如心脏、关节、皮肤等的结缔组织水肿,淋巴细胞和浆细胞浸润;心包膜纤维素性渗出;关节腔内浆液性渗出,但无关节面侵蚀。本期病变为非特异性,持续约 1 个月。

2. **增生期**　主要发生于心肌和心内膜,特点为形成风湿小体(Aschoff nodules),小体中央为胶原纤维素样坏死物质,外周有淋巴细胞、浆细胞和巨大的多核细胞(风湿细胞)。风湿细胞呈圆

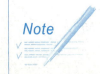
Note

形或椭圆形,含有丰富的嗜碱性胞质,胞核有明显的核仁。此外,风湿小体还可分布于肌肉及结缔组织,好发部位为关节处皮下组织和腱鞘,形成皮下小结,是诊断风湿热的病理依据,表示风湿活动。本期持续约 3~4 个月。

3. 硬化期　炎症细胞浸润逐渐减少,风湿小体中央变性和坏死物质吸收,其附近出现纤维组织增生和瘢痕形成。心瓣膜边缘可有嗜伊红性疣状物。由于进行性纤维化而使瓣膜增厚,形成瘢痕。二尖瓣最常受累,其次为主动脉瓣,很少累及三尖瓣及肺动脉瓣。此期约持续 2~3 个月。

此外,大脑皮质、小脑、基底核可见到散在的非特异性细胞变性和小血管壁透明变性。

【临床表现】　风湿热患儿在发病前 1~5 周往往有链球菌咽峡炎、扁桃体炎、感冒等短期发热或猩红热的病史。症状轻重不一,亦可无症状。咽部症状常在 4 天左右消失,以后患儿无不适,1~5 周后开始发病。风湿性关节炎多呈急性起病,而心肌炎可为隐匿性经过。

1. 一般表现　急性起病者发热在 38~40℃ 之间,无一定热型,1~2 周后转为低热。隐匿起病者仅有低热或无发热。其他表现如精神不振、疲倦、食欲减退、面色苍白、多汗、鼻出血、关节痛、腹痛等。个别病例可发生胸膜炎和肺炎。

2. 心脏炎　首次风湿热发作时,约有 40%~50% 的病例累及心脏,心肌、心内膜及心包均可受累,称为风湿性心肌炎或全心炎,为小儿风湿热的最重要表现,多于发病 1~2 周内即出现症状,重者可导致心力衰竭甚至死亡。

(1) 心肌炎:轻者可无症状,重者可伴不同程度的心功能不全表现。常见体征有:①心动过速,与体温升高不成比例;②心脏增大,心尖搏动弥散;③心音减弱,心尖部第一心音低钝,有时可闻及奔马律;④心尖部有 2/6 级以上收缩期吹风样杂音,有时主动脉瓣区亦可听到舒张中期杂音。X 线检查心脏扩大,心肌张力差,心脏搏动减弱。心电图常示各型传导阻滞,尤以 I 度房室传导阻滞多见,期前收缩少见,常有 P-R 间期延长,伴有 T 波低平和 ST 段异常,少数出现 Q-T 间期延长。

(2) 心内膜炎:以二尖瓣最常受累,主动脉瓣次之。炎症侵犯二尖瓣时,心尖部可闻及 2~3/6 级吹风样全收缩期杂音,向腋下传导,有时可闻及舒张中期隆隆样杂音,患者取左侧卧位和深呼气时更易听到。炎症累及主动脉瓣时,该区可听到舒张期吹风样杂音。急性心肌炎引起的杂音,是由心脏扩大和瓣膜充血水肿所致,于恢复期渐消失,但若反复发作且病程较久者(6 个月以上),因炎性病变修复过程在瓣膜或腱索上产生瘢痕挛缩造成器质性瓣膜损害,成为非活动性慢性风湿性心瓣膜病阶段,即风湿性心脏病,其中以二尖瓣受损机会最多,主动脉瓣次之。

(3) 心包炎:一般积液量少,临床上难以发现,有时于心底部听到心包摩擦音。积液量多时,心前区搏动消失,听诊心音遥远。X 线检查心脏搏动减弱或消失,心影向两侧扩大呈烧瓶形,卧位时心腰增宽。心电图早期呈 ST 段抬高,随后可出现 ST 段下降和 T 波改变,常并发低电压。临床有心包炎表现者,提示心肌炎严重,易发生心力衰竭。

风湿性心肌炎初次发作约有 5%~10% 患儿发生充血性心力衰竭,再发时心力衰竭发生率更高。风湿性心脏瓣膜病患儿伴有心力衰竭者,提示有活动性心肌炎存在。若无链球菌再次感染,心肌炎持续 6 周~6 个月,多数在 12 周内完全恢复;少数病程长达 6 个月以上者,称为慢性风湿性心肌炎。

近年风湿性心肌炎的严重程度明显减轻,表现为单纯性心肌炎者较多。若起病隐匿,临床表现常被忽略,待就诊时已形成永久性心脏瓣膜病变者,称为隐匿型风湿性心肌炎。

3. 关节炎　见于 50%~60% 的患者,典型者为游走性多关节炎,以膝、踝、肘、腕等大关节为主,小关节偶可同时受累。表现为局部肿胀、疼痛及触痛、皮温升高、活动受限。经治疗后关节炎可完全治愈,不留畸形。

4. 舞蹈病　也称 Sydenham 舞蹈病,在 A 组乙型溶血性链球菌咽炎后 1~6 个月才出现,占风湿热患儿总数的 3%~10%。好发年龄为 8~12 岁,女孩多见。表现为全身或部分肌肉的无目

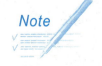

的不自主快速运动。常见者为面部肌肉抽搐引起的奇异面容,如伸舌、歪嘴、皱眉、眨眼和语言障碍;其次有耸肩缩颈、书写困难、细微动作不协调等。上述运动障碍于兴奋或注意力集中时加剧,入睡后消失。部分患儿早期以情绪和性格变化为突出表现。舞蹈病常同时伴有心肌炎。一般病程1~3个月,个别病例可于1~2年内反复发作。少数患儿留有不同程度精神神经后遗症,如性格改变、偏头痛、震颤、细微运动不协调和智能低下等。单纯性舞蹈病患儿的血沉正常,血清抗链球菌溶血素O(ASO)不增高。

5. 皮肤症状

(1) 皮下小结:发生于5%~10%的风湿热患者,常伴严重心肌炎。起病后数周才出现,经2~4周消失。小结多存在于肘、膝、腕、踝等关节伸面,或枕部、前额头皮以及胸、腰椎棘突的突起处,直径约0.1~1cm,硬而无压痛,与皮肤不粘连。皮下小结并非风湿热特有的症状,可见于类风湿性关节炎及系统性红斑狼疮。

(2) 环形红斑:见于2%~5%的患儿。环形或半环形边界明显的淡色红斑,受热时明显,环内肤色正常,边缘呈匍行性轻微隆起,直径约2.5cm左右,多出现在躯干和四肢近端屈侧,呈一过性,或时隐时现呈迁延性,此起彼伏,可持续数周。环形红斑一般在风湿热复发时出现,常伴有心肌炎。环形红斑可间歇出现,为风湿热的主征,但并非风湿热特有表现,可见于药疹及肾小球肾炎。

(3) 其他皮损:如荨麻疹、结节性红斑和多形红斑等。

【实验室检查】

1. 血常规　患儿可有轻度贫血、白细胞增加及核左移现象。

2. 血沉、C反应蛋白　血沉加快,但有心力衰竭时加快不明显。C反应蛋白呈阳性反应,且较血沉的加快出现早,但消失亦较慢,一般不受心力衰竭的影响。

3. 链球菌感染的证据

(1) 咽拭子培养:有时可培养出A组乙型溶血性链球菌,但有些风湿热患者,特别在抗生素药物治疗后,咽培养可呈阴性。

(2) 免疫学检查:风湿热患儿下列检查之一项常呈阳性:

1) 血清抗链球菌溶血素O(ASO):在溶血性链球菌感染后2周左右,血清中出现ASO,以后逐渐升高,至4~6周达到高峰,8~10周逐渐恢复正常。风湿热患者75%~80%有ASO阳性。20%患者ASO不升高,其中可能包括部分隐匿型心肌炎和舞蹈病患者。ASO下降较慢,在血沉正常后5~6个月仍可持续增高,抗风湿治疗可使其降低。

2) 其他抗链球菌抗体:血清抗链球菌激酶、抗链球菌DNA酶、抗DNA酶-B和抗透明脂酸酶等滴度增加。这些抗体在链球菌感染1周后升高,可维持数月。连续检查时,抗体滴度上升或下降有诊断价值,抗DNA酶-B维持阳性的时间最长,对舞蹈病及隐匿型心肌炎患者,有诊断价值。舞蹈病通常发生在链球菌感染2~6个月之后,故抗体滴度大多正常。

4. 血清蛋白电泳分析　白蛋白减低,α_2及γ球蛋白增加,黏蛋白也可增加。风湿性心肌炎患者55%抗心肌抗体阳性,无明显风湿热活动的慢性瓣膜病患者20%~30%阳性,链球菌感染后状态亦可呈阳性。

5. 血生化检查　有心肌炎者血清谷草转氨酶、肌酸磷酸激酶及乳酸脱氢酸可以增高。

6. 心电图　可见P-R间期延长、房室传导阻滞、ST-T变化、非阵发性结性心动过速、房室增大等。

7. 心脏彩超　确诊有无心包积液和心内膜炎心脏瓣膜损害,并可判断房室肥大,左室收缩和舒张功能。

8. X线胸片　肺纹理可增加,心影正常或增大。

【诊断】
风湿热的诊断主要依靠综合临床表现。由于缺乏特殊诊断方法,目前需参照1992年修订的琼斯(Jones)风湿热诊断标准(表9-1)。

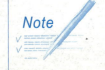

表 9-1　Jones 诊断标准(1992)

主要指标	次要指标
心肌炎	既往风湿热史
关节炎	关节痛
舞蹈病	发热
环形红斑	急性时相反应物升高
皮下小结	Ⅰ°房室传导阻滞

诊断方法:2 条主要指标或 1 条主要指标加 2 条次要指标,加近期 A 组链球菌感染的证据,如近期患猩红热或 ASO 或其他抗链球菌抗体滴度升高或咽培养 A 组溶血性链球菌阳性

注:主要表现为关节炎者,关节痛不再作为次要表现;主要表现为心肌炎者,P-R 间期延长不再作为次要表现

主要表现包括心肌炎、多发性关节炎、舞蹈病、皮下结节及环形红斑。心肌炎的诊断应具有以下四点之一:①新出现有意义的杂音,如心尖部收缩全期杂音或舒张中期杂音;②心脏增大;③心包炎;④心力衰竭。次要表现包括发热、关节痛、急性时相反应物(ESR、CRP)增高、心电图 P-R 间期延长。前期链球菌感染证据有咽拭子培养或快速链球菌抗原试验阳性,或链球菌抗体效价升高。

确定风湿热有无活动性是诊断中很重要的一方面。以下三种情况提示风湿热活动的持续存在:①体温不正常,体重不增加,运动耐量不恢复;②心律不正常,易有变化,脉搏快;③血沉快,C 反应蛋白不转阴性,抗链球菌抗体滴度不下降或白细胞未恢复正常。需指出的是,当血沉增快,但无波动,持续 6 个月以上;P-R 间期延长,但固定不变者;ASO 持续增高,但无风湿热临床表现者,均非风湿热活动的指标。

世界卫生组织(WHO)提出三种特殊类别,诊断风湿热可不必具备两项主要表现或一项主要表现和两项次要表现;此外,下述 1 和 2 情况可不必具有近期链球菌感染证据。

1. 舞蹈病　是锥体外系受累的表现,特征为面部和四肢肌肉的不自主、无目的的快速运动,如伸舌、歪嘴、皱眉、挤眼、耸肩、缩颈、语言障碍、书写困难、微细动作不协调,在兴奋或注意力集中时加剧,入睡后即消失。舞蹈病是风湿热的主要表现之一,但需排除其他病因方可诊断。

2. 隐匿性心肌炎　无其他引起心脏病变的情况者也应考虑风湿热。

3. 风湿热复发　风湿性心脏患者,只有一项表现,如发热、关节痛,或急性时相反应物升高,再加上近期链球菌感染证据,即提示风湿热复发。复发率为 30%~75%。每复发一次,则心瓣膜损害加重一次。链球菌感染后,抗体反应偏高者,复发率较高;在抗体水平同样高的情况下,过去有心肌炎者复发率较高。风湿性心瓣膜病患者心力衰竭症状急剧加速、出现新的心脏杂音以及心电图改变、发热、关节痛、皮肤症状、舞蹈病、腹痛等时应考虑风湿热复发。

【鉴别诊断】

1. 与风湿性关节炎的鉴别

(1) 幼年特发性关节炎:常于 3 岁以内起病,关节炎无游走性的特点,常累及指(趾)小关节,多伴不规则发热、脾及淋巴结肿大、全身斑丘疹等。部分病例反复发作后留下关节畸形。X 线骨关节摄片可见关节面破坏、关节间隙变窄和邻近骨骼骨质疏松。

(2) 急性化脓性关节炎:常为全身性脓毒血症的局部表现。中毒症状重,血培养可发现致病菌,以金黄色葡萄球菌多见。好发部位为髋关节,其次为膝、肘等大关节。

(3) 链球菌感染后状态(亦称链球菌感染后综合征):主要见于急性链球菌感染的同时或感染后 2~3 周内,出现发热、无力、关节痛,并可伴有关节轻度红肿,血沉可增快,但心脏无明显改变,亦无环形红斑和皮下小结,一般经抗生素治疗后 1~2 周症状即可消失。

(4) 急性白血病:特点为发热、贫血、出血倾向、肝脾及淋巴结肿大、骨关节疼痛等。有时骨

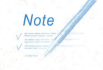
Note

痛为其早期突出的表现,以胸骨痛最明显,常伴压痛,可误认为风湿性关节炎。但周围血片见到幼稚白细胞,骨髓检查发现大量白血病细胞浸润可资鉴别。

(5) 非特异性肢痛:又名"生长痛"。为小儿时期常见的症状,肢痛多发生于下肢,局部无红肿,实为小腿肌肉痛,以夜间尤甚,疼痛常致小儿突然惊醒。

2. 与风湿性心肌炎的鉴别

(1) 生理性杂音:见于学龄儿童,杂音部位限于:①肺动脉瓣区;②胸骨左缘与心尖之间。为2/6 级左右、音调柔和的收缩早中期吹风样杂音。杂音响度和性质随体位变动和呼吸运动而改变。

(2) 病毒性心肌炎:常在一次呼吸道或肠道病毒感染后出现心肌炎的表现,可有低热和关节疼痛。近年单纯风湿性心肌炎的病例日渐增多,与病毒性心肌炎难以区别。一般而言,病毒性心肌炎的心脏杂音往往不明显,可合并心包炎而极少伴有心内膜炎,较多出现期前收缩等心律失常。心电图 P-R 间期延长较少见,而 ST-T 改变更为突出。实验室检查有病毒感染证据。

(3) 感染性心内膜炎:先天性心脏病或慢性风湿性心脏病合并感染性心内膜炎时,易与风湿性心脏病伴风湿活动相混淆,患儿往往出现不明原因的不规则发热,若伴贫血、脾大、皮肤瘀斑或其他栓塞症状则有助于诊断。24 小时内反复数次作血培养,常可获得阳性结果,一次抽血量达 10ml 左右,培养时间延长到 2 周,可提高阳性率。超声心动图可见心瓣膜或心内膜有赘生物。

【治疗】

1. 休息　卧床休息的期限决定于是否存在风湿活动、心脏受累程度及心功能状态。急性期需卧床休息 2 周,并应密切观察有无心肌炎的表现。若无心脏受累,开始逐渐恢复活动,2 周后达正常活动水平;心肌炎不伴心力衰竭者,卧床 4 周,于随后的 4 周内逐渐恢复活动;心肌炎伴充血性心力衰竭患儿,需严格卧床 8 周,在以后的 3 个月内逐渐增加活动量。

2. 控制链球菌感染　①肌内注射青霉素 40 万 U,每天 2 次,疗程 10~14 天;②或 1 次肌内注射长效青霉素(Bicillin)120 万 U,每月 1 次肌注;③青霉素过敏者选用非广谱头孢菌素或克林霉素,青霉素严重 I 型过敏者首选克林霉素。风湿性心肌炎容易发生感染性心内膜炎,应注意清除口腔或其他部位感染灶,拔牙或其他手术时应严防发生菌血症。

3. 抗风湿热治疗　常用的药物有阿司匹林和肾上腺皮质激素,两者均有退热、消除关节症状及抑制心肌炎的抗炎作用。肾上腺皮质激素作用较强,心肌炎伴心力衰竭者首选泼尼松,多发性关节炎患儿首选阿司匹林,对于舞蹈病,两者均无明显效果。

(1) 阿司匹林:用量为 80~100mg/(kg·d),每天用量不超过 3~4g。开始剂量用至体温下降、关节症状消失、血沉、C 反应蛋白及白细胞下降至正常,大约 2 周左右减为原量的 3/4,再用 2 周左右,以后逐渐减量至完全停药。单纯关节炎用 4~6 周,有轻度心肌炎者用 12 周。阿司匹林有出血、耳鸣、听力障碍、酸中毒和精神症状等副作用,如发现应及时停药。最好能测定阿司匹林血浓度,以避免发生上述不良反应,合适的血药浓度为 20~25mg/dl。

(2) 肾上腺皮质激素:最常用的为泼尼松,日用量 2mg/kg,最大量不超过 60mg/d,分 3~4 次口服,开始用量持续 2~3 周,以后缓慢减量,至 12 周完全停药。极度严重的心肌炎伴心力衰竭时可采用大剂量疗法,有拯救患者生命之效,常用甲泼尼龙,每天 1 次,剂量为 10~30mg/kg,静脉滴注,共 1~3 次,待心功能改善后改为常用量口服。肾上腺皮质激素的常见副作用为如肥胖、满月脸、多毛、高血压、糖尿病、精神异常、惊厥、消化性溃疡、骨质疏松、感染扩散及发育迟缓等。停用上述抗炎药物时,可出现"反跳现象",应与风湿热复发相鉴别。"反跳现象"多见于肾上腺皮质激素停药后 1 周内,表现为轻度发热、关节痛、血沉增快和 C 反应蛋白增高等,多于 2~3 天内自行消失,有时延至 1~2 周。如逾期以上症状依然存在,则应按风湿热复发处理,重新开始抗风湿热治疗。

为了减少肾上腺皮质激素类的副作用以及减少停药过程中发生"反跳现象",可在开始减量

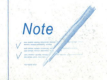

时同时合用阿司匹林,最终以阿司匹林全部代替肾上腺皮质激素,其总疗程仍为 8~12 周。

4. 对症治疗　①有充血性心力衰竭时,应视为心肌炎复发,及时给予大剂量静脉注射肾上腺皮质激素治疗,剂量同前述。应慎用或不用洋地黄制剂,以免发生洋地黄中毒。应予以低盐饮食,限制入量,必要时氧气吸入,给予利尿剂和血管扩张剂。②舞蹈病的治疗:本症有自限性,多于数周或数月内痊愈,尚无特效治疗,仅采用支持及对症处理。居住环境宜安静舒适,给予安慰等心理学治疗亦属重要。为防止不自主运动所致的损伤,可用苯巴比妥或地西泮等镇静剂;③关节肿痛时应予制动。

【预防】

1. 改善生活环境,注意卫生,加强锻炼,增强体质,以增强抗病能力,减少链球菌咽峡炎的发生。

2. 早期诊断和治疗链球菌咽峡炎是预防风湿热初发和复发的关键。一旦确诊链球菌咽峡炎,应及早给予青霉素 G 肌内注射 7~10 天,或苄星青霉素 G(长效青霉素)120 万 U 肌注 1 次,以清除咽部的链球菌。

3. 风湿热复发确诊风湿热后,应长期使用抗菌药物预防链球菌咽峡炎,长效青霉素每月肌注 120 万 U。对青霉素过敏者,可用磺胺嘧啶 0.5g(体重 <30kg 者)~1g(体重 >30kg 者),每天 1 次顿服,其副作用有粒细胞减少和药物疹;也可用红霉素类药物口服,每月服 6~7 天。一般预防期限不得少于 5 年,最好持续至 25 岁;有风湿性心脏病者,宜作终身药物预防。

4. 风湿热或风湿性心脏病患儿,当拔牙或行其他手术时,术前、术后应用抗生素以预防感染性心内膜炎。

5. 链球菌细胞壁 M 蛋白质疫苗的研究,为开展预防风湿热的工作开辟了新的途径。其困难在于 M 蛋白质抗原血清型甚多,能致风湿热者多达 70 余种,只能根据本地区流行的链球菌 M 血清型菌株,制备相应多价疫苗用于本地区。

【预后】　风湿热的预后主要取决于首次发作时是否存在心肌炎及其严重程度,是否得到正确抗风湿热治疗以及是否正规抗链球菌治疗。无心肌炎者,日后复发率较低,影响心脏的机会甚少,预后良好。严重心肌炎伴充血性心力衰竭者及隐匿型心肌炎失去早期防治机会者预后均差。

【小结】

1. 风湿热的主要表现是心肌炎、游走性关节炎、舞蹈病、环形红斑和皮下小结。

2. 风湿热是 A 组乙型溶血性链球菌感染所致咽峡炎后的晚期并发症。

3. 实验室检查提示急性时相反应物升高,ASO 升高,心电图可见 P-R 间期延长、房室传导阻滞。

4. 应用青霉素是控制链球菌感染,同时辅以阿司匹林及肾上腺皮质激素治疗关节炎及心肌炎。

5. 风湿热首次发作时是否存在心肌炎及其严重程度,是否得到正确抗风湿热治疗以及是否正规抗链球菌治疗是决定该病预后的关键因素。

【思考题】

1. 风湿热的病因是什么?

2. 风湿热的临床表现有哪些?

3. 风湿热的诊断标准?

(李彩凤)

第二节　幼年特发性关节炎

幼年特发性关节炎(juvenile idiopathic arthritis,JIA)是小儿时期常见的风湿性疾病,以慢性关节滑膜炎为主要特征,并伴有全身多脏器功能损害,也是造成小儿时期残疾和失明的重要原因。本病临床表现差异很大,可分为不同类型,故命名繁多,如幼年类风湿性关节炎(juvenile rheumatoid arthritis,JRA)、Still 病、幼年慢性关节炎(juvenile chronic arthritis,JCA)及幼年型关节炎(juvenile arthritis,JA)等。为了便于国际间协作组对这类疾病的遗传学、流行病学、转归和治疗方案实施等方面进行研究,近 10 多年国际风湿病联盟儿科委员会专家组经过多次讨论,将儿童时期(16 岁以下)不明原因的关节肿胀并持续 6 周以上者,命名为幼年特发性关节炎(JIA)。各地分类的比较见表 9-2。本病除关节炎症和畸形外,全身症状可以很明显,如发热、皮疹、肝脾及淋巴结肿大、胸膜炎及心包炎等。多数病例预后良好,少数可发展为慢性过程,严重影响运动功能。

表 9-2　幼年特发性关节炎国际风湿病联盟的分类与美国和欧洲分类的比较

美国风湿病学会(ACR)	欧洲风湿病联盟(EULAR)	国际风湿病联盟(ILAR)
幼年类风湿性关节炎(JRA)	幼年慢性关节炎(JCA)	幼年特发性关节炎(JIA)
全身型	全身型	全身型
多关节炎型	多关节炎型 JCA	多关节炎型(RF 阴性)
少关节炎型	少关节炎型	多关节炎型(RF 阳性)
	银屑病性关节炎(JpsA)	少关节炎型
	幼年强直性脊柱炎(JAS)	持续型
		扩展型
		银屑病性关节炎
		与附着点炎症相关的关节炎
		其他关节炎

【病因和发病机制】　病因至今尚不清楚,可能与多种因素如感染、免疫及遗传有关。

1. **感染因素**　虽有许多关于细菌(链球菌、耶尔森菌、志贺菌、空肠弯曲菌和沙门菌属等)、病毒(微小病毒 B19、风疹病毒、EB 病毒、柯萨奇病毒和腺病毒等)、支原体和衣原体感染与本病有关的报道,但都不能证实这些感染是诱发本病的直接原因。

2. **免疫学因素**　支持本病为自身免疫性疾病的证据有:①部分病例血清中存在类风湿因子(RF,抗变性 IgG 抗体)和抗核抗体(ANA)等自身抗体;②关节滑膜液中有 IgG 包涵体和类风湿因子的吞噬细胞(类风湿性关节炎细胞,RAC);③多数患儿的血清 IgG、IgM 和 IgA 上升;④外周血 CD4$^+$ T 细胞克隆扩增;⑤血清炎症性细胞因子明显增高。

3. **遗传因素**　很多资料证实本病具有遗传学背景,研究最多的是人类白细胞抗原(HLA),发现具有 HLA-DR4、DR8 和 DR5 位点者是 JIA 的易发患者群。其他如 HLA-DR6、HLA-A2 等也和本病发病有关。此外,某些原发性免疫缺陷病如低丙种球蛋白血症、选择性 IgA 缺乏症及先天性低补体血症患儿易罹患本病。

综上所述,本病的发病机制可能为:各种感染性微生物的特殊成分作为外来抗原,作用于具有遗传学背景的人群,激活免疫细胞,通过直接损伤或分泌细胞因子、自身抗体触发异常免疫反应,引起自身组织的损害和变性。尤其是某些细菌、病毒的特殊成分可作为超抗原,直接与具有特殊可变区 β 链(Vβ)结构的 T 细胞受体(TCR)结合而激活 T 细胞,激发免疫损伤。自身组织变性成分(内源性抗原)如变性 IgG 或变性的胶原蛋白,也可作为抗原引发针对自身组织成分

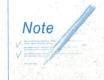

的免疫反应,进一步加重免疫损伤。

【病理】 关节呈慢性非化脓性滑膜炎症,早期呈现水肿、充血、纤维蛋白渗出,淋巴细胞和浆细胞浸润。轻者可完全恢复正常。反复发作者,滑膜增厚呈绒毛状向关节腔突起,附着于软骨上,并向软骨伸延形成血管翳,最终侵蚀关节软骨,随之关节面粘连融合,由纤维性或骨性结缔组织所代替,导致关节强直和变形。受累关节附近可有腱鞘炎、肌炎、骨质疏松及骨膜炎。类风湿结节的病理所见为均匀无结构的纤维素样坏死,外周有类上皮细胞围绕。胸膜、心包膜及腹膜可见纤维性浆膜炎。淋巴结呈非特异性滤泡增生。皮疹部位的皮下毛细血管周围有炎症细胞浸润。眼部受累时为虹膜睫状体的肉芽肿样浸润。

【分类及临床表现】 本病可发生于任何年龄,以 2~3 岁和 8~10 岁两个年龄组为发病高峰,女孩多见。临床表现复杂,除关节症状外,又可累及多个脏器。按起病形式、临床经过和预后不同,可分为不同类型,其临床有不同表现。

1. 全身型关节炎(systemic JIA)　可发生于任何年龄,但以幼年者为多,无明显性别差异。此型约占幼年特发性关节炎的 20%。其定义为:每天发热至少 2 周以上,伴有关节炎,同时伴随以下 1~4 项中的一项或更多症状。

(1) 短暂的、非固定的红斑样皮疹。

(2) 淋巴结肿大。

(3) 肝脾大。

(4) 浆膜炎:如胸膜炎及心包炎。

应排除下列情况:①银屑病患者;②8 岁以上 HLA-B27 阳性的男性关节炎患儿;③家族史中一级亲属有 HLA-B27 相关的疾病(强直性脊柱炎、与附着点炎症相关的关节炎、急性前葡萄膜炎或骶髂关节炎);④两次类风湿因子阳性,两次间隔为 3 个月。

弛张型高热是本型的特点,体温每天波动在 36~40℃之间,骤升骤降,常伴寒战。热退时患儿一般情况好,活动正常,无明显痛苦表情。发热持续数周至数月后常自行缓解,但常于数周或数月后复发。

约95%的患儿出现皮疹。直径为数毫米的淡红色斑疹分布于全身,以躯干及肢体近端为甚,但亦可波及掌、跖部位。单个皮疹逐渐扩大,其中心消散,皮疹间可相互融合。皮疹时隐时现,高热时明显,热退则隐匿;搔抓等外伤或局部热刺激均可使皮疹复现。可伴痒感。

急性期多数病例有一过性关节炎、关节痛或肌痛,有时因全身症状突出而忽视了关节症状。部分患儿在急性发病数月或数年后关节炎才成为主诉。约 25% 最终转为慢性多发性关节炎,导致关节变形。

约85%有肝、脾及淋巴结肿大,肝功能轻度损害。约 1/3 伴胸膜炎或心包炎,一般不需处理多能自行吸收。少数累及心肌,但鲜有发生心内膜炎者。个别病例可发生心功能不全而需积极治疗。少数尚伴间质性肺浸润,多为一过性。约 1/5 出现腹痛,此可能为肠系膜淋巴结肿大所致。

2. 多关节型、类风湿因子阴性(polyarticular JIA, RF negative)　是指发热最初 6 个月有 5 个关节受累,类风湿因子阴性。约占 JIA 的 25%。

应排除下列情况:①银屑病患者;② 8 岁以上 HLA-B27 阳性的男性关节炎患儿;③家族史中一级亲属有 HLA-B27 相关的疾病(强直性脊柱炎、与附着点炎症相关的关节炎、急性前葡萄膜炎或骶髂关节炎);④两次类风湿因子阳性,两次间隔为 3 个月;⑤全身型 JIA。

本型任何年龄都可起病,但 1~3 岁和 8~10 岁为两个发病高峰年龄组,女性多见。受累关节≥5 个,先累及大关节如踝、膝、腕和肘,常为对称性。表现为关节肿、痛,而不发红。晨起时关节僵硬(晨僵)是本型的特点。随病情发展逐渐累及小关节,波及指、趾关节时,呈典型梭形肿胀;累及颈椎可致颈部活动受限和疼痛;累及颞颌关节表现为张口困难。幼儿可诉耳痛。病程长者,可影响局部发育出现小颌畸形;累及喉杓(环状软骨、杓状软骨)关节可致声音嘶哑、喉喘鸣和饮

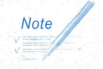

食困难。疾病晚期，至少半数病例出现髋关节受累，可致股骨头破坏，严重者发生永久性跛行。复发病例的受累关节最终发生强直变形，关节附近的肌肉萎缩，运动功能受损。

本型可有全身症状，但不如全身型 JIA 严重。常有乏力、厌食、烦躁、轻度贫血和低热，体格检查可发现轻度肝、脾和淋巴结肿大。约 25% 的病例抗核抗体阳性。

3. 多关节型、类风湿因子阳性（polyarticular JIA，RF positive）　是指发热最初 6 个月有 5 个关节受累，类风湿因子阳性。约占 JIA 的 10%。

应排除下列情况：①银屑病患者；②8 岁以上 HLA-B27 阳性的男性关节炎患儿；③家族史中一级亲属有 HLA-B27 相关的疾病（强直性脊柱炎、与附着点炎症相关的关节炎、急性前葡萄膜炎或骶髂关节炎）；④全身型 JIA。

本型发病亦以女孩多见。多于儿童后期起病，其临床表现基本上与成人 RA 相同。关节症状较类风湿因子阴性组为重，后期可侵犯髋关节，最终约半数以上发生关节强直变形而影响关节功能。约 75% 的病例抗核抗体阳性。除关节炎外，可出现类风湿结节。

4. 少关节型（oligoarticular，JIA）　是指发病最初 6 个月有 1~4 个关节受累。本型又分两个亚型：

(1) 持续型少关节型 JIA：整个疾病过程中受累关节均在 4 个以下。

(2) 扩展型少关节型 JIA：在疾病发病后 6 个月发展成关节受累≥5 个，约 20% 患儿有此情况。

应排除下列情况：①银屑病患者；②8 岁以上 HLA-B27 阳性的男性关节炎患儿；③家族史中一级亲属有 HLA-B27 相关疾病（强直性脊柱炎、与附着点炎症相关的关节炎、急性前葡萄膜炎）；④两次类风湿因子阳性，两次间隔为 3 个月；⑤全身型 JIA。

本型女孩多见，起病多在 5 岁以前。多为大关节受累，膝、肘或腕等大关节为好发部位，常为非对称性。虽然关节炎反复发作，但很少致残。约 20%~30% 患儿发生慢性虹膜睫状体炎而造成视力障碍，甚至失明。

5. 与附着点炎症相关的关节炎（enthesitis related JIA，ERA）　是指关节炎合并附着点炎症或关节炎或附着点炎症，伴有以下情况中至少 2 项：①骶髂关节压痛或炎症性腰骶部及脊柱疼痛，而不局限在颈椎；②HLA-B27 阳性；③8 岁以上男性患儿；④家族史中一级亲属有 HLA-B27 相关的疾病（强直性脊柱炎、与附着点炎症相关的关节炎、急性前葡萄膜炎）。

应排除下列情况：①银屑病患者；②两次类风湿因子阳性，两次间隔为 3 个月；③全身型 JIA。

本型以男孩多见，多于 8 岁以上起病。四肢关节炎常为首发症状，但以下肢关节如髋、膝、踝关节受累为多见，表现为肿、痛和活动受限。骶髂关节病变可于病初发生，但多数于起病数月至数年后才出现。典型症状为下腰部疼痛，初为间歇性，数月或数年后转为持续性，疼痛可放射至臀部甚至大腿。直接按压骶髂关节时有压痛。随着病情发展，腰椎受累时可致腰部活动受限，严重者病变可波及胸椎和颈椎，使整个脊柱呈强直状态。在儿童常只有骶髂关节炎的 X 线改变，而无症状和体征。

患儿还可有反复发作的急性虹膜睫状体炎和足跟疼痛，这是由于跟腱及足底筋膜与跟骨附着处炎症所致。本型 HLA-B27 阳性者占 90%，多有家族史。

6. 银屑病性关节炎（psoriatic JIA）　是指 1 个或更多的关节炎合并银屑病，或关节炎合并以下任何 2 项：①指（趾）炎；②指甲凹陷或指甲脱离；③家族史中一级亲属有银屑病。

应排除下列情况：①8 岁以上 HLA-B27 阳性的男性关节炎患儿；②家族史中一级亲属有 HLA-B27 相关的疾病（强直性脊柱炎、与附着点炎症相关的关节炎、急性前葡萄膜炎或骶髂关节炎）；③两次类风湿因子阳性，两次间隔为 3 个月；④全身型 JIA。

本型儿童时期罕见。发病以女性占多数，女与男之比为 2.5∶1。表现为一个或几个关节受

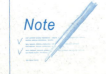
Note

累,常为不对称性。大约有半数以上患儿有远端指间关节受累及指甲凹陷。关节炎可发生于银屑病发病之前或数月、数年后。40%患者有银屑病家族史。发生骶髂关节炎或强直性脊柱炎者,HLA-B27 阳性。

7. 未定类的幼年特发性关节炎(undefined JIA) 不符合上述任何一项或符合上述两项以上类别的关节炎。

【**实验室检查**】 实验室检查的任何项目都不具备确诊价值,但可帮助了解疾病程度和除外其他疾病。急性期可有轻~中度贫血,中性粒细胞计数增高,以全身型起病者尤为突出,可呈类白血病反应,白细胞计数高达 75×10^9/L。血清 α_2 和 γ 球蛋白升高,白蛋白降低,IgG、IgM、IgA均增高,以 IgG1 和 IgG3 增高为著。血沉增快,炎症性反应物质如 C 反应蛋白、肿瘤坏死因子、IL-1、IL-6 活性可增高,表明急性炎症过程的存在。40% 病例出现低中滴度的抗核抗体,但与疾病的进程和预后无关。多关节炎型中发病年龄较大者,血清类风湿因子阳性,提示关节损害严重,日后易后遗运动障碍。尿常规检查一般正常。关节腔滑膜液混浊,可自行凝固,蛋白质含量增高,糖降低,补体下降或正常,细胞数明显增高,以中性粒细胞为主。

X 线检查:早期(病程 1 年左右)显示关节附近软组织肿胀,关节腔增宽,近关节处骨质疏松,指(趾)关节常有骨膜下新骨形成;后期关节面骨质破坏,以腕关节多见,骨骺早期关闭,骺线过度增长,关节腔变窄甚至消失。受累关节易发生半脱位。其他影像学检查如骨放射性核素扫描、超声波和 MRI 均有助于发现骨关节损害。

【**诊断和鉴别诊断**】 本病的诊断主要根据临床表现,晚期关节症状已较突出者诊断较易。X 线骨关节典型改变有助于确诊。全身型临床表现复杂,诊断颇为困难,需与风湿热、感染性关节炎、骨髓炎、急性白血病、淋巴瘤、恶性组织细胞病及其他风湿性疾病合并关节炎相鉴别。凡关节炎或典型的高热、皮疹等全身症状持续 3 个月以上者,排除了其他疾病之后,即可确诊为本病。

【**治疗**】 本病尚无特效治疗,但若处理得当,至少 75% 的患儿可免致残疾。JIA 的治疗原则是:控制病变的活动度,减轻或消除关节疼痛和肿胀;预防感染和关节炎症的加重;预防关节功能不全和残疾;恢复患儿的关节功能及生活与劳动能力。

1. 一般治疗 保证患儿适当休息和足够的营养。除急性发热外,不主张过多地卧床休息。宜鼓励患儿参加适当的运动,尽可能像正常儿童一样生活。采用医疗体育、理疗等措施可防止关节强直和软组织挛缩。为减少运动功能障碍,可于夜间入睡时以夹板固定受累关节于功能位。此外,心理治疗也很重要,应克服患儿因患慢性疾病或残疾而造成的自卑心理,增强自信心,使其身心得以健康成长。

2. 药物治疗

(1)非甾体类抗炎药(non-steroidal anti-inflammatory drugs,NSAIDs):儿童常用的 NSAIDs 见表 9-3。

表 9-3　儿童常用的 NSAIDs

药物	开始年龄	剂量	用法	最大量
双氯芬酸钠	6 个月	1~3mg/(kg·d)	每天 3 次	200mg/d
萘普生	2 岁	10~15mg/(kg·d)	每天 2 次	1000mg/d
布洛芬	6 个月	30~40mg/(kg·d)	每天 3~4 次	2400mg/d
美洛昔康	2 岁	0.25mg/(kg·d)	每天 1 次	15mg/d
吲哚美辛	新生儿	1.5~3mg/(kg·d)	每天 3 次	200mg/d
托美汀	2 岁	20~30mg/(kg·d)	每天 3 次	600mg/d
西乐葆	2 岁	6~12mg/(kg·d)	每天 2 次	400mg/d

布洛芬为最常用的 NSAIDs,胃肠道副作用轻微,较易耐受,对于控制发热有较好的效果,尤其多用于全身型 JIA 患儿。双氯芬酸和萘普生也较常用,对减轻疼痛、缓解关节肿胀有较好的作用。吲哚美辛有较强的抗炎作用,可以选用于全身型 JIA,但由于其胃肠道副作用较大而限制了其应用,选择栓剂可以减少胃肠道副作用。对于 NSAIDs 的选择因人而异,每个个体对 NSAIDs 的疗效反应并不一致,如果用药 4 周无效时,换用另一种 NSAIDs 可能会有效,但要避免两种 NSAIDs 同时应用,以免增加其毒副作用。

和成人相比,儿童应用 NSAIDs 时的胃肠道副作用相对较轻,所以通常选用传统的 NSAIDs 用于 JIA 的治疗,大部分患儿均可耐受。如果患儿胃肠道对 NSAIDs 难以耐受时,可以选用 COX-2 抑制剂(西乐葆)。由于儿童本身心血管的高危因素较成人少,所以除特殊情况外,NSAIDs 对于儿童的心血管副作用并不需要特别关注。值得注意的是,个别儿童可能对 NSAIDs 过敏,严重者表现为渗出性多形红斑,可有多脏器功能损害,眼结膜严重受累可能致盲,所以用时需询问过敏史。

(2) 缓解病情抗风湿药(disease modifying anti-rheumatic drugs,DMARDs):即二线药物,因为应用这类药物至出现临床疗效所需时间较长,故又称慢作用抗风湿药(slow acting anti-rheumatic drugs,SAARDs)。近年来认为,在患儿尚未发生骨侵蚀或关节破坏时及早使用本组药物,可以控制患儿病情进展。

1) 羟氯喹(hydroxychloroquine):剂量为每天 5~6mg/kg,总量不超过 0.25g/d,分 1~2 次服用,疗程 3 个月 ~1 年。不良反应可有视网膜炎、白细胞减少、肌无力和肝功能损害。

2) 柳氮磺吡啶(sulfasalazine):剂量为每天 30~50mg/kg,服药 1~2 个月即可起效。副作用包括恶心、呕吐、皮疹、哮喘、贫血、骨髓抑制、中毒性肝炎和不育症等。

3) 其他:包括青霉胺(d-penicillamine)、金制剂(gold salt)如硫代苹果酸金钠(myochrysine)等。

(3) 肾上腺糖皮质激素:虽可减轻 JIA 关节炎症状,但不能阻止关节破坏,长期使用有软骨破坏及发生骨质无菌性坏死等副作用,且一旦停药将会严重复发,故无论全身或关节局部给药都不作为首选或单独使用,应严格掌握指征。

1) 全身型:糖皮质激素需与非甾体类抗炎药物等联合使用。在炎症反应较重时常需大剂量甲泼尼龙冲击治疗,剂量为 10~20mg/(kg·次),最大量为 1g,视病情连用 3~5 天。急性期口服泼尼松按每天 0.5~1mg/kg(每天总量≤60mg),分次服用。一旦体温得到控制时即逐渐减量至停药。

2) 多关节型:对 NSAIDs 和 DMARDs 未能控制或炎症反应较剧烈的患儿,加用小剂量泼尼松口服,按每天 0.5~1mg/kg(每天总量≤60mg),可使原来不能起床或被迫坐轮椅者症状减轻,过着基本正常的生活。

3) 少关节型:不主张用肾上腺皮质激素全身治疗,可酌情在单个病变关节腔内抽液后进行局部注射治疗。

4) 虹膜睫状体炎:轻者可用扩瞳剂及肾上腺皮质激素类眼药水点眼。对严重影响视力患者,除局部注射肾上腺皮质激素外,需加用泼尼松口服。虹膜睫状体炎对泼尼松很敏感,无需大剂量。

5) 银屑病性关节炎:不主张用肾上腺皮质激素。

(4) 免疫抑制剂:

1) 甲氨蝶呤(methotrexate,MTX):剂量为 10~15mg/m²,每周 1 次顿服,服药 3~12 周即可起效。MTX 不良反应较轻,有不同程度胃肠道反应、一过性转氨酶升高、胃炎和口腔溃疡、贫血和粒细胞减少等。长期使用可能发生 B 细胞淋巴瘤。

2) 来氟米特:最常见的副反应是腹泻、肝转氨酶升高、脱发、皮疹、白细胞下降和瘙痒等。

3) 环孢素 A:可以单独使用,也可以与甲氨蝶呤配合使用,在风湿疾病常用的剂量是 3~5mg/(kg·d)。在巨噬细胞活化综合征和重症全身型初始可以静脉应用,需要监测药物血浓度。副反

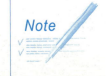

应包括齿龈增生、多毛症、肾功能不全和高血压。

4)环磷酰胺(CTX):可以用于难治型幼年特发性关节炎全身型,激素及甲氨蝶呤、环孢素 A 治疗效果差,病情易反复或激素不敏感、激素依赖的患儿应用环磷酰胺 300~500mg/(m^2·次),每月一次,可以配合其他免疫抑制剂,但需要注意药物副作用,尤其肝功损害和骨髓抑制。

5)沙利度胺(thalidomide):又名反应停,其具有特异性免疫调节作用,能抑制单核细胞产生 TNF,还能协同刺激人 T 淋巴细胞,辅助 T 细胞应答,并可抑制血管的形成和黏附分子的活性。沙利度胺用于幼年特发性关节炎各型,可有效缓解关节症状和控制体温,但用于青春期女性患者时需监测妊娠试验,阴性者才可使用。

(5)生物制剂:用于治疗幼年特发性关节炎取得了良好的效果。但可能的不良反应包括结核感染、其他机会致病菌感染、肝炎及肿瘤的发生等,使用前需常规行 PPD 实验、胸片和肝炎病毒抗体检测等。目前常用于 JIA 的两类生物制剂如下:

1)TNF 抑制剂:以 TNF-α 为靶向的生物制剂包括:肿瘤坏死因子受体抗体融合蛋白——依那西普及国产制剂益赛普和强克,人鼠嵌合肿瘤坏死因子单克隆抗体——英夫利昔单抗及完全人源化的肿瘤坏死因子单克隆抗体——阿达木单抗。肿瘤坏死因子受体抗体融合蛋白适用于关节症状比较明显的患者,剂量为 0.4mg/(kg·次),每周 2 次皮下注射治疗。患者经传统的标准治疗后反应不佳或不能耐受传统治疗、患者处于病情活动期均为英夫利昔单抗治疗的适应证。用法为 3~5mg/kg,缓慢静点,在接受过第一剂注射后,第二及第三剂注射将分别于之后第 2 及第 6 周进行。然后,每 6~8 周接受一次注射。应用英夫利昔单抗治疗可达很好的临床疗效,并可抑制影像学上的疾病进展。但该药是静脉用药,可引起 1% 的患者发生严重过敏反应。另外,反复静脉用药后可产生抗英夫利昔单抗抗体,而同时应用甲氨蝶呤(MTX)可减少抗体产生。阿达木单抗目前在儿童尚未使用。

2)IL-6 抑制剂:人源型抗人白细胞介素 -6(IL-6)受体抗体托珠单抗已在中国上市。用于难治性全身型 JIA 有较好的疗效。托珠单抗用法为静脉滴注给药,每次 8~12mg/kg,每 2 周 1 次。之后根据临床缓解程度适当延长用药间隔时间。其最常见的不良反应是感染、胃肠道症状、皮疹和头疼。

(6)其他:大剂量 IVIG 可用于治疗难治性全身型 JIA。

3. 理疗(physical therapy)　对保持关节活动、肌力强度极为重要。尽早开始保持关节活动及维持肌肉强度的锻炼,有利于防止发生或纠正关节残废。

【预后】　JIA 若能及时诊断,经过早期适当治疗,症状易于控制,但亦有复发。多数患儿预后良好,给予适当处理后 75% 的患儿不会严重致残,仅部分造成关节畸形,出现运动功能障碍。全身型和多关节炎型易变为慢性关节病;少关节型可因慢性虹膜睫状体炎而致视力障碍;多关节型可发展为强直性脊柱炎。对慢性患儿若护理得当,大多数能正常生活。有研究认为 IgM 型 RF 阳性滴度越高,预后越差。

附:巨噬细胞活化综合征

巨噬细胞活化综合征(macrophage activation syndrome,MAS)是一种严重的有潜在生命危险的风湿性疾病的并发症,可以并发于各种风湿性疾病,但最常并发于全身型 JIA。

【病因及发病机制】　引起 MAS 的原因并不十分清楚,可能与患者本身免疫细胞功能紊乱有关。MAS 的确切发病机制并不完全清楚,T 淋巴细胞和分化完好的巨噬细胞的增生和过度活化是 MAS 发病的基础,持续的过度增生可以造成细胞因子,如 TNF-α、IL-1、IL-6 在短期内的瀑布样释放,导致了 MAS 的临床特征和实验室改变。

【临床表现】　该病的临床表现的程度变化非常大,可以非常严重,由于脑功能、心脏功能、

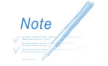

呼吸功能和肾脏功能衰竭而入 ICU,也可以仅表现为持续发热,不伴有明显的器官增大,血象相对降低,轻微的凝血功能障碍。

1. **不可缓解的高热**　往往持续不退,有的表现为 SOJIA 时的弛张热,但多为稽留热,持续高热常常是 MAS 的首发症状。

2. **肝脾和淋巴结增大**　增大程度具体病例不同。

3. **肝功能急剧恶化**　可以表现为恶心、呕吐、黄疸及肝酶在短期内迅速增高,程度可达数千甚至过万国际单位每升,并可以出现肝脏其他代谢功能紊乱。

4. **皮肤黏膜易出血现象**　可以表现为紫癜、易损伤、黏膜出血、消化道出血,也可能出现弥散性血管内凝血(DIC)。

5. **中枢神经系统功能障碍**　可以有嗜睡、烦躁、定向力障碍、头痛、抽搐、昏迷。

6. **其他**　偶有肾脏、肺脏及心脏受累。

【实验室检查】

1. **末梢血细胞减低**　可以是白细胞减低、贫血、血小板减低,一系或三系减低。

2. **血清肝酶增高**　ALT、AST、GGT 等增高,可有血胆红素增高。

3. **凝血功能异常**　可有 PT、APTT 延长,纤维蛋白原降低,FDP 增加,D- 二聚体增高。

4. **血液生化的改变**　有甘油三酯、LDH 增高,LDH 可以迅速增高而且程度较高;其他肌酶可以增高;钠离子、白蛋白减低。

5. **ESR 降低**　由于血液纤维蛋白原降低所致。

6. **血清铁蛋白增高**　是本病特点之一,增高程度往往达数千甚至上万,可以作为检查 MAS 病情变化的指标。

7. **组织病理学特征**　可以在骨髓穿刺活检、淋巴结活检或肝脾活检时发现分化完好的极度活跃增生的吞噬了血细胞的吞噬细胞。但并不是所有患者均可以发现,尤其在疾病早期。但如果发现吞噬细胞,则对诊断有非常重要的意义。

【诊断及鉴别诊断】　MAS 是一种威胁生命的并发症,所以早期诊断及快速和有效的治疗是抢救生命的关键。MAS 并没有定论的和普遍接受的诊断标准,可以参考 Ravelli2002 年和 2005 年的初步诊疗方案。在临床中需密切观察病情的动态变化,在诊断中尚需要鉴别诊断,如:疾病的活动和复发、继发感染及药物副作用。

【治疗】　MAS 是一个重症,有报道死亡率达 20%~60%,早期诊断积极治疗可以极大地改善预后。目前,常用的治疗方法为:

1. **肾上腺皮质激素**　静脉应用肾上腺皮质激素是治疗 MAS 的首选治疗方法,常常需要大剂量甲泼尼龙冲击治疗。剂量为 30mg/(kg·d),一般最大剂量为 1g/d,连用 3~5 天,改为口服。如果病情需要,可以重复应用。

2. **环孢素 A**　激素耐药者要应用环孢素 A 治疗,已有报道治疗了一些重症 MAS,有的患者在 12~24 小时出现明显的临床及实验室的改善。它能通过抑制巨噬细胞和 T 细胞而达到治疗 MAS 的有效作用,所以也有学者将其定为治疗 MAS 的一线药物。急性期以静脉用药为佳,一旦病情控制,即改为口服治疗,剂量均为 3~5mg/(kg·d),应用本药需要监测血药浓度。

3. **生物制剂**　目前尚无确定疗效。

4. **其他治疗**　其他治疗还有静脉输注免疫球蛋白,应用 VP16 及血浆置换,但报道较少,作用尚不确定。

【预后】　如能早期识别并诊断,给予早期治疗,预后良好。

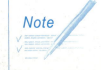

【小结】

　　1. 幼年特发性关节炎是小儿时期常见的风湿性疾病,以慢性关节滑膜炎为主要特征,并伴有全身多脏器功能损害,也是造成小儿时期残疾和失明的重要原因。

　　2. 幼年特发性关节炎分七型,包括:全身型、多关节炎型(RF 阴性)、多关节炎型(RF 阳性)、少关节炎型、银屑病性关节炎、与附着点炎症相关的关节炎和未定类的幼年特发性关节炎。

　　3. 幼年特发性关节炎的治疗药物主要包括非甾体类抗炎药、缓解病情抗风湿药、糖皮质激素、免疫抑制剂和生物制剂。

【思考题】

　　1. 幼年特发性关节炎与美国和欧洲分类比较有何不同?
　　2. 简述幼年特发性关节炎的分类及每类的特点?
　　3. 简述幼年特发性关节炎的药物治疗原则?
　　4. 巨噬细胞活化综合征有何临床表现?

(李彩凤)

第三节　过敏性紫癜

　　过敏性紫癜(anaphylactoid purpura)又称亨 - 舒综合征(Henoch-Schonlein syndrome,Henoch-Schonlein purpura,HSP),是儿童时期最常见的以小血管炎为主要病变的系统性血管炎。临床表现为非血小板减少性紫癜,常伴关节肿痛、腹痛、便血、血尿和蛋白尿。多发生于学龄前及学龄期儿童,约 90% 的 HSP 患者年龄在 10 岁以下,平均发病年龄为 6 岁。秋冬季节多发,是一种特征性自限性疾病,男女之比为 1.2：1。

　　【病因和发病机制】　本病属于自身免疫性疾病,病因尚未明确。但大多数患儿发病前有上呼吸道感染史,认为感染是 HSP 的诱因。链球菌感染史报道更多,其他感染如病毒(如水痘病毒、风疹病毒、麻疹病毒、乙肝病毒或微小病毒 B19 等)、支原体、幽门螺杆菌和空肠弯曲菌等亦与 HSP 有关,但均无直接证据证实它们之间的关系。其他诱发因素如食物过敏(蛋类、乳类、豆类、鱼虾等)、药物(阿司匹林、抗生素等)、虫咬、疫苗接种、麻醉和恶性病变等均曾提及,但无确切证据。家族聚集发病也有报道,同胞可同时或先后发病,有一定的遗传倾向。部分患儿为 HLA-DW35 遗传标志或 C2 补体成分缺乏者。本病还有一定的种族倾向,亚洲发病率较高。

　　大量基础研究发现,B 淋巴细胞多克隆活化为该病特征。患儿 T 淋巴细胞和单核细胞 CD40 配体(CD40L)过度表达,促进 B 淋巴细胞分泌大量 IgA 和 IgE。30%~50% 患儿血清 IgA 浓度升高,急性期外周血 IgA^+ B 淋巴细胞数、IgA 类免疫复合物或冷球蛋白均增高。由于辅助性 T 淋巴细胞及 B 细胞活性增强,产生大量 IgA 免疫复合物,包括 IgA、补体 C_3 和纤维蛋白的生物活性物质沉积于肾小球系膜、皮肤和肠道毛细血管。同时,HSP 患儿血清肿瘤坏死因子 -α 和 IL-6 等前炎性因子升高,提示本病与细胞因子介导的炎性反应密切相关。

　　【病理生理】　HSP 的病理变化为广泛的白细胞碎裂性小血管炎,以毛细血管炎为主,亦可波及小静脉和小动脉。血管周围可见中性粒细胞、嗜酸性粒细胞、淋巴细胞浸润和浆液性渗出。病灶中亦可见散在核碎片和不同程度的红细胞渗出。内皮细胞肿胀,可有血栓形成。严重者可呈坏死性小动脉炎。血管通透性改变可引起皮下组织、黏膜、内脏器官水肿及出血。皮肤、胃肠

Note

道、关节周围、肾脏最常受累,偶亦累及身体其他部位。

【临床表现】　一般急性起病,起病前 1~3 周常有上呼吸道感染史。大多以皮肤紫癜为首发症状,但也可早期表现为不规则发热、乏力、食欲减退、头痛、腹痛及关节疼痛等非特异性表现。如紫癜较轻微或缺如,则往往早期诊断困难。HSP 的自然病程为 1~4 周。

根据临床表现将 HSP 分为五型,临床分型为:①皮肤型:只有皮肤症状;②腹型:除皮肤症状外,还有腹部受累;③关节型:除皮肤紫癜外,还有关节症状;④肾型:有皮肤紫癜和肾脏受累;⑤混合型:除皮肤紫癜外,有腹部、关节或肾脏等多脏器受累。以下为 HSP 常见临床表现:

1. 皮肤症状　病程中反复出现皮肤紫癜为本病特征。皮疹大小、形态不一,初起呈红色斑丘疹,渐成为出血性,高出皮面,压之不褪色,数天后转为紫色,继而呈棕褐色而消退。有时可融合或中心呈出血性坏死。皮疹主要分布在负重部位,多见于四肢、臀部,尤以下肢伸面及膝、踝关节附近最多,呈对称分布,分批出现。一般 4~6 周后消退,部分病例间隔数周、数月后又复发。除紫癜性皮疹外,常同时合并荨麻疹及头皮、手背或足背出现血管神经性水肿,为本病皮肤症状的又一特点。

2. 胃肠道症状　约见于 2/3 病例。由血管炎引起的肠壁水肿、出血、坏死或穿孔是产生肠道症状及严重并发症的主要原因。一般以阵发性剧烈腹痛为主,常位于脐周或下腹部,可伴呕吐,但呕血少见。约 1/3 病例出现轻重不等的便血,少数患者可并发肠套叠、肠梗阻甚至肠穿孔。

3. 关节症状　约 1/3 病例可出现关节肿痛,活动受限。膝和踝关节最易受累,肘及腕关节亦易受累。关节腔内有浆液性渗出,但一般无出血,可在数天内消失,不留后遗症。

4. 肾脏症状　30%~60% 病例可出现肾脏症状,在 HSP 病程中(多数在 6 个月内),出现血尿和(或)蛋白尿,称为紫癜性肾炎。肾脏症状表现轻重不一,与肾外症状的严重度无一致性关系。可仅为无症状性血尿(镜下或肉眼血尿)和(或)蛋白尿,亦可表现为肾炎综合征(水肿、少尿、高血压及尿常规改变)或肾病综合征,少数患儿呈急进性肾小球肾炎表现,出现高血压、肾衰竭等。

5. 其他症状　偶有中枢神经系统(惊厥和昏迷)表现,呼吸系统(喉头水肿、哮喘)、循环系统(心肌炎、心包炎)症状以及睾丸出血、肿胀等也有报道。肺出血罕见但易致命。

【实验室检查】

1. 血常规　外周血白细胞计数正常或轻度增高,中性粒细胞或嗜酸性粒细胞比例增高;除非严重出血,一般均无贫血;血小板计数正常。

2. 各项出血、凝血检查均正常。

3. 部分病例毛细血管脆性试验阳性。

4. 血沉正常或增快。

5. 血中狼疮细胞、类风湿因子、抗核抗体均阴性。

6. 血清 IgA 升高,而 IgG、IgM、补体含量正常。

7. 有消化道症状者,大便潜血多阳性。

8. 有肾损害者,尿常规可见蛋白质、红细胞、管型,伴肾功能不全时可有不同程度的氮质血症。由于肾损害可发生于病程不同时期,故应反复进行尿液检查。

【诊断】　根据典型皮肤紫癜,结合关节、胃肠道或肾脏症状,以及实验室检查血小板计数及出血、凝血试验正常,即可确诊。国际风湿病联盟(EULAR)和欧洲儿科风湿病学会(PReS)2006 年的诊断标准参见表 9-4。

【鉴别诊断】

1. 免疫性血小板减少症　根据皮疹的形态、分布及血小板数量一般不难鉴别。过敏性紫癜时常伴有血管神经性水肿,而血小板减少性紫癜时则不伴有。

2. 外科急腹症　在皮疹出现以前如出现急性腹痛者,应与急腹症鉴别。过敏性紫癜的腹痛虽较剧烈,但位置不固定,压痛轻,无腹肌紧张和反跳痛。出现血便时,需与肠套叠、梅克尔憩室

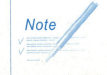
Note

表 9-4　过敏性紫癜诊断标准（EULAR/PRINTO/PRES,2006）

皮肤紫癜为必要条件,加上 1~4 中的至少一条即可诊断为 HSP:

1. 弥漫性腹痛

2. 组织学检查　典型的白细胞碎裂性血管炎,以 IgA 为主的免疫复合物沉积,或 IgA 沉积为主的增殖性肾小球肾炎

3. 急性关节炎或关节痛

4. 肾脏受累
蛋白尿:>0.3g/24 小时,或晨尿样本白蛋白肌酐比 >30mmol/mg
血尿,红细胞管型:每高倍视野红细胞 >5 个,或尿潜血≥2+,或尿沉渣见红细胞管型

作鉴别。过敏性紫癜以腹痛为早期主要症状者大多数为年长儿。因此,对于儿童时期出现急性腹痛者应考虑过敏性紫癜的可能,需对皮肤、关节及尿液等做全面检查。

3. 流行性脑脊髓膜炎　本病也可有皮肤紫癜,可分布于全身皮肤,受压处明显,且有严重的感染中毒症状如高热、精神差,并有头痛、抽搐或昏迷等中枢神经系统症状,查体脑膜刺激征阳性,脑脊液检查可见蛋白增高、白细胞增高,分类以中性粒细胞为主。

4. 肾脏疾病　肾脏症状突出时应与链球菌感染后肾小球肾炎、IgA 肾病等相鉴别。

5. 其他　血尿严重时应与系统性红斑狼疮、弥散性血管内凝血及溶血尿毒综合征相鉴别。

【治疗】　目前尚无特效疗法,一般以对症及支持疗法为主。应注意探寻病因,尽可能予以清除。病程迁延或多次复发者,尤应注意查找诱发因素。

1. 一般治疗　急性期应卧床休息,避免与可疑的致敏原接触。于链球菌感染后发病者,应积极控制感染和清除病灶。补充维生素 C 和维生素 P。

2. 肾上腺皮质激素及免疫抑制疗法

（1）肾上腺皮质激素:适用于 HSP 胃肠道症状、关节炎、血管神经性水肿、肾损害较重及表现为其他器官的急性血管炎患儿。可以缓解关节肿痛及肠绞痛,并可减轻肠壁水肿而减少并发症。有腹痛症状者推荐采用口服泼尼松治疗,1~2mg/kg(最大剂量 60mg)1~2 周,后 1~2 周减量。胃肠症状较重不能口服患儿(持续腹痛、肠出血、肠系膜血管炎、胰腺炎等)、关节炎、血管神经性水肿及其他器官的急性血管炎病情较重者推荐静脉使用糖皮质激素:短效糖皮质激素氢化可的松琥珀酸钠 5~10mg/(kg·次),根据病情可间断 4~8 小时重复使用;也可使用中长效糖皮质激素甲泼尼龙 5~10mg/(kg·d)或地塞米松 0.3mg/(kg·d),严重症状控制后应改为口服糖皮质激素,并逐渐减量,总疗程 2~4 周,注意疗程不宜过长。

（2）免疫抑制剂:对于糖皮质激素治疗无效或呈现激素依赖时则需加用免疫抑制剂,目前常用的免疫抑制剂有以下几种:

1）环磷酰胺(cyclophosphamide,CTX):作为传统的治疗药物,疗效肯定,临床表现蛋白尿者,目前更多的是使用大剂量 CTX 冲击治疗,0.5~1.0g/(m²·次),每月 1 次,共 6 次,后改为每 3 个月 1 次,共 2 次,再酌情每 6 个月 1 次。在使用 CTX 冲击过程中应给予充分的水化治疗。注意 CTX 累积剂量不超过 200mg/kg。

2）硫唑嘌呤:近年来相关研究显示硫唑嘌呤联合糖皮质激素可用于治疗重症 HSPN。2~3mg/(kg·d)口服,6~12 个月为 1 个疗程。

3）环孢素 A:主要用于激素耐药、频繁复发、激素依赖或激素治疗不良反应重的患儿。小剂量用法:2~5mg/(kg·d),3~6 个月后逐渐减量维持。

4）霉酚酸酯(mycophenolate mofetil,MMF):当激素联合 CTX 治疗效果欠佳时采用激素联合 MMF 治疗。MMF 20~30mg/(kg·d),分次口服,总疗程 1~2 年。

3. 阻止血小板聚集和血栓形成的药物　双嘧达莫每天 3~5mg/kg,分次服用;阿司匹林每天

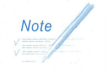

3~5mg/kg,或每天 25~50mg,每天 1 次服用。

4. 对症治疗　发热、关节肿痛可给予解热镇痛剂。消化道少量出血时应限制饮食,给易消化食物;大量出血时需禁食,可静脉滴注西咪替丁每天 20~40mg/kg,必要时输血。对皮疹、血管神经性水肿、腹痛等症状应用抗组胺药物及钙剂治疗。表现肾症状者应按肾炎或肾病综合征治疗。

5. 其他治疗　钙通道拮抗剂如硝苯地平每天 5~10mg/kg,分次服用。

【预后】

1. 约 2/3 的 HSP 患儿预后良好,病程大约 4 周。发病年龄小的低龄患儿较年长儿预后更加,表现为病程短、复发率低。复发间隔时间可数周至数月不等,多与反复呼吸道感染有关。

2. 消化道出血较重者,可能合并消化道溃疡、出血、穿孔、肠套叠、肠坏死,如处理恰当,一般可以控制,不影响疾病的长期预后。

3. 肾脏受损程度是决定 HSP 预后的关键因素,约有 5% 的 HSP 患儿发生终末期肾炎。大多数有轻度肾脏损害者都能逐渐恢复,而有新月体形成的肾小球肾炎患者,80% 以上于 1 年内发展为终末期肾炎。有报道在病初 3 个月内出现肾脏病变或病情反复发作并伴有肾病时常常预后不良。

4. 其他影响疾病预后的常见并发症包括颅内出血、肺出血、心肌炎及睾丸炎等。

【小结】

1. 过敏性紫癜是儿童时期最常见的以小血管炎为主要病变的系统性血管炎。
2. 临床表现为非血小板减少性紫癜,常伴关节肿痛、腹痛、便血、血尿和蛋白尿。
3. 实验室检查不特异,血小板及出凝血检查正常,血清 IgA 升高。
4. 主要应用肾上腺皮质激素及免疫抑制剂治疗,同时需注意对症及支持疗法。
5. 肾脏受损程度是决定 HSP 预后的关键因素。

【思考题】

1. 简述过敏性紫癜的主要临床表现。
2. 过敏性紫癜的治疗原则。
3. 如何与特发性血小板减少性紫癜相鉴别?

(李彩凤)

第四节　川　崎　病

川崎病(Kawasaki disease,KD)又称皮肤黏膜淋巴结综合征(mucocutaneous lymphnode syndrome,MCLS),是一种以全身性中、小动脉炎性病变为主要病理改变的急性发热出疹性疾病,为自身免疫性血管炎综合征。其临床特点为发热伴皮疹,指(趾)红肿和脱屑,口腔黏膜和眼结膜充血及颈淋巴结肿大,其最严重危害是冠状动脉损害,它是儿童期后天性心脏病的主要病因之一。本病于 1967 年由日本川崎富作首次报告,目前世界各国均有发病,以亚裔人发病率为高。发病年龄多为 5 岁以内,尤其是婴幼儿为主,男孩多见,四季均可发病。该病发病率逐年升高,已成为儿科常见病之一。

【病因和发病机制】　病因和发病机制不明,可能与感染、遗传易感性及免疫反应等三方面有关。

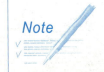

1. 病因迄今未明,但临床和流行病学研究支持该病的病因可能与感染因素有关,如该病临床 5 个主要表现发热、皮疹、指(趾)红肿、眼结膜充血、口腔炎,均类似感染性疾病表现。该病有明显的自限性,而且复发率很低,亦支持感染性疾病。流行病学资料支持其病因可能为感染所致,曾提出溶血性链球菌、葡萄球菌、腺病毒、冠状病毒、EB 病毒、微小病毒、肠道病毒、支原体等感染为其病因,但反复病原学检查均未能证实。因此,多数学者认为该病可能是病原微生物进入人体内引起的一种免疫性疾病。

2. 亚裔儿童较其他种族高发,同胞兄弟发病率高于普通人群,均提示遗传易感因素可能对此病发生有重要作用。但尚未发现与该病有关的特定的基因多态性。

3. KD 的发病机制不完全清楚。大量研究表明发病急性期存在免疫系统高度激活,进而导致血管炎性损害。急性期机体免疫系统处于活化状态,外周血单核 - 巨噬细胞活化,CD4$^+$ T 细胞计数增加。活化 T 细胞分泌高浓度的肿瘤坏死因子(TNF)-α、白细胞介素(IL)-1、IL-6、IL-8、干扰素 γ(IFN-γ)、内皮细胞生长因子(VEGF),损伤血管内皮,损伤的血管内皮又可能成为新抗原,刺激 B 细胞分泌自身抗体,从而加重内皮细胞损伤。血管内皮细胞受到循环中炎性介质的刺激后,活化表达基质金属蛋白酶 -9(MMP-9),增加的 MMP-9 可降解内皮下基底膜及弹性层,破坏血管内膜屏障作用。同时,损伤的内皮细胞表达过多的血管细胞间黏附因子 1(ICAM-1)及单核细胞趋化蛋白 1(MCP-1)等,诱导活化的单核细胞、淋巴细胞及血小板等向损伤的血管聚集,进而引起免疫损伤而造成血管炎。

总之,该病可能是在某种易感基因参与下,由某些已知或未知微生物侵入易感者体内而导致免疫系统高度活化,产生大量各种细胞因子,启动细胞因子的瀑布反应,而激活体内固有、特异性免疫应答系统,进而发生免疫损伤性血管炎性病变。

【病理】 KD 基本病理改变为全身性血管炎,全身各处血管及脏器均可受累,主要累及中等动脉,尤其是冠状动脉最常受累。病理过程可分为四期,以冠状动脉为例,各期变化如下:

第 I 期约 1~2 周,特点为小动脉周围呈现急性炎性改变,冠状动脉主要分支血管壁上的小营养动脉和静脉受到侵犯。

第 II 期约 2~4 周,冠状动脉主要分支全层血管炎,包括内膜、中膜及外膜均受到炎性细胞浸润,伴坏死和水肿,弹力纤维和肌层断裂,可形成血栓和动脉瘤。

第 III 期约 4~7 周,小血管及微血管炎消退,中等动脉发生肉芽肿。

第 IV 期约 7 周或更久,血管的急性炎性病变大多都消失,代之以冠状动脉的血栓形成、狭窄、梗阻、内膜增厚、动脉瘤以及瘢痕形成。

除血管炎病变,病理还涉及多种脏器,尤以弥漫性间质性心肌炎、心包炎及心内膜炎最为显著,并波及传导系统,可在 I 期引致死亡。冠状动脉瘤破裂及血栓是 II、III 期死亡的重要原因。到了第 III、IV 期则常见缺血性心脏病变,心肌梗死可致死亡。

【临床表现】

1. 主要表现

(1) 发热:发热是 KD 最常见的表现,发生率为 94%~100%。热型常为稽留热或弛张热,可高达 39℃以上,未经治疗的患儿持续性发热平均 12 天,最长者可达 1 个月余,抗生素治疗无效。高热时可有全身不适、食欲差、烦躁不安或嗜睡。应用正规治疗后体温多在 2 天内恢复正常。

(2) 结膜充血:发热同时 86%~92% 患儿出现双侧结膜充血,多于起病 3~4 天出现。双眼结膜血管明显充血,无脓性分泌物,热退时消散。

(3) 唇及口腔表现:口唇红肿、潮红及皲裂,舌乳头突起、充血似杨梅舌。口腔及咽黏膜弥漫性充血,呈鲜牛肉色。

(4) 皮疹:发病 1 周内躯干及四肢出现弥漫性多形性充血性皮疹,皮疹可表现为多形性红斑或猩红热样皮疹,偶有痛痒,无水疱或结痂。小婴儿可见肛周皮肤发红、脱皮。有的婴儿原卡介

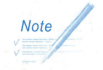
Note

苗接种处重新出现红斑、疱疹或结痂。

（5）四肢末端改变：急性期手足硬性水肿，手掌和足底潮红，多数患儿无感觉。约发病 10 天后，患儿指（趾）末端沿（指）趾甲与皮肤交界处出现膜样脱皮，这一症状为本病较特征性的表现。部分患儿在发病 1~2 个月后出现指（趾）甲有横沟，称 Beau 线。

（6）颈部淋巴结肿大：多数为单侧淋巴结肿大。多表现为颈前淋巴结肿大，直径约 1.5cm 以上，触诊坚硬，稍有触痛，表面不红，无化脓，于发热后 3 天内发生，数天后缩小甚至消失。

需要强调的是，不同的临床表现出现在病程的不同阶段。不同年龄组患儿的临床表现亦不完全相同。

2. 心脏表现　可出现心肌炎、心包炎、心内膜炎及心律失常。患者脉搏加速，听诊时可有心脏杂音、心动过速、奔马律或心音低钝。可发生瓣膜关闭不全及心力衰竭。心电图可示 P-R 或 Q-T 间期延长、ST-T 改变等；伴冠状动脉病变者，可呈心肌缺血甚至心肌梗死改变。做超声心动图可见冠状动脉瘤、心包积液、左室扩大及二尖瓣关闭不全等。胸部 X 线片可见心影扩大。冠状动脉造影或二维超声心动图可发现 30%~50% 病例伴冠状动脉扩张，其中约 15%~20% 发展为冠状动脉瘤，多侵犯左冠状动脉。冠状动脉损害多发生于病程 2~4 周，但也可见于疾病恢复期。心肌梗死和冠状动脉瘤破裂可致心源性休克甚至猝死。并发冠状动脉瘤患儿可出现苍白、乏力、胸痛、腹痛及无诱因哭闹、晕厥等儿童不典型的心肌梗死症状，须格外注意。

3. 其他临床表现　可有神经系统症状（易激惹、惊厥、意识障碍、无菌性脑膜炎、面神经麻痹等）、间质性肺炎、消化系统症状（腹痛、呕吐、腹泻、麻痹性肠梗阻、肝大、黄疸等）、泌尿系感染、关节炎或关节痛、虹膜睫状体炎等。

【辅助检查】

1. 血液学检查　急性期全血细胞计数、C 反应蛋白（CRP）及超声心电图检查可以协助诊断及病情判断，急性期白细胞总数及以中性粒细胞为百分数增高，核左移，半数以上可见轻度贫血，多为正细胞正色素性贫血，血小板早期正常，第 2~3 周明显增多，可持续数月恢复。94% 患儿 CRP 明显增高，可达 100mg/L 以上，96% 血沉增快，第 1 小时达 100mm 以上。血生化检查血清白蛋白减少、血钠减低，血清谷丙转氨酶和谷草转氨酶升高，血清 γ-GT 可升高，高密度脂蛋白浓度及血清胆固醇水平下降，严重者可出现黄疸，可能是由于严重的肝胆血管炎致胆道阻塞所致。血清 IgG、IgA、IgM、IgE 和循环免疫复合物均升高，循环中抗内皮细胞抗体、抗中性粒细胞胞质抗体也增高。血浆纤维蛋白原明显升高，D- 二聚体升高，均提示急性期的高凝状态。近年研究发现急性期患儿血浆脑钠肽升高，但急性期后逐渐恢复。

2. 心电图　心电图早期示窦性心动过速，非特异性 ST-T 变化，P-R 间期延长；心包炎时可有广泛 ST 段抬高和低电压；心肌梗死时相应导联有 ST 段明显抬高、T 波倒置及异常 Q 波。

3. 超声心动图　此检查是川崎病患儿心脏评估的重要检查方法，急性期可协助诊断及病情评估，是有冠状动脉并发症者长期随访的最可靠的无创伤性检查方法。急性期超声心动图可见心包积液，左室内径增大，二尖瓣、主动脉瓣或三尖瓣反流；可有冠状动脉异常，如冠状动脉扩张（若冠状动脉内径 >3mm 且 ≤4mm，则诊断为轻度扩张，若冠状动脉内径为 4~8mm，则诊断为中等大小冠状动脉瘤，若冠状动脉内径 >8mm，则诊断为巨大冠状动脉瘤），需要在病程中定期检查。超声波检查有多发性冠状动脉瘤，或心电图有心肌缺血表现者，应进行冠状动脉造影，以观察冠状动脉病变程度，指导治疗。

【诊断及鉴别诊断】

1. 诊断标准　日本 KD 研究委员会于 1970 年首次制定了本病的诊断标准，后经多次修订，2002 年进行了第 5 次修订，形成了目前临床通用的诊断标准。包括下述 6 条主要临床症状：①不明原因的发热，持续 5 天以上；②双眼结膜充血；③唇及口腔黏膜变化：口唇发红及干裂、杨

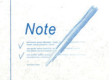

Note

梅舌、口腔及咽部黏膜弥漫充血;④四肢末梢改变:急性期手足硬肿和掌跖红斑,以及恢复期指(趾)端出现膜状脱皮;⑤躯干部多形性红斑,但无水疱及结痂;⑥颈淋巴结的非化脓性肿胀,其直径达1.5cm或更大。满足以上的6个主要症状中的至少5个就可以诊断为本病。如果上述6个主要症状只出现4个,但超声心动图或冠状动脉造影证实冠状动脉瘤或扩张,亦可确诊为本病。

美国心脏病协会对该标准进行了修改,将持续发热>5天定义为必须具备的一条,另外5条中具备4条即可诊断(表9-5)。两者均强调KD为除外性诊断,必须除外其他引起以上6条表现的其他疾病后方能诊断为KD。还应强调,6条表现不是同时出现,对不同发病时期的患儿应分别对待,必要时询问家长之前有无出现过皮疹。

表9-5　KD诊断标准

持续发热>5天,满足下列5项临床特征的至少4项,除外有类似表现的其他疾病:
- 多形性皮疹(非出血点、大疱或者水疱)
- 双侧非渗出性结膜充血
- 口腔黏膜变化:口腔及咽部黏膜弥漫充血,口唇发红、皲裂,杨梅舌
- 四肢末端变化:急性期掌跖红斑、手足硬性水肿,恢复期指(趾)末端膜状脱皮
- 颈部淋巴结肿大,常为单侧且直径≥1.5cm

注:如上述5项临床表现中不足4项,但超声心动图有冠状动脉损害,亦可确诊为川崎病

近年报道不完全或不典型KD增多,发生率约为10%~20%。不完全KD仅具有2~3条主要症状,但有典型的冠状动脉病变。2002~2010年北京儿童医院1484例KD住院患儿中不完全KD262例,发生率为17.7%。

2. 鉴别诊断　本病需与感染性疾病如病毒感染(如麻疹、EB病毒、肠道病毒等)、细菌感染(如猩红热、化脓性淋巴结炎等)、支原体感染及其他免疫性疾病如幼年特发性关节炎、系统性红斑狼疮、渗出性多形性红斑等相鉴别。

【治疗】KD治疗包括急性期治疗和合并冠脉瘤患儿的恢复期治疗。

1. 急性期治疗

(1) 阿司匹林口服:剂量为每天30~50mg/kg,分2~3次服用,热退后3天逐渐减量,约2周左右减至每天3~5mg/kg,维持6~8周。如有冠状动脉病变时,应延长用药时间,直至冠状动脉恢复正常。大剂量阿司匹林可减轻急性炎症过程,小剂量可抗血小板聚集及抗凝。研究表明阿司匹林口服不能降低冠状动脉瘤的发生率,但仍是KD常规治疗。

(2) 静脉注射丙种球蛋白(IVIG):早期(发病10天内)静脉注射丙种球蛋白2g/kg于10~12小时左右静脉缓慢输入,可迅速退热,减少冠状动脉病变发生率,应同时合并应用阿司匹林,剂量和疗程同上。

(3) IVIG无反应性治疗:目前对IVIG无反应性KD仍有争议。有学者认为首次IVIG治疗36小时后仍有发热,体温大于38.5℃;另有学者认为患儿在发病10天内接受IVIG及阿司匹林口服标准治疗后48小时,患儿体温仍高于38℃;或给药2~7天甚至2周内再次发热,并符合至少一项川崎病临床表现,该组患儿称为IVIG无反应者。北京儿童医院2000~2004年患儿中的发生率为12.8%。北京儿童医院在分析2002~2010年住院KD患儿的基础上,利用多元logistic回归分析发现皮疹、肛周改变、IVIG初治时间、CRP、中性粒细胞百分比、血浆白蛋白及总胆红素是IVIG无反应KD的独立危险因素。IVIG预测评分模型内容包括:①皮疹,1分;②肛周改变,1分;③IVIG初治时间≤4天,2分;④CRP≥8mg/dl,2分;⑤中性粒细胞百分比≥80%,2分。0~3分为低危患者,≥4分为高危患者,ROC曲线下面积为0.672,敏感性和特异性分别为54.1%和71.2%。适合于国内儿童的应用。IVIG无反应患儿的治疗方案目前仍存有争议,再次IVIG 2g

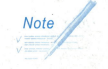

治疗是目前多数学者的共识,仍无反应可选择如糖皮质激素、英利昔单抗、血浆置换等,国外也有使用甲氨蝶呤、环孢素的报道,但对 IVIG 无反应患儿还应强调一定要注意是否其他引起类似表现的疾病误诊为 KD 的可能。

(4) 糖皮质激素:一般不作为治疗 KD 的首选药物。如果对 IVIG 治疗无反应且病情难控制时,可考虑与阿司匹林和双嘧达莫联用。剂量为泼尼松每天 1~2mg/kg 清晨顿服,用药 4~6 周。

(5) 抗血小板聚集:除阿司匹林外可加用双嘧达莫,每天 3~5mg/kg,分 2 次口服。KD 合并冠状动脉并发症者需要长期的抗凝治疗。

2. 恢复期治疗　有小的单发冠状动脉瘤患者,应长期服用阿司匹林每天 3~5mg/kg 直到动脉瘤消退或更长。对阿司匹林不耐受者,可用双嘧达莫每天 3~6mg/kg,分 2~3 次口服。有多发或较大的冠脉瘤者,应无限期口服阿司匹林及双嘧达莫。有巨瘤的患者易形成血栓、发生冠状动脉狭窄或闭塞,并加用口服华法林 0.1mg/kg,顿服,数日后减为维持量,应监测血浓度及凝血时间,保持 INR1.5~2.0。

3. 其他治疗

(1) 对症治疗:根据病情给予对症及支持治疗,如补充液体、保护肝脏、控制心力衰竭、纠正心律失常等,有心肌梗死时应及时进行溶栓治疗。

(2) 心脏手术:严重冠状动脉病变宜行外科手术,如冠状动脉搭桥术等。

【预后】　本病为自限性疾病,绝大多数患儿经适当治疗可以逐渐康复,预后良好。5%~9% 的 KD 患儿可发生冠状动脉并发症。由于冠状动脉瘤破裂、血栓闭塞、心肌梗死或心肌炎而死亡。甚至在恢复期中也可因缺血性心脏病猝死。早年死亡率为 1%~2%,现已下降在 1% 以下。约 1%~2% 的病例可有 1 次或多次复发。2002~2010 年北京儿童医院 1484 例 KD 住院患儿复发率为 1.7%。无冠状动脉病变患儿于出院后 1 个月、3 个月、6 个月及 1 年进行一次全面检查(包括体检、ECG 和超声心动图等)。有冠状动脉损害者应密切随访,直至冠状动脉扩张或冠状动脉瘤消失。

【小结】

　　1. 川崎病(Kawasaki disease,KD)又称皮肤黏膜淋巴结综合征,是一种以全身性中、小动脉炎性病变为主要病理改变的急性发热出疹性疾病。其最严重危害是冠状动脉损害,发病年龄多为 5 岁以内,尤其是婴幼儿为主。

　　2. KD 的诊断标准为

持续发热 >5 天,满足下列 5 项临床特征的至少 4 项,除外有类似表现的其他疾病:
- 多形性皮疹(非出血点、大疱或者水疱)
- 双侧非渗出性结膜充血
- 口腔黏膜变化:口腔及咽部黏膜弥漫充血,口唇发红、皲裂,杨梅舌
- 四肢末端变化:急性期掌跖红斑、手足硬性水肿,恢复期指(趾)末端膜状脱皮
- 颈部淋巴结肿大,常为单侧且直径≥1.5cm

　　　注:如上述 5 项临床表现中不足 4 项,但超声心动图有冠状动脉损害,亦可确诊为川崎病

　　3. KD 早期(发病 10 天内)静脉注射丙种球蛋白 2g/kg 于 10~12 小时左右静脉缓慢输入,可迅速退热,减少冠状动脉病变发生率。

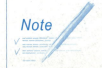

【思考题】

1. KD 的主要临床表现。
2. KD 的治疗原则。

（李彩凤）

第十章　感染性疾病

第一节　病毒感染

一、麻疹

麻疹(measles)是由麻疹病毒引起的一种以发热、呼吸道卡他症状和特征性皮疹为主要临床表现的急性呼吸道传染性疾病。麻疹疫苗具有高度预防效力,全球麻疹发病率和病死率明显降低,但麻疹仍是造成全球儿童死亡的原因之一。2010年,全球有13.93万人死于麻疹,主要分布在卫生设施薄弱的低收入国家。该病临床上除发热、上呼吸道炎、结膜炎外,口腔麻疹黏膜斑(又称柯氏斑,Koplik's spots)、全身斑丘疹及皮疹消退后遗留色素沉着伴糠麸样脱屑是其特征性表现。患儿病后大多可获得终身免疫。常见并发症为肺炎、喉炎,也是导致麻疹患儿死亡的重要原因。

【病原学】　麻疹病毒为RNA病毒,属于副黏病毒科麻疹病毒属,球形颗粒,具有6种结构基因,分别编码血凝蛋白(H)、融合蛋白(F)、核蛋白(N)、磷蛋白(P)、基质蛋白(M)和巨蛋白(L)。仅有一种血清型,但有多个基因型。人类是唯一宿主。麻疹病毒在外界生存力弱,不耐热,对紫外线和消毒剂均敏感。飞沫中的病毒在室内可存活32小时以上,在流通的空气中或阳光下半小时失去活力。

【流行病学】　麻疹患者是唯一的传染源,主要通过与患者直接接触和呼吸道分泌物飞沫传播。感染早期,病毒在患者呼吸道大量增殖,含有病毒的分泌物经过患者的呼吸、咳嗽或喷嚏排出体外并悬浮于空气中进行传播。麻疹患者出疹前后的5天内其结膜、呼吸道分泌物、尿和血液均有病毒,均有传染性,如有并发症传染性可延长至出疹后10天。发病高峰以冬春季为主,但一年四季均可有发病。

【发病机制】　麻疹病毒通过鼻咽部、支气管等进入呼吸道,在上皮细胞和局部淋巴组织中大量复制后侵入血液,出现第一次病毒血症,通过全身单核-巨噬细胞系统增殖后再次进入血液,形成第二次病毒血症,并向其他器官传播,如脾、胸腺、肺、肝、肾、消化道黏膜、结膜和皮肤,引起一系列临床表现。感染麻疹病毒后,人体可产生相应抗体,对麻疹病毒具有免疫力。麻疹病毒也可直接侵入T淋巴细胞,释放抑制性细胞因子如白介素4等,可能导致麻疹病程中及其后细胞免疫功能低下,易并发喉炎、支气管肺炎或结核病恶化,而营养不良或细胞免疫缺陷的儿童,是重型麻疹的高危人群。

【病理】　麻疹的病理特征是感染部位数个细胞融合形成多核巨细胞,存在于皮肤、呼吸道和肠道黏膜、眼结膜及全身淋巴组织。病毒或免疫损伤致真皮和黏膜下层毛细血管内皮细胞肿胀、增生、单核细胞浸润及浆液性渗出形成麻疹皮疹和麻疹黏膜斑。由于病变局部红细胞崩解,使疹退后留有色素沉着。

【临床表现】

1. **典型麻疹**　典型麻疹可分为以下四期:

(1) 潜伏期:大多为6~21天(平均10天左右)。

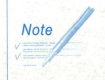

（2）前驱期：也称出疹前期，从发热到出疹前阶段，约为 3~4 天。主要表现为：①发热：多为中度以上，热型不一。②上呼吸道及结膜炎的卡他表现：流涕、喷嚏、咳嗽等呼吸道感染症状，眼结合膜充血、流泪、畏光等结膜炎表现。③麻疹黏膜斑（科氏斑）：是麻疹早期的特异性体征，位于第二磨牙相对的颊黏膜上，直径约 0.5~1mm 的灰白色点状皮疹，周围有红晕，可迅速累及整个颊黏膜，部分皮疹融合，部分皮疹糜烂，似鹅口疮。该黏膜斑常在出疹前 1~2 天出现，于出疹后 2~3 天消失。④其他表现：如食欲缺乏、精神不振等，婴儿可有呕吐、腹泻症状。偶见一过性皮肤荨麻疹或猩红热样皮疹。

（3）出疹期：持续 1 周左右。多于发热 3~4 天后开始按顺序出皮疹，皮疹首先出现于耳后、发际，逐渐至额部、面、颈部，由上而下再至躯干、四肢，最终达手心与足底，2~3 天可遍及全身，3~5 天达高峰。皮疹初为充血性红色斑丘疹，压之褪色，直径 2~5mm，疹间皮肤正常，无痒感。出疹高峰时部分皮疹融合成片，部分患者有出血性皮疹，呈暗红色，同时全身中毒症状加重，高热，体温可高达 40℃，伴有嗜睡或者烦躁，重者有谵妄、惊厥。咳嗽较前加重，双肺可闻及干、湿性啰音，严重者伴有心功能衰竭。影像学检查可见肺纹理增多或轻重不等的肺部浸润影。

（4）恢复期：无并发症者，皮疹达高峰后，持续 1~2 天后体温开始下降，食欲、精神等全身症状渐好转，皮疹依出疹的先后顺序开始消退，皮肤可留有色素沉着的棕褐色斑，伴有细小糠麸样脱屑，1~2 周后消退。

2. 非典型麻疹   由于患者机体免疫状态、病毒毒力强弱程度、侵入人体病毒数量等不同，以及是否接种麻疹疫苗等因素影响，患者可表现为非典型麻疹，可分为：

（1）轻型麻疹：多见于对麻疹有部分免疫者，如近期内接受过丙种球蛋白、曾接种麻疹疫苗，或小于 8 个月机体尚有来自母亲抗体的婴儿。临床表现为一过性低热，卡他症状轻，一般情况良好，可无特征性的麻疹黏膜斑，皮疹少、色淡，消失快，皮疹消退后可无色素沉着或脱屑。无并发症发生，病程约 1 周。诊断常需要依据流行病学资料和麻疹病毒血清学检查。

（2）重型麻疹：多见于营养不良、免疫功能低下或继发严重感染患者。可有中毒性麻疹、休克性麻疹、出血性麻疹及疱疹性麻疹。高热，体温可达 40℃以上，中毒症状重，伴谵妄、惊厥、昏迷等神经系统症状。部分患者皮疹稀少、色暗淡，或皮疹骤退、面色苍白、四肢湿冷、血压下降，出现休克征表现。患者皮疹也可表现为出血性或疱疹样，部分融合，可伴有内脏出血。此型患儿病死率高。

（3）异型麻疹：多见于接种过麻疹疫苗后又感染麻疹野病毒株再次患麻疹者。前驱期短，临床表现为持续高热、头痛、肌痛、乏力或伴有四肢水肿，病后 2~3 天皮疹出现，无早期麻疹黏膜斑，皮疹不典型，形态多样，出疹顺序异常可从四肢末端开始，逐渐延及躯干、面部。易并发肺炎。本型少见，临床诊断较困难，麻疹病毒血清学检查有助诊断。

【并发症】

1. 呼吸系统并发症

（1）肺炎：是麻疹最常见的并发症，死亡率高，占麻疹患儿死因的 90% 以上，5 岁以下小儿多见。麻疹病毒本身引起的间质性肺炎多不严重，常在出疹及体温下降后好转。麻疹患者继发的肺部感染常常较为严重。继发性肺炎病原体多为细菌，如肺炎链球菌、流感嗜血杆菌、金黄色葡萄球菌等，并发症为脓胸和脓气胸。部分患者为病毒性肺炎或多种病原体混合感染。多发生于出疹期。表现为病情加重，咳嗽、咳痰，肺部可闻及啰音，严重者可出现口周发绀、鼻翼扇动等呼吸困难表现。营养不良或免疫功能低下的小儿可出现原发性巨细胞肺炎，预后较差，病死率高。

（2）喉炎：麻疹患儿伴有喉炎，多见于 2~3 岁小儿。麻疹病毒可引起全呼吸道炎症反应，当继发细菌感染时，喉部组织明显充血、水肿和渗出，分泌物增多，引起喉部梗阻。临床表现为声音嘶哑、犬吠样咳嗽、吸气性呼吸困难，严重者应及时气管切开，否则可因喉梗阻窒息死亡。

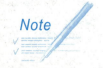
Note

2. 神经系统并发症

(1) 麻疹脑炎:发病率约为1‰~2‰,可发生在出疹后的2~6天,临床表现为精神萎靡、嗜睡、烦躁、呕吐、惊厥和昏迷。脑脊液中以淋巴细胞增多,蛋白轻度增加为常见改变,与病毒性脑炎相似。病死率10%~15%,部分患者留有后遗症,如智力低下、癫痫等。

(2) 亚急性硬化性全脑炎(subacutesclerosingpanencephalitis,SSPE):是罕见的麻疹远期并发症,发病率约为1/100万~4/100万。发病机制可能与病毒基因变异有关,产生的蛋白不能与病毒其他成分结合而装配成完整病毒,导致机体免疫系统不能清除。病理主要表现为脑组织慢性退行性病变。SSPE常在患麻疹2~17年后发病,初时症状仅为行为和性格的改变,以后病情呈进行性恶化,逐渐出现智力减退,共济失调、视听语言障碍、肌阵挛等表现,晚期因昏迷、强直性瘫痪而死亡。患者血清或脑脊液中麻疹病毒抗体呈强阳性。

3. 其他少见并发症

(1) 心肌炎:常见于营养不良或并发肺炎的患儿。表现为面色苍白、烦躁,心率增快、心音低钝,心电图一过性改变,严重者可发生心力衰竭。

(2) 结核病恶化:由于麻疹病毒可能抑制细胞免疫,致使原有潜伏体内的结核病加重、恶化,严重者可发展为粟粒性结核,如粟粒性肺结核或结核性脑膜炎。

(3) 营养不良与维生素A缺乏症:由于麻疹病程中持续高热、食欲缺乏或护理不当,营养素摄入不足,可致营养不良或维生素缺乏,如麻疹患者维生素A缺乏,可引起眼干燥症,重者夜视力下降,甚至角膜穿孔、失明等。

【实验室检查】

1. **血常规** 外周血白细胞总数减少或正常,淋巴细胞比例相对增高。

2. **多核巨细胞检查** 于患者出疹前2天至出疹后1天,取其鼻、咽分泌物或血标本或尿沉渣涂片,瑞氏染色后镜检可见多核巨细胞或包涵体细胞。

3. **血清学检查** 采用酶联免疫检测法(ELISA法)进行麻疹病毒特异性IgM抗体检测,敏感性和特异性均高,出疹早期即可发现阳性,做到早期诊断。

4. **病毒抗原检测** 取早期患者呼吸道分泌物、血标本或尿沉渣,采用免疫荧光法检测麻疹病毒抗原,协助早期快速诊断。用反转录聚合酶链反应(RT-PCR)法检测麻疹病毒RNA,是一种较为敏感和特异的诊断方法。

5. **病毒分离** 前驱期或出疹早期取患者血、尿标本或眼、呼吸道分泌物接种人胚肾细胞或羊膜细胞分离麻疹病毒。出疹晚期则不易分离出病毒。

【诊断和鉴别诊断】 根据麻疹流行病学资料、麻疹接触史以及出现急性发热、畏光、流泪、呼吸道卡他症状、口腔麻疹黏膜斑及皮疹出现顺序等典型临床表现,麻疹诊断不困难。皮疹出现以前,口腔发现Koplik斑可以确诊。疹退后皮肤如有脱屑及色素沉着等特点,结合其他临床表现也可回顾性诊断。麻疹病毒血清IgM抗体阳性或分离到麻疹病毒可确诊。

鉴别诊断:小儿发热及出疹性疾病相鉴别,见表10-1。

【治疗】 目前尚无特异性抗病毒药物治疗麻疹,以对症治疗、加强护理和并发症预防等综合处理为主。

1. **隔离** 单病房呼吸道隔离至体温正常或出疹5天后。

2. **一般治疗** 卧床休息,多饮水,保证充足的液体入量,摄入易消化和营养丰富的食物。保证室内空气流通、适宜的温度和湿度。保持皮肤和口腔清洁。患儿畏光应避免强光刺激。

3. **对症治疗** 发热时可采用物理降温或药物退热,如高热可用布洛芬或对乙酰氨基酚等药物,但应避免骤然退热。烦躁时可给予镇静剂,保证充足睡眠。咳嗽时可用祛痰镇咳药或雾化吸入治疗。WHO推荐给予麻疹患儿高剂量维生素A治疗,可减少并发症的发生和病死率,但部分患儿用药后可能出现短暂性的头痛和呕吐。

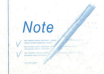

表 10-1　小儿出疹性疾病的鉴别

	病原体	全身症状及其他特征	典型皮疹特点	发热与皮疹
麻疹	麻疹病毒	发热、畏光、流泪、呼吸道卡他症状,Koplik斑	红色斑丘疹,自耳后、头面部、躯干到四肢,疹退后色素沉着及脱屑	发热 3~4 天后出疹
风疹	风疹病毒	全身症状轻,耳后、枕部淋巴结肿大并有触痛	斑丘疹以面、颈部、躯干为主,疹间皮肤正常,疹退后无色素沉着及脱屑	发热 1~2 天出疹
幼儿急疹	人疱疹病毒	一般情况好,突起高热,持续 3~5 天	皮疹散在,头面颈及躯干为多见,1~3 天皮疹消退	热骤降,热退疹出
猩红热	乙型溶血性链球菌	发热、咽痛,杨梅舌、口周苍白圈	密集针尖大小丘疹,疹间皮肤充血,面部无皮疹,疹退后脱皮	发热 1~2 天出疹 4~5 天热降疹退
手足口病	肠道病毒 71 型、柯萨奇病毒 16 型等	发热或不发热、口咽痛、流涎拒食	手、足、口皮疹,呈斑丘疹或疱疹。斑丘疹无疼痛瘙痒,5 天左右消退,疱疹 5~10 天消失,不留瘢痕	发热或热退后出疹
药物疹		有原发病症状及近期服药史	皮疹多样,呈斑丘疹、疱疹、猩红热样皮疹等。有瘙痒,停药皮疹渐消退	发热与原发病有关

4. 并发症的治疗　有呼吸系统或神经系统等并发症时按相应疾病治疗原则处理。如继发细菌感染给予抗生素。

【预防】　遵循传染病预防原则。按时接种麻疹疫苗,提高小儿免疫力,减少麻疹易感人群。

1. 保护易感人群

(1) 主动免疫:1989 年世界卫生大会(WHA)确定了全球控制和消除麻疹的目标,消除麻疹首要阶段即是提高麻疹减毒活疫苗接种率。我国儿童计划免疫确定是采用麻疹减毒活疫苗预防接种,该疫苗安全、有效。接种对象为婴幼儿及未患过麻疹的儿童,麻疹疫苗的初种年龄为出生后 8 个月。WHO 推荐消除麻疹策略是常规和强化 2 剂次免疫。

(2) 被动免疫:易感者接触麻疹患者后于 5 天内应尽快给予注射免疫球蛋白,可预防发病,5 天后注射仅能减轻麻疹症状。被动免疫有效期维持 3~8 周。

2. 控制传染源　对麻疹患儿要做到早发现、早诊断、早报告、早隔离及早治疗。一般隔离患儿至出疹 5 天后,合并呼吸系统并发症者延长至出疹 10 天后。对接触麻疹的易感儿检疫期为 3 周,同时给予被动免疫制剂。

3. 切断传播途径　流行期间避免带易感儿童到人群密集的场所去。患者的房间应通风并用紫外线照射消毒。轻症患儿且无并发症的可家中隔离,以减少传播和继发医院内感染。

4. 加强麻疹的监测管理　麻疹监测的目的是根据麻疹的流行病学特征及免疫等防控措施效果,制定有效的麻疹控制策略。对疑似麻疹病例要进行流行病学调查和必要的辅助检查,及时报告并采取隔离观察等针对性措施,防止疫情的发生和蔓延。

二、脊髓灰质炎

脊髓灰质炎(poliomyelitis)是由脊髓灰质炎病毒(poliovirus)引起的急性传染病,小儿多见,临床特征为发热和迟缓性瘫痪,严重者可因呼吸肌麻痹致死。我国实行减毒活疫苗免疫接种后,小儿得到了良好的保护,我国已无本土病毒株引起的病例。WHO 确定全球消除脊髓灰质炎目标以来,其发病率降低了 99%。2000 年 10 月世界卫生组织宣布西太平洋区域为无脊髓灰质炎

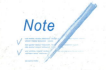
Note

地区,这是继美洲区后第二个无脊髓灰质炎地区。但此后无脊髓灰质炎的国家又因输入病毒而再次出现感染病例。

【病原与流行病学】　脊髓灰质炎病毒是微小 RNA 病毒科的肠道病毒属,无包膜的病毒颗粒呈 20 面体球形,脊髓灰质炎病毒的主要结构蛋白是 VP1、VP2 和 VP3。有 3 个血清型,Ⅰ、Ⅱ和Ⅲ型,各型间一般无交叉免疫。脊髓灰质炎病毒体外生存力强,酸性环境下稳定,不易被灭火,对乙醚、氯仿等有机溶剂有抵抗,耐寒,于零下 20℃下仍能存活数年;但在温度 56℃ 30 分钟以上、紫外线照射 1 小时、含氯消毒剂、氧化剂中等病毒可被灭活。

脊髓灰质炎病毒唯一自然宿主是人,儿童是易感人群。患者和隐性感染者是主要的传染源,其粪便排出病毒持续时间较长。由于隐性感染者难以被及时发现而成为最危险的病毒传播者。脊髓灰质炎病毒主要经粪 - 口途径感染,亦可通过飞沫传播,因感染早期患者的鼻咽也排出病毒。潜伏期后期、瘫痪前期传染性最强,体温正常后传染性降低。脊髓灰质炎病毒在患者粪便中存在时间可长达 2 个月以上,但发病最初 2 周内排出最多。隔离期一般为 40 天。人感染脊髓灰质炎病毒后可获得持久的特异性免疫力。

【发病机制】　病毒经口进入人体内,植入鼻咽部和肠道进行复制,并侵犯淋巴组织。大多数机体能产生特异性保护性抗体,患者不出现临床症状,为隐性感染;若机体免疫功能低下,少数患者体内病毒进入血液引起较轻的第一次病毒血症,仅侵犯呼吸道和消化道等组织引起前驱症状,但未侵犯神经系统,机体免疫系统能及时清除病毒,则为顿挫型;若病毒毒力强或抗体不足,病毒继续随血流扩散到全身淋巴组织中大量增殖,再次进入血液形成较严重的第二次病毒血症,侵犯中枢神经系统,主要为脊髓及脑干的灰质细胞,引起灰质细胞广泛坏死,导致瘫痪发生。

【病理】　脊髓灰质炎病毒系嗜神经病毒,主要累及中枢神经系统的脊髓前角灰质、脑桥和延髓的运动神经元,特别是以脊髓前角运动神经元损害为突出,其颈段和腰段的前角灰质细胞受损最严重,故易发生肢体瘫痪。病变早期,尼氏小体数目减少、溶解,胞质空泡多,细胞肿胀,严重者胞核染色加深、核偏位,尼氏小体、线粒体、神经细胞坏死溶解,坏死灶多见于病情危重病例的脊髓前角中,其他部位较少见。病变周围有多形核白细胞、淋巴细胞和巨噬细胞等炎性细胞浸润。临床表现取决于病变部位和严重程度。早期病变的损害为可逆性,若病变严重致神经细胞坏死、瘢痕形成则成为持久性瘫痪。发病 3~4 周后,炎症渗出、水肿逐渐吸收,病变神经组织功能逐步恢复。

【临床表现】　脊髓灰质炎临床表现分为无症状型(又称隐性感染)、顿挫型、无瘫痪型和瘫痪型。其潜伏期最短为 5 天,长为 35 天,一般为 8~12 天。

(一) 无症状型(隐性感染)

此型最常见,约占 90% 以上,无临床症状,诊断困难,需依据病原学诊断,如从鼻咽分泌物及粪便中分离病毒,急性期早期和恢复期双份血清特异性中和抗体增长 4 倍以上方可确诊。

(二) 顿挫型

约占 4%~8%,临床表现为发热、咽部不适等上呼吸道症状及恶心、呕吐、腹泻等消化道症状,无神经系统表现。症状持续 1~3 天渐缓解,其确诊需依据分离病毒及 4 倍增长的特异性中和抗体。

(三) 无瘫痪型

约占 4%~17%,以无菌性脑膜炎为主要表现,脑膜刺激征阳性,脑脊液改变同病毒性脑炎,病毒学和血清学是确诊依据。

(四) 瘫痪型

约占 1%~2%,分期如下:

1. 前驱期　多表现为中、低度发热、全身不适、乏力、食欲低下、多汗、咽痛、流涕等症状;还

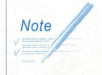

可有消化道症状如恶心、呕吐、腹部不适、腹泻等。持续1~4天,此期相当于第一次病毒血症。

2. **瘫痪前期**   由前驱期进入本期,或前驱期症状消失1~6天后再次发热至本期,亦可直接从本期开始发病。患儿表现为高热,呈双峰热(约70%)或三峰热(约1%~2%),肢体、颈背肌疼痛,患儿拒绝触碰,当活动或体位变化时加重,多汗、全身皮肤潮红、头痛、烦躁和脑膜刺激征阳性等神经系统体征。年长儿查体可见:①三脚架征(tripod sign):患儿从卧位起坐时困难,需用两手后撑,使身体呈现三角架状以支持体位;②吻膝试验(kiss-the-knee test)阳性:小儿坐起后,膝关节、髋关节屈曲,不能弯颈以下颌抵膝;③头下垂征(head drop sign):将手置于患儿肩下抬起躯干时,头与躯干不平行,患儿头呈下垂状。脑脊液改变与病毒性脑膜炎相似,可呈现细胞蛋白分离现象。如病情继续发展,浅反射和腱反射逐渐减弱、消失。

3. **瘫痪期**   临床上瘫痪期与瘫痪前期无法截然分开,多于起病后的2~7天,体温逐渐下降时出现肢体瘫痪,呈不对称性肌群无力或弛缓性瘫痪,其后5~10天内瘫痪进行性加重,热退后瘫痪停止进展。无感觉障碍,无大小便功能障碍。临床分型如下:

(1) 脊髓型:最为常见。特点为下运动神经元性瘫痪,肌力、肌张力降低,腱反射减弱、消失。多表现为不对称的弛缓性瘫痪,近端肌群受累较远端小肌群重。若累及颈背肌,可出现抬头及坐起困难;累及膈肌、肋间肌时,患儿呼吸浅快、矛盾呼吸;其他表现还有肠麻痹、便秘、尿潴留或尿失禁等症状。

(2) 延髓型(球麻痹型):病毒侵犯延髓、脑桥所致,呼吸中枢、循环中枢和脑神经的运动神经核受损,病情严重,可见脑神经麻痹及呼吸、循环受损相应的临床表现,如面瘫、声音嘶哑、吞咽困难、呛咳、咳嗽无力,重者发生中枢性呼吸衰竭,心律失常及血压下降等症状。

(3) 脑炎型:较少见。患儿发生弥漫性或局灶性脑炎,临床表现为发热、头痛、意识障碍、惊厥或昏迷等。

(4) 混合型:上述几种类型的表现同时存在。

4. **恢复期**   体温正常,瘫痪不再发展,一般急性期过后1~2周,从肢体远端的瘫痪肌群开始恢复,腱反射随自主运动改善而改善。前1~2个月恢复较快,以后恢复速度减慢,重症者则需0.5~1.5年,若仍未恢复者则自动恢复可能性小。

5. **后遗症期**   因运动神经元受损严重而成为持久性瘫痪。受累肌群萎缩、畸形,如马蹄内翻、足下垂、脊柱弯曲及肢体变细而短等。

【并发症】   呼吸系统并发症表现为吸入性肺炎、肺不张、呼吸障碍等;循环系统并发症表现为心肌炎,心电图异常;其他并发症如尿潴留易致尿路感染、长期卧床致压疮、肌萎缩、骨质疏松、尿路结石及肾衰竭等。

【实验室检查】

1. **血常规**   外周血白细胞多正常,急性期部分患者血沉可增快。

2. **脑脊液**   瘫痪前期及瘫痪早期脑脊液细胞数增多,初为中性粒细胞为主,后期以淋巴细胞为主,蛋白增加不明显,至瘫痪第3周,细胞数多已恢复正常,而蛋白质仍继续增高,4~6周后方可恢复正常。此细胞蛋白分离现象,对诊断有参考价值。

3. **血清学检查**   近期未进行脊髓灰质炎疫苗接种的患者,发病1个月内检测患者血液中特异性IgM抗体,可利于早期诊断;双份血清检测即恢复期患者血清特异性IgG抗体滴度较急性期有4倍增长以上,有诊断意义。

4. **病毒分离**   病程2周内且病后未服脊髓灰质炎减毒活疫苗,间隔24~48小时收集双份患者粪便标本(重量≥5g),立即冷藏4℃以下,送检分离病毒。发病1周内,从鼻咽部分离出病毒,因流行期间健康带病毒者多,无助于诊断,但血、脑脊液中分离出病毒,有诊断意义。

【诊断和鉴别诊断】   根据流行病学资料以及出现典型脊髓灰质炎临床表现如瘫痪症状时,诊断多不困难。顿挫型和无瘫痪型,仅依据临床表现,诊断较为困难。血清特异性抗体检查和

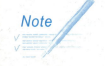

粪病毒分离阳性可确诊。

鉴别诊断中,前驱期应与上呼吸道感染、急性胃肠炎等鉴别;瘫痪前期应与化脓性脑膜炎、各种病毒性脑炎、流行性乙型脑炎等鉴别;瘫痪期尚需与迟缓性麻痹相鉴别。

1. **感染性多发性神经根炎(吉兰-巴雷综合征)** 发病前1~2周多有呼吸道或消化道感染史,可无发热,自远端开始呈上行性、对称性和弛缓性肢体瘫痪,早期肢体末端感觉障碍。面神经、舌咽神经受累时出现面瘫、呛咳等,病情严重者发生呼吸肌麻痹。脑脊液呈蛋白-细胞分离现象。血清学检查、大便病毒分离可鉴别(表10-2)。

表10-2 瘫痪型脊髓灰质炎与感染性多发性神经根神经炎的鉴别

	脊髓灰质炎	感染性多发性神经根神经炎
年龄	<5 岁	4~10 岁
发热	发热呈双峰热	少有发热
瘫痪	不对称的迟缓性瘫痪,近端重于远端	对称性弛缓性瘫痪,远端重于近端
感觉	肢体无感觉障碍	肢体感觉麻木刺痛
脑膜刺激征	阳性	多为阴性
脑脊液(早期)	细胞-蛋白分离	蛋白-细胞分离
后遗症	可有	多无

2. **家族性周期性麻痹** 少见,常有家族史,表现为周期性发作,突然发生对称性、弛缓性瘫痪,发展迅速,发作时血钾降低,补钾后能很快恢复。

3. **周围神经炎** 臀部肌内注射部位不当、维生素C缺乏症、白喉伴神经病变等导致的瘫痪,可通过病史、查体和有关临床特征鉴别。

4. **假性瘫痪** 年幼儿童如有髋关节脱位、骨折、关节炎、骨髓炎、骨膜下血肿时因疼痛影响肢体运动,表现为假性瘫痪。应仔细询问病史、全面体格检查,必要时行影像学检查,作出明确诊断。

5. **其他** 如癔症、脑炎等所致的弛缓性瘫痪,应进行病因、病原学检查确诊。

【治疗】 本病目前尚无特效药物抗病毒,难以控制瘫痪的发展,以对症处理和支持治疗为主要手段。

1. **前驱期和瘫痪前期** 隔离40天。卧床休息至热退后1周,避免大量活动、肌内注射及手术等;全身肌肉痉挛和疼痛可用热敷或镇静剂缓解。高渗葡萄糖及维生素C静脉滴注可减轻神经组织的水肿。静脉输注丙种球蛋白400mg/(kg·d),用2~3天,可减轻病情。早期应用α-干扰素能有抑制病毒复制和免疫调节作用,100万U/d,肌内注射,每疗程为14天。

2. **瘫痪期** 卧位时保持身体为一直线,并将瘫痪肢体处于功能位置,防止发生畸形。地巴唑剂量为0.1~0.2mg/(kg·d),顿服,10天为1疗程,有兴奋神经、扩血管作用;加兰他敏能促神经传导、增加肌肉张力作用,0.05~0.1mg/(kg·d),每天一次肌内注射,20~40天作为1疗程,急性期后应用;维生素B_1、B_{12}作为营养神经细胞药物,可长期应用。呼吸肌麻痹者使用呼吸机辅助呼吸;吞咽困难者采用鼻饲保证营养供给。

3. **恢复期及后遗症期** 肌痛消失、瘫痪停止进展,应尽早开始主动和被动康复锻炼,防止肌萎缩。也可通过中医方法如针灸、按摩、康复训练、理疗等,促进肢体功能恢复,严重肢体畸形可行外科手术矫正。

【预防】

1. **主动免疫** 计划免疫是预防本病的最有效措施,小儿均应按要求口服脊髓灰质炎减毒活疫苗糖丸,产生主动免疫。基础免疫方法是婴儿自出生后2月龄开始,2、3、4月龄各服一次,4

Note

岁时再次强化免疫一次。服完3剂后产生的主动免疫可维持5年,强化1次免疫接种可维持终身。

2. **被动免疫** 有与患者有密切接触的如未进行疫苗接种的小儿、先天或后天免疫缺陷的儿童,应及早注射丙种球蛋白,可预防发病或减轻症状。

【监测】 建立有效的疾病报告制度和监测系统,做好对急性迟缓性麻痹(AFP)病例的主动监测、管理。若发现急性迟缓性麻痹患者、疑似患者,应在24小时内向疾病控制中心报告,以便及时隔离患者,自发病之日开始,至少隔离40天,有密切接触史的易感者要进行医学观察20天。所有AFP病例按标准采集双份粪标本进行病毒分离,并尽可能同时进行血清学检测。

三、水痘

水痘(chickenpox,varicella)是由水痘-带状疱疹病毒(varicella-zoster virus,VZV)感染引起的急性传染性出疹性疾病,有高度传染性,小儿多见。可经飞沫、接触传播,感染后可获得持久性免疫。临床特征为皮肤黏膜成批出疹,斑丘疹、疱疹和结痂同时存在,全身症状轻,一般情况好。冬、春季节多发。但对于新生儿、免疫功能低下等的小儿,水痘可能致命。

【病原学与流行病学】 VZV为双链DNA病毒,属疱疹病毒科人疱疹病毒属a亚科,仅一种血清型。病毒为球形,呈对称的20面体形颗粒,完整病毒直径为180~200nm,病毒含有DNA聚合酶和胸腺嘧啶激酶,前者疱疹病毒共有,后者仅存在单纯疱疹病毒和水痘-带状疱疹病毒中。VZV与单纯疱疹病毒(HSV)抗原间有部分交叉免疫。人是其已知的唯一自然宿主。该病毒在体外生存力弱,对热、酸和不同有机溶剂敏感,在痂皮中不能存活。

水痘患者为本病的唯一传染源。由于病毒存在于上呼吸道及疱疹液中,故主要通过空气飞沫,或接触患者疱疹浆液或其污染的物品而感染。传染期从出疹前1~2天开始至皮疹结痂终止,约7~8天。对水痘人群普遍易感,儿童多见,以2~6岁为高峰,6月龄以下婴儿少见,20岁以后发病者<2%。孕、产妇水痘患者可将病毒传染给胎儿或新生儿,称为先天性水痘或新生儿水痘。

【发病机制】 病毒经过鼻咽部进入人体,在上呼吸道局部黏膜及淋巴组织内增殖,2~3天进入血流,形成第一次病毒血症,如机体免疫能力不能有效清除病毒,病毒随血流到达单核-巨噬细胞系统内经增殖后再次进入血液,为第二次病毒血症,引起多器官病变。主要累及的器官在皮肤与黏膜,偶累及内脏。皮疹分批出现与病毒间断进入血液(间歇性病毒血症)有关。出现皮疹1~4天后,机体产生特异性细胞免疫和特异性抗体,病毒血症消失,症状缓解。

【病理】 本病特征性病理改变为多核巨细胞和上皮细胞核内嗜酸性包涵体形成。病初皮肤真皮层毛细血管的内皮细胞肿胀,血管扩张、充血,表皮棘状细胞层上皮细胞呈气球样变性,细胞溶解、间质液聚集形成水疱,疱内含有大量病毒,疱疹液吸收后结痂。由于疱疹表面薄弱易破裂,形成浅表溃疡,但愈合很快。当免疫功能低下的小儿患水痘时,可发生严重的全身播散性水痘,病变可遍及心肺、肝脾、胰、肾、肾上腺、肠等,受累脏器发生局灶性出血性实变和坏死,严重者死亡。水痘脑炎者,与病毒性脑炎相似,脑组织充血、水肿、灶状出血等改变。

【临床表现】 潜伏期约为10~24天,一般为14~16天。

1. **轻型** 患儿常无前驱症状或症状轻微,如中低度发热、不适、流涕和厌食等。于当天或次日出现皮疹。皮疹特点:①皮疹呈向心性分布。皮疹于头面部和躯干开始,再发展到四肢,但四肢末端少。②最初的皮疹为细小红色斑疹和丘疹,数小时内变为水滴状透明水疱,于24~48小时水疱内液体变混浊,并呈中心凹陷、破溃、干枯、结痂。③皮疹分批出现,有明显痒感,在疾病高峰期同一部位可见到斑丘疹、疱疹、结痂同时存在。④部分患者可发生黏膜皮疹,出现在口腔、咽部、眼结膜、外生殖器等处,破溃形成浅溃疡。水痘患者一般不留瘢痕。

2. **重型** 多发生在体弱儿、免疫功能低下或缺陷患儿。持续高热,体温可达40℃以上,中毒症状明显,疱疹遍及全身,部分融合成大疱型,部分疱内有血性渗出呈出血型,若继发感染发生脓疱症或因伴血小板减少而致暴发性紫癜。

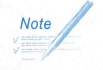
Note

3. **先天性水痘** 孕妇在妊娠早期 3~4 个月内感染水痘可导致胎儿多发性畸形,出生的婴儿可患先天性水痘综合征,影响皮肤、眼、脑和肢体发育;若母亲发生水痘数天后分娩,可导致新生儿水痘,病死率高。

【并发症】 最常见并发症为皮肤的继发细菌性感染,如脓疱疮、疖、蜂窝织炎或丹毒等,甚至导致败血症发生等;水痘肺炎主要发生在少数儿童、免疫功能低下小儿及新生儿中,临床表现重,有肺部影像学改变;神经系统并发症如水痘脑炎、横贯性脊髓炎、肝性脑病或面神经瘫痪等,其他少见并发症有心肌炎、关节炎、肝炎或肾炎等。

【实验室检查】

1. **外周血白细胞计数** 白细胞总数正常或稍低,淋巴细胞分类相对增高。

2. **疱疹刮片** 刮取新鲜疱疹基底组织和疱疹浆液涂片,瑞氏染色或吉姆萨染色见有多核巨细胞;苏木素-伊红染色可见到细胞核内包涵体。用荧光素标记的特异抗体检测疱疹液病毒抗原,诊断快速。

3. **病毒分离** 取新鲜水痘疱疹液接种于人胚羊膜组织培养中,进行病毒分离。

4. **血清学检查** 检测血清中病毒特异性 IgM 抗体,可助早期诊断;病程早期和恢复期双份血清特异性 IgG 抗体滴度有 4 倍以上增高,有诊断价值。

【诊断和鉴别诊断】 典型水痘根据皮疹特点,临床诊断不困难。非典型患者可依据相应实验室检查结果,进行确诊。水痘的鉴别诊断包括丘疹性荨麻疹及其他疱疹性皮损的疾病,如金黄色葡萄球菌感染、接触性皮炎和药物疹等。

【治疗】 水痘无特效药物治疗,属于自限性疾病。无合并症时以一般治疗和对症处理为主。

1. **一般治疗** 患者应隔离至皮疹全部结痂为止。加强皮肤护理,保持清洁,剪短患儿指甲,避免抓伤疱疹处皮肤,以防继发感染。保持空气流通、清新,保证供给足够水分和易消化食物。

2. **对症治疗** 皮肤瘙痒时,可外用炉甘石洗剂擦涂,疱疹破裂后可涂甲紫。

3. **抗病毒治疗** 抗病毒药物首选阿昔洛韦,早期使用有一定疗效,一般在出疹 48 小时内应用,口服,每次 20mg/kg(<800mg),每天 4 次;重症患者可静脉给药,每次 10~20mg/kg,8 小时 1 次。

4. **防治并发症** 患儿继发细菌感染时及早给予抗生素治疗;水痘脑炎出现脑水肿时应用脱水剂降颅压。水痘患者禁用糖皮质激素。

【预防】 儿童水痘预后大部分良好,但 T 细胞免疫功能低下或缺陷患者、接受糖皮质激素治疗或化疗者预后差,重者致命。

1. **隔离患者** 水痘患儿应隔离直至皮疹全部结痂;对有水痘接触史的易患儿,检疫期为 3 周。

2. **主动免疫** 水痘减毒活疫苗接种后能产生特异性免疫,有效预防小儿发生水痘,免疫效果持久达 10 年以上;小儿接触水痘后 3 天内接种可得到保护,5 天内接种可减少发病,防止暴发流行。

3. **被动免疫** 若患儿正在使用糖皮质激素或免疫功能低下,以及接触过患者的孕妇、新生儿,在暴露后 72 小时内给予肌内注射水痘-带状疱疹免疫球蛋白,可阻止水痘临床过程,96 小时内应用可减少发病几率,起到预防作用。

四、传染性单核细胞增多症

传染性单核细胞增多症(infectious mononucleosis,IM)是由 EB 病毒(Epstein-Barr virus,EBV)所致的急性传染性疾病,多见于儿童和青少年,临床上以发热、咽峡炎和淋巴结肿大为典型三联症,同时伴有肝、脾大,外周血淋巴细胞和异型淋巴细胞增多等为特征。因临床表现多样化和不典型病例逐渐增多,诊断有一定困难。本病病程为自限性,大多数预后良好。

【病原学】 EBV 属疱疹病毒科,人疱疹病毒属。1964 年由 Epstein 和 Barr 首次在非洲儿童

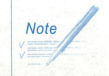

恶性淋巴瘤（Burkitt lymphoma）组织体外培养中发现，1968 年由 Henle 等报道确定为引起 IM 的病原体。EBV 是一种嗜淋巴细胞的双链 DNA 病毒，主要侵犯 B 淋巴细胞。电镜下病毒颗粒呈球形，直径约为 150~180nm。在受染细胞内的病毒 DNA 有两种形式：线状 DNA 整合于宿主细胞染色体 DNA 中；或以环状的游离体游离在宿主细胞 DNA 之外。两种形式的 DNA 因不同的宿主细胞可独立或同时存在。

EBV 基因组编码 5 种抗原蛋白，能产生各自相应抗体：①衣壳抗原（viral capsid antigen，VCA）：可产生 IgM、IgG 抗体，VCA-IgM 抗体出现在早期，1~2 个月后消失，提示 EBV 新近感染；VCA-IgG 出现稍迟出现，持续存在多年或终生，故不能提示新近感染还是既往感染。②早期抗原（early antigen，EA）：是 EBV 在增殖周期初期形成的一个抗原，EA-IgG 抗体于起病后 3~4 周达高峰，持续 3~6 个月，EBV 活跃增殖或新近感染的标志。③核抗原（nuclear antigen，EBNA）：EBNA-IgG 于起病后 3~4 周出现，可持续终生，是既往感染的标志。④淋巴细胞决定性膜抗原（lymphocyte determinant membrane antigen，LYDMA）：携带有 LYDMA 的 B 细胞成为细胞毒性 T 细胞攻击的靶细胞。⑤膜抗原（membrane antigen，MA）：是中和性抗原。LYDMA-IgG 为补体结合抗体，MA-IgG 为中和抗体，两者出现与持续时间与 EBNA-IgG 相同，均为既往感染的标志。

【流行病学】　本病遍及世界各地均有发生，呈散发性，有时出现一定规模的流行。全年均有发生，以秋末初春多见。病后可获得持久的免疫力，二次发病者少。人是 EBV 贮存宿主，患者与隐性感染者是其传染源。唾液腺及唾液中存在大量病毒，可持续排毒达数周、数月甚至数年。病毒主要存在于口腔分泌物中，因此经口密切接触的口 - 口传播是主要的传播途径，而飞沫传播并不甚重要，偶通过输血传播。虽然在妇女生殖道内发现 EBV，但母婴是否有垂直传播尚有争议。本病儿童和青少年多见，男女发病率差异不大。6 岁以下小儿得病后呈不显性感染，大多表现为隐性或轻症，15 岁以上的青少年感染者则多表现为典型症状。

【发病机制】　EBV 进入口腔后，主要累及具有 EBV 的受体 CD21 的咽部上皮细胞、B 淋巴细胞、T 淋巴细胞及 NK 细胞。EBV 在鼻咽部淋巴细胞中增殖，引起渗出性扁桃体炎、咽炎症状，局部受累淋巴结肿大。病毒还能在腮腺和唾液腺上皮细胞中繁殖，并长期或间歇性释放于唾液中，随后进入血液，产生病毒血症，病毒随血流或受感染的 B 细胞进行播散，进一步累及全身淋巴系统。病毒感染 B 淋巴细胞后可致 B 细胞膜上有特异性抗原表达，引起 T 淋巴细胞的免疫应答强烈而转化成为细胞毒性 T 细胞（主要是 $CD8^+T$ 细胞，TCL），即血液中的异常淋巴细胞。TCL 细胞在免疫病理损伤形成中发挥着重要的作用，它一方面杀伤感染 EBV 的 B 淋巴细胞，另一方面侵犯、破坏组织器官，而产生系列临床表现。本病发病机制主要是由于 B 细胞、T 细胞间的相互作用，除此之外，免疫复合物的沉积后的免疫损伤以及病毒对细胞的直接损害等也是致病因素。T 淋巴细胞活化后产生的相应细胞因子可能在 IM 的发病中起到一定作用，机制尚不清。婴幼儿时期典型病例少见，主要是因为机体免疫系统发育未完善，对 EBV 不能产生充分的免疫应答。

【病理】　淋巴细胞的良性增生是 IM 的基本病理特征。病理可见非化脓性、肿大的淋巴结，淋巴细胞及单核 - 吞噬细胞明显增生。肝、脾、肺、心、肾、肾上腺、皮肤、中枢神经系统等重要器官受累，其血管周围均有淋巴细胞、单核细胞和异型淋巴细胞浸润及局限性坏死病灶。脾脏充满异型淋巴细胞、水肿，易破裂。

【临床表现】　儿童潜伏期 5~15 天，多为 9~11 天。起病急缓不一，症状多样性，多数患者有全身不适、乏力、发热、头痛、鼻塞、恶心、食欲减退等前驱症状。症状轻重不一，年龄越小症状越不典型。发病期典型的表现有：

1. **发热**　多数患儿有发热，体温 38~40℃，热型不定，热程差异较大，多为 1~2 周，少数可达数月。无明显中毒症状。

2. **咽峡炎**　大多数患儿表现为咽部、扁桃体及腭垂充血肿胀，伴有咽痛不适，部分患儿扁桃

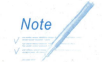
Note

体表面可见较厚的白色渗出物或假膜形成,容易剥脱。咽部肿胀严重者可导致呼吸、吞咽困难。

3. **淋巴结肿大**　70%患儿淋巴结肿大明显,全身淋巴结均可肿大,以颈部淋巴结最为常见。肿大的淋巴结大小不一,直径一般不超过3cm,中等硬度,无明显压痛、无粘连,肠系膜淋巴结肿大时,可表现为腹痛。肿大淋巴结消退缓慢,常在热退后数周或数月才消退。

4. **肝、脾大**　约20%~62%患儿肝脏肿大,大多在肋下2cm内,可有肝功能异常,并出现急性肝炎症状,如食欲低下、恶心、呕吐、腹部不适等,部分有轻度黄疸。约半数患儿有脾大,伴有疼痛及压痛,偶发生脾破裂。

5. **皮疹**　10%~20%患者在病程中出现皮疹,皮疹形态呈多形性,如丘疹、斑丘疹、荨麻疹、水疱疹、猩红热样皮疹及出血性皮疹等。躯干部位多见。皮疹大多在发病的4~6天出现,约持续1周左右消退,无脱屑、无色素沉着。

IM病程一般为2~3周,少数可长至数月。偶有复发,病程短,病情轻。婴幼儿患者症状不典型,但血清EBV抗体检测可阳性。

【并发症】　严重患者可并发神经系统疾病,如脑膜脑炎、周围神经炎等。循环系统可发生心包炎、心肌炎等,血液系统如EB病毒相关性噬血细胞综合征等。约30%的患者咽部继发性细菌感染。少见并发症如间质性肺炎、消化道出血、急性肾炎、再生障碍性贫血、粒细胞减少症或缺乏症及血小板减少症等。脾破裂少见但严重。

【实验室检查】

1. **血常规**　外周血象改变是本病的重要特征之一。早期白细胞总数正常或偏低,以后逐渐升高,$>10 \times 10^9/L$,可高达$(30~50) \times 10^9/L$。白细胞分类早期以中性粒细胞为主,以后淋巴细胞分类增高,并出现异型淋巴细胞。异型淋巴细胞大于10%,或其绝对值超过$1.0 \times 10^9/L$时有诊断意义。部分患儿血红蛋白降低及血小板计数减少。

2. **血清嗜异性凝集试验(heterophil agglutination test,HAT)**　发病1~2周患儿血清中出现IgM嗜异性抗体,能与绵羊或马红细胞凝集,阳性率约80%~90%。凝集效价在1:64以上,经豚鼠肾吸收后仍呈阳性者,具有诊断价值。此抗体持续2~5个月。5岁以下小儿此试验多为阴性。

3. **EBV特异性抗体检测**　间接免疫荧光法、酶联免疫法检测血清中EBV相关性抗体。VCA-IgM阳性是EBV新近感染的标志,EA-IgG一过性升高是近期感染或EBV复制活跃的指标,均具有诊断意义。

4. **EBV-DNA检测**　采用实时定量聚合酶链反应(RT-PCR)方法,能快速检测患儿血清中高浓度EBV-DNA,提示存在病毒血症,该检测敏感性和特异性高。

5. **其他**　部分患儿可出现心肌酶谱升高、转氨酶异常、肾功能改变、T淋巴细胞亚群异常。

【诊断和鉴别诊断】　诊断需根据典型临床表现:发热、咽峡炎、肝脾和淋巴结肿大,同时:①外周血异型淋巴细胞占淋巴细胞总数超过10%以上;②嗜异性凝集试验呈阳性;③EB病毒特异性抗体检测阳性:VCA-IgM、EA-IgG和EBV-DNA检测增高,尤其是VCA-IgM阳性或急性期与恢复期双份血清VCA-IgG抗体效价有4倍以上增高,是确诊EBV急性感染特异性高和最有价值的血清学试验,阳性可确诊;④细胞免疫功能紊乱:CD4/CD8比值下降也是重要诊断依据。

本病应与巨细胞病毒(CMV)、腺病毒、肺炎支原体、风疹病毒、甲肝病毒等感染导致的淋巴细胞与单核细胞增多相鉴别。其中巨细胞病毒感染所致者最常见,在嗜异性抗体阴性疾病中,部分类传染性单核细胞增多症与CMV感染有关。

【治疗】　IM为自限性疾病,大多预后良好。临床上无特异性的治疗方法,主要采取一般治疗及对症治疗。急性期卧床休息。轻微的腹部创伤有可能导致脾破裂,因此脾显著肿大的患者2~3周内应避免剧烈运动,防止破裂。抗菌药物治疗IM无效,当继发细菌感染时可应用。抗病毒治疗早期应用更昔洛韦时,疗效明确;阿昔洛韦、伐昔洛韦及干扰素等药物有一定治疗作用,

Note

其确切疗效尚需进一步观察。在抗病毒的基础上联合静脉注射丙种球蛋白可改善临床症状,缩短病程,早期应用效果更好。重型患者且有严重并发症者应用肾上腺皮质激素治疗可使症状明显减轻。脾破裂发生时,应给予立即输血,手术治疗。

【预防】　本病无特效的预防措施。部分恶性疾病,如鼻咽癌和霍奇金淋巴瘤等也与 EB 病毒感染有关,因此近年来国内外研究者正在研制、开发 EB 病毒疫苗,将用于预防本病,及与 EBV 感染相关的儿童恶性肿瘤的免疫预防。

【预后】　本病系自限性疾病,大多能自愈,预后良好。病程约为 1~2 周。少数恢复较缓慢,可达数周、数月。病死率约为 1%~2%,多死于脾破裂、中枢神经系统病变等严重并发症。

五、流行性腮腺炎

流行性腮腺炎(mumps,epidemic parotitis)是由腮腺炎病毒引起的急性呼吸道传染性疾病,以腮腺的急性非化脓性肿胀、疼痛为临床特征,可并发脑膜脑炎及胰腺炎等。多在幼儿园和学校等群体中流行,多见于儿童与青少年,年龄 5~15 岁较为主。一旦感染后可获得终身性免疫。

【病原与流行病学】　腮腺炎病毒属于副黏病毒科副黏病毒属,为单链 RNA 病毒。病毒抗原结构稳定,仅有一个血清型。病毒颗粒呈球形,直径约 100~200nm,表面有包膜。包膜蛋白有 2 种,血凝素 - 神经氨酸酶蛋白与溶解蛋白,对病毒毒力有着重要作用。该病毒对物理、化学因素敏感,在来苏和甲醛中 2 ~5 分钟内被杀灭,乙醚、消毒剂、紫外线照射很快将其灭活,腮腺炎病毒不耐热,加热至 56℃、20 分钟即失去活力。人是腮腺炎病毒的唯一宿主。患者和健康带病毒者均是本病的传染源,患者在腮腺肿大前 6 天到发病后 9 天内均有高度传染性,此时从唾液中可分离出腮腺炎病毒。通过呼吸道飞沫传播为主,或因唾液污染用具和玩具,再通过直接接触感染。本病无季节性,全年均可发生流行,但冬春季发病相对较多。

【发病机制】　病毒通过口、鼻呼吸道进入人体后,在局部黏膜固定并在上皮组织和淋巴组织中增殖,引起局部炎症和免疫反应,并进入血液形成第一次病毒血症,进而病毒扩散到腮腺和全身各器官如中枢神经系统致腮腺炎和脑膜炎,同时病毒也可经口腔沿腮腺管直接到腮腺。腮腺炎病毒在单核 - 巨噬细胞系统进一步增殖、复制后侵入血液,形成第二次病毒血症。该病毒对腺体组织、神经组织具有较强的亲和性,唾液腺首先被损害,腮腺最常受累,继之可使舌下腺、下颌下腺、乳腺、胰腺、性腺及甲状腺等多种腺体发生炎症改变。

【病理】　本病的病理特征为受侵犯的腺体及间质呈非化脓性炎性反应,充血、水肿、淋巴细胞浸润和腺细胞肿胀、坏死等。腺体导管细胞肿胀、管腔内充满坏死细胞及炎性渗出物,导致导管管腔狭窄、阻塞,腺体分泌物排出受阻,唾液中的淀粉酶排出受阻、潴留,经淋巴系统进入血液,引起血、尿淀粉酶增高。如发生脑膜脑炎,可见大脑及脑膜细胞变性、坏死和淋巴细胞浸润等。

【临床表现】　潜伏期 14~25 天,一般为 18 天。部分患儿有发热、乏力、头痛等症状,但多数儿童无前驱症状,常以腮腺肿大、疼痛为首要表现。常先见于一侧腮腺肿大,然后对侧也相继肿大,腮腺以耳垂为中心向前、后、下周围弥漫性肿大,下颌角与乳突间陷窝消失,边界不清,局部肿痛明显、有触痛,皮肤表面发热但不红。腮腺肿大在 1~3 天内达高峰,面部因腮腺肿大而变形,张口、咀嚼或摄入酸性食物时胀痛加剧。腮腺肿大持续约 4~5 天左右后逐渐消退。位于上颌第二白齿对面黏膜上的腮腺导管开口早期有红肿。在腮腺肿胀同时,下颌下腺和舌下腺亦可受累肿胀明显,查体时可触及椭圆形腺体。病程中部分患者可有不同程度的发热,持续时间长短不一,亦有患儿体温始终正常。

由于腮腺炎病毒具有嗜腺体、嗜神经性特点,引起中枢神经系统和其他腺体、器官受损,常见并发症如下:

1. **脑膜脑炎**　儿童期最常见,多见于 3~6 岁小儿。常发生在腮腺炎高峰时,也可先于腮腺

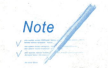

肿大之前出现。表现为发热、呕吐、头痛、嗜睡及抽搐,颈项强直、布氏征和 Kernig 征阳性等脑膜刺激征;脑脊液改变与其他病毒性脑炎相似。预后良好,多在 2 周内恢复正常,一般无后遗症,少数可遗留视力障碍、耳聋和脑积水等。

2. **睾丸炎**　是男孩较为常见的并发症,多数为单侧。常在腮腺炎发病后的 4~5 天、腮腺肿大开始消退时发生。常伴有发热,睾丸疼痛、肿胀伴明显触痛,可并发附睾炎、鞘膜积液及阴囊水肿。大多数患者出现严重的全身症状,高热、寒战等。一般约 10 天内好转,约 30%~40% 的病例发生睾丸萎缩,即使双侧受累,也很少导致不育症。

3. **卵巢炎**　少见。约 5%~7% 的青春期女性患者并发卵巢炎,症状轻,表现为下腹疼痛及压痛,一般不影响生育。

4. **胰腺炎**　常在腮腺肿大数天后发生,表现为发热、寒战、恶心、呕吐等,同时伴上腹部明显疼痛和触痛,由于单纯腮腺炎时血、尿淀粉酶增高,因此淀粉酶检测升高时,还需进行血清脂肪酶检查,升高则有助于胰腺炎诊断。重症急性胰腺炎较少见。

5. **其他并发症**　腮腺炎发生前后可发生心肌炎、肾炎、乳腺炎、角膜炎、甲状腺炎、血小板减少及关节炎等。

【实验室检查】

1. **血清、尿淀粉酶测定**　90% 的患者发病早期血清和尿淀粉酶增高,约 2 周左右降至正常,血清脂肪酶升高有助于胰腺炎的诊断。

2. **血清学检查**　近年来采用 ELISA 法,检测患者血清腮腺炎病毒特异性 IgM 抗体,若阳性提示近期感染,有助于早期诊断。急性期、恢复期双份血清特异性 IgG 抗体效价有 4 倍以上增高有诊断价值。PCR 技术进行检测腮腺炎病毒 RNA,敏感性、特异性高。

3. **病毒分离**　发病早期采集患者唾液、脑脊液、尿液或血液标本,接种鸡胚羊膜腔或人胚肾细胞进行腮腺炎病毒分离。

【诊断和鉴别诊断】　依据流行病学资料、腮腺肿痛等临床症状和体格检查,腮腺炎的诊断不困难。对可疑病例进行血清学检查及病毒分离,以助诊断。需与化脓性腮腺炎、其他病毒性腮腺炎以及不同原因引起的腮腺肿大,如白血病、淋巴瘤或腮腺肿瘤等进行鉴别诊断。

【治疗】　无特异性抗病毒治疗,以一般治疗和对症处理为主。

1. **一般治疗**　卧床休息,保持口腔清洁,清淡饮食,以流食或软食为宜,暂忌酸性食品。

2. **对症治疗**　对有高热、头痛和睾丸炎者给予解热镇痛药物。睾丸肿痛时用丁字带托起睾丸,局部冷湿敷。中医中药治疗采用清热解毒和青黛散调醋局部外敷等。

3. **抗病毒治疗**　发病早期可用利巴韦林 10~15mg/(kg·d) 静脉滴注,疗程 5~7 天。疗效不确定。

4. **其他**　重症患者或并发心肌炎、脑膜炎者,可短期应用肾上腺糖皮质激素治疗,疗程 3~5 天。

【预防】　按呼吸道传染病隔离患者直至腮腺肿胀消退为止。学校、幼儿园等集体机构加强晨检,有接触史的儿童一般检疫 3 周。加强预防接种,保护易感儿,接种腮腺炎减毒活疫苗可通过皮下接种、喷喉、喷鼻或气雾吸入等,能够取得良好效果。麻疹 - 风疹 - 腮腺炎三联疫苗接种也有较好的保护作用。

六、手足口病

手足口病(hand,foot and mouth disease,HFMD)是由肠道病毒引起的急性传染性疾病,多见于儿童,尤其以 3 岁以下婴幼儿发病率最高。本病主要通过消化道、呼吸道及密切接触传播。典型临床表现为发热,手、足、口腔等部位的皮肤黏膜斑丘疹、疱疹,重者可出现脑膜炎、脑炎、脑脊髓炎、肺水肿和心肌炎等。主要死亡原因为脑干脑炎及神经源性肺水肿。由于病毒传染性强,

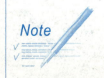

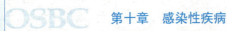

易在托幼机构流行。

【病原学】　引起手足口病的病毒多样,主要为肠道病毒,我国以肠道病毒 71 型(entero virus,EV71)和柯萨奇病毒 A 组 16 型(Coxsackie virus,CoxA16)常见,均为小 RNA 病毒科,肠道病毒属,单股正链 RNA 病毒,病毒呈 20 面体立体对称球形,直径为 24~30nm。湿热的环境其适合生存,对胃酸和胆汁有抵抗力。该类病毒在 4℃可存活 1 年,−20℃环境可长期保存。因肠道病毒结构中无脂质,故对乙醚、来苏、氯仿等不敏感,对碱、紫外线及干燥敏感,高锰酸钾、碘酒、漂白粉、甲醛等能将其灭活。

【流行病学】　人类是人肠道病毒的唯一宿主。手足口病患者和隐性感染者为传染源,患儿是流行期间的主要传染源。主要经粪 - 口途径传播,亦可经呼吸道飞沫传播,或接触患者呼吸道分泌物、疱疹液及污染的物具而感染,或流行季节的医源性传播,也值得重视。对肠道病毒人群普遍易感,成人多因隐性感染获得相应抗体,故易感人群以儿童为主,尤其在托幼等集体机构儿童间流行。感染后可获得对相应肠道病毒的免疫力,持续时间尚不确切。于发病前数天,在感染者咽部分泌物、粪便中即可分离出病毒,粪排病毒时间可达 3~5 周。

【发病机制】　手足口病的发病机制不完全清楚。病毒由消化道或呼吸道进入人机体后,在局部黏膜上皮细胞和淋巴组织中进行增殖后进入血液循环导致病毒血症,即第一次病毒血症,并随血流播散至单核 - 吞噬细胞系统及肝脾、淋巴组织、骨髓、心脏、皮肤、黏膜等靶组织继续复制,再次入血形成第二次病毒血症,机体出现相应的临床表现。大多数患者通过自身防御机制,控制感染而停止进展,成为隐性感染或临床表现较轻;仅极少数患者,成为重症感染。对靶器官的趋向性部分取决于感染病毒的血清型,EV71 具有嗜神经性,可侵犯神经系统。巨噬细胞和 T 淋巴细胞是机体的主要细胞屏障,在 EV71 感染的过程中发挥重要的作用。

【临床表现】　手足口病潜伏期约 3~7 天。根据临床病情的轻重程度,分为普通病例和重症病例。

1. 普通病例　一般急性起病,多有发热,可出现咳嗽、喷嚏、流涕、食欲低下等症状。口腔较早出现黏膜疹,呈粟粒样斑丘疹、疱疹或溃疡,多位于颊黏膜和硬腭等处,因口腔疼痛,患儿表现为拒食、流涎及哭闹等。手、足和臀部局部出现斑丘疹及疱疹,躯干少见,皮疹呈离心性分布,消退后不留瘢痕,无色素沉着。病程约 1 周,预后良好。

2. 重症病例　少数患儿病情进行性加重,进展迅速,在发病的 1~5 天左右发生脑炎、脑膜炎、脊髓炎、循环障碍和肺水肿等,极少数病例病情凶险,可致死亡,存活病例可有后遗症。

(1) 神经系统表现:多出现在发病的 1~5 天内,患儿可高热,中枢神经系统损害表现为精神不振、嗜睡、激惹、头痛、呕吐、食欲差、抽搐、昏迷等;肢体抖动、肌阵挛、共济失调、眼球运动障碍;肌无力、急性弛缓性瘫痪等。腱反射减弱或消失,布氏征、Kernig 征和 Brudzinski 征阳性。

(2) 呼吸系统表现:发生肺水肿时,表现为呼吸浅快、呼吸困难或呼吸节律不规律,口唇、口周发绀,咳嗽加重,咳粉红色或血性泡沫样痰,肺部可闻及湿性啰音或痰鸣音。

(3) 循环系统表现:心率增快或减慢,面色发灰、出冷汗,皮肤有花纹、四肢凉、指(趾)端发绀;血压下降,毛细血管充盈时间延长。

【实验室检查】

1. 血常规　白细胞计数多正常或降低,淋巴细胞分类增高,病情危重者白细胞计数可明显升高或明显降低。

2. 血生化检查　部分病例可有轻度酶谱异常,谷丙转氨酶(ALT)、谷草转氨酶(AST)、肌酸激酶同工酶(CK-MB)血清水平升高,病情危重者肌钙蛋白(cTnI)、尿素氮、血氨和血糖可升高。

3. 血气分析　呼吸系统受累严重时,可有动脉血氧分压降低、氧饱和度下降,二氧化碳分压

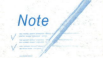

升高和不同程度酸中毒。

4. 脑脊液检查 中枢神经系统受累时,脑脊液外观清亮,压力增高,白细胞计数增多,蛋白正常或轻度增高,糖和氯化物正常。脑脊液特异性病毒抗体滴度升高有助于诊断。

5. 病原学检查 鼻咽拭子、疱疹液或粪便标本中 CoxA16、EV71 等肠道病毒特异性核酸检测阳性或分离出肠道病毒可确诊。

6. 血清学检查 急性期与恢复期双份血清 CoxA16、EV71 等肠道病毒中和抗体有 4 倍以上的升高可确诊。

7. 胸部 X 线检查 可表现为双肺纹理增多,斑片状浸润影,部分病例以单侧为著。

8. 磁共振检查 神经系统受累者,脑干、脊髓灰质损害时有异常改变。

【诊断和鉴别诊断】 根据流行病学资料、起病急,发热或无发热,伴手、足、口和臀部的斑丘疹、疱疹可作出诊断。少数重症病例皮疹不典型,进展快,临床诊断相对困难,需结合病原学或血清学检查结果作出诊断。近年来临床研究提示具有以下表现者(尤其 3 岁以下的患儿),有可能发展为危重病例,应严密观察病情变化,做好救治工作:①持续高热不退;②精神萎靡、易惊、呕吐、肢体抖动、无力;③呼吸、心率增快;④出冷汗、末梢循环障碍;⑤高血压;⑥外周血白细胞计数和血小板计数增高明显;⑦高血糖。

鉴别诊断包括:

1. 儿童发热、出疹性疾病鉴别见表 10-1。

2. 其他病毒所致脑炎或脑膜炎 单纯疱疹病毒、EB 病毒、巨细胞病毒、呼吸道病毒等引起的脑炎或脑膜炎,临床表现与手足口病合并中枢神经系统损害表现相似;对皮疹不典型者,应根据流行病学资料,采集标本进行病毒病原学检查,血清学检查作出诊断。

3. 肺炎 手足口病发生神经源性肺水肿时,应与肺炎鉴别。肺炎主要表现为发热、咳嗽、呼吸急促等呼吸道症状,一般无典型皮疹,不伴心衰时无粉红色或血性泡沫痰。

4. 暴发性心肌炎 重症手足口病伴循环障碍病例需与暴发性心肌炎鉴别。后者多有严重的心律失常、心源性休克等表现,无典型皮疹。可根据病原学和血清学检查结果进行鉴别。

【治疗】

1. 普通病例 目前尚无特异性治疗和无特效抗病毒药物,以对症治疗为主。家中隔离,避免交叉感染。保证休息,清淡饮食,加强口腔和皮肤护理。

2. 重症病例的治疗

(1)神经系统受累:

1)控制高颅内压:控制入量,应用甘露醇降颅压,每次 0.5~1.0g/kg,每隔 4~8 小时 1 次,20~30 分钟内快速静脉注射。根据病情调整给药剂量及间隔时间,或加用呋塞米。

2)糖皮质激素应用:根据病情,酌情应用糖皮质激素,甲泼尼龙 1~2mg/(kg·d);或氢化可的松 3~5mg/(kg·d);或地塞米松 0.2~0.5mg/(kg·d),病情改善后,尽早减量、停用。

3)免疫球蛋白:静脉注射免疫球蛋白,总量 2g/kg,分 2~5 天给予。

4)对症治疗:物理或药物降温,烦躁、惊厥时应用镇静、止惊剂。密切监护生命体征,严密观察病情变化。

(2)呼吸、循环衰竭:①保持呼吸道通畅,保证有效吸氧;②监测呼吸、心率、血压和血氧饱和度;③呼吸功能障碍的治疗参见相关章节内容;④保护重要脏器的功能,维持机体水、电解质、酸碱平衡。

(3)恢复期:进一步促进各脏器功能恢复;加强功能康复治疗;中西医结合治疗。

【预防】 手足口病患儿应进行隔离。预防 EV71、Cox16 等肠道病毒感染关键是,搞好环境卫生,勤洗手,保持室内空气流通,流行期间少带儿童到人群聚集的公共场所,避免交叉感染。

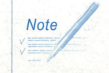

【小结】

1. 麻疹是由麻疹病毒引起的一种以发热、呼吸道卡他症状和特征性皮疹为主要临床表现的急性呼吸道传染性疾病。典型临床表现为急性发热、畏光、流泪、呼吸道卡他症状、口腔麻疹黏膜斑及皮疹等。麻疹的皮疹具有按顺序出现、疹退后皮肤有脱屑及色素沉着等特点。麻疹病毒血清 IgM 抗体阳性或分离到麻疹病毒可确诊。

2. 脊髓灰质炎是由脊髓灰质炎病毒引起的急性传染病。脊髓灰质炎瘫痪特点为不对称的弛缓性瘫痪,近端重于远端;肢体无感觉障碍。早期脑脊液表现为细胞-蛋白分离。可有后遗症。

3. 水痘是由水痘-带状疱疹病毒感染引起的急性传染性出疹性疾病,有高度传染性。皮疹特点:向心性分布;最初的皮疹为细小红色斑疹和丘疹,数小时内变为水滴状透明水疱,于24~48小时水疱内液体变混浊,并呈中心凹陷、破溃,干枯、结痂;皮疹分批出现,在疾病高峰期同一部位可见到斑丘疹、疱疹、结痂同时存在。

4. 传染性单核细胞增多症是由 EB 病毒所致的急性传染性疾病。临床上以发热、咽峡炎和淋巴结肿大为典型三联症,同时伴有肝、脾大,外周血淋巴细胞和异型淋巴细胞增多等为特征。因临床表现多样化和不典型病例逐渐增多。大多数预后良好。

5. 流行性腮腺炎是由腮腺炎病毒引起的急性呼吸道传染性疾病。以腮腺的急性非化脓性肿胀、疼痛为临床特征,可并发脑膜脑炎及胰腺炎等。

6. 手足口病是由肠道病毒引起的急性传染性疾病,多见于儿童,尤其以 3 岁以下婴幼儿发病率最高。典型临床表现为发热,手、足、口腔等部位的皮肤黏膜斑丘疹、疱疹,重者可出现脑膜炎、脑炎、脑脊髓炎、肺水肿和心肌炎等。主要死亡原因为脑干脑炎及神经源性肺水肿。由于病毒传染性强,易在托幼机构流行。

【思考题】

1. 麻疹的常见并发症有哪些?
2. 脊髓灰质炎与吉兰-巴雷综合征的鉴别要点。
3. 水痘的常见并发症有哪些?
4. 传染性单核细胞增多症诊断和治疗。
5. 流行性腮腺炎的并发症有哪些?
6. 手足口病重症病例的治疗。

(黄燕萍)

第二节　细菌感染

一、败血症

败血症(septicemia)过去的定义系指致病菌进入血液循环并在其中繁殖,产生毒素而引起的全身性严重感染。近年来,对败血症的研究越来越重视机体对微生物及其毒素所产生的全身反应,并将宿主对微生物感染的全身炎症反应称为脓毒血症(sepsis)。将人体对各种损害,包括细菌感染所引起的全身性炎症反应称为全身炎症反应综合征(systemic inflammatory response syndrome,SIRS)。新的败血症的定义是指微生物进入血液循环并在其中繁殖,产生毒素,并发生

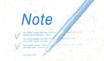
Note

SIRS。败血症患者出现低灌注和脏器功能失调者称为重症败血症。

【病因】 败血症可由各种病原体引起。革兰阳性球菌主要为葡萄球菌和链球菌;革兰阴性菌主要为大肠埃希菌、肺炎克雷伯杆菌、假单胞菌属、变形杆菌、克雷白菌属等;厌氧菌以脆弱类杆菌、梭状芽胞杆菌及消化道链状菌为多见。真菌、支原体、衣原体、病毒等感染也可引起败血症。败血症致病菌种类可因不同年龄、性别、感染灶、原发病、免疫功能、感染场所和不同地区有一定差别。近年来,革兰阳性菌感染有所下降,革兰阴性菌及各种耐药菌株感染逐年上升,这与体内异物置入、血管插管等医学新技术的开展和抗生素的广泛使用有关。糖皮质激素等免疫抑制剂及抗肿瘤药物的广泛应用,机体防御功能受损,致使一些既往认为不致病或致病力弱的条件致病菌引起的败血症亦有所增加。

【发病机制】 病原微生物侵入人体后能否引起败血症,不仅与微生物的毒力及数量有关,最重要的是取决于人体的免疫防御功能。当人体的抵抗力因各种慢性疾病、免疫抑制而受到削弱或皮肤黏膜屏障破坏时,致病微生物可自局部侵入血液循环,进入血液循环后,在生长、增殖的同时产生了大量毒素,造成机体组织受损,进而激活循环中的单核细胞或组织器官中的巨噬细胞产生并分泌大量的炎性细胞因子,如:IL-1、IL-6、IL-8、TNF、IFN-γ 等,发生 SIRS,激活补体系统、凝血系统、血管舒缓素、激肽系统等,释放糖皮质激素和 β - 内啡肽,造成广泛的内皮细胞损伤、凝血及纤溶过程改变,血管张力丧失及心肌抑制,引发感染性休克、DIC 和多器官功能衰竭(multiple organ failure,MOF)(图 10-1)。

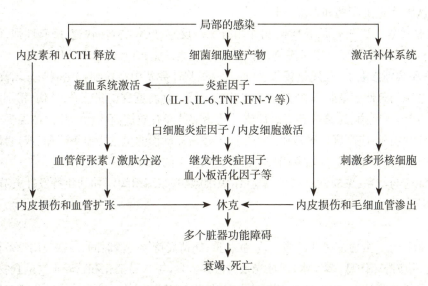

图 10-1 败血症病理过程

【病理】 败血症患儿共同的和最显著的病理变化是毒血症引起的中毒改变。主要表现为组织器官细胞变性、微血管栓塞、组织坏死、出血及炎症细胞浸润。肺、肠、肝、肾、肾上腺等具有上述病变,除此以外,心、脾也常被波及。继发性脓胸、化脓性心包炎、腹膜炎、脑膜炎及急性心内膜炎等合并症亦可见。

【临床表现】

1. 原发感染灶 败血症患儿大多数都有轻重不等的原发感染灶。感染部位红、肿、热、痛和功能障碍是原发感染灶的共同特点。

2. 感染中毒症状 大多数起病较急,突起的发热或先有畏冷或寒战,继之高热,弛张热或稽留热,间歇或不定型。体弱、重症营养不良和小婴儿可不发热,甚至体温不升。精神萎靡或烦躁不安,意识不清、谵妄以至昏迷,面色苍白或青灰、头痛、肌肉、关节酸痛、软弱无力、不思饮食、气急、脉速甚至呼吸困难。少数患儿可有恶心、呕吐、腹痛、腹泻等胃肠道症状。重症者可出现中

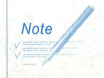

毒性心肌炎、中毒性脑病、肝炎、肠麻痹、感染性休克、DIC 等。

3. **皮疹**　可有出血点、斑疹、丘疹或荨麻疹等。猩红热样皮疹多见于 A 组 β 溶血性链球菌感染及金黄色葡萄球菌脓毒败血症;脑膜炎双球菌败血症常有大小不等的瘀点或瘀斑;铜绿假单胞菌败血症可见坏死性皮疹。

4. **肝脾大**　以婴幼儿多见,一般仅轻度肿大,部分患儿可并发中毒性肝炎;金葡菌迁徙性损害引起肝脏脓肿时,肝脏压痛明显,并可出现黄疸。

5. **迁徙性病灶**　迁徙性病灶的好发部位,因感染病原的不同而各异,常见的迁徙性病灶有皮下及深部肌肉脓肿、肺炎、肺脓肿、渗出性胸膜炎、脓胸、感染性心内膜炎、化脓性心包炎、脑脓肿、骨髓炎等。严重败血症往往伴有休克和DIC,以革兰阴性细菌败血症多见。

6. **其他症状**

【实验室检查】

1. **外周血象**　白细胞计数以及中性粒细胞比例明显增加,并有核左移倾向,细胞质中出现中毒颗粒。重症、衰弱者或机体反应低下者白细胞总数可减少,红细胞计数以及血红蛋白常降低,重症者血小板减少。

2. **病原学检查**　可送检血及骨髓培养、原发病灶及迁徙病灶的脓液培养及涂片和瘀点涂片寻找病原菌。病原学的送检应尽量于早期、抗菌药物治疗之前多次于发热和寒战发作期间采血,以提高检出率,需连续两次或同时从不同部位取双份标本以便能分清是污染还是致病菌。必要时可同时做厌氧菌、L 型菌和真菌培养。

3. **其他检查**　检测病原菌 DNA 可用聚合酶链反应(PCR),方法快速,敏感性强,但易出现假阳性。检测病原菌抗原可用对流免疫电泳、乳胶凝集试验,有辅助诊断价值。

【诊断和鉴别诊断】　凡发热较急、外周血白细胞计数及中性粒细胞比例明显增高,而无局限于某一系统的急性感染时,均应考虑败血症的可能。凡新近有皮肤感染、外伤,特别是有挤压疮疖史者,或者呼吸道、尿路等感染病灶或局灶感染虽经有效抗菌药物治疗但体温仍未控制且感染中毒症状明显,应高度怀疑败血症的可能。败血症确诊的依据为血培养和(或)骨髓培养阳性,但一次血培养和(或)骨髓培养阴性不能否定败血症的诊断。

败血症应与伤寒、粟粒性肺结核、恶性组织细胞病、结缔组织病如幼年特发性关节炎(全身型)等相鉴别。

【治疗】

1. **一般治疗**　败血症患儿的体质差,症状重,病情需持续一段时间,故在应用特效抗菌治疗的同时,患儿应卧床休息,多饮水,保证充足的液体入量,摄入易消化和营养丰富的食物,注意电解质平衡及维生素补充,加强护理,防止压疮等发生。感染中毒症状严重的患儿可在足量应用有效抗生素的同时适当给予小剂量糖皮质激素治疗5~7 天。

2. **抗菌治疗**　抗生素应尽早应用,在未获得病原学结果之前应根据情况经验性给予抗菌药物治疗,待病原学结果回报后再根据病原菌种类和药敏试验结果调整给药方案。常选用二联或三联杀菌性抗生素联合静脉给药,2~3 周病情稳定后可改用肌注或口服。疗程需持续至症状改善,热退后 2~3 周,或血培养阴性后 1~2 周或连续 2~3 次血培养转阴后方可停药。

对革兰阳性球菌,可用青霉素加氨基糖苷类(阿米卡星或庆大霉素);金黄色葡萄球菌耐药菌株可用万古霉素;耐药性革兰阴性菌可用第三代头孢菌素或含有酶抑制剂的第三代头孢菌素。抗生素宜用足量或大剂量静脉给药,无尿或少尿者慎用对肾脏有毒副作用的药物。

3. **并发症的防治**

(1) 感染性休克:积极控制感染,避免休克发生。

(2) 迁徙性化脓性炎症或脓肿:应及时进行处理,有效引流。

(3) 基础病的治疗:某些有基础疾病的患儿易发生败血症,如恶性肿瘤、糖尿病、慢性肾脏疾

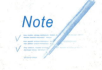

病等。对这些基础疾病仍应积极治疗。

二、细菌性痢疾

细菌性痢疾(bacillary dysentery)简称菌痢,是由志贺菌(也称痢疾杆菌)引起的肠道传染病。消化道是菌痢的主要传播途径,终年散发,夏秋季可引起流行,两个好发高峰:学龄前儿童与青壮年。其主要病理变化为直肠、乙状结肠的炎症与溃疡,主要临床表现为腹痛、腹泻、排黏液脓血便以及里急后重等,可伴有发热及全身毒血症状,严重者可出现感染性休克和(或)中毒性脑病。菌痢多为急性,少数可迁延为慢性。由于痢疾杆菌各组及各血清型之间无交叉免疫,且患儿感染后免疫力差,可引起反复感染。

【病原学】　痢疾杆菌属于肠杆菌属(shigella),革兰阴性杆菌,有菌毛,无鞭毛、荚膜及芽胞,无动力,为兼性厌氧,但最适宜于需氧生长。根据生化反应与血清学试验该属细菌分为痢疾、福氏、鲍氏和宋内志贺菌四群。目前我国以福氏和宋内志贺菌多见,呈不典型发作,痢疾志贺菌的毒力最强,可引起严重症状。志贺菌属还可感染除人类以外的其他灵长类,偶尔感染畜禽,可引起肉品等污染。

(一)抗原结构

根据国际微生物学会的分类,按抗原结构和生化反应不同,将志贺菌分为 4 群和 47 个血清型(其中 A 群 15 个、B 群 13 个、C 群 18 个、D 群 1 个)(表 10-3)。

表 10-3　志贺菌属的分型

菌名	群别	鸟氨酸脱羧酶	甘露醇	血清型
痢疾志贺菌(s.dysenteriae)	A	−	−	1~15
福氏志贺菌(s.flexneri)	B	−	+	1~6(15 个亚型)
鲍氏志贺菌(s.boydii)	C	−	+	1~18
宋内志贺菌(s.sonnei)	D	+	−	1

(二)抵抗力

志贺菌的抵抗力比其他肠道杆菌弱,存在于患儿与带菌者的粪便中,加热 60℃ 10 分钟可被杀死,对酸和一般消毒剂敏感。在粪便中,由于其他肠道菌产酸或噬菌体的作用常使本菌在数小时内死亡,故粪便标本应迅速送检。但在污染物品及瓜果、蔬菜上可存活 10~20 天。在适宜的温度下,可在水及食品中繁殖,引起水源或食物型的暴发流行。D 群宋内志贺菌抵抗力最强,A 群痢疾志贺菌抵抗力最弱。

(三)毒素

侵入上皮细胞的志贺菌,除在细胞内繁殖外可播散至邻近细胞,由毒素作用引起细胞死亡。志贺菌属所有菌株均可产生内毒素,内毒素可引起全身反应如发热、毒血症及休克等。外毒素又称为志贺毒素(shiga toxin),有肠毒性、神经毒性和细胞毒性,分别导致相应的临床症状。

【流行病学】

(一)传染源

包括患者和带菌者。无症状带菌者由于症状不典型而容易误诊或漏诊,因此在流行病学中具有重要意义。患者中以急性、非急性典型菌痢与慢性隐匿型菌痢为重要传染源。

(二)传播途径

本病主要经粪-口途径传播。痢疾杆菌随患者或带菌者的粪便排出,通过污染的手、食品、水源或生活接触,或苍蝇、蟑螂等间接方式传播,最终均经口入消化道使易感者受感染。

(三) 人群易感性

人群普遍易感,学龄前儿童患病多,与不良卫生习惯有关。患儿病后可获得一定的免疫力,但持续时间较短,不同菌群及血清型间无交叉保护性免疫,因而易反复感染。

(四) 流行特征

菌痢多发生于发展中国家,与医疗条件差、水源不安全有较大关系。全球每年志贺氏菌感染人次估计为 1.65 亿,其中发展中国家占 99%。在志贺菌感染者中,70% 的患者和 60% 的死亡患者均为 5 岁以下儿童。

我国 1994~2003 年的检测数据显示,菌痢的报告病例数从 87.83 万降至 49.05 万例,总体看发病率呈逐年下降的趋势。各地菌痢发生率差异不大,终年散发,有明显的季节性。夏秋季降雨量多、苍蝇密度高及进食生冷瓜果食品的机会多等可能与该季节本病发病率高有关。

【发病机制与病理解剖】

(一) 发病机制

细菌数量、致病力和人体抵抗力是志贺菌进入机体后是否发病的三个重要因素。进入消化道的志贺菌,多数被胃酸杀死,少数进入下消化道的细菌也可因正常菌群的拮抗作用,或肠道分泌型 IgA 的阻断作用无法吸附于肠黏膜上皮,而不能致病。志贺菌致病力强时即使 10~100 个细菌进入人体也可引起发病。人体抵抗力低下时,少量细菌也可致病。

志贺菌经口进入人体,穿过胃酸屏障后,侵袭并生长于结肠黏膜上皮细胞,经基底膜进入固有层,在其中繁殖并释放毒素,引起炎症反应和小血管循环障碍,在这一过程中,炎性介质的释放使志贺菌进一步侵入并加重炎症反应,导致肠黏膜炎症、坏死和溃疡。由黏液、细胞碎屑、中性粒细胞,渗出液和血形成黏液脓血便。

志贺菌释放的内毒素进入血液循环后,除引起发热和毒血症外,可通过释放各种血管活性物质,引起急性微循环衰竭,进而引起感染性休克、DIC 及多脏器功能衰竭,临床表现为中毒性菌痢。

外毒素是由志贺菌志贺毒素基因编码的蛋白,它能不可逆性地抑制蛋白质合成,从而导致上皮细胞损伤,可引起出血性结肠炎和溶血性尿毒综合征(hemolytic uremic syndrome,HUS)。

(二) 病理解剖

菌痢的病理变化主要发生于大肠,以乙状结肠与直肠为主,严重者可以波及整个结肠及回肠末端。

急性菌痢的典型病变过程为初期的急性卡他性炎,随后出现特征性假膜性炎和溃疡形成,最后愈合。肠黏膜的病理变化早期可见点状出血,之后以弥漫性纤维蛋白渗出性炎症为基本病理变化。病变进一步发展,肠黏膜上皮形成浅表坏死,表面有大量的黏液脓性渗出物。在渗出物中有大量纤维素,与坏死组织、炎症细胞、红细胞及细菌一起形成特征性的假膜。一周左右,假膜开始脱落,形成大小不等、形状不一的“地图状”溃疡。肠道严重感染可引起肠系膜淋巴结肿大,并可累及肝、肾等实质脏器。中毒性菌痢突出的病理改变为大脑及脑干水肿、神经细胞变性,肠道病变轻微。部分病例可见肾上腺充血,肾上腺皮质萎缩。

慢性菌痢的病理变化为肠黏膜水肿、肠壁增厚,肠黏膜溃疡不断形成和修复,导致瘢痕和息肉形成,少数病例甚至出现肠腔狭窄。

【临床表现】

潜伏期一般为 1~4 天(数小时至 7 天)。流行期为 6~11 月,发病高峰期在 8 月。根据病程长短和病情轻重可以分为下列各型:

(一) 急性菌痢

根据肠道症状轻重及毒血症,可分为以下 4 型:

1. 普通型(典型)　急性起病,有畏寒、发热,发热达 39℃以上,伴头痛、乏力、食欲减退,多数伴腹痛、腹泻,多先为稀水样便,1~2 天后转为黏液脓血便,每天数十次,便量少,失水不显著,

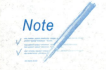

有时伴有脓血便,此时里急后重明显。常伴肠鸣音亢进,左下腹压痛。自然病程1~2周,多数自行恢复,少数转为慢性。

2. **轻型(非典型)**　全身毒血症状轻微,无发热或仅有低热。主要表现为急性腹泻,每天便10次以内,为黏液稀便无脓血。有轻微腹痛及左下腹压痛,里急后重较轻或缺如,自然病程为1周左右,少数转为慢性。

3. **重型**　多见于体弱、营养不良患儿,急起发热,每天大便30次以上,为稀水脓血便,有时可排出片状假膜,严重时伴大便失禁,腹痛、里急后重症状明显。严重腹胀及中毒性肠麻痹多为后期表现,常伴呕吐,严重失水可引起外周循环衰竭。部分病例表现为中毒性休克,体温不升,常有酸中毒和水、电解质平衡失调,少数患者可出现心、肾功能不全。

4. **中毒性菌痢**　以2~7岁健壮儿童为多见。潜伏期多为1~2天,短者数小时,起病急,发展快,突起畏寒、高热,病势凶险,全身中毒症状严重,可有嗜睡、昏迷及抽搐,迅速发生循环和呼吸衰竭。临床以严重毒血症状、休克和(或)中毒性脑病为主,而局部肠道症状很轻或缺如。开始时可无腹痛及腹泻症状,但发病24小时内可出现痢疾样大便。

中毒性菌痢根据临床表现分为以下三型:

(1) 休克型(周围循环衰竭型):常见,主要表现为感染性休克。面色苍白、四肢厥冷、皮肤花斑、发绀、心率加快、脉细速甚至不能触及,血压逐渐下降甚至测不出,并可出现心、肾等重要脏器功能不全及意识障碍。严重病例不易逆转,可致多脏器功能损伤与衰竭,危及生命。

(2) 脑型(呼吸衰竭型):主要临床表现为中枢神经系统症状。脑血管痉挛,引起脑缺血、缺氧,导致脑水肿、颅内压增高,甚至脑疝。患儿可出现剧烈头痛、频繁呕吐、烦躁、惊厥、昏迷、瞳孔不等大、对光反射消失等,严重者可出现中枢性呼吸衰竭等临床表现。此型病死率较高。

(3) 混合型:兼有上两型的表现,病情最为凶险,病死率很高(90%以上)。该型多出现呼吸系统、循环系统及中枢神经系统等多脏器功能损害与衰竭。

(二) 慢性菌痢

菌痢病程反复发作或迁延不愈达2个月以上者,即为慢性菌痢。根据临床表现可以分为3型:

1. **慢性迁延型**　患儿急性菌痢发作后,病情时轻时重,迁延不愈。长期腹泻可导致营养不良、贫血、乏力等。长期间歇排菌,为重要的传染源。

2. **急性发作型**　患儿有慢性菌痢史,间隔一段时间后又出现急性菌痢的表现,但发热等全身毒血症状不明显。

3. **慢性隐匿型**　患儿有急性菌痢史,临床症状不明显,结肠镜可发现黏膜炎症或溃疡等病变,大便培养可检出志贺菌。

慢性菌痢中以慢性迁延型最为多见,慢性隐匿型最少。

【实验室检查】

(一) 一般检查

1. **血常规**　急性菌痢白细胞总数可轻至中度增多,可达(10~20)×10^9/L,中性粒细胞为主。慢性患者血红蛋白可降低。

2. **大便常规**　外观多为黏液脓血便,镜检可见白细胞(≥15个/高倍视野)、脓细胞和少数红细胞,发现巨噬细胞有助于诊断。

(二) 病原学检查

1. **细菌培养**　粪便培养出痢疾杆菌可以确诊。为提高细菌培养阳性率可在抗菌药物使用前采集新鲜标本,取脓血部分及时送检和早期多次送检。

2. **特异性核酸检测**　核酸杂交或聚合酶链反应(PCR)可直接检查粪便中的痢疾杆菌核酸,具有灵敏度高、特异性强、快速简便、对标本要求低等优点,但临床较少使用。

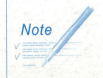

Note

（三）免疫学检查

早期可采用免疫学方法检测细菌或抗原,快捷方便,对菌痢的早期诊断有一定帮助,但由于粪便中抗原成分复杂,易出现假阳性。

【并发症和后遗症】 本病较少出现并发症和后遗症。并发症有菌血症、溶血性尿毒综合征、关节炎、瑞特(Reiter)综合征等。后遗症以神经系统后遗症常见,可有耳聋、失语及肢体瘫痪等症状。

【诊断】 结合患儿流行病学史、临床表现、实验室检查进行综合诊断。确诊有赖于病原学的检查。菌痢夏秋季多发,有不洁饮食或与菌痢患者接触史的患儿。急性期临床表现为发热、腹痛、腹泻、里急后重及黏液脓血便,左下腹有明显压痛。慢性菌痢为病程超过2个月而病情未愈的急性菌痢患儿。中毒性菌痢儿童多见,临床表现为高热、惊厥、意识障碍及呼吸、循环衰竭,起病初期胃肠道症状轻微,甚至无腹痛、腹泻,可盐水灌肠或肛拭子行粪便检查方可诊断。粪便镜检有大量白细胞(≥15个/高倍视野),脓细胞及红细胞即可诊断。确诊有赖于粪便培养出志贺菌。

【鉴别诊断】 菌痢应与多种腹泻性疾病相鉴别,中毒性菌痢则应与夏秋季急性中枢神经系统感染或其他病因所致的感染性休克相鉴别。

（一）急性菌痢

与下列疾病相鉴别:

1. 急性阿米巴痢疾 鉴别要点见表10-4。

表 10-4 细菌性痢疾与急性阿米巴痢疾的鉴别要点

鉴别要点	急性细菌性痢疾	急性阿米巴痢疾
病原体	志贺菌	溶组织内阿米巴滋养体
粪便检查	便量少,黏液脓血便,有大量白细胞及红细胞,可见吞噬细胞。培养有志贺菌生长	便量多,暗红色果酱样便,腥臭,白细胞少,红细胞多,有夏科-莱登晶体,有阿米巴滋养体
结肠镜检查	肠黏膜弥漫性充血、水肿及浅表溃疡,以直肠、乙状结肠为主	散发溃疡,边缘深,周有红晕,溃疡间黏膜充血较轻,病变以盲肠、升结肠为主
临床表现	多有发热及毒血症状,腹痛重,伴里急后重,常见左下腹压痛	多无发热,毒血症少见,腹痛轻,无里急后重,常见右下腹压痛
流行病学	散发性,夏秋流行	散发性
潜伏期	数小时至7天	数周至数月
血白细胞	总数及中性粒细胞比例明显增多	早期略增多

2. 其他细菌引起的肠道感染 可出现痢疾样症状的肠道感染如肠侵袭性大肠埃希菌 (entero-invasive Escherichia coli)、空肠弯曲菌(campylobacter)以及气单胞菌(aeromonas)等,鉴别有赖于大便培养检出不同的病原菌。

3. 细菌性胃肠型食物中毒 患儿因进食被沙门菌、金黄色葡萄球菌、副溶血弧菌、大肠埃希菌等病原菌或它们产生的毒素污染的食物引起。有进食同一食物集体发病病史,大便镜检通常白细胞不超过5个/高倍视野。确诊有赖于从可疑食物及患者呕吐物、粪便中检出同一细菌或毒素。

4. 其他 急性菌痢还需与急性肠套叠及急性坏死出血性小肠炎相鉴别。

（二）中毒性菌痢

1. 休克型 需与其他细菌引起感染性休克相鉴别。血及大便培养检出不同致病菌有助于鉴别。

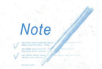
Note

2. **脑型**   流行性乙型脑炎(乙脑)多发于夏秋季;且有高热、惊厥、昏迷,需与本型相鉴别。乙脑起病后进展相对缓慢,循环衰竭少见,意识障碍及脑膜刺激征明显,脑脊液可有蛋白及白细胞增高,乙脑病毒特异性 IgM 阳性有助于鉴别诊断。

3. **慢性菌痢**   直肠结肠癌、慢性血吸虫病及非特异性溃疡性结肠炎等疾病需与慢性菌痢需相鉴别,特异性病原学检查、病理和结肠镜检有助于鉴别诊断。

【预后】   急性菌痢大部分于 1~2 周内痊愈,仅有少数转为慢性或带菌者。中毒性菌痢预后差,病死率高。

【治疗】

(一) 急性菌痢

1. **一般治疗**   消化道隔离至临床症状消失,大便培养连续 2 次阴性。毒血症状重者必须卧床休息。饮食应以流食为主,忌食生冷、油腻及刺激性食物。

2. **抗菌治疗**   轻型菌痢患儿可不用抗菌药物;病情严重患儿需及时应用抗生素,近年来志贺菌对各种抗生素的耐药性逐年增长,应根据本地流行菌株药敏试验或大便培养的结果进行选择。抗生素治疗的疗程一般为 3~5 天。

常用药物有以下几种:

(1) 喹诺酮类:抗菌谱广,口服吸收好,耐药菌株相对较少。首选环丙沙星,其他喹诺酮类也可酌情选用,不能口服者也可静脉滴注。因动物实验显示本类药可影响骨骺发育,故多数学者认为儿童如非必要不宜使用。

(2) 其他 WHO 推荐的二线用药:匹美西林(pivmecillinam)和头孢曲松(ceftriaxone),同时对多重耐药菌株有效。

2005 年世界卫生组织(WHO)推荐菌痢抗菌治疗方案见表 10-5。

给予有效抗菌治疗 48 小时内症状会得到改善,包括:便次减少,便血、发热症状减轻,食欲好转。48 小时以上症状无改善,则提示可能对此抗生素耐药。

表 10-5   抗生素治疗菌痢

抗生素名称	用法用量
一线用药:环丙沙星	每次 15mg/kg,每天 3 次,疗程 3 天,口服给药
二线用药:匹美西林	每次 20mg/kg,每天 4 次,疗程 5 天,口服给药
头孢曲松	每次 50~100mg/kg,每天 1 次肌注,疗程 2~5 天
阿奇霉素	每次 6~20mg/kg,每天 1 次,疗程 1~5 天,口服给药

(3) 小檗碱(黄连素):可减少肠道分泌,可联合抗生素使用,每次 0.1~0.3g,每天 3 次,7 天为一疗程。

3. **对症治疗**   本病水电解质丢失时,应口服补液(ORS),对严重脱水者,可考虑先静脉补液,待脱水纠正后尽快改为口服补液。高热以物理降温为主,效果欠佳时使用退热药;毒血症状严重患儿,给予小剂量肾上腺皮质激素。腹痛剧烈患儿可用颠茄片或阿托品。

(二) 中毒性菌痢

取综合急救措施,争取早期治疗。

1. **对症治疗**

(1) 降温止惊:积极降温,先给予物理降温,效果差时给予退热药,高热伴烦躁、惊厥者,可采用亚冬眠疗法,氯丙嗪和异丙嗪各 1~2mg/kg 肌内注射;对于反复惊厥患儿可用地西泮、苯巴比妥肌内注射或水合氯醛灌肠。

(2) 休克型:①快速扩充血容量纠正酸中毒:快速给予葡萄糖盐水、5% 碳酸氢钠及低分子右

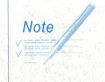

Note

旋糖酐等液体,补液量及成分视脱水情况而定,休克好转后应继续静脉输液维持;②改善微循环障碍:脏器血流灌注,可予抗胆碱类药物如山莨菪碱(654-2)、酚妥拉明、多巴胺等药物;③保护重要脏器功能,主要是心、脑、肾等重要脏器的功能;④其他:可使用肾上腺皮质激素,有早期 DIC 表现者可给予肝素抗凝等治疗。

(3) 脑型:20% 甘露醇每次 1~2g/kg 快速静脉滴注,每 4~6 小时可重复注射一次,以减轻脑水肿。血管活性药物可改善脑部微循环,应用肾上腺皮质激素有助于改善病情。保持呼吸道通畅、吸氧,如出现呼吸衰竭可使用洛贝林(lobeline)等药物,必要时可用人工呼吸机。

2. 抗菌治疗　药物选择基本与急性菌痢相同,但应先采用静脉给药,可选用三代头孢菌素类抗生素。病情好转后改为口服,剂量及疗程同急性菌痢。

(三)慢性菌痢

鉴于慢性菌痢病因较复杂,可采用全身与局部治疗相结合的原则。

1. 一般治疗　生活规律,忌食生冷、油腻及刺激性食物,饮食以流食为主,积极治疗可能并存的慢性消化道疾病或肠道寄生虫病。

2. 病原治疗　结合病原菌药敏结果选用有效抗菌药物,通常采用 2 种不同类型药物联合治疗,疗程应适当延长,必要时可予多个疗程治疗。也可药物保留灌肠,选用 0.3% 小檗碱(黄连素)液、5% 大蒜素液或 2% 磺胺嘧啶银悬液等灌肠液 1 种,每次 100~200ml,每晚一次,10~14 天为一个疗程,灌肠液中添加小剂量肾上腺皮质激素可提高疗效。

3. 对症治疗　对肠道功能紊乱的患儿可给予镇静或解痉药物。抗菌药物使用后,肠道菌群失调引起的慢性腹泻可给予微生态制剂,包括益生元和益生菌。

【预防】　主要预防措施为切断传播途径,同时做好传染源的管理。

(一)传染源的管理

急、慢性患者和带菌者应隔离或定期进行访视管理,并给予彻底治疗,直至大便培养阴性。

(二)切断传播途径

注意饮食和饮水卫生,养成良好的卫生习惯。

(三)保护易感人群

世界卫生组织报告,对于预防志贺菌感染目前尚无获准生产的有效的疫苗。在我国主要采用口服活菌苗,如 F2a 型"依链"株。活菌苗对同型志贺菌保护率约为 80%,而对其他型别菌痢的流行可能无保护作用。

三、流行性脑脊髓膜炎

流行性脑脊髓膜炎(epidemic cerebrospinal meningitis)简称流脑。是由脑膜炎奈瑟菌(Neisseria meningitidis,Nm)引起的急性化脓性脑膜炎,常在冬春季节引起发病和流行,患者以儿童多见。其主要临床表现为突发高热、剧烈头痛、频繁呕吐、皮肤黏膜瘀点、瘀斑及脑膜刺激征,严重者可有败血症休克和脑实质损害,常可危及生命。部分患者暴发起病,可迅速致死。

【病原学】　脑膜炎奈瑟菌(又称脑膜炎球菌)属奈瑟菌属,有荚膜,无芽胞,不活动。革兰染色阴性,呈肾形双球菌,大小为 0.6~0.8μm。常呈凹面相对成对排列或呈四联菌排列。为专性需氧菌,在普通培养基上该细菌不易生长,在巧克力或血培养基或卵黄培养基上生长良好。

脑膜炎奈瑟菌的抗原主要有以下几种:血清群特异性荚膜多糖、主要外膜蛋白、脂寡糖还有菌毛抗原等。按表面特异性荚膜多糖抗原之不同分为 A、B、C、D、X、Y、Z、29E、W135、H、I、K、L 13 个亚群(90% 以上为 A、B、C 3 个亚群)。

该细菌唯一的天然宿主是人类,可从带菌者及患者鼻咽部、血液、脑脊液、皮肤瘀点中检出。该细菌外毒素毒力强,但抵抗力很弱,对干燥、湿热、寒冷、阳光、紫外线及一般消毒剂均极敏感,在体外易自溶而死亡,故采集标本应注重保温并快速送检。

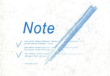

在全球范围内脑膜炎奈瑟菌对磺胺类药物的耐药情况比较严重,1983 年以后发现青霉素对其最低抑菌浓度有所升高。对青霉素耐药的报道尚未见。

【流行病学】

(一) 传染源

带菌者和流脑患者是本病的传染源。患者从潜伏期开始至发病后 10 天内具有传染性。本病隐性感染率极高,流行期间人群带菌率高达 50%,感染后细菌寄生于正常人鼻咽部,不引起症状不易被发现,而患者经治疗后细菌很快消失,因此,带菌者作为传染源的意义更重要。

(二) 传播途径

飞沫传播为本病的主要传播途径,病原菌主要经咳嗽、打喷嚏借飞沫由呼吸道直接传播。因本菌在外界生存力极弱,故间接传播的机会甚少,但密切接触如怀抱、同睡、接吻等对 2 岁以下婴幼儿的发病有重要意义。

(三) 人群易感性

人群普遍容易感,本病隐性感染率高。人群感染后仅约 1% 出现典型临床表现。新生儿自母体获得杀菌抗体而很少发病,2~3 个月以后的婴儿即有发病者,6 个月 ~2 岁时体内抗体降到最低水平,以后因隐性感染而逐渐获得免疫。因此,5 岁以下儿童尤其是 6 个月 ~2 岁的婴幼儿的发生率最高。人感染后可产生持久免疫力;各群间存在交叉免疫,但不持久。

(四) 流行特征

本病全球均有发病,在温带地区可出现地方性流行,全年常有散发病例,冬春季节可出现季节性发病高峰。我国曾先后发生多次以 A 群为主全国性大流行。自 1985 年开展 A 群疫苗接种后,以 A 群为主的发病率持续下降,未再出现全国性大流行。近几年 B 群和 C 群发病率有增多的趋势,在个别省份先后发生了 C 群引起的局部流行。随着血清群的变迁,2000 年以来,发病有向大年龄组移位的趋势,10 岁以上人群发病构成比增加。

【发病机制与病理解剖】

(一) 发病机制

病原菌自鼻咽部侵入人体,脑膜炎球菌的不同菌株的侵袭力不同。最终是否发病以及病情的轻重取决于细菌和宿主间的相互作用。

本病致病的重要因素为细菌释放的内毒素。内毒素引起全身的施瓦茨曼反应,激活补体,促进血清炎症介质释放增加,产生循环障碍和休克。脑膜炎球菌释放的内毒素较其他内毒素更易激活凝血系统,因此在休克早期即可出现弥散性血管内凝血(disseminated intravascular coagulation,DIC),和继发性纤溶亢进,进一步加重微循环障碍、出血和休克,最终造成多器官功能衰竭。

细菌侵犯脑膜,进入脑脊液,释放内毒素可引起脑膜和脊髓膜化脓性炎症及颅内压升高,出现惊厥、昏迷等症状。严重脑水肿时形成脑疝,可迅速致死。

(二) 病理解剖

流脑以发生呼吸道炎症、败血症及脑膜化脓性炎症为主。败血症期的主要病变为血管内皮损害,血管壁炎症、坏死和血栓形成,血管周围出血。表现为皮肤黏膜局灶性出血,肺、心、胃肠道及肾上腺皮质等重要脏器亦可有广泛出血。也常见心肌炎和肺水肿。脑膜炎期主要病变部位在蛛网膜和软脑膜,表现为血管充血、出血、炎症和水肿;血浆、中性粒细胞及纤维蛋白外渗,使脑脊液混浊。颅底部由于化脓性炎症的直接侵袭和炎症后粘连引起脑神经损害。暴发型脑膜脑炎病变主要累及脑实质,表现为脑组织坏死、充血、出血及水肿。

【临床表现】　潜伏期多为 2~3 天,最短 1 天,最长 7 天。按病情可分为以下四型:

(一) 普通型

发病者的 90% 均为此型。

Note

1. **前驱期（上呼吸道感染期）**　为 1~2 天，大多数无症状，部分表现为上呼吸道感染症状，如低热、鼻塞、咽痛等，因发病急，进展快，此期易被忽视，鼻咽拭子培养可发现病原菌。

2. **败血症期**　多数患儿起病后迅速出现此期表现，表现为高热、寒战、体温迅速高达 40℃以上，伴明显的全身中毒症状，头痛及全身痛，精神极度萎靡。幼儿则表现为哭闹、拒食、烦躁不安、皮肤感觉过敏和惊厥。70% 以上患儿可出现皮肤黏膜出血点，大小为 1~2mm 至 1cm，初始呈鲜红色，后迅速增多，扩大，常见部位为四肢、软腭、眼结膜及臀等。本期持续 1~2 天后进入脑膜炎期。

3. **脑膜脑炎期**　该期患儿除表现为败血症期的高热及中毒症状外，同时伴有剧烈头痛、喷射性呕吐、烦躁不安以及脑膜刺激征，重症患儿有谵妄、抽搐及意识障碍。有些婴儿脑膜刺激征缺如，前囟未闭患儿可隆起，对诊断有很大意义，呕吐、失水等可造成前囟下陷。本期经治疗常在 2~5 天内进入恢复期。

4. **恢复期**　积极治疗后体温渐降至正常，意识及精神状态改善，皮肤出血点吸收或结痂愈合。神经系统查体无阳性体征。约有 10% 的患儿在病程中可出现口周疱疹。该期患儿多于 1~3 周内痊愈。

免疫复合物反应引起的表现，以关节炎较明显，可同时出现发热，亦可伴有心包炎，多见于病后 7~14 天。

（二）暴发型

该型儿童多见，起病更急剧，病情变化迅速，病势严重，不及时治疗可于 24 小时内危及生命，病死率高。

爆发型可分为以下三种类型：

1. **暴发型休克型**　患儿表现为严重的中毒症状，急起寒战、高热、重症者体温不升，伴头痛、呕吐，短时间内出现瘀点、瘀斑，并迅速增多融合成片。随后出现面色苍白、唇周与肢端发绀，皮肤发花、四肢厥冷、脉搏细速、呼吸急促等休克表现。抢救不及时，病情可急速恶化，周围循环衰竭症状加重，血压急剧下降，少尿，甚至昏迷。

2. **暴发型脑膜脑炎**　主要病变为脑膜及脑实质损伤，常于发病 1~2 天内出现严重的神经系统症状，表现为高热、头痛、呕吐、意识障碍，可迅速出现昏迷。颅内压增高，脑膜刺激征阳性，可有惊厥，锥体束征阳性，严重患儿可发生脑疝。

3. **混合型**　该型患儿可先后或同时出现上两型的症状。

（三）轻型

多见于流脑流行后期，病变多较轻微，主要表现为上呼吸道症状，如低热、轻微头痛及咽痛等，少数患儿可见出血点。脑脊液多正常，咽拭子培养可有脑膜炎奈瑟菌生长。

（四）慢性型

儿童较少见，病程可迁延数周至数月。多表现为间歇性发热、发冷，每次发热历时 12 小时后缓解，间隔 1~4 天后再次发作。每次发作后常成批出现皮疹，亦可出现瘀点。多伴有关节痛、脾大，血液白细胞增多，血培养可为阳性。

【实验室检查】

（一）血象

白细胞计数明显增加，多在 (10~20)×10⁹/L 以上，中性粒细胞比例升高至 80%~90% 以上。并发 DIC 患儿血小板可减少。

（二）脑脊液检查

脑脊液检查是确诊的重要方法。病初或休克型患者，脑脊液改变尚未出现，应 12~24 小时后复查。典型的脑膜炎期，脑脊液压力升高，外观呈浑浊米汤样甚或脓样；白细胞数明显增高，多大于 1000×10⁶/L，其中以多核细胞为主；蛋白含量升高，氯化物及糖明显减少。应注意临床上

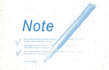

表现为脑膜炎时脑脊液检查应是影像学检查之前的选择。

(三) 细菌学检查

病原学检查是确诊的重要手段。因标本在体外生存力差,送检应及时、保暖,检验应及时。

1. **涂片** 可对皮肤瘀点处的组织液或离心沉淀后的脑脊液作涂片染色。阳性率约为60%~80%。瘀点涂片操作简便易行,且应用抗生素早期亦可获得阳性结果,对早期诊断有重要意义。

2. **细菌学培养** 在抗菌药物应用前,取瘀斑处的组织液、血或脑脊液,进行细菌培养。有脑膜炎奈瑟菌生长时,进行药物敏感性试验。

(四) 血清免疫学检查

对流免疫电泳法、乳胶凝集试验、反向间接血试验、ELISA 法等可检测脑膜炎奈瑟菌抗原。

(五) 其他

脑膜炎奈瑟菌的 DNA 特异性片段检测、鲎试验等。

【并发症及后遗症】 早期抗菌药物治疗,可预防并发症及后遗症的发生。常见的并发症及后遗症有中耳炎、化脓性关节炎、心内膜炎、心包炎、肺炎、脑积水、硬脑膜下积液、肢端坏死、眼病等,瘫痪、癫痫和精神障碍等亦可见。

【诊断】

(一) 疑似病例

1. **有流脑流行病学史** 1周内有流脑患者密切接触史,或本地有本病发生或流行;发病位于冬春季节(2~4 月份为流行高峰);既往未接种过流脑菌苗。

2. **临床表现及脑脊液检查符合化脓性脑膜炎表现。**

(二) 临床诊断病例

1. 有流脑流行病学史。

2. 临床表现及脑脊液检查符合化脓性脑膜炎表现,且伴有皮肤黏膜瘀点、瘀斑。无化脓性脑膜炎表现,但在感染中毒性休克表现的同时伴有迅速增多的皮肤黏膜瘀点、瘀斑。

(三) 确诊病例

在临床诊断的基础上,加上细菌学或流脑特异性血清免疫学检查阳性。

【鉴别诊断】 在我国流脑误诊为其他疾病的,前 3 位分别为:上呼吸道感染、其他原因的败血症、各种原因的紫癜。而其他疾病误诊为流脑的,前 3 位分别为:其他细菌引起的化脓性脑膜炎、结核性脑膜炎、脑脓肿。本病还应与流行性乙型脑炎和其他病毒性脑膜炎和脑炎相鉴别。

1. **其他细菌引起的化脓性脑膜炎** ①流感嗜血杆菌感染引起的化脓性脑膜炎多见于婴幼儿。肺炎链球菌感染引起的化脓性脑膜炎则多见于成年人。②皮肤感染可继发金黄色葡萄球菌引起的化脓性脑膜炎。③铜绿假单胞菌脑膜炎常继发于腰穿、麻醉、造影或手术后。④颅脑手术后可继发革兰阴性杆菌感染引起的化脓性脑膜炎。

此外,上述细菌感染引起的脑膜炎多无明显季节性,以散发为主,无皮肤瘀点、瘀斑。确诊依赖于细菌学检查。

2. **结核性脑膜炎** 患儿多有结核病史或与结核患者密切接触史,起病多缓慢,病程长,伴有低热、盗汗、消瘦等症状,神经系统症状出现较晚,无瘀点、瘀斑,脑脊液检查以单核细胞为主,蛋白增加,糖和氯化物减少;脑脊液涂片可见抗酸染色阳性杆菌。

【预后】 普通型经及时诊断,合理治疗预后良好,多数可治愈,并发症和后遗症罕见。本病暴发型病死率较高,其中以脑膜脑炎型及混合型预后最差。小于 1 岁的婴幼儿预后差。早期诊断,及时治疗,可显著降低病死率。

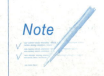

【治疗】

（一）普通型

1. 病原治疗　患儿一旦高度怀疑流脑，应在 30 分钟内应用抗菌治疗。应早期、足量应用细菌敏感并能透过血脑屏障的抗菌药物。

常选抗菌药物如下。

（1）青霉素：目前青霉素（penicillin）对脑膜炎球菌仍为一种高度敏感的杀菌药物，国内少见耐药报道。青霉素虽不易透过血脑屏障，但加大剂量能在脑脊液中达到治疗有效浓度。剂量 20 万 U~40 万 U/kg，分 3 次静脉滴注，疗程为 5~7 天。

（2）头孢菌素：第三代头孢菌素对脑膜炎球菌抗菌活性强，易透过血脑屏障，且毒性低，适用于儿童患者。头孢噻肟钠（cefotaxime sodium）剂量，50mg/kg，每 6 小时静脉滴注 1 次；头孢曲松，50~100mg/kg，每 12 小时静脉滴注 1 次，疗程为 7 天。

（3）氯霉素（chloramphenicol）：除对脑膜炎球菌有良好的抗菌活性外，对肺炎球菌和流感杆菌也敏感，且较易透过血脑屏障，但其对骨髓造血功能的抑制，故慎用于儿童患者。剂量 50mg/kg，分次静滴，疗程为 5~7 天。

近年来，脑膜炎球菌已出现耐药菌株，需引起注意。疑耐药菌存在，应在体温正常后 3~5 天，症状、体征消失，复查脑脊液正常后停药。

2. 一般对症治疗　早期诊断，就地隔离，住院治疗，密切监护，是本病治疗的基础。加强护理，预防并发症的发生。保证足够液体量、热量及维生素，注意电解质。高热时给予物理降温或药物降温；颅内高压时可给予 20% 甘露醇 1~2g/kg，快速静脉滴注，根据病情 4~6 小时可重复给药一次，应用时注意对肾脏的损害。

（二）暴发型流脑的治疗

1. 休克型治疗

（1）尽早联合应用抗菌药物，用法同前。

（2）休克的治疗：①扩充血容量及纠正酸中毒治疗：最初 1 小时内 10~20ml/kg，快速静脉滴注。此后酌情使用晶体液和胶体液，24 小时输入液量为 50~80ml/kg，其中含钠液体应占 1/2 左右，补液量应视具体情况。原则为"先盐后糖、先快后慢"。酸中毒时用 5% 碳酸氢钠纠正。②血管活性药物的应用：在扩充血容量和纠正酸中毒的基础上，使用血管活性药物。常用药物为莨菪类，首选副作用较小的山莨菪碱（654-2），每次 0.3~0.5mg/kg，重者 1mg/kg，每 10~15 分钟静注 1 次。见面色转红，四肢温暖，血压上升后，减量，延长给药时间并逐渐停药。阿托品可替代山莨菪碱。

（3）DIC 的治疗：高度怀疑有 DIC 的患儿，肝素应尽早应用，剂量为 0.5~1.0mg/kg，可 4~6 小时重复一次。应用肝素时，检测凝血时间，凝血时间维持在正常值的 2.5~3 倍为宜。多数患儿 1~2 次后即可见效而停用。高凝状态纠正后，应及时补充被消耗的凝血因子，可通过输入新鲜血液、血浆及应用维生素 K。

（4）肾上腺皮质激素的应用：对于毒血症症状明显的患儿可应用。常用药物为地塞米松，0.2~0.5mg/kg，分 1~2 次静脉滴注。疗程一般小于 3 天。

（5）对重要脏器功能的保护：注意保护心、肾等重要脏器功能，出现异常，及时对症治疗。

2. 脑膜脑炎型的治疗

（1）抗菌药物的应用：用法同前。

（2）防治脑水肿、脑疝：早发现、早治疗是防治的关键。积极脱水治疗，预防脑疝。可用药物有甘露醇及白蛋白、甘油果糖、呋塞米、激素等。

（3）防治呼吸衰竭：密切监护，保持呼吸道通畅，必要时可行气管插管，呼吸机辅助治疗。

3. 混合型的治疗　此型患儿病情复杂严重，积极治疗休克的同时防治脑水肿。因此应在初期积极抗感染的同时,针对患儿具体病情,有所侧重,两者兼顾。

【预防】

(一)管理传染源

早期发现、就地隔离治疗,一般隔离至症状消失后 3 天,多不少于病后 7 天。密切观察接触者,应医学观察 7 天。

(二)切断传播途径

注意环境卫生,保持室内通风。流行期间加强卫生宣教,流行期间避免带易感儿童到人群密集的场所去。患者的房间应通风并用紫外线照射消毒。

(三)保护易感人群

15 岁以下儿童为主要的疫苗预防对象。我国多年来接种脑膜炎球菌 A 群多糖菌苗,保护率可达 90% 以上。近年来由于 C 群流行,我国已开始接种 A+C 结合菌苗,保护率亦较高。

药物预防:对有密切接触史的患儿,除医学观察外,可用磺胺甲噁唑进行预防,剂量为 50~100mg/kg,疗程为 3 天。另外,头孢曲松、氧氟沙星等也可作为预防用药。

【小结】

1. 败血症是指微生物进入血液循环并在其中繁殖,产生毒素,并发生 SIRS。败血症患者出现低灌注和脏器功能失调者称为重症败血症。败血症确诊的依据为血培养和(或)骨髓培养阳性,但一次血培养和(或)骨髓培养阴性不能否定败血症的诊断。抗生素应尽早应用,常选用杀菌性抗生素联合静脉给药,疗程要足。

2. 细菌性痢疾是由志贺菌引起的肠道传染病。消化道是菌痢的主要传播途径。其主要病理变化为直肠、乙状结肠的炎症与溃疡,主要临床表现为腹痛、腹泻、排黏液脓血便以及里急后重等,可伴有发热及全身毒血症状,严重者可出现感染性休克和(或)中毒性脑病。

3. 流行性脑脊髓膜炎是由脑膜炎奈瑟菌引起的急性化脓性脑膜炎,常在冬春季节发病。其主要临床表现为突发高热、剧烈头痛、频繁呕吐、皮肤黏膜瘀点、瘀斑及脑膜刺激征,严重者可有败血症休克和脑实质损害,常可危及生命。部分患者暴发起病,可迅速致死。

【思考题】

1. 败血症的抗菌药物治疗原则。
2. 细菌性痢疾的诊断与治疗。
3. 暴发型流脑的诊断与治疗。

(黄燕萍)

第三节 结 核 病

一、概述

结核病(tuberculosis)是由结核分枝杆菌引起的慢性感染性疾病。全身各个脏器均可受累,但以肺结核最常见。结核病仍是目前我国乃至全世界最重要的慢性传染病之一,且近年来发病率有上升趋势。多药耐药性结核菌株(MDR-TB)的产生,也成为防治结核病的严重问题。

【病因】 结核菌最早从患者的痰中发现,形如杆状,故称结核分枝杆菌。属于分枝杆菌属,具抗酸性,为需氧菌,革兰染色阳性,抗酸染色呈红色。分裂繁殖缓慢,其分裂繁殖周期为 18~22

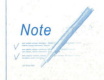

小时,在固体培养基上需 4~6 周才出现菌落。然而,用放射性核素标记的选择性营养液体培养基(BACTEC)放射测量系统中生长 1~3 周即可鉴别。结核分枝杆菌可分为 4 型:人型、牛型、鸟型和鼠型,对人类致病的主要为人型,其次是牛型,感染非洲型很少,鼠型对人不致病。牛型结核分枝杆菌感染主要是饮用病牛的乳品获得,现今已少见。

【流行病学】

1. 传染源　开放性肺结核患者是主要传染源,正规治疗 2~4 周后,随着患者痰菌排量减少,传染性降低。

2. 传播途径　呼吸道传染是主要的传染途径,小儿吸入带结核菌的飞沫或尘埃后即可引起感染,形成肺部原发病灶。当使用被结核分枝杆菌污染的食具,或食入含有结核分枝杆菌的食物,结核分枝杆菌可侵入消化道,产生咽部或肠道原发病灶;经皮肤或胎盘传染者少见。

3. 易感人群　新生儿对结核菌非常易感。居住环境拥挤、营养不良、社会经济落后等是人群结核病高发的原因。儿童发病与否主要取决于:结核菌的毒力及数量。机体抵抗力的强弱:小儿免疫功能受抑制和接受免疫抑制剂治疗者,如患麻疹、百日咳及白血病、淋巴瘤或艾滋病等儿童尤其好发结核病。遗传因素也与本病的发生有一定的关系:单卵双胎儿结核病的一致性明显高于双卵双胎儿;亚洲人种,主要是菲律宾发病率最高,白人最低;身材瘦长者较矮胖者易感。另外,有研究发现组织相容性抗原(HLA)与结核病密切相关,特别是有 HLA-BW35 抗原者发生结核病的危险性比一般小儿高 7 倍。

【发病机制】　机体在感染结核菌后,在产生免疫力的同时,也产生变态反应,均为致敏 T 细胞介导的,是同一细胞免疫过程的两种不同表现。小儿初次接触结核分枝杆菌后是否发展为结核病,主要与机体的免疫力,细菌的毒力和数量有关,尤其与细胞免疫力强弱相关。

1. 免疫反应　结核病的免疫反应是结核分枝杆菌和宿主两个互动的过程,结核分枝杆菌的毒力和宿主对结核分枝杆菌的杀灭构成结核病免疫的两个方面。巨噬细胞吞噬和消化结核分枝杆菌,并将特异性抗原传递给 CD4$^+$细胞,巨噬细胞分泌 IL-12,诱导 CD4$^+$细胞向 THl 细胞极化,分泌和释放 IFN-γ、TNF-a 等细胞因子。IFN-γ 进一步促进单核细胞聚集、激活、增殖和分化,释放氧化酶和消化酶、产生大量反应性产物及其他杀菌素,以便吞噬和杀灭更多的结核分枝杆菌。IFN-γ 增强细胞毒性 T 淋巴细胞和自然杀伤细胞的活性,溶解已吞噬结核分枝杆菌和受抗原作用的巨噬细胞。

2. 迟发型变态反应(delayed-type hypersensitivity,DTH)　结核分枝杆菌的某些抗原可以诱发宿主的免疫应答,造成宿主过量菌负荷、组织坏死和临床症状显现,称为迟发型变态反应。DTH 是宿主对结核菌及其产物的超常免疫反应,亦由 T 细胞介导,以巨噬细胞为效应细胞。在大多数情况下,由于迟发型变态反应直接和间接作用,引起细胞坏死及干酪样改变,甚至形成空洞。但在一定条件下,如局部聚集的抗原量较低时,这种反应有利于预防外源性再感染和在局部扑灭血源播散结核分枝杆菌。

结核分枝杆菌感染后机体获得免疫力 90% 可终生不发病,5% 的患者因免疫力低下发生原发性肺结核,另 5% 的患者仅在机体免疫力降低时发病,称为继发性肺结核。初染结核分枝杆菌除潜匿于胸部淋巴结外,亦可随感染初期菌血症转到其他脏器,并长期潜伏,成为肺外结核(extrapulmonarytuberculosis)发病的来源。

【诊断】　为早期正确诊断,必须全面掌握临床表现、化验数据、影像学改变、结核菌素试验等资料并具体分析。

1. 病史　现病史中注重询问有无长期低热、轻咳、盗汗、乏力、食欲减退、体重不增或体重减轻等。应特别注意家庭史,肯定的开放性结核病接触史对诊断有重要意义,年龄愈小,意义愈大。卡介苗接种可以提高对结核病的抵抗力,应询问接种史,对接种史不明确的患儿应仔细检查上臂有无卡介苗接种后瘢痕。急性传染病史,尤其是麻疹、百日咳等可引起机体暂时性免疫功能

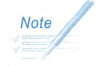

降低,致使体内隐伏的结核病灶活动、恶化,或成为感染结核病的诱因。

2. 体格检查　肺部体征不明显,与肺内病变不成正比。在病灶范围广泛或空洞形成时才有相应体征出现。可有浅表淋巴结肿大、肝脾轻度肿大。可有结核过敏表现,如结节性红斑、疱疹性结膜炎等。

3. 结核菌素试验

(1) 结核菌素试验:患儿受结核感染 4~8 周后,机体对结核蛋白产生反应,作结核菌素试验即呈阳性反应。结核菌素反应属于迟发型变态反应。结核菌素皮肤试验在注射后 48~72 小时测量,以硬结的大小作为判断反应的标准,红晕多为非特异性反应,不作为判断指标。硬结平均直径 <5mm 为阴性,≥5mm 为阳性(+),10~19mm 为中度阳性(++),≥20mm 为强阳性(+++),局部除硬结外还有水疱、破溃、淋巴管炎及双圈反应等为极强阳性反应(++++)。

(2) 临床意义:

1) 阳性反应见于:①接种卡介苗后。②年长儿无明显临床症状仅呈一般阳性反应,表示曾感染过结核分枝杆菌。③3 岁以下尤其是 1 岁以内未接种卡介苗者,阳性反应多表示体内有新的结核病灶。年龄愈小,活动性结核可能性愈大。④强阳性反应者,示体内有活动性结核病。⑤由阴性反应转为阳性反应,或反应强度由原来小于 10mm 增至大于 10mm,且增幅超过 6mm 时,示新近有感染。

自从广泛推行卡介苗接种后,结核菌素试验的诊断价值受到一定的限制,目前区别接种卡介苗后与自然感染阳性反应的方法是根据阳性反应的强度和持久情况,接种后阳性反应硬结直径多为 5~9mm,颜色浅红,质地较软、边缘不整,阳性反应持续时间较短,2~3 天即消失。阳性反应有较明显的逐年减弱倾向,一般于 3~5 年内逐渐消失。自然感染硬结直径多为 10~15mm,颜色深红,质地较硬、边缘清楚,阳性反应持续时间较长,可达 7~10 天以上。阳性反应短时间内反应无减弱倾向,可持续若干年,甚至终身。此外,非结核分枝杆菌感染也可致 PPD 皮试阳性。

2) 阴性反应见于:①未感染过结核。②初次感染后 4~8 周内,处于结核迟发性变态反应前期。③假阴性反应,由于机体免疫功能低下或受抑制所致,如部分危重结核病;急性传染病如麻疹、水痘、风疹、百日咳等 1~2 个月内;体质极度衰弱者如重度营养不良、重度脱水、重度水肿等,应用糖皮质激素或其他免疫抑制剂治疗时;原发或继发免疫缺陷病。④技术误差或结核菌素失效。

4. 实验室检查

(1) 结核分枝杆菌检查:从痰、脑脊液、浆膜腔液中找到结核分枝杆菌是重要的确诊手段。婴幼儿不会吐痰,常将痰液咽下,故可用清晨空腹胃洗出液直接图片染色或进行培养,连做 3 次可提高阳性检出率。

(2) 免疫学诊断及分子生物学诊断:

1) 酶联免疫吸附试验:用于检测结核患者血清、浆膜腔液、脑脊液等的抗结核分枝杆菌抗体。

2) 分子生物学方法:如核酸杂交、PCR 技术、生物芯片等能快速检测标本中结核分枝杆菌核酸物质。

3) 结核感染 T 细胞斑点实验(T-SPOT.TB):是通过检测抗原特异性 T 淋巴细胞分泌细胞因子 γ 干扰素(IFN-γ)的应答免疫反应过程,从而判断结核分枝杆菌感染的状态,具有较高的敏感性和特异性,可作为诊断肺结核及肺外结核的辅助实验方法。

(3) 血沉:可用以判断结核病的活动性,多增快。

5. 影像学检查

(1) X 线:是诊断结核病的必备检查。除胸部正位片外同时应拍侧位片。可用于检出结核病灶的范围、类型、活动或进展情况。重复检查有助于结核与非结核疾患的鉴别,也可作为治疗

过程中疗效的判断指标。

（2）CT：在小儿肺结核影像学检查中，胸部高分辨CT的诊断价值优于胸部X线平片，是胸片的一种重要补充检查手段。在显示肺门淋巴结肿大CT更为敏感，有助于发现肺门及纵隔肿大淋巴结或结核增殖灶和常规胸部X线片不易发现的隐匿病灶、早期空洞病变及早期粟粒影。

6. 其他辅助检查

（1）纤维支气管镜检查：不仅可以直接观察支气管病变的形态、部位和范围，并且可以做组织活检及灌洗等检查，有助于支气管内膜结核及支气管淋巴结结核的诊断。

（2）周围淋巴结穿刺液涂片检查：可发现特异性结核改变，如结核结节或干酪性坏死，有助于结核病的诊断和鉴别诊断。

（3）肺穿刺活检或胸腔镜取肺活检：一般在临床很少应用，对特殊或疑难病例可行病理和病原学检查，帮助确诊。

【治疗】

1. 一般治疗　注意营养，选用富含蛋白质和维生素的食物。居住环境应阳光充足，空气流通。有明显结核中毒症状及高度衰弱者应卧床休息。避免传染麻疹、百日咳等疾病。

2. 抗结核药物　临床上抗结核治疗的目的是杀灭繁殖期活跃菌以控制疾病，减少传染性；杀灭慢性传染菌，减少复发；预防结核菌耐药性产生；尽量减少药物的不良反应发生。治疗原则为早期、适量、联合、规律、坚持、分段治疗。

（1）目前常用的抗结核药物可分为两类：

1）杀菌药物：①全杀菌药：如异烟肼（isoniazid，INH或H）和利福平（rifampin，RFP或R）；②半杀菌药：如链霉素（streptomycin，SM或S）和吡嗪酰胺（pyrazinamide，PZA或Z）；PZA能杀灭在酸性环境中细胞内结核分枝杆菌及干酪病灶内代谢缓慢的结核菌。

2）抑菌药物：常用者有乙胺丁醇（ethambutol，ENB或B）及乙硫异烟胺（ethionamide，ETH）。

（2）针对耐药菌株的几种新型抗结核药：

1）复合剂型：利福平和异烟肼合剂（Rifamate）（内含INH 150mg和RFP 300mg）；利福平+吡嗪酰胺+异烟肼合剂（卫非特，Rifater）等。

2）老药的衍生物：如利福喷丁。

3）新的化学制剂：如帕司烟肼（力排肺疾，Dipasic）。

（3）抗结核药的使用见表10-6。

表10-6　小儿抗结核药物

药物	剂量（mg/d）	用药途径	主要副作用
INH	10mg（最大300mg/d）	口服、静点	肝毒性、末梢神经炎、过敏、皮疹和发热
RFP	10mg（最大450mg/d）	口服	肝毒性、恶心、呕吐和流感综合征
SM	20~30mg（最大0.75g/d）	肌注	Ⅷ脑神经损害、肾毒性、过敏、皮疹和发热
PZA	20~30mg（≤0.75g/d）	口服	肝毒性、高尿酸血症、关节痛、过敏
EMB	15~25mg	口服	皮疹，视神经炎
ETH	10~15mg	口服	胃肠道反应，肝毒性，神经毒性，
丙硫异烟胺			过敏，皮疹，发热
卡那霉素	15~20mg	肌注	肾毒性，Ⅷ脑神经损害
对氨柳酸	150~200mg		胃肠道反应，肝毒性，过敏，皮疹和发热

（4）化疗方案：

1）标准疗法：主要用于无明显自觉症状的原发型肺结核。每天服用INH，RFP和（或）EMB，疗程 9~12 个月。

2) 两阶段疗法:用于活动性原发型肺结核、急性粟粒性结核病及结核性脑膜炎。①强化阶段:联用 3~4 种杀菌药物。目的在于迅速杀灭敏感菌及生长繁殖活跃的细菌与代谢低下的细菌,防止或减少耐药菌株的产生,是化疗的关键阶段。在长程化疗时,此阶段一般需 3~4 个月。短程疗法时一般为 2 个月。②巩固阶段:联用 2 种抗结核药物,目的在于杀灭持续存在的细菌以巩固疗效,防止复发。在长程疗法时,此阶段可长达 12~18 个月。短程疗法时,一般为 4 个月。

3) 短程疗法:为结核病现代疗法的重大进展,其疗效取决于两个因素:药物对生长繁殖旺盛、代谢活跃的结核分枝杆菌应有杀菌作用,防止耐药产生;药物对间断繁殖、代谢缓慢的持存菌有灭菌作用,防止复发。通常选用以下几种 6 个月短程化疗方案:①2HRZ/4HR;②2SHRZ/4HR;③2EHRZ/4HR。若无 PZA 则将疗程延长至 9 个月。

【预防】

1. 未自然感染者接种卡介菌　卡介苗接种是预防小儿结核病的有效措施。目前,我国计划免疫要求在全国城乡普及新生儿卡介苗接种。

下列情况禁止接种卡介苗:①先天性胸腺发育不全或严重联合免疫缺陷病患者;②急性传染病恢复期;③注射局部有湿疹或患全身性皮肤病;④结核菌素试验阳性。

2. 控制传染源　结核菌涂片阳性患者是小儿结核病的主要传染源,早期发现及合理治疗痰涂片结核菌阳性患者,是预防小儿结核病的根本措施。

3. 预防性化疗

(1) 适应证:①3 岁以下婴幼儿未接种卡介苗而结核菌素试验阳性者;②密切接触家庭内开放性肺结核者;③结核菌素试验新近由阴性转为阳性者;④结核菌素试验阳性伴结核中毒症状者;⑤结核菌素试验阳性,新患麻疹或百日咳小儿;⑥结核菌素试验阳性,且因病需较长期使用糖皮质激素或其他免疫抑制剂者。

(2) 方法:INH 每天 10mg/kg(最大 300mg/d),疗程 6~9 个月。或 INH 每天 10mg/kg(最大 300mg/d)联合 RFP 每天 10mg/kg(最大 300mg/d),疗程 3 个月。

二、原发型肺结核

原发型肺结核(primary pulmonary tuberculosis)是原发性结核病中最常见者,为结核分枝杆菌第一次侵入肺部后发生的原发感染,是小儿肺结核的主要类型。原发型肺结核包括原发综合征(primary complex)和支气管淋巴结结核,两者在临床上难于区分,在 X 线检查时有不同的表现。前者由肺原发病灶、局部淋巴结病变和连接两者的淋巴管炎组成;后者以胸腔内肿大淋巴结为主。肺部原发病灶可因其范围较小或被纵隔影掩盖,而 X 线片无法查出,或是原发病灶已经吸收仅遗留局部肿大的淋巴结,故在临床上诊断为支气管淋巴结结核。

【病理】　结核菌由呼吸道进入肺部后,结核分枝杆菌进一步进入肺泡,原发病灶多位于肺上叶下部,尤其是右侧多见,靠近胸膜处。基本病变为渗出、增殖、坏死。原发综合征由四部分组成:肺部初染病灶;支气管淋巴结结核;引导初染病灶至淋巴结间的淋巴管炎;邻近的胸膜炎。典型的原发综合征呈"双极"病变,即一端为原发病灶,一端为肿大的肺门淋巴结。由于小儿机体处于高度过敏状态,使病灶周围炎症甚广泛,原发病灶范围扩大到一个肺段甚至一叶。小儿年龄愈小,此种大片性病变愈明显。引流淋巴结肿大多为单侧,但亦有对侧淋巴结受累者。原发综合征主要发生在肺部的约占 90%~95%,也可发生在肠道、咽部及皮肤。

【临床表现】　临床表现轻者可无临床症状,只在 X 线检查下才发现。症状稍重者以结核中毒症状为主,表现一般起病缓慢,可有低热、食欲缺乏、疲乏、盗汗等,多见于年龄较大儿童。婴幼儿及症状较重者也可急性起病,高热可达 39~40℃,但一般情况尚好,与发热不相称,持续 2~3 周后转为低热,可持续较长时间,并伴结核中毒症状,干咳和轻度呼吸困难是最常见的症状。婴

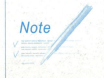

Note

儿可表现为体重不增或生长发育障碍。部分高度过敏状态小儿可出现皮肤结节性红斑,眼疱疹性结膜炎及(或)多发性一过性关节炎。当支气管淋巴结高度肿大时,可产生不同的压迫症状:压迫喉返神经可致声音嘶哑;压迫气管分叉处可出现类似百日咳样痉挛性双音咳嗽;压迫支气管时可使其部分阻塞时可引起喘鸣、吸气或呼气性呼吸困难;压迫静脉可致胸部一侧或双侧静脉怒张。

体格检查可查见全身浅表淋巴结不同程度肿大。肺部体征可不明显,与肺内病变不一致。X线片呈中到重度肺结核病变者,半数以上可无体征。如原发病灶较大,叩诊呈浊音,听诊呼吸音减低或有少许干湿啰音。婴儿可伴肝脏肿大。

【诊断和鉴别诊断】　小儿原发型肺结核的诊断需强调综合诊断及必要的动态观察,应尽力收集结核病接触史、卡介苗接种史、常规进行结核菌素试验、X线检查、了解现病史、症状、体征及相应的实验室检查。

1. 原发综合征　X线胸片上可呈现典型哑铃状双极阴影,但目前已少见。肺内原发灶大小不一。局部炎性淋巴结相对较大而肺部的初染灶相对较小是原发性肺结核的特征。年长儿病灶周围炎症较轻,阴影范围不大,多呈小圆形或小片状影。婴幼儿病灶范围较广,可占据一肺段甚至一肺叶。部分病例可见局部胸膜病变。

2. 支气管淋巴结结核　是原发型肺结核X线胸片最为常见者。分3种类型:①结节型:表现为肺门区域圆形或卵圆形致密阴影,边缘清楚,突向肺野;②炎症型:淋巴结周围肺组织的渗出性炎性浸润,呈现从肺门向外扩展的密度增高阴影,边缘模糊,此为肺门部肿大淋巴结阴影;③微小型:是近年来逐渐被重视的一型,其特点是肺纹理紊乱,肺门形态异常,肺门周围呈小结节状及小点片状模糊阴影。

3. 相关检查

(1) CT扫描:与X线检查相比在显示小的原发灶、淋巴结肿大、胸膜改变和空洞方面有其优势。对疑诊原发综合征但胸部平片正常的病例有助于诊断。也可发现肿大淋巴结压迫或淋巴结-支气管瘘引起的器官或支气管狭窄、扭曲、肺不张。增强扫描有助于观察淋巴结有无干酪样坏死。

(2) 纤维支气管镜检查:结核病变蔓延至支气管内造成支气管结核,纤维支气管镜检查可见到以下病变:①黏膜充血、水肿、炎性浸润、溃疡或肉芽肿;②肿大淋巴结压迫支气管致管腔狭窄,或与支气管壁粘连固定,以致活动受限;③淋巴结穿孔形成淋巴结支气管瘘,穿孔口呈火山样突起,色泽红而有干酪样物质排出;④在淋巴结穿孔前期,可见突入支气管腔的肿块。

本病应与支气管炎、肺炎、支气管异物、支气管扩张、百日咳、纵隔良恶性肿瘤等相鉴别。

【治疗】　总体治疗原则见总论。抗结核药物的应用如下:

1. 无明显症状的原发型肺结核　选用标准疗法,每天服用INH、RFP和(或)EMB,疗程9~12个月。

2. 活动性原发型肺结核　宜采用短程疗法。强化治疗阶段宜用3~4种杀菌药:INH、RFP、PZA或SM,2~3个月后以INH,RFP或EMB巩固维持治疗。常用方案为2HRZ/4HR。

三、急性粟粒性肺结核

急性粟粒性肺结核(acute miliary tuberculosis of the lungs),是小儿最多见的血行播散性肺结核,是结核分枝杆菌经血行播散而引起的肺结核,常是原发综合征发展的后果。麻疹、百日咳或营养不良等常是发病诱因,最多见于婴幼儿初染后6个月,尤其是3个月内。婴幼儿和儿童常并发结核性脑膜炎。

【病理】　胸腔内初染病灶或淋巴结干酪样坏死病变溃破时,大量结核分枝杆菌由此侵入血液借血液循环引起急性全身粟粒性结核病,可累及肺、脑膜、脑、肝、脾、肠、腹膜、肠系膜淋巴结、

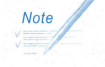

肾、肾上腺等。上述脏器可呈粟粒样结节病变。儿童除外结核分枝杆菌菌血症外,高度过敏状态也是发病的重要因素。在肺中的结核结节分布于上肺部者多于下肺部,为灰白色半透明或淡黄色不透明的结节,如针尖或粟粒一般,约1~2mm大小。结核结节是由淋巴细胞、类上皮细胞、朗格汉斯细胞和中心干酪坏死性病灶组成。

【临床表现】　起病可急可缓,缓慢者可只有结核中毒症状。但大多起病急骤,以高热和严重的中毒症状为主。婴幼儿多突然高热39~40℃,呈稽留热或弛张热,部分病例呈规则或不规则低热,常持续数周或数月,多伴有寒战、盗汗、食欲缺乏、咳嗽、面色苍白、气促和发绀等。肺部可听到细湿啰音而被误诊为肺炎,部分患儿伴有肝脾大以及浅表淋巴结大等。根据临床表现不同,分别呈现伤寒型、肺型、脑膜型、败血症型,伤寒型多见于3岁以上儿童,肺型多见于婴幼儿,脑膜型多见于两者,但以婴幼儿为多。

【诊断和鉴别诊断】　诊断主要根据病史、临床表现、结核菌素试验阳性,可疑者应进行细菌学检查、结核菌抗体检测与胸部X线摄片。胸部X线摄片常对诊断起决定性作用,但早期因粟粒阴影细小而不易查出。一般于起病后2~3周后胸部摄片可发现大小一致、分布均匀的粟粒状阴影,于两侧肺野密布。肺部CT扫描可见肺影显示大小为1~3mm、中度密度、全肺分布的一致阴影,部分病灶有融合。临床上应注意与伤寒、肺炎、败血症、恶性网状细胞病、特发性肺含铁血黄素沉着症及特发性肺间质疾病等相鉴别。

【治疗】　病程多属急重,但若治疗及时,预后良好。如延误诊断和治疗,则可导致死亡。一般支持治疗见前,早期有效抗结核治疗甚为重要。

1. 抗结核药物　目前主张两阶段疗法,即强化治疗阶段及维持治疗阶段,此方案可提高疗效。强化治疗阶段给予强有力的四联杀菌药物如INH、RFP、PgA & SM。开始治疗越早,治疗效果越好,以后产生耐药菌的机会越小,此法对原发耐药病例亦有效。

2. 糖皮质激素　对于有高热、严重中毒症状及呼吸困难者,在应用足量抗结核药物的同时,可加用糖皮质激素疗程1~2个月,可促使发热和中毒症状消失,加速病灶吸收和减少肺纤维性变。

四、结核性脑膜炎

结核性脑膜炎(tuberculous meningitis),是小儿结核病中最严重的类型,好发于1~5岁小儿。多见于3岁以内婴幼儿,约占60%,以冬春季发病较多。常在结核原发感染后1年以内发生,尤其在初染3~6个月最易发生。自普及卡介苗接种和有效抗结核药物应用以来,本病的发病率较过去已明显降低,预后有很大改进,但若诊断和治疗不当,病死率及后遗症的发生率仍较高,故早期诊断和合理治疗是改善本病预后的关键。

【发病机制】　结核分枝杆菌侵入血液,形成菌血症,经血液循环播散至脑膜或脉络丛血管膜引起,常为全身性粟粒性结核病的一部分。婴幼儿血脑屏障功能不完善、中枢神经系统发育不成熟、免疫功能低下与本病的发生密切相关。结核感染后可发生隐匿的血型播散,在中枢神经系统及其邻近组织形成结核灶,在内外因作用下病灶破裂,排出大量结核菌至蛛网膜下腔致病,年长儿多见。偶见脊椎、颅骨或中耳与乳突的结核灶直接蔓延侵犯脑膜。

【病理】

1. 脑膜病变　脑膜弥漫充血、水肿、浑浊、粗糙,并形成许多结核结节。炎性渗出物易在脑底诸池聚集,与重力关系、脑底池腔大、脑底血管神经周围的毛细血管吸附作用等有关。渗出物中可见上皮样细胞、朗格汉斯细胞及干酪坏死。

2. 脑神经损害　浆液纤维蛋白渗出物波及脑神经鞘,包绕挤压脑神经引起脑神经损害,常见动眼神经、展神经、面神经、舌下神经障碍的临床症状。

3. 脑实质病变　脑膜炎症病变可累及脑实质,或脑实质原已有结核病变,可致结核性脑膜

Note

脑炎。少数病例脑实质内有结核瘤。

4. 脑血管病变　由于炎症的渗出和增殖可产生动脉内膜或全动脉炎,在早期主要为急性动脉炎,病程较长者,增生性结核病变较明显,可见栓塞性动脉内膜炎。严重的患者可因脑组织梗死、缺血、软化而致偏瘫。

5. 脑积水改变　炎症侵犯室管膜及脉络丛,出现脑室管膜炎。室管膜或脉络丛结核病变可使一侧或双侧室间孔粘连狭窄,可出现一侧或双侧脑室扩张。脑底部渗出物机化、粘连、堵塞使脑脊液循环受阻可导致交通性脑积水或梗阻性脑积水。脑积水发病率约为 60%,半数以上为中至重度扩张。

6. 脊髓病变　结脑常伴有脊髓蛛网膜炎,可有炎症渗出,蔓延至脊膜、脊髓及脊神经根,脊膜肿胀、充血、水肿和粘连,蛛网膜下腔完全闭塞,影响脑脊液循环。

【临床表现】　临床表现主要包括结核中毒症状和神经系统症状。典型结脑起病多较缓慢。根据临床表现,病程可分为 3 期。

1. 早期(前驱期)　约 1~2 周,主要包括结核中毒症状,如发热、食欲缺乏、盗汗、消瘦、呕吐、便秘,婴儿可为腹泻等。并有小儿性格改变,如懒动、少言、易倦、烦躁、易怒等。年长儿可诉头痛,多轻微或非持续性,婴儿则表现为睡眠不安、蹙眉皱额,或凝视、嗜睡、发育迟滞等。

2. 中期(脑膜刺激期)　约 1~2 周,因颅内压增高致持续且剧烈的头痛、喷射性呕吐、知觉过敏、易激惹,嗜睡或烦躁不安、惊厥等。此期患儿前囟膨隆、颅缝裂开。脑膜刺激征明显,巴氏征阳性,浅反射减弱或消失,腱反射亢进。此期可出现脑神经障碍,最常见者为面神经瘫痪,其次为动眼神经和展神经瘫痪。部分患儿出现脑炎体征,如运动障碍、语言障碍或定向障碍。

3. 晚期(昏迷期)　约 1~3 周,以上症状逐渐加重,神志由意识朦胧、半昏迷进入昏迷。阵挛性或强直性惊厥频繁发作。患者颅压增高和脑积水症状更加明显,最终因颅内压急剧增高导致脑疝致使呼吸及心血管运动中枢麻痹而死亡。常出现水、盐代谢紊乱。

不典型结脑表现为:①婴幼儿起病急,分期不明显,前驱期短暂或缺如,有时仅以惊厥为主诉;②早期出现脑血管损害者,可表现为肢体瘫痪;③早期出现脑实质损害者,可表现为舞蹈症或精神障碍;④合并脑结核瘤者可似颅内肿瘤表现;⑤当颅外结核病变极端严重时,可掩盖脑膜炎表现而不易识别;⑥在抗结核治疗过程中发生脑膜炎时,常表现为顿挫型。

【诊断】

1. 病史　早期诊断主要依靠详细的病史询问,大多数结脑患儿有结核接触史,特别是家庭内开放性肺结核患者接触史;大多数患儿未接种过卡介苗;既往结核病史,尤其是 1 年内发现结核病又未经治疗者,对诊断颇有帮助;近期急性传染病史,如百日咳、麻疹等常为结核病恶化的诱因。

2. 结核菌素试验　对可疑患儿应早做结核菌素试验,阳性对诊断有帮助,但高达 50% 的患儿可呈阴性反应,故不能因结核菌素试验阴性而轻易否定结核的诊断。

3. 临床表现　凡有上述病史的患儿出现性格改变、头痛、不明原因的呕吐、嗜睡或烦躁不安相交替及顽固性便秘时,即应考虑本病的可能。皮肤粟粒疹的发现及眼底检查发现有脉络膜粟粒结节对诊断有帮助。

4. X 线、CT 或磁共振(MRI)　约 80% 以上的结核性脑膜炎患儿的胸片有结核病改变,呈粟粒型肺结核者占 48%。胸片证明有血行播散性结核病对确诊结脑很有意义。少数年长儿胸片正常。脑部 CT 在疾病早期可正常,随着疾病进展可出现基底节阴影增强、脑池密度增高、模糊、钙化、脑室扩大、脑水肿或早期局灶性梗死症。

5. 脑脊液检查　对结脑的诊断极为重要,从脑脊液中检出结核分枝杆菌是最可靠的诊断依据。以 ELISA 双抗夹心法检测脑脊液结核菌抗原,是敏感、快速诊断结脑的辅助方法。应用 PCR 技术在结脑患儿脑脊液中扩增出结核菌所特有的 DNA 片段,能使脑脊液中极微量结核菌

Note

体 DNA 被准确地检测。脑脊液乳酸盐检测对鉴别结脑和病脑有意义。脑脊液腺苷脱氢酶活性增高,可作为早期诊断的协助。

脑脊液常规检查压力增高,外观无色透明或呈毛玻璃样,静置 12~24 小时后,脑脊液中可有薄膜形成,取之涂片作抗酸染色,结核分枝杆菌检出率较高。白细胞数多为 $(50~500) \times 10^6/L$,分类以淋巴细胞为主。糖和氯化物降低为结脑的典型改变。蛋白量增高,一般多为 1.0~3.0g/L,椎管阻塞时可高达 40~50g/L。对脑脊液改变不典型者,需重复化验,动态观察变化。脑脊液沉淀物涂片抗酸染色镜检阳性率可达 30%。

【鉴别诊断】　在明显脑膜刺激征出现以前,应与一般非神经系统疾患鉴别,如肺炎、消化不良、手足搐搦等。在脑膜刺激征及体征出现后,甚至脑脊液检查后仍应与化脓性脑膜炎、病毒性脑膜炎、隐球菌脑膜炎、脑肿瘤进行鉴别。

【并发症及后遗症】　由于治疗过晚或不规则,或起病急重,可出现不同程度并发症,最常见的并发症为脑积水、脑实质损害、脑出血、脑软化及脑神经障碍。其中前 3 种是导致结脑死亡的常见原因。后遗症可为轻微的精神和行为障碍、面神经麻痹等,严重后遗症为脑积水、肢体瘫痪、智力低下、失语、失明、癫痫及尿崩症等。晚期结脑发生后遗症者约占 2/3,而早期者甚少。

【治疗】　治疗越晚,病死率越高,因此强调早诊断及时治疗。主要包括抗结核治疗和降低颅高压两个重点环节。

1. 一般疗法　切断与开放性结核患者的接触,严格卧床休息,细心护理,经常变换体位,以防止压疮和坠积性肺炎,对昏迷患儿可予鼻饲或胃肠外营养,以保证足够热量,应做好眼睛、口腔、皮肤的清洁护理。

2. 抗结核治疗　治疗原则为早期、彻底。应选用易透过血脑屏障的抗结核杀菌药物,分阶段治疗。其中 INH 为主要的药物,整个疗程中贯穿使用,1~1.5 年或脑脊液正常后不少于 6 个月。

(1) 强化治疗阶段:联合使用 INH、RFP、PZA 及 SM。疗程 3~4 个月,其中 INH 每天 15~25mg/kg,RFP 每天 10~15mg/kg(不大于 450mg/d),PZA 每天 20~30mg/kg(不大于 750mg/d),SM 每天 15~20mg/kg(不大于 750mg/d)。开始治疗的 1~2 周,将 INH 全日量的 1/2 加入 10% 葡萄糖中静脉滴注,余量口服,待病情好转后全日量均为口服。

(2) 巩固治疗阶段:继用 INH,RFP 或 EMB。RFP 或 EMB 9~12 个月。早期患者可采用 9 个月短程治疗方案(3HRZS/6HR)有效。

3. 脑积水及颅高压的治疗　颅高压最早于 10 天即可出现,故应及时控制,措施如下:

(1) 脱水剂:常用 20% 甘露醇,每次 0.5~1.0g/kg,于 30 分钟内快速静脉注入。4~6 小时一次,脑疝时可加大剂量至每次 2g/kg。2~3 天后逐渐减量,7~10 天停用。

(2) 乙酰唑胺:可抑制脑室脉络丛中碳酸酐酶的作用而减少脑脊液的生成,从而减低颅压。作用较慢。一般于停用甘露醇前 1~2 天加用该药,每天 20~40mg/kg(不大于 0.75g/d)口服,根据颅内压情况,可服用数周或更长,每天服或间歇服(服 4 天,停 3 天)。

(3) 侧脑室穿刺引流:适用于急性脑积水而其他降颅压措施无效或疑有脑疝形成时。引流量根据脑积水严重程度而定,持续引流时间为 1~3 周,一般每天 50~200ml。有室管膜炎时可予侧脑室内注药。特别注意防止继发感染。

(4) 腰穿减压及鞘内注药:适应证为:①颅内压较高,应用激素及甘露醇效果不佳,但不急需作侧脑室引流或没有作侧脑室引流的条件者;②脑膜炎症控制不好以致颅高压难于控制者;③脑脊液蛋白量大于 3.0g/L 以上。方法为:根据颅内压情况,适当放出一定量脑脊液以减轻颅内压;3 岁以上每次注入地塞米松 2mg 加 INH20~50mg,3 岁以下减半,开始为每天 1 次,1 周后酌情改为隔天 1 次、1 周 2 次及 1 周 1 次。2~4 周为 1 疗程。

(5) 分流手术:若由于脑底脑膜粘连梗阻发生梗阻性脑积水时,以上方法均难以奏效,而脑脊液检查已恢复正常,为彻底解决颅高压问题,可考虑作侧脑室小脑延髓池分流术。

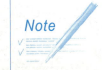

Note

4. 糖皮质激素　必须与有效的抗结核药物同时使用,是配合抗结核药物有效的辅助疗法,早期使用效果好。因激素有抗炎、抗过敏、抗毒和抗纤维性变的作用,故使用后能降低颅内压、减轻中毒症状及脑膜刺激症状,并可减少粘连,从而减轻或防止脑积水的发生。一般使用泼尼松,每天 1~2mg/kg(不大于 45mg/d),1 个月后逐渐减量,疗程 2~3 个月。

5. 对症治疗　积极控制高热及惊厥。水、电解质紊乱的处理:①低钾血症:可口服补钾,或用含 0.2% 氯化钾的等张溶液静滴。②脑性失盐综合征:由于间脑或中脑发生损害,醛固酮调节中枢失灵,醛固酮分泌减少;或由于促尿钠排泄激素过多,大量 Na^+ 由肾排出,同时水分排除,造成脑性失盐综合征。通过检测血钠、尿钠,可及时发现,可用 2∶1 等张含钠液补充体液,并酌情用 3% 氯化钠液静滴。③稀释性低钠血症:由于下丘脑视上核和室旁核受结核炎症渗出物刺激,使垂体分泌抗利尿激素增多,导致远端肾小管回吸收水增加,造成稀释性低钠血症。治疗可用 3% 氯化钠液静滴,每次 6~12ml/kg,可提高血钠 5~10mmol/L,同时控制入水量。

6. 随访观察　复发病例全部发生在停药后 4 年内,绝大多数在 2~3 年内。故在抗结核治疗结束后随访观察至少 3~5 年,凡临床症状消失,脑脊液正常,疗程结束后 2 年无复发者,方可认为治愈。

【预后】　与下列因素有关:①结核分枝杆菌耐药性:原发耐药菌株已成为影响结脑预后的重要因素;②治疗早晚:治疗愈晚病死率愈高,早期病例无死亡,中期病死率为 3.3%,晚期病死率高达 24.9%;③年龄:年龄愈小,脑膜炎症发展愈快,愈严重,病死率愈高;④病型和病期:晚期、脑实质受损严重者、合并脑积水者预后差,早期预后好;复治病例包括复发和恶化者,预后差;⑤治疗方法:剂量不足或方法不当时可使病程迁延,易出现并发症。

五、潜伏结核感染

由结核分枝杆菌感染引起的结核菌素试验阳性,除外卡介苗接种后反应,临床表现及 X 线胸片无活动性结核病证据者,称潜伏结核感染(latent tuberculosis infection)。

【诊断要点】

1. 病史　多有结核病接触史。

2. 临床表现　有或无结核中毒症状,查体可无阳性发现。

3. 结核菌素试验　阳性。

4. 胸部 X 线检查　正常。

5. 与其他疾病鉴别　注意与反复上呼吸道感染、慢性扁桃体炎、泌尿道感染等疾病相鉴别。

【治疗】　下列情况按预防性抗结核感染治疗:①接种过卡介苗,但结核菌素试验最近 2 年内硬结直径增大≥10mm 者可认定为自然感染;②结核菌素试验反应新近由阴性转为阳性的自然感染者;③结核菌素试验呈强阳性反应的婴幼儿和少年;④结核菌素试验阳性并有早期结核中毒症状者;⑤结核菌素试验阳性而同时因其他疾病需用糖皮质激素或其他免疫抑制剂者;⑥结核菌素试验阳性,新患麻疹或百日咳小儿;⑦结核菌素试验阳性的艾滋病毒感染者及艾滋病患儿。

方法:INH 每天 10mg/kg(最大 300mg/d),疗程 6~9 个月。或 INH 每天 10mg/kg(最大 300mg/d)联合 RFP 每天 10mg/kg(最大 300mg/d),疗程 3 个月。

【小结】

1. 结核病是由结核分枝杆菌引起的慢性感染性疾病。以肺结核最常见。临床表现为长期低热、轻咳、盗汗、乏力、食欲减退、体重不增或体重减轻等结核中毒症状。开放性结核

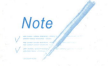
Note

病接触史对诊断有重要意义。卡介苗接种可以提高对结核病的抵抗力。结核病的治疗原则为早期、适量、联合、规律、坚持、分段治疗。

2. 原发型肺结核是原发性结核病中最常见者,为结核分枝杆菌第一次侵入肺部后发生的原发感染,是小儿肺结核的主要类型。原发型肺结核包括原发综合征和支气管淋巴结结核。

3. 结核性脑膜炎是小儿结核病中最严重的类型。临床表现主要包括结核中毒症状和神经系统症状。根据临床表现不同,病程可分为早期(前驱期)、中期(脑膜刺激期)、晚期(昏迷期)。婴幼儿临床表现可不典型。

【思考题】

1. 结核菌素试验的临床意义。
2. 结核病的化疗方案。
3. 结核性脑膜炎各期的临床表现特点。
4. 结核性脑膜炎所致脑积水及颅高压的治疗。

(黄燕萍)

第四节　真菌性疾病

深部真菌病(deep mycosis)是由各种真菌所引起的不仅侵犯皮肤、黏膜,而且侵犯深部组织和内脏所致的疾病。真菌广泛分布于自然界,某些真菌可以感染人体而致病。深部真菌病比较少见,但比浅部真菌病的危害性大。深部真菌病常为继发感染,多在糖尿病、血液病、恶性肿瘤、大面积烧伤、严重营养不良或其他慢性消耗性疾病的基础上发病;或长期应用抗生素、糖皮质激素、免疫抑制剂,使机体内菌群失调或抑制了机体的免疫反应而诱发。致病真菌分为两大类:①原发病原菌:如球孢子菌、组织胞质菌、新型隐球菌、芽生菌等;②条件致病菌:如曲霉菌、念珠菌、毛霉菌等。深部真菌病的临床表现无特殊性,容易误诊影响治疗,甚至引起死亡,临床诊断通常依病原体和感染部位而定。

一、概述

【病因和发病机制】　真菌(fungus)亦称霉菌,对人类有致病性的真菌仅占真菌中的少数。真菌按其培养物的形态分为四型:酵母型,如隐球菌;酵母样型,如念珠菌等;霉菌型;双向型,其在组织内和在培养基内分别呈现一种以上形态,由这类真菌引起的疾病主要有组织胞浆菌病、芽生菌病、孢子丝菌病、球孢子菌病等。

真菌的致病作用主要与真菌在人体内感染部位繁殖所引起的理化损伤及所产生的酶类、酸性代谢产物有关;一些真菌还可引起轻重不一的变态反应。真菌病常见的病理变化有:①轻度非特异性炎症;②化脓性炎症,由大量中性粒细胞浸润所形成的小脓肿,如念珠菌病、毛霉病、曲霉病等;③坏死性炎症,可出现大小不等的坏死灶,常伴有明显的出血,而炎症细胞相对较少,可见于毛霉病、曲霉病等;④结核样肉芽肿形成;⑤真菌败血症,即真菌入血后引起全身播散性感染,累及多脏器。

【治疗原则】

1. 一般治疗

(1) 去除病因,积极治疗原发病。

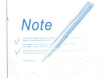
Note

（2）尽可能少用或不用抗生素、糖皮质激素和免疫抑制剂这些药物，严格掌握用药指征。

（3）加强支持和护理，补充维生素和微量元素。

（4）对于皮肤和口腔黏膜感染，大多选用制霉菌素，形成局限性病灶的可以辅以手术治疗，以过敏症状为主要临床表现者可以同时使用抗组胺药物，隐球菌性脑膜炎除抗真菌治疗外，须采用降颅压的措施，包括必要时需行侧脑室引流术。

2. 抗真菌治疗　针对病原菌选择抗真菌药物，如两性霉素 B、5- 氟胞嘧啶、酮康唑、伊曲康唑及制霉菌素等。

二、念珠菌病

念珠菌病（candidiasis）是由念珠菌属，主要是白色念珠菌（candida albicans）引起的皮肤、黏膜、脏器的急性、亚急性或慢性炎症，少数可引发败血症。白色念珠菌属于条件致病菌，是一种假丝酵母菌，菌体呈圆形或椭圆形，主要以出芽方式繁殖，产生芽生孢子和假菌丝，革兰染色阳性。该菌通常存在于正常人皮肤、口腔、上呼吸道、肠道及阴道等处，健康小儿带菌率达 5%~30%，但并不致病。当患者存在长期大量应用广谱抗生素、皮质类固醇、器官移植术后、导管插入以及中性粒细胞较少时；婴幼儿存在长期腹泻、营养不良、某些重症导致体质虚弱等易患因素时，可出现念珠菌病。大多数为机会性感染。本病多见于儿童，有的自婴儿发病后长期潜伏至成人时再发病。除白色念珠菌外，引起人类感染的主要菌种有类星状念珠菌、热带念珠菌、伪热带念珠菌、克柔念珠菌等。念珠菌病按照临床表现可为黏膜念珠菌病、皮肤念珠菌病、内脏念珠菌病等。可呈急性、亚急性或慢性病程。

【临床表现】

1. 皮肤黏膜型　念珠菌性擦烂（念珠菌性擦疹）是最常见的一种皮肤念珠菌病，好发于新生儿和小婴儿，尤其是肥胖多汗者。最常见于肛周、臀部、外阴及腹股沟等尿布包裹区，其次为腋窝、颈前及下颌。以擦伤最常见，皮肤皱褶处可见皮肤潮红、糜烂，边缘清楚，伴有灰白色脱屑和翘起的表皮，周围有若干散在的红色丘疹、小水疱或脓疱。因痒痛患儿常哭闹不安。尿布皮损常继发于婴儿的肛门及口腔的念珠菌病，也可见于卫生条件不佳的婴儿，可呈刺激性皮炎状，严重时可波及面部、腋下、结膜等部位。口腔念珠菌病以鹅口疮（thrush）最多见，在舌、颊黏膜、齿龈、上下腭黏膜表面出现白色乳酪物，不易擦去，揭去后可见鲜红色渗出性基底，可有溢血。免疫功能低下时，黏膜病变由舌、颊黏膜蔓延至咽喉、气管和食管，可引起声音嘶哑、呼吸困难、吞咽困难等症状。

2. 内脏型

（1）念珠菌性肠炎（candida enteritis）：常由口腔念珠菌病发展而来，或常发生在口服多种广谱抗生素后引起肠道菌群失调，引起真菌性肠炎。腹泻次数每天 3 次至二十余次不等，常伴发生在腹泻病基础上的低热，大便为稀便、水样便或豆腐渣样便，多泡沫，有发酵气味。严重者形成肠黏膜溃疡而出现便血，甚至造成肠穿孔继发腹膜炎。

（2）念珠菌性肺炎（candida pneumonia）：由于呼吸道柱状上皮细胞具有对真菌侵袭的自然抵抗力，原发念珠菌性肺炎罕见，常继发于婴幼儿细菌性肺炎、肺结核及血液病，亦可从口腔直接蔓延或经血行播散。本病分轻、中、重三型，临床表现支气管肺炎的症状体征，但本病的特征是缓慢起病，病程较长。常咳出无色胶冻样痰，有时带血丝，可闻及中小湿啰音，当病灶融合时可出现相应肺实变体征。X 线表现与支气管肺炎相似。抗生素治疗往往使病情更加严重。

（3）泌尿道念珠菌病（urinary tract candidiasis）：全身性念珠菌病患者常见肾内病灶，多为白色念珠菌经血行播散而来，肾髓质和皮质均可见小脓肿。患者可出现尿频、尿急、尿痛及肾功能改变等。

（4）播散性念珠菌病综合征和念珠菌菌血症（syndrome of disseminated candidiasis and

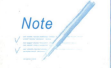

candidemia)：主要表现为长期发热，在原发病如白血病、恶性肿瘤等的基础上体温增高，症状加重，全身状况恶化。念珠菌播散时往往侵犯多个器官，常见心包炎、心肌炎、心内膜炎、肾小脓肿、脑膜炎、骨髓炎、眼炎和肺炎等。念珠菌心内膜炎的临床表现类似急性细菌性心内膜炎，但赘生物较大且易发生动脉栓塞；亦可经血行播散引起脑膜炎、脑脓肿，病死率高。

【诊断】

1. 真菌检查　从正常人的皮肤、口腔、粪便中偶可分离出白色念珠菌，如无任何症状不诊断白色念珠菌病。从患者黏膜、痰、粪便等标本中查到孢子不能肯定其为致病菌，必须在镜下见到出芽的酵母菌与假菌丝，结合临床表现才能确定念珠菌病的诊断。①病灶组织或假膜、渗液等标本显微镜检查，可见厚膜孢子及假菌丝，由于健康人可以带菌，多次显微镜检查阳性或在平时不寄生部位取标本镜检阳性，才有诊断意义；②标本真菌培养多在 3~4 天内出现乳白色光滑的菌落，菌落数大于 50% 即有诊断意义。

2. 病理诊断　病理组织中发现真菌和相应病理改变即可确诊。

3. 眼底检查　念珠菌菌血症患者视网膜和脉络膜上可见白色云雾状或棉球样病灶。

三、隐球菌病

隐球菌病（cryptococcosis）是亚急性或慢性侵袭性真菌疾病，是由隐球菌属中某些种或变种引起的深部真菌感染。致病菌主要是新型隐球菌（cryptococcus neoformans），以侵犯中枢神经系统为主，真菌性脑膜炎、脑脓肿及肉芽肿在近年来并不少见，因易与其他疾病混淆而延误治疗，病死率高。

新型隐球菌广泛分布于自然界，存在土壤、水果、干鸽粪、牛奶、蔬菜、正常人皮肤和粪便中。在干燥鸽粪中可以生存达数年之久，是人的主要传染源。一般认为该菌可经呼吸道或皮肤黏膜破损处侵入人体，借血行播散至脑、脑膜、骨骼和皮肤。单纯侵犯中枢神经系统的患者占 80%，可能为隐球菌从鼻腔沿嗅神经及淋巴管传至脑膜所致。新生儿一旦受到新型隐球菌感染，也易侵犯中枢神经系统，其传播途径可能是产时经带菌产道；某些新生儿出生后即有症状，可能经胎盘传播。正常人血清中存在可溶性抗隐球菌因子，而脑脊液中缺乏，故利于隐球菌生长繁殖。该菌以芽生方式繁殖，不生成假菌丝，芽生孢子成熟后脱落成独立个体。新型隐球菌除可侵袭中枢神经系统，亦可播散至肺部、皮肤、黏膜、骨骼、关节和其他内脏，各年龄均可发病。

【临床表现】

1. 隐球菌脑膜炎（cryptococcal meningitis）　是真菌所致脑膜炎中最常见的类型。临床表现颇似结核性脑膜炎，但有间歇性自然缓解。如隐球菌肉芽肿局限于脑某一部位，临床表现与脑脓肿或脑肿瘤相似。一般起病缓慢，不同程度发热、阵发性头痛并逐渐加重，但仍可自然缓解、恶心、呕吐、晕眩。数周或数月后可出现颅内压增高症状及脑神经受累的表现，常伴有眼底水肿和视网膜渗出性病变。有时出现精神症状，如抑郁、淡漠、易激动。如不治疗，在 3~6 个月左右趋于恶化，可出现偏瘫、共济失调、抽搐、昏迷等。

2. 肺隐球菌病（pulmonary cryptococcosis）　常并发于中枢神经系统感染，也可单独发生，或者继发于肺结核、支气管扩张等。起病缓慢，常缺乏明显症状而被忽略。一旦出现症状，则与肺结核不易区别，如低热、乏力、轻咳、盗汗、体重减轻等，多趋自愈，严重者罕见。少数患儿呈急性肺炎的表现，如病灶延及胸膜，可有胸痛和胸膜渗出。X 线片可显示单侧或双侧块状病变，亦可为广泛性浸润、支气管周围浸润或栗粒状病变，但不侵犯肺门或纵隔淋巴结。对肺隐球菌病的早期诊断应予充分重视。

3. 皮肤黏膜隐球菌病（mucocutaneous cryptococcosis）　皮肤黏膜隐球菌病很少单独发生，常为全身性隐球菌病的局部表现，可能由脑膜、肺部或其他病灶播散所致。皮肤隐球菌病主

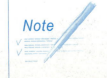
Note

要表现为痤疮样皮疹、丘疹、硬结等，随病变扩大中央可见坏死，形成溃疡、瘘管等。口腔、鼻咽部黏膜间或也有损害，表现为结节、溃疡和肉芽肿样，表面覆盖黏性渗出性薄膜。

【诊断】

1. 病原体检查　①墨汁染色法：是迅速、简便而可靠的方法，根据受损部位的不同取所需检查的新鲜标本，如脑脊液、痰液、病灶组织或渗液等，置于玻片上，加一滴墨汁，覆以盖片在显微镜暗视野下检查，可见圆形菌体，外周有一圈透明的肥厚荚膜，内有反光孢子但无菌丝。反复多次查找阳性率高。脑脊液应离心后取沉淀涂片。②活组织检查或真菌培养：必要时取标本少许置于沙氏培养基中，在室温或37℃培养3~4天可见菌落长出。

2. 血清学检查　由于患者血清中可测到的抗体不多，因此检测抗体阳性率不高，特异性不强，仅作辅导诊断。通常检测新型隐球菌荚膜多糖体抗原，乳胶凝集试验（latex agglutination test）是早期诊断的主要手段，特异性强，快速且灵敏，而且有估计预后和疗效的作用。

四、曲霉菌病

曲霉菌病（aspergillosis）是由致病曲霉菌（aspergillus）所引起的疾病。

【病因和发病机制】　曲霉菌是一种常见的条件致病性真菌，属丝状真菌。曲霉菌在自然界广泛分布，存在土壤、空气、植物、野生或家禽动物及飞鸟的皮毛中均可找到，也常见于农田、马棚、牛栏、谷仓等处。正常人的皮肤和上呼吸道也可分离出来，为条件致病菌，即正常人对曲霉菌有一定的抵抗力。当人体抵抗力降低，皮肤黏膜受损害时，曲霉菌可侵入致病。也可经呼吸道吸入侵犯肺部，严重者可发生败血症，使其他组织和系统受累。过敏体质者初次吸入大量含曲霉菌孢子的尘埃，可触发IgE介导的变态反应而引起支气管痉挛。近年来证明一些曲霉菌可致癌。引起人类疾病常见的有烟曲霉菌（aspergillus fumigatus）和黄曲霉菌（aspergillus flavus）。

【临床表现】

1. 肺曲霉菌病（pulmonary aspergillosis）　在曲霉菌中最常见，多发生在慢性肺部疾病基础上，如肺炎、肺结核、肺癌、尘肺等。临床表现分两型：①曲霉菌性支气管肺炎（aspergillus bronchopneumonia）：大量曲霉孢子被吸入后先引起急性支气管炎，若菌丝侵袭肺组织，则引起广泛的浸润性肺炎或局限性肉芽肿，也可引起坏死、形成多发性小脓肿。急性起病者高热或不规则发热、咳嗽、气促、咳绿色脓痰；慢性者见反复咳嗽、咯血等类似肺结核症状。肺部体征不明显或闻及粗湿啰音。X线检查见肺纹理增多，肺部可见弥漫性斑片状模糊阴影。②球型肺曲霉菌病（pulmonary aspergillosis）：常在支气管扩张、肺结核等慢性肺疾患基础上发生，菌丝体在肺内空腔中繁殖、聚集并与纤维蛋白和黏膜细胞形成球形肿物，不侵犯其他肺组织。多数患者无症状或表现原发病症状，或出现发热、咳嗽、气急、咳黏液脓痰，其中含绿色颗粒。由于菌球周围有丰富的血管网，可反复咯血。肺部X线检查可见空洞和圆形曲霉球，如其上缘侧面见到形成一个新月形透亮区，则有重要诊断价值。

2. 播散性曲霉菌病（disseminated aspergillosis）　曲霉菌多由肺部病灶侵入血液循环而引起，也可由烧伤面、损伤的皮肤黏膜等进入血液循环，播散至全身多个脏器。多见于原发性或继发性免疫缺陷者，如白血病、恶性淋巴瘤、肿瘤、慢性肺部疾患、长期使用抗生素和皮质激素等。其临床表现随所侵犯的脏器而异，临床上以发热、呼吸系统症状、全身中毒症状和栓塞最常见。可累及心内膜、心肌或心包，引起化脓、坏死和肉芽肿。中枢神经系统受累引起脑膜炎和脑脓肿。消化系统以肝受累多见。

3. 变态反应性曲霉菌病（allergia aspergillosis）　过敏体质者吸入大量含有曲霉孢子的尘埃，引起过敏性鼻炎、支气管哮喘、支气管炎或变应性肺曲霉菌病。吸入数小时后出现喘息、咳嗽，可伴发热。大多数患者3~4天后缓解，再次接触又出现同样症状。痰中可检出大量嗜酸性

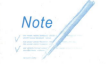
Note

粒细胞和菌丝,培养见烟熏色曲霉菌生长。血嗜酸性粒细胞及血清 IgE 浓度增高。

【诊断】

1. 病原体检查　由患处所得的标本作直接涂片或培养,涂片可见菌丝或曲霉菌孢子,培养见曲霉菌生长。因曲霉菌是实验室常见的污染菌,所以必须反复涂片或培养,多次阳性且为同一曲霉菌并结合临床表现才有诊断价值。

2. 组织病理学检查　必要时取受损组织或淋巴结活检,可根据真菌形态确诊。尤其对播散性曲霉菌病,可及时作出诊断。

五、组织胞浆菌病

组织胞浆菌病(histoplasmosis)是由荚膜组织胞浆菌(histoplasma capsulatum)引起的一种传染性很强的真菌病,以侵犯单核 - 吞噬细胞系统或肺部为主的深部真菌病。荚膜组织胞浆菌是一种双相真菌,在自然界以菌丝形态存在,在人体组织以酵母菌形态出现,以出芽方式繁殖。本菌可从流行区土壤中分离出,在污染严重的地区可见组织胞浆菌病的区域性暴发和流行,传染性极强。人类感染主要途径是经呼吸道吸入小分生孢子,分生孢子芽增殖成酵母菌,引起肺部感染,经血源播散到单核 - 巨噬细胞系统。细胞介导的免疫使病变局限,形成肉芽肿,不治自愈,临床上无症状。免疫功能低下者的肺部病灶可经淋巴和血液将组织胞浆菌病播散到全身各脏器,引起广泛病变。目前认为,Ⅱ型和Ⅳ型变态反应参与了肺组织胞浆菌病的发病。本病以 6 个月 ~2 岁儿童发病率最高,且多为播散型。

【临床表现】　儿童患者的临床表现颇似血液病或肺结核等,须加鉴别。一般分为 3 型:

1. 肺型组织胞浆菌病(pulmonary histoplasmosis)　有急性和慢性之分。急性肺组织胞浆菌病起病急,伴有全身不适,发热、寒战、咳嗽、胸痛、呼吸困难,肺部可无阳性发现或可闻湿啰音,肝脾大,胸部 X 线检查可见弥漫性与多个浸润区,愈后再检查可见多个大小分布一致的钙化点,为本病特征。

慢性肺组织胞浆菌病可由肺部原发病灶蔓延而致,亦可为二重感染。临床表现很似肺结核,发热、咳嗽、盗汗、乏力、体重下降。病程长,肺部呈进行性、退化性病变。胸部 X 线检查见肺实变,以单或双侧上肺多见,部分患者肺尖形成空洞。病情进行性加重,最终导致肺纤维化和肺功能减退。任何年龄均可发病,2 岁以下婴幼儿最多见,病死率高。

2. 皮肤型组织胞浆菌病(cutaneous histoplasmosis)　较多见于成人,皮肤损害以面部及颈部为多见,表现为溃疡、结节、脓肿等,局部淋巴结肿大明显,并可有液化坏死。

3. 播散性组织胞浆菌病(disseminated histoplasmosis)　病情危重,多数患者免疫功能低下,1/3 发生于婴幼儿。起病急缓不一,全身症状明显,发热、寒战、咳嗽、呼吸困难、头痛、胸痛、腹痛、腹泻、便血、肝脾及淋巴结肿大、低色素性贫血、白细胞减少、血小板减少等。

【诊断】

1. 组织胞浆菌抗体检测　①补体结合试验:检测抗体敏感性高、特异性强,抗体滴度近期升高 4 倍以上为阳性;②酶联免疫吸附试验:简便易行,滴度≥1∶16 为阳性。免疫功能低下者可呈假阴性。

2. 组织胞浆菌素皮肤试验　皮试后 48~72 小时观察,以红肿硬结≥5mm 为阳性。阳性提示过去或现在有感染,尚需结合其他指标方可确诊。

3. 病原体检查　痰、尿、血、骨髓和分泌物涂片或培养分离出组织胞浆菌,或病理切片发现酵母型真菌即可确诊。播散型患者周围血涂片瑞氏染色在中性粒细胞和单核细胞内、外见典型芽状的酵母型组织胞浆菌。

4. 组织胞浆菌抗原检测　从血清、尿液、脑脊液中可检出抗原,阳性示活动性感染。对免疫缺陷的患者更具诊断意义。

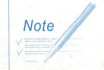
Note

六、抗真菌治疗

(一)念珠菌病

1. **制霉菌素(nystatin,mycostatin)**　局部用药可制成油剂、霜剂、粉剂、溶液等,依患者具体情况选用一种剂型局部涂擦,每天 2~4 次。胃肠道念珠菌病可给予制霉菌素口服,新生儿每天 20 万 ~40 万 U,2 岁以下每天 40 万 ~80 万 U,2 岁以上每天 100 万 ~200 万 U,分 3~4 次,饭前服用,疗程 7~10 天。口服吸收率低,不良反应偶有恶心、呕吐、轻泻。雾化吸入多用于呼吸系统念珠菌病,制霉菌素 5 万 U 溶于 2ml 0.9% 氯化钠溶液中雾化吸入。

2. **5- 氟胞嘧啶(5-fluorocytosine)**　对严重的皮肤念珠菌病有良好的抑制作用。可与两性霉素 B 合用有协同作用,减少耐药性,药量可稍减,毒性反应可减轻,并可缩短疗程。口服每天 50~150mg/kg,分 3~4 次,疗程 4~6 周。婴儿剂量酌减。也可静脉点滴。副作用有恶心、呕吐、皮疹、中性粒细胞和血小板减少,肝肾损伤。

3. **两性霉素 B(amphotericin B)**　是一种多烯类抗真菌抗生素,与真菌细胞的甾醇结合损伤膜的通透性,使菌体破坏,起杀菌作用。是目前治疗全身念珠菌病的首选药物。静脉滴注:儿童初始治疗每天 0.1~0.2mg/kg,如无不良反应,渐增至每天 1~1.5mg/kg,疗程 1~3 个月。静注时用 5%~10% 葡萄糖液稀释,浓度不超过 0.05~0.1mg/ml,缓慢静脉滴注,每剂不少于 6 小时滴完。浓度过高、滴速过快均可发生严重副作用,甚至心跳停搏。两性霉素 B 对肝、肾、造血系统有一定毒性,为减轻副作用,可于治疗前 30 分钟及治疗后 3 小时给予阿司匹林,严重者可用静脉滴注氢化可的松或地塞米松。用药期间定期检测血、尿常规及肝、肾功能,血清肌酐 >2.5mg/dl 时用药应减量。尿素氮 >40mg/d 应停药,停药 2~5 周恢复正常,再从小剂量开始给药。为避免注射部位发生血栓性静脉炎,最初输液部位宜先从四肢远端小静脉开始。

4. **酮康唑(ketoconazole)**　为合成的口服咪唑类抗真菌药,系咪唑类衍生物。通过抑制麦角甾醇的合成,改变真菌细胞的通透性,导致真菌死亡。抗菌谱较广,口服体内吸收良好,毒性反应低,对皮肤及全身念珠菌病疗效显著。开始剂量:体重 30kg 以下者每天口服 100mg;30kg 以上每天口服 200~400mg;1~4 岁者每天 50mg;5~12 岁者每天 100mg。如小儿每天达 400mg 高剂量时,可有恶心、呕吐、一过性的低胆固醇血症和肝功能异常。

5. **氟康唑(flueonazoi)**　双三唑类抗真菌药,作用机制和抗菌谱与酮康唑相似,体内抗真菌活性比酮康唑强 10~20 倍,生物利用度高,口服吸收好,能通过血脑屏障,对念珠菌有效。大于 3 岁每天 3~6mg/(kg·次),每天一次顿服或静滴。不良反应有胃肠反应、皮疹,偶致肝功能异常。

(二)隐球菌病

1. **两性霉素 B**　是目前治疗新型隐球菌病的首选药物,该药口服不易吸收,静脉滴注方法与药物副作用同前。椎管内注射或脑室内注射:限于治疗中枢神经系统隐球菌病,适用于病情严重或静脉滴注失败的病例。儿童鞘内注射,首次 0.0025mg,用蒸馏水(不用 0.9% 氯化钠溶液)稀释,浓度不超过 0.25mg/ml 或将药物与腰穿时引流出的脑脊液 3~5ml 混合后一并缓慢注入。以后每天 1 次,剂量渐增,约 1 周后改为每周 2~3 次,直至每次 0.5~0.7mg。疗程一般约 30 次,如有副作用可减量或暂停用药。脑脊液内药物过多可引起蛛网膜炎而致脑脊液细胞增多、神经根炎、尿潴留,甚至瘫痪、抽搐。一般立即停药大多能缓解。

2. **其他药物**　5- 氟胞嘧啶与两性霉素 B 疗效相同而毒性小,可与两性霉素 B 合用以减少耐药性,治疗全身性隐球菌病,剂量同前。氟康唑可在脑脊液中达到有效的治疗浓度,方法同前。其他唑类药物,如伏立康唑、伊曲康唑等也可用于新型隐球菌的治疗。

(三)其他真菌病

组织胞浆菌病的治疗支持很重要,药物可选酮康唑、两性霉素 B,氟康唑的作用机制和抗菌谱与酮康唑相似,体内抗真菌活性比酮康唑强,生物利用度高,口服吸收好,酮康唑对念珠菌病、

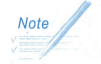
Note

曲霉病、组织胞浆菌病等疗效均显著。曲霉病的抗真菌治疗可首选两性霉素 B，也可并用 5- 氟胞嘧啶、伊曲康唑等。有报道单用两性霉素 B 对曲霉病效果较差，可以应用两性霉素 B 脂质体进行治疗。药物应用与副作用见前。

【小结】

　　1. 深部真菌病是由各种真菌所引起的不仅侵犯皮肤、黏膜，而且侵犯深部组织和内脏所致的疾病。

　　2. 深部真菌病常为继发感染，多在血液病、恶性肿瘤或其他慢性消耗性疾病的基础上发病；或长期应用抗生素、糖皮质激素、免疫抑制剂，使机体内菌群失调或抑制了机体的免疫反应而诱发。

　　3. 治疗要去除病因，积极治疗原发病，针对病原菌选择抗真菌药物。

【思考题】

　　1. 常见的真菌病有哪些，临床表现各有何特点？
　　2. 抗真菌药物的选择及其副作用。

（黄燕萍）

第五节　寄　生　虫　病

　　寄生虫病（parasitic disease）是儿童时期的常见、多发病。人体寄生虫病对全球人类健康和畜牧家禽的危害十分严重，而我国由于地域宽广、生活习俗复杂多样，是寄生虫病严重流行的国家之一，我国首次寄生虫流行病学调查显示，寄生虫在我国平均感染率为 62.5%，0~15 岁儿童感染率为 55.3%~73.3%。寄生虫病患者轻者出现消化不良、营养不良等症状，重者导致生长发育障碍，甚至危害生命。寄生虫病目前仍是我国一个不可忽视的重要的公共卫生问题。

一、蛔虫病

　　蛔虫病（ascaris）是儿童最常见的寄生虫病之一，可严重危害儿童健康与发育。成虫寄生于人体小肠，儿童由于食入感染期虫卵而被感染，轻者多无明显症状，异位寄生虫可导致胆道蛔虫病、肠梗阻等严重并发症，甚至危及患者生命。

　　【病因和流行病学】　蛔虫是似蚓蛔线虫的简称，是寄生在人体内最大的线虫。成虫呈圆柱形，形似蚯蚓，雌雄异体，雄虫短而细，雌虫粗而长，活虫略带淡红色或微黄色，寄生于人体小肠。一般长 15~35cm，横径 0.2~0.6cm。蛔虫不需要中间宿主，虫卵随粪便排出体外，在潮湿、氧气充足、温度适宜等环境条件下 3 周左右发育为感染期卵。虫卵经口被吞食后，在小肠中虫卵中的胚幼破壳而出，侵入门静脉系统移行至肝脏，经右心进入肺泡腔，或进入肠壁淋巴管经胸导管入右心达肺脏。幼虫沿支气管、气管移行至咽部，又重新被吞咽至小肠并逐步发育为成虫。在移行过程中幼虫如随血流到达其他器官，一般不发育为成虫，但可造成器官损害。自人体感染到雌虫产卵约 60~75 天，雌虫寿命 1~2 年。成虫有向别处移行和钻入小孔的习性，可引起胆道蛔虫症、蛔虫肠梗阻，可钻入阑尾或胰管引起炎症，也可阻塞气管、支气管造成窒息死亡。此类现象易在患者服用驱虫药、发热、食用辛辣食物时发生。

　　粪内含有受精蛔虫卵的患者是蛔虫感染的传染源，由于雌虫每天产卵量极大，虫卵对外界物理化学干扰抵抗力强，虫卵可在泥土中生存数月至一年，甚至 7 年或更久，因此构成蛔虫易于传播。经口吞入感染期卵是儿童感染的主要途径,如未经洗净生吃附有感染性虫卵的食物或用感染的手取食,虫卵亦可随飞扬的尘土被吸入咽下。

人蛔虫病是世界上流行最广的人类蠕虫病,也是国内感染率最高、分布最广的寄生虫病,我国约有 5.31 亿人感染,平均感染率为 46.99%,最高达 71.12%。人群普遍易感,感染率以 5~14 岁儿童为最高。由于在全国学校贯彻肠道感染综合防治方案,近年来感染率有所下降。

【临床表现】

1. **幼虫引起的症状**　①幼虫移行至肺:虫少可无症状或轻微咳嗽。虫多时可出现干咳、喘息。肺部炎性细胞浸润及血中嗜酸性粒细胞增多,称为肺蛔虫症,即 Loffler 综合征,表现为胸闷、咳嗽、血丝痰、哮喘症状或发绀,血嗜酸性粒细胞增多,肺部体征可不明显,X 线胸片可见肺部点片状或絮状阴影,病灶易变或很快消失。症状一般 2 周内消失。②幼虫移行至肝:虫少可无症状,虫多时有右上腹痛、肝功异常等。③幼虫移行至其他器官:幼虫可侵入脑、脾、肾、甲状腺和眼,引起相应的临床表现,如惊厥、视网膜炎、眼睑水肿及尿的改变等。

2. **成虫引起的症状**　成虫寄生于消化道,临床表现与蛔虫多少、寄生部位有关。轻者无任何症状,大量蛔虫感染时不仅夺取宿主营养,还可造成消化吸收障碍,引起营养不良,影响生长发育。临床可有食欲缺乏或多食易饥;一过性腹痛,位于脐周,喜按揉,不剧烈,无腹肌紧张。神经系统症状是重症感染或婴幼儿的另一特点,患者可烦躁易惊或萎靡、磨牙,甚至惊厥、智力低下。过敏症状由虫体的异种蛋白引起,表现为荨麻疹、哮喘等过敏症状,结膜炎,嗜酸性粒细胞增多等。

3. **并发症**　当宿主体内虫体较多时,大量蛔虫扭结成团造成梗阻;蛔虫的钻孔习性使蛔虫在大量寄生或受刺激情况下,钻入开口于肠壁上的各种腔道引起严重临床表现。

(1) 蛔虫性肠道梗阻:是最多见的并发症,好发于 10 岁以下的儿童,其中 2 岁以下发病率最高。肠梗阻部位多见于回肠下段。表现为急骤起病、脐周或右下腹阵发性剧痛、恶心、呕吐、可吐出蛔虫。腹胀、可见肠型和蠕动波,可扪及条索状包块。腹部 X 线检查可见肠充气和液平面。此病需与肠套叠鉴别。

(2) 胆道蛔虫症(biliary ascariasis):主要侵入胆总管,典型表现为阵发性右上腹剧烈绞痛,剑突偏右侧,痛时哭叫打滚,屈体弯腰、冷汗、恶心、呕吐,可吐出胆汁或蛔虫。腹部检查体征不多或仅有右上腹压痛。蛔虫钻入胆囊后,疼痛反而减轻。当发生胆道感染时,可出现高热、寒战、黄疸、外周血白细胞数增高。个别患儿蛔虫可窜入肝脏引起出血、脓肿或虫体钙化。其他还包括胆道大出血、胆囊破裂、胆结石、胆汁性腹膜炎等。

(3) 肠穿孔及腹膜炎:肠梗阻或其他原因导致肠穿孔,蛔虫进入腹腔引起腹膜炎。表现为病情进行性恶化、中毒症状明显,伴恶心、呕吐、进行性腹胀。体检可见腹膜刺激症状,有时似结核性腹膜炎的揉面感,腹部 X 线检查见膈下游离气体。

【诊断】　有排蛔虫或呕吐蛔虫史,根据小儿脐周一过性隐痛,或厌食、消瘦、磨牙等症状和相应体征,粪便涂片查到蛔虫卵即可确诊。血中嗜酸性粒细胞增高有助于诊断。若出现上述并发症时,需与其他外科急腹症鉴别。面部白斑并非蛔虫病所特有,不作为诊断依据。

【治疗】

1. **驱虫治疗**

(1) 阿苯达唑(albendazole):又名丙硫咪唑,是广谱杀虫剂。能抑制虫体对葡萄糖的摄取,导致 ATP 和糖原生成减少,使虫体能量供应不足而死亡,有效抑制虫卵发育。2 岁以上驱蛔虫剂量为 400mg,睡前 1 次服。治愈率可达 96%,如需要 10 天后重复 1 次。副作用轻微,可有头晕、头痛、口干、乏力、食欲减退、恶心、腹痛等。2 岁以内者慎用。

(2) 甲苯咪唑(mebendazole):为广谱驱虫药,可直接抑制虫体对葡萄糖的摄入,导致糖原和 ATP 生成减少,使虫体死亡。2 岁以上驱蛔虫剂量为每次 100mg,每天 2 次,或每天 200mg 顿服,

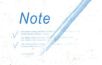

连用 3 天,虫卵转阴率为 90%~100%。副作用轻微,偶有胃肠不适、腹泻、呕吐、头晕、皮疹、发热等。不需特殊处理。

(3) 左旋咪唑(levamisole):是广谱驱肠虫药,可选择性抑制虫体肌肉中琥珀酸脱氢酶,从而抑制无氧代谢,减少能量产生,使虫体肌肉麻痹随即随粪便排出。每天剂量为 2~3mg/kg,睡前 1 次顿服或空腹顿服。驱虫效果达 90%~100%,同时也是一种免疫调节剂,可恢复细胞免疫功能。副作用轻微,可有头痛、呕吐、恶心、腹痛,偶有白细胞减少、肝功能损害等,肝肾功能不良者慎用。

(4) 枸橼酸哌嗪(piperazine citrate):是安全有效的抗蛔虫和蛲虫药物。能阻断虫体神经肌肉接头冲动传递,使虫体不能吸附在肠壁而随粪便排出体外,麻痹前不兴奋虫体,适用于有并发症的患儿。剂量为 150mg/(kg·d)(每天最大剂量不超过 3g),睡前顿服或分两次口服,连服 2 天。副作用轻微,大量时偶有恶心、呕吐、腹痛、荨麻疹、共济失调、震颤等,肝肾功能不良及癫痫患儿禁用。有肠梗阻时,最好不用,以免引起虫体骚动。

2. 并发症的治疗

(1) 胆道蛔虫症:治疗原则为止痛、解痉、驱虫、控制感染及纠正内环境紊乱。内科治疗无效者,必要时可手术治疗。

(2) 蛔虫性肠梗阻:不完全性肠梗阻可采用禁食、胃肠减压或低压饱和盐水灌肠、输液、解痉、止痛等内科处理,疼痛缓解后可予驱虫治疗。完全性肠梗阻时应即时手术治疗。

(3) 蛔虫性阑尾炎或腹膜炎:一旦诊断明确,应及早手术治疗。

【预防】　要控制传染源。要有计划在农村、幼儿园、小学进行普查普治。广泛给易感人群投药以降低感染是比较可行的方法,但蛔虫病的感染率极高,应隔 3~6 个月再给药。最重要的是人的粪便必须进行无害化处理后再作为肥料使用,提供对污水处理的卫生设施,这些才是长期广泛预防蛔虫病的最有效措施。

二、蛲虫病

蛲虫病(enterobiasis)是由蛲虫寄生于人体小肠末端、盲肠和结肠所引起的一种常见寄生虫病,临床上以夜间会阴部和肛门附近瘙痒为主要特征。该病易在家庭、幼儿园及小学等集体儿童机构中发生流行,患者以幼儿期多见。

【病因和流行病学】　蛲虫又称蠕形住肠线虫(enterobius vermicularis)。成虫细小,乳白色线头状。雄虫长 0.2~0.5cm,尾部卷曲,雌虫长 0.8~1.3cm,中间较粗。虫卵为不对称椭圆形。雌雄异体,成虫寄生于人体的盲肠、结肠及回肠下段,在人体内存活一般 1 个月。雌虫于宿主夜间入睡时,向肠腔下段移行,此时肛门括约肌较松弛,雌虫移行至肛门外在肛周大量排卵,然后大多数死亡,少数雌虫可再进入肛门或阴道、尿道等处引起异位损害。虫卵在肛周约 6 小时即可发育成为感染期虫卵。当感染期虫卵再经口食入即可引起自身感染,最主要的途径是肛门—手—口感染。感染期虫卵抵抗力强,在室内一般可保持其传染性 10~14 天。蛲虫患者是唯一的传染源,经粪—口传播。人群普遍易感。

蛲虫感染流行广泛,无明显地域性,呈世界性分布,国内感染也较普遍。儿童感染常见,尤其集体生活的儿童感染率更高。

【临床表现】　蛲虫感染最主要的症状是雌虫在肛周移行、产卵导致肛周和会阴皮肤强烈瘙痒和睡眠不安,夜间为主。睡眠不足可引起焦虑不安、失眠、夜惊、易激动、注意力不集中等精神症状。全身症状有胃肠激惹现象,如恶心、呕吐、腹痛、腹泻、食欲缺乏。局部皮肤可因搔破而发生皮炎和继发感染。还偶可见异位寄生其他器官和侵入邻近器官引起相应表现,如阴道炎、阑尾炎、盆腔炎和腹膜炎等。外周血见嗜酸性粒细胞增多。

【诊断】　小儿尤其是幼托机构儿童有夜惊、睡眠不安或肛周瘙痒者应考虑本病。同时检出

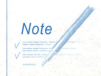

虫卵或成虫可确定诊断。因蛲虫一般不在肠内产卵,故粪便直接涂片法不易检出虫卵,粪检阳性率仅5%,必须从肛门周围皮肤皱襞处直接采集标本。可于夜间患儿熟睡后2~3小时仔细检查肛周皮肤皱褶处有无白色线头样小虫;或凌晨用透明胶纸紧压肛周部位粘取虫卵,送检医院在显微镜下观察虫卵以明确诊断。

【治疗】

1. 驱虫治疗

(1) 恩波吡维铵(pyrvinium embonate):是治疗蛲虫感染的首选药物。可阻碍虫体对葡萄糖的吸收,并干扰虫体的呼吸酶系统,抑制呼吸。剂量为5mg/kg(不大于0.25g),睡前1次顿服,2~3周后重复1次。副作用轻微,少数有恶心、呕吐、腹痛、腹泻,偶有感觉过敏、肌肉痉挛。应用本品后粪便可呈红色。

(2) 噻嘧啶(pyrantel pamoate):为广谱高效驱虫药。可抑制虫体胆碱酯酶,阻断虫体神经肌肉接头冲动传递,麻痹虫体,使其排出体外。口服吸收很少,剂量为11mg/kg(不大于1g),睡前1次顿服,2周后重复1次。副作用轻微,有眩晕、恶心、腹痛等,严重溃疡病者慎用。

(3) 甲苯咪唑:剂量和用法同前驱蛔虫治疗,2周后重复1次。

2. 局部用药　便后和每晚睡前用温水清洗会阴和肛周,局部涂擦蛲虫软膏(含百部浸膏30%、甲紫0.2%)杀虫止痒,减少自身感染;或用噻嘧啶栓剂塞肛,连用3~5天。

【预防】　蛲虫病易互相传播,重复感染,所以应强调预防为主,加强宣教,培养良好的卫生习惯,饭前便后洗手,勤剪指甲,纠正吮手指的习惯,婴幼儿尽早穿满裆裤,改善环境,玩具、用具、被褥要清洗和消毒。

三、钩虫病

钩虫病(ancylostomiasis)是由十二指肠钩虫(ancylostoma duodenale)和美洲钩虫(necator americanus)寄生于人体小肠所引起的肠道寄生虫病。一般无临床表现,仅在粪便中发现虫卵,称为钩虫感染(hookworm infection)。典型临床表现为贫血、营养不良、消化功能紊乱,严重者可出现心功能不全,儿童生长和发育障碍。

【病因和流行病学】　钩虫科线虫(hookworm)包括十二指肠钩虫、美洲钩虫、锡兰钩虫、巴西钩虫等,钩虫病主要致病为前两者。成虫呈半透明淡红色或米黄色,长约1cm,雌雄异体,雌虫较大,寄生于十二指肠和小肠内。寄生数目可为数条、数百条甚至上千条,以其口囊咬吸在肠黏膜上,摄取血液及组织液。雌虫每天产卵1万~3万个,虫卵随粪便排出,在温暖、潮湿、疏松的土壤中发育,1~2周后可发育为感染期蚴,即丝状蚴。丝状蚴一般通过毛囊、汗腺口或皮肤破损处钻入人体在皮下组织移行,24小时左右进入血管和淋巴管,随血液经右心至肺,穿过肺毛细血管进入肺泡,向上移行至喉部,随吞咽动作进入胃,部分达小肠发育为成虫。成虫在人体内可存活数年,最长可达15年。

主要传染源为钩虫病患者。皮肤接触污染的土壤是主要感染途径或进食污染感染期蚴的食物也是感染途径之一;婴幼儿可因衣服或因坐地、爬玩时接触沾有钩蚴的土地而感染。

钩虫感染遍及全球,在热带、亚热带和温带地区特别流行,全世界约有十亿人感染钩虫。在我国除少数气候干燥、寒冷的地区,如西北、新疆等地外,其他地区均有不同程度的流行,尤以四川、浙江、湖南、福建、广东等地较严重。在华东和华北地区以十二指肠钩虫为主;在华南和西南地区以美洲钩虫为主,大多属混合感染。

【临床表现】

1. 幼虫引起的症状

(1) 钩蚴皮炎:钩蚴入侵的皮肤处多见于足趾或手指间皮肤较薄处及其他部位暴露的皮肤,入侵数分钟至一小时可出现皮肤红色点状丘疹或小疱疹,有烧灼、针刺感,伴奇痒,数天内可消失。搔抓破溃后常继发感染,形成脓疱,并可引起发热和淋巴结炎。病理变化为局部充血、水肿及中性或嗜酸粒细胞浸润。

(2) 呼吸道症状:感染后 3~7 天,幼虫随血液移行至肺部进入肺泡,过程中可引起咽痒、发热、咳嗽、气急和哮喘样症状,痰中带血丝,甚至大咯血。胸部 X 线检见肺部短暂的浸润性病变。病程数天或数周。

2. 成虫引起的症状

(1) 肠道症状:初期表现为贪食、多食易饥,但体重不升反降。后期食欲下降、消化功能紊乱、腹胀不适、营养不良、异食癖等,严重者可有便血。

(2) 贫血:主要为失血性贫血。表现为不同程度的贫血、皮肤黏膜苍白、乏力、眩晕,影响小儿体格和智能发育。

【诊断】

1. 病原检查　在流行地区,对有贫血、胃肠功能紊乱、营养不良、异食癖、生长发育迟缓的小儿应考虑钩虫病的可能。粪便中检出钩虫卵或孵化出钩蚴可确定诊断。粪便饱和盐水漂浮法简便易行,钩蚴培养法检出率较高。当咳嗽时痰中找到钩蚴亦可确诊。

2. 外周血检测　呈小细胞低色素样贫血改变,早期白细胞数及嗜酸性粒细胞数增加,后期可因严重贫血而下降。有铁质损耗的相关实验室改变。

3. 免疫学诊断　适用于大规模普查。在流行地区用钩虫虫体抗原进行皮内试验,阳性者结合临床特点可作出早期诊断。

【治疗】

1. 驱虫治疗

(1) 苯咪唑类药物:是广谱驱肠线虫药,具有杀死成虫和虫卵的作用。可选择性及不可逆性的抑制虫体对葡萄糖的利用,影响虫体能量代谢而达驱虫目的。驱虫作用缓慢,治疗 3~4 天才排钩虫。常用剂型有:①阿苯达唑(albendazole):单剂有效,儿童每次 200mg,10 天后可重复 1 次。严重心功能不全、活动性溃疡病患儿慎用。②甲苯咪唑(mebendazole):每次 100mg,每天 2 次,连服 3 天。治愈率达 90% 以上。副作用轻微,少数患者有恶心、腹痛、头痛等,严重肝、肾疾病者及 2 岁以下儿童慎用。

(2) 噻嘧啶(pyrantel pamoate):也是广谱驱肠线虫药,为神经肌肉阻滞剂,使虫体麻痹而排出体外。驱虫作用快,服药 1~2 天排虫。常用剂量为 11mg/kg(不超过 1g),每天 1 次,睡前顿服,连服 2~3 天。副作用轻,可见恶心、腹痛、腹泻等。急性肝、肾炎症患者暂缓给药。

(3) 左旋咪唑(levamisole):是广谱驱肠虫药,剂量为 1.5~2.5mg/kg,睡前 1 次顿服,连用 3 天为 1 疗程。副作用轻微,可有头痛、呕吐、恶心、腹痛,偶有白细胞减少、肝功能损害、皮疹等。肝肾功能不良者慎用。

(4) 联合用药:左旋咪唑和噻嘧啶合用可提高疗效。

2. 对症治疗　纠正贫血,给予铁剂和充足营养,严重贫血可少量多次输血。对贫血严重的患者,应先补铁剂再驱虫。

【预防】

在流行区定期普查普治,积极查治感染者和患者,加强个人防护,防止感染。加强卫生宣教,注意饮食卫生,不随地大便,加强粪便无害化管理。

【小结】

1. 寄生虫病是儿童时期的常见、多发病。蛔虫病是儿童最常见的寄生虫病之一,轻者多无明显症状,异位寄生虫可导致胆道蛔虫病、肠梗阻等严重并发症。

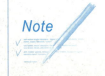

2. 蛲虫病是由蛲虫寄生于人体小肠末端、盲肠和结肠所引起的一种常见寄生虫病,临床上以夜间会阴部和肛门附近瘙痒为主要特征。

3. 钩虫病是由十二指肠钩虫和美洲钩虫寄生于人体小肠所引起的肠道寄生虫病。一般无临床表现,仅在粪便中发现虫卵,称为钩虫感染。典型临床表现为贫血、营养不良、消化功能紊乱等。

【思考题】

1. 小儿常见寄生虫病的临床表现。
2. 常用驱虫药物有哪些,如何选择?

(黄燕萍)

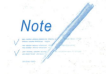

第十一章 消化系统疾病

第一节 小儿消化系统解剖生理特点

一、解剖生理特点

小儿正处于生长发育阶段,所需要的总能量相对较成人多,而消化器官发育尚未完善,如胃肠道受到某些轻微刺激,比较容易发生功能失调。因此,儿科医师应了解小儿消化系统的解剖生理特点。

(一)口腔

口腔是消化道的起端,具有吸吮、吞咽、咀嚼、消化、味觉、感觉和语言等功能。新生儿及婴幼儿口腔容量小,唇肌及咀嚼肌发育良好,颊部有坚厚的脂肪垫。新生儿出生时已具有较好的吸吮和吞咽功能,生后即可开奶。

新生儿及婴幼儿口腔黏膜薄嫩,血管丰富,易于受伤,清洁口腔时,务必谨慎擦洗。3个月以下婴儿唾液腺中淀粉酶含量较低,不宜喂淀粉类食物。生后3~4个月时唾液分泌开始增加,5~6个月时明显增多,由于口底浅,尚不能及时吞咽所分泌的全部唾液,常发生流涎,称为生理性流涎。

(二)食管

新生儿及婴儿的食管呈漏斗状,黏膜薄嫩、腺体缺乏、弹力组织及肌层尚不发达,易发生溢乳。新生儿食管的长度为8~10cm,1岁时为12cm,5岁时为16cm,年长儿达20~25cm。插胃管时胃管插入的深度可参照从鼻根至剑突的距离。食管pH值通常为5.0~6.8。新生儿、婴儿的食管下端括约肌抗反流功能不成熟,常发生胃食管反流,但一般为生理性,大多数婴儿至8~10个月时症状消失。

(三)胃

婴儿胃略呈水平位,当开始会行走时,其位置逐渐变为垂直。新生儿胃容量约30~60ml,3个月时为90~150ml,1岁时为250~300ml,5岁时为700~850ml。但哺乳开始后幽门即开放,胃内容物陆续进入十二指肠,故实际胃容量相对较高。由于婴儿胃容量有限,故每天喂食次数较年长儿为多。

胃黏膜有丰富的血管,但腺体和杯状细胞较少,盐酸和各种酶的分泌均较成人为少,且酶活性低下,消化功能差。胃排空时间水为1~1.5小时,母乳为2.5~3小时,牛乳为3~4小时。喂养小儿间隔时间不宜过短,要符合食物从胃中排空的时间。早产儿胃排空更慢,易发生胃潴留。

(四)肠

儿童肠管相对比成人长,新生儿的长度为身长的8倍,婴儿超过身长的6倍,而成人为身长的4倍。小肠的主要功能包括运动(蠕动、摆动、分节运动)、消化、吸收和免疫。大肠的主要功能是贮存食物残渣、进一步吸收水分以及形成粪便。婴幼儿肠壁较薄,通透性高,屏障功能较弱,肠内毒素及消化不全产物和过敏原等易经肠壁进入体内,引起全身性和变态反应性疾病。

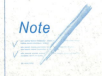

食物通过肠道的时间个体差异较大,12~36 小时不等。母乳喂养儿奶液通过肠道的时间较快,人工喂养儿则较慢,可延长到 48 小时。由于小儿大脑皮质发育不成熟,进食时常引起胃 - 结肠反射,产生便意,大便次数多于成人。

(五) 胰腺

胰腺对新陈代谢起到重要作用,既分泌胰岛素又分泌胰液,后者进入十二指肠发挥多种消化酶的消化作用。胚胎 20 周时,胰腺腺泡已经发育成熟;出生 3~4 个月时,胰腺发育较快,胰液分泌量也随之增多;出生后 1 年,胰腺外分泌部分生长迅速,为出生时的 3 倍。胰酶出现的顺序依次为:胰蛋白酶、糜蛋白酶、羧基肽酶、脂肪酶,最后是淀粉酶。新生儿胰液所含脂肪酶活性不高,直到 2~3 岁时才接近成人水平。婴儿由于肠液中淀粉酶含量较少,故不宜摄入过多的淀粉类食物。

(六) 肝

年龄越小,肝脏相对越大。新生儿肝脏相对的较成人大,其重量为体重的 4%,10 月龄时为出生体重的 2 倍,3 岁时则增至 3 倍。小儿肝脏的上、下界随年龄而异,正常小儿肝上界在右锁骨中线第 5 肋间(婴儿在第 4 肋间)。肝脏下缘 1 岁时在右锁骨中线肋缘下 2cm 处扪及,剑突下更易扪到,4 岁时肝下缘渐上升,6 岁时可在右肋缘下 1~2cm 处扪及,质地软而无压痛。肝脏富有血管,结缔组织较少,肝细胞小,再生能力强,不易发生肝硬化。但婴儿肝脏易受各种不利因素影响,如缺氧、感染、药物等均可使肝细胞肿胀、脂肪浸润、变性、坏死、纤维增生而影响其正常生理功能。

二、肠道细菌

胎儿的肠道在母体内是无菌的,生后数小时细菌始经口、鼻、肛门等处侵入。肠内菌群与食物成分以及周围环境的细菌污染程度有关。单纯母乳喂养儿,其粪便中的细菌以双歧杆菌占绝对优势,故大便染色涂片中几乎全系革兰阳性细菌(双歧杆菌),其他如嗜酸杆菌、大肠埃希菌、产气乳酸杆菌等含量极少。人工喂养或混合喂养儿,肠道内大肠埃希菌、嗜酸杆菌、双歧杆菌及肠球菌所占比例几乎相等,大便染色涂片中以革兰阴性细菌占优势。这种区别主要是由于乳类中蛋白质和碳水化合物的比例和成分不同所致。母乳含碳水化合物较多,蛋白质较少;牛乳中含蛋白质较多,相应地使分解蛋白质的大肠埃希菌在肠内繁殖增多。正常肠道菌群对入侵的致病菌有一定拮抗作用,并参与免疫调节、促进黏膜屏障功能以及肠道营养代谢作用等。大量使用抗生素后,可使肠道正常菌群失调,导致消化功能紊乱。

【小结】

1. 小儿正处于生长发育阶段,新生儿和婴幼儿期消化器官发育尚未完善,容易发生消化吸收功能紊乱。

2. 3 个月以下婴儿唾液腺中淀粉酶含量较低,不宜喂淀粉类食物。

3. 新生儿及婴儿的食管呈漏斗状,黏膜薄嫩、腺体缺乏、弹力组织及肌层尚不发达,易发生溢乳。新生儿、婴儿的食管下端括约肌抗反流功能不成熟,常发生胃食管反流,但一般为生理性。

4. 婴儿胃略呈水平位,胃容量有限,故每天喂食次数较年长儿为多。胃腺体和杯状细胞较少,盐酸和各种酶的分泌均较成人为少,且酶活性低下,消化功能差。

5. 婴幼儿肠壁较薄,通透性高,屏障功能较弱,肠内毒素及消化不全产物和过敏原等易经肠壁进入体内,引起全身性和变态反应性疾病。

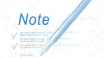

【思考题】

1. 胰酶出现的顺序。
2. 婴儿消化功能差的因素。
3. 人工喂养儿与母乳喂养儿肠道菌群的区别及原因。

（江米足）

第二节　口　炎

口炎（stomatitis）是指口腔黏膜由于各种感染引起的炎症，若病变限于局部，如舌、齿龈、口角则分别称为舌炎、齿龈炎、口角炎等。本病婴幼儿多见，可单独发病，亦可继发于全身性疾病，如急性感染、腹泻、营养不良、维生素 B 或维生素 C 缺乏等。感染常由病毒、真菌及细菌引起。不注意食具及口腔卫生或各种疾病导致机体抵抗力下降等均可导致口炎的发生。现将几种常见的口炎分述如下。

一、鹅口疮

鹅口疮（thrush）又名口腔念珠菌病（oral candidiasis），为白色念珠菌感染在口腔黏膜表面形成的白色斑膜，多见于新生儿和婴幼儿。营养不良、慢性腹泻、体质衰弱、长期使用广谱抗生素或类固醇激素的患儿常有此症。

【临床表现】　特征是口腔黏膜表面覆盖白色乳凝块样小点或小片状斑膜，可逐渐融合成大片，形如奶块，但不易擦去，周围无炎症反应。斑膜面积大小不等，可见于舌、颊、腭或唇内黏膜，偶可累及咽部。患处不痛，不影响吃奶，无全身症状。重症患儿可伴低热、拒食、吞咽困难。

【诊断】　将一小片白膜置玻片上，加 10% 氢氧化钠一滴，在显微镜下可查到白色念珠菌菌丝及孢子，即可诊断。

【治疗】　一般不需口服抗真菌药物。可用制霉菌素溶液每毫升含 10 万 ~20 万 U 涂口腔，每天 3~4 次。严重者可同时口服制霉菌素，40 万 ~80 万 U/d，分 3 次服用，效果良好。婴儿室注意隔离及乳具的消毒，以预防传播。

二、疱疹性口腔炎

疱疹性口腔炎（herpetic stomatitis）是由单纯疱疹病毒 I 型所引起的急性口腔黏膜炎症。好发年龄为 1~4 岁。在卫生条件差的家庭和托儿所中感染容易传播，无明显的季节性差异。

【临床表现】　潜伏期约 10 天。起病时先发热，一般可到 38~39℃，最高达 40℃，1~3 天后出现口腔炎征象，其特征为在舌、唇内面、上腭、颊黏膜等部位有散在或成簇的小疱，直径约 2~3mm，周围有红晕，破裂后形成浅的小溃疡，有黄白色纤维性分泌物覆盖。由于疼痛剧烈，患儿可表现为拒食、流涎、烦躁，常因拒食啼哭才被发现。体温在 3~5 天后恢复正常，病程约 1~2 周。所属下颌下及颈淋巴结常肿大和压痛，可持续 2~3 周。

【鉴别诊断】　疱疹性咽峡炎，由柯萨奇病毒所引起，多发生于夏、秋季。疱疹主要发生在咽峡部和软腭，有时见于舌部但不累及齿龈和颊黏膜，下颌下淋巴结不肿大，常骤起发热及咽痛。

【治疗】　保持口腔清洁，婴幼儿要勤喂水，以微温或凉的流质饮食为宜，禁用刺激性药物。局部可喷洒锡类散、西瓜霜等。疼痛严重者，在餐前以 2% 利多卡因涂抹局部。可用 2.5%~5% 金霉素鱼肝油涂口腔预防继发感染。有继发感染时可用抗生素。

Note

三、溃疡性口炎

溃疡性口炎(ulcerative stomatitis)主要是链球菌、金黄色葡萄球菌、肺炎球菌等引起的，铜绿假单胞菌、大肠埃希菌亦可引起。其临床表现主要有假膜，故又称假膜性口炎(pseudo membranous stomatitis)。常发生于全身感染抵抗力低下时，口腔不洁，细菌繁殖而引起。

【临床表现】　病初口腔黏膜充血水肿，随后在口腔的各部位如牙龈、舌、唇内侧、上腭及颊黏膜等处出现大小不等、界限清楚的糜烂面或溃疡，并有较厚的纤维素样渗出物形成灰白色或黄色的假膜覆盖创面。假膜剥离后可见出血性糜烂面，不久白膜又迅速生成。溃疡疼痛或极痛，流涎多、拒食、烦躁，所属淋巴结肿大，发热可达 39~40℃，体温持续数天到 1 周，溃疡渐渐愈合。

【治疗】　做好口腔护理，多清洗口腔，用 0.1%~0.3% 依沙吖啶清洗口腔，每天 1~2 次。局部一般涂以复方甲紫、0.2% 甲硝唑液或 5% 金霉素鱼肝油效果为佳。此外，冰硼散、锡类散等均可使用。由于引起本病的细菌不是厌氧菌，因此不能用氧化剂，特别是过氧化氢的酸性较强，刺激黏膜，增加患儿痛苦。注意补给足够的营养及液体，补充维生素 B_1、B_2 及 C 等。全身症状明显时，需要抗生素治疗。

【小结】

口炎(stomatitis)是指口腔黏膜由于各种感染引起的炎症。本病婴幼儿多见，常由病毒、真菌及细菌引起。

鹅口疮(thrush)为白色念珠菌感染在口腔黏膜表面形成的白色斑膜，多见于新生儿和婴幼儿。可用制霉菌素治疗。注意乳具的消毒，以预防传播。

疱疹性口腔炎(herpetic stomatitis)是由单纯疱疹病毒Ⅰ型所引起的急性口腔黏膜炎症。好发年龄为 1~4 岁。

溃疡性口炎(ulcerative stomatitis)主要是链球菌、金黄色葡萄球菌、肺炎球菌等引起的，铜绿假单胞菌、大肠埃希菌亦可引起。其临床表现主要有假膜，故又称假膜性口炎(pseudo membranous stomatitis)。常发生于全身感染抵抗力低下时，口腔不洁，细菌繁殖而引起。

【思考题】

1. 鹅口疮的病因及治疗。
2. 疱疹性口腔炎及疱疹性咽峡炎的鉴别。

(江米足)

第三节　食 管 疾 病

一、先天性食管闭锁

先天性食管闭锁与气管食管瘘(congenital esophageal atresia and tracheoesophageal fistula)是指胚胎发育过程前肠异常发育导致食管和气管畸形的一种严重先天性畸形，发病率为 1/3000，常伴有其他畸形。目前，小儿外科对食管闭锁的治愈率已达 90% 以上，但对低体重出生儿和合并其他先天性畸形的患儿的治疗，仍有待提高。

【病理】　食管闭锁通常采用 Gross 五型分类方法(图 11-1)：
Ⅰ型：食管上端闭锁、下端闭锁，食管与气管间无瘘管，约占 6%。

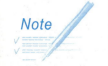

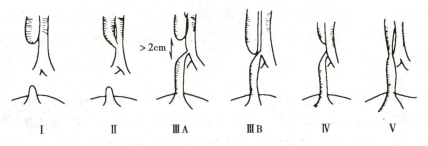

图 11-1 先天性食管闭锁和食管气管瘘分型

Ⅱ型：食管上端与气管间形成瘘管，下端闭锁，约占 2%。

Ⅲ型：食管上端闭锁，下端与气管相通形成瘘管，此型临床最常见，约占 85%；对于食管两盲端间距离 >2cm 为Ⅲa 型，食管两盲端间距离 <2cm 为Ⅲb 型。

Ⅳ型：食管上、下端均与气管相通形成瘘管，约占 1%。

Ⅴ型：食管无闭锁，但有气管食管瘘，形成 H 型瘘管，约占 6%。

【病理生理】 食管闭锁与气管食管瘘的病理生理改变是病情严重、死亡率高的重要原因。以最常见的Ⅲ型食管闭锁为例。

1. 化学刺激性肺炎 由于存在远端食管与气管之间的瘘管，高酸度的胃液反流进入气管、支气管和肺，发生严重的化学刺激性肺炎。

2. 吸入性肺炎 由于食管上端的盲端容量仅几毫升，患儿不能吞咽的唾液反流入气管，引起严重的吸入性肺炎。

3. 伴发其他畸形 50% 的患儿伴有其他畸形，大多为多发畸形，如 VACTER 综合征(V：vertebral anomaly 脊柱畸形；A：anal atresia 肛门畸形；C：cardiac anomaly 心脏畸形；T：trachea anomaly 气管；E：esophageal anomaly 食管瘘；R：renal anomaly 肾脏畸形)，且在伴发畸形的病例中，25% 的畸形是危及生命或需急诊处理的，如肛门闭锁、肠旋转不良、肠闭锁等，这就使食管闭锁的治疗更加复杂。

4. 早产未成熟儿多见 随着目前临床对早产儿围术期治疗水平的明显提高，1500g 以下的食管闭锁与气管食管瘘患儿存活率大大提高，此因素已不作为影响生存率的主要因素，但其临床处理的复杂性和术后并发症仍不容忽视。

【临床表现】

1. 由于食管闭锁胎儿不能吞咽羊水，其母亲常有羊水过多史。

2. 新生儿出生后口腔及咽部有大量黏稠泡沫，并不断向口鼻外溢出，第一次喂水或奶，吸吮一二口后，小儿即出现剧烈呛咳，水或奶从口腔、鼻孔反溢，同时有发绀及呼吸困难甚至窒息，经吸引消除后可以恢复，但再次喂食，又出现同样症状。

3. 伴有食管气管瘘时，由于酸性胃液经瘘管反流入气管、支气管，很容易引起化学性肺炎或肺不张，然后继发细菌感染，出现发绀、气急、肺部湿性啰音。

4. 因大量气体随呼吸经瘘管进入胃肠道，腹部膨胀，叩诊鼓音。如系无瘘管者，气体不能经食管进入胃肠道，则呈舟状腹。

【辅助检查】

1. 产前诊断

(1) 产前 B 超中羊水增多和小胃或胃泡消失是发现食管闭锁的重要依据，但是其阳性诊断价值并不高，比较可靠的依据是"上颈部盲袋症"。可以见到随着胎儿的吞咽，食管区域有一囊性的盲袋"充盈"或"排空"。该盲袋即为食管闭锁的上段盲端。这是因为胎儿患有食管闭锁，故产生近端食管扩张和不能吞咽羊水现象。

(2) MRI 可以提高产前诊断食管闭锁率。如果患儿存在食管闭锁，在 MRI 的 T_2 加权像上可

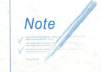

以看到近端食管扩张,而远端食管消失的现象。而在正常新生儿可以看到完整的从口腔通往胃的食管。MRI 在诊断食管闭锁中的敏感性和特异性可分别达 100% 和 80%,而产前超声检查,敏感性仅达 24%~30%。

2. 产后诊断

(1) 应用 F8 号软质导管从鼻孔或口腔内插入受阻而折回,亦可通过导管注空气 0.5~1ml 或造影剂,进行颈、胸、腹正侧位 X 线摄片,可清楚显示食管盲端和有否肺炎、肺不张,胃肠道明显充气表明有食管气管瘘,如无气体则为食管闭锁而无瘘管者,从而明确诊断。

(2) CT 可以提供矢状面的、冠状面的和三维重建的图像,从而有助于发现食管闭锁及伴发的瘘管。主要适用于那些低出生体重、有严重呼吸窘迫及长段型或伴有多发畸形的食管闭锁患儿。由于该类患儿往往可能需要分期或多次手术,三维 CT 可提供详细的术前资料(判断盲端的距离、瘘管的位置),并且作为无创的检查,较气管镜有更大的应用前景。近年来,提出了虚拟支气管镜,即利用三维 CT 重建气管、隆突和主支气管,这对于食管闭锁术后瘘管复发的患儿尤其适合。

【治疗与预防】 诊断确立后,食管端端吻合术是唯一的治疗方法。随着产前诊断技术、新生儿重症监护技术、麻醉技术、手术技术、相关畸形处理能力和术后护理水平的不断提高,先天性食管闭锁的生存率得到了明显的改善,使不伴有严重心脏畸形的食管闭锁治愈率达 90% 以上,其中包括低出生体重儿和早产儿。

1. 术前准备

(1) 在转运患儿时,要注意保暖。远途转运者,需特别注意在转院过程中将患儿置于头高位(斜坡位),每 15 分钟用针筒经导管吸出食管盲端及口腔咽部的分泌物,并吸氧。

(2) 手术不是非常紧急,允许 24~48 小时积极准备,有些肺炎十分严重的患儿甚至可以延迟 3~5 天后手术,在此阶段应用抗生素、雾化治疗和吸痰等积极治疗肺炎。

(3) 补液对于禁食 2 天以上的新生儿,仅仅是一般的支持,给予 5% 葡萄糖 40ml/(kg·d)。

(4) 新生儿置于暖箱内上体抬高 30°~40°,每 15 分钟用针筒通过导管吸引食管盲端及口咽部的分泌物。将导管接入常规的胃肠减压袋是错误的,因为分泌物往往非常黏稠,胃肠减压袋产生的负压无法达到吸引的目的。

(5) 常规给予维生素 K 剂。

(6) 尽快完善必要的检查以判断伴发畸形,如心动超声和肾脏 B 超检查。

2. 手术

(1) 采用气管插管静脉复合麻醉,由于操作时可能需要单肺通气,故新生儿食管闭锁的麻醉要求比较高。

(2) 切口采用右侧第四肋间后外侧进路,胸腔内或胸膜外手术均可。术前心脏超声检查很重要,右位主动脉弓的发生率约为 5%,如在术前发现存在右位主动脉弓,手术入路应改为左侧剖胸入路。

(3) 首先离断奇静脉,分离、缝扎并切断食管气管瘘,患儿的通气功能立即改善;以盲端内的胃管为导向,充分游离近端食管盲端,注意远端不宜分离过多,以免影响远端血供;吻合时可用无损伤可吸收线单层吻合。如果两盲端距离 >2cm,吻合有张力,可采用食管近端肌层松解法,即在近端闭锁 1cm 处环形切开食管肌层,保留黏膜和黏膜下层(Livaditis 手术),达到减张的效果。保留胃管可帮助术后早期经胃肠喂养。放置胸腔持续负压引流或胸膜外引流。

(4) Ⅰ型或Ⅱ型的食管闭锁往往近、远端食管盲端相距超过 2 个椎体(约 >2cm),手术技术存在困难,被认为不可能采用一期食管吻合术。基于食管本身是最好的修复材料,可考虑做延期食管一期吻合术。延期食管Ⅰ期吻合术的术前准备非常重要:食管上端持续吸引并预防吸入性肺炎,胃造瘘进行管饲营养,头低脚高利于近端食管吸引和胃液反流入远端盲端以刺激食管的

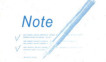

生长,不进食时堵塞胃造瘘管,造成胃内的高压,有利于胃液的反流等。手术在患儿8~12周时进行,此时患儿体重增加1倍,两盲端的距离也相应缩短。手术方式采用食管-食管端端吻合术,吻合方法同食管Ⅰ期吻合术。食管近远端距离位于2~6椎体之间采用此方法;食管近远端距离大于6椎体采用食管Ⅱ期修复术或食管替代术,可采用的食管替代物有结肠、胃、小肠,其中应用较多的是结肠代食管。

3. 术后处理 需在NICU进行严密监护和呼吸管理,保持气道通畅,定时雾化吸入、拍背、吸痰,必须注意吸痰时插管不得超过气管瘘的距离,以免损伤结扎的瘘管造成复发。术后3天可通过胃管进行喂养。术后7~10天进行造影,了解吻合口愈合情况。

4. 胸腔镜手术 胸腔镜修复食管闭锁也逐渐被采纳应用。在胸腔镜下完成了瘘管的结扎和食管的吻合,避免了开胸手术对皮肤、肌肉和肋骨的影响,具有视野清楚,不损伤奇静脉和迷走神经的特点。但需要一定设备条件,且施术者有相当腹腔镜手术经验。

5. 并发症及处理

(1) 吻合口瘘:保持胸腔持续负压引流,继续抗炎和全身支持疗法,绝大多数瘘会自行闭合,除非吻合口完全断离,才需要再次手术修补。

(2) 吻合口狭窄:往往在术后第3~4周随访GI时发现,轻度狭窄不予扩张,依靠食物进行被动扩张;狭窄明显,有吞咽困难和反复呼吸道感染,采用食管探条,直径0.5~1.5cm,在胃镜辅助下进行食管扩张。每月扩张1次,扩张2次。

(3) 胃食管反流:轻度食管炎采用奥美拉唑0.7~3.5mg/(kg·d)。反流引起的反复误吸、多次肺炎、营养不能维持的患儿应早期应用胃底折叠术。

(4) 瘘管复发:确诊需要通过支气管镜证实或者通过三维重建CT明确。再次手术是唯一彻底解决的途径。

(5) 气管软化:术后发生呼吸困难,甚至不能撤离呼吸机,诊断需使用气管镜,发现气管口径为半圆形或椭圆形。治疗方法采用主动脉弓悬吊术。

【预后】 食管闭锁的预后与及时诊断、患儿的成熟度、出生体重、救治措施、肺部并发症、合并畸形和恰当的护理密切相关。食管闭锁存活率的提高带来了愈来愈多的并发症患儿,有报道食管闭锁手术后的并发症发生率可达30%~50%,故对并发症的认识和处理将进一步提高先天性食管闭锁患儿的生存质量。

【小结】

1. 先天性食管闭锁与气管食管瘘是指胚胎发育过程前肠异常发育导致食管和气管畸形的一种严重先天性畸形。

2. 食管闭锁通常采用Gross五型分类方法,其中Ⅲ型最常见:食管上端闭锁,下端与气管相通形成瘘管,约占85%;食管两盲端间距离>2cm为Ⅲa型,食管两盲端间距离<2cm为Ⅲb型。

3. 诊断确立后,食管端端吻合术是唯一的治疗方法。术前准备需特别注意在术前及转院过程中将病孩置于上体抬高30°~40°体位,经导管持续吸引食管盲端及口腔咽部的分泌物,并注意保暖、吸氧与应用抗生素。术后需在NICU进行严密监护和呼吸管理。

【思考题】

1. 先天性食管闭锁分类有哪些?
2. 先天性食管闭锁的临床表现有哪些?

Note

3. 先天性食管闭锁的治疗原则。

（郑　珊）

二、食管裂孔疝

食管裂孔疝(hiatal hernia,HH)是指胃通过异常宽大的食管裂孔突入胸腔内。HH 在 1970 年之前几乎是胃食管反流病的同义词。多数食管裂孔疝病例报道是继发于胃食管反流 Nissen 抗反流术后。小儿食管裂孔疝的特点是：①混合型多见，胃大部或全胃疝入纵隔，疝入的胃有发生扭转、嵌顿或绞窄风险；②腹腔内其他脏器疝入纵隔并不少见如结肠等。

【病因与发病】　确切病因不清，推测是构成膈肌食管裂孔的右膈角发育缺陷所致。HH 多为散发，1939 年首次报告家族发病，其后的病例报道支持遗传易感发病理论，提示属常染色体显性遗传模式。

【临床分型】　食管裂孔疝传统上分为食管滑疝、食管旁疝及混合型三种类型(图 11-2)。在食管裂孔滑疝，胃食管交接部在食管裂孔上方，常伴发胃食管反流病。而旁疝的胃食管交界部正常，胃大部或全胃在食管裂孔内沿食管的前右方疝入后纵隔，有疝囊(图 11-3)。食管裂孔旁疝可分为先天性和获得性。获得性旁疝大多继发于 Nissen 抗反流术后，食管闭锁伴神经系统发育受损，尤其是长段闭锁术后患儿。先天性食管裂孔旁疝与先天性胸腔胃伴短食管鉴别困难。

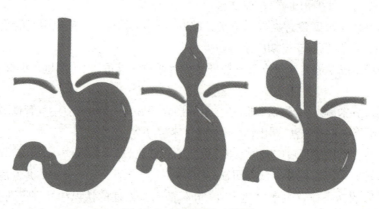

图 11-2　食管裂孔疝分型

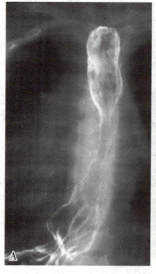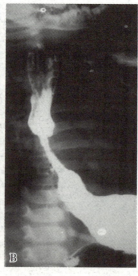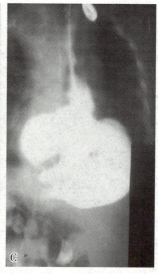

图 11-3　食管裂孔疝上消化道造影
A、B. 食管裂孔滑疝；C. 食管裂孔疝混合型

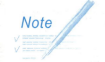

【临床表现】 患儿通常表现为反复胸部感染或模糊不清的胃肠道症状。食管裂孔旁疝有发生致命并发症的可能,如胃扭转(横轴或纵轴)(图 11-4)伴部分或完全胃输出道梗阻、胃绞窄、穿孔。因此,有上述症状的儿童应警惕食管裂孔疝的可能性。另外,巨大的先天性食管裂孔旁疝可以在生时或生后立即出现呼吸困难,易与先天性膈疝(后外侧疝)相混淆。

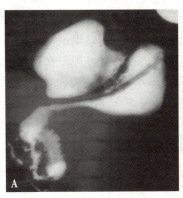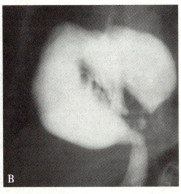

图 11-4 食管裂孔疝伴胃扭转
A. 上消化道造影显示疝入胃,胃发生横轴扭转;B. 胃纵轴扭转

【治疗】 食管裂孔疝的治疗是手术修复。由于有发生胃扭转、绞窄、穿孔的危险,即使是平常检诊发现的无症状患儿,诊断后应尽早择期手术。食管裂孔疝患儿自发性食管下端括约肌松弛增多、食管对酸性反流物廓清延迟。手术原则是疝内容物复位,切除疝囊以防复发或囊肿形成,膈角缝合关闭食管裂孔,胃底折叠术抗反流术。开放手术或腹腔镜均可完成,近年来腹腔镜手术已成为主流,具有安全可靠、术后疼痛轻、腹壁瘢痕小的优点。

小儿最常用的抗反流手术依次是 Nissen 胃底折叠术(360° 包绕)、Toupet 胃底折叠术(食管后胃底 200~270° 包绕)、Thal 胃底折叠术(食管前 200~270° 包绕)。食管运动正常或轻度异常患儿,Nissen 手术抗反流效果优于 Toupet 手术,Toupet 手术更适用于严重食管运动异常者,术后吞气、胀气相关症状少;腹腔镜 Thal 手术效果与 Toupet 相似。

抗反流手术的目的是重建抗反流屏障并保障食管正常咽下功能。主要抗反流机制是术后一过性 LES 松弛(TLESR)减少,TLESR 所致反流减少,发生 TLESR 时 LES 压力升高。基本手术要点:游离胃食管交界部以达到腹段食管长度 2~5cm(以患儿年龄调整),制作围绕食管的完全或部分胃底折叠。采用 Nissen 技术时胃底折叠要宽松而短(不超过 1.5~2cm),以避免产生术后并发症,如不能呃逆或呕吐、胃气泡综合征(gas bloat syndrome)。多数医师间断或“8”字缝合膈肌食管裂孔,并将胃底折叠与食管、膈肌固定至少 1 针,以防止折叠脱出或形成滑疝。食管裂孔过大时加用缝线垫片或补片。游离胃底、食管时应特别注意保护迷走神经、避免损伤。

【并发症与术后复发】

1. 术中并发症 中转开放手术发生率 5%~10%,原因常为腹腔内粘连和术中出血。气胸 2%,因术中腹腔与胸腔相通。食管或胃穿孔发生率 1%,诊断延迟可威胁生命。因胃底食管游离或胃壁损伤,巨大混合型疝游离修补或二次手术发生风险增大。出血罕见,主要是肝脾损伤。

2. 术后并发症

(1) 咽下困难:发生率 2.9%。术后 4~6 周多为组织水肿,可在 6 个月内自然消失。

(2) 胃气泡综合征:发生率 2%~5%。

(3) 粘连性肠梗阻:腹腔镜抗反流术后少见。

3. 术后复发

(1) 滑疝或旁疝复发:因食管裂孔关闭不当所致,多见于高张力脑麻痹患儿。食管裂孔过大

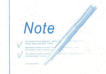

Note

或膈肌角纤维薄弱者应采用带垫片缝线或加用补片。

(2) GER 复发：最为常见，2.5%~10%，以神经系统异常者最多见，报道高达 25%。复发的主要危险因素是手术年龄小于 6 岁，食管裂孔疝修复术后、术后呃逆、神经系统异常、术后咽下困难需食管扩张者。

(3) 再次手术：约 9%，大多在首次手术后 12 个月内，中枢神经系统正常者合并食管闭锁、神经系统异常者最多见(60%)，其次为胃底折叠部疝入纵隔。目前认为，胃底折叠术后无症状的食管旁疝患儿不需手术治疗。出现吞咽困难、餐后痛痛、呕吐、胃输出道梗阻、甚至为扭转狡窄者需要再次手术，术式仍是食管裂孔关闭加胃底折叠术。疑有或发现短食管者，术中应充分游离食管。采用腹腔镜技术，在辨别和保护迷走神经前提下，完全游离胃底后壁与胰腺、食管裂孔下角之间，食管与后方的主动脉交叉韧带之间的纤维束带等，食管在纵隔内向上游离可达肺下静脉水平(开放手术食管游离可达到主动脉弓水平)。经过纵隔内充分游离后腹段食管仍短者，应选择 Collis-Nissen 手术。为防止胃食管交界部疝入纵隔，强调膈肌脚平整对合缝合。再次抗反流手术的成功率约为 80%。

(高　亚)

第四节　胃 部 疾 病

一、胃食管反流

胃食管反流(gastroesophageal reflux，GER)是指胃内容物反流到食管，甚至口咽部，可分为生理性和病理性两种。小儿 GER 大多数为生理性，生后 1~4 个月为好发年龄，到 12~18 个月时大多会自行好转。当反流频繁发作或持续发生时，即考虑为病理性 GER。病理性反流引起一系列食管内外症状和(或)并发症时，称为胃食管反流病(gastroesophageal reflux disease，GERD)。

【病因和发病机制】

1. 抗反流屏障功能低下

(1) 食管下括约肌(low esophageal sphincter，LES)压力低下，LES 是指食管、胃连接的功能解剖部位，LES 压力降低是引起胃食管反流的重要因素。

(2) LES 周围组织抗反流作用减弱，如腹腔段食管短或缺如，His 角较大(正常为 30°~50°)，膈肌食管裂孔钳夹作用减弱，膈食管韧带和食管下端黏膜瓣解剖结构存在器质性或功能性病变，以及胃内压、腹内压增高等。

(3) 短暂性 LES 松弛(TLESR)，是指非吞咽情况下 LES 发生自发性松弛，松弛前后无任何吞咽动作，可持续 8~10 秒，长于吞咽诱发的 LES 松弛。目前认为，大约 90% 左右的 GER 是由于 TLESR 引起的。

2. 食管廓清能力降低
食管廓清能力是依靠食管的推进性蠕动、食丸的重力、唾液的冲洗以及食管黏膜分泌的碳酸氢盐中和酸的共同作用。当食管蠕动减弱或消失，或出现病理性蠕动时，食管清除反流物的能力下降，有害的反流物质在食管内停留时间延长，增加了对黏膜的损伤。

3. 食管黏膜的屏障功能破坏
屏障作用是由含不移动水及碳酸氢根的黏液层、上皮细胞的紧密连接、黏膜下丰富的毛细血管共同构成。反流物中的某些物质(主要是胃酸、胃蛋白酶)使食管黏膜的屏障功能破坏，黏膜抵抗力减弱，导致食管黏膜损伤，引起反流性食管炎。

4. 胃、十二指肠功能失常
①胃排空能力低下，使胃内容物和压力增加，当胃内压增高超过 LES 压力时可激发 LES 开放；胃容量增加导致胃扩张，胃酸分泌增加，并使贲门食管段缩短，使其抗反流屏障功能降低。②十二指肠病变时，幽门括约肌关闭不全导致十二指肠胃反流。

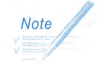

【临床表现】 一般情况下,除非反流的内容物到达口腔,否则反流是难以被注意的。反流可引起食管症状和食管外症状,不具特异性,且随年龄而不同。

1. 食管症状

(1) 反流:反流的临床表现随年龄而不同。婴幼儿以呕吐为主要表现,多数发生在进食后,有时在夜间或空腹时,严重者呈喷射状。呕吐物为胃内容物,有时含少量胆汁。部分婴儿可表现为溢乳、反刍或吐泡沫、拒食,年长儿可表现为胸骨后烧灼痛、腹痛、反酸、嗳气、反胃等。

(2) 反流性食管炎症状:有报道经组织学诊断为食管炎的患儿,其中61%~83%有GER。患儿可有或无症状,常见症状有:

1) 胸骨后烧灼感:位于胸骨下端,饮用酸性饮料可使症状加重,服用抗酸剂症状减轻,见于有表达能力的年长儿。

2) 咽下疼痛:婴幼儿表现为喂食困难、烦躁、拒食,年长儿可有咽下疼痛,如并发食管狭窄则出现严重呕吐和持续性吞咽困难。

3) 呕血和便血:当食管炎症严重,发生糜烂或溃疡时,可出现呕血或黑便症状。

2. 食管外症状

(1) 与GER明确相关的症状:反流性咳嗽、反流性咽炎、反流性哮喘。新生儿、婴幼儿极易引起吸入性肺炎,有时甚至导致吸入性窒息、猝死综合征等严重后果。与GER可能相关的食管外症状如鼻窦炎、中耳炎、喉炎、肺纤维化等。

(2) 生长障碍:是最常见的食管外症状,主要表现为体重不增和生长发育迟缓,见于80%左右的患儿。

(3) 精神神经症状:部分患儿表现为不安、易激惹、夜惊、婴儿鬼脸(infantile arching)及神经系统疾病。

【诊断】 GER临床表现复杂且缺乏特异性,仅凭临床症状有时难以与其他引起呕吐的疾病相鉴别。凡临床发现不明原因反复呕吐、咽下困难、反复发作的慢性呼吸道感染、难治性哮喘、生长发育迟缓、营养不良、贫血、反复出现窒息、呼吸暂停等症状时都应考虑到GER的可能,针对不同情况,选择必要的辅助检查以明确诊断。

【辅助检查】

1. 食管钡餐造影 可对食管的形态、运动状况、钡剂的反流和食管与胃连接部的组织结构作出判断,并能观察到有无食管裂孔疝、贲门失弛缓症、食管狭窄、溃疡等病变,但对GER诊断的敏感性和特异性均较差,可作为初筛。

2. 24小时食管pH动态监测 是诊断GER方便、快捷、先进的方法。检查时间不影响睡眠和进食,更符合生理情况,能客观反映GER的情况。不仅可以发现反流,还可以了解反流的程度以及反流与症状、体位、进食的关系。根据酸反流指数和综合评分,可区分生理性和病理性反流,是目前诊断胃酸反流最可靠灵敏的方法。特别适用于一些症状不典型的患者,或用于查找一些症状如咳嗽、哽噎、喘鸣、呼吸暂停等的原因。

3. 内镜检查 胃镜检查是诊断反流性食管炎最主要、最适宜的方法,不仅可以直接观察到食管黏膜损伤情况,而且结合病理学检查,可确定是否存在食管炎及黏膜炎症的程度,但不能反映反流的严重程度。内镜下食管炎主要表现为黏膜红斑、糜烂、溃疡。Barrette食管指食管鳞状上皮由腺上皮取代,出现杯状细胞的肠上皮化生。

4. 食管动力功能检查 食管测压是测定动力功能的重要方法。应用低顺应性灌注导管系统和腔内微型传感器导管系统等测压设备,可了解食管运动情况及LES功能。

5. 高分辨率食管测压(HRM) 是新一代高效、简洁、快速的测压方法。测压导管上压力感受器排列更密集,插管一步到位,无需牵拉,即可得出与传统相比高清的上下食管括约肌、近段食管、移行区、中远段食管的压力,对贲门失弛缓症、硬皮病、弥漫性食管痉挛、食管裂孔疝等有

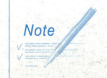

很高的诊断价值。

6. 食管多通道腔内阻抗(MII)测定　将含有多个阻抗感受器的一根导管置于食管中,根据其阻抗值的不同和变化情况,了解食管反流物的性质和走行状态。阻抗结合食管 pH 监测(MII-pH),可监测反流、区分反流物的性质(气体、液体、固体)及酸反流还是非酸反流,对于明确 GERD 的病因和临床诊断有重要意义。

7. 胃、食管放射性核素闪烁扫描　口服或胃管内注入含有 ^{99m}Tc 标记的液体,应用 γ 照相机测定食管反流量,并可了解食管运动功能。该方法也是测定胃排空率的最好手段,并能了解胃排空与 GER 的关系,确定有无肺部吸入,明确呼吸道症状与 GER 的关系。

【鉴别诊断】

1. 贲门失弛缓症(achalasia)　一种食管运动障碍性疾病,由于食管缺乏蠕动和食管下括约肌松弛不良导致的食管功能性梗阻。临床表现为吞咽困难、体重减轻、餐后反食、夜间呛咳和胸骨后疼痛等。X 线钡餐造影显示贲门鸟嘴样狭窄和食管扩张,食管测压显示 LES 静息压力升高。

2. 以呕吐为主要表现的新生儿、小婴儿应排除消化道畸形及器质性病变,如肠旋转不良、先天性肥厚性幽门狭窄、肠梗阻、胃扭转等。

【治疗】　对诊断为 GER 的患儿,要与患儿家长作充分的沟通,向其解释 GER 的形成及发展,使其对该病有较全面的了解。对有合并症或影响生长发育者必须及时进行治疗,包括体位治疗、饮食治疗、药物治疗和外科治疗。

1. **体位治疗**　一种简单、有效的治疗方法。新生儿和婴幼儿的最好体位为左侧卧位,可有效减少 TLESR 发生,减少反流,减轻反流症状。俯卧位虽可减少反流发生,但可发生猝死的风险,需家长看护。年长儿也建议睡眠时左侧卧位,将床头抬高 20~30cm,可促进胃排空,减少反流频率及反流物误吸。

2. **饮食疗法**　以稠厚饮食为主,少量多餐,婴儿增加喂奶次数,缩短喂奶间隔时间,人工喂养儿可在牛奶中加入糕干粉、米粉或进食谷类食品;年长儿亦应少量多餐,避免过饱,以高蛋白低脂肪饮食为主,睡前 2 小时不予进食,保持胃处于非充盈状态。避免食用降低 LES 张力和增加胃酸分泌的食物,如酸性饮料、高脂饮食、巧克力和辛辣食品。肥胖儿应控制饮食。

3. **药物治疗**　目的降低胃酸度和(或)促进上消化道动力药物,包括促胃肠动力药、抗酸或抑酸药、黏膜保护剂,使用时应注意药物的适用年龄及不良反应

(1) 促胃肠动力药(prokinetic agents):常用选择性、周围性多巴胺 D_2 受体拮抗剂多潘立酮(domperidone),使胃肠道上部的蠕动和张力恢复正常,促进胃排空,增加胃窦和十二指肠运动。常用剂量为每次 0.2~0.3mg/kg,每天 3 次,饭前 30 分钟及睡前口服,疗程 2~4 周。

(2) 抗酸和抑酸药:主要作用为抑制胃酸分泌、中和胃酸以减少反流物对食管黏膜的损伤,提高 LES 张力。

1) 抑酸药:①H_2 受体阻滞剂(H_2-receptor blockers):阻断组胺与壁细胞 H_2 受体结合,通过拮抗 H_2 受体间接影响质子泵分泌胃酸。常用药物有西咪替丁(cimetidine,甲氰咪胍)、雷尼替丁(ranitidine)。②质子泵抑制剂(proton pump inhibitors,PPI):作用于泌酸最终环节质子泵,能特异性的抑制壁细胞顶端膜构成的分泌微管和胞质内的管状泡上的 H^+-K^+-ATP 酶,从而有效地抑制胃酸的分泌。代表药有奥美拉唑(omeprazol),疗程 8~12 周。

2) 中和胃酸药:如碳酸钙口服液、氢氧化铝凝胶等。

(3) 黏膜保护剂:用于 GER 引起的食管糜烂、溃疡者,此类药物用药后可在病变表面形成保护膜,促进黏膜的修复和溃疡的愈合,但一般不单独用于 GER。药物有硫糖铝、麦滋林-S 颗粒等。

4. **外科治疗**　早期诊断和及时应用体位、饮食等治疗方法后,大多数患儿症状能明显改善。较严重者可加用药物治疗,一般不需要手术治疗。手术治疗目的是加强食管下括约肌功能,目

前多采用 Nissen 胃底折叠加胃固定术。随着腹腔镜在儿科的应用,腹腔镜手术逐渐替代了开放性手术。

二、胃炎

胃炎(gastritis)是指由各种物理性、化学性或生物性有害因子引起的胃黏膜炎性病变。根据病程分急性和慢性两种,后者发病率高。

【病因和发病机制】

1. **急性胃炎**　多为继发性,是由严重感染、休克、颅内损伤、大面积烧伤、呼吸衰竭和其他危重疾病所致的应激反应(又称急性胃黏膜损伤、急性应激性黏膜病变)。误服毒性物质和强酸、强碱等腐蚀剂,摄入微生物和细菌毒素污染的食物如沙门菌属、嗜盐杆菌及金黄色葡萄球菌的细菌毒素,服用对胃黏膜有损害的药物如阿司匹林等非甾体类抗炎药,食物过敏、胃内异物等各种因素所致的胃黏膜急性炎症。

2. **慢性胃炎**　指各种有害因子持续反复作用于胃黏膜引起的慢性炎症,以浅表性胃炎最常见(约占 90%~95%),萎缩性胃炎少见。病因尚未完全明确,其中幽门螺杆菌(helicobacter pylori,Hp)感染被认为是引起慢性胃炎的重要病因。感染 Hp 后,胃黏膜病变以胃窦黏膜小结节、小颗粒状隆起为特征,病理组织学显示淋巴细胞增多,淋巴滤泡形成。其他因素如十二指肠液反流:幽门括约肌功能失调,使十二指肠液反流入胃增加。长期食用刺激性食物、长期服用阿司匹林等非甾体类抗炎药及类固醇激素类药物、神经精神因素、全身慢性疾病影响,以及环境、遗传、免疫和营养状态等均与慢性胃炎的发病相关。

【病理】

1. **急性胃炎**　表现为上皮细胞变性、坏死,固有膜大量中性粒细胞浸润,无或极少有淋巴细胞、浆细胞,腺体细胞呈不同程度变性坏死。

2. **慢性胃炎**　浅表性胃炎见上皮细胞变性,小凹上皮细胞增生,固有膜炎症细胞主要为淋巴细胞、浆细胞浸润。萎缩性胃炎主要为固有腺体萎缩、肠腺化生及炎症细胞浸润。

【临床表现】

1. **急性胃炎**　发病急骤,症状轻重不一,轻者仅有食欲缺乏、腹痛、恶心、呕吐,严重者可出现呕血、黑便、脱水、电解质及酸碱平衡紊乱。有感染者常伴有发热等全身中毒症状。

2. **慢性胃炎**　常见症状为反复腹痛、无明显规律性,疼痛常于餐时或餐后加重,多数位于上腹部、脐周,轻者为间歇性隐痛或钝痛,严重者为剧烈绞痛。幼儿腹痛可仅表现不安和不愿进食,年长儿症状似成人,多诉上腹痛,常伴有食欲缺乏、恶心、呕吐、腹胀,继而影响营养状况及生长发育。胃黏膜糜烂出血者可出现呕血、黑便。

【实验室检查】

1. **胃镜检查**　为首选而可靠的诊断方法。能直接观察胃黏膜病变及其程度,内镜下表现充血、水肿、糜烂、新鲜或陈旧出血,胃窦黏膜微小结节,有时可见黏膜表面黏液斑或反流的胆汁,并可取病变部位组织进行幽门螺杆菌和病理学检查。

2. **幽门螺杆菌检测**　可分为侵入性和非侵入性两大类。

(1) 侵入性需通过胃镜检查取胃黏膜活组织进行检测,包括:

1) 胃黏膜组织切片染色与培养:切片 HE 或 Warthin-Starry 染色,在黏膜层有鱼贯状排列、形态微弯的杆菌;Hp 培养需在微氧环境下用特殊培养基进行,3~5 天可出结果,是最准确的诊断方法,但培养困难。

2) 尿素酶试验:尿素酶试剂中含有尿素和酚红,Hp 产生的酶可分解其中的尿素产生氨,后者使试剂中的 pH 值上升,从而使酚红由棕黄色变成红色。将活检胃黏膜放入上述试剂(滤纸片)中,如胃黏膜含有 Hp 则试剂变为红色,此法快速、简单,特异性和敏感性可达 80% 以上。

(2) 非侵入性检查主要有：

1) 核素标记尿素呼吸试验：让患儿口服一定量放射性核素 ^{13}C 标记的尿素，如果患儿消化道内含有 Hp，则 Hp 产生的尿素酶可将尿素分解产生 CO_2，由肺呼出。通过测定呼出气体中 ^{13}C 含量即可判断胃 Hp 感染程度，其特异性和敏感性均达 90% 以上。

2) 粪便 Hp 抗原（HpSA）检测：Hp 定居于胃黏膜上皮细胞表面，而胃黏膜上皮细胞每 1~3 天更新 1 次，定植在上皮细胞表面的 Hp 在更新中随之脱落，其部分菌体和代谢产物等经幽门到小肠、大肠，随粪便排出，所以可通过粪便来检测 Hp。HpSA 检测是一种简单、准确、快速诊断 Hp 的方法，敏感性和特异性均达 90% 以上，且适用于婴幼儿及其他无法配合呼气试验及胃镜检查者。

3) 血清学检测 Hp 抗体：因不能提供 Hp 现症感染的依据，故不作为诊断 Hp 首选的方法，主要用于流行病学调查或筛选。

【诊断和鉴别诊断】   根据病史、体格检查、临床表现、胃镜和病理学检查，基本可以确诊。由于引起小儿腹痛的病因很多，急性发作的腹痛必须注意与外科急腹症如阑尾炎、胃穿孔、胆、胰、肠等腹内脏器的器质性疾病，以及腹型过敏性紫癜相鉴别。慢性反复发作性腹痛应与肠道寄生虫、肠痉挛、消化性溃疡等疾病鉴别。

1. 肠蛔虫症   常有不规则腹痛、偏食、异食癖、恶心、呕吐等消化功能紊乱症状，有时出现全身过敏症状。如有吐出、排出蛔虫史，粪便查找到虫卵，驱虫治疗有效等可协助诊断。随着卫生条件的改善，肠蛔虫症在我国已经明显减少。

2. 肠痉挛   婴儿多见，可出现反复发作的阵发性腹痛，排气、排便后可缓解。腹部无异常体征。

3. 消化性溃疡   为慢性上腹痛，年长儿表现为有规律性及饥饿性腹痛，甚至有半夜痛醒的病史；而慢性胃炎腹痛多在餐后并伴有消化不良。胃镜检查可以鉴别诊断。

【治疗】

1. 急性胃炎   去除病因，积极治疗原发病，避免服用一切刺激性食物和药物，及时纠正水、电解质紊乱。有上消化道出血者应卧床休息，保持安静，暂时禁食，监测生命体征，观察呕血与黑便情况，采用 H_2 受体阻滞剂或质子泵抑制剂等抑酸药物；细菌感染者应用有效抗生素。

2. 慢性胃炎

(1) 饮食：养成良好的饮食习惯和生活规律。选择易消化无刺激性食物，避免服用对胃黏膜有损害的药物。

(2) 药物治疗：①有 Hp 感染者应进行规范的抗 Hp 治疗（见消化性溃疡治疗）；②增强胃黏膜屏障功能：如麦滋林 -S 颗粒剂、硫糖铝等；③促进胃蠕动、减少肠液反流：腹胀、呕吐或胆汁反流者加用多潘立酮；④抑酸剂减少胃酸分泌：常用质子泵抑制剂如奥美拉唑，或 H_2 受体阻滞剂如西咪替丁等。

三、消化性溃疡

消化性溃疡（peptic ulcer）是指接触消化液（胃酸、胃蛋白酶）的胃肠黏膜及其深层组织的一种病理性缺损，其深层达到或穿透黏膜、肌层。溃疡的好发部位是胃、十二指肠，也可发生于食管、小肠、胃肠吻合处，胃溃疡（gastric ulcer，GU）和十二指肠溃疡（duodenal ulcer，DU）发病率相近。各年龄儿童均可发病，以学龄儿童多见。婴幼儿多为急性、继发性溃疡，常有明确的原发疾病；年长儿多为慢性、原发性十二指肠溃疡，男孩多于女孩，部分可有家族史。

【病因和发病机制】   消化性溃疡的病因繁多，有遗传、精神、环境、饮食、内分泌、感染等因素，迄今尚无定论。发病机制多倾向于攻击因子 - 防御因子失衡学说，即溃疡的形成是对胃和十二指肠黏膜有损害作用的侵袭因子（酸、胃蛋白酶、胆盐、微生物、药物及其他有害物质）与黏膜自身的防御因素(黏膜屏障、黏液重碳酸氢盐屏障、黏膜血流量、细胞更新能力、前列腺素分泌等)之间失去平衡的结果。一般认为,与酸有关的侵袭因素对十二指肠溃疡形成的意义较大,而组织防御因素对胃溃疡的形成有更重要的意义。胃酸分泌增加和胃蛋白酶的消化作用是发生消化性溃疡的重要因素。而目前认为,Hp 感染在消化性溃疡的发病中起着极其重要的作用。流行病学调查显示 80% 以上十二指肠溃疡与 50% 以上的胃溃疡存在 Hp 感染。经药物治疗痊愈的消化性溃疡患儿若 Hp 阳性则极易复发,而 Hp 根治后溃疡的复发率即下降,说明 Hp 在溃疡病发病机制中起重要的作用。另外,消化性溃疡的发生具有遗传因素的证据,20%~60% 溃疡患儿有家族史,这与 Hp 感染的家族聚集倾向有关,2/3 的十二指肠溃疡患者家族成员血清胃蛋白酶原升高。其他如精神创伤、中枢神经系统病变、外伤、手术、饮食习惯不当、气候因素、使用对胃黏膜有刺激性的药物(如非甾体抗炎药、类固醇激素)等均可降低胃黏膜的防御能力,引起胃黏膜损伤,导致溃疡的发生。

继发性溃疡是由于全身疾病引起的胃、十二指肠黏膜局部损害,见于各种危重疾病所致的应激反应。

【病理】　十二指肠溃疡好发于球部,偶尔位于球后以下的部位称球后溃疡。多为单发,也可多发,胃和十二指肠同时有溃疡时称复合溃疡。胃溃疡多发生在胃窦及胃窦-胃体交界的小弯侧,少数可发生在胃体、幽门管内。溃疡大小不等、深浅不一,胃镜下观察呈圆形、不规则圆形或线形,底部有灰白苔,周围黏膜充血、水肿。溃疡浅者累及黏膜肌层,深者达肌层甚至浆膜层,溃破血管时引起出血,穿破浆膜层时引起穿孔。

【临床表现】　由于溃疡在各年龄阶段的好发部位、类型和演变过程不同,临床症状和体征也有所不同,年龄越小,症状越不典型,不同年龄患者的临床表现有各自的特点。

1. 新生儿期　多为继发性溃疡,死亡率较高。常急性起病,表现为呕血、黑便、腹胀、腹膜炎等,易被漏诊。

2. 婴儿期　继发性溃疡多见,发病急,可以突发性上消化道出血或穿孔为首发症状;原发性以胃溃疡多见,前期可有食欲减退、呕吐、进食后啼哭、腹痛、腹胀、生长发育迟缓等,亦可表现为呕血、黑便。

3. 幼儿期　胃溃疡和十二指肠溃疡发病率相当,常见进食后呕吐,间隙发作脐周及上腹部疼痛,烧灼感少见,可有夜间和清晨痛醒,亦可发生呕血、黑便甚至穿孔。

4. 学龄前期及学龄期　以原发性十二指肠溃疡多见,临床表现与成人接近,以反复发作上腹痛、脐周疼痛为主,可有烧灼感、饥饿痛、夜间痛或有反酸、嗳气,严重者可出现呕血、便血或重度贫血。也有仅表现为贫血、粪便潜血试验阳性。少数患儿表现为无痛性黑便、晕厥,甚至休克。并发穿孔时腹痛剧烈,可放射至背部。

【实验室检查】

1. 血常规和粪便潜血试验　血常规检测如血红蛋白进行性下降,表明有活动性出血。素食3 天后如粪便潜血检查阳性者提示有消化道出血。

2. 上消化道内镜检查　是诊断消化性溃疡的首选方法。内镜检查不仅能准确诊断溃疡、估计病灶大小、观察溃疡周围炎症的轻重和溃疡表面有无血管裸露,同时可活检黏膜行病理组织学和细菌学检查,还可以在内镜下止血,评估药物治疗的效果。

3. X 线钡餐造影　既往应用较广泛,但敏感性和特异性均较低,适用于对胃镜检查有禁忌者。如发现胃和十二指肠壁龛影等直接征象可确诊。

4. 幽门螺杆菌检测(见胃炎节)。

【并发症】　主要为出血、穿孔和幽门梗阻,常可伴发缺铁性贫血。

1. 消化道出血　为消化道溃疡最常见的并发症。部分患儿消化道出血可为消化性溃疡的首发症状,而无任何前驱表现。呕血一般见于胃溃疡,呕吐物为咖啡色样;而黑便较多见于十二

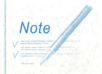

指肠溃疡。

2. 穿孔　穿孔较出血少见，溃疡穿孔常突然发生，而无任何先兆症状，穿孔后引起弥漫性腹膜炎。小儿直立位腹部平片腹腔内出现游离气体表示胃、肠穿孔。

3. 梗阻　梗阻发生的部位主要在十二指肠球部溃疡或幽门管溃疡，溃疡急性发作时可由于球部水肿和幽门括约肌痉挛引起暂时性梗阻，但随着炎症好转而消失。梗阻时出现上腹胀满不适、腹痛、恶心、呕吐，但大量呕吐后症状可暂时减轻。呕吐物无胆汁，胃镜或 X 线检查可诊断。

【诊断和鉴别诊断】　由于儿童消化性溃疡的症状不如成人典型，常易误诊，故对反复发作上腹痛、夜间痛；与饮食有关的呕吐；粪便潜血试验阳性的贫血患儿；反复胃肠不适，且有溃疡病家族史者；原因不明的呕血、便血者等，均应警惕消化性溃疡的可能性，及时进行上消化道内镜检查，尽早明确诊断。

【治疗】　目的是缓解和消除症状，促进溃疡愈合，防止复发，预防并发症。

1. 一般治疗　应培养良好的生活习惯，规律性饮食，避免过度疲劳及精神紧张。不暴饮暴食，避免咖啡、辛辣等刺激性强的食物，少用对胃黏膜有损害的药物。如有出血时，应监测生命体征，如血压、心率及末梢循环；暂时禁食，积极治疗，补充足够血容量，以防失血性休克。如失血严重时应及时输血。必要时可行内镜下局部止血及全身应用止血药物。

2. 药物治疗　原则为抑制胃酸分泌和中和胃酸，强化黏膜防御能力，根除 Hp 治疗。

（1）抑制胃酸治疗：是消除侵袭因素影响的主要途径，而溃疡的愈合与抑酸治疗的强度和时间成正比。

1）中和胃酸药物：常用碳酸钙、氢氧化铝、氢氧化镁及其复方制剂。

2）抑制胃酸分泌药物：常用质子泵抑制剂（PPI），作用于胃黏膜壁细胞，降低壁细胞中的 H^+-K^+-ATP 酶活性，阻抑 H^+ 从细胞质内转移到胃腔而抑制胃酸分泌。如奥美拉唑，剂量为每天 0.6~0.8mg/kg，清晨餐前 30 分钟顿服，疗程 4~8 周。

（2）胃黏膜保护剂：如硫糖铝、麦滋林 -S 颗粒剂。

（3）根除 Hp 治疗常用药物：枸橼酸铋钾 6~8mg/(kg·d)，阿莫西林 50mg/(kg·d)，克拉霉素 15~20mg/(kg·d)，甲硝唑 20~30mg/(kg·d)，呋喃唑酮 5mg/(kg·d)，分 2 次口服，目前多主张联合用药。以下方案可供参考：

1）以 PPI 为中心药物的"三联"方案：①PPI+ 上述抗生素中的 2 种，持续 2 周；②PPI+ 上述抗生素中的 2 种，持续 10 天。

2）以铋剂为中心药物的"三联"、"四联"治疗方案：①枸橼酸铋钾 +2 种抗生素；②枸橼酸铋钾 +PPI+2 种抗生素 2 周。

（4）手术治疗：消化性溃疡一般不需手术治疗。手术治疗指征：①溃疡合并穿孔；②难以控制的出血，失血量大，48 小时内失血量超过血容量的 30%；③有幽门完全梗阻，经胃肠减压等保守治疗 72 小时仍无改善。

【小结】

1. 胃食管反流（GER）是指胃内容物反流到食管，甚至口咽部，可分为生理性和病理性两种。当反流引起一系列食管内外症状和（或）并发症时，称为胃食管反流病（GERD）。GER 临床表现复杂且缺乏特异性，凡临床发现不明原因反复呕吐、咽下困难、反复发作的慢性呼吸道感染、难治性哮喘、生长发育迟缓、营养不良、贫血、反复出现窒息、呼吸暂停等症状时都应考虑到 GER 的可能，针对不同情况，选择必要的辅助检查以明确诊断。

2. 胃炎是指由各种物理性、化学性或生物性有害因子引起的胃黏膜炎性病变。根据病程分急性和慢性两种。急性胃炎发病急骤，症状轻重不一。慢性胃炎常见症状为反复腹痛、无明显规律性，疼痛常于餐时或餐后加重，多数位于上腹部、脐周，轻者为间歇性隐痛或钝痛，严重者为剧烈绞痛。胃镜检查、幽门螺杆菌检测为首选而可靠的诊断方法。

　　3. 消化性溃疡是指接触消化液（胃酸、胃蛋白酶）的胃肠黏膜及其深层组织的一种病理性缺损，其深层达到或穿透黏膜、肌层。幽门螺杆菌（Hp）感染在消化性溃疡的发病中起着极其重要的作用。由于溃疡在各年龄阶段的好发部位、类型和演变过程不同，临床症状和体征也有所不同，年龄越小，症状越不典型，不同年龄患者的临床表现有各自的特点，可有食欲缺乏、反酸、腹痛、呕吐、呕血、黑便甚至消化道穿孔等。上消化道内镜检查、幽门螺杆菌检测是诊断消化性溃疡的首选方法。治疗目的是缓解和消除症状，促进溃疡愈合，防止复发，预防并发症。如有消化道出血，要监测生命体征，严重时积极治疗，防止失血性休克。药物治疗原则为抑制胃酸分泌和中和胃酸，强化黏膜防御能力，根除 Hp 治疗。

【思考题】

1. 胃食管反流的发病机制。
2. 胃食管反流的临床表现。
3. 胃食管反流的体位治疗及其原理。
4. 急、慢性胃炎的病理类型有何区别？
5. 慢性胃炎的发病机制。
6. 慢性胃炎的治疗。
7. 消化性溃疡的发病机制。
8. 消化性溃疡的临床表现。
9. 消化性溃疡的治疗原则。
10. 根除幽门螺杆菌感染的方案有哪些？

（江米足）

四、先天性幽门肥厚性狭窄

　　先天性肥厚性幽门狭窄（infantile hypertrophic pyloric stenosis, IHPS）是常见的腹部外科疾患之一，源于幽门环肌肥厚导致幽门管狭窄和胃输出道梗阻。幽门肌层切开术效果良好。

　　【病因和流行病学】　IHPS 多在生后 3~5 周发病，但有生后几天内或宫内发病报告。男孩居多，约 4~5：1，多为第一胎足月儿，未成熟儿较少见。发病有地区和种族差异，白种人发病更常见，非洲、亚洲相对较低，我国大约 1000~3000 名新生儿中有 1 例。白人 B 型或 O 血型较其他型多见。IHPS 虽然在男孩中更常见，但母亲患病比父亲更易引起后代患病。约 7% 的患儿伴有畸形，食管裂孔疝和腹股沟疝最常见。

　　IHPS 的病因和发病机制尚不清楚，也未发现与任何特定因素确切相关。基因和环境因素在 IHPS 的发病过程均起到了一定作用。种族多样性、性别（男孩占多数）、家族史（若有家族史则第一胎患病风险升高 5 倍）和特定的 ABO 血型提示基因因素参与发病，显示为多因素遗传模式，多基因改变达到阈值或多个基因位点间相互作用可能导致 IHPS 发生。与 IHPS 相关的环境因素包括喂养方式（母乳喂养与人工喂养）、季节变化、琥乙红霉素接触史等。

　　幽门环状肌层的神经节细胞数量正常但不成熟。已经发现胃肠肽、生长因子、神经营养素和一氧化氮等与 IHPS 发病有关，其中一氧化氮是幽门括约肌松弛的基本化学递质，IHPS 患儿幽门肌肉中一氧化氮合成酶缺乏。部分病例非手术治疗有效提示环状肌层肥大也可能是暂时

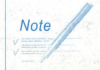

性的。因此,任何与 IHPS 发生相关因素可能通过多种通路引起细胞结构和功能严重变化,导致疾病发生。

【解剖组织学和病理生理】 肉眼见到幽门管延长增厚呈苍白色的肌肉团块,长约 2~2.5cm,直径约 1~1.5cm。组织学特点为明显的幽门环行肌层、黏膜下肌层、纵行肌肥大增生。肥大肌肉免疫组织化学检测显示成纤维细胞、纤维连接蛋白、蛋白多糖、硫酸软骨素、肌间线蛋白、弹性蛋白和胶原蛋白增多,共聚焦显微镜可见异常扭曲增粗的神经纤维,这些改变造成幽门管腔的部分或完全梗阻,出现典型的无胆汁喷射状呕吐。胃酸(富含 Cl^-、H^+)丧失导致低氯血症和代谢性碱中毒。长期呕吐丧失大量 Cl^-、H^+、水,导致肾脏保 Na^+ 排 K^+ 并分泌 $KHCO_3$、H_2CO_3,结果出现矛盾性的酸性尿。偶尔发生严重代谢紊乱、肾上腺综合征、颅压增高等。

【临床表现】

1. 呕吐 为早期主要症状,在出生 2~8 周尤其是 3~5 周后出现典型的无胆汁喷射状呕吐。早期呕吐并不频繁或剧烈,几天后将进展为几乎每次喂养后发生剧烈喷射状呕吐。患儿吐后仍有强烈饥饿感,可进奶。病久出现体重不升、营养不良。呕吐物常为所进未消化奶品,有时因胃炎或食管炎出血可呈现褐色或咖啡色。误诊可导致患儿严重脱水、嗜睡。部分患儿可出现腹泻症状(饥饿便)被误为肠胃炎。早产儿因呕吐不是喷射状、病程进展缓慢,诊断较足月儿晚 2 周。

2. 黄疸 近 1%~2% 的患儿因间接胆红素升高出现黄疸,可能与葡萄糖醛酰基转移酶缺乏有关,术后迅速消失。

3. 腹部体征 上腹部较膨隆而下腹部平坦柔软。约 95% 患儿上腹部可见胃蠕动波,起自左肋下向右上腹移动后消失,喂奶时或少量喂食 5% 葡萄糖溶液(试验进食)更易看到。右上腹肋缘下腹直肌外缘处可触及特征性的橄榄样幽门肿块,约 1~2cm 大小,在吐后、试验进食或腹肌松弛时检出率更高,可达 95%。

【诊断】 依据无胆汁喷射状呕吐、左上腹胃蠕动波、上腹部触及橄榄样肿块,IHPS 基本可以诊断。临床表现不典型者,需要 B 超和(或)放射学检查。鉴别诊断包括常见疾病如胃肠炎、食物过敏、胃食管反流、幽门痉挛,以及少见病如幽门前瓣膜、幽门重复畸形、幽门肌层异位胰腺组织等。

1. 幽门痉挛 可造成一过性幽门完全梗阻,钡餐未能从胃排出不能诊断为 IHPS。

2. 幽门前瓣膜 罕见病,多为单独发病,手术预后好。30%~45% 有伴发疾病,如大疱性表皮松解症、先天性皮肤发育不全、多发性遗传性肠闭锁。瓣膜常位于幽门前 1~3cm,可呈风袋型。新生儿期出现无胆汁呕吐,常有呼吸道症状,产前超声发现"双泡征"提示胃输出道梗阻。

超声检查(US)是 IHPS 的首选无创诊断技术,敏感性、特异性几乎近 100%。IHPS 超声诊断标准为幽门肌层厚度 >4mm,幽门管长度 >15mm,幽门管内径 <3mm(图 11-5)。

上消化道造影(UGI)仅在临床表现不典型、B 超结果可疑时应用。水溶性造影剂易引起吸入性化学性肺炎,因而推荐钡剂造影。幽门管变窄延长呈一束线样("线征")或"双轨征",间接证明 IHPS(图 11-6)。

【治疗】

1. 术前准备 术前充分准备非常重要,时间长短取决于患儿水电解质紊乱的程度。入院后静脉输注 1/2 张盐水并补充钾,一般经过 24~48 小时多可纠正脱水和低钾低氯碱中毒。伴有严重代谢、体液紊乱的患儿不宜过多过快补液。血清碳酸氢盐恢复正常(<30mEq/L)常晚于体液量、血钾、血氯的恢复。稀释性低氯血症不需干预。高胆红素血症在术后即可消退。

2. 治疗方法 Ramstedt 幽门肌层切开术是标准手术方法,操作简单、效果好,术后胃肠功能恢复快。依医师的经验和喜好,可选择开放手术或腹腔镜方法完成。术中小心仔细操作,以免十二指肠穿孔。一旦发生,用可吸收线间断缝合并以大网膜束覆盖。比较传统的右上腹横切口、经脐弧形切口、腹腔镜手术三种方法发现,腹腔镜幽门肌层切开术安全有效、手术和住院时间短。不能耐受手术或麻醉者可以考虑静脉和口服阿托品治疗,但疗程较长、效果并不可靠。

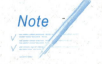

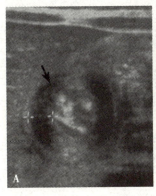
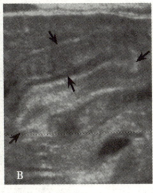
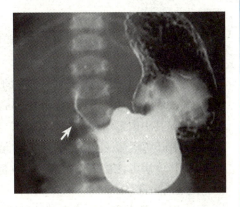

图 11-5　B 超显示 IHPS 幽门管声像图
A. 典型幽门肥厚狭窄,星号示测定肌层厚度;B. 短箭头测量肌层厚度,长箭头 - 测量幽门管长度

图 11-6　IHPS 钡剂造影
幽门管呈 "线征"(箭头示)

麻醉苏醒后 4~8 小时开始喂水,如无呕吐开始喂奶。术后早期喂养有利康复并缩短住院时间。需注意,术后 4 小时以内喂水可能出现频繁剧烈呕吐。约 80% 患儿术后早期仍出现不同程度呕吐。如术后持续呕吐超过 5 天,需要进一步影像学检查,以明确是否存在肌肉切开不全或出现穿孔;术后持续呕吐超过一周可能需要重新手术探查。

【预后】 幽门肌切开术后效果良好。并发症少,主要有肌层切开不全、十二指肠穿孔。十二指肠穿孔发生率约为 2.3%,伤口相关并发症为 1%。远期并发症发生率极低。

【小结】

先天性肥厚性幽门狭窄是常见的外科疾患之一。主要病理改变为幽门环肌纤维异常增生、增厚。临床表现为生后 3~5 周出现无胆汁喷射状呕吐。B 超诊断标准为幽门肌肥厚 ≥4mm,幽门管内径 <3mm,幽门管长度 >15mm。幽门环肌切开术为标准手术,手术效果良好。

【思考题】

1. 简述 IHPS 的主要临床表现特点。
2. IHPS 鉴别诊断有哪些疾病?

(高 亚)

第五节　肝 胆 疾 病

一、婴儿肝炎综合征

婴儿肝炎综合征(infantile hepatitis syndrome)系指起病于晚期新生儿或婴儿期,表现为黄疸、病理性肝脏体征(肝大或质地异常)和肝功能损伤(主要为血清谷丙转氨酶升高)的临床综合征。病因复杂,主要有宫内和围生期感染、先天性遗传代谢病、肝内胆管发育异常等,由环境、遗传等因素单独或共同引发病变。这类疾病在明确病因之前统称为婴儿肝炎综合征,一旦病因明确,即按原发病诊断。

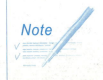

Note

【病因和发病机制】

1. 感染   病毒感染为主要原因,其中以巨细胞病毒感染多见,包括肝脏的原发性感染和全身感染累及肝脏。

(1) TORCH:这是一组新生儿常见的先天性感染,主要感染病原包括弓形虫(toxoplasma)、风疹病毒(rubella virus)、巨细胞病毒(cytomegalovirus,CMV)和单纯疱疹病毒(herpes simplex virus, HSV),任何其中因素均可见肝脏损害。

(2) 嗜肝病毒:以乙肝病毒、丙肝病毒感染多见。

(3) 其他病毒:EB 病毒、肠道病毒(柯萨奇病毒 B 组、埃可病毒和腺病毒)、细小病毒 B_{19}、人类免疫缺陷病毒(HIV)等。

(4) 细菌:婴儿期常因全身其他脏器严重感染累及肝脏,如金黄色葡萄球菌、大肠埃希菌、沙门菌、厌氧菌、肺炎球菌、链球菌等,以及一些条件致病菌。近年来,结核分枝杆菌等引起的肝炎综合征仍不容忽视。

2. 肝胆系统解剖结构异常

(1) 胆道闭锁:是发生于胎儿后期、新生儿期及婴儿期的一种进行性病变,由于各种原因导致肝内和肝外胆管阻塞,使胆汁排泄的通道受阻,并逐步形成不同程度的胆道闭锁。多数学者认为围生期感染(特别是病毒感染)所致的炎症病变是导致本病的重要因素,因胆道炎症原因造成胆道闭锁占 80%,而因先天性胆管发育不良造成胆道闭锁仅占 10%。

(2) 先天性胆总管囊肿:是临床上较常见的一种先天性胆道畸形,主要指胆总管的一部分呈囊状或梭状扩张,有时可伴有肝内胆管扩张。婴儿期当胆道梗阻严重时,会引起胆道闭锁样的胆汁性肝硬化、门静脉高压等并发症,甚至引起胆道穿孔、胆道癌变。

(3) Caroli 病:又称先天性肝内胆管囊性扩张症,为常染色体隐性遗传。主要发生于肝内胆管,以复发性胆管炎为特点。如果病变范围广泛,影响胆汁排泄通畅。可伴有肝纤维化、肝外胆管扩张或其他纤维囊性病。

(4) Alagille 综合征:是常染色体显性遗传病,有重要的结构特征:肝内胆管稀少、肝动脉发育不良。肝脏活组织检查经常显示小叶间胆管稀少、巨细胞形成和胆汁淤积。

(5) 新生儿硬化性胆管炎:在新生儿期即可出现肝内胆汁淤积,逐渐进展为胆汁性肝硬化,磁共振或 B 超可见肝外胆管狭细增厚、肝内胆管扩张。

3. 先天性遗传代谢异常   先天性代谢异常一般为酶缺陷(如碳水化合物代谢异常、氨基酸及蛋白质代谢异常、脂质代谢异常、胆汁酸及胆红素代谢异常等),使正常代谢途径发生阻滞,常可累及肝脏,但只有少数会引起严重的、持续的肝损害。α_1- 抗胰蛋白酶缺乏症可造成肝细胞损伤、汇管区纤维化伴胆管增生以及胆管发育不良等改变,以婴儿期出现胆汁淤积性黄疸、进行性肝功能损害和青年期后出现肺气肿为三大主症。胆汁酸及胆红素代谢异常如进行性家族性肝内胆汁淤积症(progressive familial intrahepatic cholestasis,PFIC)、Citrin 缺乏致新生儿肝内胆汁淤积症(neonatal intrahepatic cholestasis caused by citrin deficiency,NICCD)、Aagenaes 综合征(遗传性胆汁淤积伴淋巴水肿)、新生儿 Dubin-Johnson 综合征(MRP2 缺乏症)、Zellweger 综合征(脑 - 肝 - 肾综合征)等。

(1) PFIC:由于各种基因突变而造成肝细胞和胆管上皮细胞上各种功能蛋白的生成、修饰及调控缺陷导致肝内胆汁淤积,为常染色体隐性遗传病。可分为 3 种类型:PFIC-1 型(氨基磷脂转运障碍),又称 Byler 病,是由于常染色体 18q21-22 区域的 ATP8B1 基因发生突变;PFIC-2 型(毛细胆管胆汁酸泵障碍),起源于常染色体 2q24 区域的 ABCB11 基因突变;PFIC-3 型(毛细胆管磷脂转运障碍)起源于常染色体 7q21 的 ABCB4 基因突变,导致所编码的多耐药糖蛋白 3(MDR3)丧失。与 PFIC-1 及 PFIC-2 不同,PFIC-3 的血清 γ- 谷氨酰转肽酶(GGT)升高。

(2) Citrin 缺陷:Citrin 是肝细胞线粒体内膜的一种钙调蛋白,为线粒体中的天冬氨酸 / 谷氨

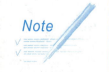

酸载体。Citrin 缺陷由位于染色体 7q21.3 上编码 Citrin 蛋白的 SLC25A13 基因突变导致,是一种常染色体隐性遗传病。常见的有 NICCD、生长发育落后和血脂异常(FTTDCD)及成人发病瓜氨酸血症 2 型(CTLN2)三种临床表型。

4. 其他因素 如免疫异常、血液系统疾病、肠外营养相关性胆汁淤积(parenteral nutrition-associated cholestasis,PNAC)、中毒、胆汁黏稠/黏液栓、肝内占位病变、累及肝脏的全身恶性疾病如朗格汉斯细胞组织细胞增生症、嗜血细胞综合征,以及唐氏综合征等染色体异常疾病。

【**病理**】 基本病理变化以肝细胞的变性坏死为主,同时伴有不同程度的炎症细胞浸润、非特异性多核巨细胞形成、肝细胞再生和髓外造血。炎症细胞浸润于汇管区和肝小叶内,纤维组织增生,毛细胆管受压,胆汁淤积形成胆栓,甚至可以引起获得性胆道闭锁,重者尚有肝硬化形成。肝巨细胞样变是由于肝细胞破溃后,肝细胞核被巨噬细胞所吞噬,形成巨多核细胞,这是新生儿和婴幼儿肝炎的一种特殊病理征象。肝外胆道闭锁和婴儿肝炎综合征肝脏病理学上具有某些相似的变化,但前者主要是胆管的病变,以小胆管明显增生、胆栓形成和汇管区纤维化为特征;后者则是肝细胞病变,以肝细胞变性坏死、肝巨细胞样变和髓外造血为主,无胆管增生或少许胆管增生。巨细胞病毒肝炎患儿 Kupffer 细胞、胆管上皮细胞胞质及胞核中存在包涵体。

【**临床表现**】 主要表现为黄疸,多在新生儿期或婴儿早期起始,往往因为黄疸持续不退、或逐渐加重、或退而复现前来就诊。患儿生后可有感染,如脐炎、臀炎、皮肤脓疱疮,口腔、呼吸道、泌尿道感染等。亦可出现其他症状,如发热、呕吐、腹胀等。尿色呈黄色或深黄色,甚至染黄尿布;大便由黄转为淡黄,也可能呈灰白色,有些患儿粪便颜色呈时深、时浅变化,如粪便持续呈陶土色者胆道梗阻可能性大。体检有肝脾大,多为轻到中度,质地可稍硬。多数患儿在 3~4 个月内黄疸缓慢消退,少数重症者病程较长,黄疸进行性加重,可致肝硬化、肝衰竭,预后差。可并发眼干燥症、低钙性抽搐、出血、腹泻、皮肤瘙痒和精神神经症状。

【**辅助检查**】

1. 血常规 细菌感染时白细胞增高,中性粒细胞增高并核左移,CMV 感染时,可有单个核细胞增多、血小板减少、贫血、溶血等改变。

2. 肝功能检查 结合胆红素和非结合胆红素可有不同程度、不同比例的增高,以结合胆红素升高明显;谷丙转氨酶升高,与肝细胞受损程度有关;甲胎蛋白持续增高则提示肝细胞有破坏,肝细胞再生增加;反映胆汁淤积的指标如血清 GGT、碱性磷酸酶(AKP)、5'-核苷酸酶(5'-NT)和胆汁酸等增高,但在 PFIC-1、PFIC-2 型时 GGT 不增高或降低;反映肝细胞合成功能的指标如凝血因子和纤维蛋白原、血清白蛋白等可降低。

3. 病原学检查 病毒感染标志物和病毒抗原检测,如血清肝炎病毒、CMV、EBV、HSV、风疹病毒等检查;血弓形虫、梅毒螺旋体和 HIV 特异性抗体检查;细菌培养如血培养、中段尿培养、痰培养、脑脊液和体液培养等可提示相应的感染原。

4. 代谢病筛查 疑似遗传代谢、内分泌疾病时,可行空腹血糖、半乳糖测定,可行血清甲状腺功能、α_1-抗胰蛋白酶和尿有机酸测定,以及血液、尿液串联质谱氨基酸测定、血气分析、特异性酶学、染色体和基因检查等。

5. 影像学检查 肝、胆、脾 B 超、肝脏 CT 或肝胆磁共振胆管成像(MRCP)检查,可显示相应的畸形或占位病变。

6. 肝胆核素扫描 正常 ^{99m}Tc-EHIDA 静脉注射后迅速被肝细胞摄取,3~5 分钟肝脏即清晰显影,5~10 分钟左右肝管可显影,15~30 分钟胆囊、胆总管及十二指肠开始显影,肝脏显影在12~20 分钟逐渐明显消退。在正常情况下,胆囊及肠道显影均不迟于 60 分钟。先天性胆道闭锁时肠道内始终没有显影。

7. 胆汁引流 可经鼻插管至十二指肠,行动态持续十二指肠胆汁引流。查胆汁常规,测定胆汁中总胆红素、总胆汁酸和 GGT 含量,还可进行胆汁细菌培养。

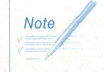

8. 肝活组织病理检查　可经皮肝穿刺或腹腔镜手术获取活体肝组织标本进行肝病理学检查。

【临床诊断】　凡具备新生儿期或婴儿期发病、黄疸、病理性肝脏体征和丙氨酸转氨酶增高四大特点就可确立婴儿肝炎综合征的诊断。病史中母孕期可有感染(主要是孕早期病毒感染)，或服用药物，或有早产、胎膜早破、胎儿胎儿生长受限等病史。可有家族肝病史或遗传代谢性疾病史。一些特殊的临床表现有助于病因诊断，如视网膜病、白内障、紫癜、皮肤血管瘤和特殊面容如小颌畸形、唐氏综合征等。

【治疗】　婴儿肝炎综合征在查明原因后，应按原发疾病的治疗原则进行治疗，但大多数病例在疾病早期病因较难确定，临床上往往以对症治疗为主。主要包括利胆退黄、护肝、改善肝细胞功能和必要的支持疗法。

1. 利胆退黄　可采用苯巴比妥口服，具有改善与提高酶活力及促进胆汁排泄的作用。熊去氧胆酸是目前治疗淤胆型肝病最常用的药物，具有保护细胞、调节免疫、抗凋亡和利胆作用。也可以用中药利胆治疗(茵陈、山栀、大黄等)。

2. 护肝、改善肝细胞功能　ATP、辅酶 A 有保护肝细胞，促进肝细胞新陈代谢的作用，也可辅以 B 族维生素及维生素 C。可以应用促进肝细胞增生的肝细胞生长因子、保肝解毒的葡醛内脂、促进肝脏解毒与合成功能的还原型谷胱甘肽、降酶显著的联苯双脂、甘草酸二铵及补充微生态制剂等。

3. 其他处理　补充多种维生素(包括脂溶性维生素 A、维生素 D 和维生素 E)和强化中链脂肪酸的配方奶喂养。低蛋白血症时可用白蛋白制剂；凝血因子缺乏时可用维生素 K 或凝血酶原复合物；有丙种球蛋白低下及反复感染时可用静脉丙种球蛋白。

4. 病因治疗　①抗感染，如细菌感染时可适当选用抗生素，病毒感染时选用抗病毒制剂如更昔洛韦、干扰素等。②饮食治疗，如半乳糖血症应停用所有奶类及奶类制品，改用豆浆及蔗糖喂养；酪氨酸血症则给予低苯丙氨酸、酪氨酸饮食；NICCD 者即改用无乳糖配方奶和(或)强化中链甘油三酯的治疗奶粉喂养，并补充脂溶性维生素。

5. 外科治疗　如疑为胆道闭锁，则应尽早行剖腹探查或腹腔镜胆道造影，尽量在出生后 2~3 个月内确诊，必要时行 Kasai 胆汁分流术。目前国内外对胆道闭锁、肝硬化失代偿和某些先天性代谢性疾病肝病患儿开展了肝移植术，患儿存活率增加。

【小结】
　　1. 婴儿肝炎综合征系指起病于晚期新生儿或婴儿期，表现为黄疸、病理性肝脏体征(肝大或质地异常)和肝功能损伤(主要为血清谷丙转氨酶升高)的临床综合征。

　　2. 病因复杂，主要有宫内和围生期感染、先天性遗传代谢病、肝内胆管发育异常等，由环境、遗传等因素单独或共同引发病变。凡具备新生儿期或婴儿期发病、黄疸、病理性肝脏体征和丙氨酸转氨酶增高四大特点就可确立婴儿肝炎综合征的诊断。

　　3. 婴儿肝炎综合征在查明原因后，应按原发疾病的治疗原则进行治疗，但大多数病例在疾病早期病因较难确定，临床上往往以对症治疗为主。主要包括利胆退黄、护肝、改善肝细胞功能和必要的支持疗法。

【思考题】
　　1. 婴儿肝炎综合征的病因和发病机制。
　　2. 婴儿肝炎综合征的临床表现。

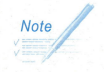

3. 婴儿肝炎综合征的诊断依据。

4. 婴儿肝炎综合征的治疗原则。

（江米足）

二、先天性胆总管囊肿

胆总管囊肿（congenital choledochocyst），也称为先天性胆道扩张（congenital biliary dilatation, CBD），是临床上常见的一种先天性胆道畸形。亚洲发病高于欧美，远东多见，日本报告 1/1000。女性多于男性，女/男 3~4：1。多数病例的首次症状发生于 1~3 岁，大多数患者胆总管直径扩大；绝大多数患儿合并胰胆合流异常（少数患者胆总管可不扩张）。儿童胆总管囊肿常分为两型：囊肿型和梭型。典型临床表现为腹部肿块、腹痛和黄疸三联症，主要依病史、体征、影像检查诊断。诊断后尽早手术可获得满意效果。

【病因】 病因尚不清楚，Vater 于 1723 年首先报告该病，过去认为与胆管发育异常、胆管壁薄弱、胆总管远端狭窄有关。目前认为多因素致病，主要有胆总管远端梗阻和胰胆合流异常学说，其他如胆管远端神经分布异常、病毒感染等。

【病理生理】 CBD 主要表现为胆总管不同程度的扩张，可合并肝内胆管扩张。几乎所有病例均合并胰胆合流异常，病程中胆总管、肝脏、胰腺可发生不同程度的病理生理改变。主要病变：①胆总管病变：可发生炎症、扩张、溃疡甚至穿孔等；②肝脏病变：与梗阻程度、时间相关，可发生轻度纤维化，严重者发生肝硬化、门脉高压；③胰腺病变：可表现为急慢性胰腺炎。传统的 Todani 分型包括五个类型（图 11-7）：Ⅰ型：囊肿型，包括囊性、梭性扩张；Ⅱ型：胆总管憩室；Ⅲ型：胆总管末端脱垂；Ⅳ肝脏内外胆管多发囊肿或肝外胆管多发囊肿；Ⅴ型即 Caroli 病。2012 年我国原卫生部标准发布了临床应用分型：主要为囊肿型、梭型为主。

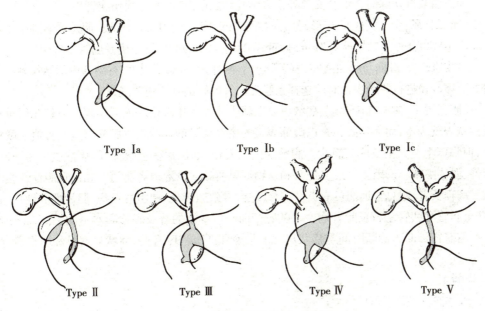

Type Ia   Type Ib   Type Ic

Type Ⅱ   Type Ⅲ   Type Ⅳ   Type Ⅴ

图 11-7 胆总管囊肿 Todani 分型

【相关解剖】

1. 肝脏的韧带

（1）镰状韧带及肝圆韧带：位于腹前壁上部与肝上面之间，内含脐静脉索，是手术时重要的解剖学标志。

（2）小网膜：位于肝门与胃小弯和十二指肠上部之间，内有相关动、静脉、胆总管、肝门静脉、神经和淋巴等。胆总管囊肿切除术，操作在此韧带中进行，掌握和熟悉这一结构的解剖极为重

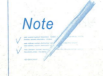

要,有利于术中保护肝动静脉等重要结构。

(3) 肝结肠韧带:位于肝右叶脏面下缘与横结肠肝曲之间。这一结构在进行胆道重建时要进行松解。

2. 第一肝门和肝蒂结构　第一肝门及肝蒂:内有肝动脉、门静脉、肝管通过,手术时要显露肝门,以利肝管空肠吻合。胆总管囊肿患者由于囊肿的挤压,使这些结构关系发生改变,囊肿位于肝蒂的右前侧,肝动脉和门静脉位于左后方。

3. 肝外胆道系统

(1) 胆囊:位于肝脏下面的胆囊窝内。胆总管切除手术中,利用胆囊进行术中胆道造影。

(2) 胆总管:由肝总管与胆囊管汇合形成,在肝固有动脉、门静脉前方下行于肝十二指肠韧带中,向下经十二指肠上部的后方,至胰头与十二指肠降部间进入十二指肠降部的左后壁,在此与胰管汇合,形成肝胰壶腹,开口于十二指肠大乳头的顶端。全程分为四段:十二指肠上段,起始部至十二指肠上缘,在十二指肠韧带右缘走行,左邻肝固有动脉,右后侧为门静脉,后方为网膜孔。十二指肠后段,位于十二指肠第一段的后方,下腔静脉的前方,门静脉的右前方。胰腺段,位于胰头与十二指肠间的沟内,或埋藏胰头内。十二指肠壁段,胆总管穿十二指肠降部中份内后方,与胰管汇合,形成肝胰壶腹,开口于十二指肠大乳头。胆总管囊肿患者常合并胰胆合流异常,即胆总管与胰管汇合于十二指肠壁外,形成一较长的共同管,在游离胆总管远端时勿损伤胰管及共同管;大乳头开口常向远端异位,常开口于十二指肠第二段的远端甚至是第三段;胆总管囊肿切除术中,分离囊肿远端达到囊肿远端与胰管汇合处结扎切断。特别应注意因囊肿的挤压这些结构位置和关系会发生改变,术中应据情况随机应变。

4. 胰十二指肠及手术相关结构

(1) 胰腺:主胰管横贯胰腺实质全长,穿过胰颈后转向后下,然后多数与胆管汇合成膨大的壶腹。胆总管囊肿切除时在汇合交界处上方结扎切除胆总管,避免损伤胰管。

(2) 十二指肠:十二指肠呈 C 形,分为四部:上部、降部、水平部、升部。胆总管囊肿手术在进行 Roux-en-Y 吻合时需寻找辨认 Treitz 韧带,确保抓取空肠的位置正确及肠管不发生扭转。

5. 横结肠　在肝曲与脾曲之间,有系膜连于腹后壁,活动度较大,有结肠中动脉在系膜偏右侧进入。腹腔镜进行胆肠吻合时应选择系膜无血管区解剖分离建立隧道。

【临床表现】　典型临床表现:症状可以在新生儿和各年龄段的人群出现。婴幼儿以黄疸和包块症状表现为主,而大年龄儿童以腹痛表现为主。典型的症状是以腹痛、包块、黄疸三联症为特征,但临床上有典型三联症较少。腹痛为间断发作,部位常在上腹部,腹痛性质可为阵发性、持续性,偶伴呕吐。诱因多为过多进食和食物油腻所致。少数患者胆道穿孔出现胆汁性腹膜炎症状。病程长者,胆总管远端可有炎性狭窄改变,导致胆管炎、梗阻性黄疸、胆汁性肝硬化,胰腺炎,甚至胆管和胰管结石及胆管癌变。随着产前超声诊断的普及和诊断水平的提高,20% 左右患儿产前获得诊断。诊断时间与症状出现的早晚和严重程度有关,症状表现早和明显者,则病理改变严重。

【诊断】

(一) 临床表现及病史

CBD 的诊断主要是根据临床症状、体征、影像学、内镜及腹腔镜检查等。CBD 的诊断标准如下:

1. 腹痛、腹部包块和黄疸三个主要症状之一。

2. B 超提示胆总管扩张(直径大于 1cm)或肝门部囊性肿物。或磁共振胰胆管成像技术、增强 CT 扫描及三维成像检查、内镜逆行性胰胆管造影提示胆总管扩张(直径大于 1cm)或肝门部囊性肿物。

3. 伴或不伴肝功指标的改变。

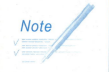

4. 术中胆道造影检查单项即可确诊,并可指导手术术式的选择。

5. 术中胆道内镜检查单项即可确诊,并可协助治疗。

(二)辅助检查

根据以上情况可诊断为 CBD,同时进行以下检查:

1. **生化检查**　肝脏功能生化检查仅作为监测胆道梗阻程度和肝功能损害程度的指标。梗阻症状轻的患儿,肝功能检查各项指标可以正常。血清胆红素主要是直接胆红素明显升高,碱性磷酸酶和 γ- 谷氨酰转肽酶也升高。有相当比例的病例尤其是胆总管梭形扩张者,表现为血和尿中的胰淀粉酶增高的急性胰腺炎症状。肝功能检查指标异常,提示肝功能损害,是尽快手术治疗的指征,以防肝脏纤维化等改变。

2. **B 超检查**　是最为简便、可靠且无创的首选检查手段,可以用于产前筛查、常规诊断及术后随访。可见肝下方界限清楚的低回声区,确定囊肿的大小、胆管远端的狭窄程度,并可探明肝内胆管扩张的程度和范围。随着 B 超技术在产前筛查上的应用,部分囊肿型患儿可在出生前诊断。产前诊断越早,胆总管远端梗阻越严重,肝功能损伤越重,延误治疗可以很快进展为肝纤维化。

3. **磁共振胰胆管成像技术(magnetic resonance cholangio pancreatography,MRCP)**　不需要造影剂,经计算机处理后仅留胆管和胰管较清楚的立体结构影像,是成熟、无创胆道系统成像技术。部分病例可以获得清晰的胰胆管影像,对于胰胆管扩张的部分病例可以替代 ERCP 检查。其优点是可以显示逆行造影无法显影的梗阻点以上胆道的病变,是手术前可选用的诊断方法之一。

4. **增强 CT 扫描及三维成像检查**　可以明确肝内外胆管有无扩张,扩张的部位、程度及形态位置,胆总管远端狭窄的程度以及病变与门静脉和肝动脉的关系等,有助于术式的选择,是较常用的诊断方法之一。

5. **内镜逆行胰胆管造影(Endoscopic retrograde cholangio pancreatography,ERCP)**　造影可显示胰胆管全貌,尤其对胰胆合流异常更能清晰显影,对治疗方法的选择提供可靠依据。ERCP 是有创伤性检查方法,并发胰腺炎较高,不作为常规检查方法。

6. **术中胆道造影**　可以显示肝内外胆管系统、胰胆管合流异常的精细结构,是目前确切和理想的检查。可指导手术方案的制订。

7. **术中胆道内镜检查**　术中通过切开的胆管导入内镜检查胆道系统,检查术前确诊或怀疑同时合并胆道狭窄、结石或蛋白栓等病变,在确诊的同时清除肝内胆管和共同管内的结石或蛋白栓。

【鉴别诊断】　CBD 临床症状较为典型,可与如下疾病予以鉴别:

1. **胆道闭锁**　对产前诊断为 CBD 者生后严密观察。早期出现黄疸者必须与胆道闭锁囊肿型鉴别。出生后 2~3 个月内出现黄疸、大便发白、肝大的婴儿,首先考虑到胆道闭锁或新生儿肝炎。两者症状与先天性胆总管囊肿极其相似,仔细触诊肝下有无包块,行 B 超、CT 或 X 线检查以鉴别。

2. **肝包虫囊肿**　病程缓慢,囊肿呈进行性增大,牧区多见,局部可有轻度疼痛与不适,感染时可出现黄疸,多伴有嗜酸性细胞计数增多。Casoni 试验阳性率高达 80%~95%,80% 补体结合实验阳性。

3. **慢性肝炎**　对年龄较大才开始出现黄疸、腹痛等症状时,往往误诊为慢性肝炎,B 超和生化检查有助于确诊。

4. **腹部肿瘤**　右侧肾母细胞瘤、神母细胞瘤和腹膜后畸胎瘤,病程发展快,且无黄疸、腹痛。肝癌到晚期开始有黄疸,血清甲胎蛋白阳性,神母细胞瘤和腹膜后畸胎瘤可有钙化。必要时可作静脉肾盂造影,对鉴别腹膜后肿瘤有价值。大网膜或肠系膜囊肿多位于中腹部。

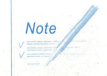

5. 右侧肾积水　肾积水多偏侧方,静脉肾盂造影、CT两者很易鉴别。

【治疗】　一旦诊断CBD,即应尽早实施根治手术。

（一）术式的选择原则

1. 胆总管囊肿手术治疗的基本选择原则　①彻底切除病灶,即胆总管囊肿,并使胆汁引流通畅;②终止胰胆异常合流,使胰胆分流;③同时处理胆管及胰管病变,如狭窄结石等;④肝支空肠有足够长度,避免反流;⑤并发症少、远期疗效好。

2. 胆总管囊肿手术方法　有三种:①外引流术:即囊肿造口术,仅适用于严重胆道感染、肝功能严重受损、患者全身状况差、中毒症状重、囊肿穿孔或胆汁性腹膜炎不能耐受根治手术者。对于囊肿穿孔,作者采用经腹腔镜"T"管引流术,创伤小,待炎症控制后,腹腔内粘连较开腹轻,可行腹腔镜胆总管囊肿根治术。②内引流术:由于远期效果不佳,目前很少应用。③囊肿切除、肝管空肠Roux-Y吻合术:是目前国内外治疗先天性胆总管囊肿首选的根治性手术。能满足彻底切除病灶、通畅胆汁引流,胆道重建后胰胆分流胰液不再反流入胆道,远期疗效好及并发症少。

（二）CBD（囊肿型）手术要点、难点

1. 根治性胆总管切除是择期手术,应在胆道感染控制后进行,以减低手术操作难度以及副损伤、出血风险。

2. 产前诊断的CBD生后无症状者可以观察数周。有梗阻者尽早手术解除梗阻,促进肝功能恢复。部分有梗阻的产前诊断CBD患儿肝脏纤维化、肝功能受损进展迅速,应特别加以注意。

3. 术中探查确定CBD诊断后,术前未行MRCP或胆胰结构显示不清者进行手术胆道造影,以明确病变范围指导手术切除位置。MRCP检查怀疑肝内胆道、胰胆管合流部以及共同管有狭窄、隔膜、结石者,应进行术中胆道镜检查和处理(生理盐水胆管灌洗或进行胆管塑型)。可用3mm或5mm腹腔镜镜头可替代内镜。

4. 囊肿巨大、张力高,影响肝门部显露可穿刺减压。慢性感染的巨大厚壁囊肿可进行囊肿内壁切除,降低门静脉、胰管损伤风险。

5. 肝管肠吻合的确切与否直接关系到术后的远期效果为了有利于吻合,修剪肝管的形状非常重要,肝管的口径要尽量大,至少要0.5cm以上;边缘要整齐,留有足够的长度;剪开肠管的口径要与肝管的口径相符和。

6. 腹腔镜先天性胆管囊肿根治中应用肝门牵引线可有效显露术野;空肠空肠Roux-Y吻合时,将空肠经脐部切口拖出,按照开腹手术方式吻合肠管,使吻合更容易,瘢痕隐藏在脐窝不明显。开放/腹腔镜肝管空肠吻合或肝管十二指肠吻合均可获得满意的中期随访效果,但肝管空肠吻合应用更多。腹腔镜先天性胆管囊肿根治仍是一个复杂高难度手术,术者要具备熟练开腹完成该手术的技术和丰富经验,同时要具备高水平的腹腔镜手术操作技术,特别是具备腹腔镜下准确熟练的分离和缝合技术。

（三）其他少见囊肿治疗原则

Todani Ⅱ型(Ⅱ型,后同)低恶变潜能,单纯囊肿切除即可。可腹腔镜施行。Ⅲ型采用经十二指肠行囊肿开窗术,或ERCP下内括约肌切开或囊肿开窗术。Ⅳ型胆总管切除、胆道再建。Ⅴ型依病变范围,局限于某一肝段或肝叶者,行肝段或肝叶切除。肝脏弥漫性病灶应考虑肝脏移植。

附:腹腔镜胆总管囊肿切除术(laparoscopic choledochocyst excision)操作要点

（1）麻醉方式与体位:采用气管插管全麻,患者取仰卧位,头稍抬高(约30°)。

（2）放置Trocar:在脐窝内行5或10mm纵行切口,置入5或10mm Trocar,形成CO₂人工气腹,然后分别于右上腹腋前线的肋缘下,右脐旁腹直肌外缘处和左上腹直肌外缘下,置入3个5mm Trocar。

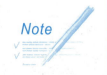

（3）胆道造影：在腹腔镜引导下，用抓钳钳抓胆囊底经由肋缘下穿刺通道提至腹腔外，切开胆囊底置入 6~8F 胶管，经管注入 38% 泛影葡胺行胆道造影。

（4）暴露肝门：在剑突下方肝镰状韧带的左侧经腹壁穿入 4 号针线，在近肝门处缝挂肝总管前壁，针从镰状韧带的右侧穿出腹壁，上拉缝线可清楚显露肝门。

（5）切除胆囊：分离结扎胆囊动脉，电切游离胆囊至胆囊管和胆总管的交界处，切除胆囊。

（6）游离囊肿：切开囊肿表面的腹膜，游离暴露胆总管囊肿的前壁，紧贴囊肿壁游离囊肿远端，一直游离到囊肿远端变细与胰管的汇合处，用 4-0 可吸收线结扎，切除远侧囊壁。以远端囊肿壁切除同样的方法游离近侧囊肿壁，至其与正常肝总管的交界处，切除之。

（7）空肠空肠 Roux-en-Y 吻合：辨认 Treitz 韧带，用抓钳提起距 Treitz 韧带 20cm 处空肠，将空肠随 Trocar 一并经脐部提出腹壁外。余与常规开腹手术方法相同，吻合完成将肠管送回腹腔。

（8）结肠后隧道形成：切开结肠中动脉右侧无血管区腹膜，分离成直径 3cm 隧道。

（9）肝管空肠端侧吻合：把肝支空肠袢经结肠后隧道上提至肝下。切开空肠系膜对侧肠壁。用 5-0 可吸收缝线，缝合吻合前、后壁。

（10）放置引流：关闭系膜裂孔，彻冲洗腹腔，从右上腹 Trocar 孔导入硅胶引流管置于肝管空肠吻合口后。

（11）关腹：逐渐减低腹腔压力，检查无出血后全部放出腹腔气体去除 Trocar，缝合切口。

【术后处理】 ①术后禁食，持续胃肠减压，待肠功能恢复后停止胃肠减压，术后 3 天肠道功能恢复后进食。②引流管接于床边无菌引流袋，每天观察记录排出物量、颜色、清浊度。术后 2~3 天引流液量小于 30ml 后拔出。③肝功能有损害者应保肝治疗，给予维生素 B_1、C、K 等。

【手术并发症和预后】 早期并发症常见的是吻合口漏，大多可自主愈合，易形成吻合口狭窄。晚期并发症以反流胆管炎最常见，有吻合口狭窄者常反复发作，易形成肝内结石。CBD 诊断后早期手术吻合口狭窄发生率下降。肝内结石形成者如无吻合口狭窄可自行排出，因此强调首次切除范围正确，同时矫正胆管内狭窄、胆管成形使吻合口宽大。有肝内胆管慢性炎症或胆汁引流不畅、胆汁淤积者要适当处理。共同管残留蛋白栓、结石易引起胰腺炎。囊肿壁残留，尤其是 Todani Ⅳ 型恶变可能高；CBD 切除后恶变可能性降低，但仍高于正常人群；胰胆管合流异常者胆囊、胆管恶变高于正常人；胆管上皮增生、间变者发现 KRAS 基因突变，进展期胆管腺癌发生 DPC4 基因失活。上述发现均要求 CBD 术后患儿应长期随访并针对性处理。

【预防】 CBD 发生不可预测，发生的高危因素尚没有研究证实。

【小结】

  CBD 是可矫正的黄疸病因。以囊肿型最常见。临床表现因患儿年龄而变，典型的腹痛、黄疸、右上腹包块三联症少见（约 15%）。产前诊断的 CBD 必须与囊肿型胆道闭锁鉴别。MRCP 和术中胆道造影有助于确立手术方案。诊断后应尽早根治性切除，手术时机、方式依囊肿分型和有无感染、穿孔、恶变、肝纤维化等而变。腹腔镜根治性切除将成为推荐方法。术后长期随访十分重要。

【思考题】

  1. CBD 传统分型及原卫生部分型。

  2. CBD 的典型临床表现。

（李　龙）

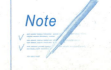

三、胆道闭锁

胆道闭锁(biliary atresia,BA)是小儿常见的危及患儿生命的胆道畸形。发生率相对稳定,报道约为 1/16 700 ~1/10 000 活产儿,亚洲人发病率高于白人,女孩稍多,女/男比为(1.4~1.7)/1。病因目前尚不清楚,主要症状为持续存在、进行性加重的黄疸,陶土色大便和深黄色尿。依据胆道闭锁部位 BA 分为三种解剖类型(图 11-8)。

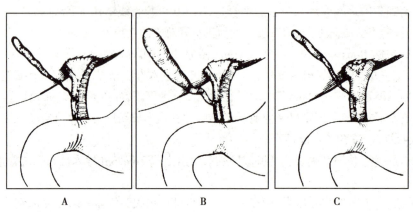

图 11-8 胆道闭锁分型
A.胆总管闭锁;B.肝管闭锁;C.肝门部闭锁

【病因】 胆道闭锁病因复杂,病因至今不清,可能为多因素致病,有感染、遗传病因等学说。围生期病毒感染导致实验动物出现胆道闭锁,但在人类未能分离出病毒,且如病毒为病因,临床胆道闭锁发生率应更高;约 60% 婴儿在生后出现正常色素粪便后来诊断为 BA 提示属继发性发病;一些流行病学调查提示 BA 发病有季节性特点,冬季较多。遗传学发病的主要支持证据是约 20% 的 BA 伴有其他先天性畸形。其他可能致病因素包括胆道缺血、胆酸异常代谢、胰胆管合流异常以及某些环境毒素等。

【病理生理】 胆道管腔闭锁或缺如,进行性的肝脏损害及肝纤维化。BA 肝门纤维块的病理改变主要是毛细胆管增生,部分管腔闭塞、部分狭窄,管腔内炎细胞浸润及部分淤胆,大量成纤维细胞增生活跃。其中毛细胆管、成纤维细胞增生与肝纤维化密切相关。

根据肝外胆管闭锁部位分为三型:Ⅰ 型,闭锁发生在胆总管范围;Ⅱ 型,闭锁发生在肝总管范围;Ⅲ 型,肝门部胆管闭锁。临床上 Ⅰ、Ⅱ 型占 10% 左右。Ⅲ 型胆道闭锁最常见,发生率为 85%~90%。

【临床表现】 患儿出现持续黄疸,皮肤巩膜黄染,尿色深黄,白陶土色大便,腹部触诊发现肝脏肿大、质硬应考虑 BA 可能。许多患儿在新生儿期大便色素正常,随后变淡、最终呈白陶土色。一些患儿出现白陶土色便,间期出淡黄色便是因胆色素在血液和其他器官内浓度增高而少量胆色素经肠黏膜渗入肠腔所致。随着疾病的发展,进展期肝病体征出现:肝脾脏肿大、腹水、体重不升、营养不良等。晚期腹壁静脉怒张、腹水等门静脉高压症体征出现。有报道称,未治疗的患儿大多在 2 岁前死亡,活到 3 岁不足 10%。

70%~90% 手术患儿近期可以获得良好的胆汁引流、退黄。但多数患儿病情持续进展,最终发展为肝硬化。

【诊断】

1. 根据临床表现、病史、临床症状和体征进行诊断。BA 的诊断标准如下:

(1) 新生儿期大便呈持续白陶土色、灰色和淡黄色,尿色较深,黄疸呈进行性加重。伴或不伴肝脾大。

(2) 肝功能异常,酶学指标以碱性磷酸酶和 γ- 谷氨酰转肽酶的异常增高为主,胆红素以直

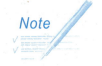
Note

接胆红素升高为主。

(3) B超声检查:未见胆囊或小胆囊(直径 <0.5cm,长径 <1.5cm),胆囊壁不光滑,空腹和进食后胆囊形态变化不大,部分患儿肝门可探及三角形纤维块。

(4) 手术探查及胆道造影,单项可确诊。

2. 辅助检查

(1) 血清胆红素动态观察:血清胆红素水平持续不变或进行性上升,总胆红素常超过 100μmol/L,特别是直接胆红素占总胆红素 50% 以上时,动态监测胆红素变化有利于早期诊断。

(2) 超声显像检查:是婴幼儿持续黄疸鉴别诊断的首选无创检查方法。超声显像未见胆囊或小胆囊(直径 <0.5cm,长径 <1.5cm),胆囊壁不光滑,空腹和进食后胆囊形态变化不大。肝脾大、回声粗,提示胆道闭锁可能。如肝门探及三角形纤维块,或肝门部小囊肿改变则高度怀疑胆道闭锁。

(3) 放射性核素标记 DISIDA 肝胆系统扫描:有一定鉴别参考价值,可了解有无胆汁分泌排泄障碍。诊断胆道闭锁有一定的假阳性率。

(4) 肝组织穿刺活检是婴幼儿持续黄疸病因鉴别的最准确的非手术诊断方法。

(5) 手术探查及胆道造影:是目前胆道闭锁最可靠的诊断方法。手术确诊的指标是:胆囊干瘪索条状;肝门肝外胆道结构消失;胆囊插管造影胆管不显影。

(6) 其他方法:如大便颜色卡片是早期诊断的有效筛查手段。连续性十二指肠内消化液胆红素监测可考虑作为胆道闭锁诊断的筛选方法之一。MRCP 有一定诊断价值。

【鉴别诊断】 BA 的临床症状较为复杂,必须予以鉴别。

1. 新生儿肝炎 与新生儿肝炎鉴别最困难。肝炎男婴较女婴多,而胆道闭锁则女婴较男婴多 1 倍。陶土色大便开始较晚。患儿肝脏肿大不明显,很少见脾大。

2. 新生儿溶血症 早期与胆道闭锁相似,有黄疸、肝脾大等,但患儿有严重贫血表现,末梢血象大量有核红细胞,随病儿长大,血象多自行恢复正常。黄疸开始时间为生后 24 小时内或第二天,且逐渐加重,持续一个月或更长,以非结合胆红素升高为主。母婴血型不合。

3. 新生儿母乳性黄疸 病因为葡萄糖醛酸基转移酶的活力受到母乳中某些物质的抑制,一般于生后 4~7 天黄疸加重,2~3 周最深,血胆红素以非结合胆红素升高为主,停乳后 2~4 天高胆红素血症迅速消退,临床上无肝脾大及灰白便。

4. 先天性胆总管囊肿 本病为黄疸、腹部包块,灰白色粪便,但黄疸为间歇性,B超可探及肝门部有液平肿块,与肝内胆管相通。

5. 新生儿败血症 黄疸开始时间为生后 3~4 天或更晚,持续 1~2 周或更长。早期非结合胆红素增高为主,晚期结合胆红素增高为主、溶血性、晚期合并肝细胞性,有感染中毒症状。

6. 其他 肝外胆道附近的肿物或胆总管下端淋巴结肿大,可以压迫胆道引起梗阻性黄疸。先天性十二指肠闭锁、环状胰腺及先天性肥厚性幽门狭窄等亦可引起梗阻性黄疸。先天性胆道发育不良需诊断穿刺活检、术中胆道造影鉴别,病理上无毛细胆管增生、炎细胞浸润、胆栓、巨细胞。也应与 TPN 相关性黄疸和酶代谢异常(如 α- 胰蛋白酶缺乏等)所致的黄疸相鉴别。

【治疗】 手术是治疗胆道闭锁唯一手段。Kasai Ⅰ型和Ⅱ型 BA,采用胆总管(肝总管)空肠 Roux-en-Y 形吻合术治疗(胆管空肠吻合术)。Ⅲ型曾被认为是不可手术型,20 世纪 60 年代,日本 Kasai 教授首次开展了肝门肠吻合术治疗Ⅲ型 BA,成为 BA 的治疗一个里程碑。半个世纪来,手术技术及术后管理治疗不断改进提高,使术后退黄率可达 70% 左右。尽管目前小儿肝移植在发达国家已经成为治疗该病的重要手段,并取得了良好的效果,但是多数学者仍然主张对于 BA 首先选择肝门肠吻合手术,术后胆汁引流效果差,出现肝功能衰竭时再选择肝脏移植。

(一) 手术适应证与禁忌证

适应证:①明确诊断为胆道闭锁的患儿;②年龄小于 3 个月,最大不超过 5 个月,对Ⅰ、Ⅱ型

闭锁可在适当条件下放宽;③肝功能 Child 分级 B 级以上。

禁忌证:①肝功能 Child 分级 C 级、肝功能不全、肝硬化腹水者;②合并其他严重先天性畸形,心肺功能不良者;③年龄大于 5 个月。

(二) 术前准备

全面检查肝、肾功能,血常规,血小板计数,出、凝血时间。纠正贫血或低蛋白血症。术前 3 天口服或静脉给以广谱抗生素,术前 2 天肌内注射维生素 K_1。术前 1 天禁食、补液。术前 2 天液状石蜡 10ml,保留灌肠 2 次。

(三) 手术

胆道闭锁手术的目的是切除肝外闭锁的纤维化胆管条索和肝门部纤维板,肝门与空肠 Roux-en-Y 吻合(Kasai 手术),以期建立肝门部微小胆管 - 肠引流。手术要点如下:全身麻醉,患儿仰卧位。右上腹 4cm 左右横切口入腹,首先探查肝脏的大小、硬度、有无结节。探查脾脏大小,有无多脾畸形、内脏转位、十二指肠前静脉等并发畸形,有无腹水及其量和性状。肝脏呈细颗粒绿色,或肝外胆道呈纤维条索样,或胆囊瘪小无腔隙是胆道闭锁的特征性外观。将胆囊底从右肋缘下切口提出,切开胆囊,胆道闭锁时胆囊内为白胆汁。胆囊腔插管注入 38% 泛影葡胺行胆道造影。对 Ⅱ 型胆道闭锁(胆总管闭锁),穿胆总管刺并注入造影剂造影。造影时胆囊管为盲端或胆总管开放而肝总管不显影时,可诊断 Ⅲ 型 BA。切断肝脏两侧的三角韧带、镰状韧带,将肝脏拖出切口,并于肝脏后面置入大块纱垫,可清楚显露肝门,在直视下清晰地行肝门部解剖和肝肠吻合。首先游离切除胆囊。沿胆囊管游离至肝门纤维块,提起纤维块边缘向肝门中心处游离;游离纤维块边缘要达到肝动脉及门静脉分支,将它与左右肝动脉和门静脉分支分离,在纤维块与肝门的纤维板之间用剪刀游离切除纤维块。根据肝门的范围将空肠肝支对系膜缘纵行切开。用 5-0 可吸收缝线将肠管的前、后壁与门静脉后方的肝纤维块的断面前后边缘相吻合。

腹腔镜 Kasai 手术自 2002 年 Esteves 等人报告以来,国内外有多人报告,近、远期效果尚难以评估。

(四) 术后处理

术后禁食,胃肠减压,按患儿体重及全身状况,每天经静脉补给适量液体。按控制球菌、杆菌及厌氧菌混合感染联合用药,静脉滴入抗生素,持续 2~4 周,以后改为口服抗生素一个月。应用利胆药,熊去氧胆酸 10mg/kg 每天三 3 次,直到血中胆红素正常停药;肾上腺皮质激素:地塞米松 1mg/kg、甲基强的泼尼松龙 4mg/kg 等可选择应用;茵栀黄口服液 10ml 每天三 3 次。补充维生素 K、A、B、C。保护肝脏功能,静脉滴注 ATP、辅酶 A、复方甘草酸苷注射液。每周复查一次血浆蛋白、血红蛋白、胆红素、血浆蛋白、胆汁酸等。严密观察尿、粪便颜色变化。术后 10~14 天,如黄疸不见消退、高热,应根据胆汁排出情况及肝脏病理改变,慎重考虑再次手术,或创造条件准备肝移植。

(五) 术后并发症

1. 近期并发症

(1) 急性肝功能衰竭:是肝门肠吻合术后近期主要的并发症,可出现肝性脑病、腹水、上消化道出血。主要靠严格掌握手术适应证、减少术中出血、加强保肝治疗、预防感染等综合措施。

(2) 切口裂开:患儿腹水、低蛋白血症、营养不良、切口感染、腹胀、哭闹等因素引起,多发生在术后 5~7 天。一旦发现立即无菌包扎,全麻下在手术室 Ⅱ 期缝合,并放置腹腔引流。

(3) 胆管炎:是术后最常见(33%~60%)、处理困难的并发症。临床表现:体温常在 38.5℃ 以上,皮肤出现黄染或黄染加重、大便颜色变浅、尿色加深,血中胆红素增高、感染血象、CRP 升高。治疗选用有效抗生素,还可定期给予免疫球蛋白。由于胆管炎 60% 以上在 2 岁以内发病,故 2 岁以内,抗生素、利胆药应持续应用。

2. 晚期并发症　门静脉高压发生率约占 34%~76%,是 BA 肝移植的适应证,也是 BA 患

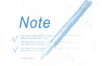
Note

儿术后死亡的主要原因之一。60%患儿出现腹水,近半数有食管胃底静脉曲张,脾功能亢进16%~35%。治疗主要以内镜下硬化疗法(endoscopic injection sclerotherapy,EIS)及静脉结扎术(endoscopic variceal ligation,EVL)为主,而采用脾切除加分流术、加断流术者逐渐减少。

【预防】 BA不可预测,尚无明确的相关高危因素,缺乏有效的产前诊断方法。

> 【小结】
>
> BA是小儿常见的危及患儿生命的胆道畸形,病因目前尚不清楚。主要病理改变为胆道管腔闭锁或缺如、毛细胆管增生、管腔内炎细胞浸润及部分淤胆。进行性的肝脏损害及肝纤维化。根据肝外胆管闭锁部位分为三型:Ⅰ型闭锁发生在胆总管;Ⅱ型闭锁发生在肝总管;Ⅲ型肝门部胆管闭锁。Ⅰ、Ⅱ型占10%左右,Ⅲ型发生率为85%~90%。主要症状为:持续黄疸,尿色深黄,白陶土色大便。肝脏肿大、质硬。胆道闭锁患儿未经治疗,病情进行性加重,多于2年内死亡。手术是治疗胆道闭锁唯一手段。Ⅰ型和Ⅱ型采用胆总管(肝总管)空肠Roux-en-Y形吻合术治疗(胆管空肠吻合术),Ⅲ型首选肝门肠吻合术(Ksai手术)治疗,术后退黄率可达70%左右。在发达国家肝移植已经成为本病治疗的重要手段,术后胆汁引流效果不好出现肝功能衰竭时选择。

【思考题】

　　1. Kasai手术术后并发症。

　　2. 胆道闭锁的治疗方法。

(李 龙)

第六节 肠道疾病

一、腹泻病

　　婴幼儿腹泻(infantile diarrhea)是一组由多病原、多因素引起的,以大便次数增多和大便性状改变为主要表现的消化道综合征,又称腹泻病(diarrhea disease),是我国婴幼儿最常见的疾病之一。6个月~2岁的婴幼儿发病率高,1岁以内患儿约占半数,是造成儿童营养不良、生长发育障碍的常见原因之一。病程在2周以内为急性腹泻,病程2周~2个月为迁延性腹泻,病程在2个月以上为慢性腹泻。

【易感因素】 婴幼儿时期容易发生腹泻病主要与下列因素有关:

　　1. **消化系统发育尚未成熟** 胃酸和消化酶分泌较少,消化酶活力低下,对食物的耐受力较差,不能适应食物质和量的较大变化。

　　2. **生长发育快** 所需营养物质相对较多,且婴儿食物以液体为主,摄入量较多,胃肠道负担重。

　　3. **机体防御功能较差** ①婴儿胃酸偏低,胃排空较快,对进入胃内的细菌杀灭能力减弱;②血液中免疫球蛋白(尤其是IgM、IgA)和胃肠道分泌型IgA(SIgA)均较低,肠黏膜的免疫防御能力及口服耐受(oral tolerance)机制均不完善。

　　4. **肠道菌群失调** 出生后新生儿尚未建立正常肠道菌群(intestinal microflora)、饮食改变使肠道内环境改变,或由于滥用抗生素等,均可使肠道正常菌群的平衡失调,易患肠道感染。

　　5. **人工喂养** 母乳中含有大量体液因子(SIgA、乳铁蛋白等)、巨噬细胞和粒细胞、溶菌酶、

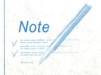

溶酶体等,有很强的抗肠道感染作用。家畜乳中虽有某些上述成分,但在加热过程中被破坏,而且人工喂养的食物和食具极易受污染,故人工喂养儿肠道感染发生率明显高于母乳喂养儿。

【病因】　根据病因分为感染性和非感染性腹泻两类。

1. 感染因素　肠道内感染可由病毒、细菌、真菌、寄生虫引起,前两者多见,尤其是病毒。

(1) 病毒感染:寒冷季节的婴幼儿腹泻80%由病毒感染引起。病毒性肠炎主要病原为:轮状病毒(rotavirus,RV),属于呼肠病毒科RV属;杯状病毒(calicivirus)科的诺如病毒(norovirus)和札如病毒(sapovirus);星状病毒(astrovirus);肠道腺病毒(enteric adenovirus)等。RV是婴幼儿秋冬季腹泻最常见的病原,发达国家和发展中国家5岁以下的婴幼儿20%~70%都感染过轮状病毒。

(2) 细菌感染(不包括法定传染病):

1) 致腹泻大肠埃希菌(Escherichia coli,EC):根据引起腹泻大肠埃希菌的致病性和发病机制不同,将已知菌株分为5大类:①致病性大肠埃希菌(enteropathogenic E. coli,EPEC):为最早发现的致腹泻性大肠埃希菌。EPEC可侵入全肠道,黏附在肠黏膜上皮细胞,引起肠黏膜微绒毛破坏,皱襞萎缩变平,黏膜充血、水肿而致腹泻。②产毒性大肠埃希菌(enterotoxigenic E. coli,ETEC):黏附在小肠上皮刷状缘,并快速繁殖,产生不耐热肠毒素(labile toxin,LT)和耐热肠毒素(stable toxin,ST),引起腹泻。③侵袭性大肠埃希菌(enteroinvasive E. coli,EIEC):直接侵入小肠黏膜引起炎症反应,也可黏附和侵入结肠黏膜,导致肠上皮细胞炎症和坏死,引起痢疾样腹泻。该菌与志贺菌相似,两者O抗原有交叉反应。④出血性大肠埃希菌(enterohemorrhagic E. coli,EHEC):黏附于结肠黏膜产生与志贺杆菌相似的肠毒素(vero毒素),引起肠黏膜坏死和肠液分泌,致出血性肠炎,可引起溶血尿毒综合征。⑤黏附-集聚性大肠埃希菌(enteroadherent-aggregative E. coli,EAEC):以集聚方式黏附于下段小肠和结肠黏膜致病,不产生肠毒素,亦不引起组织损伤。

2) 空肠弯曲菌(campylobacter jejuni):与肠炎有关的弯曲菌有空肠型、结肠型和胎儿亚型3种,95%~99%弯曲菌肠炎是由胎儿弯曲菌空肠亚种(简称空肠弯曲菌)所引起。致病菌直接侵入空肠、回肠和结肠黏膜,引起侵袭性腹泻,某些菌株亦能产生肠毒素。

3) 耶尔森菌(Yersinia):除侵袭小肠、结肠黏膜外,还可产生肠毒素,引起侵袭性和分泌性腹泻。

4) 其他:沙门菌(salmonella)(主要为鼠伤寒和其他非伤寒、副伤寒沙门菌)、嗜水气单胞菌(aeromonas hydrophila);艰难梭菌(clostridium difficile)、金黄色葡萄球菌(staphylococcal aureus)、铜绿假单胞菌(bacillus pyocyaneus)和变形杆菌(bacillus proteus)等均可引起腹泻。

(3) 真菌:致腹泻的真菌有念珠菌、曲菌、毛霉菌,小儿以白色念珠菌(candida albicans)性肠炎多见。

(4) 寄生虫:常见为蓝氏贾第鞭毛虫、阿米巴原虫和隐孢子虫等引起急性或慢性肠炎。

(5) 肠道外感染:如患中耳炎、上呼吸道感染、肺炎、泌尿系感染、皮肤感染或急性传染病时,有时亦可产生腹泻症状。肠道外感染导致腹泻的机制可能与发热、感染源释放的毒素、抗生素的应用或病原体(主要是病毒)同时感染肠道有关。

(6) 抗生素相关性腹泻:除了一些抗生素可降低碳水化合物的转运和乳糖酶水平之外,长期、大量地使用广谱抗生素可导致肠道菌群紊乱,肠道正常菌群减少,耐药性金黄色葡萄球菌、艰难梭菌、铜绿假单胞菌、变形杆菌或白色念珠菌等可大量繁殖,引起药物较难控制的肠炎,称为抗生素相关性腹泻(antibiotic-associated diarrhea,AAD)。

2. 非感染因素

(1) 饮食因素:①喂养不当可引起腹泻,多见于人工喂养儿,主要是由于喂养不定时、饮食量不当或食物成分不适宜,如突然改变食物品种,或过早喂给大量淀粉或脂肪类食品;果汁,特别是那些含高果糖或山梨醇的果汁,可产生高渗性腹泻;②过敏性腹泻,如对牛奶或大豆(豆浆)过敏而引起腹泻;③原发性或继发性双糖酶(主要为乳糖酶)缺乏或活性降低,肠道对糖的消化吸收不良而引起腹泻。

(2)气候因素:气候突然变化、腹部受凉使肠蠕动增加;天气过热,大量出汗使消化液分泌减少;或由于口渴饮奶过多,增加消化道负担等,均可能诱发消化功能紊乱致腹泻。

【发病机制】 导致腹泻症状产生的机制有:肠腔内存在着大量不能吸收的具有渗透活性的物质——"渗透性"腹泻;肠腔内电解质分泌过多——"分泌性"腹泻;炎症所致的液体大量渗出——"渗出性"腹泻;及肠道蠕动增加——"肠道功能异常性"腹泻等。但临床上不少腹泻并非由某种单一机制引起,而是在多种机制共同作用下发生的。

1. 感染性腹泻 病原微生物多随污染的食物或饮水进入消化道,亦可通过污染的日用品、手、玩具或带菌者传播。

(1)病毒性肠炎:病毒性肠炎的发病机制,以轮状病毒为例,病变主要在十二指肠和空肠,病毒侵入肠道后,在小肠绒毛顶端的柱状上皮细胞上复制,使细胞发生空泡样变性和坏死,其微绒毛肿胀,排列紊乱和变短,受累的肠黏膜上皮细胞脱落,遗留不规则的裸露病变,固有层淋巴细胞浸润,致使小肠黏膜吸收水分和电解质的能力受损,肠液在肠腔内大量积聚而引起腹泻。同时,发生病变的肠黏膜细胞分泌双糖酶不足且活性降低,使食物中糖类消化不全而积滞在肠腔内,并被细菌分解成小分子的短链有机酸,使肠液的渗透压增高。微绒毛破坏亦造成载体减少,上皮细胞钠转运功能障碍,水和电解质进一步丧失(图11-9)。

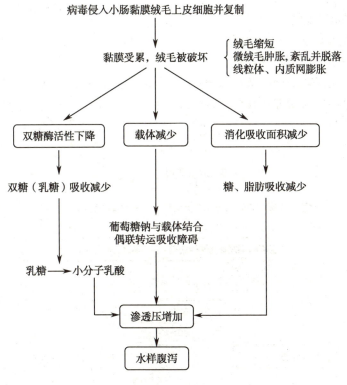

图 11-9　病毒性肠炎发病机制

(2)细菌性肠炎:肠道感染的病原菌不同,发病机制亦不同。

1)肠毒素性肠炎:由各种产生肠毒素的细菌引起的分泌性腹泻,典型的细菌有霍乱弧菌、产肠毒素性大肠埃希菌、空肠弯曲菌、金黄色葡萄球菌等。肠毒素引起的肠炎发病机制以产毒性大肠埃希菌为例,如图11-10所示。当细菌侵入肠道后,借黏附因子黏附在小肠黏膜上皮细胞上,进行繁殖产生毒素,但不侵入肠黏膜产生病理性变化。细菌在肠腔内释放两种肠毒素,即不耐热肠毒素(labile toxin,LT)和耐热肠毒素(stable toxin,ST),LT与小肠上皮细胞膜上的受体结合

 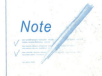

后激活腺苷酸环化酶,致使三磷酸腺苷(ATP)转变为环磷酸腺苷(cAMP),cAMP增多后即抑制小肠绒毛上皮细胞吸收Na⁺、Cl⁻和水,并促进肠腺分泌Cl⁻;ST则通过激活鸟苷酸环化酶,使三磷酸鸟苷(GTP)转变为环磷酸鸟苷(cGMP),cGMP增多后亦使肠上皮细胞减少Na⁺和水的吸收、促进Cl⁻分泌。两者均使小肠液总量增多,超过结肠的吸收限度而发生腹泻,排出大量水样便,导致患儿脱水和电解质紊乱。

2) 侵袭性肠炎:各种侵袭性细菌感染可引起渗出性腹泻,如志贺菌属、沙门菌属、侵袭性大肠埃希菌、空肠弯曲菌、耶尔森菌和金黄色葡萄球菌等均可直接侵袭小肠或结肠肠壁,使肠黏膜充血、水肿,炎症细胞浸润引起渗出甚至溃疡等病变。患儿排出含有大量白细胞和红细胞的黏液脓血便,并可出现全身中毒症状。结肠由于炎症病变而不能充分吸收来自小肠的液体,并且某

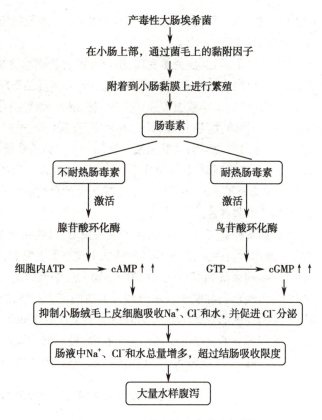

图 11-10　肠毒素性肠炎发病机制

些致病菌还会产生肠毒素,故亦可发生水样腹泻。一般都有发热、腹痛,甚至里急后重等症状。

2. 非感染性腹泻　主要是由饮食不当引起,如图 11-11 所示。当进食过量或食物成分不恰

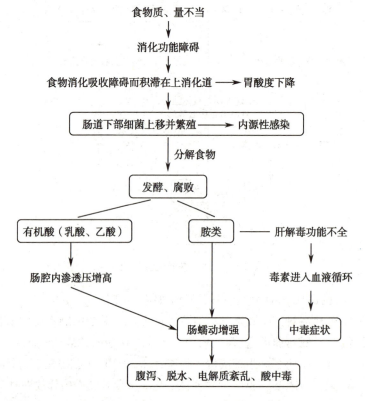

图 11-11　饮食不当引起的腹泻发病机制

当时,食物不能被充分消化和吸收而积滞在小肠上部,使肠腔内酸度降低,有利于肠道下部的细菌上移和繁殖。食物发酵和腐败,即内源性感染,使消化功能更为紊乱。分解产生的短链有机酸(如醋酸、乳酸等)使肠腔内渗透压增高(渗透性腹泻);腐败性毒性产物如胺类可刺激肠壁,使肠蠕动增加导致腹泻,进而发生脱水和电解质紊乱;毒性产物被吸收入血液循环后,可出现不同程度的中毒症状。

【临床表现】　不同病因引起的腹泻,临床表现和临床过程各有其特点。故在腹泻病诊断中需考虑病程、疾病轻重及可能的病原。

1. 非侵袭性腹泻的共同临床表现

(1) 轻型:多为饮食因素及肠道外感染所致。起病可急可缓,以胃肠道症状为主,主要表现为食欲缺乏,偶有溢乳或呕吐,大便次数略为增多,每次大便量不多,稀薄,呈黄色或黄绿色,有酸味,常见白色或黄白色奶瓣和泡沫。大便镜检可见脂肪滴。无脱水及中毒症状,多在数天内痊愈。

(2) 重型:多数由肠道内感染引起。常急性起病,也可由轻型逐渐加重发展而来。主要表现严重的胃肠道症状,伴有因呕吐、腹泻造成明显的脱水、电解质紊乱和全身感染中毒症状。患儿全身情况较差,高热或体温不升,常有烦躁不安,进而精神萎靡、嗜睡、面色苍白、意识模糊,甚至休克、昏迷。

水、电解质及酸碱平衡紊乱(参见第四章第三节):由于腹泻与呕吐使体液丢失及摄入量不足,使体液总量尤其细胞外液量减少,导致不同程度的脱水。腹泻时代谢性酸中毒发生原因有:①腹泻时丢失大量碱性物质;②进食少,肠吸收不良,摄入热卡不足,使脂肪分解增加,酮体生成增多;③脱水时血容量减少,血液浓缩使血流缓慢,组织灌注不良和缺氧,无氧酵解增多,乳酸堆积;④脱水时肾血流量不足,肾功能减退,尿量减少,酸性代谢产物滞留体内等。

腹泻时低钾血症的原因有:由于胃肠液中含钾较多,呕吐和腹泻时会丢失大量钾盐(腹泻时大便中含钾量约为 17.9mmol/L ± 11.8mmol/L);进食少,钾的摄入量不足;以及肾脏保钾功能比保钠差,缺钾时仍有一定量钾继续排出。

腹泻患儿进食少,吸收不良,从大便中丢失钙、镁,可使体内钙、镁减少,尤其见于腹泻较久和活动性佝偻病患儿。但是,脱水、酸中毒时由于血液浓缩、离子钙增多等原因,可不出现低钙的症状,待脱水、酸中毒纠正后离子钙减少,出现低血钙症状(手足搐搦和惊厥)。极少数久泻和营养不良患儿输液后出现震颤、抽搐,用钙剂治疗无效时应考虑有低镁血症可能。

2. 侵袭性细菌性肠炎

临床症状与细菌性痢疾相似,常见恶心、呕吐、腹痛、频泻、排黏液脓血便和发热等全身中毒症状,严重者可发生休克。大便显微镜检查有大量白细胞和不同数量的红细胞,有时见吞噬细胞。

3. 几种常见类型肠炎的临床特点

(1) 轮状病毒肠炎:轮状病毒为小儿秋、冬季腹泻最常见的病原,多发生在 6~24 个月婴幼儿,4 岁以上者少见。呈散发或小流行,经粪 - 口途径传播,也可通过气溶胶形式经呼吸道感染而致病。潜伏期 1~3 天,起病急,常伴发热和上呼吸道感染症状,一般无明显中毒症状。病初 1~2 天常先发生呕吐,随后出现腹泻。大便次数多,每天多在 10 次以内,少数达数十次,黄色或淡黄色,粪便含水分多,呈水样或蛋花样,无腥臭味。常并发脱水、酸中毒及电解质紊乱。本病为自限性疾病,数天后呕吐渐停,腹泻减轻,自然病程约 3~8 天,少数较长。近年报道,轮状病毒感染亦可侵犯多个脏器,可产生神经系统症状,如惊厥等;50% 左右患儿出现血清心肌酶谱异常,提示心肌受累;可引起肺部炎症和肝胆损害等。大便显微镜检查偶有少量白细胞,轮状病毒感染后 1~3 天即有大量病毒自大便中排出,最长可达 6 天,所以在 3 天内进行病毒检测阳性率较高。

(2) 诺如病毒肠炎:全年散发,暴发易见于寒冷季节(11 月至次年 2 月)。该病毒是集体机构急性暴发性胃肠炎的首要致病原,发病年龄为 1~10 岁,多见于年长儿。多为粪 - 口传播,或人 -

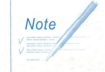

Note

人之间传播。潜伏期 1~2 天,急性起病。首发症状为阵发性腹痛、恶心、呕吐和腹泻,全身症状有畏寒、发热、乏力、头痛和肌肉痛等,可有呼吸道症状。大便量中等,为稀便或水样便。吐泻频繁者可发生脱水及酸中毒。本病为自限性疾病,症状持续 1~3 天。病初 1~2 天经大便排出的病毒最多,发病后 3 天则不易检出病毒。粪便及周围血象检查一般无特殊发现。

(3) 大肠埃希菌肠炎:多发生在气温较高的季节,以 5~8 月份为多。

1) 产毒性大肠埃希菌肠炎:潜伏期 1~2 天,轻症仅大便次数稍增多,性状轻微改变,排几次稀便后即痊愈。常伴呕吐,但多无发热及全身症状。病情较重者则腹泻频繁,量多,呈水样或蛋花汤样大便,可发生脱水、电解质紊乱和酸中毒。粪便显微镜检查可有少量白细胞。一般病程 3~7 天,亦可较长。

2) 致病性大肠埃希菌肠炎:症状与产毒性大肠埃希菌肠炎相似。

3) 侵袭性大肠埃希菌肠炎:潜伏期 13~24 小时。起病急,高热,腹泻频繁,大便黏冻样含脓血。常伴有恶心、呕吐、腹痛和里急后重。可出现严重的全身中毒症状甚至休克。需做大便细菌培养与细菌性痢疾鉴别。

4) 黏附聚集性大肠埃希菌肠炎:症状与产毒性大肠埃希菌肠炎相似。

5) 出血性大肠埃希菌肠炎:大便次数增多,开始为黄色水样便,后转为血水便,有特殊臭味。伴腹痛,个别病例可伴发溶血尿毒综合征和血小板减少性紫癜。大便显微镜检查有大量红细胞,常无白细胞。

(4) 空肠弯曲菌肠炎:6 个月 ~2 岁婴幼儿发病率最高,多见于夏季,经口感染,可由动物或人直接感染人,或通过污染的水、食物传播。临床症状与痢疾相似,患者可有发热、全身不适、恶心、呕吐、头痛和肢体疼痛等症状,大便次数增多,一般每天少于 10 次,初为水样,迅速转变为黏液性或脓血便,有恶臭味。腹痛剧烈或伴血便者,易误诊为阑尾炎或肠套叠。大便显微镜检查可见大量白细胞和数量不等的红细胞。病程约为数天至一周。

(5) 鼠伤寒沙门菌小肠结肠炎:小儿沙门菌感染中最常见者。全年发病,以 6~9 月发病率最高,年龄多在 2 岁以下,易在新生儿室流行。常由污染的水、牛奶和其他食物经口感染。潜伏期为 8~48 小时,以胃肠炎型及(或)败血症型(包括感染休克型)多见。起病急,主要症状为发热、腹泻。病情轻重不等,年龄越小,病情越重,并发症越多。大便次数多为每天 6~10 次,重者 10~20 次;大便性质多变,可为黄绿色稀便、水样便、黏液便或脓血便。大便显微镜检查为多量白细胞及数量不等的红细胞。

(6) 耶尔森菌小肠结肠炎:多发生于冬季和早春,动物是重要的感染源,以粪 - 口途径感染为主,由动物或人直接传染或通过污染的水、食物传播。不同年龄的患儿症状有所不同,5 岁以下患儿以肠炎的症状多见。主要表现为腹泻和(或)腹痛,大便为水样、黏液样或脓血便,多伴有发热、头痛、全身不适、呕吐和腹痛。大便显微镜检查有大量白细胞及数量不等的红细胞。病程 1~3 周,少数患者可延续数月。

(7) 抗生素诱发的肠炎:长期应用广谱抗生素致肠道菌群失调,使肠道耐药的金黄色葡萄球菌、梭状芽胞杆菌、白色念珠菌和铜绿假单胞菌等大量繁殖引起肠炎。发病多在用药 2~3 周之后,或体弱多病免疫功能低下,或长期应用肾上腺皮质激素者。

1) 金黄色葡萄球菌肠炎:多继发于使用大量抗生素后,由于病菌侵袭肠壁和产生肠毒素所致。主要表现为腹泻。起病较急,大便有腥臭味、水样,暗绿似海水色,黏液多,有假膜,少数有便血。重者腹泻频繁,可发生脱水、电解质紊乱和酸中毒。多数有不同程度的中毒症状如发热、恶心、呕吐、谵妄甚至休克。大便显微镜检查有大量脓细胞和成簇的 G$^+$ 球菌,培养有葡萄球菌生长,凝固酶阳性。

2) 艰难梭菌性肠炎:又称假膜性肠炎,由艰难梭菌(又称难辨梭状芽胞杆菌)引起。除万古霉素和胃肠道外用的氨基糖苷类抗生素外,几乎各种抗生素均可诱发本病。病变主要在结肠,也可累及小肠,黏膜出现红斑、水肿,进而浅层黏膜坏死形成黄白色假膜。本菌在肠道内大量繁殖,产生毒素 A(肠毒素)和毒素 B(细胞毒素)致病。主要表现为腹泻,轻症大便每天数次,停用抗生素后很快痊愈;重症者频泻,黄绿色水样便,可有假膜排出。黏膜下出血可引起大便带血,伴有腹痛、腹胀。严重者可出现脱水、电解质紊乱和酸中毒,甚至发生休克。对可疑病例可行结肠镜检查,大便厌氧菌培养、组织培养法检测细胞毒素可协助确诊。

3) 真菌性肠炎:多为白色念珠菌所致,2 岁以下婴儿多见。主要症状为腹泻,大便次数增多,黄色稀便,泡沫较多带黏液,有时可见豆腐渣样斑块(菌落)。病程迁延,常伴鹅口疮。大便显微镜检查有真菌孢子和菌丝,真菌培养阳性可确诊。

4. 迁延性、慢性腹泻 病因复杂,感染、食物过敏、酶缺陷、免疫缺陷、先天畸形等均可引起。以急性腹泻未彻底治疗或治疗不当、迁延不愈最为常见。营养不良的婴幼儿患病率较高,且腹泻易迁延不愈,持续腹泻又加重了营养不良,两者互为因果,最终引起免疫功能低下,继发感染,形成恶性循环,导致多脏器功能异常。

【诊断和鉴别诊断】 根据发病季节、病史(包括喂养史和流行病学资料)、临床表现和大便性状可以作出临床诊断。必须判定有无脱水(程度和性质)、电解质紊乱和酸碱失衡。注意寻找病因,从临床诊断和治疗需要考虑,可先根据大便常规有无白细胞将腹泻分为两组:

1. 大便无或偶见少量白细胞 表明无侵袭性细菌感染,多由于肠毒素或病毒、非侵袭性细菌、寄生虫或喂养不当引起的腹泻,水样泻多见。需鉴别的疾病:

生理性腹泻:多见于 6 个月以内婴儿,外观虚胖,常有湿疹,生后不久即出现腹泻,除大便次数增多外,无其他症状,食欲好,不影响生长发育。近年来发现此类腹泻可能为乳糖不耐受的一种特殊类型,添加辅食后,大便即逐渐转为正常。

2. 大便有较多的白细胞 表明结肠和回肠末端有侵袭性炎症病变,常由各种侵袭性细菌感染所致,仅凭临床表现难以区别。需鉴别的疾病:

(1) 细菌性痢疾:常有流行病学病史,起病急,全身症状重。大便次数多,量少,排脓血便伴里急后重,大便显微镜检查有较多脓细胞、红细胞和吞噬细胞,大便细菌培养有痢疾杆菌生长可确诊。

(2) 坏死性肠炎:中毒症状较严重,腹痛、腹胀、频繁呕吐、高热,初为黄色稀便,后大便呈现暗红色糊状或赤豆汤样血水便,腹部平片示小肠局限性充气扩张、肠壁积气、肠间隙增宽等。

(3) 阿米巴痢疾:急性发热,果酱样大便,腥臭,大便显微镜检查有大量红细胞,新鲜粪便涂片找到滋养体(急性)或包囊(慢性)。无明显全身中毒症状。

【治疗】 治疗原则为:继续喂养,预防和纠正脱水,合理用药,加强护理,预防并发症。不同时期的腹泻病治疗重点各有侧重,急性腹泻多注意维持水、电解质平衡;迁延性及慢性腹泻则应注意肠道菌群失调及饮食疗法。

1. 急性腹泻的治疗

(1) 继续喂养:强调继续饮食,满足生理需要,补充疾病消耗,以缩短腹泻后的康复时间,要根据疾病的特殊病理生理状况、个体消化吸收功能和平时的饮食习惯进行合理调整。有严重呕吐者可暂时禁食 4~6 小时(不禁水),待好转后继续喂养。

1) 调整饮食:母乳喂养儿继续母乳喂养,小于 6 个月的人工喂养患儿可继续喂配方乳,大于 6 个月的患儿可继续食用已经习惯的日常食物。避免给患儿喂食含粗纤维的蔬菜和水果以及高糖食物。

2) 营养治疗:

① 糖源性腹泻:以乳糖不耐受最多见。治疗宜采用去双糖饮食,可采用去(或低)乳糖配方奶或豆基蛋白配方奶。时间 1~2 周,腹泻好转后转为原有喂养方式。

② 过敏性腹泻:以牛奶过敏较常见。避免食入过敏食物,或采用口服脱敏喂养法,不限制已

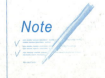

经耐受的食物。婴儿通常能耐受深度水解酪蛋白配方奶,如仍不耐受,可采用氨基酸为基础的配方奶或全要素饮食。

③要素饮食:适用于慢性腹泻、肠黏膜损伤、吸收不良综合征者。

④静脉营养:用于少数重症病例,不能耐受口服营养物质、伴有重度营养不良及低蛋白血症者。

(2) 预防脱水和纠正水、电解质紊乱及酸碱失衡(参见第四章第三节):

1) 预防脱水:从患儿腹泻开始,就给口服足够的液体以预防脱水。母乳喂养儿应继续母乳喂养,并且增加喂养的频次及延长单次喂养的时间;混合喂养的婴儿,应在母乳喂养基础上给予ORS或其他清洁饮用水;人工喂养儿选择ORS、流质如汤汁、米汤水和酸乳饮品或清洁饮用水。

2) 轻至中度脱水治疗:口服补液及时纠正脱水,应用ORS,用量(ml)=体重(kg)×(50~75)。一般4小时内服完;密切观察患儿病情,并辅导母亲给患儿服用ORS液。以下情况提示口服补液可能失败:①持续、频繁、大量腹泻;②ORS液服用量不足;③频繁、严重呕吐。如果临近4小时,患儿仍有脱水表现,要调整补液方案。4小时后重新评估患儿的脱水状况,然后选择适当的补液方案。

3) 重度脱水治疗:①静脉输液:采用静脉用的糖盐混合溶液(须在医院进行):首先以2:1等张液20ml/kg,于30~60分钟内静脉推注或快速滴注以迅速增加血容量,改善循环和肾脏功能;在扩容后根据脱水性质(等渗性脱水选用2:3:1液,低渗性脱水选用4:3:2液)按80ml/kg继续静滴,先补2/3量,一般婴幼儿5小时,较大儿童2.5小时;在补液过程中,每1~2小时1次评估患者脱水情况,如无改善,则加快补液速度;婴儿在补液后6小时,儿童在补液后3小时重新评估脱水情况,选择适当补液的方案继续治疗;一旦患儿可以口服(通常婴儿在静脉补液后3~4小时,儿童在静脉补液后1~2小时,即给予ORS)。②鼻饲管补液:重度脱水时如无静脉输液条件,立即转运到就近医院进行静脉补液,转运途中可以鼻饲点滴方法进行补液。采用ORS液,以20ml/(kg·h)的速度补充,如患儿反复呕吐或腹胀,应放慢鼻饲点滴速度,总量不超过120ml/kg。每1~2小时1次评估患者脱水情况。

4) 纠正低血钾:有尿或来院前6小时内有尿即应及时补钾;浓度不应超过0.3%;每天静脉补钾时间,不应少于8小时;切忌将钾盐静脉推注,否则导致高钾血症,危及生命。细胞内的钾浓度恢复正常要有一个过程,因此纠正低钾血症需要有一定时间,一般静脉补钾要持续4~6天。能口服时可改为口服补充。

5) 纠正低血钙及低镁血症:出现低血钙症状时可用10%葡萄糖酸钙(每次1~2ml/kg,最大量≤10ml)加葡萄糖稀释后静注。低镁者用25%硫酸镁按每次0.1mg/kg深部肌内注射,每6小时一次,每天3~4次,症状缓解后停用。

6) 第2天及以后的补液:经第1天补液后,脱水和电解质紊乱已基本纠正,第2天及以后主要是补充继续损失量(防止发生新的累积损失)和生理需要量,继续补钾,供给热量。一般可改为口服补液。若腹泻仍频繁或口服量不足者,仍需静脉补液。补液量需根据吐泻和进食情况估算,并供给足够的生理需要量,用1/3~1/5张含钠液补充。继续损失量是按"丢多少补多少"、"随时丢随时补"的原则,用1/2~1/3张含钠溶液补充。仍要注意继续补钾和纠正酸中毒的问题。

(3) 补锌治疗:急性腹泻病患儿能进食后即予以补锌治疗,可以加快肠黏膜修复,缩短病程,减轻症状,减少未来3个月内腹泻发生的机会。世界卫生组织和联合国儿童基金会建议,对于急性腹泻患儿如年龄大于6个月,每天补充含元素锌20mg;年龄小于6个月,每天补充元素锌10mg,共10~14天。元素锌20mg相当于硫酸锌100mg,葡萄糖酸锌140mg。

(4) 合理使用抗生素:腹泻患儿须行粪便的常规检查和pH试纸检测。急性水样便腹泻在排除霍乱后,多为病毒性或产肠毒素性细菌感染,常规不使用抗生素类药;黏液脓血便多为侵袭性细菌感染,须应用抗生素,药物可根据本地药敏情况经验性选用;用药后48小时,病情未见好转,可考虑更换抗生素;用药的第3天须进行随访;强调抗生素疗程要足够;应用抗生素前应首先行

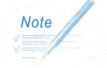

粪便标本的细菌培养和病原体检测,以便依据分离出的病原体及药物敏感试验结果选用和调整抗菌药物。金黄色葡萄球菌肠炎、假膜性肠炎、真菌性肠炎应立即停用原使用的抗生素,根据病原可选用万古霉素、新青霉素、利福平、甲硝唑或抗真菌药物治疗。

(5) 其他治疗方法:有助于改善腹泻病情、缩短病程。

1) 应用肠黏膜保护剂:能吸附病原体和毒素,维持肠细胞的吸收和分泌功能,与肠道黏液糖蛋白相互作用可增强其屏障功能,阻止病原微生物的攻击,如蒙脱石散。

2) 应用微生态疗法:有助于恢复肠道正常菌群的生态平衡,抑制病原菌定植和侵袭,控制腹泻。给予益生菌如布拉酵母菌、鼠李糖乳酸杆菌、双歧杆菌、嗜酸乳杆菌、粪链球菌等。

3) 应用抗分泌药物:脑啡肽酶抑制剂消旋卡多曲,通过加强内源性脑啡肽来抑制肠道水电解质的分泌,治疗分泌性腹泻,如肠毒素性腹泻。

4) 避免用止泻剂:如洛哌丁醇,因为它抑制胃肠动力的作用,增加细菌繁殖和毒素的吸收,对于感染性腹泻有时是很危险的。

5) 中医治疗:采用辨证方药、针灸、穴位注射及推拿等方法。

2. 迁延性和慢性腹泻治疗 因迁延性、慢性腹泻常伴有营养不良和其他并发症,病情较为复杂,必须采取综合治疗措施。

(1) 积极寻找引起病程迁延的原因,针对病因进行治疗,切忌滥用抗生素,避免顽固的肠道菌群失调。

(2) 预防和治疗脱水,纠正电解质及酸碱平衡紊乱。

(3) 营养治疗:此类患儿多有营养障碍,继续喂养对促进疾病恢复、肠黏膜损伤的修复是有益的。

1) 继续母乳喂养。人工喂养儿应调整饮食。

2) 双糖不耐受患儿,食用含双糖(包括蔗糖、乳糖、麦芽糖)的饮食可使腹泻加重,其中以乳糖不耐受最多见,治疗宜采用去双糖饮食,可采用豆浆(每 100ml 鲜豆浆加 5~10g 葡萄糖)或去乳糖配方奶粉。

3) 过敏性腹泻:患儿在应用无双糖饮食后腹泻仍不改善时,需考虑蛋白质过敏(如对牛奶或大豆蛋白过敏)的可能性,应回避过敏食物或改用深度水解蛋白配方奶、氨基酸配方奶。

4) 要素饮食:是肠黏膜受损伤患儿最理想的食物,系由氨基酸、葡萄糖、中链甘油三酯、多种维生素和微量元素组合而成。具体应用参见第二章第四节。

5) 静脉营养:少数严重患儿不能耐受口服营养物质者,可采用静脉高能营养。推荐方案为:脂肪乳剂每天 2~3g/kg,复方氨基酸每天 2~3g/kg,葡萄糖每天 12~15g/kg,电解质及多种微量元素适量,液体每天 120~150ml/kg,热卡每天 50~90cal/kg。好转后改为口服。

(4) 药物治疗:

1) 抗生素:仅用于分离出特异病原的感染患儿,并根据药物敏感试验结果选用。

2) 补充微量元素和维生素:如锌、铁、烟酸、维生素 A、C 和 B 族维生素等,有助于肠黏膜的修复。

3) 应用微生态调节剂和肠黏膜保护剂。

(5) 中医辨证论治有良好疗效,并可配合中药、推拿、捏脊、针灸和磁疗等。

【小结】

1. 婴幼儿腹泻是一组由多病原、多因素引起的,以大便次数增多和大便性状改变为主要表现的消化道综合征,又称腹泻病。

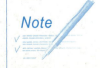
Note

2. 根据发病季节、病史(包括喂养史和流行病学资料)、临床表现和大便性状可以作出临床诊断。必须判定有无脱水(程度和性质)、电解质紊乱和酸碱失衡。注意寻找病因,不同病因引起的腹泻,临床表现和临床过程各有其特点。

3. 治疗原则为:继续喂养,预防和纠正脱水,合理用药,加强护理,预防并发症。急性腹泻多注意维持水、电解质平衡;迁延性及慢性腹泻则应注意肠道菌群失调及饮食疗法。

【思考题】

1. 腹泻病的定义及分类。
2. 小儿病毒性肠炎的发病机制。
3. 小儿产毒素性肠炎的发病机制。
4. 轮状病毒肠炎的特点。
5. 小儿腹泻的治疗原则。
6. 小儿腹泻的补液治疗。

(江米足)

二、肠套叠

肠套叠(intussusception)是指某段肠管及其相应的肠系膜套入邻近肠腔内所致的一种肠梗阻,是婴儿期最常见的急腹症之一。

(一)急性肠套叠

【发病率】 急性肠套叠是婴儿期一种特有疾病,1岁以内多见,占60%~65%,以3~9个月婴儿多见(超过40%),2岁以后随年龄增大发病逐年减少,5岁后罕见。男女之比为2∶1或3∶2。肠套叠一年四季均有发病,以春末夏初发病率最高,可能与病毒感染[呼吸道和(或)胃肠道病毒]有关。夏、冬次之,秋季较少见。我国是肠套叠发病率高于欧美国家。

【病因】 肠套叠病因尚不清楚,可能与下列因素有关:

1. 饮食改变 生后4~10个月,是添加辅食及增加乳量的时期,也是肠套叠发病高峰期。因婴儿肠道不能立即适应改变后食物的刺激,导致肠功能紊乱引起肠套叠。

2. 回盲部解剖因素 婴儿期回盲部游动性大,回盲瓣过度肥厚,小肠系膜相对较长。90%婴儿回盲瓣呈唇样凸入盲肠,长达1cm以上,加上该区淋巴组织丰富,受炎症或食物刺激后易引起充血、水肿、肥厚,肠蠕动易将回盲瓣向前推移,并牵拉肠管形成套叠。

3. 病毒感染 国内有报道肠套叠与肠道内腺病毒、轮状病毒感染有关。

4. 肠痉挛及自主神经失调 由于各种食物、炎症、腹泻、细菌或寄生虫毒素等刺激肠道产生痉挛,使肠蠕动功能节律紊乱或逆蠕动而引起肠套叠。

5. 遗传因素 近年来有报道肠道叠有家族遗传病史。

【病理及分型】 肠套叠在纵断面上分为三层:外层为肠套叠鞘部或外筒,套入部为内筒和中筒,复套可有五层。肠套叠套入最远处为头部或顶端,肠管从外面套入处为颈部。外筒与中筒各以黏膜面相接触,中筒与内筒各以浆膜面相接触(图11-12)。肠套叠多为顺行套叠,与肠蠕动方向一致,肠套叠发生后,套入部随着肠蠕动不断推进,该段肠管及其肠系膜一并套入鞘内,颈部紧束使之不能自动退出。逆行套叠极少见。由于鞘层肠管持续痉挛,致使套入部肠管发生循环障碍,初期静脉回流受阻,组织充血水肿、静脉扩张。黏膜细胞分泌大量黏液进入肠腔内,与血液及粪质混合呈果酱样胶冻状排出。进一步发展,导致肠壁水肿、静脉回流障碍加重,使动脉受累,供血不足,最终发生肠壁坏死。中层及鞘部转折处最易坏死,内层发生坏死较晚,外层

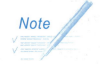

很少发生坏死。

依病因分为特发性和继发性两类。特发性肠套叠开始于回盲部,但无明确的起套点(leading points),主要见于婴幼儿。继发性肠套叠占婴儿和儿童肠套叠的0.8%,患儿年龄小于3个月或大于5岁,有明确的起套点,常见为肠息肉、憩室、重复畸形、紫癜血肿、肿瘤及结核等。

根据套入部最近端和鞘部最远端肠段部位将肠套叠分为以下类型(图11-13)。

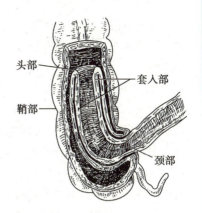

图 11-12 肠套叠的构成

1. **小肠型** 包括空空型、回回型及空回型。

2. **回盲型** 以回盲瓣为出发点。

3. **回结型** 以回肠末端为出发点,阑尾不套入鞘内,此型最多,占70%~80%。

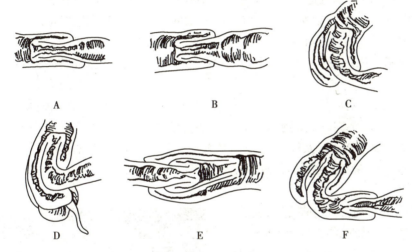

图 11-13 肠套叠类型

A. 小肠型;B. 结肠型;C. 回盲型,以回盲瓣为出发点;D. 回结型,以回肠末端为出发点;E. 复杂型;F. 多发型

4. **结肠型** 结肠套入结肠。

5. **复杂型或复套型** 常见为回回结构,约占肠套叠的10%~15%。

6. **多发型** 在肠管不同区域内有分开的两个、三个或更多的肠套叠。

【临床表现】 按患儿年龄肠套叠分为婴儿肠套叠(2岁以内)和儿童肠套叠,前者为多见。

1. **婴儿肠套叠** 多为原发性肠套叠,临床特点如下:

(1)阵发性哭闹不安:常见既往健康肥胖的婴儿,突然出现阵发性有规律的哭闹,持续约10~20分钟,伴有手足乱动、面色苍白、拒食、异常痛苦表现,然后有5~10分钟或更长时间的暂时安静,如此反复发作。阵发性哭闹与肠蠕动间期相一致,由于肠蠕动将套入肠段向前推进,肠系膜被牵拉,肠套叠鞘部产生强烈收缩而引起的剧烈腹痛,当蠕动波过后,患儿即转为安静。肠套叠晚期合并肠坏死和腹膜炎后,患儿表现萎靡不振、反应低下。一部分患儿体质较弱,或并发肠炎、痢疾等疾病时,哭闹不明显,而表现烦躁不安。

(2)呕吐:初为奶汁及乳块或其他食物,以后转为胆汁样物,1~2天后转为带臭味的肠内容物,提示病情严重。

(3)腹部包块:在2次哭闹的间歇期触诊,可在右上腹肝下触及腊肠样、有弹性、有轻压痛的包块,右下腹一般有空虚感,肿块可沿结肠移动,有时在横结肠或左侧中下腹触及马蹄形肿块,

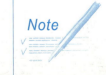

Note

严重者在肛门指诊时在直肠内触到子宫颈样肿物,即为套叠头部。个别病例可见套入部由肛门脱出。约80%病例可触及肿块,晚期腹胀严重或腹肌紧张时不易触及。小肠型肠套叠上述症状不典型。

(4) 果酱样血便:婴儿肠套叠发生便血者达80%以上。家长往往以便血为首要症状就诊,多为发病后6~12小时排出便血,早者发病后3~4小时即可出现,为稀薄黏液或胶冻样果酱色血便,数小时可重复排出。便血原因是肠套叠时肠系膜被嵌入在肠壁间,发生血液循环障碍而引起黏膜出血、水肿与肠黏液混合在一起而形成暗紫色胶冻样液体。

(5) 肛门指诊:有重要临床价值,就诊较早患儿虽无血便排出,但通过肛门指诊可发现直肠内有黏液血便,对诊断肠套叠极有价值。

(6) 全身状况:依就诊早晚而异。早期除面色苍白、烦躁不安外,营养状况良好。晚期可有脱水、电解质紊乱、精神萎靡、嗜睡、反应迟钝。发生肠坏死时,有腹膜炎表现。可出现中毒性休克等症状。

2. 儿童肠套叠   儿童肠套叠临床表现症状不典型。起病较为缓慢,多表现为不完全性肠梗阻,肠坏死发生时间相对比较晚。患儿也有阵发性腹痛,但发作间歇期较婴儿为长,呕吐较少见。据统计儿童肠套叠发生便血者仅40%左右,而且便血往往在套叠几天后才出现,或者仅在肛门指诊时指套上有少许血迹。儿童较合作时,腹部查体多能触及腊肠型包块。很少有严重脱水及休克表现。

【诊断】   当患儿有阵发性哭闹不安、呕吐、果酱样血便及腹部触到腊肠样包块时,即可确定诊断。但临床约有10%~15%病例,就诊时缺乏肠套叠的典型表现,或只有其中1~2个症状,此时应仔细检查腹部是否可触及肿块,右下腹是否有空虚感,肛门指诊观察指套上是否有果酱样黏液便,以便进一步确诊。必要时做腹部超声等辅助检查协助诊断。

【辅助检查】

1. 腹部超声   为首选检查方法,通过肠套叠的特征性影像协助临床确定诊断,并通过监测水压灌肠复位肠套叠的全过程完成治疗。肠套叠在横断面上显示为典型"同心圆"或"靶环"征(图11-14),纵切面上呈"套筒"征。

2. 空气灌肠   在空气灌肠前先作腹部正侧位全面透视检查,观察肠内气体及分布情况。注气后可见在套叠顶端有致密软组织肿块,呈半圆形向结肠内突出,气栓前端形成明显杯口影,有时可见部分气体进入鞘部形成不同程度钳状阴影。一边诊断同时进行灌肠复位治疗。

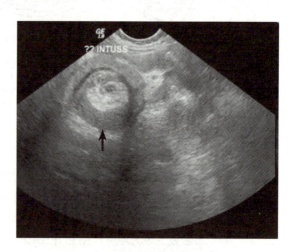

图11-14   肠套叠声像图"靶环"征

【鉴别诊断】   小儿肠套叠临床表现和体征不典型时,注意与下列疾病鉴别:

1. 细菌性痢疾   菌痢多见于夏季,常有不洁饮食史;早期即可出现高热,体温达39℃或更高;黏液脓血便伴有里急后重,粪常规见到大量脓细胞,如细菌培养阳性,即可确诊;腹部触不到腊肠样包块,B超见不到肠套叠的典型影像。但偶尔菌痢腹泻时,因肠蠕动紊乱,可引起肠套叠。

2. 急性坏死性小肠炎   以腹泻为主,大便呈洗肉水样或红色果酱样,有特殊腥臭气味;高热,呕吐频繁明显腹胀,严重者吐咖啡样物;全身情况较肠套叠恶化很快,严重脱水,皮肤花纹和昏迷等休克症状。

3. 过敏性紫癜   腹型紫癜患儿有阵发性腹痛及呕吐,有腹泻或便血,呈暗红色,有时因肠管

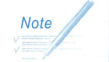

水肿出血增厚,可在右下腹触及肿块。注意患儿是否有双下肢出血性皮疹、膝关节和踝关节肿痛等,部分病例可有血尿。有报道 25% 腹型紫癜可伴有肠套叠,此时应做 B 超或空气灌肠检查协助诊断。

4. **梅克尔憩室出血** 梅克尔憩室溃疡出血突然发生,便血量往往很多,严重者可出现休克;出血时并无腹痛或仅有轻微腹痛。但梅克尔憩室也可引起肠套叠,与原发性肠套叠很难鉴别,多在手术中发现。

5. **蛔虫性肠梗阻** 多见于幼儿及儿童,阵发性腹痛,可有吐、便蛔虫史;腹部包块多在脐周呈条索或面粉团样,压之可变形;临床很少有便血;患儿在发病前多有驱虫不当史;腹部超声显示肠腔内蛔虫影像。

6. **直肠脱垂** 少数晚期肠套叠,其套入部可由肛门脱出,与直肠脱垂鉴别要点有,直肠脱垂时,可见肠黏膜一直延续到肛门周围的皮肤,而肠套叠时,在肛门口与脱出肠管之间有一条沟,手指通过此沟可伸入直肠内;直肠脱垂无急腹症症状,多发生在用力排便和增加腹压时。

【治疗】 小儿急性肠套叠分非手术疗法和手术疗法两种。在非手术疗法中有空气灌肠、钡灌肠和 B 超下水压灌肠复位疗法。三种复位方法的适应证及禁忌证基本一致。

1. **非手术疗法**

(1) 适应证与禁忌证:

1) 适应证:病程不超过 48 小时,全身情况良好,无明显脱水及电解质紊乱,无明显腹胀和腹膜炎表现者,均可采用上述三种灌肠复位方法中的任一种,复位压力一般控制在 60~100mmHg,3 个月以下婴儿肠套叠和诊断性灌肠压力一般不超过 80mmHg。

2) 禁忌证:①病程超过 2 天以上,全身情况显著不良者,如严重脱水、精神萎靡、高热或休克等症状者;②高度腹胀,腹部有明显压痛,肌紧张,疑有腹膜炎时;③反复套叠,高度怀疑或已确诊为继发性肠套叠;④小肠型肠套叠;⑤3 个月以下婴儿肠套叠。

(2) B 超监视下水压灌肠复位肠套叠:腹部 B 超观察到肠套叠影像后,可在实时监视下水压灌肠复位,随着注水量增加和肠腔内压力的升高,可见肠套叠"同心圆"或"靶环"状块影逐渐向回盲部退缩,形如"半岛征",随着复位的进展,"半岛"由大变小,最后通过回盲瓣突然消失。在此瞬间,结肠内液体急速通过回盲瓣充盈回肠,截面呈蜂窝状改变,水肿的回盲瓣呈"蟹爪样"运动,同时注水阻力消失,压力下降,证明肠套叠已复位,国内复位成功率 95.5%,结肠穿孔率 0.17%。

(3) 空气灌肠复位肠套叠:采用自动控制压力的结肠注气机,肛门插入 Foley 管,需小儿外科与放射科医师密切合作完成。肛门注入气体后即见肠套叠肿块各种影像,逐渐向盲肠退缩,直至完全消失,此时可听到气过水声,腹部中央突然膨隆,可见网状或圆形充气回肠,说明肠套叠已复位。复位成功率可达 95% 以上。

(4) 钡剂灌肠复位:最早复位肠套叠的灌肠疗法,目前已较少应用。灌肠证实肠套叠已完全复位后,还要作如下观察:①拔出气囊肛管后排出大量带有臭味的黏液血便和黄色粪水;②患儿很快入睡,无阵发性哭闹及呕吐;③腹部平软,已触不到原有肿块;④口服活性炭 0.5~1g,6~8 小时由肛门排出黑色炭末。

(5) 灌肠复位并发症:严重并发症为结肠穿孔(<1%),主要表现为:①B 超下水压灌肠复位过程中,结肠内充盈液体突然消失,腹腔内出现较多液体,肠管呈漂浮状,此时应考虑有肠穿孔,立即拔出肛管,迅速排出肠腔内盐水,腹穿抽出腹水。②空气灌肠肠穿孔时,透视下出现腹腔"闪光"现象,即空气突然充满整个腹腔,立位见膈下游离气体。拔出肛管无气体从肛门排出。患儿呼吸困难、心跳加快、面色苍白,病情突然恶化。应立即用消毒针在剑突和脐中间刺入排出腹腔内气体。③钡剂灌肠结肠穿孔时,透视下钡剂突然弥散到腹腔。立即停止钡剂灌肠。钡剂和肠内容物污染腹腔形成化学性和细菌性腹膜炎,感染较重。对以上各种灌肠复位所致肠穿孔,均

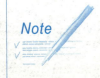

需迅速作好术前准备。

2. 手术疗法

（1）手术适应证：①非手术疗法禁忌证的病例；②应用非手术疗法复位失败的病例；③小肠套叠；④继发性肠套叠。

（2）肠套叠手术复位术（图11-15）：手术前应纠正脱水和电解质紊乱，禁食水、胃肠减压，必要时采用退热、吸氧、备血等措施。麻醉多采用全麻气管插管。

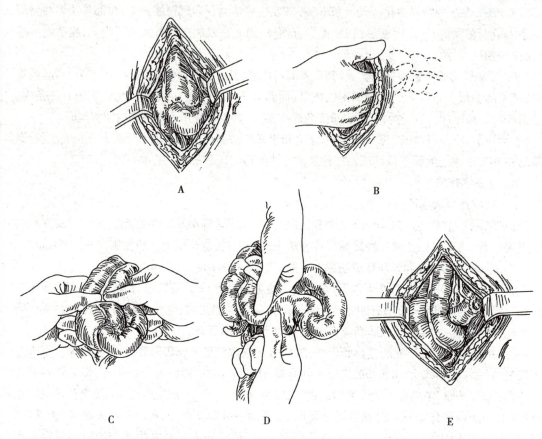

图 11-15　肠套叠手法复位

A. 腹壁切开后，见回肠套入结肠；B. 手指伸入腹腔内，将套入部向后推压；C. 肠套叠整复到升结肠时，即将整个肿块牵出创口外，并开始向其远端压挤；D. 两手拇示指交替性压挤；E. 肠套叠完全脱套，注意回肠末端肠套叠起点处之凹窝

1）剖腹手术：较小婴儿可采用上腹部横切口，其他采用右侧经腹直肌切口，若经过灌肠已知肠套叠达到回盲部，也可采用麦氏切口。开腹后显露肠套叠包块，检查有无肠坏死。如无肠坏死，用压挤法沿结肠框进行肠套叠整复，术者用两手拇、示指握住套叠远端即套头部，向近端轻柔推挤，耐心缓慢地进行挤压复位，当复位到达回盲部时，复位阻力增大，鞘部张力增高，切忌在近端拖拽套入部，以免发生肠破裂。如复位困难时，可用温盐水纱布热敷后，再作复位。肠套叠复位后要仔细检查肠管有无坏死，肠壁有无破裂，肠管本身有无器质性病变，阑尾是否有充血水肿及坏死。向肠管施压不当可能导致肌层或黏膜层撕裂，应缝合裂口。如无上述征象，将肠管纳入腹腔，按层缝合腹腔。对不能复位及肠坏死的病例，应行坏死肠段切除吻合术。

2）腹腔镜手术：腹腔镜手术一般在脐部放入第一个 Trocar，置入目镜直视下再放入另两个 Trocar。新生儿腹壁薄弱，通常放置 3mmTrocar 即可。建立 CO_2 气腹，压力维持在 8~12mmHg。常规探查腹腔了解肠套叠类型。分别于耻骨联合上方及右中上腹穿刺 5mm Trocar。空气灌肠辅助腹腔镜直视下，用两把无损伤抓钳自套头远端肠管反复交替钳夹复位，如复位困难可经

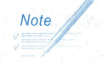

Trocar 孔将吸引器头或细硅胶管插入肠套叠鞘部，注入生理盐水，使颈部狭窄环稍扩张，略分离鞘内肠壁间粘连，用无损伤抓钳钳夹套入回肠末端，也可在空气灌肠的同时轻轻牵拉，以协助复位。由于腹腔镜对肠道的操作更少，所以术后再次套叠、肠粘连及肠梗阻的可能性更小。

（二）慢性肠套叠

慢性肠套叠是指病程延续 2 周以上病例。多见于年长儿及成人，多是肠道存在器质性病变作为起套点（leading points）引起的继发性肠套叠，占小儿肠套叠的0.8%。肠管器质病变常见的有：Meckel 憩室、肿大的肠系膜淋巴结、肠系膜或肠壁良恶性肿瘤（淋巴瘤、肠息肉、神经节细胞瘤）、P-J 综合征、肠系膜囊肿或肠重复畸形、黏膜下或肠壁血肿［外伤（血小板减少）性紫癜］、异位胰腺或胃黏膜、内翻阑尾、吻合缝线或订合钉、异物、肠血管瘤、移植后淋巴增殖性疾病。肠蛔虫病和肠炎也可因蛔虫毒素或感染而诱发慢性肠套叠。

【病理】　年长儿发生回结肠型肠套叠时，回肠套入结肠内，由于结肠肠腔较大，使回肠肠腔仍可保持部分通畅，在相当长的时间内无严重的血液循环障碍，肠坏死少见。个别慢性肠套叠可以自动复位，但可反复套叠。

【临床表现】　发作期有腹痛，为较轻的隐痛或间歇性时间不定的绞痛。少数病例在绞痛时伴呕吐。患儿在患病期间仍能进食和正常排便，少数病例仅有少量黏液血便。一般无腹胀，在结肠框部位可触及腊肠型肿块，当腹绞痛发作时，常感到肿块变硬。不同时间检查，肿块位置可能有移动。

【诊断】　临床上不易早期诊断。当患儿有阵发性腹痛和黏液血便时，应考虑本病。B 超或X 线钡灌肠等辅助检查如见到典型肠套叠影像，即可确诊。怀疑有器质性病变，可行 CT、放射性核素消化道扫描（ECT）等。

【治疗】　慢性肠套叠往往有器质性病变，确诊后均应手术治疗。有器质性病变者，常需行肠切除吻合术。无器质性病变者，手术整复即可。

【小结】

肠套叠是婴儿腹痛及胃肠道梗阻的常见原因之一，发生率为 1/2000。仔细询问病史是诊断的主要依据，85% 的病例有典型病史，15% 无腹痛症状。腹部 B 超是临床诊断的主要辅助检查方法。采用 X 线下空气灌肠复位或 B 超引导下水压灌肠复位肠套叠效果良好，结肠穿孔率 <1%。非治疗失败应手术治疗［手法复位和（或）切除］。

【思考题】

1. 肠套叠的分类有几种？
2. 简述急性肠套叠灌肠复位的适应证和禁忌证。

（高　亚）

三、先天性肠旋转不良

先天性肠旋转不良（congenital malrotation of intestine）是一组胚胎发育中肠管不完全旋转和固定的解剖异常，指胚肠在以肠系膜上动脉为轴心的旋转过程中进行的不完全或固定异常，使肠管位置发生变异和肠系膜附着不全，可引起上消化道梗阻和肠扭转、肠坏死，后者是死亡和短肠综合征的常见原因。本病主要见于新生儿期，但有少数病例发生于婴儿或较大儿童。

【胚胎学】　先天性肠旋转不良的发生与胚胎时期中肠的发育有关。在胚胎的第 6~10 周，消化道生长的速度超过腹腔，使中肠不能容纳在腹腔内而被挤到脐带底部，形成一个暂时性的

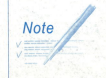
Note

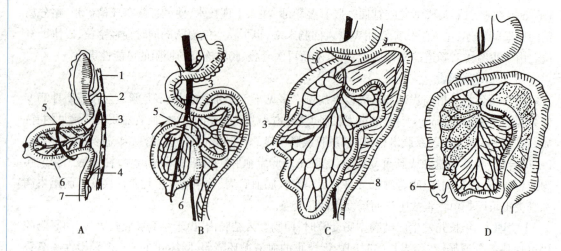

图 11-16　正常中肠胚胎发育与旋转(每 5~10 周)

1. 主动脉;2. 腹腔动脉;3. 肠系膜上动脉;4. 肠系膜下动脉;5. 脐孔;6. 盲肠;7. 后肠;8. 降结肠
A. 中肠生长较速,腹腔小,不能容纳全部中肠,故中肠大部分经脐孔移居脐带底部;B. 腹腔已发育增大,故中肠渐次回纳腹腔内,盲肠起初在腹部左下方;C. 中肠全部回纳至腹腔内;D. 中肠沿反时针方向旋转,至盲肠达右下腹为止,此时升结肠及降结肠与后腹壁附着,小肠系膜亦由上腹斜向右下腹与后腹壁附着

脐疝(图 11-16)。到妊娠第 10 周,腹腔的生长速度加快、容积增加,中肠又逐渐回复到腹腔内,同时开始正常的肠旋转。中肠末端的盲肠、升结肠和横结肠,初始位于腹腔左方,在旋转时按逆时针方向从左向右旋转,至盲肠转到右下腹髂窝为止。正常旋转完成后,升结肠和降结肠即由结肠系膜附着于后腹壁,小肠系膜亦由 Treitz 韧带开始,由左上方斜向右下方附着于后腹壁。

中肠旋转过程异常可产生肠旋转不良,结果盲肠不在右髂窝,而停留在右上腹、中腹或左腹部,同时结肠系膜和小肠系膜不附着于后腹壁上。

【病理】 胚肠在旋转过程中的某个阶段如发生停顿,即可产生下列常见病理:

1. **肠旋转不良、十二指肠被压迫** 由于中肠从脐部回缩入腹腔后旋转的终止,盲肠和升结肠位于幽门部或上腹部胃的下方,而非正常地在右下腹部。从盲肠和升结肠发出的腹膜系带(Ladd 膜)跨越十二指肠第二段的前面,并附着于腹壁右后外侧,结果十二指肠就被它压迫发生不完全性梗阻(图 11-17)。有些病例盲肠旋转时,正好停留在十二指肠降部的前面,而被腹膜壁层固定,也造成该部十二指肠受压形成梗阻。

2. **肠扭转** 在肠旋转不良时,整个小肠系膜未能正常地从左上腹到右下腹宽广地附着于后腹壁,相反它仅在肠系膜上动脉根部附近有很狭窄的附着。此时,小肠易环绕肠系膜根部发生扭转。有时盲肠与升结肠非常游离,也可与小肠一道发生扭转,这即是中肠扭转,扭转多是顺时针方向的。扭转的结果是肠道在十二指肠空肠连接处和右结肠某处曲折成角而发生梗阻,在经时过久或扭转特别紧窄的病例,可造成肠系膜上动脉闭塞,使整个中肠发生梗死性坏死。

3. **空肠上段膜状组织压迫** 有些病例的十二指肠袢停留在肠系膜上动脉的前方面不进行旋转。在这种情况下,空肠起始部多被腹膜系带所牵缠,有许多膜状组织粘连压迫,并使其扭曲或变窄而形成不完全近端空肠梗阻。

在肠旋转不良病例中,以上三种病理改变为最常见:一般均有十二指肠第二段被压迫而发生不同程度的不全性梗阻,约 2/3 同时存

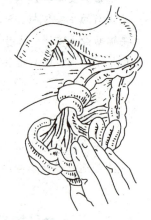

图 11-17　先天性肠旋转不良的主要病理改变
盲肠位于右上腹部或中上腹部,盲肠有腹膜系带(Ladd 膜)附着于右腹后壁压迫十二指肠第二段引起梗阻;整个小肠游离,系膜窄,易于发生肠扭转

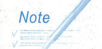

在不同程度的肠扭转,也有约 1/3 同时合并空肠起始部扭曲和膜状组织牵缠压迫。

　　除此之外,尚有少数病例可见以下病理改变:①肠不旋转:中肠从脐带退回腹腔后,不发生任何程度旋转,小肠位于右侧腹部,盲肠、阑尾位于左下腹部;②盲肠位置正常的旋转不良:盲肠和(或)十二指肠位置正常,升结肠和结肠肝曲发出的腹膜带压迫十二指肠引起梗阻;③肠反向旋转:中肠从脐带退回腹腔后,中肠进行顺时针旋转而非逆时针,此时十二指肠及盲结肠左右位置颠倒,肠系膜上动脉位于横结肠前并压迫造成横结肠不全性梗阻;④其他:尚有高位盲肠、活动性盲肠、腹膜后盲肠、十二指肠旁疝等发育异常,它们与肠旋转不良有关,但不一定出现临床症状。

　　肠旋转不良可合并或引起其他畸形。肠旋转不良是先天性膈疝或腹壁缺损的组成部分;在腹裂中,肠管不旋转且在胎儿腹腔外,会导致缺血性损害而不伴有肠旋转;脐膨出和膈疝的婴儿往往有不同程度的肠旋转和固定异常。约 30%~60% 的肠旋转不良患儿有合并畸形。近 50%的十二指肠闭锁和 1/3 的空回肠闭锁有肠旋转不良。另外,8%~12% 的肠旋转不良合并十二指肠腔内隔膜或狭窄。肠旋转不良在先天性巨结肠症和肛门直肠畸形中很罕见。肠系膜囊肿可伴有肠旋转不良。

【临床表现】　依患儿年龄、旋转不良的类型和程度,肠旋转不良常以四种临床表现形式:急性中肠扭转、亚急性十二指肠不全梗阻、慢性反复发作的腹痛或呕吐,部分长期无症状者在进行其他疾病检查时偶然发现。

　　1. **急性中肠扭转**　肠旋转不良造成肠系膜根部狭窄,所形成的蒂易使中肠从十二指肠到横结肠发生顺时针方向扭转,属新生儿、婴幼儿外科急腹症。大多数中肠扭转发生在 1 岁以内。典型临床表现是 3~5 天大的健康新生儿突然发生胆汁性呕吐。呕吐特点是大量胆汁,呕吐物呈碧绿色或黄色,每天 3~6 次不等,部分病例呕吐呈喷射状。呕吐后迅速出现近端小肠梗阻,远端结肠空虚,呕吐后不久下腹部可能呈舟状腹。随着血管受压的加重,可能出现肠腔内出血并出现血便或呕吐物带血。常见痉挛性腹部疼痛。完全梗阻患儿可迅速发生肠壁缺血,出现腹腹膜炎体征、低血容量休克。急性中肠扭转可导致大量小肠坏死,是短肠综合征最常见原因。

　　2. **慢性中肠扭转**　间歇性和部分中肠扭转见于 2 岁以上的儿童,可导致淋巴管和静脉梗阻、肠系膜淋巴结肿大。最常见的临床症状依次为慢性呕吐(68%)、间断性腹痛(55%)、腹泻(9%)、呕血(5%)和便秘(5%)。术前症状平均持续时间为 28 个月。长期肠道不完全性扭转并伴有部分梗阻的严重病例,因淋巴管和静脉血管瘀滞造成吸收和营养物质传送障碍,导致蛋白 - 热卡性营养不良而增加感染的易感性。发作期症状类似急性中肠扭转,间期可如正常儿。

　　3. **急性十二指肠梗阻**　是由于 Ladd 带延伸跨过十二指肠水平部,压迫引起肠腔狭窄,或者是肠管在固定位置发生扭结。常见于新生儿和婴儿,患儿通常会出现剧烈的胆汁性呕吐或腹胀,可见胃蠕动波。梗阻可以是完全或不完全性,因此胎粪或粪便有时可以排出,可有黄疸表现。新生儿肠旋转不良通常表现为十二指肠梗阻症状,腹平片常可见因十二指肠梗阻造成的"双泡症",上消化道造影可明确诊断。

　　4. **慢性十二指肠梗阻**　慢性、复发性或亚急性十二指肠梗阻是由于血管周围的肠袢没有完成其正常的旋转,粘连和腹膜束带可造成十二指肠扭转、成角、打结,一定程度的肠扭转会牵拉束带并加剧纠结,梗阻位置通常在十二指肠水平部。主要临床表现是胆汁性呕吐、体重不增、腹痛。症状间歇出现、反复发作、程度不一,确诊年龄从婴儿至学龄前儿童不等。

　　5. **腹内疝**　表现为慢性反复腹痛、呕吐、便秘。可以从间歇发作进展到急性完全梗阻和(或)扭转。通过 X 线造影或探查诊断,误诊、致死风险率高。

【诊断】　新生儿肠旋转不良的诊断并不困难,术前诊断正确率达 90% 左右。凡是新生儿有高位肠梗阻的症状,呕吐物含大量胆汁,曾有正常胎粪排出者,应考虑肠旋转不良的诊断,并作 X 线检查加以证实。50% 肠旋转不良在 1 个月时诊断,75% 在 1 岁诊断,其余 25% 在 1 岁以后

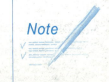

甚至成人诊断。婴儿和儿童病例诊断比较困难,如有间歇性呕吐、表现为高位肠梗阻症状者也要考虑本病的可能性。X 线造影检查是诊断肠旋转和肠固定异常的基础,肠系膜附着的长度可帮助诊断。

1. **腹部立位平片**　新生儿可显示下腹部少数气泡或仅显示一片空白,急性十二指肠梗阻时见到"双泡征"。

2. **上消化道造影**　是诊断肠旋转不良的首选检查,在患儿病情稳定时进行。部分肠旋转不良病例可显示空肠起始部位于脊柱右侧,肠管走向异常。如果中肠扭转,可见空肠近端呈尾状扭转的"鼠尾症"。对慢性反复发作病例,发作间期钡餐造影检查十二指肠、空肠通过可正常,但发作时可见十二指肠或空肠钡剂通过淤滞,对明确诊断和确定手术部位尤为重要。新生儿一般不做钡餐检查。

3. **钡剂灌肠造影**　如证实盲肠和升结肠位于上腹部或左侧,这对肠旋转不良的诊断有决定意义。但盲肠位置正常不能排除肠旋转不良的诊断。

4. **腹部超声检查和 CT 扫描**　中肠扭转时血管超声可见肠系膜上动静脉位置、血管的血流异常,经胃管注入生理盐水有助于显示,一旦发现应紧急进行手术。增强 CT 检查可发现肠系膜上静脉的涡流征象,对诊断有决定作用。

【鉴别诊断】　新生儿鉴别诊断主要是先天性十二指肠闭锁、狭窄和环状胰腺。临床症状十分相似,呕吐物均含胆汁。在 X 线直立位平片上见到两个高位液平面而下腹无气者可能为十二指肠闭锁。下腹有少量气体者则可能是环状胰腺或十二指肠狭窄或肠旋转不良,结合钡剂灌肠造影对确诊本病更具价值。必须指出肠旋转不良可以与上述几种畸形同时存在。

较大幼儿和儿童的肠旋转不良应和其他原因引起的十二指肠不完全性或间歇性梗阻相鉴别,如环状胰腺、十二指肠隔膜、肠系膜上动脉综合征等,钡餐和钡剂灌肠 X 线造影可提供帮助,如不能完全确诊,应尽早剖腹探查。

【治疗】

1. **术前处理**　新生儿病例急诊入院后紧急液体复苏、同时完成 X 线检查和进行必要的手术前准备,尽早实施手术。术前准备包括静脉补液,给予广谱抗生素、维生素 K、维生素 C。禁饮食、胃肠减压、动静脉血气分析、出凝血时间检查。对于不稳定患儿,不应为了上消化道造影检查延误手术时机。怀疑或发现中肠扭转者,应建立静脉插管液体通路。

2. **手术方式**　Ladd 术可矫治旋转不良及其相关的常见病理异常。主要步骤如下(需按顺序进行):①迅速拖出小肠逆时针方向旋转以矫正中肠扭转;②离断、松解 Ladd 束带;③探查松解增宽肠系膜根部,并沿脊柱右侧伸直十二指肠;④切除阑尾;⑤把小肠放在右侧腹,盲肠放置在左侧腹。

完成中肠扭转复位后,检查肠管活性。短段肠坏死可切除,一期端端吻合。广泛多发肠管活力可疑时可先关腹,12~24 小时后二次手术探查。完全松解压迫十二指肠的腹膜束带,可引导胃管通过十二指肠以检查有无腔内梗阻。近年来,腹腔镜 Ladd 手术逐渐增多,但目前多数人不主张实施腔镜下中肠扭转复位。

3. **术后处理及并发症**　肠功能恢复的时间取决于梗阻的持续时间和肠管损害的程度。十二指肠束带造成梗阻,肠蠕动在 1~5 天恢复,此时可以恢复喂养。无扭转或梗阻者不常规使用鼻胃管胃肠减压。大龄儿伴有慢性旋转不良或者反复发生的慢性肠梗阻,因长时间存在梗阻需要鼻胃管引流和肠外营养支持。

短肠综合征是中肠扭转最常见的并发症,导致脱水、营养不良,需长期住院,TPN 等。其他腹部手术并发症,如粘连性肠梗阻的发生率为 4%。术后肠套叠值得注意,发生率为 3.1%(其他腹部手术为 0.05%),典型表现是术后 5~8 天出现腹胀和胆汁性呕吐。

死亡原因主要和中肠扭转造成大范围肠坏死引起腹膜炎、后期营养相关并发症或气管插管

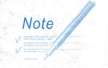

所致败血症等有关,1岁以下患儿多见。超过75%的肠管出现坏死时死亡率至少为65%。

【小结】

　　先天性肠旋转不良指胚胎期肠管在以肠系膜上动脉为轴心的旋转过程中进行的不完全或固定异常,使肠管位置发生变异和肠系膜附着不全,引起上消化道梗阻和肠扭转肠坏死。主要见于新生儿期,是重要急腹症,需立即手术探查。急性中肠扭转主要表现为新生儿期突然发生的胆汁性呕吐,在呕吐发生后迅速出现近端小肠梗阻。上消化道造影是诊断的首选检查。部分肠旋转不良病例可显示空肠起始部位于脊柱右侧,肠管走向异常。如果中肠扭转,可见空肠近端呈尾状扭转的"鼠尾症"。Ladd手术目的是松解先天性束带引起的十二指肠梗阻,整复肠系膜根部避免肠系膜扭转。手术治愈率90%以上。

【思考题】

　　1. 简述中肠扭转的发生机制。
　　2. 简述急性十二指肠梗阻的临床特点。

(高　亚)

四、先天性肠无神经节细胞症

　　先天性肠无神经节细胞症(congenital aganglionosis)又称先天性巨结肠症(Hirschsprung's disease,HD),是常见的肠神经系统(enteric nervous system,ENS)发育异常性疾病。由于肠神经嵴细胞(gut neural crest cell,GNCC)头端向尾端迁移障碍导致从远端到近端不同长度肠管神经节细胞缺如,导致病变肠管功能性梗阻。大多数(约75%)患儿无神经节细胞肠段位于直肠或直肠与乙状结肠交界,手术根治可获得满意效果。

　　【流行病学】　1691年首次病例报道,1888年丹麦医师Harald Hirschsprung首先描述。发病率为1/5000活产儿,男性多见,男女比例为4:1。长段型、全结肠型男(女)为1:1。无种族发病差异。

　　【病因】　本症病因不清,大多数学者认同肠神经嵴细胞(GNCC)迁移异常理论。肠神经节细胞由肠神经嵴细胞分化发育而来。在孕5~12周,GNCC从消化管的近端逐渐向远端迁移、分化为成熟的神经节细胞。HD患儿GNCC迁移或迁移后缺陷,导致了远端肠管的肠神经节细胞缺失。具体有两种解释:①GNCC过早的成熟或分化导致其迁移障碍,最终没有迁移到达远端肠管,从而引起HD的发生。鸡胚和人胚中关于GNCC迁移的研究支持这一理论。②GNCC迁移到了远端肠管,但未能存活或增殖。动物实验中发现有迷走神经嵴细胞和骶神经嵴细胞两个来源支持此理论。

　　HD可以散发或家族发病,有关遗传发病是近年研究热点。HD家族发病占3%~7%。同胞患病风险增加,男孩患病,其同胞弟患病率3%~5%,女孩患病,胞妹患病率1%,但TAC患儿同胞患病率显著增加到12%~30%。目前认为是多因素多基因发病模式,表达形式包括常染色体显性、常染色体隐性及多基因遗传等。研究发现,多种基因(8种以上)突变和(或)异常与HD发病有关,主要涉及以下通路:①Ret/GDNF信号系统可能是最主要致病机制。RET原癌基因位于10q11.2,基因编码酪氨酸蛋白激酶受体,50%家族性及长段型HD和15%~35%的散发病例发现RET基因突变。GDNF与其受体GFRA1结合形成GDNF-GFRA1复合体,激活蛋白激酶RET,调控GNCC的增殖、迁移、分化。基因敲除GDNF、GFRA1、RET中的任何一个基因均可出现从胃到结肠的神经元缺失。HD患儿中已经发现了Ret基因多个位点的突变,相关基因如

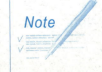

Note

GDNF、Neurturin 等同样存在基因突变。②内皮素基因家族相关信号通路异常是常见基因缺陷之一,尤其在常见型。主要相关基因是内皮素 3(NT-3)和内皮素受体 β(EDNRB)。EDNRB 表达于 GNCC 以及部分肠间质细胞中,EDN3 或 EDNRB 缺失的小鼠存在结肠神经节细胞的缺如,且 GNCC 迁移速度的降低。此外,EDNRB 可以通过促进 GNCC 的增殖、抑制其分化以及直接促进迁移来影响神经元的形成。其他相关的基因包括:*SOX10*、*S1P1*、*Phox2B* 等。

微环境改变如平滑肌和细胞外基质异常导致局部微环境不适宜肠 GNCC 定植和分化,以及宫内缺血、感染也可能是 HD 病因。

【病理及病理生理】　病理基础为从远端到近端不同长度的肠段神经节细胞缺如,但新生儿期肠管外形可大致正常。HD 大体病理可分为三段:远端即病变段,管径狭窄,称为"痉挛段或狭窄段",近端为异常扩张肥大的肠段,外观色泽苍白、壁厚僵硬呈"皮革样",称为"扩张段",两段之间为漏斗状过渡区(transitional zone),称为"移行段"(图 11-18)。

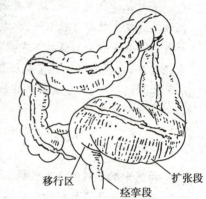

移行区　　　　扩张段
　　　痉挛段

图 11-18　先天性巨结肠大体病理

1. 组织学基础　组织病理学特点是狭窄段肠管肌间神经丛(Auerbach 丛)和黏膜下神经丛(Meissner 丛)神经节细胞缺如,无髓副交感神经纤维增生粗大,而扩张段肠管肌间神经丛和黏膜下神经丛的神经节细胞及副交感神经纤维正常,移行段可见少数神经节细胞。

2. 病变分型　根据狭窄段肠管的长度分为不同的类型:局限于直肠远端为"短段型",约占 8%;局限于直肠或乙状结肠以下为"常见型",约占 75%;至降结肠、结肠脾区,甚至大部分横结肠为"长段型",约占 14%;累及整个结肠和远端 30cm 以内回肠为"全结肠型"(total colonic aganglionosis,TCA),约占 3%;累及全部结肠小肠为全肠型(total intestinal aganglionosis,TIA),不足 1%。

肠神经节细胞缺如导致肠管失去正常蠕动,无神经肠管处于痉挛状态、内括约肌引松弛缺乏 / 异常,导致粪便通过障碍,进而出现功能性梗阻或难治性便秘出现。目前认为非肾上腺素能抑制神经系统缺乏导致无神经节肠段不能舒张。副交感神经纤维一般为兴奋性胆碱能纤维,交感神经为抑制性纤维。少部分副交感神经纤维也是抑制性纤维,即肽能纤维或嘌呤纤维,其神经递质可能为血管活性肠肽、P 物质、胃泌素等,肽能纤维的缺陷被认为是肠管不能舒张的主要原因。

HD 患儿易发生小肠结肠炎。

【临床表现】　HD 临床表现因病变范围、患儿年龄、并发症、伴发畸形而不同。新生儿期主要表现为新生儿肠梗阻,年长儿以难治性便秘为特征。

1. 新生儿肠梗阻　约 50%~90% 的 HD 新生儿生后 24~48 小时无胎粪排出或只有少量排出,进行性腹胀、胆汁性呕吐、喂养不耐受等远端梗阻的表现。正常新生儿生后 24 小时排出胎粪,几乎 100% 在 48 小时内排出,90% 的 HD 患儿有胎粪性便秘,必须通过灌肠或其他刺激方法才能有较多胎粪排出,是本病的特征临床表现之一。少数患儿以空肠或阑尾穿孔为首发症状。

2. 慢性便秘　部分患儿新生儿、婴儿期症状不明显,从儿童期甚至成人才出现慢性顽固性便秘症状。通常在母乳喂养儿中比较常见,一般出现于添加辅食之后。顽固性慢性便秘患儿的特点是开始调整饮食、肛门刺激、口服辅助药物等有效,随后便秘重新出现,且程度进行性加重。慢性便秘大部分患儿为短段型,但也可见于长段或全结肠型,尤其是纯母乳喂养者。除便秘外可同时出现腹胀,上腹部可见隐约肠型,肠蠕动减慢但幅度加大,伴或不伴腹痛。腹部甚至可触及粪石团块。

3. 小肠结肠炎(Hirschsprung- associated enterocolitis,HAEC)　HAEC 是巨结肠患儿最常见并发症(10%~30%)和主要致死原因,在小婴儿、长段型 HD、21- 三体综合征更多见。HAEC

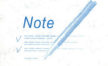

Note

可发生在无神经肠段和有神经支配肠段，根治术前、术后均可发生。一般术前发生率低于术后，而术后2年内最为多见，但曾有根治10年后发病死亡报道。

HAEC的确切病因尚不明确，主要机制为无神经节细胞肠段功能性梗阻，导致肠道细菌的过度生长致使二次感染，梭状芽胞杆菌、轮状病毒等可能是致病因子。此外，HAEC患儿肠管中存在小肠黏蛋白以及黏膜免疫球蛋白改变，导致小肠功能屏障丧失，引起细菌侵袭也是可能的致病原因。

HD患儿一旦出现腹胀加重，发热，排出稀水样便，有腐肉味、奇臭，肛门指诊退出时多量气粪应高度怀疑。若同时出现昏睡、发热、呕吐、拒奶、白细胞升高、腹部X线片有肠管水肿等可以临床诊断HAEC。怀疑HAEC时应避免灌肠以减低肠穿孔风险。HAEC分级便于临床诊断、处置和多中心比较研究（表11-1）。

表 11-1　HAEC分级

病史		放射学检查	
喷射状腹泻	2	多个"气液平"	1
腐肉味粪便	2	肠襻充气扩张	1
排带血粪便	1	锯齿状肠黏膜	1
小肠结肠炎病史	1	直肠乙状结肠交接部"截断征"—	1
体格检查		远端无气体	
直肠指诊喷射状排出气粪	2	肠壁积气	1
严重腹胀	2	实验室检查	
外周循环低灌注	1	白细胞增多	1
昏睡	1	核左移	1
发热	1		

4. 伴发畸形与综合征　HD伴发或与多个先天性畸形相关。发现这些畸形和综合征将增加HD临床诊断的可能性。伴发畸形包括：隐睾、膀胱憩室、肾脏未发育、肛门闭锁、结肠狭窄、Mechel憩室、肠旋转不良、泄殖腔畸形、先天性心脏病（室间隔缺损）、神经母细胞瘤、嗜铬细胞瘤、肢体畸形、唇腭裂、脊髓脊膜膨出、先天性耳聋、脑积水等。

Down综合征（21-三体）是最常见（约10%）的染色体异常，其他包括神经嵴发育异常综合征：Waardenurg-Shah综合征、Yemenite聋盲综合征、Piebaldism，其他色素低下综合征：Goldberg-Shprintze综合征、Smith-Lemli-Opitz综合征、多发性内分泌瘤Ⅱ型、先天性中枢性低通气综合征、神经纤维瘤病等。

【辅助检查】

1. 放射学检查　腹部正位平片上众多充气扩张肠襻、直肠无气体的低位肠梗阻表现（图11-19）。发现膈下游离气体提示消化道穿孔。腹平片提示低位肠梗阻的新生儿，首选水溶性造影剂灌肠造影检查。HD典型表现是扩张段和狭窄段之间存在移行段或乙状结肠/直肠直径比值小于1（直肠-乙状结肠指数），24小时延迟拍片造影剂残留能增加检查准确性（图11-19）。需注意：①约有10%~25%的新生儿或长段型HD无明确的狭窄段；②造影前肛诊、灌肠可影响移行段显影；③对于短段型，造影管插入肛门内过深可能遗漏移行段，缓慢推注造影剂，侧位和斜位便于移行段显影。水溶性造影剂还可排除或治疗其他疾病，如胎粪性肠梗阻、胎粪阻塞综合征等。钡剂灌肠造影在年长儿显示移行段优于水溶性造影剂。造影显示典型的移行段是HD主要诊断依据，同时，也是手术方法选择的重要依据（经肛门/腹腔镜根治）。

2. 直肠活检　直肠活检病理检查是诊断HD的金方法，病理诊断标准是肠黏膜下、肌间神经节细胞缺失、粗大的神经纤维。正常情况下，齿状线上0.5~1.0cm缺少神经节细胞，因此，直肠黏膜活检至少在齿状线上1.0~1.5cm进行，但太高会遗漏短段型HD。负压抽吸式取材是目前在

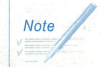

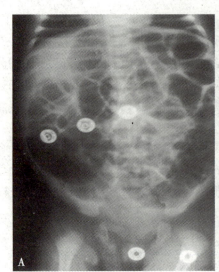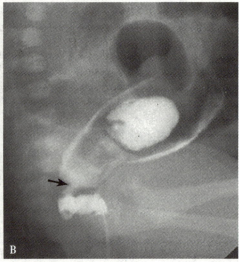

图 11-19　先天性巨结肠放射学检查
A.腹部平片低位肠梗阻;B.灌肠造影显示移行段

新生儿、婴儿最广泛的方法,安全简便、出血风险小,可在床旁进行。抽吸取材不足、黏膜较厚的年长儿,应采用钳夹活检或全层切取活检。患儿黏膜丛、黏膜下丛 HE 染色辅以乙酰胆碱酯酶染色增加诊断的正确性(90%)。近年应用 calcitonin、calretinin 等免疫组织化学染色可提高诊断准确性。

部分未成熟儿由于神经节细胞尚未成熟存在远端肠梗阻的表现,病例形态鉴别困难。临床鉴别主要基于临床表现和放射性检查,不推荐直肠黏膜活检。推荐应用刺激或灌肠的方法进行直肠减压,到患儿接近足月儿时再行直肠黏膜活检。

3. 肛管直肠测压(anorectal manometry)　正常儿直肠膨胀肛门内括约肌松弛,称为肛门 - 直肠抑制反射(anorectal inhibitory reflex,ARIR)。HD 患儿 ARIR 消失,可辅助 HD 诊断,但主要用于肛管直肠测压慢性便秘病因鉴别、肛门直肠术后排便控制功能评估。新生儿因肛门直肠功能尚未完全成熟,假阴性高,通常不推荐直肠肛管测压用于 HD 诊断;年长儿中可因外括约肌收缩、检查中探头移动或哭闹等出现假阳性结果。慢性功能性便秘患儿 ARIR 阳性,超短段型 HD 阴性,可减少不必要的直肠活检。

【鉴别诊断】　新生儿需与其他肠梗阻原因鉴别。机械性肠梗阻如:空肠或结肠闭锁、肛门直肠畸形、胎粪性肠梗阻等(约 10% 伴 HD),功能性肠梗阻如:未成熟儿、感染、电解质紊乱、左小结肠综合征、甲状腺功能减退。年长儿与其他原因慢性便秘鉴别如特发性便秘、甲状腺功能减退、IND、神经节细胞增多症、药物等。

1. 单纯胎粪性便秘　症状为胎粪排出延迟、腹胀等,经直肠指诊、开塞露或温盐水灌肠后可排出胎粪且日后无便秘等症状。

2. 先天性肠闭锁　可有胎粪排出,腹平片提示为低位肠梗阻或可见扩张肠袢,温盐水灌肠后有少许胎粪排出或症状不缓解,造影提示胎儿型结肠。

3. 新生儿坏死性小肠结肠炎　多见于早产儿,有腹泻、便血等症状,进展迅猛,X 线片可见肠壁气肿。

4. 左半小结肠综合征　新生儿期出现腹胀、胆汁性呕吐、便秘等症状,造影显示脾区以下降结肠突然痉挛缩窄,但直肠壁中存在神经节细胞,母亲妊娠期有糖尿病、子痫病史,非手术治疗几个月后肠管增粗、便秘解除。

5. 内括约肌失弛缓症　临床表现为肠梗阻、严重便秘等,肠管中存在正常的神经节细胞,但缺乏正常 RAIR。

6. 新生儿腹膜炎 临床上可有腹胀、呕吐或腹泻等症状,与 HAEC 症状相似,一般无胎粪排出延迟等临床表现,病史中有感染逐渐发展的过程。

7. 结缔组织病 特点是环形肌和纵形肌之间没有正常的连接组织,肌间丛之间无正常的连接,导致患儿发生慢性便秘。一般为单发。

【治疗】 诊断明确后,以病变范围、患儿年龄、并发症、伴发畸形的不同选择治疗策略。

1. 术前处置 充分的术前准备对于手术成功具有重要意义。首先纠正患儿全身状况,特别是合并小肠梗阻及 HAEC 的新生儿。治疗措施包括:禁饮食、直肠灌洗减压引流、抗生素、结肠造口等。HAEC 诊断后应就近立即住院治疗。如需紧急手术不能完成评估,可通过远端直肠刺激、灌肠或急诊造口来减低肠管内压力。

2. 结肠造口 适用于低体重未成熟儿、严重 HAEC、肠穿孔、长段型减压引流差或术中移行段难以确定、近端结肠严重扩张肥厚的 HD。HD 合并其他先天性畸形如先天性心脏病、中枢性低通气综合征等应给予个体化评估并制定手术计划。造瘘口位置以术中冰冻病理结果确定,一般选择在移行段或有节细胞肠管。

3. 根治手术 一旦患儿全身状况改善,完成病理诊断,目前倾向于婴幼儿期手术根治。患儿可母乳或水溶性高热量奶粉喂养,辅助灌肠或肛门口刺激排便,至患儿体重达到 4~5kg 择期手术。

巨结肠根治手术的目的是切除无神经节细胞肠管,保存肛门内括约肌功能,近端正常神经支配肠管与肛门吻合恢复肠管连续性。常见型 HD 的经典的开放根治手术方法包括 Swenson、Duhamel、Soave 手术(图 11-20)。随着诊断、围术期处理以及微创外科的进步,采用 I 期微创根治策略已经成为临床治疗的主流,代表方法是经肛门巨结肠根治和腹腔镜巨结肠根治术。

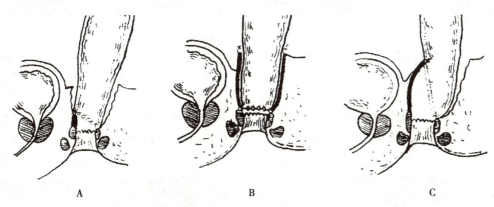

图 11-20 巨结肠经典手术
A. Swenson 手术;B. Duhamel 手术;C. Soave 手术

(1) Swenson 术(拖出型直肠乙状结肠切除术):由 Swenson 于 1948 年报告,游离直肠至肛门,近端结肠从直肠内套入拖出并外翻肛门,切除无神经肠管后在括约肌上方完成肠管肛门端端吻合,术毕吻合口退回肛门。安全施行的关键是紧贴直肠壁游离,避免损伤盆底的神经、血管以及直肠周围其他器官如阴道、前列腺、输精管、精囊等。Swenson 术虽有损伤盆底组织的风险,但长期随访结果表明可以获得良好效果,保留良好的排便、排尿控制以及性功能。

(2) Duhamel 术(结肠切除、直肠后结肠拖出术):1956 年 Duhamel 报告。于腹膜返折水平横断直肠,将正常结肠通过直肠骶前间隙拖出,结肠前壁与无神经节细胞的直肠后壁侧侧吻合(目前用线型 Stapler),形成新的直肠腔。Duhamel 术盆底操作较少,发生膀胱及生殖系统神经损伤明显减少,保留了直肠前壁作为排便反射区。手术安全、操作简单。因保留太长直肠残端,易形成盲袋,导致积粪、便秘,称为盲袋综合征,是特有术后并发症。

(3) Soave 术(直肠黏膜剥离、结肠直肠肌鞘内拖出术):为避免损伤盆底组织,1964 年 Soave

报告直肠肌鞘内拖出术。从腹膜返折水平切开直肠浆肌层,剥离直肠黏膜管,将正常肠管经直肠肌鞘拖出至肛门完成吻合。操作简单,盆腔内无吻合口,但直肠黏膜剥离不全或渗血易发生肌鞘内感染,保留较长直肠肌鞘可能增加小肠结肠炎、便秘发生率,术后需要较长时间扩肛。已报告的开放 Soave 术长期随访结果与 Swenson 术相似。

(4)腹腔镜巨结肠根治术:1995 年 Georgeson 报告,腹腔镜活检辨认移行段并经冷冻病理证实,游离肠管至腹膜返折以下。经肛门游离直肠黏膜管至盆底,环形横断肌鞘入腹腔,近端肠管拖出吻合。腹腔镜辅助根治术住院时间缩短,适用于所有年龄、不同长度(常见型、长段型、全结肠)根治,是目前 HD 常见手术方法。三种经典开腹术式均可完成。短期及中期随访结果与开腹手术相同。

(5)经肛门巨结肠拖出术:全部手术经肛门完成。经肛门在齿状线上 0.5~1.0cm 切开直肠黏膜,向近端游离直肠黏膜管至腹腔盆底,环形切开直肠肌鞘进入腹腔,沿肠壁游离处理血管,在冷冻病理正常处切除拖出的直肠及乙状结肠,近端结肠与肛门吻合(图 11-21)。

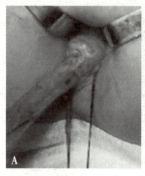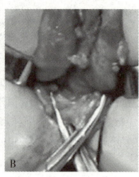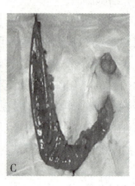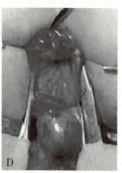

图 11-21　经肛门巨结肠根治术

A. 游离直肠黏膜管至腹膜返折水平;B. V 形切处直肠肌鞘后壁;C. 紧贴肠管壁游离;D. 活检神经节细胞正常后完成结肠肛门端端吻合

经肛门拖出术创伤小、疼痛轻、并发症少、切口美观、可提早喂养、住院时间短,目前是常见型、尤其婴幼儿巨结肠根治的首选术式。也适用于有结肠造口的Ⅱ期根治、Duhamel 术后盲袋综合征处理、特发性便秘直肠切除、巨结肠再次根治。狭窄段在乙状结肠以上时可辅助腹腔镜或脐部切口游离结肠。多主张短肌鞘,或肌鞘后壁"V"型切除 / 纵行切开,甚至经肛门 Swenson 手术。

4. 长段型巨结肠的外科处理　长段型 HD 移行段在横结肠中部的近端,以 TAC 最常见。家族史阳性,常在产前诊断。临床表现与其他类型不同,首发症状往往是腹胀、呕吐等新生儿肠梗阻症状,常合并有小肠结肠炎的表现,有典型的胎粪排出延迟。部分患儿可以肠穿孔、腹膜炎等为首发症状,死亡率、并发症均较常见型高。灌肠造影显示结肠缩短、瘪小,"问号结肠"(图 11-22),有时移行段在小肠。诊断依据多点活检病理诊断,可以传统开腹手术、腹腔镜或经脐切口,冷冻病理明确部位后先作肠造口,Ⅱ完成根治切除重建。采用Ⅰ期手术切除必须有准确的病理诊断条件(冷冻病理),且Ⅰ期手术术后排便次数多,会阴糜烂、溃疡多,护理困难。术式多主张切除无神经肠段,回肠拖出

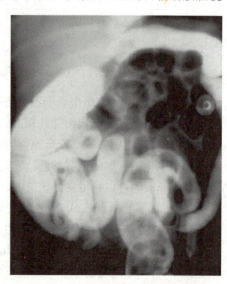

图 11-22　长段型巨结肠灌肠造影显示"问号结肠"

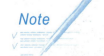

吻合或 Martin 手术(短段 10cm)。回肠直接拖出吻合有发生水电解质紊乱的危险,但随着年龄增长逐渐好转。Martin 手术有利于水分吸收、术后早期排便次数较少、便于管理,但日后常因无神经节细胞肠管逐渐扩张诱发小肠结肠炎,最终需切除保留的无神经结肠段。全肠型 HD 尚无可靠的手术方案,小肠移植或肝脏 - 小肠联合移植是目前治疗的唯一方案。正在进行的肠神经干细胞移植研究或许能够成为将来的治疗方法。

5. 术后处理 经肛门或腹腔镜辅助巨结肠根治术术后患儿恢复较快,术后 24~48 小时即可以进行喂养。由于吻合口有狭窄的风险,术后 1 周需开始应用扩肛器或手指扩肛,促进直肠排空、降低吻合口狭窄的发生。

【并发症和预后】 结肠造口术后并发症有造口周围皮肤糜烂、肠管脱垂、造瘘口狭窄。根治术后早期并发症包括吻合口漏 / 狭窄(5%)、小肠梗阻(2%)、切开感染和切开裂开、无神经节肠管残留(原发 / 继发)约 5%、小肠结肠炎 5%、再次手术约 8%。中晚期并发症:持续梗阻症状、HAEC、便失禁(1%)。术后梗阻症状原因复杂,可以互为因果,主要有:机械性梗阻(吻合口狭窄、拖出结肠扭转、肌鞘缩窄、盲袋综合征),原发 / 继发性无神经节肠段残留,拖出结肠动力障碍、功能性巨结肠。因此,在正常排便习惯形成前应严密随访,指导家长进行术后排便训练。如发现异常,采取流程化评估处理(图 11-23),大多数患儿可在术后 5 年内获得满意效果。长期随访发现大多数(>80%)患儿性功能、社会满意度、生活质量接近正常人。长段型 HD、合并 Down 综合征等者预后差。大便失禁虽然少见但处理困难,需要认真检查分析原因,逐一排查三类常见原因(括约肌功能异常、直肠感觉丧失、假性失禁),针对病因处置,措施包括饮食、药物、规律灌肠、生物反馈训练、顺行永久性造口等。

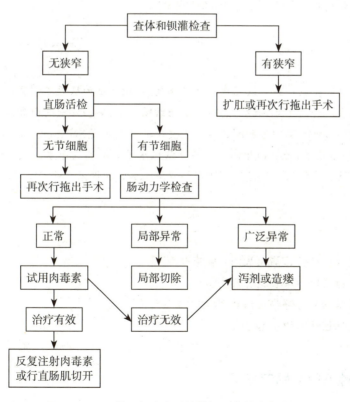

图 11-23 巨结肠根治术后持续梗阻症状诊疗流程

【特殊类型巨结肠的治疗】

1. **内括约肌失弛缓症(internal sphincter achalasia,ASA)** 直肠活检节细胞正常,肛门直肠测压缺乏 RAIR。临床表现为梗阻症状或严重便秘。常在 5 岁以后症状消失。需排除法诊断,

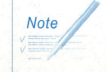
Note

即排除机械性肠梗阻、无神经节细胞症、结肠动力障碍之后。内括约肌肉毒素注射有效可以肯定诊断。目前推荐非手术治疗治疗，一般为肠道管理、调整饮食、泻药、灌肠、括约肌卡泥汀注射、肛门内硝酸甘油等，不能有效缓解症状者可行内括约肌切或切除术。

2. **超短段型巨结肠**（ultrashort-segment hirschprung disease）　易与 ASA 相混，病理特点是直肠远端 1~2cm 无神经节细胞，但可无神经纤维粗大、乙酰胆碱酯酶染色增强。非手术方法可获得较满意效果。无效者需行直肠肌层切除术。直肠后壁齿状线上方切开直肠黏膜，切除 1cm 宽直肠肌条近端至正常直肠壁，缝合关闭直肠黏膜切口。有些病理需要切除无神经节长段，直肠拖出重建。

【**先天性巨结肠同源病**】　是一组具有 HD 症状体征，肠管中存在神经节细胞但形态 / 功能异常疾病的统称，以肠神经发育不良（intestinal neuronal dysplasia，IND）最常见。

IND 于 1971 年由 Meier-Ruge 首先报告，分为 A 型和 B 型。IND A 型发病率小于 5%，临床特征是便秘、血便、腹痛。病理特征是黏膜下丛和肌间丛的交感神经减少、缺失或发育不良，在肌间丛中可看到巨神经丛。

IND B 型占 95% 以上，主要病理表现为黏膜下丛及肌间丛副交感神经发育减少或消失，巨神经节细胞（>7 个神经细胞 / 节），黏膜下神经纤维增粗且乙酰胆碱酯酶染色增强，黏膜固有层可见异位神经节细胞。IND B 型可独存在或合并 HD，可以是局限或弥漫病损。术前诊断难，多在巨结肠根治术后便秘的患儿中发现。由于定义不同，文献报告 IND 发病率差异极大。病理诊断要求全层组织切片，组织化学、免疫组织化学特殊染色。IND 组织病理范围和程度可能与肠管运动功能不一。目前认为 90% 的患儿无需行手术治疗，建议在 4 岁以前保守治疗包括直肠内括约肌切开术。无效者，建议行广泛性结肠切除术。

【**小结**】
　　先天性巨结肠是肠神经系统发育异常性疾病，病理特征为从近段到远端的肠神经节细胞缺如。临床表现为新生儿肠梗阻、便秘、小肠结肠炎等，辅助诊断的检查方法包括钡剂灌肠造影、直肠黏膜活检、肛门直肠测压等。主要手术方式开腹 Swenson、Soave、Duhamel 手术，腹腔镜辅助根治术、经肛门根治术。随着认识水平的提高及手术方案、技术完善，预后已经有了很大改善，规范诊断、治疗对于进一步提高本病的诊治水平具有重要意义。

【**思考题**】
　　1. 简述先天性巨结肠的病理基础和临床分型。
　　2. 先天性巨结肠的临床表现有哪些？
　　3. 先天性巨结肠需与哪些疾病鉴别？
　　4. 简述先天性巨结肠的手术方案。

（高　亚）

五、先天性肛门直肠畸形

先天性肛门直肠畸形（congenital anorectal malformations）又称肛门闭锁，为小儿最常见消化道畸形，发病率在新生儿为（2~5）/10 000。男女性别的发病率大致相等，以男性稍多。

【**病因**】　肛门直肠畸形是正常胚胎发过程发生障碍的结果，引起肛门直肠发育畸形原因尚不清楚。根据新近统计，大约仅有 1/3 患儿为孤立的肛肠畸形，其余 2/3 往往合并其他畸形。关于病因多数学者认为与遗传因素有关，主要证据有：

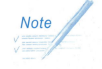
Note

1. 许多文献报告家族性肛门直肠畸形病例,有些甚至是几代畸形病例。有学者发现在 34 个家族发病者中,与遗传有关者 19 组,16 组为常染色体隐性或显性遗传,3 组为半性隐性遗传,其中双胎或三胎者 13 组,占 1/3。也有人认为肛门直肠畸形病儿的同胞中发生该畸形的可能性为 25%。

2. 动物模型研究显示肛门直肠畸形具有遗传特性。有人发现正常家鼠的 SD 基因突变型鼠可表现为肛门直肠畸形。

有人给妊娠早、中期大白鼠经胃管注入乙烯硫脲,或向腹腔注射视黄酸,或服用阿霉素等,均可使母鼠产生肛门直肠畸形鼠仔,其畸形发生率高达 30%~90%,畸形类型及病理改变与人类的肛门直肠畸形相似,提示这些药物可能是使妊娠动物产生肛门直肠畸形胎仔的直接原因。

【病理与分类】

1. 畸形发生的胚胎学改变　根据目前对肛门直肠畸形动物模型胚胎发育的研究,概括有如下三点:①人类肛门直肠畸形发生在胚胎形成的早期阶段,发生越早畸形改变越严重,病理变化越复杂;②畸形发生过程中泄殖腔膜背侧部分非常短小,严重者消失;③后肠始终紧贴尿生殖窦,形成直肠尿道瘘。而尿直肠隔未与泄殖腔膜融合是直肠尿道瘘或一穴肛的主要病因。胚胎发育停顿越早,肛门直肠畸形越严重。

在女胎泄殖腔形成和分隔期受某种因素或致畸物质的影响出现发育障碍,可导致下列畸形:泄殖腔畸形(一穴肛)、直肠膀胱瘘、直肠阴道瘘、直肠前庭瘘、直肠会阴瘘、无瘘肛门闭锁(图 11-24)。

男胎肛门直肠畸形和女胎在原则上相同,只有解剖特点的区别。泄殖腔分隔障碍的结果,在男孩可出现泄殖腔畸形,而较多见的是直肠泌尿系瘘(直肠膀胱瘘、直肠尿道瘘)、直肠会阴瘘、无瘘肛门闭锁等(图 11-25)。

2. 肛门直肠畸形病理改变　肛门直肠畸形的病理改变复杂,不仅肛门直肠本身发育缺陷,同时盆底肌肉、骶骨、神经及肛周皮肤等均有不同程度的病理改变,肛门直肠畸形的位置越高,这种改变越严重。

(1) 肛门括约肌改变:已有的解剖研究证明,高位直肠肛门畸形缺乏内括约肌,外括约肌走行紊乱,位置异常,肌纤维内有脂肪分布,呈风帆状,分布面积增大,电镜下可见肌微丝不整齐,部分有溶解现象;Z 线破坏;线粒体有空泡,嵴有断裂、扭曲或消失等改变。多数肛门直肠畸形都有内括约肌,只是发育程度不同而已,但内括约肌部位肠壁内神经节细胞数减少或缺如。

(2) 神经病理改变:盆底神经系统发育不良是肛门直肠畸形的重要病理改变之一。中、高位畸形骶髓前角运动神经元、感觉神经元和副交感神经元数目均明显减少,发育不良;骶神经的数量和分布也有不同程度改变;盆底及肛周组织中感觉神经末梢(肌梭、环层小体、球样末梢)数量减少和发育停滞;会阴部皮肤和皮下组织中神经纤维的密度也较正常儿明显减少;同时,耻骨直肠肌及肛门外括约肌中的运动神经末梢和直肠末端肠壁内胆碱能、肽能、肾上腺素能神经节细胞数及神经纤维也减少。

(3) 伴发畸形:肛门直肠畸形往往伴发其他畸形,其发生率为 28%~72%。伴发畸形最多见的为泌尿生殖系畸形,其次为脊柱,特别是骶椎畸形,再次为消化道、心脏以及其他各种畸形。泌尿系伴发畸形中以膀胱输尿管反流最为常见,其他尚有肾发育不良、隐睾、尿道下裂等。女婴生殖系畸形有阴道积水、阴道或宫颈闭锁、双角子宫等。脊柱畸形常见腰骶椎畸形,如半椎体、半骶椎、脊髓拴系、脊膜膨出等。国内一组肛门直肠畸形患儿骶椎放射影像学检查结果显示,53.6% 合并骶椎异常,畸形位置越高,腰骶椎异常特别是多发性异常的发生率越高。心血管畸形伴发畸形依次为动脉导管未闭、法洛四联症、室间隔缺损和大动脉转位等。统计结果显示,约 1/3 病儿可合并心脏畸形,但仅 10% 需要治疗。有人将肛门直肠畸形及其伴发畸形归纳为 VATER 综合征(图 11-26)。

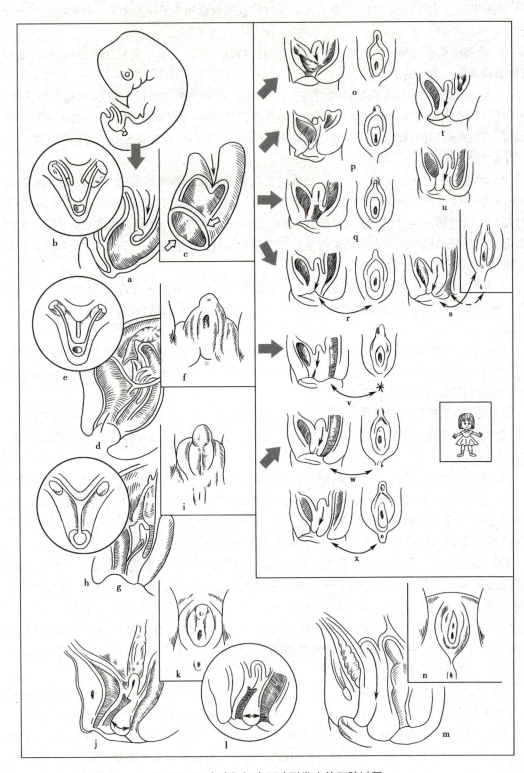

图 11-24　女孩肛门直肠畸形发生的胚胎过程

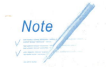

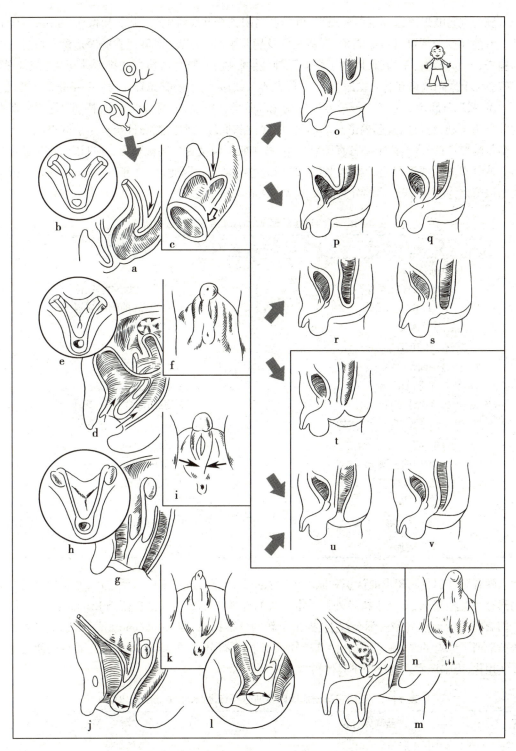

图 11-25 男孩肛门直肠畸形发生的胚胎过程

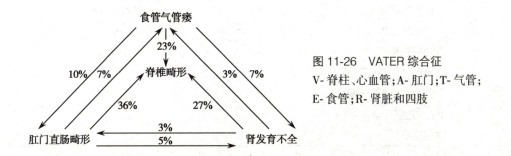

图 11-26 VATER 综合征
V- 脊柱、心血管；A- 肛门；T- 气管；
E- 食管；R- 肾脏和四肢

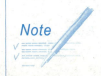

肛门直肠畸形可以伴发多种畸形,例如肛门闭锁合并骶椎畸形、骶前肿物称 Currarino 综合征。有的伴发畸形可直接影响预后,甚至危及病儿生命。因此,对肛门直肠畸形病儿应进行全面检查,如尿流动力学检查,以便了解有无神经性膀胱;静脉肾盂造影和排泄性膀胱尿道造影,了解有无上尿路畸形和膀胱输尿管反流;腰骶椎 X 线摄片,了解有无脊柱畸形等是非常必要的。

3. 肛门直肠畸形分类   1970 年制定的国际分类,以直肠末端与肛提肌,特别是耻骨直肠肌的关系为基础,将肛门直肠畸形分为高位、中间位和低位三型。直肠盲端终止于肛提肌之上者为高位畸形;直肠盲端位于耻骨直肠肌之中,被该肌所包绕为中间位畸形;穿过该肌者为低位畸形。该分类的主要不足是种类繁多(共 27 种),过于复杂。因此,1984 年 Stenphens 等将该分类法加以简化,提出了修改后的分类法又称 Wingspread 分类法,具体分类如下(表 11-2):

表 11-2   肛门直肠畸形 Wingspread 分类法(1984)

女性	男性
(一)高位 1. 肛门直肠发育不全 (1)直肠阴道瘘 (2)无瘘 2. 直肠闭锁	(一)高位 1. 肛门直肠发育不全 (1)直肠前列腺尿道瘘 (2)无瘘 2. 直肠闭锁
(二)中间位 1. 直肠前庭瘘 2. 直肠阴道瘘 3. 肛门发育不全,无瘘	(二)中间位 1. 直肠尿道球部瘘 2. 肛门发育不全,无瘘
(三)低位 1. 肛门前庭瘘 2. 肛门皮肤瘘 3. 肛门狭窄	(三)低位 1. 肛门皮肤瘘 2. 肛门狭窄
(四)泄殖腔畸形	(四)罕见畸形
(五)罕见畸形	

随着对肛门直肠畸形的认识和骶后正中入路肛门直肠成形术的广泛应用,原有的分类方法仍然存在类型繁杂,不利于指导外科手术术式的选择。2005 年 5 月在德国 Krinkenbeck 举行的肛门直肠畸形诊疗分型国际会议上,提出了新的分型标准,即 Krinkenbeck 分类法(表 11-3),该分类取消了原有的高、中、低位分型,根据瘘管不同进行分类,并增加少见畸形,其目的使其进一步实用化,为临床术式选择提供具体指导。

表 11-3   肛门直肠畸形国际诊断分型标准(Krinkenbeck,2005)

主要临床分型	罕见畸形
会阴(皮肤)瘘	球形结肠
直肠尿道瘘	直肠闭锁 / 狭窄
前列腺部瘘	直肠阴道瘘
尿道球部瘘	"H"瘘
直肠膀胱瘘	其他畸形
直肠前庭(舟状窝)瘘	
一穴肛(共同管长度 <3cm、>3cm)	
肛门闭锁(无瘘)	
肛门狭窄	

Note

与 Winspread 分类法相对应,上述分型中的会阴瘘、前庭瘘和肛门狭窄属于低位畸形,尿道球部瘘、肛门闭锁(无瘘)和多数直肠阴道瘘属于中位畸形,前列腺部瘘和膀胱颈部瘘为高位畸形(图 11-27)。

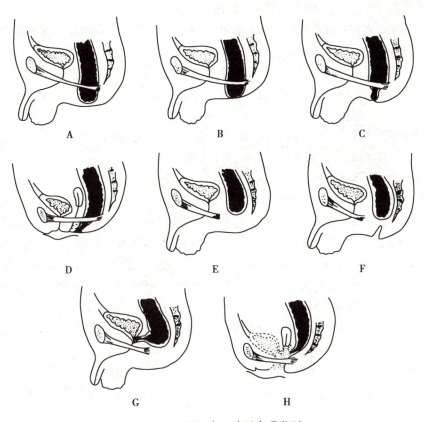

图 11-27　肛门直肠畸形病理类型

A.肛门直肠低位闭锁;B.肛门膜状闭锁;C.肛门或肛管直肠交界处狭窄;D.肛门闭锁合并低位直肠阴道瘘或肛门舟状窝瘘;E.肛门直肠高位闭锁;F.肛门直肠高位闭锁;G.肛门直肠闭锁合并直肠尿道瘘;H.肛门直肠闭锁合并直肠阴道瘘

【临床表现】

1. **一般表现**　出生后 24 小时无胎粪便排出或仅有少量胎粪从尿道、会阴瘘口挤出,正常肛门位置无肛门开口。病儿早期即有恶心呕吐,呕吐物初含胆汁,以后为粪便样物。2~3 天后腹部膨隆,可见腹壁肠蠕动,出现低位肠梗阻症状。

2. **无瘘管畸形**　肛门闭锁位置较低者,如肛门膜状闭锁在原肛门位置有薄膜覆盖,通过薄膜隐约可见胎粪存在,啼哭时隔膜向外膨出。偶有薄膜部分穿破,但破口直径仅有 2~3mm,排便仍不通畅,排便时婴儿哭闹。针刺肛门皮肤可见括约肌收缩。闭锁位置较高者,在原正常肛门位置皮肤略有凹陷,色泽较深,婴儿啼哭时局部无膨出,用手指触摸无冲击感。

3. **有瘘管畸形**　如有直肠会阴瘘,则见皮肤凹陷处无肛门,但在会阴部,相当阴囊根部附近或阴唇后联合之间有细小裂隙,有少量胎粪排出。瘘口外形细小,位于中线。遇有直肠尿道、膀胱瘘,胎粪从尿道排出。直肠尿道瘘的胎粪不与尿液混合,胎粪排出后尿液澄清;直肠膀胱瘘的尿液内混有胎粪,尿液呈绿色,有时混杂气体。直肠前庭瘘,瘘口宽大,瘘管短,生后数月内无排便困难。畸形短期可不被发现,但会阴部反复发生红肿,在改变饮食,粪便干结后,大便很难通过瘘管始被家长发现。直肠阴道瘘有粪便从阴道流出,细小的瘘管造成排便困难,腹部多可触得硬结的粪块,结肠末端有继发性巨结肠。由于粪便通过瘘口排出,缺乏括约肌的控制,粪便经常污染外阴部,伴有泌尿、生殖系统瘘管者容易引起尿道炎、膀胱炎或阴道炎,炎症能引起上行

Note

性扩散。

　　通过瘘管插入探针进入直肠,用手指触摸肛穴处估计距探针顶端的距离,判断直肠盲端的高度。有时直肠前庭瘘的瘘口很窄,其临床表现与开口于外阴部的各种低位畸形相似,然而通过瘘口插入探针,则探针向头侧走行而非向背侧。

　　直肠肛门畸形者常伴发脊椎畸形如有脊椎裂、半椎体畸形。骶部神经发育不良造成的大小便失禁,虽行矫治手术,也难恢复控制能力。

　　【诊断】　先天性肛门直肠畸形的诊断在临床上一般并不困难,但重要的是准确判定直肠闭锁的高度,直肠盲端有无瘘管及其瘘管性质,还要注意有无伴发畸形等,以便更合理的采取治疗措施。

　　1. 病史与临床检查　出生后24小时无胎粪便排出或仅有少许胎粪从尿道、会阴瘘口挤出。检查正常肛门位置无肛门开口,伴呕吐腹胀,进行加重。

　　2. 倒置位X线检查　1930年Wangensteen和Rice设计了倒置位摄片法诊断肛门直肠畸形,至今仍被广泛采用。患儿生后12小时以上,先卧于头低位5~10分钟,用手轻柔按摩腹部,使气体充分进入直肠。在会阴部相当于正常肛门位置的皮肤上固定一金属标记,再提起病儿双腿倒置1~2分钟,X线中心与胶片垂直,射入点为耻骨联合,在患儿吸气时曝光,做侧位和前后位摄片。盆腔气体阴影与金属标记间的距离即代表直肠末端的高度。在侧位片上,从耻骨中点向骶尾关节划一线为耻尾线(PC线),再于坐骨棘与耻尾线划一平行线为Ⅰ线(图11-28)。如直肠气体影高于耻尾线者为高位畸形,位于两线之间者为中间位畸形,低于Ⅰ线者为低位畸形。若在X线平片上同时发现膀胱内有气体或液平面,或在肠腔内有钙化的胎便影等改变,是诊断泌尿系瘘的简便而可靠的方法。

　　3. 尿道膀胱造影和瘘管造影　可见造影剂充满瘘管或进入直肠,对确定诊断有重要价值。对有外瘘的患儿,采用瘘管造影,可以确定瘘管的方向、长度和直肠末端的水平(图11-29)。

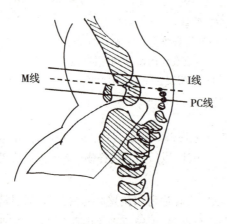

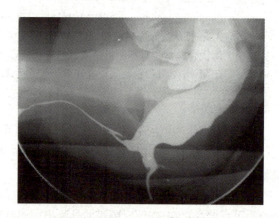

图 11-28　肛门直肠畸形倒置侧位 X 线摄片的标记线

图 11-29　先天性肛门直肠畸形直肠尿道瘘造影

　　4. 超声显像　可以显示直肠盲端与肛门皮肤之间的距离,观察瘘管走向、长度。直肠膀胱瘘者,可见膀胱内有游动的强回声光点,按压下腹部时光点明显增多。

　　5. 盆部 MRI、CT　不但能了解畸形的位置高低,而且能诊断骶椎畸形及观察骶神经、肛提肌、肛门外括约肌的发育情况,可作为术后随访的手段。

　　【治疗】　肛门直肠畸形外科治疗应遵循以下原则:

　　1. 正确进行术前综合评估　①患儿的发育情况及其对手术的耐受能力。②直肠盲端的位置。③瘘管的开口部位。④合并畸形对身体生长发育的影响;术者对畸形应有正确的判断,对患儿耐受手术的能力有充分的估计,并需要综合考虑医院的设备条件和术者的经验。

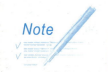

Note

2. 外科治疗原则 ①挽救患儿生命；②术中尽量保留耻骨直肠肌和肛门括约肌，尽可能减少对盆腔神经的损伤，避免损伤尿道、会阴体，以最大限度保留原有的排便控制功能；③对早产儿、未成熟儿及有严重心脏血管畸形的患儿要简化手术操作，争取分期手术，先做结肠造瘘；④重视肛门直肠畸形的首次手术。术式选择不当，不仅使再次手术很困难，而且将显著影响远期治疗效果。如仅做肛门成形，未处理尿道瘘；术中损伤组织过多或出现副损伤；游离直肠不充分致直肠回缩、瘘管再发或瘢痕形成肛门狭窄等。

3. 治疗措施

(1) 肛门扩张术：适用于肛门狭窄，根据狭窄开口大小选用合适扩肛器扩张肛门，20~30min/(次·d)，一个月后改为隔天扩肛 1 次，并逐渐增大扩肛器直径，3 个月为一疗程，一般持续 6 个月左右。对于生后没有扩肛，或肛门开口极其狭小者，可选用会阴肛门成形术。

(2) 会阴肛门成形术：适用于会阴瘘、肛门闭锁(低位无瘘)和直肠前庭瘘。一般须在生后1~2 天内完成手术，直肠前庭瘘因瘘孔较大，在一段时间内尚能维持正常排便，可于 3~6 个月以后施行手术。手术前下留置尿管，在正常肛穴位置做 X 形切口，各长 1~1.5cm，切开皮肤及皮下组织，从外括约肌中心插入止血钳，向上分离找到直肠盲端，并紧贴肠壁做轻柔的分离，以免损伤尿道或阴道、盆底腹膜和神经丛。游离直肠要充分，直到直肠盲端能自然地突出于皮肤切口之外为止，直肠黏膜与皮肤无张力缝合，塞入肛管固定(图 11-30)。

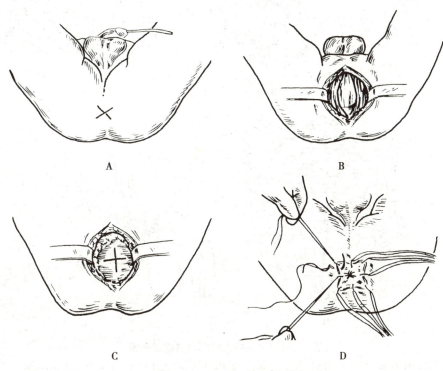

图 11-30 会阴肛门成形术
A. 切口；B. 游离直肠盲端；C. 缝合固定直肠；D. 缝合皮瓣与直肠

(3) 后矢状入路肛门直肠成形术(posterior sagittal anorectoplasty, PSARP)：本术式适合于直肠尿道瘘、阴道瘘、一穴肛和较高位置无瘘的肛门闭锁。原则上应先行结肠造瘘，1 个月后根据患儿情况行根治手术。一般选择乙状结肠起始部造瘘，具体操作要点如下：左下腹斜切口，造瘘口近端位于乙状结肠起始部，远端位于乙状结肠近端，造瘘口大小适中以防脱出或回缩。术中检查是否存在阴道积液，若有阴道积液需清除。由于目前围术期监护水平和手术技术的提高，也有在新生儿期即行 PSARP 手术的报告。

Note

该术式由 de Vries 和 Pena1982 年提出，又称 Pena 术式。后矢状切口自尾骨尖上方到肛凹处，用针形电刀切开各层组织，术中随时用电刺激，观察两侧肌肉收缩，使全部手术操作过程保持在正中线上进行。找到直肠盲端，充分游离、松解，使其能无张力的拖至肛门皮肤。对肠管粗大者应在背侧纵行剪裁，缩小至直径 1.2cm 左右缝合，应尽量保留直肠远端，以便保存发育不全的内括约肌。再将肠管间断缝合固定于两片肌肉复合体和纵行肌间并成形肛门。合并尿道瘘或阴道瘘者在距瘘 0.5cm 处横行切开直肠，缝合闭锁瘘口。对高位畸形骶部切口找不到直肠盲端或游离不充分时，应开腹游离直肠。本手术的特点是经骶尾部后正中线入路，手术操作在直视下进行，对组织的损伤程度最小，直肠末端通过耻骨直肠肌中心拖出较准确，且对括约肌组织损伤较小。尽量使发育异常的组织器官恢复到正常解剖状态，以获得较好的排便功能（图 11-31）。

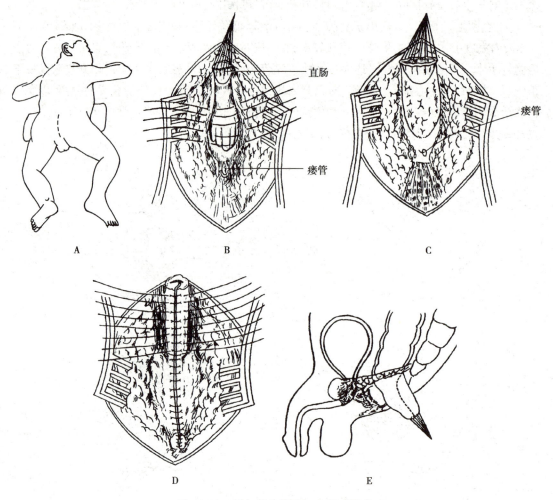

图 11-31　后矢状入路肛门直肠成形术
A. 体位与切口；B. 游离直肠、肛提肌、外括约肌，预置缝合线；C. 关闭瘘管；D. 成形的直肠从缝线下拉至会阴与肛门皮肤缝合；E. 修整扩大的直肠，从耻骨直肠肌环拖出

（4）腹腔镜辅助下骶会阴直肠肛门成形术：适应证与 PSARP 相同。本术式优点有：①不开腹，腹腔镜直视下游离肠管，可较为准确地将直肠盲端从横纹肌复合体中心部位拖出至正常肛门窝表面，无须从骶会阴入路切断该肌群，术后括约肌在新肛门周围形成较为有力的、对称性收缩，提高术后排便控制能力；②易于游离结扎和切断直肠尿道瘘管，特别是接近膀胱颈部瘘管远比腹骶会阴手术容易暴露。

（5）其他术式：60 年代 Stephens 研究肛门直肠畸形病理改变，认为中、高位畸形时耻骨直肠肌发育良好，而内括约肌缺如，外括约肌发育不良。为了利用耻骨直肠肌，使直肠穿过该肌，设计了骶会阴、骶腹会阴肛门成形术,目前已经基本被 PSARP 术式所取代。

4. 术后处理原则

(1) 留置尿管:直肠尿道瘘术后留置尿管至少 7 天,而一穴肛畸形至少留置尿管 3 周。

(2) 肛门护理:手术留置肛管一般在术后 24 小时拔出,开始暴露肛门切口,保证局部干燥清洁。

(3) 扩肛:为防止肛门狭窄,术后 2 周开始扩肛。应使用适当尺寸的扩张器,新生儿从直径 9mm 肛探开始,每天 1~2 次,每周增加 1mm,直至需要的尺寸,一般到 17~18mm 即可。建议每月复查一次,指导选择口径合适的肛探扩肛,根据需要扩肛 3~6 个月。

【手术后并发症及防治】

1. 肛门失禁　肛门失禁多见于高位肛门直肠畸形术后,但中、低位畸形术后亦可见。主要原因:①肛门外括约肌损伤。②肛门切口过大或遗留黏膜较多,出现黏膜外翻。③肛门切口感染,哆开,直肠回缩较多,肛周形成厚而硬的瘢痕,使肛门明显狭窄及闭锁不全。④高位畸形肛门成形术时,直肠盲端未能通过耻骨直肠肌环。⑤在会阴部及盆腔分离直肠时,损伤盆神经及阴部神经,引起肛提肌或肛门外括约肌收缩无力。⑥肛门直肠畸形常伴有盆腔组织结构及神经发育的异常。⑦肛门直肠畸形常常伴有结肠动力功能的异常。预防措施在于拖出直肠应通过耻骨直肠肌环及外括约肌中心,尽量保留和利用肛门内括约肌,会阴部切口不要大于 2cm;术中充分游离直肠盲端,以防直肠回缩及切口感染;注意勿损伤盆神经及肛周肌群;加强术后护理,定期扩肛及排便训练等十分重要。

2. 肛门狭窄　肛门狭窄的原因:①术前肠道清洁准备不够认真;②肛门切口太小或偏前,尤其女孩肛门切口与会阴后联合距离太短;③直肠黏膜与肛门皮肤切缘缝线过密或缝线结扎过紧,影响血运,切口愈合不佳;④直肠游离不充分,直肠回缩,瘢痕形成,导致肛门口既闭合不严又松弛不开;⑤术后肛管放置时间过长,或肛管硬、直径过大压迫切口引起缺血、坏死、感染;⑥术后护理不当,切口被尿、粪污染,切口感染;⑦术后未坚持扩肛。预防:术后 2 周开始按要求扩肛。

3. 瘘管复发　肛门成形术后瘘管复发是较常见的并发症。其主要原因:①术式选择不当,术前对于直肠尿道瘘漏诊,只作肛门成形术,术后复发。②术中处理不当,游离直肠,特别是直肠前壁游离不充分,缝合直肠与皮肤时有张力,致血运不佳,缺血坏死或缝线切割裂开,直肠回缩,原有瘘孔因直肠回缩,粪便污染使瘘孔处创面感染,引起远端闭锁的瘘管开放而复发;术中只将瘘管内口黏膜切开缝合结扎,瘘管未切断。③术后未留置导尿管,尿流未阻断或切口感染,使瘘管修补处感染裂开致瘘管再发。预防:①术前均需作瘘管或尿道造影,也可配合肛门、直肠镜检;②术前作好肠道准备,必要时先行结肠造瘘;③手术前后必须留置导尿管。

4. 直肠黏膜外翻　因肛门口径过大,经腹会阴肛门成形术时,保留在肛门外口的肠管过长或瘢痕挛缩致肛门不能完全关闭,造成直肠黏膜外翻,临床可出现不同程度的污便或便失禁,影响排便功能。轻者每天用温盐水坐浴,促进瘢痕软化,多可随肛门括约肌功能的恢复而自愈。如黏膜外翻过多,保守疗法不见好转,应将多余的黏膜切除。

5. 便秘　早期便秘可因肛门部切口疼痛或创伤的影响所致。注意调整饮食、肛门坐浴等,待肛门部切口愈合,便秘多可自然缓解;如有肛门狭窄,应指导家长作扩张肛门护理;症状仍不缓解,应注意术后直肠末端粪便贮留综合征。直肠末端粪便贮留综合征又称直肠无力或直肠扩张症,近年来报道病例较多。临床表现肛门直肠术后肛门切口位置、大小正常,肛门无瘢痕狭窄,但有持续便秘、腹胀、不全肠梗阻症状不缓解,营养不良,长期保守治疗无效。不论是继发或原发引起的轻型便秘,均应首先采用保守疗法,如扩肛、洗肠、训练排便、调节饮食及服用缓泻剂等。保守疗法无效,症状逐渐加重者应考虑二次手术,可选用黏膜剥除、保留直肠肌鞘的腹会阴手术或切除扩张的乙状结肠。

6. 泌尿系并发症　肛门直肠畸形,特别是伴直肠尿道瘘者术后可发生一系列泌尿系并发症,如尿道狭窄、憩室、闭塞以及神经性膀胱等,发病率在 24.5%~25.9%,值得重视。泌尿系并发症的防治在于正确选择术式,对伴有尿道瘘的肛门直肠畸形,应在术前行瘘管造影,了解瘘管的走向,先行结肠造瘘,采用后矢状入路肛门成形术,在直视下处理瘘管,可减少并发症的发生。为了及时发现和处理泌尿系并发症,定期随访观察十分必要。对尿道狭窄行尿道扩张术多可治愈,尿道憩室无症状者可不处理,如经常出现尿路感染或出现尿路结石应手术治疗。

【预后】　肛门直肠畸形的治疗效果,近年来已有明显改善,总病死率由过去的 25%~30% 降至 10% 左右,手术死亡率已降到 2% 左右。

由于肛门直肠畸形的病理改变很复杂,肛门直肠畸形术后肛门功能与畸形类型及伴发畸形,特别是与伴发脊椎、泌尿生殖系及神经系统发育缺陷有密切关系。国内对 225 例肛门直肠畸形术后患儿进行随访结果显示,除伴有先天愚型和大脑瘫痪者外,生长发育和智力发育接近或等同于同年龄正常儿一样。64.5% 的病例肛门功能良好,排便正常。约 1/3 的病例术后有不同程度的肛门功能障碍。肛门直肠畸形的位置越高,术后排便功能障碍的发生率越高,程度越严重,并对患儿的身心发育产生影响。远期生活质量评估结果显示;排便功能差的患儿行为异常占 57%,表现为不合群、社交退缩、抑郁等。因此肛门直肠畸形的治疗,除采用手术治疗和正确的术后处理外,对有排便功能障的患儿,还要对肛门功能进行比较客观准确的评估,并积极采取有针对性的排便训练,对出现的社会和心理问题,要取得家长、学校和社会的配合,及时采取防治措施,进行必要的心理咨询和治疗,以提高排便控制能力和远期生活质量。

【小结】

1. 肛门直肠畸形分类以直肠末端与肛提肌,特别是耻骨直肠肌的关系为基础,将肛门直肠畸形分为高位、中间位和低位三型。直肠盲端终止于肛提肌之上者为高位畸形;直肠盲端位于耻骨直肠肌之中,被该肌所包绕为中间位畸形;穿过该肌者为低位畸形。

2. 先天性肛门直肠畸形的诊断主要是能够准确判定直肠闭锁的高度,直肠盲端有无瘘管及其瘘管性质,注意有无伴发畸形等,以便更合理的采取治疗措施。

3. 肛门直肠畸形术后的肛门功能与畸形类型及伴发畸形,特别是与伴发脊椎、泌尿生殖系及神经系统发育缺陷有密切关系。

【思考题】

1. 如何进行先天性肛门直肠畸形的临床分类?

2. 诊断先天性肛门直肠畸形的辅助检查有哪些?

3. 先天性肛门直肠畸形患儿的治疗措施有几种?

(王维林)

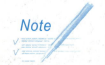

第十二章　呼吸系统及胸部疾病

　　小儿呼吸系统及胸部疾病包括呼吸道急慢性感染性疾病、呼吸道变态反应性疾病、胸膜疾病、呼吸道异物吸入、先天性支气管肺血管畸形、肺结核病、肺部肿瘤、膈肌和纵隔病变及睡眠呼吸障碍性疾病等。其中急性呼吸道感染最为常见,约占儿科门诊的60%以上,在住院患儿中,上、下呼吸道感染占60%以上,绝大部分为支气管肺炎,且仍是全国5岁以下儿童死亡的首位原因。因此需积极采取措施,降低呼吸道感染的发病率和死亡率。

　　本章主要介绍小儿呼吸系统解剖、生理、免疫特点和检查方法,急性上、下呼吸道感染性疾病,支气管哮喘以及小儿常见胸部畸形和肿瘤。

第一节　呼吸系统解剖生理免疫特点及检查方法

　　呼吸系统(respiratory system)是机体与外界环境发生气体交换的器官,包括呼吸道和肺。以环状软骨下缘为界,又分为上、下呼吸道。上呼吸道包括鼻、鼻窦、咽、咽鼓管、会厌及喉;下呼吸道包括气管、支气管、毛细支气管、呼吸性细支气管、肺泡管及肺泡。胸腔(thoracic cavity)是由胸骨、胸椎和肋骨围成的体腔,上部与颈相连,下部有横膈膜与腹腔隔开,胸腔内有纵隔和两侧肺及胸膜。小儿呼吸系统及胸部的解剖、生理和免疫特点与小儿时期易患呼吸道疾病密切相关。

一、解剖特点

(一)上呼吸道

　　1. **鼻**　小儿的鼻和鼻腔相对短小,到4岁时下鼻道才完全形成。婴幼儿无鼻毛,鼻腔狭窄,黏膜柔嫩,血管丰富,感染时鼻黏膜充血肿胀,故小婴儿急性鼻炎(acute rhinitis)易造成呼吸道堵塞,严重时可出现呼吸困难或张口呼吸。

　　2. **鼻窦(sinus)**　人体头颅中有四组骨性空腔,由于分布在鼻腔周围,故又称副鼻窦(paranasal sinus)。儿童各鼻窦发育先后不同,新生儿上颌窦和筛窦极小,2岁以后迅速增大,至12岁才充分发育。额窦和蝶窦分别在2岁及4岁时才出现。因此,婴幼儿较少发生鼻窦炎(sinusitis)。由于鼻窦黏膜与后鼻腔黏膜相连续,鼻窦口相对大,故急性鼻炎常累及鼻窦,学龄前期儿童鼻窦炎并不少见。

　　3. **鼻泪管和咽鼓管**　婴幼儿鼻泪管短,开口接近于内眦部,且瓣膜发育不全,故鼻腔感染常易引起结膜炎(conjunctivitis)。婴儿咽鼓管较宽,且直而短,呈水平位,故鼻咽炎易导致中耳炎(otitis media)。

　　4. **咽(pharynx)**　咽部相对狭窄,且较垂直。扁桃体包括腭扁桃体(tonsil)及咽扁桃体(adnoid),扁桃体具有一定防御功能,但细菌容易藏于腺窝深处,成为慢性感染灶。扁桃体周围有弥漫性淋巴浸润,咽喉壁有颗粒状淋巴滤泡,婴儿期最显著,故婴儿期易发生咽后壁脓肿(retropharyngeal abscess)。腭扁桃体在新生儿期藏于腭弓之间,1岁末随着淋巴组织的发育而逐渐增大,4~10岁发育达高峰,14~15岁时逐渐退化,故腭扁桃体炎常见于学龄儿童,婴儿则少见。咽扁桃体又称腺样体或增殖腺,6个月开始发育,位于鼻咽顶部与后壁交界处。严重的扁桃体和

Note

腺样体肥大均是儿童阻塞性睡眠呼吸暂停综合征(obstructive sleep apnea syndrome)的重要原因。

5. **喉(larynx)** 以环状软骨下缘为标志。喉部呈漏斗形,喉腔狭窄,声门狭小,软骨柔软,黏膜下组织疏松且富含血管及淋巴管,故轻微炎症即引起声音嘶哑和吸气性呼吸困难。新生儿喉头位置较高,且向前倾斜,婴儿喉部最狭窄处在环状软骨环,而成人最狭窄处在声门,选择气管插管时应予注意。

(二) 下呼吸道

1. **气管(trachea)、支气管(bronchus)** 新生儿气管长度约4cm,到成人时增加4倍,气管分叉(trachea bifurcation)在新生儿位于3~4胸椎,而成人在第5胸椎下缘。婴幼儿的气管、支气管较成人狭窄,黏膜柔嫩,血管丰富,软骨柔软,黏液腺分泌旺盛易致痰液阻塞,纤毛运动(ciliary movement)功能差而清除能力较弱。故婴幼儿容易发生呼吸道感染,一旦感染则易于发生充血、水肿导致呼吸道不畅。左支气管细长,由气管向侧方伸出,而右支气管短而粗,为气管直接延伸,故异物吸入(foreign body aspiration)多见于右支气管,气管插管也常易滑入右侧。婴儿支气管缺乏弹力组织而支撑作用差,细支气管无软骨,呼气时易塌陷,造成气体滞留,影响气体交换。新生儿末梢气道相对较宽,到成人气管直径增加4倍,而毛细支气管仅增加2倍。毛细支气管平滑肌在生后5个月以前薄而少,3岁以后才明显发育,故小婴儿呼吸道梗阻主要是黏膜肿胀和分泌物堵塞引起。呼吸道阻力与管径的四次方成反比,由于管径细小,婴儿呼吸道阻力明显高于成人,在呼吸道梗阻是更加明显。

2. **肺和肺泡(pulmonary alveoli)** 足月新生儿肺泡数量约2500万个,仅为成人的8%,8岁接近成人水平约3亿个。弹性纤维发育较差,血管丰富,间质发育旺盛,致肺含血量多而含气量少,易导致感染。2岁后才出现Kohn孔,故新生儿及婴儿无侧支通气,感染时易致黏液阻塞,引起间质炎症、肺气肿(emphysema)和肺不张(atelectasis)等。婴幼儿肺的呼吸储备能力较弱,肺小叶(pulmonary lobule)仍较多处于单房囊的原始状态,7~12岁时肺小叶才发育完善。肺泡的容积则随体格的发育继续增加。了解呼吸系统的解剖在体表的投影,对判断肺部病变及范围有诊断意义。

3. **肺门(hilus pulmonis)** 两肺纵隔中部面中部的凹陷,称为第一肺门,有主支气管、肺动脉、支气管血管、淋巴管和肺丛神经等出入。各肺叶的叶支气管和肺血管的分、属支等结构出入肺叶处,称第二肺门。胸片上的肺门影(hilar shadow)是肺动脉、肺静脉、支气管及淋巴组织的总和投影;而肺纹理(lung markings)则是指从肺门影向四周外围散射出的肺血管和支气管纹影,由粗变细、由少变多、逐渐变细变薄。肺门淋巴结与肺部其他淋巴结相互联系,因此肺部炎症可引起肺门淋巴结反应。肺间质气肿也可经肺门进入纵隔,形成纵隔气肿。

4. **胸廓(thorax)** 婴幼儿胸廓前后径与横径几乎相等,呈桶状;肋骨呈水平位,肋间肌欠发达,主要靠横膈肌呼吸,而膈肌位置较高,在胸腔中的比例相对较大,且呈横位,收缩时易将下部肋骨拉向内,使呼吸效率减低。由于胸壁柔软,深吸气时胸骨上、下和肋下缘均可引起胸廓内陷,限制了肺的扩张。婴幼儿胸腔小儿肺相对较大,呼吸肌发育差,故呼吸时肺不能充分扩张,尤以脊柱两旁和肺的后下部受限更甚,影响通气和换气,故当肺部病变时,容易出现呼吸困难。婴幼儿膈肌中耐疲劳的肌纤维数量少,易于呼吸肌疲劳(respiratory muscle fatigue),甚至导致呼吸衰竭(respiratory failure)。婴幼儿胸膜较薄,纵隔相对较大,周围组织松软,在胸腔积液或气胸时易致纵隔移位。

二、生理特点

(一) 呼吸频率与节律

小儿年龄越小,呼吸频率越快。新生儿40~44次/分,1岁以下30次/分,1~3岁24次/分,3~7岁22次/分,7~14岁20次/分,14~18岁16~18次/分。新生儿及生后数月的婴儿,呼吸极

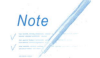

Note

不稳定,可出现深、浅呼吸交替,或呼吸节律不整、间歇、暂停等现象。

(二)呼吸方式

新生儿出生后由于压力和温度的突然改变以及各种刺激引起呼吸,至 2~4 个月,婴儿由鼻呼吸改为口鼻呼吸。4~5 岁时由于外周气道和中心气道的比例改变,总气道阻力明显降低。婴幼儿呼吸肌发育不全,肌纤维较细,间质较多且耐疲劳的肌纤维所占的比例少,故小儿容易发生呼吸肌疲劳,甚至呼吸衰竭。小儿膈肌较肋间肌相对发达,且肋骨呈水平位,肋间隙小,故婴幼儿为腹式呼吸(abdominal respiration),即以膈肌运动为主,吸气时胸廓的上、下径增大。随年龄增长,膈肌和腹腔脏器下降,肋骨由水平位变为斜位,逐渐转化为胸腹式呼吸,以及胸式呼吸(thoracic respiration),即以肋骨和胸骨运动为主,吸气时胸廓的前后、左右径增大。7 岁以后逐渐接近成人。

(三)呼吸功能特点

1. **肺活量(vital capacity,VC)** 指一次最大吸气后再尽最大能力呼出的气体量。婴幼儿肺活量小,约为 50~70ml/kg。按体表面积计算成人是小儿的 3 倍。与在安静情况下,年长儿仅用肺活量的 12.5% 来呼吸,而婴幼儿则需用 30% 左右,说明婴幼儿呼吸储备量较小。小儿发生呼吸障碍时其代偿呼吸量最大不超过正常的 2.5 倍,而成人可达 10 倍,因此易发生呼吸衰竭。

2. **潮气量(tidal volume,TV)** 人体静态呼出或吸入的气量。婴幼儿潮气量小,约为 6~10ml/kg,按体表面积计算也小于成人,年龄越小,潮气量越小,无效腔 / 潮气量比值大于成人。

3. **每分通气量(minute ventilation,MV)和气体弥散量** 前者为潮气量与呼吸频率的乘积,按体表面积计算与成人相近;后者按单位肺容积计算与成人相近。

4. **气道阻力(airway resistance)** 由于气道管径细小,小儿气道阻力大于成人,因此小儿发生喘息的机会较多。随年龄增大气道管径逐渐增大,从而阻力递减。

三、免疫特点

小儿呼吸道免疫性结构(immune construction)和免疫性防御(immune defense)功能均较差。

(一)免疫性结构

包括气管支气管黏膜屏障、肺门和肺实质淋巴结或腺体组织、支气管和肺泡巨噬细胞。新生儿和婴幼儿咳嗽反射弱,柱状上皮细胞纤毛运动功能差,难以有效清除吸入的尘埃和异物颗粒。

(二)免疫性防御

包括非特异性和特异性免疫。非特异性免疫,包括巨噬细胞和中性粒细胞吞噬功能低下,以及 α_1- 抗胰蛋白酶、乳铁蛋白、溶菌酶、干扰素及补体等体液免疫活性或数量不足。特异性免疫,包括辅助性 T 细胞免疫功能暂时性低下,以及分泌型 IgA、IgG,尤其是 IgG 亚类体液免疫分子含量均较低,故婴幼儿易患呼吸道感染。

四、检查方法

(一)体格检查

1. **呼吸频率和节律** 20 世纪 80 年代 WHO 制订的《儿童急性呼吸道感染防治规划》就特别强调呼吸增快是儿童肺炎的主要表现,呼吸急促(tachypnea)是指婴幼儿 <2 月龄,呼吸≥60 次 / 分;2~12 月龄,呼吸≥50 次 / 分;1~5 岁,呼吸≥40 次 / 分。小婴儿可表现为口吐泡沫或拒食。呼吸频率减慢或节律不规则也是危险征象。

2. **呼吸困难(dyspnea)** 主观上表现为呼吸费力,客观上表现为辅助呼吸肌参与呼吸运动,是呼吸功能不全的表现。呼吸困难时呼吸频率也可增快,年龄越小越明显。上呼吸道梗阻或严重肺病变时,胸骨上下、锁骨上窝及肋间隙软组织凹陷,称为"三凹征"。小婴儿呼吸困难时常有

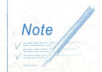
Note

呻吟、鼻翼扇动或点头样呼吸等表现。正常儿童吸呼时间比（I∶E）为1∶1.5~1∶2.0，如果吸气时出现喘鸣（stridor），同时伴吸气延长，是上呼吸道梗阻的表现。呼气时出现喘息（wheeze），同时伴呼气延长，是下呼吸道梗阻的表现。很多疾病病情严重时皆可发生呼吸困难。因此，掌握呼吸困难的分类及诊断方法，对于挽救患者的生命非常重要。

3. 发绀（cyanosis） 即发绀，是动脉血氧饱和度（arterial oxygen saturation）下降的重要表现。通常毛细血管血液中去氧血红蛋白超过50g/L就可导致皮肤黏膜青紫现象。周围性发绀（peripheral cyanosis）是由于周围血液循环障碍所致，发生于肢体末端或下垂部位，血流缓慢、动静脉氧差较大，累及部位皮肤冷。中心性发绀（central cyanosis）是由于心肺疾病引起的呼吸功能衰竭、肺氧合不足所致，可累及全身的皮肤和黏膜，受累部位皮肤温。中心性发绀较周围发绀发生晚，但更有临床意义。

4. 胸廓形态（chest shape） 佝偻病可导致肋串珠、肋膈沟，也可引起漏斗胸（funnel chest）和鸡胸（pigeon chest）。支气管哮喘可导致桶状胸（barrel chest）。胸廓单侧膨隆多见于大量胸腔积液、气胸等；胸廓单侧下陷多见于肺不张、广泛胸膜增厚和粘连等。胸廓局部隆起多见于大量心包积液、肋骨骨折等。严重脊柱畸形所致的胸廓变形可影响呼吸、循环功能障碍。

5. 肺部听诊（lung auscultation） 掌握准确的听诊部位进行认真细致的听诊，辨别正常和异常的呼吸音，可为肺部疾病的诊断提供有价值的信息和线索。哮鸣音常于呼气相明显，提示细小支气管梗阻。不固定的中、粗湿啰音常来自支气管的分泌物。于吸气相明显，特别是深吸气末，听到固定不变的细湿啰音或捻发音提示肺泡内存在分泌物，常见于各种肺炎。小婴儿因呼吸浅快，啰音可不明显，刺激其啼哭方可在吸气末闻及。

6. 杵状指或趾（clubbing） 即末端手指或足趾增生肥厚，呈杵状膨大，导致末端指或趾背面皮肤与指甲的构成的基底角超过180°，多因组织缺氧、代谢疾病及中毒所致。常见于支气管扩张症及慢性化脓性疾病。肺外因素有青紫型先天性心脏病等。

（二）血气分析

反映气体交换和血液的酸碱平衡状态，为诊断和治疗提供依据。小儿血气分析正常值见表12-1。

表 12-1　小儿血液气体分析正常值

项目	新生儿	~2 岁	>2 岁
pH 值	7.35~7.45	7.35~7.45	7.35~7.45
PaO_2（kPa）	8~12	10.6~13.3	10.6~13.3
$PaCO_2$（kPa）	4.00~4.67	4.00~4.67	4.67~6.00
HCO_3^-（mmol/L）	20~22	20~22	22~24
BE（mmol/L）	−6~+2	−6~+2	−4~+2
SaO_2（%）	90~97	95~97	96~98

当动脉血氧分压（PaO_2）<50mmHg（6.67kPa），动脉二氧化碳分压（$PaCO_2$）>50mmHg（6.67kPa），动脉血氧饱和度（SaO_2）<85% 时为呼吸衰竭。

（三）胸部影像学

胸部平片仍为呼吸系统疾病影像学诊断的基础，可基本满足70%以上的临床需要。胸透对儿童生长发育影响较大，目前已经不用于儿童常规检查。计算机断层扫描（computed tomography，CT）特别是高分辨率CT（high-resolution CT）和多层螺旋CT（multi-slice spiral CT）及其图像三维重建（3D reconstruction）技术的发展，使小儿呼吸系统疾病的诊断率已大为提高。磁共振成像术（MRI）在显示肿块与肺门、纵隔血管关系，以及观察气道周围肌肉组织、脂肪及腺体

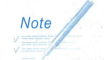
Note

组织方面优于 CT,并且具有无辐射性,但检查费用最昂贵。

(四) 支气管镜检查

利用纤维支气管镜、电子支气管镜和电子纤维支气管镜(electronic fiber bronchoscopy)不仅能直视气管和支气管内的各种病变,还能利用黏膜刷检技术、活体组织检查技术和支气管肺泡灌洗技术提高对儿童呼吸系统疾病的诊断率。近年来,球囊扩张、冷冻、电凝等支气管镜下介入治疗(interventional treatment)以及经支气管针吸活检术(transbronchial needle aspiration,TBNA)也已应用于儿科临床。

(五) 肺功能检查

5 岁以上儿童可作较全面的肺功能检查。脉冲震荡(impulse oscillometry,IOS)需要患儿配合较少,可对 3 岁以上的患儿进行检查。应用人体体积描记法(body plethysmography)和潮气呼吸-流速容量曲线(TFV)技术使婴幼儿肺功能检查成为可能。

(六) 睡眠呼吸监测

睡眠呼吸监测是睡眠状态下对患者中枢神经、呼吸、心血管等多系统变化的观察,以满足诊断睡眠呼吸障碍性疾病的临床诊断、疗效评价需要。多导睡眠监测(polysomnography,PSG)是睡眠呼吸监测的重要监测手段,仍是诊断 OSAS 的主要方法。近年来,便携式睡眠监测仪和简易的睡眠初筛仪也逐渐在临床上得到广泛的应用。

【小结】

1. 婴幼儿易患呼吸道感染性疾病与其呼吸系统解剖、生理和免疫特点密切相关。
2. 了解呼吸系统的解剖在体表的投影,对判断肺部病变及范围有诊断意义。
3. 掌握准确的听诊部位进行认真细致的听诊,辨别正常和异常的呼吸音,可为肺部疾病的诊断提供有价值的信息和线索。

【思考题】

1. 如何进行呼吸困难的鉴别诊断?
2. 如何辨别正常和异常呼吸音?

(李昌崇)

第二节　上呼吸道疾病

一、急性上呼吸道感染

急性上呼吸道感染(acute upper respiratory infection,AURI)简称上感,俗称普通感冒(common cold),是最常见的呼吸道感染疾病。广义的上感是一组疾病的总称,按主要感染的部位不同,包括急性鼻炎、急性咽炎、急性扁桃体炎、咽结合膜热、疱疹性咽峡炎等。因此既往认为,急性上感就是上呼吸道局部感染的说法并不确切。急性上感在全年均可发病,好发于冬春季节,学龄前儿童患病率最高,每年可达 6~8 次。

(一) 病因

90% 以上的急性上呼吸道感染由病毒引起,主要有鼻病毒(rhinovirus,RV)、呼吸道合胞病毒、流感病毒、副流感病毒、腺病毒、冠状病毒、柯萨奇病毒等。病毒感染后可继发细菌感染,最常见为溶血性链球菌(hemolytic streptococcus),其次为流感嗜血杆菌、肺炎链球菌等。肺炎支原

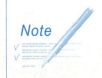

Note

体(mycoplasma pneumoniae)不仅可引起肺炎,也可引起上呼吸道感染。

婴幼儿时期由于上呼吸道的解剖、生理和免疫特点易患本病。儿童患有基础疾病如免疫缺陷病(immunodeficiency disease),或有营养障碍性疾病,如维生素 D 缺乏性佝偻病、锌或铁缺乏症等,或有被动吸烟、护理不当、气候改变和环境不良等危险因素,易发生反复上呼吸道感染或使病程迁延。

(二) 临床表现

病情的缓急、轻重程度与小儿年龄大小、免疫力强弱、病原体载量与毒性强弱以及感染的部位不同有关。年长儿局部症状明显,但婴幼儿全身症状较重。

1. 普通类型

(1) 症状:

1) 局部症状:鼻塞、流涕、喷嚏、干咳、咽部不适和咽痛等,多于 3~4 天内自然痊愈。

2) 全身症状:发热、烦躁不安、头痛、全身不适、乏力等。部分患儿有食欲缺乏、呕吐、腹泻、腹痛等消化道症状。腹痛多为脐周阵发性疼痛,无压痛,可能为肠痉挛所致;如腹痛持续存在,多为并发急性肠系膜淋巴结炎。

婴幼儿起病急,全身症状为主,常有消化道症状,局部症状较轻。多有发热,体温可高达 39~40℃,热程 2~3 天至 1 周左右,起病 1~2 天内可因发热引起惊厥。

(2) 体征:体格检查可见咽部充血,扁桃体肿大。有时可见下颌下和颈淋巴结肿大。肺部听诊一般正常。肠道病毒感染者可见不同形态的皮疹。

2. 特殊类型

(1) 疱疹性咽峡炎(herpangina):病原体为柯萨奇 A 组病毒。好发于夏秋季。起病急骤,临床表现为高热、咽痛、流涎、厌食、呕吐等。体格检查可发现咽部充血,在咽腭弓、软腭、悬雍垂的黏膜上可见多个 2~4mm 大小灰白色的疱疹,周围有红晕,1~2 天后破溃形成小溃疡,疱疹也可发生于口腔的其他部位。病程为 1 周左右。

(2) 咽 - 结合膜热(pharyngo-conjunctival fever):病原体为腺病毒 3、7 型。以发热、咽炎、结膜炎为特征。好发于春夏季,散发或发生小流行。临床表现为高热、咽痛、眼部刺痛,有时伴消化道症状。体检发现咽部充血,可见白色点块状分泌物,周边无红晕,易于剥离;一侧或双侧滤泡性眼结合膜炎,可伴球结合膜出血;颈及耳后淋巴结增大。病程 1~2 周。

(三) 并发症

以婴幼儿多见,病变若向邻近器官组织蔓延可引起中耳炎、鼻窦炎、咽后壁脓肿、扁桃体周围脓肿、颈淋巴结炎、喉炎、支气管炎及肺炎等。年长儿若患 A 组 β 溶血性链球菌咽峡炎,以后可引起急性肾小球肾炎和风湿热,其他病原体也可引起类风湿病等结缔组织病。

(四) 实验室检查

病毒感染者外周血白细胞计数正常或偏低,中性粒细胞减少,淋巴细胞计数相对增高。病毒分离和血清学检查可明确病原。近年来,免疫荧光、免疫酶及分子生物学技术可作出早期诊断。

细菌感染者外周血白细胞可增高,中性粒细胞增高,在使用抗菌药物前行咽拭子培养可发现致病菌。C 反应蛋白(CRP)和前降钙素原(PCT)有助于鉴别细菌感染。

(五) 诊断和鉴别诊断

根据临床表现一般不难诊断,但需与以下疾病鉴别:

1. 流行性感冒
简称流感,由流感病毒、副流感病毒引起。有明显的流行病史,局部症状较轻,全身症状较重。常有高热、头痛、四肢肌肉酸痛等,病程较长。

2. 急性传染病早期
上感常为各种传染病的前驱症状,如麻疹、流行性脑脊髓膜炎、百日咳、猩红热等,应结合流行病史、临床表现及实验室资料等综合分析,并观察病情演变加以鉴别。

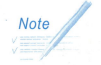
Note

3. **过敏性鼻炎**　某些学龄前或学龄儿童"感冒"症状如流涕、打喷嚏持续超过 2 周或反复发作,而全身症状较轻,则应考虑过敏性鼻炎的可能,鼻拭子涂片嗜酸性粒细胞增多有助于诊断。

4. **急性阑尾炎**　伴腹痛者应注意与急性阑尾炎鉴别。本病腹痛常先于发热,腹痛部位以右下腹为主,呈持续性,有固定压痛点、反跳痛及腹肌紧张、腰大肌试验阳性等体征,白细胞及中性粒细胞增高。

在排除上述疾病后,尚应对上呼吸道感染的病原进行鉴别,以便指导治疗。

（六）治疗

1. **一般治疗**　病毒性上呼吸道感染者,应告诉患儿家长该病的自限性和治疗目的,防止交叉感染及并发症。注意休息,居室通风,多饮水。

2. **抗感染治疗**

（1）抗病毒药物:主张早期应用。可用利巴韦林,剂量为 10~15mg/(kg·d),口服或静脉点滴。若为流感病毒感染,可用磷酸奥司他韦(oseltamivir)口服。部分中药制剂有一定抗病毒疗效。

（2）抗菌药物:细菌性上呼吸道感染或病毒性上呼吸道感染继发细菌感染者可选用抗生素治疗,常选用青霉素类、头孢菌素类或大环内酯类抗生素。咽拭子培养阳性结果有助于指导抗菌治疗。链球菌感染或既往有风湿热、肾炎病史者,青霉素疗程应为 10~14 天。

3. **对症治疗**

（1）高热可予对乙酰氨基酚或布洛芬,亦可采用物理降温如冷敷或温水浴。

（2）发生热性惊厥者可予以镇静、止惊等处理。

（3）鼻塞者可酌情给予减充血剂,咽痛可予咽喉含片。

（七）预防

主要靠加强体格锻炼以增强抵抗力;提倡母乳喂养;避免被动吸烟;防治佝偻病及营养不良;避免去人多拥挤、通风不畅的公共场所。

二、急性感染性喉炎

急性感染性喉炎(acute infectious laryngitis)是指喉部黏膜急性弥漫性炎症。以犬吠样咳嗽、声嘶、喉鸣、吸气性呼吸困难为临床特征。多发于冬春季节,多见于婴幼儿。起病急,症状重,易出现喉梗阻,若不及时抢救,可窒息死亡。也有人称之为格鲁布性喉炎(croup)。

（一）病因

由病毒或细菌感染引起,亦可并发于麻疹、百日咳和流感等急性传染病。常见的病毒为副流感病毒、流感病毒和腺病毒,常见的细菌为金黄色葡萄球菌、链球菌和肺炎链球菌。由于小儿喉部解剖特点,炎症时易充血、水肿而出现喉梗阻。

（二）临床表现

起病急、症状重。可有发热,犬吠样咳嗽、声音嘶哑、吸气性喉鸣和三凹征是四大主症。严重时可出现发绀、烦躁不安、面色苍白、心率加快。咽部充血,间接喉镜检查可见喉部、声带有不同程度的充血、水肿。一般白天症状轻,夜间入睡后加重,喉梗阻者若不及时抢救,可窒息死亡。

按吸气性呼吸困难的轻重,将喉梗阻分为四度:

I度:患者仅于活动后出现吸气性喉鸣及呼吸困难,肺部呼吸音、心率无改变。

II度:安静时亦出现喉鸣及呼吸困难,肺部可闻及喉传导音或管状呼吸音,心率较快。

III度:除上述喉梗阻症状外,患者因缺氧而出现烦躁不安,口唇及指(趾)发绀,双眼圆睁,惊恐不安,头面出汗,肺部呼吸音明显降低,心音低钝,心率快。

IV度:患者渐呈衰竭,昏睡状态,由于无力呼吸,三凹征可不明显,面色苍白发灰,肺部听诊呼吸音几乎消失,仅有气管传导音,心音钝弱,心律不齐。

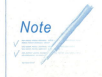

(三) 诊断和鉴别诊断

根据突发犬吠样咳嗽、声音嘶哑、喉喘鸣和吸气性呼吸困难四大主症不难诊断,但应与白喉、急性会厌炎、喉痉挛、喉或气管异物、喉先天畸形等所致的喉梗阻鉴别。

(四) 治疗

1. **一般治疗**　保持呼吸道通畅,防治缺氧加重,缺氧者给予吸氧。

2. **控制感染**　病毒感染者可予利巴韦林等抗病毒。如考虑为细菌感染及时给予抗菌药物,一般给予青霉素、大环内酯类或头孢菌素类等。

3. **糖皮质激素**　有抗炎和抑制变态反应等作用,能及时减轻喉头水肿,缓解喉梗阻。病情较轻者可口服泼尼松,Ⅱ度喉梗阻以上的患儿应给予静点地塞米松、氢化可的松或甲泼尼松龙(methylprednisolone)。吸入型糖皮质激素如布地奈德(budesonide)悬液雾化吸入可促进黏膜水肿消退。

4. **对症治疗**　烦躁不安者要及时镇静;痰多者可选用祛痰剂;不宜使用氯丙嗪和吗啡。

5. **气管切开**　经上述处理仍有严重缺氧征象或有Ⅲ度以上喉梗阻者,应及时行气管切开术。

【小结】

　　1. 疱疹性咽峡炎和咽结合膜热是两种特殊类型的上感,多表现为高热,查体时需要注意观察咽部有无疱疹等情况,并注意与手足口病和疱疹性口炎鉴别。有些传染病患儿初期也可表现为上感症状,因此短期发热不能简单认为就是感冒。

　　2. 上呼吸道感染可以向邻近组织蔓延或血源播散,引发中耳炎、支气管肺炎、败血症等并发症,小毛病也可以有大问题,因此给感冒患儿查体也不能太简单。

　　3. 急性感染性喉炎诊断时需把握四大主症:犬吠样咳嗽、声音嘶哑、喉喘鸣和吸气性呼吸困难。正确评估喉梗阻的严重程度并积极处理是治疗的关键。

　　4. 掌握喉梗阻气管切开指征　若Ⅱ度喉梗阻在药物治疗 4~6 小时后不缓解,应作好气管切开准备。对上述处理仍有严重缺氧征象或有Ⅲ度喉梗阻者,应及时作气管切开术。Ⅳ度喉梗阻者应立即行气管切开术。

【思考题】

　　1. 急性上呼吸道感染有哪些特殊类型,需要与哪些疾病相鉴别?
　　2. 急性感染性喉炎的临床表现和治疗要点。

(李昌崇)

第三节　气管、支气管疾病

一、急性支气管炎

急性支气管炎(acute bronchitis)是指由于各种致病原引起的支气管黏膜感染,由于气管常同时受累,故称为急性气管支气管炎(acute tracheobronchitis)。常继发于上呼吸道感染或为急性传染病的一种表现。是儿童时期常见的呼吸道疾病,婴幼儿多见。

(一) 病因

病原为各种病毒或细菌,或为混合感染。能引起上呼吸道感染的病原体都可引起支气管炎。多数患者由上呼吸道感染向下蔓延所致,其次原发性免疫功能缺陷、特应性体质、营养障碍、

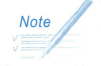

佝偻病和支气管结构异常等均为本病的危险因素,婴幼儿容易发生反复气管支气管炎(recurrent tracheobronchitis)。

(二) 临床表现

大多先有上呼吸道感染症状,之后以咳嗽为主要症状,开始为干咳,以后有痰。婴幼儿症状较重,常有发热、呕吐及腹泻等。一般无全身症状。双肺呼吸音粗糙,可有不固定的散在的干啰音和粗中湿啰音,体位改变或咳嗽后啰音减少或消失。婴幼儿有痰常不易咳出,可在咽喉部或肺部闻及痰鸣音。

婴幼儿期伴有喘息的支气管炎,又称哮喘性支气管炎(asthmatic bronchitis),如伴有湿疹或其他过敏史者,少数可发展为哮喘。目前已不提倡使用以症状命名的诊断。婴幼儿喘息初次发作,可诊断为毛细支气管炎或病毒性肺炎。若喘息反复发作,有过敏体质、哮喘家族史,应考虑支气管哮喘,若抗哮喘治疗有效,则支持此诊断。

(三) 诊断和鉴别诊断

根据典型临床特征,结合胸片诊断不难,重点是与咳嗽相关的疾病鉴别。急性支气管炎要与急性上呼吸道感染、急性传染病早期、支气管肺炎、支气管淋巴结结核等疾病疾病鉴别。反复或慢性支气管炎要与咳嗽变异性哮喘、异物吸入、先天性气道畸形、胃食管反流、支气管扩张等疾病鉴别。

(四) 治疗

1. **一般治疗**　同上呼吸道感染,经常变换体位,多饮水,使呼吸道分泌物易于咳出。

2. **控制感染**　由于病原体多为病毒,一般不采用抗生素。怀疑有细菌感染者则可用 β 内酰胺类抗菌药物,如系支原体感染,则应予以大环内酯类抗菌药物。

3. **对症治疗**　应使痰易于咳出,故不用镇咳剂。①祛痰药:如 N- 乙酰半胱氨酸、氨溴索、愈创木酚甘油醚和一些中药制剂等;②止喘:对喘憋严重者,可雾化吸入沙丁胺醇等 β₂ 受体激动剂。喘息严重者可短期使用糖皮质激素,如口服泼尼松 3~5 天;③抗过敏:有过敏体质者可酌情选用抗过敏药物。

二、毛细支气管炎

毛细支气管炎(bronchiolitis)是一种婴幼儿较常见的下呼吸道感染,多见于 1~6 个月的小婴儿,以喘息、三凹征和气促为主要临床特点。临床上较难发现未累及肺泡与肺泡间壁的纯粹毛细支气管炎,故国内认为是一种特殊类型的肺炎,称之为喘憋性肺炎。近年有学者建议使用细支气管炎。

(一) 病因

主要由呼吸道合胞病毒(respiratory syncytial virus,RSV)引起,副流感病毒(parainfluenza virus)、鼻病毒、人类偏肺病毒(human meta-pneumovirus,hMPV)、博卡病毒(bocavirus)、某些腺病毒及肺炎支原体也可引起本病。

(二) 发病机制

除病毒对气道的直接损伤外,研究较多的是免疫学机制。以 RSV 为例,几个事实表明在 RSV 引起的毛细支气管炎中存在免疫损害:①恢复期的毛细支气管炎婴儿的分泌物中发现有抗 RSV IgE 抗体;②近来对感染 RSV 的婴儿与动物模型的研究表明,在 RSV 感染时有大量的可溶性因子的释放(包括白介素、白三烯、趋化因子)导致炎症与组织破坏;③经胃肠道外获得高抗原性、非活化的 RSV 疫苗的儿童,在接触野毒株 RSV 时比对照组更容易发生严重的毛细支气管炎。近年研究发现宿主的基因多态性与 RSV 毛细支气管炎的发生、发展密切相关。特应质(atopy)患儿发生 RSV 或其他病毒感染时,更易于引起毛细支气管炎。部分毛细支气管炎患儿日后可发生反复喘息发作,甚至发展为哮喘,机制尚不完全清楚。

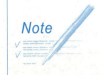

（三）病理

病变主要侵犯直径 $75\sim300\mu m$ 的毛细支气管，表现为上皮细胞坏死和周围淋巴细胞浸润，黏膜下充血、水肿和腺体增生、黏液分泌增多。病变会造成毛细支气管腔狭窄甚至堵塞，导致肺气肿和肺不张。炎症还可波及肺泡、肺泡壁及肺间质，出现通气和换气功能障碍。

（四）临床表现

本病常发生于 2 岁以下小儿，多数在 6 个月以内，常为首次发作。喘息和肺部哮鸣音为其突出表现。主要表现为下呼吸道梗阻症状，出现呼气性呼吸困难、呼气相延长伴喘息。呼吸困难可呈阵发性，间歇期喘息消失。严重发作者，可见面色苍白、烦躁不安，口周和口唇发绀。全身中毒症状较轻，少见高热。

体格检查发现呼吸浅而快，60~80 次 / 分，甚至 100 次 / 分，伴鼻翼扇动和三凹征；心率加快，可达 150~200 次 / 分。肺部体征主要为呼气相哮鸣音，亦可闻及中、细湿啰音，叩诊可呈鼓音。肝脾可由于肺过度充气而推向肋缘下，因此可触及肝脏和脾脏。重度喘憋者可有 PaO_2 降低，$PaCO_2$ 升高。本病高峰期在呼吸困难发生后的 48~72 小时，病程一般约为 1~2 周。

毛细支气管炎在冬春季好发季节容易反复发作，其特征性表现是喘息严重，但全身症状轻。既往有特应质，如湿疹史，或有过敏性疾病家族史，如父母亲患有过敏性鼻炎或哮喘史，血总 IgE 或抗 RSV-IgE 升高，或嗜酸性粒细胞增高，先天性小气道，被动吸烟等危险因素，更容易发生反复喘息，甚至进展为支气管哮喘。

（五）辅助检查

外周血白细胞总数及分类大多在正常范围内。采集鼻咽拭子或分泌物使用免疫荧光技术、免疫酶技术及分子生物学技术可明确病原。

胸部 X 线检查可见不同程度肺充气过度或肺不张，也可以见到支气管周围炎及肺纹理增粗。血气分析可了解患儿缺氧和 CO_2 潴留程度。

（六）诊断与鉴别诊断

根据本病发生在小婴儿，具有典型的喘息及哮鸣音，一般诊断不难，但须与以下疾病鉴别：

1. **儿童哮喘**　儿童哮喘常有多次喘息发作。部分毛细支气管炎患儿可发展为哮喘，毛细支气管炎发展为哮喘的主要危险因素包括个人湿疹史、吸入变应原阳性、父母哮喘史和被动吸烟等。

2. **原发型肺结核**　支气管淋巴结结核患儿肿大的淋巴结压迫气道，可出现喘息，需根据结核接触史、结核中毒症状、结核菌素试验和胸部 X 线改变予以鉴别。

3. **其他疾病**　如纵隔占位、心源性喘息、异物吸入及先天性气管支气管畸形等均可发生喘息，应结合病史和体征及相应的检查作出鉴别。

（七）治疗

毛细支气管炎的治疗主要为氧疗、控制喘息、病原治疗等。

1. **氧疗**　有缺氧表现，如烦躁、发绀或动脉血氧分压小于 60mmHg 时，可采用不同方式吸氧，如鼻前庭导管、面罩或氧帐等。

2. **控制喘息**　重症患儿可试用支气管扩张剂雾化吸入。糖皮质激素用于严重的喘息发作者，甲泼尼松龙 1~2mg/（kg·d）或琥珀酸氢化可的松 5~10mg/（kg·d）静脉滴入。也可采用雾化吸入型糖皮质激素（如布地奈德悬液等）。

3. **抗感染治疗**　如系病毒感染所致，可用利巴韦林静脉滴注或雾化吸入，亦可酌情试用中药制剂。继发细菌感染者应用适当的抗菌药物。

4. **其他**　保持呼吸道通畅，保证液体摄入量、纠正酸中毒，并及时发现和处理呼吸衰竭及其他生命体征危象，具体参见支气管肺炎治疗内容。

(八) 预防

1. 提倡母乳喂养,避免被动吸烟,增加婴幼儿的体质。洗手是预防 RSV 院内传播的最重要措施。

2. 抗 RSV 单克隆抗体(Palivizumab)对高危婴儿(早产儿、支气管肺发育不良、先天性心脏病、免疫缺陷病)和毛细支气管炎后反复喘息发作者的预防效果确切,能减少 RSV 感染的发病率和住院率。

三、支气管哮喘

支气管哮喘(bronchial asthma)简称哮喘,是儿童期最常见的慢性呼吸道疾病。哮喘是多种细胞(如嗜酸性粒细胞、肥大细胞、T 淋巴细胞、中性粒细胞及气道上皮细胞等)和细胞组分共同参与的气道慢性炎症性疾病,这种慢性炎症导致气道反应性的增加,通常出现广泛多变的可逆性气流受限,并引起反复发作性的喘息、气促、胸闷或咳嗽等症状,常在夜间和(或)清晨发作或加剧,多数患儿可经治疗缓解或自行缓解。目前世界范围内约有 2 亿哮喘患者,各国患病率在 1%~13% 不等,发达国家高于发展中国家,城市高于农村。儿童哮喘如诊治不及时,随病程的延长可产生气道不可逆性狭窄和气道重塑。因此,早期防治至关重要。为此,世界卫生组织(WHO)与美国国立卫生研究院心肺血液研究所制定了全球哮喘防治创议(Global Initiative for Asthma, GINA)方案,目前已成为防治哮喘的重要指南,该方案不断更新,针对 5 岁以下儿童哮喘患者,5 岁以上及成人哮喘患者,目前已出版 GINA2014 版。

(一) 发病机制

哮喘的发病机制极为复杂,尚未完全清楚,与免疫、神经、精神、内分泌因素、遗传学背景和神经信号通路密切相关。

1. 免疫因素 气道慢性炎症被认为是哮喘的本质。自 19 世纪 90 年代以来,通过大量临床病理研究发现,无论病程长短、病情轻重,哮喘患者均存在气道慢性炎症性改变。新近的研究表明哮喘的免疫学发病机制为:Ⅰ 型树突状细胞(DCl)成熟障碍,分泌白细胞介素(IL)-12 不足,使 Th0 不能向 Th1 细胞分化;在 IL-4 诱导下 DC Ⅱ 促进 Th0 细胞向 Th2 发育,导致 Th1(分泌 IFN-γ 减少)/Th2(分泌 IL-4 增高)细胞功能失衡。Th2 细胞促进 B 细胞产生大量 IgE(包括抗原特异性 IgE)和分泌炎症性细胞因子(包括黏附分子)刺激其他细胞(如上皮细胞、内皮细胞、嗜碱细胞、肥大细胞和嗜酸细胞等)产生一系列炎症介质(如白三烯、内皮素、前列腺素和血栓素 A_2 等),最终诱发速发型(IgE 增高)变态反应和慢性气道炎症。同时,最新的研究表明调节性 T 细胞(Tr)在调节免疫失衡及维持耐受中具有重要的作用。

2. 神经、精神和内分泌因素 哮喘患儿 β-肾上腺素能受体功能低下和迷走神经张力亢进,或同时伴有 α-肾上腺能神经反应性增强,从而发生气道高反应(airway hyperresponsiveness, AHR)。气道的自主神经系统除肾上腺素能和胆碱能神经系统外,尚存在第三类神经,即非肾上腺素能非胆碱能(nonadrenergic noncholinergic, NANC)神经系统。NANC 神经系统又分为抑制性 NANC 神经系统(i-NANC)及兴奋性 NANC 神经系统(e-NANC),两者平衡失调,可引起支气管平滑肌收缩。

一些患儿哮喘发作与情绪有关,其原因不明。更常见的是因严重的哮喘发作影响患儿及其家人的情绪。约 2/3 的患儿于青春期哮喘症状完全消失,于月经期、妊娠期和患甲状腺功能亢进时症状加重,均提示哮喘的发病可能与内分泌功能紊乱有关,具体机制不明。

3. 遗传学背景 哮喘具有明显遗传倾向,患儿及其家庭成员患过敏性疾病和特应性体质者明显高于正常人群。哮喘为多基因遗传性疾病,已发现许多与哮喘发病有关的基因(疾病相关基因),如 IgE、IL-4、IL-13、T 细胞抗原受体(TCR)等基因多态性。但是,哮喘发病率 30 余年来明显增高,不能单纯以基因变异来解释。

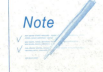

4. **神经信号通路**　研究发现在哮喘体内存在丝裂素活化蛋白激酶(MAPK)等神经信号通路着细胞因子、黏附因子和炎性介质对机体的作用,参与气道炎症和气道重塑。

(二) 危险因素

1. 吸入过敏原(室内:尘螨、动物毛屑及排泄物、蟑螂、真菌等;室外:花粉、真菌等)。
2. 食入过敏原(牛奶、鱼、虾、鸡蛋和花生等)。
3. 呼吸道感染(尤其是病毒及支原体感染)。
4. 强烈的情绪变化。
5. 运动和过度通气。
6. 冷空气。
7. 药物(如阿司匹林等)。
8. 职业粉尘及气体。

以上为诱发哮喘症状的常见危险因素,有些因素只引起支气管痉挛,如运动及冷空气。有些因素可以突然引起哮喘的致死性发作,如药物及职业性化学物质。

(三) 病理和病理生理

哮喘死亡患儿的肺组织呈肺气肿,大、小气道内填满黏液栓。黏液栓由黏液、血清蛋白、炎症细胞和细胞碎片组成。显微镜显示支气管和毛细支气管上皮细胞脱落,管壁嗜酸性粒细胞和单核细胞浸润,血管扩张和微血管渗漏,基底膜增厚,平滑肌增生肥厚,杯状细胞和黏膜下腺体增生。

气流受阻是哮喘病理生理改变的核心,支气管痉挛、管壁炎症性肿胀、黏液栓形成和气道重塑均是造成患儿气道受阻的原因。

1. **支气管痉挛**　急性支气管痉挛为速发型哮喘反应,是 IgE 依赖型介质释放所致(Ⅰ型变态反应),包括肥大细胞释放组胺、前列腺素和白三烯等。

2. **管壁炎症性肿胀**　抗原对气道刺激后6~24小时发生的气道直径减小,是微血管通透性和漏出物增加导致气道黏膜增厚和肿胀所致。伴随或不伴随平滑肌收缩,为迟发型哮喘反应。

3. **黏液栓形成**　主要发生于迟发型哮喘,黏液分泌增多,形成黏液栓,重症病例黏液栓广泛阻塞细小支气管,引起严重呼吸困难,甚至发生呼吸衰竭。

4. **气道重塑**　因慢性和反复的炎症损害,可以导致气道重塑(airway remodeling),表现为气道壁增厚和基质沉积、胶原沉积,上皮下纤维化,平滑肌增生和肥大,肌成纤维细胞增殖及黏液腺杯状细胞化生及增生,上皮下网状层增厚,微血管生成。

5. **气道高反应**　是哮喘的基本特征之一,指气道对多种刺激因素,如过敏原、理化因素、运动和药物等呈现高度敏感状态,在一定程度上反映了气道炎症的严重性。气道炎症通过气道上皮损伤、细胞因子和炎症介质的作用引起气道高反应。

(四) 临床表现

咳嗽和喘息呈反复发作性,以夜间和清晨为重。发作前可有流涕、打喷嚏和胸闷,发作时呼吸困难,呼气相延长伴有哮鸣音。严重病例呈端坐呼吸,恐惧不安,大汗淋漓,面色青灰。

体格检查可见桶状胸、三凹征,肺部满布哮鸣音,严重者气道广泛堵塞,哮鸣音反可消失,称"闭锁肺"(silent lung),是哮喘最危险的体征。肺部粗湿啰音时现时隐,在剧烈咳嗽后或体位变化时可消失,提示湿啰音的产生是位于气管内的分泌物所致。在发作间歇期可无任何症状和体征,有些病例在用力时才可听到哮鸣音。此外,在体格检查还应注意有无过敏性鼻炎、鼻窦炎和湿疹等。

哮喘发作在合理应用常规缓解药物治疗后,仍有严重或进行性呼吸困难者,称为哮喘危重状态。表现为哮喘急性发作,出现咳嗽、喘息、呼吸困难、大汗淋漓和烦躁不安,甚至表现出端坐呼吸、语言不连贯、严重发绀、意识障碍及心肺功能不全的征象。

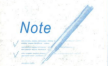
Note

(五) 辅助检查

1. 肺功能检查　肺功能检查主要用于 5 岁以上患儿。对于第一秒用力呼气量(FEV$_1$)≥正常预计值 70% 的疑似哮喘患儿，可选择支气管激发试验测定气道反应性，对于 FEV$_1$< 正常预计值 70% 的疑似哮喘患儿，选择支气管舒张试验评估气流受限的可逆性，支气管激发试验阳性、支气管舒张试验阳均有助于确诊哮喘。呼气峰流速(PEF)的日间变异率是诊断哮喘和反映哮喘严重程度的重要指标。如日间变异率 >20%、使用支气管扩张剂后其值增加 20% 可以诊断为哮喘。也可用组胺或乙酰甲胆碱激发试验。

2. 胸部 X 线检查　急性期胸部 X 线正常或呈间质性改变，可有肺气肿或肺不张。胸部 X 线还可排除肺部其他疾病，如肺炎、肺结核、气管支气管异物和先天性呼吸系统畸形等。

3. 过敏原测试　用多种吸入性过敏原或食物性过敏原提取液所做的过敏原皮肤试验是诊断变态反应的首要工具，提示患者对该过敏原过敏与否。目前常用皮肤点刺试验法和皮内试验法。血清特异性 IgE 测定也很有价值，血清总 IgE 测定只能反映是否存在特应质。

4. 其他　呼出气一氧化氮(FeNO)浓度测定和诱导痰技术在儿童哮喘诊断和病情监测中发挥着一定的作用。

(六) 诊断和鉴别诊断

1. 诊断

(1) 儿童哮喘诊断标准:

1) 反复发作喘息、咳嗽、气促、胸闷，多与接触变应原、冷空气、物理或化学性刺激、呼吸道感染以及运动等有关，常在夜间和(或)清晨发作或加剧。

2) 发作时在双肺可闻及散在或弥漫性、以呼气相为主的哮鸣音，呼气相延长。

3) 上述症状和体征经抗哮喘治疗有效或自行缓解。

4) 除外其他疾病所引起的喘息、咳嗽、气促和胸闷。

5) 临床表现不典型者(如无明显喘息或哮鸣音)，应至少具备以下 1 项:①支气管激发试验或运动激发试验阳性;②证实存在可逆性气流受限:支气管舒张试验阳性:吸入速效 β$_2$ 受体激动剂后 15 分钟 FEV$_1$ 增加 ≥12% 或抗哮喘治疗有效，使用支气管舒张剂和口服(或吸入)糖皮质激素治疗 1~2 周后，FEV$_1$ 增加 ≥12%;③PEF 每天变异率(连续监测 1~2 周) ≥20%。

符合第 1~4 条或第 4、5 条者，可以诊断为哮喘。

(2) 咳嗽变异型哮喘诊断标准:

1) 咳嗽持续 >4 周，常在夜间和(或)清晨发作或加剧，以干咳为主。

2) 临床上无感染征象，或经较长时间抗生素治疗无效。

3) 抗哮喘药物诊断性治疗有效。

4) 排除其他原因引起的慢性咳嗽。

5) 支气管激发试验阳性和(或)PEF 每天变异率(连续监测 1~2 周) ≥20%。

6) 个人或一、二级亲属特应性疾病史，或过敏原测试阳性。

以上 1~4 项为诊断基本条件。

由于年幼儿患哮喘其临床特点、治疗及其预后均有别于年长儿，中华儿科学会呼吸学组 1988 年提出婴幼儿哮喘诊断标准，从最初的 8 项评分到 1992 年的 5 项评分，直至 1998 年至今的不评分诊断。婴幼儿哮喘诊断的提出对我国儿童哮喘的早期诊断和防治起到了积极的作用。但是，根据 GINA 方案以及美国、英国等许多国家的儿童哮喘诊疗指南，哮喘可以发生于儿童的各个年龄段，所以儿童哮喘的诊断不应以年龄诊断。尽管不以年龄命名诊断哮喘，仍需要强调在哮喘诊断、鉴别诊断、检查、治疗等方面，儿童不同年龄段存在的不同特点。年幼儿期哮喘的诊断仍较困难。既往曾提出两种喘息的分类方法:①按症状分类:包括发作性喘息(间歇性发作常与上呼吸道感染相关，间歇期无任何症状)，或是多因性喘息(除发作性喘息与病毒有关，间歇

期也可发作如睡眠时,运动、哭或笑也可诱发);②按时间趋势分类:包括早期一过性喘息、早期起病的持续喘息和迟发性喘息或哮喘。

然而,以上方法仍不能用于指导各类喘息患儿何时给予药物控制治疗。因此,2014 GINA 提出 5 岁及 5 岁以下儿童哮喘的诊断依据可包括:①喘息、咳嗽、气促持续超过 10 天、每年发作 >3 次或严重发作和(或)夜间加重;②具备哮喘的危险因素(特应质或家族史);③对控制治疗有反应(吸入低剂量激素治疗 2~3 个月临床症状改善,停药后症状加重)。

哮喘预测指数(API)可用于预测 3 岁内喘息儿童发展为持续性哮喘的危险性。哮喘预测指数:在过去 1 年喘息≥4 次,具有 1 项主要危险因素或 2 项次要危险因素。主要危险因素包括:①父母有哮喘病史;②经医师诊断为特应性皮炎;③有吸入变应原致敏的依据。次要危险因素包括:①有食物变应原致敏的依据;②外周血嗜酸性粒细胞≥4%;③与感冒无关的喘息。如哮喘预测指数阳性,建议按哮喘规范治疗。

2. 哮喘的分期与病情的评价　　哮喘可分为急性发作期(exacerbation)、慢性持续期(persistent)和临床缓解期(remission)。

(1)急性发作期:突发喘息、咳嗽、气促、胸闷等症状,或原有症状急剧加重。急性发作严重度评估(表 12-2)。

表 12-2　儿童哮喘急性发作期病情严重程度的分级

临床特点	轻度	中度	重度	急性呼吸暂停
呼吸急促	走路时	稍事活动时	休息时	
体位	可平卧	喜坐位	前弓位	
讲话能力	能成句	成短句	说单字	难以说话
精神意识	可	时有焦虑、烦躁	焦虑、烦躁	嗜睡、意识模糊
出汗	无	轻微	大汗淋漓	
呼吸频率	轻度增加	增加	明显增加	减缓或暂停
辅助呼吸肌活动及三凹征	一般没有	通常有	通常有	胸腹矛盾运动
哮鸣音	散在,呼吸末期出现	响亮、弥漫	响亮、弥漫	减弱乃至消失
脉率(次/分)(>8岁)	<100	100~120	≥120	减慢,不规则
吸入速效 β_2 激动剂后PEF 占正常预计值或本人最佳值百分比(%)	>80	60~80	≤60 或 β_2 激动剂作用持续时间 <2 小时	
PaO_2(吸空气,kPa)	正常	>8.0	<8.0 可能有呼吸衰竭	
$PaCO_2$(kPa)	<6.0	≤6.0	≥6.0	
$PaCO_2$(吸空气,%)	>95	91~95	≤90	
pH				降低

注:多个参数可同时出现,但不一定全部均有;1kPa=7.5mmHg

(2)慢性持续期:近 3 个月不同频度、不同程度出现喘息、咳嗽、气促和胸闷症状。治疗前或初始治疗严重度评估(表 12-3);规范治疗后控制水平评估(表 12-4)。

(3)临床缓解期:经过治疗或未经治疗症状和体征消失,肺功能恢复到急性发作前水平,并维持 3 个月以上。

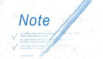

表 12-3　治疗前或初始治疗时哮喘病情严重程度分级

严重程度分级	日间症状	夜间症状	PEF 或 FEV_1 占预计值(%)/ PEF 变异率(%)
第 1 级 轻度间歇	<1 次 / 周发作 间歇无症状	≤2 次 / 月	≥80%/<20%
第 2 级 轻度持续	>1 次 / 周但 <1 次 / 天 可能影响活动	>2 次 / 月	≥80%/20%~30%
第 3 级 中度持续	每天有症状 影响活动	>1 次 / 周	60%~80%/>30%
第 4 级 重度持续	持续有症状 体力活动受限	频繁	≤60%/>30%

注:①患儿只要具有某级严重程度的一个特点,就可将其列为该级别,即严重程度按最严重一项来确定。②患儿属于任何一级,甚至间歇发作,都可以有严重的哮喘发作

表 12-4　儿童哮喘控制水平分级

临床特征	控制	部分控制 (任何 1 周内有以下任一表现)	未控制
日间症状	没有(或≤2 次 / 周)	>2 次 / 周	任何 1 周内出现≥3 项
活动受限	没有	任何程度	以上的部分控制特征
夜间症状	没有	任何程度	
需要使用缓解或急救药物	没有(或≤2 次 / 周)	>2 次 / 周	
肺功能(PEF 或 FEV_1)[①]	正常	<80% 预计值或个人最佳值	
急性加重	没有	≥1 次 / 年[②]	任何 1 周中出现 1 次[③]

注:①肺功能测试在 5 岁以下的儿童中是不可靠的;②任何一次急性加重出现后都必须立即回顾分析原治疗方案是否恰当;③根据定义,急性加重的那周应被归入未控制

3. **鉴别诊断**　以喘息为主要症状的儿童哮喘应注意与毛细支气管炎、支气管内膜结核或支气管淋巴结结核、气道异物、支气管肺血管畸形、心源性疾病、纵隔疾病和咽喉部相鉴别,咳嗽变异型哮喘(CVA)应注意与反复支气管炎及感染后咳嗽、上气道咳嗽综合征、胃食管反流和嗜酸性粒细胞支气管炎等疾病相鉴别。

(七) 治疗

哮喘治疗的目标:①达到并维持症状的控制;②维持正常活动,包括运动能力;③使肺功能水平接近正常;④预防哮喘急性发作;⑤避免因哮喘药物治疗导致的不良反应;⑥预防哮喘导致的死亡。

治疗原则为治疗越早越好,坚持长期、持续、规范和个体化治疗。急性发作期:快速缓解症状,如抗炎、平喘治疗。慢性持续期和缓解期:防止症状加重或预防复发,如抗炎、降低气道高反应性、防止气道重塑,避免触发因素、做好自我管理。

治疗哮喘的药物包括缓解药物和控制药物。缓解药物能快速缓解支气管收缩及其他伴随的急性症状,用于哮喘急性发作期,包括:①吸入型速效 β_2 受体激动剂;②全身性糖皮质激素;③抗胆碱能药物;④口服短效 β_2 受体激动剂;⑤短效茶碱;⑥硫酸镁。

控制药物是抑制气道炎症需长期使用的药物,用于哮喘慢性持续期,包括:①吸入型糖皮质激素(ICS);②长效 β_2 受体激动剂;③白三烯调节剂;④缓释茶碱;⑤肥大细胞膜稳定剂;⑥全身

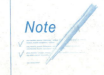
Note

性糖皮质激素。

1. 哮喘急性发作期治疗

(1) β₂受体激动剂：β₂受体激动剂是目前最有效、临床应用最广的支气管舒张剂。根据起作用的快慢分为速效和缓慢起效两大类，根据维持时间的长短分为短效和长效两大类。吸入型速效β₂受体激动剂疗效可维持4~6小时，是缓解哮喘急性症状的首选药物，严重哮喘发作时第1小时可每20分钟吸入1次，以后每2~4小时可重复吸入。药物剂量：每次沙丁胺醇2.5~5.0mg或特布他林2.5~5.0mg。急性发作病情相对较轻时也可选择短期口服短效β₂受体激动剂如沙丁胺醇片和特布他林片等。

(2) 糖皮质激素：病情较重的急性病例应给予口服泼尼松短程治疗(1~7天)，每天1~2mg/kg，分2~3次。一般不主张长期使用口服糖皮质激素治疗儿童哮喘。严重哮喘发作时应静脉给予甲泼尼松龙，每天2~6mg/kg，分2~3次输注，或琥珀酸氢化可的松或氢化可的松，每次5~10mg/kg。一般静脉糖皮质激素使用1~7天，症状缓解后即停止静脉用药，若需持续使用糖皮质激素者，可改为口服泼尼松。ICS对儿童哮喘急性发作的治疗有一定的帮助，选用雾化吸入布地奈德悬液0.5~1mg/次，每6~8小时用1次。但病情严重时不能以吸入治疗替代全身糖皮质激素治疗，以免延误病情。

(3) 抗胆碱能药物：吸入型抗胆碱能药物如溴化异丙托品舒张支气管的作用比β₂受体激动剂弱，起效也较慢，但长期使用不易产生耐药，不良反应少。

(4) 短效茶碱：短效茶碱可作为缓解药物用于哮喘急性发作的治疗，主张将其作为哮喘综合治疗方案中的一部分，而不单独应用治疗哮喘。需注意其不良反应，长时间使用者，最好监测茶碱的血药浓度。

2. 哮喘危重状态的处理

(1) 氧疗：所有危重哮喘患儿均存在低氧血症，需用密闭面罩或双鼻导管提供高浓度湿化氧气，初始吸氧浓度以40%为宜，流量4~5L/min。

(2) 补液、纠正酸中毒：注意维持水、电解质平衡，纠正酸碱紊乱。

(3) 糖皮质激素：全身应用糖皮质激素作为儿童危重哮喘治疗的一线药物，应尽早使用。病情严重时不能以吸入治疗替代全身糖皮质激素治疗，以免延误病情。

(4) 支气管扩张剂的使用：可用：①吸入型速效β₂受体激动剂；②氨茶碱静脉滴注；③抗胆碱能药物；④肾上腺素皮下注射，药物剂量：每次皮下注射1∶1000肾上腺素0.01ml/kg，儿童最大不超过0.3ml。必要时可每20分钟使用1次，不能超过3次。

(5) 镇静剂：可用水合氯醛灌肠，慎用或禁用其他镇静剂；在插管条件下，亦可用地西泮镇静，剂量为每次0.3~0.5mg/kg。

(6) 抗菌药物治疗：儿童哮喘发作主要由病毒引发，抗菌药物不作为常规应用，如同时发生下呼吸道细菌感染则选用病原体敏感的抗菌药物。

(7) 辅助机械通气指征：指征为：①持续严重的呼吸困难；②呼吸音减低或几乎听不到哮鸣音及呼吸音；③因过度通气和呼吸肌疲劳而使胸廓运动受限；④意识障碍、烦躁或抑制，甚至昏迷；⑤吸氧状态下发绀进行性加重；⑥$PaCO_2 \geq 65mmHg$。

3. 哮喘慢性持续期治疗　分为5岁以上和5岁以下儿童哮喘的长期治疗方案。分为5级，从第2级到第5级都有不同的哮喘控制药物可供选择。对以往未经规范治疗的初诊哮喘患儿根据病情严重度分级，选择第2级、第3级和第4级治疗方案。治疗期间每1~3个月审核一次，根据其控制情况选择适当的治疗方案。如哮喘控制并维持至少3个月后，可考虑降级，直至确定维持哮喘控制的最小剂量。如部分控制，考虑升级治疗以达到控制，但首先要检查患儿吸药技术、遵循用药方案的情况、避免变应原和其他触发因素等。如未控制，升级治疗直至达到控制。

(1) ICS：ICS是哮喘长期控制的首选药物，也是目前最有效的抗炎药物，优点是通过吸入，药

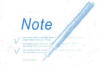

物直接作用于气道黏膜,局部抗炎作用强,全身不良反应少。通常需要长期、规范吸入 1~3 年甚至更长时间才能起到治疗作用。目前临床上常用 ICS 有布地奈德、丙酸氟替卡松和丙酸倍氯米松。每 3 个月应评估病情,以决定升级治疗、维持目前治疗或降级治疗。

(2) 白三烯调节剂:分为白三烯合成酶抑制剂和白三烯受体拮抗剂,该药耐受性好,副作用少,服用方便。白三烯受体拮抗剂包括孟鲁司特和扎鲁司特。

(3) 缓释茶碱:缓释茶碱用于长期控制时,主要协助 ICS 抗炎,每天分 1~2 次服用,以维持昼夜的稳定血药浓度。

(4) 长效 β_2 受体激动剂:药物包括福莫特罗、沙美特罗、班布特罗及丙卡特罗等。

(5) 肥大细胞膜稳定剂:肥大细胞膜稳定剂色甘酸钠,常用于预防运动及其他刺激诱发的哮喘。

(6) 全身性糖皮质激素:在哮喘慢性持续期控制哮喘发作过程中,全身性糖皮质激素仅短期在慢性持续期分级为重度持续患儿,长期使用高剂量 ICS 加吸入型长效 β_2 受体激动剂及其他控制药物疗效欠佳的情况下使用。

(7) 联合治疗:对病情严重度分级为重度持续和单用 ICS 病情控制不佳的中度持续的哮喘提倡长期联合治疗,如 ICS 联合吸入型长效 β_2 受体激动剂、ICS 联合白三烯调节剂和 ICS 联合缓释茶碱。

(8) 特异性免疫治疗:在无法避免接触过敏原或药物治疗无效时,可考虑针对过敏原的特异性免疫治疗,需要在有抢救措施的医院进行。特异性免疫治疗应与抗炎及平喘药物联用,坚持足够疗程。

(八) 管理与教育

1. 避免危险因素 应避免接触过敏原,积极治疗和清除感染灶,去除各种诱发因素(吸烟、呼吸道感染和气候变化等)。

2. 哮喘的教育与管理 哮喘患儿的教育与管理是提高疗效、减少复发、提高患儿生活质量的重要措施。通过对患儿及家长进行哮喘基本防治知识的教育,调动其对哮喘防治的主观能动性,提高依从性,避免各种危险因素,巩固治疗效果,提高生活质量。教会患儿及其家属正确使用儿童哮喘控制测试(C-ACT)等儿童哮喘控制问卷,以判断哮喘控制水平。

3. 多形式教育 通过门诊教育、集中教育(哮喘之家等活动)、媒体宣传等多种形式,向哮喘患儿及其家属宣传哮喘基本知识。

(九) 预后

儿童哮喘的预后较成人好,病死率约为 2/10 万 ~4/10 万,约 70%~80% 年长后症状不再反复,但仍可能存在不同程度气道炎症和高反应性,30%~60% 的患儿可完全治愈。

【小结】

1. 哮喘的本质是气道慢性炎症,目前控制哮喘的首选药物是激素,但哮喘急性发作时快速缓解的首选药物是支气管扩张剂。哮喘的病理特征是可逆性支气管痉挛,因此具有反复发作性特点。

2. 哮喘在不同的年龄阶段有不同的特点。应统一使用新的儿童哮喘的诊断标准。"一喘毛支、二喘喘支、三喘哮喘"的诊断方法也不适用于临床。婴幼儿哮喘的诊断名称已经被取消。

3. 年幼儿期哮喘的诊断比较困难,年龄愈小,诊断哮喘愈需谨慎。哮喘预测指数可帮助临床医师判断年幼儿童发生哮喘的危险程度。

4. 坚持长期规范化治疗,正确使用药物及吸入装置,参与哮喘之家活动并建立哮喘档案定期随访,这对于哮喘的预后至关重要。

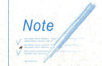

Note

【思考题】

1. 毛细支气管炎、哮喘性支气管炎和支气管哮喘有何异同点？
2. 如何救治儿童支气管哮喘危重状态？

（李昌崇）

第四节　肺 部 疾 病

一、肺炎

　　肺炎（pneumonia）是指不同病原体或其他因素（如吸入羊水、油类或过敏反应）等所引起的肺部炎症。主要临床表现为发热、咳嗽、气促、呼吸困难和肺部固定性中、细湿啰音。重症患者可累及循环、神经及消化等系统而出现相应的临床症状，如心力衰竭、缺氧中毒性脑病及缺氧中毒性肠麻痹等。

　　肺炎为婴儿时期重要的常见病，是我国住院小儿死亡的第一位原因，严重威胁小儿健康，被国家卫生和计划生育委员会列为小儿四病防治之一，故加强对本病的防治十分重要。

　　【分类】　无统一分类，目前常用的有以下几种分类法：

　　1. 病理分类　大叶性肺炎、支气管肺炎和间质性肺炎。

　　2. 病因分类

　　（1）病毒性肺炎：呼吸道合胞病毒（RSV）占首位，其次为腺病毒（ADV）3、7型，流感病毒，副流感病毒1、2、3型，巨细胞病毒和肠道病毒等。

　　（2）细菌性肺炎：肺炎链球菌、金黄色葡萄球菌、肺炎杆菌、流感嗜血杆菌、大肠埃希菌、军团菌等。

　　（3）支原体肺炎：由肺炎支原体所致。

　　（4）衣原体肺炎：由沙眼衣原体（CT）、肺炎衣原体（CP）和鹦鹉热衣原体引起，以CT和CP多见。

　　（5）原虫性肺炎：包括肺棘球蚴病、肺弓形虫病、肺血吸虫病、肺线虫病等。

　　（6）真菌性肺炎：由白色念珠菌、曲霉菌、组织胞浆菌、隐球菌、肺孢子菌等引起的肺炎，多见于免疫缺陷病及长期使用免疫抑制剂或抗菌药物者。

　　（7）非感染病因引起的肺炎：如吸入性肺炎、坠积性肺炎、嗜酸性粒细胞性肺炎（过敏性肺炎）等。

　　3. 病程分类　①急性肺炎：病程<1个月；②迁延性肺炎：病程1~3个月；③慢性肺炎：病程>3个月。

　　4. 病情分类　①轻症：除呼吸系统外，其他系统仅轻微受累，无全身中毒症状；②重症：除呼吸系统出现呼吸衰竭外，其他系统亦严重受累，可有酸碱平衡失调、水电解质紊乱，全身中毒症状明显，甚至危及生命。

　　5. 临床表现典型与否分类　①典型肺炎：肺炎链球菌、金黄色葡萄球菌（金葡菌）、肺炎杆菌、流感嗜血杆菌、大肠埃希菌等引起的肺炎；②非典型肺炎：肺炎支原体、衣原体、嗜肺军团菌、某些病毒（如汉坦病毒）等。2002年冬季和2003年春季在我国发生一种传染性非典型肺炎（infectious atypical pneumonia），世界卫生组织（WHO）将其命名为严重急性呼吸综合征（severe acute respiratory syndrome，简称SARS），为新型冠状病毒（coronavirus，CoV）引起，以肺间质病变为主，传染性强，病死率较高；儿童患者临床表现较成人轻，病死率亦较低，传染性亦较弱。还有近年来发生的禽流感病毒所致的肺炎。

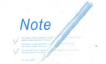

6. 发生肺炎的地点进行分类　①社区获得性肺炎(community acquired pneumonia,CAP):指原本健康的儿童在医院外获得的感染性肺炎,包括感染了具有明确潜伏期的病原体而在入院后潜伏期内发病的肺炎;②医院获得性肺炎(hospital acquired pneumonia,HAP):又称医院内肺炎(nosocomial pneumonia,NP),指患儿入院时不存在、也不处于潜伏期而在入院≥48小时发生的感染性肺炎,这包括在医院感染而于出院48小时内发生的肺炎。

临床上如果病原体明确,则按病因分类,有助于指导治疗,否则按病理或其他方法分类。

年龄是儿童CAP病原诊断最好的提示,不同年龄组CAP病原情况参见表12-5。

表 12-5　不同年龄组 CAP 病原情况

年龄	常见病原
3周~3月龄	沙眼衣原体;呼吸道合胞病毒、副流感病毒3;肺炎链球菌、百日咳杆菌、金黄色葡萄球菌
4月龄~5岁	呼吸道合胞病毒、副流感病毒、流感病毒、腺病毒和鼻病毒;肺炎链球菌、b型流感嗜血杆菌;肺炎支原体;结核分枝杆菌
5岁~青少年	肺炎支原体;肺炎衣原体;肺炎链球菌;结核分枝杆菌

注:病原是按照发生频率依次递减的顺序粗略排列

(一) 支气管肺炎

支气管肺炎(bronchopneumonia)是累及支气管壁和肺泡的炎症,为儿童时期最常见的肺炎,2岁以内儿童多发。一年四季均可发病,北方多发生于冬春寒冷季节及气候骤变时。室内居住拥挤、通风不良、空气污浊,致病微生物增多,易发生肺炎。此外有营养不良、维生素D缺乏性佝偻病、先天性心脏病等并存症及低出生体重儿、免疫缺陷者均易发生本病。

1. 病因　最常为细菌和病毒,也可由病毒、细菌"混合感染"。发达国家儿童肺炎病原以病毒为主,主要有RSV、ADV、流感及副流感病毒等;发展中国家则以细菌为主。细菌感染仍以肺炎链球菌多见,近年来肺炎支原体、衣原体和流感嗜血杆菌肺炎有增加趋势。病原体常由呼吸道入侵,少数经血行入肺。

2. 病理　病理变化以肺组织充血、水肿、炎性细胞浸润为主。肺泡内充满渗出物,经肺泡壁通道(kohn孔)向周围组织蔓延,呈点片状炎症病灶。若病变融合成片,可累及多个肺小叶或更为广泛。当小支气管、毛细支气管发生炎症时,可导致管腔部分或完全阻塞而引起肺气肿或肺不张。

不同病原造成肺炎的病理改变亦不同:细菌性肺炎以肺实质受累为主;而病毒性肺炎则以间质受累为主,亦可累及肺泡。临床上支气管肺炎与间质性肺炎常同时并存。

3. 病理生理　主要变化是由于支气管、肺泡炎症引起通气和换气障碍,导致缺氧和二氧化碳潴留,从而造成一系列病理生理改变。

(1) 呼吸功能不全:由于通气和换气障碍,氧进入肺泡以及氧自肺泡弥散至血液和二氧化碳排出均发生障碍,血液含氧量下降,动脉血氧分压(PaO_2)和动脉血氧饱和度(SaO_2)均降低,致低氧血症;血CO_2浓度升高。当SaO_2<85%,还原血红蛋白>50g/L时,则出现发绀。肺炎的早期,仅有缺氧,无明显CO_2潴留。为代偿缺氧,呼吸和心率加快以增加每分钟通气量和改善通气血流比。随着病情的进展,通气和换气功能严重障碍,在缺氧的基础上出现CO_2潴留,此时PaO_2和SaO_2下降,$PaCO_2$升高,当PaO_2<50mmHg(6.67kPa)和(或)$PaCO_2$>50mmHg(6.67kPa)时即为呼吸衰竭。为增加呼吸深度,以吸进更多的氧,呼吸辅助肌也参加活动,因而出现鼻翼扇动和吸气性凹陷。

(2) 酸碱平衡失调及电解质紊乱:严重缺氧时,体内需氧代谢发生障碍,无氧酵解增强,酸性代谢产物增加,加上高热、进食少、脂肪分解等因素,常引起代谢性酸中毒;同时,由于二氧化碳排出受阻,可产生呼吸性酸中毒;因此,严重者存在不同程度的混合性酸中毒。6个月以上的儿童,因呼吸代偿功能稍强,通过加深加快呼吸,加快排出二氧化碳,可致呼吸性碱中毒,血pH变

Note

化不大,影响较小;而 6 个月以下的儿童,代偿能力较差,二氧化碳潴留往往明显,甚至发生呼吸衰竭。缺氧和二氧化碳潴留导致肾小动脉痉挛而引起水钠潴留,且重症肺炎缺氧时常有抗利尿激素(ADH)分泌增加,加上缺氧使细胞膜通透性改变、钠泵功能失调,使 Na^+ 进入细胞内,造成低钠血症。

(3) 心血管系统:病原体和毒素侵袭心肌,引起心肌炎;缺氧使肺小动脉反射性收缩,肺循环压力增高,使右心负荷增加。肺动脉高压和中毒性心肌炎是诱发心力衰竭的主要原因。重症患儿常出现微循环障碍、休克甚至弥散性血管内凝血(DIC)。

(4) 神经系统:严重缺氧和 CO_2 潴留使血与脑脊液 pH 值降低,高碳酸血症使脑血管扩张、血流减慢、血管通透性增加,致使颅内压增加。严重缺氧使脑细胞无氧代谢增加,造成乳酸堆积、ATP 生成减少和 Na^+-K^+ 离子泵转运功能障碍,引起脑细胞内钠、水潴留,形成脑水肿。病原体毒素作用亦可引起脑水肿。

(5) 胃肠道功能紊乱:低氧血症和病原体毒素可使胃肠黏膜糜烂、出血,上皮细胞坏死脱落,导致黏膜屏障功能破坏,使胃肠功能紊乱,出现腹泻、呕吐,甚至发生缺氧中毒性肠麻痹。毛细血管通透性增高,可致消化道出血。

4. 临床表现　2 岁以下的婴幼儿多见,起病多数较急,发病前数天多先有上呼吸道感染,主要临床表现为发热、咳嗽、气促、肺部固定中、细湿啰音。

(1) 主要症状:①发热:热型不定,多为不规则热,亦可为弛张热或稽留热。值得注意的是新生儿、重度营养不良患儿体温可不升或低于正常。②咳嗽:较频繁,早期为刺激性干咳,极期咳嗽反而减轻,恢复期咳嗽有痰。③气促:多在发热、咳嗽后出现。④全身症状:精神不振、食欲减退、烦躁不安,轻度腹泻或呕吐。

(2) 体征:①呼吸增快:40~80 次 / 分,并可见鼻翼扇动和吸气性凹陷;②发绀:口周、鼻唇沟和指(趾)端发绀,轻症患儿可无发绀;③肺部啰音:早期不明显,可有呼吸音粗糙、减低,以后可闻及固定的中、细湿啰音,以背部两侧下方及脊柱两旁较多,于深吸气末更为明显。肺部叩诊多正常,病灶融合时,可出现实变体征。

(3) 重症肺炎的表现:重症肺炎由于严重的缺氧及毒血症,除有呼吸衰竭外,可发生心血管、神经和消化等系统严重功能障碍。

1) 心血管系统:可发生心肌炎、心包炎等,有先天性心脏病者易发生心力衰竭。肺炎合并心力衰竭可有以下表现:①安静状态下呼吸突然加快 >60 次 / 分。②安静状态下心率突然增快 >180 次 / 分。③突然极度烦躁不安,明显发绀,面色苍白或发灰,指(趾)甲微血管再充盈时间延长。以上三项不能用发热、肺炎本身和其他合并症解释者。④心音低钝、奔马律,颈静脉怒张。⑤肝脏迅速增大。⑥尿少或无尿,眼睑或双下肢水肿。亦有学者认为上述症状为肺炎本身的表现。

2) 神经系统:在确诊肺炎后出现下列症状与体征者,可考虑为缺氧中毒性脑病:①烦躁、嗜睡,眼球上窜、凝视;②球结膜水肿,前囟隆起;③昏睡、昏迷、惊厥;④瞳孔改变:对光反应迟钝或消失;⑤呼吸节律不整,呼吸心跳解离(有心跳,无呼吸);⑥有脑膜刺激征,脑脊液检查除压力增高外,其他均正常。在肺炎的基础上,除外热性惊厥、低血糖、低血钙及中枢神经系统感染(脑炎、脑膜炎),如有①~②项则提示脑水肿,伴其他一项以上者可确诊。

3) 消化系统:严重者发生缺氧中毒性肠麻痹时,表现为频繁呕吐、严重腹胀、呼吸困难加重,听诊肠鸣音消失。重症患儿还可呕吐咖啡样物,大便潜血阳性或柏油样便。

4) 抗利尿激素异常分泌综合征(syndrome of inappropriate secretion of antidiuretic hormone, SIADH):①血钠≤130mmol/L,血渗透压 <275mmol/L;②肾脏排钠增加,尿钠≥20mmol/L;③临床上无血容量不足,皮肤弹性正常;④尿渗透克分子浓度高于血渗透克分子浓度;⑤肾功能正常;⑥肾上腺皮质功能正常;⑦ ADH 升高。若 ADH 不升高,则可能为稀释性低钠血症。SIADH 与

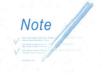

缺氧中毒性脑病有时表现类似,但治疗却完全不同,应注意检查血钠,以资鉴别。

DIC:可表现为血压下降,四肢凉,脉速而弱,皮肤、黏膜及胃肠道出血。

5. 并发症 早期合理治疗者并发症少见。若延误诊断或病原体致病力强者可引起并发症,如胸腔积液(如脓胸)、脓气胸、肺大疱、肺不张、支气管扩张等。

(1)脓胸(empyema):临床表现有:高热不退;呼吸困难加重;患侧呼吸运动受限;语颤减弱;叩诊呈浊音;听诊呼吸音减弱,其上方有时可听到管状呼吸音。当积脓较多时,患侧肋间隙饱满,纵隔和气管向健侧移位。胸部 X 线(立位)示患侧肋膈角变钝,或呈反抛物线状阴影。胸腔穿刺可抽出脓液。

(2)脓气胸(pyopneumothorax):肺脏边缘的脓肿破裂并与肺泡或小支气管相通即造成脓气胸。表现为突然呼吸困难加剧,剧烈咳嗽,烦躁不安,面色发绀。胸部叩诊积液上方呈鼓音,听诊呼吸音减弱或消失。若支气管破裂处形成活瓣,气体只进不出,形成张力性气胸,可危及生命,必须积极抢救。立位 X 线检查可见液气面。

(3)肺大疱(pneumatocele):由于细支气管形成活瓣性部分阻塞,气体进的多、出的少或只进不出,肺泡扩大、破裂而形成肺大疱,可一个亦可多个。体积小者无症状,体积大者可引起呼吸困难。X 线可见薄壁空洞。

以上三种并发症多见于金黄色葡萄球菌肺炎、耐药肺炎链球菌肺炎和某些革兰阴性杆菌肺炎。

6. 辅助检查

(1)外周血检查:

1)白细胞检查:细菌性肺炎白细胞计数升高,中性粒细胞增多,并有核左移现象,胞质可有中毒颗粒。病毒性肺炎的白细胞计数大多正常或偏低,亦有少数升高者,时有淋巴细胞增高或出现异型淋巴细胞。

2)C 反应蛋白(CRP):细菌感染时血清 CRP 值多上升,非细菌感染时则上升不明显。

3)前降钙素(PCT):细菌感染时可升高,抗菌药物治疗有效时,可迅速下降。

(2)病原学检查:

1)细菌学检查:

① 细菌培养和涂片:采取气管吸取物、肺泡灌洗液、胸水、脓液和血标本作细菌培养和鉴定,同时进行药物敏感试验对明确细菌性病原和指导治疗有意义。亦可作涂片染色镜检,进行初筛试验。

② 其他检查:血清学检测肺炎链球菌荚膜多糖抗体水平;荧光多重 PCR 检测细菌特异基因,如肺炎链球菌编码溶血素(ply)基因。

2)病毒学检查:

① 病毒分离:感染肺组织、支气管肺泡灌洗液、鼻咽分泌物病毒培养、分离是病毒病原诊断的可靠方法。

② 病毒抗体检测:经典的方法有免疫荧光试验(IFA)、酶联免疫吸附试验(ELISA)等。特异性抗病毒 IgM 升高可早期诊断。血清特异性 IgG 抗体滴度进行性升高,急性期和恢复期(间隔 2~4 周)IgG 抗体升高≥4 倍为阳性,但由于费时太长,往往只作为回顾性诊断,限制了其临床实际应用。

③ 病毒抗原检测:采取咽拭子、鼻咽分泌物、气管吸取物或肺泡灌洗液涂片,或快速培养后细胞涂片,使用病毒特异性抗体(包括单克隆抗体)免疫荧光技术、免疫酶法或放射免疫法可发现特异性病毒抗原。

④ 病毒特异性基因检测:采用核酸分子杂交技术或聚合酶链反应(PCR)、逆转录 PCR 等技术检测呼吸道分泌物中病毒基因片段。

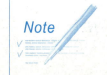

3) 其他病原学检查：

① 肺炎支原体(*Mycoplasma pneumoniae*,MP)：a. 冷凝集试验：≥1：32 为阳性标准,该试验为非特异性,可作为过筛试验；b. 特异性诊断：包括 MP 分离培养或特异性 IgM 和 IgG 抗体测定。补体结合抗体检测是诊断 MP 的常用方法；基因探针及 PCR 技术检测 MP 的特异性强和敏感性高,但应避免发生污染。

② 衣原体：能引起肺炎的衣原体为沙眼衣原体(*Chlamydia tracomatis*,CT)、肺炎衣原体 (*Chlamydia pneumoniae*,CP)和鹦鹉热衣原体。细胞培养用于诊断 CT 和 CP。直接免疫荧光或吉姆萨染色法可检查 CT。其他方法有酶联免疫吸附试验、放射免疫电泳法检测双份血清特异性抗原或抗体、核酸探针及 PCR 技术检测基因片段。

③ 嗜肺军团菌(*Legionella pneumophila*,LP)：血清特异性抗体测定是目前临床诊断 LP 感染最常用的实验室证据。

(3) 胸部影 X 线检查：早期肺纹理增强,透光度减低；以后两肺下野、中内带出现大小不等的点状或小斑片状影,或融合成大片状阴影,甚至波及节段。可有肺气肿、肺不张。伴发脓胸时,早期患侧肋膈角变钝；积液较多时,可呈反抛物线状阴影,纵隔、心脏向健侧移位。并发脓气胸时,患侧胸腔可见液平面。肺大疱时则见完整薄壁、无液平面的大疱。胸部 X 线未能显示肺炎征象而临床又高度怀疑肺炎、难以明确炎症部位、需同时了解有无纵隔内病变等,可行胸部 CT 检查。

7. 诊断　支气管肺炎的诊断比较简单,一般有发热、咳嗽、呼吸急促的症状,肺部听诊闻及中、细湿啰音和(或)胸部影像学有肺炎的改变均可诊断为支气管肺炎。

确诊支气管肺炎后应进一步了解引起肺炎的可能病原体和病情的轻重。若为反复发作者,还应尽可能明确导致反复感染的原发疾病或诱因,如原发性或继发性免疫缺陷病、呼吸道局部畸形或结构异常、支气管异物、先天性心脏病、营养不良和环境因素等。此外,还要注意是否有并发症。

8. 鉴别诊断

(1) 急性支气管炎：一般不发热或仅有低热,全身状况好,以咳嗽为主要症状,肺部可闻及干湿啰音,多不固定,随咳嗽而改变。X 线示肺纹理增多、排列紊乱。若鉴别困难,则按肺炎处理。

(2) 支气管异物：有异物吸入史,突然出现呛咳,可有肺不张和肺气肿,可资鉴别。若病程迁延,有继发感染则类似肺炎或合并肺炎,需注意鉴别。

(3) 支气管哮喘：儿童哮喘可无明显喘息发作,主要表现为持续性咳嗽,X 线示肺纹理增多、排列紊乱和肺气肿,易与本病混淆。患儿具有过敏体质,肺功能检查及激发和舒张试验有助于鉴别。

(4) 肺结核：一般有结核接触史,结核菌素试验阳性,X 线示肺部有结核病灶可资鉴别。粟粒性肺结核可有气促和发绀,从而与肺炎极其相似,但肺部啰音不明显。

9. 治疗　采用综合治疗,原则为改善通气、控制炎症、对症治疗、防止和治疗并发症。

(1) 一般治疗及护理：室内空气要流通,以温度 18~20℃、湿度 60% 为宜。给予营养丰富的饮食,重症患儿进食困难者,可给予肠道外营养。经常变换体位,以减少肺部瘀血,促进炎症吸收。注意隔离,以防交叉感染。

注意水和电解质的补充,纠正酸中毒和电解质紊乱,适当的液体补充还有助于气道的湿化。但要注意输液速度,过快可加重心脏负担。

(2) 抗感染治疗：

1) 抗菌药物治疗：明确为细菌感染或病毒感染继发细菌感染者应使用抗菌药物。

原则：①有效和安全是选择抗菌药物的首要原则。②在使用抗菌药物前应采集合适的呼吸道分泌物或血标本进行细菌培养和药物敏感试验,以指导治疗；在未获培养结果前,可根据经验

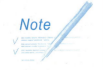

选择敏感药物。③选用的药物在肺组织中应有较高的浓度。④轻症患者口服抗菌药物有效且安全,对重症肺炎或因呕吐等致口服难以吸收者,可考虑胃肠道外抗菌药物治疗。⑤适宜剂量、合适疗程。⑥重症患儿宜静脉联合用药。

根据不同病原选择抗菌药物:①肺炎链球菌:青霉素敏感者首选青霉素或阿莫西林;青霉素中介者,首选大剂量青霉素或阿莫西林;耐药者首选头孢曲松、头孢噻肟、万古霉素;青霉素过敏者选用大环内酯类抗生素如红霉素等。②金黄色葡萄球菌:甲氧西林敏感者首选苯唑西林钠或氯唑西林钠,耐药者选用万古霉素或联用利福平。③流感嗜血杆菌:首选阿莫西林/克拉维酸、氨苄西林/舒巴坦。④大肠埃希菌和肺炎克雷伯杆菌:不产超广谱β内酰胺酶(ESBLs)菌首选头孢他啶、头孢哌酮;产 ESBLs 菌首选亚胺培南、美罗培南;⑤铜绿假单胞菌(绿脓杆菌)首选替卡西林/克拉维酸。⑥卡他莫拉菌:首选阿莫西林/克拉维酸。⑦肺炎支原体和衣原体:首选大环内酯类抗生素如阿奇霉素、红霉素及罗红霉素。

用药时间:一般应持续至体温正常后 5~7 天,症状、体征消失后 3 天停药。支原体肺炎至少使用抗菌药物 2~3 周。葡萄球菌肺炎在体温正常后 2~3 周可停药,一般总疗程≥6 周。

2) 抗病毒治疗:①利巴韦林(病毒唑):可口服或静脉点滴,肌注和静点的剂量为 10~15mg/(kg·d),可抑制多种 RNA 和 DNA 病毒;②α-干扰素(interferon-α,IFN-α):5~7 天为一疗程,亦可雾化吸入。若为流感病毒感染,可用磷酸奥司他韦(oseltamivir)口服。部分中药制剂有一定抗病毒疗效。

(3) 对症治疗:

1) 氧疗:有缺氧表现,如烦躁、发绀或动脉血氧分压 <60mmHg 时需吸氧,多用鼻前庭导管给氧,经湿化的氧气的流量为 0.5~1L/min,氧浓度不超过 40%。新生儿或婴幼儿可用面罩、氧帐、鼻塞给氧,面罩给氧流量为 2~4L/min,氧浓度为 50%~60%。

2) 气道管理:及时清除鼻痂、鼻腔分泌物和吸痰,以保持呼吸道通畅,改善通气功能。气道的湿化非常重要,有利于痰液的排出。雾化吸入有助于解除支气管痉挛和水肿。分泌物堆积于下呼吸道,经湿化和雾化仍不能排除,使呼吸衰竭加重时,应行气管插管以利于清除痰液。严重病例宜短期使用机械通气(人工呼吸机),接受机械通气者尤应注意气道湿化、变换体位和拍背,保持气道湿度和通畅。

3) 腹胀的治疗:低钾血症者,应补充钾盐。缺氧中毒性肠麻痹时,应禁食和胃肠减压,亦可使用酚妥拉明 0.3~0.5mg/(kg·次)加 5% 葡萄糖 20ml 静脉滴注,最大量≤10mg/次。

4) 其他:高热患儿可用物理降温,如温热搽身和(或)减少衣物,冷敷(冰袋置于腋窝、腹股沟或头部);口服对乙酰氨基酚或布洛芬等。若伴烦躁不安可给予氯丙嗪、异丙嗪各 0.5~1.0mg/(kg·次)肌注,水合氯醛或苯巴比妥 5mg/(kg·次)肌注。

(4) 糖皮质激素:糖皮质激素可减少炎症渗出,解除支气管痉挛,改善血管通透性和微循环,降低颅内压。使用指征为:①严重喘憋或呼吸衰竭;②全身中毒症状明显;③合并感染中毒性休克;④出现脑水肿;⑤胸腔短期有较大量渗出者。上述情况可短期应用激素,可用甲泼尼松龙 1~2mg/(kg·d)、琥珀酸氢化可的松 5~10mg/(kg·d)或用地塞米松 0.1~0.3mg/(kg·d)加入瓶中静脉点滴,疗程 3~5 天。

(5) 并发症及并存症的治疗:

1) 肺炎合并心力衰竭的治疗:吸氧、镇静、利尿、强心、血管活性药物。①利尿:可用呋塞米、依他尼酸,剂量为 1mg/(kg·次),稀释成 2mg/ml,静注或加滴壶中静点;亦可口服呋塞米、依他尼酸或双氢克尿噻等。②强心药:可使用地高辛或毛花苷丙静脉注射。③血管活性药物:常用酚妥拉明 0.5~1.0mg/(kg·次),最大剂量不超过 10mg/次,肌注或静注,必要时间隔 1~4 小时重复使用;亦可用巯甲丙脯酸和硝普钠。

2) 肺炎合并缺氧中毒性脑病的治疗:脱水疗法、改善通气、扩血管、止痉、糖皮质激素、促进

Note

脑细胞恢复。①脱水疗法：主要使用甘露醇，根据病情轻重每次 0.25~0.5~1.0g/kg，每 6 小时 1 次。②改善通气：必要时应予人工辅助通气、间歇正压通气，疗效明显且稳定后应及时改为正常通气。③扩血管药物：可缓解脑血管痉挛、改善脑微循环，从而减轻脑水肿，常用酚妥拉明、654-2。酚妥拉明 0.5~1.0mg/(kg·次)，新生儿每次 ≤3mg，婴幼儿每次 ≤10mg，静脉快速滴注，每 2~6 小时一次；654-2 每次 1~2mg/kg，视病情需要，可以 10~15 分钟一次，或 2~4 小时一次，也可静脉滴注维持。④止痉：一般选用地西泮 0.2~0.3mg/(kg·次)，静脉注射，1~2 小时可重复一次；也可采用人工冬眠疗法。⑤糖皮质激素的使用：可非特异性抗炎、减少血管与血-脑屏障的通透性，故可用于治疗脑水肿。常用地塞米松 0.25mg/(kg·次)，静脉滴注，每 6 小时一次，2~3 天后逐渐减量或停药。⑥促进脑细胞恢复的药物：常用的有三磷腺苷（ATP）、胞磷胆碱、维生素 B_1 和维生素 B_6 等。

3) SIADH 的治疗：与肺炎合并稀释性低钠血症治疗是相同的。原则为限制水入量，补充高渗盐水。当血钠为 120~130mmol/L，无明显症状时，主要措施是限制水的摄入量，以缓解低渗状态。如血钠 <120mmol/L，有明显低钠血症症状时，按 3% 氯化钠 12ml/kg，可提高血钠 10mmol/L 计算，先给予 1/2 量，在 2~4 小时内静脉点滴，必要时 4 小时后可重复一次。

4) 脓胸和脓气胸者应及时进行穿刺引流，若脓液黏稠，经反复穿刺抽脓不畅或发生张力性气胸时，宜行胸腔闭式引流。

5) 对并存佝偻病、贫血、营养不良者，应给予相应治疗。

6) 生物制剂：重症患儿可酌情给予血浆和静脉注射用丙种球蛋白（IVIG）含有特异性抗体，如 RSV-IgG 抗体，可用于重症患儿，IVIG 400mg/(kg·d)，3~5 天为一疗程。

10. 预防

1. 增强体质，减少被动吸烟，室内通风，积极防治营养不良、贫血及佝偻病等，注意手卫生，避免交叉感染。

2. 针对某些常见细菌和病毒病原，疫苗预防接种可有效降低儿童肺炎患病率，目前已有的疫苗包括：肺炎链球菌疫苗、b 型流感嗜血杆菌结合疫苗、流感病毒疫苗等。

(二) 几种不同病原体所致肺炎的特点

1. 呼吸道合胞病毒肺炎（respiratory syncytial virus pneumonia） 简称合胞病毒（RSV）肺炎，是最常见的病毒性肺炎。RSV 只有一个血清型，但有 A、B 两个亚型，我国以 A 亚型为主。本病多见于婴幼儿，尤多见于 1 岁以内儿童。一般认为其发病机制是 RSV 对肺的直接侵害，引起间质性炎症，而非变态反应所致，与 RSV 毛细支气管炎不同。临床上轻症患者发热、呼吸困难等症状不重；中、重症者有较明显的呼吸困难、喘憋、口唇发绀、鼻扇及三凹征，发热可为低、中度热和高热。肺部听诊多有中、细湿啰音。X 线表现为两肺可见小点片状、斑片状阴影，部分患儿有不同程度的肺气肿。外周血白细胞总数大多正常。

2. 腺病毒肺炎（adenovirus pneumonia） 腺病毒肺炎为腺病毒（ADV）感染所致，ADV 共有 42 个血清型，引起儿童肺炎最常见的为 3、7 型。ADV 肺炎曾是我国儿童患病率和死亡率最高的病毒性肺炎，占 20 世纪 70 年代前病毒性肺炎的首位，死亡率最高曾达 33%，发病率现在被 RSV 肺炎取代。7 型 ADV 有 15 个基因型，其中 7b 所致肺炎的临床表现典型而严重。本病多见于 6 个月~2 岁儿童，冬春季节多发。临床特点为起病急骤、高热持续时间长、中毒症状重、啰音出现较晚、X 线改变较肺部体征出现早，易合并心肌炎和多器官功能障碍。症状表现为：①发热：可达 39℃以上，呈稽留高热或弛张热，热程长，可持续 2~3 周；②中毒症状重：面色苍白或发灰，精神不振，嗜睡与烦躁交替；③呼吸道症状：咳嗽频繁，呈阵发性喘憋，轻重不等的呼吸困难和发绀；④消化系统症状：腹泻、呕吐和消化道出血；⑤可因脑水肿而致嗜睡、昏迷或惊厥发作。体格检查发现：①肺部啰音出现较迟，多于高热 3~7 天后才出现，肺部病变融合时可出现实变体征；②肝脾增大，由于单核-吞噬细胞系统反应较强所致；③麻疹样皮疹；④出现心率加速、心音低钝等心肌炎、心力衰竭表现；亦可有脑膜刺激征等中枢神经系统体征。X线特点：①肺部X线改变较肺部啰音出现早，故强调早期摄片；②大小不等的片状阴影或融合成大病灶，甚至一个大叶；③病灶吸收较慢，需数周或数月。

从20世纪80年代后期至今，ADV的7b型已渐被7d型取代，而7d型引起的肺炎相对较轻且不典型。

ADV肺炎易继发细菌感染。继发细菌感染者表现为：持续高热不退；症状恶化或一度好转又恶化；痰液由白色转为黄色脓样；外周血白细胞明显升高，有核左移；胸部X线见病变增多或发现新的病灶。部分ADV可发展为闭塞性细支气管炎（bronchiolitis obliterans，BO），导致反复喘息。

3. **葡萄球菌肺炎（Staphylococcal aureus pneumonia）** 病原为金黄色葡萄球菌（简称金葡菌）。由呼吸道入侵或经血行播散入肺。儿童免疫功能低下，故易发生金葡菌肺炎，新生儿、婴幼儿发病率更高。1961年，Jevons首先分离到耐甲氧西林金黄色葡萄糖球菌（MRSA），随后的20年间MRSA逐渐成为医院感染相关的主要病原菌（HA-MRSA）。20世纪80年代，社区相关MRSA（CA-MRSA）感染病例开始增加。金葡菌肺炎病理改变以肺组织广泛出血性坏死和多发性小脓肿形成为特点。由于病变发展迅速，组织破坏严重，故易形成肺脓肿、脓胸、脓气胸、肺大疱、皮下气肿、纵隔气肿。并可引起败血症及其他器官的迁徙性化脓灶，如化脓性心包炎、脑膜炎、肝脓肿、皮肤脓肿、骨髓炎和关节炎。临床特点为起病急、病情严重、进展快、全身中毒症状明显。发热多呈弛张热型，但早产儿和体弱儿有时可无发热或仅有低热。患者面色苍白、烦躁不安、咳嗽、呻吟、呼吸浅快和发绀，重症者可发生休克。消化系统症状有呕吐、腹泻和腹胀。肺部体征出现较早，两肺有散在中、细湿啰音，发生脓胸、脓气胸和皮下气肿时则有相应体征。发生纵隔气肿时呼吸困难加重。可有各种类型皮疹，如荨麻疹或猩红热样皮疹等。

X线检查：胸部X线可有小片状影，病变发展迅速，甚至数小时内可出现小脓肿、肺大疱或胸腔积液，因此在短期内应重复摄片。病变吸收较一般细菌性肺炎缓慢，重症病例在2个月时可能还未完全消失。

外周血白细胞多数明显增高，中性粒细胞增高伴核左移并有中毒颗粒。婴幼儿和重症患者可出现外周血白细胞减少，但中性粒细胞百分比仍较高。

4. **革兰阴性杆菌肺炎（Gram-negative bacillary pneumonia，GNBP）** 目前有增多趋势，病原菌以流感嗜血杆菌和肺炎克雷伯杆菌为多，伴有免疫缺陷者常发生铜绿假单胞菌肺炎，新生儿时期易患大肠埃希菌肺炎。革兰阴性杆菌肺炎的病情较重，治疗困难，预后较差。病理改变以肺内浸润、实变、出血性坏死为主。大多先有数天呼吸道感染症状，病情呈亚急性，但全身中毒症状明显，表现为发热、精神萎靡、嗜睡、咳嗽、呼吸困难、面色苍白、口唇发绀，病重者甚至出现休克。肺部听诊可及湿啰音，病变融合则有实变体征。

肺部X线改变多种多样，如肺炎克雷伯杆菌肺炎可为肺段或大叶性致密实变阴影，其边缘往往膨胀凸出；铜绿假单胞菌肺炎显示结节状浸润阴影及细小脓肿，可融合成大脓肿；流感嗜血杆菌肺炎可呈粟粒状阴影。GNBP基本改变为支气管肺炎征象，或呈一叶或多叶节段性或大叶性炎症阴影，易见胸腔积液。

5. **肺炎支原体肺炎（Mycoplasma pneumoniae pneumonia）** 多见于学龄儿童及青少年，近年来年幼儿亦不少见。本病全年均可发生，占小儿肺炎的10%~20%，流行年份可达30%。病原体为肺炎支原体（MP），是一种介于细菌和病毒之间的微生物，无细胞壁结构。起病缓慢，潜伏期2~3周，初期有上呼吸道感染症状，可有全身不适、乏力、头痛。热度不一，体温常达39℃左右，可持续1~3周，可伴有咽痛和肌肉酸痛。咳嗽为本病突出的症状，一般于病后2~3天开始，初为干咳，后转为顽固性剧咳，常有黏稠痰液，偶带血丝，少数病例可类似百日咳样阵咳，可持续1~4周。肺部体征多不明显，甚至全无。少数可闻及干、湿啰音，但多很快消失，故体征与剧咳及发

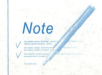
Note

热等临床症状不一致,为本病特点之一。婴幼儿起病急,病程长,病情较重,表现为呼吸困难、喘憋、喘鸣音较为突出,肺部啰音比年长儿多。部分患儿可有皮疹、血管栓塞、溶血性贫血、脑膜炎、心肌炎、肾炎、吉兰-巴雷综合征等肺外表现。

X线检查:本病的重要诊断依据为肺部X线改变。特点为:①支气管肺炎;②间质性肺炎;③均匀一致的片状阴影似大叶性肺炎改变;④肺门阴影增浓。上述改变可相互转化,有时一处消散,而另一处又出现新的病变,即所谓游走性浸润;有时呈薄薄的云雾状浸润影。亦可有胸腔积液。体征轻而X线改变明显是肺炎支原体肺炎的又一特点。

【小结】

1. 肺炎包括感染和非感染性,仍是5岁以下儿童死亡的首位原因。主要临床表现为发热、咳嗽、气促、呼吸困难和肺部固定性中、细湿啰音。重症患者可累及循环、神经及消化等系统。

2. 肺炎的最主要病理生理改变是低氧血症。病原学诊断在临床中最具有临床价值。肺炎链球菌是各个年龄阶段(除新生儿期)肺部感染中最常见的细菌。

3. 肺炎的治疗原则中摒弃以往的"早期、足量、联合"的原则,提倡"适宜剂量、合适疗程"。

4. 不同病原感染的肺炎具有不同的临床特点。

【思考题】

1. 简述支气管肺炎的抗生素治疗原则及激素使用指征。

2. 支气管肺炎病原学诊断方法有哪些?

3. 如何鉴别四种常见的病原体(RSV、SA、GNB、MP)所致的肺炎?

(李昌崇)

二、肺部囊性病变

胸部占位性病变可以导致感染、呼吸困难、呼吸道梗阻,其中以肺部和纵隔囊性病变占多数。随着产前超声普遍应用,产前诊断病例明显增多,已经成为小儿外科诊疗的新领域。产前咨询要求明确哪些疾病可以继续妊娠,待生后处理;哪些要求产前、产时处理。肺部囊性病变多属良性,预后良好。

【胚胎学】 胚胎第三周前肠最先见到,稍后可见气管芽。之后2周气管、食管呈头尾方向生长、前肠侧壁内褶,逐渐完成从头端向尾端方向气管食管分离。与此同时,前肠上皮大量增生几乎完全阻塞食管腔(增生期)。支气管囊肿、支气管肺隔离症、先天性囊性腺瘤样畸形同时发生提示这三种畸形可能有相互关联的胚胎发育基础。

气管支气管树胎肺发育分为五期:胚胎期(embryonic)、假腺期(pseudoglandular)、成管期(canalicular)、成泡期(saccular)、肺泡期(alveolar)。胚肺衍生于前肠,胚胎第三周咽气管沟尾端形成憩室。到胚胎第四周从此形成主气管和两个原始肺芽。胚胎第六周肺芽进一步发育成为明确的肺叶结构。胚胎第7~16周为原始管腔化,第17~27周毛细血管和肺呼吸部分生长,28~35周末端呼吸道发育状结构-肺泡小囊形成,36周~出生后3岁完整毛细血管结构的肺泡,功能成熟至3岁。因此,3岁之前肺叶切除者可实现完全代偿。

【分类与病理生理】 肺囊性病变主要包括先天性囊性腺瘤样畸形(congenital cystic adenomatoid malformation,CCAM)、支气管肺隔离症(bronchopulmonary sequestration,BPS)、先天性肺叶气肿(congenital lobar emphysema,CLE)三种,其确切发病率不清。随着产前超声诊断的普

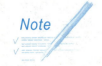

遍应用,CCAM 和隔离肺检出率逐年增高。

胎儿巨大胸腔占位可致纵隔移位、下腔静脉梗阻、心脏受压以及肺发育不良,最终导致胎儿水肿和胎儿死亡;胸腔占位压迫食管,干扰羊水下咽,导致羊水过多。羊水过多是产前超声检查的常见适应证。CCAM 胎儿水肿继发于纵隔移位、下腔静脉梗阻以及心脏受压;BPS 的占位效应、本身分泌液体、淋巴液回流受阻产生胸腔积液导致胎儿水肿。中等大小的胎儿胸部囊性病变可能导致新生儿出现呼吸窘迫。小的胎儿胸部病变在新生儿期无症状,年长儿可因感染、气胸或囊性病变恶变而被发现。

胎肺产前超声检测有助于明确病变性质、病理生理特征以及建立基于预后的处理模式。胎儿肺部病变的大小决定预后。系列产前超声检测发现,胎儿肺部囊性病变在妊娠 20~28 周生长到最大,之后出现一个生长平台,其后可出现体积缩小,尤其是非囊性 BPS 出生前体积可明显缩小,生后甚至不需要治疗。需注意,胎儿期超声检测已经消失的病变出生后胸片即使未检出,但常可被胸部 CT 发现。

【产前监测与干预原则】　妊娠中期诊断为 CCAM 的胎儿需由具备胎儿外科、产时外科条件的专家团队严密检测。系列胎儿头肺比(CVR)检测用于预后判定。CVR=CCAM 体积 / 胎头周长,其中 CCAM 体积 =【长 × 高 × 宽 ×0.52】(cm³),胎头周长由超声测出。CVR 大于 1.6,80% 胎儿最终发展为胎儿水肿。CVR 监测可筛出可能发生水肿或发生胎儿水肿需要胎儿期干预的高危胎儿。妊娠 24 周前的微囊型 CCAM 胎儿,如 CVR 大于 1.4,推荐母体单次短程倍他米松口服治疗。口服激素无效,妊娠大于 30 周微囊型 CCAM 高危胎儿行开放性胎肺切除,巨囊型或互相交通的较大囊肿,行胸腔羊膜腔引流在国外已获成功。36~37 周妊娠,CVR 大于 1.6 且有纵隔移位的 CCAM,通过产时切除手术(EXIT)获得生存。其他胎儿采取母体转运、计划分娩、新生儿期评估、早期手术切除的策略,预后良好。

(一) 先天性囊性腺瘤样畸形

CCAM 又称先天性肺气道畸形(congenital pulmonary airway malformation,CPAM)是罕见但属肺最常见发育错构畸形,新生儿第二位呼吸困难原因。源于终末细支气管腺瘤样增生形成囊肿,伴随后续肺泡生长减少。CCAM 约占所有先天性肺发育畸形的 25%,常与支气管树相通,由肺循环供血。1949 年,由 Chin 和 Tang 首次描述。估计发生率为 1∶25 000~1∶30 000。目前产前诊断者逐年增多。生后诊断者大多在新生儿期表现症状。

CCAM 的典型大体病理特征是终末细支气管"腺瘤样"增多并形成不同大小的囊肿。囊肿从 1mm 到 10cm 不等。组织学特征:①黏膜呈息肉样突起;②囊壁内平滑肌和弹性纤维增加;③无软骨;④出现黏液分泌细胞;⑤无炎症表现。

临床分为五种类型(Stocker 2002 revision)。0 型:极为罕见。起自气管和支气管,囊肿小,不慢全肺。患儿出生时死于严重的气体交换障碍。Ⅰ型:最常见,占 60%~70%。源于支气管远端或细支气管近端,分化良好。常单发,可有间隔,大多数仅累计肺脏一叶,有恶变可能。Ⅱ型:占 15%~20%,由多发小囊肿组成,可与周围肺组织融合。病理上类似扩张的终末细支气管。本型 60% 有其他畸形。无恶变。Ⅲ型:占 5%~10%,由末端的肺泡大量增生而来,累及整叶或数叶肺脏。Ⅳ型:占 10%~15%,最大直径 7cm。有恶变可能。

依据大体解剖和超声检查,Adzick 将 CCAM 分为巨囊型和微囊型。巨囊型:产前超声检查出单一或多个囊肿直径≥5.0mm,预后良好。微囊型:超声声像显示为实性团块,常伴胎儿水肿,预后不良。

CCAM 常发生于一个肺叶,下叶最为常见,双侧肺叶发生罕见,左右肺叶发生率相等,男女性相近。新生儿期表现为新生儿呼吸困难,其原因是肺发育不良、纵隔移位、自发性气胸、囊内积气压迫周围功能肺组织或继发于胎儿水肿的胸腔积液。呼吸困难程度不同,可以仅是呼吸急促、需少量吸氧,也可以出现呼吸功能衰竭需要机械通气甚至 ECMO 支持。产前或新生儿期未能诊断者,通常表现为 CCAM 发生感染,可能因其不能清除吸入环境病原菌的缘故。其他临床

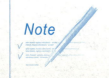

表现包括：气胸、反应性呼吸道疾病、体重不增。伴发畸形少见。年长儿可以咯血为主要表现，也发生恶性变。

【鉴别诊断】 需要与先天性膈疝、先天性肺炎、血胸、胸腔积液、肺大疱、气胸、隔离肺、支气管闭锁或狭窄、先天性肺叶气肿、支气管源性囊肿等鉴别。

【影像检查】

1. 产前检查 大多数 CCAM 产前可超声诊断。超声检查还可检测出胎儿水肿征象如胎儿腹水或胸腔积液。产前诊断的 CCAM，出生时 70% 无症状，50% 胸部 X 线检查正常。产前磁共振 T_2 加权成像显示肺内高密度信号，直径 >3mm 囊肿容易发现。

2. 胸部 X 线检查 肺野见多发囊肿或以大的囊肿伴周围小囊肿甚或充气大囊肿（图 12-1）。其他征象如纵隔移位、胸腔和心包腔积液、气胸甚至实质性占位也可见到。伴发感染时可出现气液平。CT 扫描确定病变类型和范围，典型表现是薄壁多房性囊性病变，以正常肺实质围绕（图 12-2）。

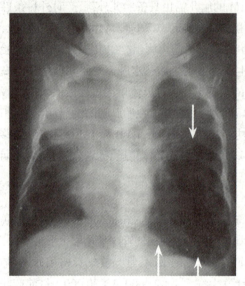
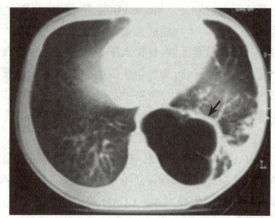

图 12-1 CCAM 胸部平片肺野多发囊肿，大　图 12-2 CCAM CT 扫描显示薄壁多房性囊性病变
小不一

【治疗】 妊娠中期发现的胎儿 CCAM，按上述产前监测与干预原则进行。产前已经诊断为 CCAM，母体转运较新生儿容易，因此，生产应在具备新生儿外科手术的医疗机构进行，根据产前评估并做好新生儿急诊肺叶切除准备，其中大多数可能需要高频通气或 ECMO 支持。鉴于感染和恶变的风险，对无症状 CCAM 新生儿，推荐早期择期手术切除。早期手术一般在 1 个月后实施，可以获得残肺最大限度生长。

(二) 隔离肺

BPS 又称支气管肺隔离症是一无功能肺组织，与功能气管支气管不相通但由无名体循环动脉供血。在所有先天性肺脏发育畸形中占 0.15%~6.4%，分为肺内和肺外 BPS 两种类型。肺内、肺外 BPS 可同时出现。

BPS 由于来源于前肠，可与食管或胃相通，术前如有怀疑应行上消化道造影明确。大多数 BPS 从胸主动脉或腹主动脉供血，80% 病例供血动脉为一根异常粗大的动脉，直径 0.5~2.0cm；15%~20% 的病例是多支供血，直径 3mm 或以下。应注意有 20% 病例由脾、胃、锁骨下、肋间血管供血。静脉引流经下腔静脉或奇静脉系统进入心脏右房。上述供血特点既有利于与其他肺脏发育畸形鉴别，又增加了手术切除时的难度，术前未能诊断为 BPS 的病例，术中应高度警惕这种可能性，防止发生大出血。BPS 内的动静脉瘘可导致心衰，或出现大咯血（血胸）。

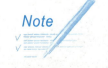

肺内 BPS 占全部隔离肺的 75%。男女发病相近。常见于左肺下叶内基底段或后基底段,左侧远多于右侧,上叶发病仅占 10%~15% 病例。伴发畸形少见。产前未能诊断的肺内 BPS,生后通常表现为 BPS 区域反复发生肺炎或形成肺脓肿,常需肺叶切除。术中必须辨认、结扎来自体循环的供应动脉,后者常在肺下韧带内。

肺外 BPS 占全部隔离肺的 25%,有完全独立的脏层胸膜。男性多见,男 / 女为 3∶1。80% 位于左肺下叶后基底段与膈肌之间,10% 位于膈肌下方和腹膜后,部分病例位于膈肌内。紧靠食管者反复感染可形成食管瘘。约 65% 有伴发畸形,如 CCAM、先天性膈疝、椎体发育畸形、副脾、先天性心脏病、肺发育不良、结肠重复畸形。

【产前超声】　BPS 显示为一境界清晰的均质高回声团块。胎儿 BPS 的特征诊断声像是彩色 Doppler 检出从体循环或主动脉发出进入胎肺的供应血管(图 12-3)。胎儿 MRI 检查有助于 CCAM 和 BPS 鉴别,应注意 CCAM 和 BPS 共存现象。

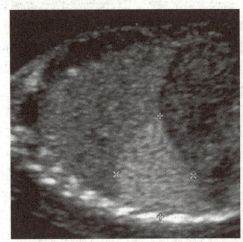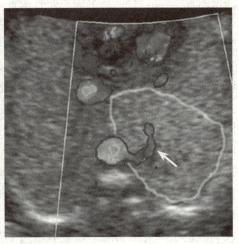

图 12-3　隔离肺产前超声
图示一境界清晰的均质高回声团块,彩色 Doppler 超声检出从主动脉发出进入胎肺的供应血管

【胸部普通 X 线片】　难以鉴别肺内、肺外隔离肺。肺内 BPS 胸片呈异质性境界不清的病灶。肺外 BPS 胸片上呈心后境界清晰的实性病灶,常伴同侧膈肌抬高。胸部 CT 诊断准确性达 90%。增强 CT 扫描三维重建如发现异常体循环供血可 BPS。

手术是隔离肺的治疗选择。产前诊断的 BPS,由于反复感染、压迫周围正常肺组织以及动静脉吻合(AV 瘘)形成导致出血的可能性,应尽早择期手术。生后诊断的无症状肺内、肺外 BPS 多推荐随访,有症状者控制感染后择期手术切除。肺内 BPS 常因反复感染境界不清,常需行肺叶切除。婴幼儿和儿童胸腔镜肺叶切除已成为治疗选择,安全可靠,并发症少。

(三) 先天性肺叶气肿(CLE)

CLE 的主要发病机制是病变区域支气管允许吸气期气体进入而部分限制呼气期气体呼出从而导致肺叶过度膨胀。CLE 发生顺序为左肺上叶最常见 40%~50%,右肺中叶其次 30%~40%,右肺上叶 20%,两肺下叶 <5%。双侧同时发病约 20%。肺叶气肿可能源于:①发育不良的支气管软管产生单向瓣膜作用或支气管完全闭锁;②黏稠黏液堵塞支气管腔;③变异大血管或增大心室腔的外源性压迫;④支气管广泛性发育异常。

产前超声上 CLE 的回声增强和高反射可与 CCAM 鉴别。妊娠 28 周前进行性增大可能因病变部分肺叶内液体潴留。因肺内液体清除延迟,生后胸片显示病变部位不透 X 线影。

本病出生时诊断约占 25%,1 个月时诊断约为 50%,6 个月后为散发诊断。术前重要鉴别包括:支气管狭窄、肺气压伤。仔细支气管镜检可排查腔内梗阻。早产儿肺气压伤发生于多叶

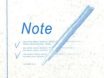
Note

肺,右肺下叶多见,利于与 CLE 鉴别。患儿症状出现越早,肺叶气肿易进展、多需手术切除。症状轻微、病变稳定、周围肺叶压迫不明显者可以观察处理。如有肺过膨胀、出现呼吸窘迫,则需切除气肿的肺叶。术前高频通气、选择性气管插管、内镜减压可作为处理呼吸窘迫的辅助方法。正压通气可能导致病变肺叶气体迅速大量潴留,突发心肺功能失代偿状态。因此,麻醉诱导时手术医师必须在场,以便紧急开胸减压。CLE 术中的特征是开胸后气肿肺叶从切口突然弹出。CLE 切除术后残肺生长和功能良好。

附:肺部和纵隔的其他囊性病变

主要是前肠重复囊肿和心包囊肿。前肠重复囊肿,包括肠重复囊肿、支气管源性囊肿、神经肠源囊肿。

1. 支气管源性囊肿　源自前肠腹侧,可在气管旁、肺门周围或肺内,有报告肺内约占 2/3。其他部位如舌、颈部、背部、甚至膈肌亦有报告。病理为薄壁囊肿,内衬支气管上皮,充满黏液;单发或多个,白色或粉红色,囊壁内可有软骨。感染后与支气管相通,可出现气液平。婴幼儿多表现为反复呼吸道感染症状。因伴随的支气管扩张或感染,胸部平片显示不清。CT 可以诊断。为避免感染、出血、突然张力增高导致死亡以及恶变,诊断后应尽早手术切除。囊肿摘除或相邻肺叶切除以达到完整彻底切除,避免食管、气管损伤。目前多采用胸腔镜手术。

2. 肠重复囊肿　因胚胎早期前肠空泡期未能完全实化而致。囊壁内衬食管或胃黏膜上皮,外有平滑肌包绕。常见于后纵隔,颈部可遇到,与食管紧密相邻或为食管一部分。占据胸腹的巨大肠重复囊肿可以盲端终止于腹腔或与胃、空肠、回肠或胰管相通。一例穿过膈肌导致胆道系统和支气管相通。最多见的伴发畸形是存在另一肠重复囊肿。产前超声诊断胸腔内肠重复囊肿伴胎儿水肿曾采用子宫内胸腔羊膜腔引流治疗。本病大多无症状,胸片或 CT 可以诊断。术前仔细检查的目的除明确诊断外,更重要的是制订手术计划提供信息。普通开胸或胸腔镜手术完全切除。长管状者可剥离囊肿,以保留共壁的食管肌层完整。不推荐开窗术。

3. 神经肠源性囊肿　罕见为胚胎早期脊索和前肠并行时期分离不全或前肠疝入外胚层,导致前肠重复囊肿与脊柱腔相连。囊肿壁肌层发育良好,内衬消化道黏膜,有胃黏膜可导致炎症和溃疡。临床表现为疼痛和神经系统症状。发现后纵隔囊肿合并半椎体畸形时应高度怀疑,CT、MR 可以诊断。因有发生截瘫、脑膜炎可能,与胸部脊膜前膨出鉴别后必须立即切除。

4. 心包囊肿　中纵隔薄壁含液囊肿,内衬中胚层上皮。常无症状,在体检或尸检时发现。CT 发现右侧心膈沟囊性占位是典型特征。诊断不明者可胸腔镜切除或去顶手术。

> 【小结】
>
> 　　先天性肺发育畸形是胚胎起源共同、临床症状相似的一组多种类病变。目前大多可在产前诊断,需多学科专家团队咨询和处理。胎儿 CCAM 表现为可预测的生长模式:妊娠 20~28 周达到最大生长,之后退化缩小,但多不能消失。宫内胎儿处理(药物或手术)、EXIT 处理可以改善部分高危 CCAM 预后。CLE 多表现为生后几天严重呼吸困难,需紧急或急诊手术切除。肺内、肺外 BPS 临床特点不同,胎儿巨大肺外 BPS 可产生压迫效应或出现胸腔积液,生后大的 BPS 或表现为大的 AV 瘘需手术切除,肺内 BPS 常因反复肺部感染或 AV 瘘表现明显而诊断,常需要肺叶切除。完全切除病变预后良好,择期胸腔镜肺叶切除安全可靠。

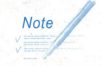

Note

【问题】

1. 常见先天性肺发育畸形有几种？
2. 先天性肺发育畸形需与哪些疾病鉴别？

（高　亚）

第五节　小儿常见胸部畸形

一、漏斗胸

漏斗胸（funnel chest）是胸骨、肋软骨及一部分肋骨向脊柱侧凹陷呈漏斗状的一种儿童最常见的胸廓畸形，多发生在第 3~7 肋软骨，多于一岁以内发病，发病率约为 0.1%~0.3%，多发生于男孩，男女发病比例约为 4∶1。绝大多数患者都有着不同程度的心理障碍。

【病因】

1. 先天性　目前漏斗胸的病因还不甚明确，研究显示可能与以下有关：

（1）胸肋骨发育不平衡，肋软骨发育过快，肋骨挤压胸骨所致。

（2）膈肌脚短，附着胸骨的膈肌向内牵拉所致。

（3）遗传因素：漏斗胸存在明显的家族倾向，40% 左右的患者具有家族史。

2. 获得性　其他胸壁疾病、马方综合征、手术以及创伤等因素造成。

【临床分型】

1. 对称型　下部胸骨对称性下陷，范围局限或广泛，最低点位于中线，胸骨的中心点和凹陷的最低点位于同一点。可为胸骨下段局限性的凹陷，也可为广泛，扁平的下凹。

2. 偏心型　胸骨的中心在中线上，但凹陷最低点位于一侧软骨上，范围局限或广泛，也可为自锁骨至下胸壁的较深的纵向凹槽。

3. 不均衡型　凹陷最低点在或不在中线上，胸壁一侧的凹陷重于另一侧，造成每侧胸壁与垂直线形成的角度不同。

【临床表现】　大多数轻度漏斗胸患者无明显自觉症状，严重漏斗胸患者会出现心肺受到压迫，使肺功能降低，肺活量低，婴幼儿常表现为反复呼吸道感染、咳嗽、气促，年龄越大循环系统症状愈发凸显，表现为活动耐力差，活动后呼吸困难，心悸，有些甚至出现心律失常及心力衰竭。

患儿生后不久胸部便可出现前胸壁的凹陷，且可随着年龄的增长进行性加深，大多漏斗胸患儿体型消瘦，胸骨下段及相应的第 3~7 肋软骨向后凹陷，胸前壁的凹陷可以是对称的，也可以是非对称的，可同时合并扁平胸、叉状肋。年龄小的漏斗胸患者畸形往往是对称性的，随着年龄的增长，漏斗胸逐渐不对称，胸骨往往向右侧旋转，右侧肋软骨的凹陷往往较左侧深。年长儿可合并脊柱侧弯。

此外，漏斗胸还可能合并一些先天性疾病如先天性心脏病、先天性脊柱侧弯、马方综合征等。

【辅助检查】

1. 胸片　心影多向左移位和顺时针旋转，肺部纹理增粗，严重的患者心影可以完全位于左胸腔内。侧位胸片可见胸骨下段向后凹陷，靠近脊柱或与其重叠。肋骨的后部平直，前部向前下方急倾斜下降。年龄较大的患者常可合并脊柱侧弯。

2. 胸部 CT　可清晰显示胸廓畸形的凹陷程度、对称性及心脏和肺受压移位程度。Haller 指数：也称 CT 指数，为凹陷最低处的胸廓横径与凹陷最低处到椎体前的距离之比值。Haller 指数在正常人平均指数为 2.52，<3.2 轻度，3.2~3.5 中度，重度 >3.5。

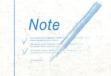

3. 心电图　多见为窦性心律不齐,P 波双向或倒置,不完全右束支传导阻滞,心脏受压转位,电轴偏等。

4. 肺功能　大多患儿肺功能检测在正常范围之内,严重漏斗胸患儿肺功能可有不同程度的受损。

【诊断】　漏斗胸可以根据明显的体征来明确诊断,其多发自 3~7 肋,胸骨下段向内凹陷。明确诊断后还需明确疾病分型分度,分型包括对称型及非对称型,分度包括轻度、中度、重度;有无心肺受压受限症状及有无合并其他畸形,如马方综合征、黏多糖病、先天性心脏病、先天性膈膨升等。

【治疗】　轻度漏斗胸可暂不手术定期随诊,婴幼儿漏斗胸可能会自行改善。重度漏斗胸严重影响心肺功能的需手术治疗。

手术适应证:符合下列 2 个及以上条件:

1. CT 检查 Haller 指数大于 3.25;畸形进行性加重或合并明显症状。

2. 肺功能提示限制性或阻塞性气道病变。

3. CT、心电图、超声心动检查发现心脏受压移位、不完全右束支传导阻滞、二尖瓣脱垂等异常或有心内畸形。

4. 运动不耐受、缺乏耐力、呼吸急促等。

5. 各种漏斗胸矫治手术后复发。

漏斗胸的主要治疗手段为外科手术。手术通过矫正凹陷畸形,解除心肺受压,改善患儿的心肺功能,同时改善外观,消除患儿心理障碍。自 Meyer1911 年首次提出手术治疗漏斗胸至今,漏斗胸的发展了骨切除、胸肋截骨、胸骨翻转、胸骨抬举、NUSS 等术式,目前主要使用的手术方式为:胸骨抬举法及 NUSS 术。

(1) 胸骨抬举法(Ravitch 术):1949 年由 Ravitch 提出,并由 Hailer 于 1976 年改良。手术主要通过对在胸骨角水平楔形截骨并缝合及切除畸形肋软骨以达到抬举胸骨的目的。

(2) NUSS 术:1997 年由 Nuss 首先报道。在胸腔镜辅助下通过胸骨后隧道置入一弧形钢板将下陷的胸壁顶起,并用固定器与钢丝将钢板固定于肋骨骨膜上。该术式手术时间短、出血少、术后恢复快、切口小且隐蔽,现逐渐成为首选术式。

【预防】　漏斗胸病因尚不明确,多为先天性原因,故无特殊预防方法。

【小结】

1. 漏斗胸(pectus excavatum,PE)是胸骨、肋软骨及一部分肋骨向脊柱侧凹陷呈漏斗状的一种儿童最常见的胸廓畸形,多发生在第 3~7 肋软骨。

2. 漏斗胸的主要临床分型为:对称型、偏心型、不均衡型。

3. 漏斗胸的手术指征　①CT 检查 Haller 指数大于 3.25。②畸形进行性加重或合并明显症状。③肺功能提示限制性或阻塞性气道病变。④CT、心电图、超声心动检查发现心脏受压移位、不完全右束支传导阻滞、二尖瓣脱垂等异常或有心内畸形。⑤运动不耐受、缺乏耐力、呼吸急促等;各种漏斗胸矫治手术后复发。符合以上 2 条以上。

【思考题】

1. 漏斗胸的临床分型。

2. 漏斗胸的手术指征有哪些?

(莫绪明)

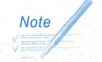
Note

二、鸡胸

鸡胸(pectus carinatum)为一组胸骨及相邻肋软骨向前隆起的常见胸廓畸形,其发病率仅次于漏斗胸,约为 0.6%。与漏斗胸相似,鸡胸亦更常见于男孩,男女发生比例约为 4∶1。

【病因】　鸡胸的确切发病机制仍不十分明确。

1. 遗传因素　鸡胸具有家族聚集性,约 26% 的患者具有相关家族史。可见于 Marfan 综合征及 Noonan 综合征。

2. 肋软骨发育异常。

3. 结缔组织疾病,伴有脊柱侧弯、神经纤维瘤病等。

4. 营养不良性疾病　为佝偻病的特征症状之一,常并发方颅、肋串珠、X 形腿、O 形腿等。

5. 获得性　先天性心脏病,心脏扩大向外挤压胸壁;手术及创伤所致。

【临床分型】

1. **胸骨体突出型**　是最常见的鸡胸类型,主要为胸骨体向前凸起,双侧下份肋软骨下陷,因状似船的龙骨,故又称船型胸。

2. **胸骨柄突出型**　又称球形鸽胸,特征为胸骨柄、胸骨体连接处与上份肋软骨的隆起,可同时伴有胸骨体相对下陷。

3. **不对称型鸡胸**　胸骨突出倾斜,常斜向右侧。胸壁的一侧突出,可同时合并对侧胸壁的下陷,此时胸骨斜向凹陷侧。

【临床表现】　鸡胸可在任何年龄发生,但通常在学龄期甚至更晚才被发现,其随着年龄的增长可愈发严重,并逐渐趋于不对称型,至青春期发育后畸形常急速加重。大多数鸡胸患者无明显自觉症状,相对患儿的心理及社会交往障碍则更为突出,这也成为大多鸡胸患儿寻求手术的原因。严重的鸡胸患儿胸廓容量减小,活动度降低,可导致呼吸受限,出现气喘、呼吸困难、运动受限、反复呼吸道感染等症状。

部分患者可合并脊柱侧弯、先天性心脏病等。

【辅助检查】

1. **胸片**　胸骨距脊柱距离加大,相邻肋软骨凹陷,部分患儿可合并脊柱侧弯。

2. **胸部 CT**　可更加准确的评估鸡胸的突出程度、对称性、与心肺邻接关系等。

3. **心肺功能测定**　大多数患儿心肺功能可在正常范围之内,一些严重的患儿出现心肺功能下降。

【诊断】　特征性的体征为诊断的主要依据,同时可行胸片或胸部 CT 以明确鸡胸的突出程度及对心肺的压迫程度。

【治疗】　鸡胸较少影响到心肺功能,轻度鸡胸无需特殊治疗,而畸形显著,心肺功能受损,心理障碍影响到生活质量等则需积极处理。

1. **矫形支架治疗**　是大多数鸡胸患儿首选治疗方法,其通过长期持续对凸起部分给予外部的压力使异常的肋软骨重构而达到矫形的目的。随着年龄增长,青春期的到来使胸廓顺应性减低,因而胸廓顺应性佳,小于 15 岁的患儿易获得满意的矫形效果。

2. **外科手术治疗**　对于矫形支架失败或严重鸡胸影响到心肺功能的患儿需进行手术治疗。常见术式有 Ravitch 法及微创胸骨沉降术(反 NUSS 法)。

(1) Ravitch 法:由 Ravitch 提出,应用超过 50 年,效果肯定。手术通过切除病变畸形的肋软骨,保留软骨骨膜,通过一次或两次锲形截骨或高位横断截骨并 8 字缝合使胸骨变平。该手术创伤大,术后胸廓容量减小,很多学者通过减小切除肋软骨长度、内镜解剖、内置金属支柱或网加固胸骨等以进行改良。

(2) 微创胸骨沉降术:该术式于 2005 年由 Abramson 最先报道。手术通过皮下隧道在胸骨表面置入一根弧形 NUSS 钢板,将胸骨下压至目标位置,用固定器及钢丝将钢板固定于两侧肋骨上。有术者在该手术基础上进行改良,应用胸腔镜对不对称型患儿行肋软骨截骨获得满意效果。

【预防】　鸡胸病因尚未明确,且大多与遗传有关,故特殊预防方法。但由于缺钙所致的佝偻病亦可并发鸡胸,故孕母需注意钙质的补充,出生后适当补钙、适量的户外活动可减少该种鸡胸的发生。

【小结】

　　1. 鸡胸为一组胸骨及相邻肋软骨向前隆起的常见胸廓畸形。
　　2. 鸡胸的分型主要有胸骨体突出型、胸骨柄突出型及不对称型。

【思考题】

鸡胸有哪些分型?

（莫绪明）

三、膈疝

先天性膈疝(congenital diaphragmatic hernia,CDH)是由于膈肌发育缺损或发育不良、腹腔脏器经膈肌缺损疝入胸腔,造成解剖关系异常的一种疾病,是新生儿急危重症之一。CDH 发病率为 1∶(2000~5000),早在 1754 年就出现了 CDH 病征的解剖病例报道。由于 CDH 存在解剖关系的异常,因此手术是临床治疗的必要手段。20 世纪 40 年代 Robert Gross 成功实施了第一例 CDH 膈肌修补术,使本病的外科手术治疗逐渐推广。近年来,随着对 CDH 的认识及治疗水平的提高,活产 CDH 患儿的病死率明显降低,在国内外专科儿科医学中心其病死率已低至 10% 以下,但其整体死亡率(含死胎、死产)仍达 40%~60%,其主要死亡原因是 CDH 合并的肺发育不良。

【病因】　CDH 的病因目前尚未明确。在环境因素中,一些药物(如苯甲吗啉、反应停/沙立度胺、奎宁)、一些农药(如异草醚/Nitrofen)及维生素 A 缺乏与 CDH 的发病有关。在遗传因素中,染色体异常是 CDH 病例中重要病因之一,目前已有一些家族性病例的报道,相关异常染色体涉及了人类 50% 以上的染色体,当中最常见的是第 13、18、21 号染色体三体异常和 Turner 综合征(45,X)等。

CDH 的发病机制目前尚不清楚。最早认为,从原始横膈发育成膈肌的过程中出现异常,关闭不全或出现缺损,在胚胎早期约第 9 周末时腹腔脏器疝入胸腔,压迫了发育中的肺原基,导致后来的肺发育不良。由于右侧膈肌较左侧关闭早,后外侧的膈肌面关闭最晚,所以临床上左侧胸腹裂孔疝最常见。但是,传统的学说未能解释临床上为何在膈肌修补、解除肺脏受压后 CDH 患儿仍预后较差的原因。CDH 不仅是横膈的解剖缺陷,还存在着肺、心脏及其他器官的发育异常。随着研究的深入,近年来越来越多的证据表明,横膈的关闭可能需要肺的正常发育,并形成了新的学说:肺发育不良是一个原发的病理生理事件,它导致了膈肌的发育异常或缺损,认为肺发育不全是发生 CDH 的原因而不是结果。该观点是目前众多学者较为认可的一种发病机制,也是研究得较多、较深入的一种学说,对日后的研究方向及治疗方案改变有着深远的影响。

【病理生理】　膈肌缺损、腹腔脏器疝入胸腔压迫肺脏、肺发育不良及合并有其他畸形为 CDH 主要的病理生理特点。CDH 肺脏在形态学及生化方面有着不同程度的发育不全,如肺总量减少,支气管分支减少,肺泡变小,肺泡数量及肺泡周围毛细血管减少,表面活性物质减少等。

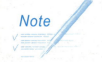

肺发育不良并大量腹腔脏器疝入胸腔压迫肺脏,生后呼吸大量空气吞咽进入胃肠道,加重对患侧肺的压迫,并且纵隔向对侧移位、压迫健侧肺,导致气体交换障碍,使动脉氧分压降低,二氧化碳分压升高,引起低氧血症和高碳酸血症,功能残气量下降,肺顺应性降低;缺氧还可引起肺血管痉挛,导致肺血管阻力增高,血液经动脉导管和卵圆孔由右至左的分流量增加。而 CDH 合并的发育不良的肺血管对低氧及高碳酸血症非常敏感,更易致发生血管痉挛,这是患儿肺高血压和右至左分流的主要原因。部分患儿虽经过手术修补膈肌缺损,解除了肺脏所受的压迫,呼吸获得一定改善,随后却可因肺发育不良、肺血管痉挛收缩、最终演变为顽固性肺动脉高压及呼吸衰竭而导致死亡。因此,近年来发展出多种治疗方法以期改善肺发育不良,如宫内气管栓闭术、皮质类固醇等在产前纠正 CDH 肺发育不良,以及体外膜肺氧合技术、一氧化氮等在生后改善肺发育不良。

CDH 常伴发其他畸形,尤其在流产死亡及围术期死亡的 CDH 胎儿中多见。在伴发畸形中最常见的是心血管系统畸形,包括有心肌发育不良、房间隔及室间隔缺损等,这些畸形更是加重了患儿的肺动脉高压及右向左分流。其他畸形还包括有泌尿生殖系统畸形、神经管发育缺陷、肺隔离症等。因此,在治疗肺发育不良的同时应注意纠治合并的心血管等畸形,以期进一步提高 CDH 患儿的治愈率。

【临床表现】　CDH 的临床表现主要以呼吸道症状为主,新生儿、婴幼儿和儿童的胸腹裂孔疝的表现有所不同。

新生儿期发病者常常为生后立即或数小时内出现呼吸困难、急促、发绀,可呈阵发性(如在哭闹或进食时加重)或突然加重,其严重程度主要与膈肌缺损的大小、腹腔脏器进入胸腔的数量及肺发育不良状况有关。当腹腔脏器疝入胸腔,压迫肺脏,形成持续性肺动脉高压,可导致酸血症、低血氧、低血钙、低血镁等。当合并有肠旋转不良或疝入腹腔脏器嵌顿造成肠梗阻时可出现呕吐。胸部体查中,视诊时可见患侧胸廓饱满,呼吸运动减弱,肋间隙增宽,心尖向健侧移位;叩诊呈浊音或鼓音,常为浊鼓音相间;听诊时患侧呼吸音减弱或消失,当多次检查闻及肠鸣音时对诊断有重要意义。当疝入胸腔脏器较多时,体查可见腹部凹陷状呈舟状腹;未能触及腹部脏器,有空虚感。

婴幼儿和儿童者通常有反复呼吸道感染的病史,常咳嗽、发热、喘,偶出现呼吸困难。也可无明显症状,仅在胸透或胸片时发现。较大儿童可自诉胸腹痛或不适。当体位变动、剧烈哭闹、过饱饮食和激烈活动后,可出现突发性呼吸急促,呼吸困难及发绀,辗转不安,胸骨后疼痛和腹痛。当伴有呕吐咖啡样内容物、肛门停止排气排便者应考虑出现疝内容物嵌顿的可能。

【诊断】

1. 临床表现　CDH 由于膈肌缺损大小不一、疝入内容物不同、肺发育不良状态不一致,因此临床症状出现的时间及严重程度存在较大差别。若新生儿出生后发现呼吸困难、青紫等,喂奶呕吐或呛咳,均应怀疑本病的可能。对于婴幼儿及年长儿,若出现反复呼吸道感染,或随体位改变而出现呼吸困难,或进食后偶有呕吐、呛咳、呕血及黑便,也应该考虑此病。体格检查中,在胸部反复闻及肠鸣音对于诊断有着重要意义。

2. 辅助检查　除了症状和体征外,胸腹部 X 线检查和消化道造影对 CDH 的诊断起关键作用。

(1) 胸腹部联合 X 线检查:可见胸腔内有呈蜂窝状积气肠管影或液气面,往往与腹腔延续,或腹部肠管充气影减少;膈肌横形边缘影像中断、不清晰或消失;患侧肺塌陷,纵隔向健侧移位(图 12-4)。

(2) 消化道造影:上消化道造影或钡灌肠可见胸腔内有肠管显像(图 12-5)。

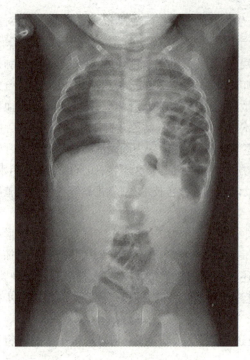 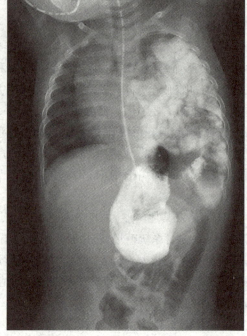

图 12-4　胸腹联合 X 线片示膈疝　　　　　图 12-5　上消化道造影示膈疝

(3) B 超或 MRI 可在胸腔内探及肠管、脾脏、肾脏等。

【鉴别诊断】

1. 肺部囊性病变　如先天性肺囊性腺瘤样畸形,病变较大者在出生时或生后不久即引起呼吸困难、发绀等,胸部 X 线检查可见蜂窝状影像,这与新生儿 CDH 相似,但肺囊性腺瘤样畸形在体查时胸部不会闻及肠鸣音,胸部 CT 检查可鉴别诊断本病。

2. 纵隔囊性肿物　如囊性畸胎瘤、神经源性或甲状腺源性囊肿等,肿物较大者可引起新生儿呼吸窘迫,往往需要 CT 检查进行鉴别。

3. 肺缺如或不发育　先天性肺缺如或不发育的新生儿常在出生后即出现严重的呼吸困难,胸部 X 线检查可显示患侧胸腔未见肺纹理,CT 检查可明确诊断。

4. 其他类型膈肌缺陷　如胸骨后疝或食管裂孔疝,往往表现为年长儿呕吐等消化道症状,行上消化道造影可供鉴别。

【治疗】　既往由于对 CDH 的发病机制缺乏认识,认为肺脏受腹腔脏器压迫是其主要问题,因此新生儿 CDH 都被认为需急诊手术治疗,以求尽快解除肺脏受压。但是,随着研究的深入,发现有些 CDH 患儿术后出现了呼吸系统情况恶化,认为手术降低了呼吸系统顺应性,使气体交换功能更差,增加了 CDH 患儿死亡的可能性,因此提出延时手术观点:延长术前准备的时间,在改善内环境并保持血流动力学稳定后再行手术治疗。

新生儿 CDH 的术前准备主要有"置三管"原则:①鼻胃管置管,起胃肠减压作用,以减少胃肠道积气、降低胸腔压力、减轻肺脏压迫;②气管插管,以机械通气辅助呼吸,缓解氧合受阻;③动脉置管,可以实时监测血中 PaO_2、$PaCO_2$、pH 值等血气变化,及时纠正高碳酸血症和酸中毒。

CDH 手术途经有经腹、经胸两种。左侧膈疝一般经腹、采用左肋弓下斜行切口,将疝入的腹腔脏器回纳疝入腹,合并有肠旋转不全等消化道畸形时可一并矫治。右侧膈疝常有肝脏疝入胸腔,经腹复位存在困难且较危险,通常行右侧胸部切口,便于肝脏复位及膈肌修补(图 12-6,图 12-7)。

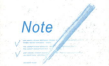

Note

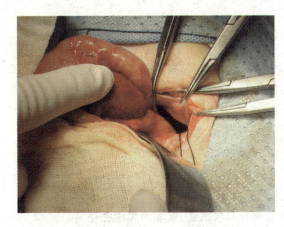
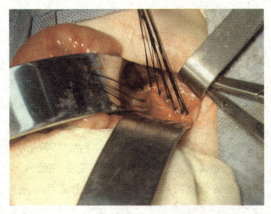

图 12-6　开放经腹手术中所见膈肌缺损　　　　　图 12-7　开放经腹手术中膈肌修补完成

　　随着微创外科的日益发展,腹腔镜对行膈肌修补术已应用于临床,对于生命体征稳定、无合并严重畸形的 CDH 患儿可在腹腔镜下的行膈肌修补术,恢复速度明显加快,近期效果良好。但是,对于新生儿 CDH,其腹腔空间也相对较小,若出现肠胀气,脏器容积则更大,腹腔内剩余的操作空间越小,则需高压充气扩大操作空间,加上婴儿以腹式呼吸为主,腹内高压将可能对肺产生进一步的打击,使病情恶化,因此,应用腹腔镜治疗新生儿 CDH 受到了一定的限制。而胸腔镜治疗 CDH 存在明显优势,例如胸腔存在自然空腔,当疝内容物回纳入腹后、无需增加气压,肺脏本身已呈塌陷状、没有腹部脏器阻挡,有着良好的术野暴露和操作空间(图 12-8,图 12-9)。

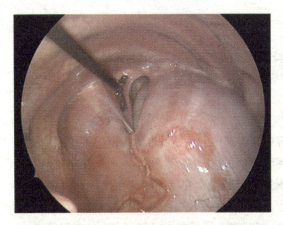
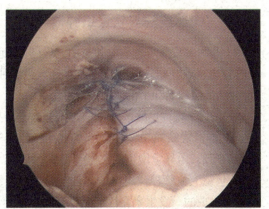

图 12-8　胸腔镜术中回纳疝内容物后可见膈肌缺损　　　图 12-9　胸腔镜术中膈肌修补完成

　　无论是经胸或经腹、开放或微创,手术关键在于避免损伤疝内容物及妥善缝合膈肌。对于膈肌缺损较大者,可应用人造织物补片或新型组织相容性较好的生物材料进行修补。由于机体生长可能引起人工补片破裂、膈疝复发,所以也有医师采用自体组织移植进行修补,如腹横肌翻入修补或背阔肌瓣来进行修补。

　　【预防】　CDH 为先天畸形,病因尚未明确,目前并无确切的预防措施,但是,随着产前诊断技术的不断提高,越来越多的 CDH 在胎儿期被检出,因此,需加强围生期管理,如产前密切监测、选择有专业新生儿外科的医院分娩或出生后及时转运至儿童专科医院,术前积极稳定呼吸循环状态,选择合适的手术时机及手术方式,从而提高 CDH 治愈率。

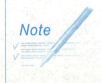
Note

【小结】

1. 先天性膈疝是由于膈肌先天性发育不良而导致的畸形,腹腔脏器经膈肌缺损疝入胸腔,引起一系列病理生理变化,对心肺功能、全身状况均造成不同程度的影响。

2. CDH 的临床表现有呼吸道症状和消化道症状,新生儿期常常为出生后出现呼吸窘迫、发绀,当合并消化道畸形或疝入肠管嵌顿时则出现呕吐,婴幼儿至年长儿可表现为反复呼吸道感染或间歇性呕吐。体查中当胸部听诊反复闻及肠鸣音对诊断有重要意义。

3. X 线检查的典型征象是在胸腔内可见呈蜂窝状积气肠管且与腹腔延续,上消化道造影或钡灌肠显示胸腔内有肠管影即可确诊。

4. 手术是治疗 CDH 的必要手段,但术前需进行积极准备,改善内环境并保持血流动力学稳定后再进行手术矫治。

【思考题】

1. 新生儿先天性膈疝的主要临床表现是什么?

2. 如何鉴别先天性膈疝与先天性肺囊性腺瘤样畸形?

(夏慧敏)

第六节　常见肿瘤

一、胸部皮肤与软组织肿瘤

小儿胸部皮肤与软组织肿瘤中,良性肿瘤远较恶性肿瘤多。良性肿瘤与瘤样病变有血管瘤、淋巴管瘤、脂肪瘤等,以血管瘤最常见。恶性肿瘤以软组织肉瘤为主,常见的有横纹肌肉瘤、纤维肉瘤、滑膜肉瘤和平滑肌肉瘤。

1. **血管瘤(hemangioma)**　参阅肿瘤与肿瘤样疾病章节。

2. **淋巴管瘤(lymphangioma)**　是胚胎发育中某些部位的原始淋巴囊与淋巴系统隔绝发生的肿瘤畸形,由异常增生的淋巴管组成,为淋巴管的畸形或发育障碍,可不断增长并向周围组织浸润,包绕大血管神经组织。常位于颈、腋窝、纵隔等部位。常在出生时就存在,但也有在成长过程中出现的。发生率在性别上没有明显差别。

按淋巴管的扩张程度可分为单纯性毛细管型淋巴管瘤、海绵状淋巴管瘤和囊状淋巴管瘤。

依据临床表现,淋巴管瘤诊断并不困难。生长在软组织深部的淋巴管瘤有时与血管瘤不易鉴别,可用透光实验及穿刺抽液的方法协助诊断。

以手术切除为最有效的办法。对压迫气管的淋巴管瘤,可先抽出液体以解除窒息。术后常可发生局部积液积血,可反复多次穿刺加压包扎。若手术切除不彻底,术后常见复发。对弥漫浸润性生长的肿瘤,手术效果常不满意,可考虑非手术方法,常用小剂量^{60}Co 放疗,0.1% 平阳霉素溶液局部分点注射,泼尼松龙注射肿瘤边缘后加压也有一定的疗效。

3. **脂肪瘤(lipoma)**　由成熟的脂肪组织所构成,凡体内有脂肪存在的部位均可发生。脂肪瘤有一层薄的纤维内膜,内有很多纤维索,纵横形成很多间隔,最常见予颈、肩、背、臀和乳房等,极少数可出现在原来无脂肪组织的部位。如肿瘤中纤维组织所占比例较多,则称纤维脂肪瘤。

有症状或功能障碍者需手术切除。对称性脂肪瘤病的患儿脂肪组织呈局限性或弥漫性增生,形成斑块,分布对称,又并发神经系统疾病,目前尚无满意疗法。

4. **软组织肉瘤**　约占小儿恶性肿瘤的 6.5%,常表现为肿块。以横纹肌肉瘤为主,好发于 5

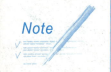

岁以前的婴幼儿；纤维肉瘤多发生于10岁以后。主要治疗是完整切除和化疗，故须尽早诊断。如经检查没有转移，而局部切除困难的病例，可先行化疗或加放疗，待肿瘤缩小后再做手术。

二、乳腺肿瘤

乳腺肿瘤虽罕见于小儿，但乳腺发育不对称并不少见，患儿一侧乳腺发育较对侧迟缓，常引起家长的不安。有些女孩可早在2岁时出现此种现象，但更常见于7~9岁。先出现的乳芽呈圆饼状，恰位于乳头之下，直径2~3cm，厚1~2cm，常有轻压痛，一般约在1年内对侧也开始发育。

根据肿块的大小、形状、对称性，与深部组织无粘连以及一旦被发现后并无明显增大的特点，可以作出诊断，不必做活体组织检查。

男孩青春期后也常见上述双侧乳腺发育，一般经1~2年即自行消退。偶见双侧乳腺继续发育，呈男性乳腺发育，虽然可有各种因素，但最多见的是特发性病例。

小儿乳腺偶见腺纤维瘤，多为单发性，包膜完整，在临床上常位于乳腺外上象限。肿瘤边界清楚，表面平滑，质韧实，与周围组织无粘连，故易于推动。治疗为手术切除。

此外，偶见乳腺癌的报道，但更为罕见。

小儿乳腺的转移瘤，如横纹肌肉瘤与神经母细胞瘤等均罕见，而淋巴肉瘤则可能系全身恶性淋巴瘤的局部表现。

三、肺囊肿及肿瘤

小儿的肺囊性病变并不少见，分为先天性与后天性两类（参阅肺囊性病章节）。肺的原发性实体瘤极罕见，如上皮源性腺瘤及癌、错构瘤、软骨瘤等，均有报道。临床上亦以压迫和（或）肺部并发感染为主要表现，如咳嗽、气喘、呼吸困难、发热、乏力等症状。X线检查可能仅见肿瘤本身，或以肺不张及继发性感染为主。此外，也应注意有无转移瘤，必要时可行颈或锁骨上窝肿大淋巴结的活体组织检查。小儿不会咳痰，故在小儿多利用吸痰做痰液检查。

治疗亦以手术为主，良性肿瘤效果好，恶性肿瘤根据病变类别选用化疗及放疗。

肺的转移瘤常早小儿恶性肿瘤的晚期出现，如肾母细胞瘤、神经母细胞瘤、横纹肌肉瘤、恶性畸胎瘤、尤文瘤等。

转移瘤可以是孤立的，但更多为多发性，散布在两肺的不同部位。近年来，肾母细胞瘤发生肺转移的，经手术、放疗、化疗的综合措施，能长期存活者不断增多，有报告可达50%。

四、纵隔囊肿及肿瘤

纵隔肿瘤（mediastinal tumor）是指胚胎组织残余所形成的异常组织或是来自纵隔组织的原发性或转移性肿瘤。纵隔肿瘤可以发生于各个年龄组。儿童最常见的有神经源性肿瘤、淋巴瘤、原发性囊肿及生殖细胞瘤。

【解剖】　纵隔是位于两侧胸膜腔之间的器官总称，上至第一肋骨，下达横膈，前有胸骨，后有椎体，周围有纵隔胸膜环绕。纵隔内组织器官丰富，分属三个胚层发育而成，因而可发生多种肿瘤，且大多数具有其好发部位一定的组织来源。其内容可有两大组：①心脏、大血管、食管、气管及其主支；②以胸腺及纵隔淋巴组织为主。纵隔也是小儿胸内肿瘤最常见的部位。

为了确定纵隔疾病的起源，临床上根据纵隔内器官及组织的投影，人为地把纵隔划分区域，常用四分法：上纵隔、前纵隔、中纵隔、后纵隔。上纵隔位于第四胸椎与胸骨柄下缘平面以上，主要包含大血管、气管、部分胸腺及淋巴，因此易发生胸腺瘤、淋巴瘤、支气管囊肿等。前纵隔位于上纵隔与膈肌之间，胸骨之后、心包、升主动脉和气管之间，为狭长的倒置三角形区域，其内主要有疏松含气组织和胸腺，肿瘤多为淋巴瘤、胸腺瘤、畸胎瘤、精原细胞瘤及淋巴管瘤。中纵隔位于心包前缘与胸椎前缘之间，内有心脏、心包、升主动脉、主动脉弓、气管、肺门和食管，此处肿块

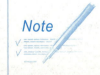

主要为心包囊肿和畸胎瘤。后纵隔为食管之后及脊柱旁区域,是心包后的所有组织,包括脊柱旁沟,内有动脉、食管、迷走神经、交感神经链、胸导管、奇静脉和半奇静脉,肿瘤有神经源性的肿瘤、支气管囊肿及肠源性囊肿。

【临床表现】 纵隔肿瘤的临床表现多样,从X线检查偶然发现时的无症状,到与侵袭和挤压有关的症状及一些全身性的症状。纵隔肿瘤或囊肿长大到一定体积时出现压迫症状,或因并发感染,破溃入气管、支气管而出现症状。婴幼儿因胸腔容量间隙小,故较成人易出现症状。

纵隔肿瘤常见症状是胸痛、咳嗽和发热。肿瘤侵入骨骼或神经引起剧烈疼痛;肿瘤及其产生的胸腔积液压迫气道可发生咳嗽、喘鸣、呼吸困难等,破溃入气道可产生咯血;如合并感染可出现发热。上纵隔的肿瘤可能压迫上腔静脉,引起颈静脉怒张以及面、颈和上胸部水肿。如食管受压,则发生下咽困难。当肿瘤压迫或侵入迷走神经,则有声音嘶哑。压迫交感神经可有Horner综合征。于脊椎椎间孔部的哑铃形肿瘤可引起脊髓压迫,而出现下肢麻木或瘫痪。有剧痛则常是肿瘤侵及神经或骨质的征象。肿瘤较大时,叩诊有局部浊音,右室可发现肿块自纵隔延续至颈部或胸壁。

【辅助检查】

1. X线透视及正侧位平片 包括后前位、侧位或斜位摄片。透视主要观察肿块有无搏动,能否随吞咽而上下移动,肿块与横膈的关系,以及肿块形态改变与呼吸的关系等。正侧位平片查看肿瘤阴影的部位、形状和大小。寻找肋骨、胸廓、脊柱有无骨质破坏,椎孔有无增大等表现。一般囊肿密度均匀,畸胎瘤及结核性淋巴结有时可出现钙化斑点、牙齿或骨性阴影。

2. 食管钡餐检查 可以明确肿块,尤其是后纵隔肿瘤与食管的关系。

3. CT检查 能清楚地显示纵隔组织的相互关系并发现可疑病灶;明确病变部位、范围、解剖层次及密度。能根据组织密度鉴别囊肿、脂肪性、血管性、骨性及钙化点,从而对肿块定性。可确定有无恶性浸润及淋巴转移,有利于手术切除可能性的估计。

4. 超声波检查 有助于了解肿瘤的部位、大小、囊性或实性、与周围组织关系,必要时可在B超检查引导下做穿刺活检。

5. MRI 可进一步肿瘤定位、定性诊断,明确肿瘤与心脏胸内大血管的关系,也有助于与胸内血管病变的鉴别。明确肿瘤与椎管的关系。

6. 活组织检查 疑恶性肿瘤转移时应做锁骨上淋巴结或颈淋巴结活组织病理切片检查或骨、肿瘤的穿刺活检。也可用胸腔镜及纵隔镜取活组织检查。

【诊断】 对于纵隔肿瘤的诊断,除有纵隔肿块外,须鉴别良性与恶性,以便制订治疗方案,但在临床中常有困难。良性肿瘤多生长缓慢,除了与附近结构产生粘连外,多数肿瘤边缘清楚、光滑、完整,特别是囊性者,多呈圆形或卵圆形。而恶性肿瘤则有明显的分叶状轮廓,当肿瘤突破包膜时,其轮廓常模糊不清,或呈毛糙不齐现象。两侧纵隔同时增大、有骨质破坏的是恶性肿瘤。神经源性良性肿瘤虽可引起邻近骨质压迫性损害,但不致骨质结构破坏。如患儿有贫血、体重减轻和间歇的低热或局部剧烈疼痛,是恶性肿瘤的征象。定期X线检查,如见肿瘤逐渐增大可能属恶性,但良性肿瘤亦可因感染或出血而迅速增大。长期存在的原属良性肿瘤疑有恶性变者,不经组织学检查,不易最后确定诊断。如经小量X线照射后肿瘤阴影缩小,很可能是恶性肿瘤,特别是恶性淋巴瘤。颈部或锁骨上肿大淋巴结的活体组织检查有助于诊断。

在诊断小儿纵隔肿瘤时,通常不需要做食管和气管镜检查及纵隔造影。

【治疗】 纵隔肿瘤除恶性淋巴瘤与已有转移者外,均应根据患儿身体情况尽早手术切除。即使是良性肿瘤,长大后可压迫呼吸道、心脏、上腔静脉,产生严重症状。如围绕大血管生长时,可增加手术操作困难,又有并发感染、出血及恶性变的可能性,故都应在有充分准备情况下进行手术治疗。

1. 外科治疗原则 肿瘤确诊后,原则上应尽快手术治疗,手术目的不单是摘除肿块,而且要

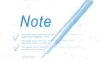

通过组织学检查进一步明确肿块的性质。部分估计难以切除或浸润重要器官、血管的恶性肿瘤，可考虑先做活体组织检查，根据病理结果应用化疗或放疗，待肿瘤缩小后，再行手术治疗。恶性肿瘤切除后，应按其病理种类，加用化疗、放疗。

2. **手术方法**　　手术在气管插管麻醉下进行，一般均采用后外侧切口。少数前纵隔肿瘤用胸骨正中切口。囊性的和较小的实性肿瘤可应用胸腔镜行肿瘤切除。

对于纵隔的恶性淋巴瘤，可进行放疗、化疗。如已出现上腔静脉与气管压迫症状，通常应先作化疗待压迫症状缓解后，根据情况继续采用放疗或化疗。

【预后】　原发性纵隔肿瘤的手术切除率超过 90%，手术死亡率 0~4.3%。一般良性肿瘤效果良好，但如囊肿在术中破溃，易有胸腔感染，也有部分患者食管、气管穿孔，神经损伤或术后复发需再次手术或分期手术。有些良性肿瘤，如神经纤维瘤、畸胎瘤，尤其是位于上纵隔及中纵隔的肿瘤或类癌，同大血管及心包粘连紧密，手术剥离过程中须小心细致，以免发生大出血而危及生命。恶性肿瘤早期效果好，中、晚期效果较差，其预后可参阅各有关肿瘤章节。纵隔神经母细胞瘤的治疗存活率较腹膜后神经母细胞瘤高。

【常见纵隔肿瘤】

1. **畸胎瘤（teratoma）**　多发生在前纵隔，周围为蜂窝组织，但也有少数肿瘤与心包及大血管紧密粘连。肿瘤生长缓慢，体积可以很大。在没有引起压迫症状前，多无自觉症状。可并发感染、出血及恶性变，且有粘连和破溃入气管及支气管的潜在危险，二畸胎瘤的 X 线片可能有骨骼、牙齿的阴影。

2. **淋巴瘤（lymphoma）**　前、中纵隔是非霍奇金淋巴瘤的好发部位，其恶性度高，生长迅速，常浸润胸膜引起血性渗液，胸膜渗出液中含有恶性肿瘤细胞。可逐渐出现压迫症状，如干咳、呼吸困难等，也可于数天内迅速恶化（参阅淋巴瘤章节）。

3. **胸腺瘤（thymoma）**　胸腺瘤在小儿罕见，仅偶见有合并重症肌无力。正常 4~15 个月婴儿常见胸腺肥大，但不引起压迫气管和阻塞呼吸道的症状，因此也不需要放射治疗。随着小儿年龄增大，可自行退化。

4. **淋巴管瘤及血管瘤**　小儿纵隔也可见淋巴管瘤及血管瘤。淋巴管瘤多由颈部的肿瘤延续进入前上纵隔，可压迫呼吸道，严重时可肿瘤穿刺减压，情况改善后再行手术治疗。

5. **甲状腺肿瘤**　胸内甲状腺肿瘤多为颈部甲状腺肿瘤伸入纵隔的一部分。有时也见甲状腺肿瘤全部位于前上纵隔，偶位于后纵隔。

6. **支气管囊肿（bronchogenic cyst）和消化道囊肿**　在胚胎发育过程中，如前肠有部分细胞异位，即形成囊肿。囊肿内为纤毛柱状上皮细胞，与支气管黏膜相似，称为支气管囊肿。如与食管和胃肠黏膜相似，即称为消化道囊肿。消化道囊肿亦有认为是消化道重要畸形，多位于右后纵隔，与食管紧贴。如被覆的胃黏膜有溃疡，炎症变化，则也有可能破溃入气管、支气管。

7. **神经源性肿瘤（neurogenic tumor）**　多位于后纵隔，常见的有神经母细胞、神经纤维瘤、神经节细胞瘤及嗜铬细胞瘤。而神经母细胞瘤及神经纤维瘤都可形成哑铃形，一部分位于脊肋沟，由椎间孔伸入椎管。

五、心脏肿瘤

小儿的心脏肿瘤是罕见的，大多数是良性肿瘤。随着无创诊疗技术的发展与更新，小儿原发性心脏肿瘤的发病率有逐年上升的趋势。与成人以黏液瘤最常见不同，小儿最常见的心脏肿瘤是横纹肌瘤，其次是纤维瘤、黏液瘤和心包内畸胎瘤。在不同的年龄层次其肿瘤分布也不相同，在新生儿和婴儿，横纹肌瘤最常见；而在青少年中黏液瘤较常见。

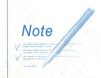

(一) 心脏良性肿瘤

【临床表现】 主要取决于肿瘤的位置、数量和大小,症状可不明显,也可表现为流出道梗阻、瓣膜功能障碍、呼吸衰竭、心衰和低心排综合征等。当肿瘤侵犯室间隔或传导通路时,可引起室性心律失常或传导阻滞;当肿瘤逐渐增大,可引起流出道梗阻,进而引发心肌收缩功能障碍和心衰。有时,由于出现梗阻表现而被误诊为主动脉瓣狭窄或肺动脉瓣狭窄;由于肿瘤弥漫性浸润心肌,引起心脏收缩或舒张功能障碍而被误诊为限制性心肌病。

【辅助检查】

1. **X 线检查** 可完全正常,或出现心脏扩大及肺水肿等表现。

2. **心电图检查** 肿瘤压迫传导系统的患儿可出现电轴左偏、心房或心室扩大、ST 段抬高、束支传导阻滞以及不同程度的房室传导阻滞等异常。

3. **MRI** 能确定肿瘤的范围以及与周围组织之间的关系。对心肌壁内浸润、心包疾病及心脏外扩散病例的诊断有明显优势。

4. **超声心动图检查** 敏感度高,可明确肿瘤的部位、大小、形态、活动度、质地、与瓣膜的关系及血流动力学指标。可检出梗阻的血流动力学异常,如梗阻局部高流速和高压差。食管超声更擅长对肿瘤确切附着部位的定位及形态特征的探查,对于心包肿瘤的诊断也有一定的价值。可帮助术中评价及判定手术效果。

【诊断】 心脏肿瘤早期症状不明显,肿瘤压迫周围组织或影响心脏血流动力学改变才产生相应的临床症状和体征。一般以发热、气促、心律失常或无特意性的收缩期杂音就诊,易误诊为心肌炎。如经抗感染及抗心律失常治疗后症状无明显好转,且胸片提示全心增大者应考虑肿瘤可能,应进行超声心动图检查,争取早期诊断。

【合并症】 不同的心脏肿瘤常合并其他病症。如 86% 的横纹肌瘤患儿合并结节硬化症,而约有 50% 结节硬化症的患儿被发现心脏横纹肌瘤,约有 50% 心脏横纹肌瘤患儿有结节硬化症家族病史;3% 的戈尔林综合征(Gorlin syndrome)患者可合并心脏纤维瘤;约 10% 的黏液瘤患儿合并黏液瘤综合征(Carney complex)。

【治疗】 对于不同性质的肿瘤,治疗方案有所不同。如横纹肌瘤具有自限性,对于没有症状的横纹肌瘤应随访观察。手术指征主要根据临床表现的严重性和术后心功能的可恢复性。良性肿瘤一般应予完整切除,部分巨大占位难以完整切除则以解除梗阻症状为首要目的。对伴严重心律失常的多发肿瘤的患儿可考虑心脏移植。

术后严密监测血流动力学变化,应用血管活性药物、控制出入量,观察四肢末端温度、颜色。

【预后】 良性肿瘤治疗效果满意,预后较为理想。

(二) 常见心脏肿瘤

1. **横纹肌瘤** 小儿最常见的心脏肿瘤,多见于儿童和婴儿,但也有发生在胎儿和成人的。是最易引起心律失常的心脏肿瘤,由于肿瘤压迫心脏传导系统而引起房性或室上性心动过速,如 W-P-W 综合征。

超声心动图常表现为高回声边界清楚的多发性肿块。横纹肌瘤由于没有坏死、纤维化、钙化以及囊性出血区而呈现均匀回声区,是区别于血栓、黏液瘤和其他心脏肿瘤最主要的特点。

2. **纤维瘤** 是第二常见的小儿原发性心脏肿瘤,多数在青少年时发现,少部分于新生儿及婴幼儿期发现。

超声心动图检查常表现为单一的、密度均匀的肌壁间肿块,大小从几毫米到几厘米不等。

3. **黏液瘤** 是一种由星形细胞或圆胖的淡染间充质细胞及其周围的黏液样基质构成的肿瘤,是成人最常见的心脏肿瘤,在小儿黏液瘤约只占所有心脏肿瘤的 10%~15%。大部分患儿在青少年时被发现。

黏液瘤具有复发或全身栓塞等特点,可呈现恶性肿瘤的特性。临床表现主要有梗阻、栓塞

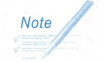

和非特异性临床症状三个方面。由于黏液瘤带蒂和移动性,位于左房或右房内的黏液瘤可嵌入二尖瓣或三尖瓣,引起舒张期血流障碍,继而引发短暂性心力衰竭和反复晕厥,甚至猝死。基底部细长的黏液瘤可以伸入心室,引起流出道梗阻。体检时常可闻及特征性"扑通"样舒张期杂音,是由于肿瘤于舒张期通过房室瓣所致。如患儿突然站立,心脏黏液瘤由于重力的原因通过房室瓣而引起相应的临床症状;当患儿躺下时黏液瘤退回心房内而症状消失。此外,由于黏液瘤在心房心生长迅速,易引起患儿严重心衰以及低心排综合征。其质脆易破碎的特点使栓塞发生率较高,左房和右房内的黏液瘤分别可引起体循环和肺循环栓塞。栓子可以为黏液瘤破碎物所致,也可以由黏液瘤表面血栓脱落所致。黏液瘤还可以引起反常栓塞,右房内的栓子通过尚未闭合的卵圆孔或房间隔缺损进入体循环而引起反常栓塞。因此,当一个患儿出现体循环或者肺循环栓塞时,用二维超声心动图以排除心脏黏液瘤是必要的。还有一些非特异性临床症状,如发热、消瘦、雷诺综合征、贫血、C反应蛋白增加、血小板计数降低、关节肌肉酸痛等,这些非特异性症状主要是由IL-6和炎症介质释放所致。当黏液瘤切除后,这些非特异性症状也会慢慢消失。

超声心动图检查常呈现带蒂、连接于心内膜的肿块,亦可用于评估流出道梗阻及二、三尖瓣关闭不全的严重程度。当黏液瘤位于右房时,右室收缩压可以用于检测是否存在肺循环栓塞。位于心室内的黏液瘤非常少见,但它可以引起严重的流出道梗阻。

黏液瘤存在高栓塞危险性,手术治疗是必需的。手术切除时,不仅要完整的切除黏液瘤,同时还要切除肿瘤周边正常的心肌组织以防黏液瘤复发。由于黏液瘤质脆,在建立体外循环时,操作必须细致轻柔以防黏液瘤碎裂进入体肺循环。

4. **血管瘤**　临床上非常少见,可发生于心脏的任何部位,但倾向于室间隔和右心房,可分为海绵状血管瘤和毛细血管型血管瘤两类。超声心动图常表现为多个回声透明的肿块。

(三) 心脏恶性肿瘤

小儿心脏恶性肿瘤极少,以横纹肌肉瘤为主,临床表现可有反复性心包积液、呼吸窘迫、肺栓塞、呼吸急促、心律不齐、胸痛、充血性心衰等。肿瘤多为单发,可位于心脏任何部位,生存率及预后较差。

【小结】

小儿胸部常见肿瘤包括胸部皮肤与软组织肿瘤、乳腺肿瘤、肺囊肿及肿瘤、纵隔囊肿及肿瘤及心脏肿瘤。

小儿胸部皮肤与软组织肿瘤中,良性肿瘤远较恶性肿瘤多。良性肿瘤与瘤样病变有血管瘤、淋巴管瘤、脂肪瘤等,以血管瘤最常见。

儿童纵隔肿瘤常见的有神经源性肿瘤、淋巴瘤、原发性囊肿及生殖细胞瘤。临床表现多样,从X线检查偶然发现时的无症状,到与侵袭和挤压有关的症状及一些全身性的症状。纵隔肿瘤除恶性淋巴瘤与已有转移者外,均应根据患儿身体情况尽早手术切除。

【思考题】

1. 上纵隔、前纵隔、中纵隔、后纵隔的常见肿瘤分别是什么?
2. 纵隔肿瘤的临床表现有哪些?

(莫绪明)

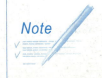

第十三章　心血管系统疾病

第一节　总　　述

一、小儿心血管系统解剖生理特点

(一) 解剖特点

1. **心脏**　整个小儿时期心脏与身体的比例较成人大,但随年龄的增长而逐渐下降。新生儿时期心脏占体重的 0.8%,16 岁时心脏占体重比例为新生儿时期的 11 倍。小儿心脏增长速度在不同年龄期有所不同,生后第 1 年心脏增长最快,7~9 岁及青春期时增长速度再度加快。

(1) 心房、心室的发育:生后第 1 年心房较心室的增长速度快。从 1 岁起,心室的发育迅速而快于心房。初生时,右心室重量与左心室接近,室壁厚度稍厚于左心室,并形成心尖的一部分,左右心室的厚度各约 0.5cm。生后 1~2 个月右心室重量下降约 20%。5~6 岁时,左心室壁厚度明显超过右心室壁。年长后,左心室壁厚度可超过右心室壁的 1 倍。左心室的迅速增长使心脏长径较横径增大更多,故心脏从球形变成椭圆形。

(2) 心脏的位置:小儿心脏的位置随年龄的增长而变化。2 岁以前由于胸腺的存在,心脏距离胸壁较远;胸腺退化后,心脏则渐贴近胸壁。新生儿期,心脏位置较高并呈横位,心脏下缘较成人高 1 个肋间隙,心尖搏动在第 4 肋间隙锁骨中线外。2 岁以后心尖搏动于第 5 肋间隙,横位心脏逐渐变为斜位。

2. **大血管**　新生儿大血管的弹力纤维很少,故弹力不足,以后血管渐增厚,弹力纤维增多,12 岁时大血管的发育成熟程度始与成人相同。小儿时期冠状动脉及毛细血管的管腔内径相对较成人宽大,故心肌及各大器官如肺、肾、肠和皮肤等供血良好;静脉内径与动脉内径几乎相等,而在成人,静脉内径可为动脉内径的 2 倍。

(二) 生理特点

小儿出生时心脏的迷走神经发育尚未完善,交感神经占优势,迷走神经中枢紧张度较低,对心脏抑制作用较弱。至 5 岁时,心脏神经装置开始具有成人的特征,10 岁时完全成熟。故年龄愈小,心率及血流速度也愈快。婴儿血液循环时间平均 12 秒,学龄期儿童需 15 秒,年长儿则需 18~20 秒。按照体重或体表面积,小儿每分钟心脏搏出量大于成人。

二、心脏的胚胎发育

胚胎时期的心脏发育:胚胎期的心脏发育是在受孕后第 2~8 周完成。其中受孕后 2~3 周内心脏形成开始,3 周时开始出现心跳,4 周时已经有血液循环,自 8 周时已经形成四腔心的房室结构(图 13-1)。

1. **心管的形成**　胚胎第 3 周时成对的半月形心管融合形成单一的原始心管。心管不断发育使其外形呈节段膨大,自尾端向头端可分为静脉窦、房室管、原始心室和心球。由于心管增长的速度快于心包腔,心管发生扭曲,原始心室段向右侧弯曲呈祥状(又称右祥),原始心房向后上弯曲而位于原始心室的后上方。

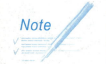
Note

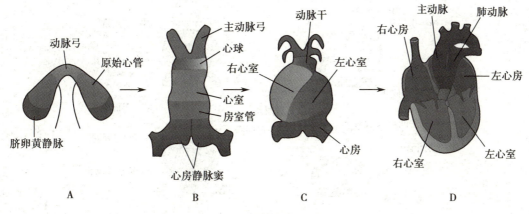

图 13-1　原始心脏的形成

2. 心腔的形成　胚胎第 4 周时,外表上心房、心室已能分辨,但是,这时房室是共腔的,第 4 周以后开始形成间隔,至第 8 周遂将两腔心分隔为四腔心。

(1) 心内膜垫发育:在原始心房和原始心室交界处,从其前后左右逐渐长出心内膜垫。前后心内膜垫逐渐靠拢,互相连接,将心脏分为左右两个房室管,同时又向上下左右生长,参与房间隔、室间隔、二尖瓣前瓣和三尖瓣隔瓣的形成。左右心内膜垫分别形成二尖瓣和三尖瓣后瓣及前瓣的主要部分。心内膜垫发育不全可形成房室间隔缺损及房室瓣发育异常。

(2) 房间隔的形成:于第 4 周末开始,而于第 6 周末终止。原始心房后上壁由后上方向下方长出一镰状(半月形)隔膜,称为第一房间隔(或原发房隔),其下缘向心内膜垫生长,与心内膜垫会合之前形成暂时的孔道,称为第一房间孔(或原发孔)。继之,在第一房间隔上部发生筛孔状吸收,筛孔逐渐融合而形成第二房间孔(或继发孔)。此孔形成时,心内膜垫已与第一房间隔会合将第一房间孔关闭。此后,在第一房间隔的右上方又长出一镰状组织,称为第二房间隔(或继发房隔),由前上方向后下方生长,其下缘呈半月形,形成卵圆窝的边缘。第二房间隔将第二房间孔遮盖,未被遮盖的第一房间隔则为卵圆窝的底,该处间隔组织菲薄。胎儿时期由下腔静脉回流的血液可推开卵圆窝膜,经第二房间孔进入左心房,此即为卵圆孔。左心房压力超过右心房时,第一房间隔紧贴于第二房间隔,故左心房血液不能经过卵圆孔流入右心房(图 13-2)。胚胎发育过程中,若心内膜垫未能与第一房间隔完全接合,第一孔没有关闭,就形成房间隔第一孔缺损(原发孔缺损)。若第一房间隔上部吸收过多,或者第二房间隔发育不良,则形成房间隔第二孔缺损(继发孔缺损),临床上以后者多见。若第一、第二房间隔均未发育即形成共同心房。

(3) 室间隔的形成:在房间隔形成的同时,即胚胎第 4 周末,由原始心室底壁肌肉隆起,沿着心室前缘和后缘向上生长组成室间隔肌部,将原始心室分为左、右两部分。心内膜垫及圆锥间隔也参与室间隔的形成。在各部分会合前留下的孔道为心室间孔。最后心室间孔闭合,此即室间隔膜部。胚胎发育过程中,参与形成室间隔的任何部分发育异常都会形成室间隔缺损。

3. 大血管的分隔　最初圆锥动脉干为管样结构,随着近端部分被右心室吸收形成右心室流出道,远端部分和动脉干以后在管腔内壁发生前后两条不断隆起的纵形突起,会合后形成纵形间隔即圆锥动脉干间隔,而将圆锥动脉干分隔为右侧的升主动脉及左侧的肺动脉(图 13-3)。与此同时,圆锥动脉间隔沿着心脏的长轴顺时针扭转 225° 使主动脉向左后旋转与左心室连接,肺动脉向右前旋转与右心室连接。若圆锥动脉干发育异常、分隔不匀或旋转不全可造成主动脉骑跨、肺动脉狭窄、大动脉转位等畸形。若间隔不发育则形成永存动脉干。

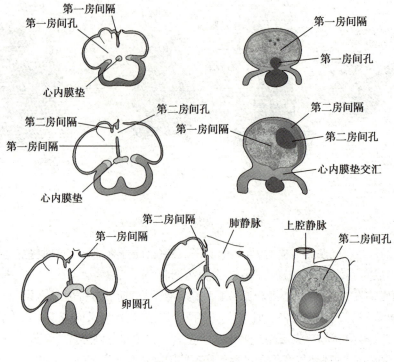

图 13-2　房间隔的形成

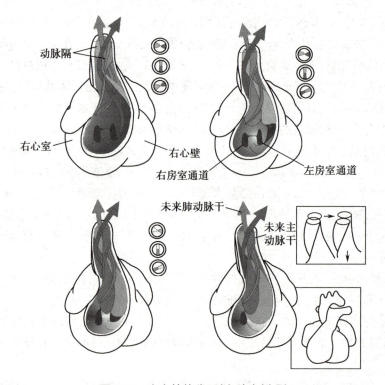

图 13-3　大血管的分隔(心脏右侧观)

三、胎儿至新生儿循环的转变

(一) 正常胎儿血液循环

胎儿不存在有效的呼吸运动,故肺循环血流量很少,加上卵圆孔与动脉导管的开放,胎儿的血液循环与成人明显不同,几乎左、右心室均经主动脉向全身输送血液。胎儿的血气交换通过胎盘和脐带进行,含氧充足的脐静脉血液约 1/2 直接经静脉导管进入下腔静脉,其余部分经肝脏

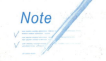
Note

与肝门静脉血（含氧量低的血）混合后进入下腔静脉。含氧较多的下腔静脉血到达右心房后，几乎全部通过卵圆孔进入左心房、左心室供应心脏、头部及上肢。含氧较低的下腔静脉血与上腔静脉血到达右心房后，几乎完全进入右心室再流入肺动脉，小部分进入肺部，约 80% 的血液经动脉导管与来自升主动脉的血液汇合进入降主动脉，供应腹腔器官及下肢，同时经过脐动脉回至胎盘，换取营养及氧气。故胎儿期供应脑、心、肝及上肢的血氧量远远较下半身为高（图 13-4）。

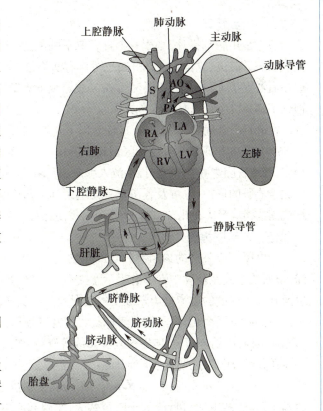

图 13-4　正常胎儿循环特点

（二）出生后血液循环的改变

出生后呼吸建立，肺作为呼吸器官，而胎盘功能终止，血液循环出现一系列的变化。

1. **肺血管阻力下降**　肺脏随着生后的第一声啼哭而膨胀并开始自主呼吸，肺循环阻力大幅下降。由于肺泡扩张与氧分压的增加使肺小动脉管腔扩大，管壁肌层变薄，肺动脉压及阻力下降，生后 24 小时的肺血管阻力约为体循环阻力的 1/2，以后继续下降，至生后 6 周达成人水平。随肺血管阻力下降，肺血流量明显增加。

2. **卵圆孔关闭**　生后脐带离断后，下腔静脉入右心房血量减少，右心房压力下降，同时肺膨胀后肺循环血量增加，经肺静脉回流至左心房血量增加，左心房压力增高而超过右心房，卵圆孔发生功能性关闭，大约 5~7 个月形成解剖上的关闭，留下卵圆窝。但约有 15%~20% 的人可终生仅保持功能性关闭，特殊的情况下出现右向左分流。

3. **静脉导管闭合**　剪断脐带后，阻力很低的胎盘循环终止，体循环阻力升高。生后静脉导管很快闭合，以后形成静脉韧带。

4. **动脉导管关闭**　正常足月儿动脉导管在生后 24 小时内发生功能性关闭，体循环血氧分压升高直接促使动脉导管壁平滑肌收缩，维持动脉导管开放的前列腺素 E_2 水平下降等因素均与动脉导管功能关闭有关。以后管腔内血栓形成、内皮增生、纤维化而永久闭塞。未成熟儿或缺氧可使关闭延迟。

卵圆孔及动脉导管在功能性关闭阶段可以由于缺氧等各种病理因素而重新开放，甚至在一些复杂型、青紫型先天性心脏病，卵圆孔和（或）动脉导管的开放是使患儿存活的必要条件。

四、小儿心血管疾病的检查方法

随着心脏导管术、造影术、超声心动图、放射线核素造影检查、磁共振成像和计算机断层扫描等技术迅速发展，大大提高了心血管疾病的诊断水平，即使复杂的先天性心脏畸形在新生儿期甚至胎儿期即能作出明确诊断。大部分常见的心脏疾病通过详细询问病史，仔细体格检查，再结合 X 线胸片及心电图检查也能作出诊断。因此，病史与体格检查在心血管疾病的诊断中仍很重要（参阅第四章）。

(一) X 线检查

通常采用胸部摄片,小于 6 个月者取平卧位,大于 6 个月可取直立位。X 线摄片一般宜取吸气状态后前位(正位)及左侧位,也可作右前斜位(有利于观察左房增大)、左前斜位(有利于观察左右心室扩大)摄片。必要时可在 X 线透视下观察心房、心室位置及心脏搏动情况。结合吞钡可了解异位血管或血管环等。

在分析心脏病的 X 线片时,应注意以下几点:测量心胸比值一般年长儿应小于 50%,婴儿小于 55%。新生儿或婴儿应注意区别胸腺影和心影。肺血管阴影明显增多(充血)提示肺血流量增多,肺血管阴影减少(缺血)提示流入肺血流受阻。此外,尚需观察有无肺淤血及侧支循环形成。应注意心脏的形态、位置及各房室有无增大,血管有无异位,肺动脉段有无突出或凹陷,主动脉结饱满或凹陷等。在儿童,观察胸片时尚需注意胃泡及肝脏位置,以判断有无内脏异位。

(二) 心电图检查

心电图对心脏病的诊断有一定的帮助,对各种心律失常具有特异性,对房室肥大、传导阻滞、电解质紊乱及药物中毒等有提示意义,对心脏位置及心肌病变也有重要的参考价值。也可以反映一定程度的血流动力学改变的情况及某些疾病的严重程度,如肺动脉瓣狭窄,定期观察手术后的心电图变化,可了解术后恢复程度及其预后。虽然心电图能提供一些重要资料,但也有其局限性,应结合病史、体格检查及 X 线等资料作综合分析。

在分析心电图时应注意下列几点:

1. 由于胎儿出生时体、肺循环血管阻力几乎相接近,出生后体循环阻力渐增加而肺循环阻力渐下降,这些变化可持续数小时至数天,反映在心电图上则见出生第 1 天小儿心电轴右偏,QRS 综合波出现右心占优势即右心前区导联(V_{3R}、V_{4R}、V_1)出现 Rs 波伴 T 波直立,而左心前区导联(R_{v5})呈 RS 型伴 T 波倒置。当右心室压力下降达到正常水平时,则右心前区导联 T 波转为倒置(多数在生后 3~4 天),而左心前区导联 T 波转为直立。若在新生儿期出现电轴左偏,左心室占优势则提示左心室肥厚。正常情况下,随着小儿生长发育,左心室越来越占优势,右心室电势渐减弱,最后与成人相同,即 V_1 示 rS,而 $V_{5,6}$ 示 qRs 型。

2. 在原发性或继发性心包、心肌病变时,心电图可表现 ST 段移位与 T 波的改变;而电解质紊乱时如出现严重酸中毒,也同样可出现类似的改变。例如血钙过低引起 QT 间期延长,ST 段平直延长;而血钾过低时也可引起 QT 间期延长,ST 段压低,但伴 T 波低平及 U 波出现。而某些药物中毒(如奎尼丁、普鲁卡因、锑剂甚至洋地黄)等也均可出现上述几种改变,故在作出诊断前应结合临床其他资料综合分析。

(三) 超声心动图检查

是一种无创性检查的技术,为小儿心脏病的重要诊断技术之一。

1. **M 型超声心动图** 能显示心脏各层结构,特别是瓣膜的活动,常用于测量心腔、血管内径,结合同时记录的心电图及心音图可以计算许多心功能指标(如射血分数、短轴缩短率等)。

2. **二维超声心动图** 能实时显示心脏活动情况,观察心腔大小、房间隔、室间隔、房室瓣及动脉半月瓣活动,大血管与心腔的连接关系等,对先心病结构异常和瓣膜疾病、心腔内肿瘤及心包积液等的诊断很有帮助。

3. **多普勒超声(包括彩色血流显像)** 用于检测血流方向及速度,并可根据增快的流速换算成压差,对瓣膜狭窄及关闭不全的诊断及严重程度的估计有价值,也能检测分流血流,并可估测分流量,故对先天性心脏病的诊断更为准确。

4. **三维超声心动图** 三维超声心动图技术不但实现了先天性心脏病的三维空间的解剖显示和诊断,而且可以对反流束进行三维空间显像,对心室容积进行定量测量。

胎儿超声心动图技术可在胎儿 16 周后进行胎儿先天性心脏病及心律失常的诊断。三维超声心动图、时间空间成像相关(spatial-temporal image correlation,STIC)技术及二维血流成像

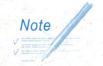

Note

(B-flow image)等新技术也已应用于产前诊断检查。而经食管超声心动图可用于显示微小病变如心内膜炎的赘生物等,而且是手术过程中极其有用的监测技术。近年来,在部分先天性心脏病的诊断中,超声心动图已取代心导管及造影检查。

(四) 心导管检查技术

心导管检查术有助于明确某些先天性心脏病的诊断,并能提供血流动力学的资料。近年来通过心导管术进行各种特殊检查及治疗,为心脏的诊断及治疗开创新的方法。根据检查部位的不同分为右心及左心导管检查两种。右心导管检查系经皮穿刺股静脉,插入不透 X 线的导管,经下腔静脉、右心房、右心室至肺动脉;左心导管检查系经皮穿刺股动脉,导管经降主动脉逆行至左心室。检查中探查异常通道,测定不同部位心腔、大血管压力及血氧含量,进一步计算心排出量、分流量及血管阻力。心导管检查术的主要适应证包括:

1. 对于超声心动图检查尚不够完善的先天性心脏病患儿,手术前进行心脏解剖或分流大小的评价。

2. 评价肺血管的阻力及其对血管扩张剂或氧气的反应。

3. 复杂型先天性心脏病外科修补术或姑息术后随访。

4. 介入性心导管术。

5. 电生理检查或经导管消融术。

(五) 心血管造影检查术

在心导管检查后再换造影导管,根据诊断需要将导管顶端送到选择的心腔或大血管部位,并根据观察不同部位病损的要求,采用轴向(成角)造影。观察造影剂显示心腔及血管结构、血流方向以及心室收缩、舒张活动的动态变化,可大大提高确诊率。

(六) 放射性核素心血管造影检查

常用的放射性核素为锝(^{99m}Tc)酸盐。静脉注射后,应用 γ 闪烁照相机将放射性核素释放的 γ 射线最后转换成电脉冲,所有数据均有计算机记录并储存后进行重组图像及分析。常用的心脏造影有初次循环心脏造影及平衡心脏血池造影。主要用于测定左向右分流量及心功能的检查。

(七) 磁共振成像(MRI)

具有无电离辐射损伤、多剖面成像能力等特点,而且可以提供血流及容量信息及进行心功能检测。有多种技术选择,包括自旋回波技术(SE)、电影 MRI、磁共振血管造影(MRA)及磁共振三维成像技术等。常用于诊断主动脉弓等血管病变,可很好地显示肺血管发育情况。

(八) 计算机断层扫描

电子束计算机断层扫描(EBCT)和螺旋型 CT 已应用于心血管领域。对下列心脏疾病有较高的诊断价值:大血管及其分支的病变,心脏瓣膜、心包和血管壁钙化,心腔内血栓和肿块,心包缩窄、心肌病等。而且,CT 的三维数字化重建技术对心外结构的显示已取得了理想的效果。

【小结】

1. 解剖、生理特点　整个小儿时期心脏与身体的比例较成人大,但随年龄的增长而逐渐下降;小儿心脏的位置随年龄的增长而变化。2 岁以后横位心脏逐渐变为斜位;小儿出生时心脏的迷走神经发育尚未完善,交感神经占优势,年龄愈小,心率愈快。

2. 胚胎期的心脏发育　在受孕后第 2~8 周完成。

3. 胎儿至新生儿循环的转变　胎儿无有效的呼吸运动,肺循环血流量很少。卵圆孔与动脉导管的开放,几乎左、右心室均经主动脉向全身输送血液。胎儿的气体交换通过胎

Note

盘和脐带进行,胎儿期供应脑、心、肝及上肢的血氧量远远较下半身为高。出生后呼吸建立,肺作为呼吸器官,而胎盘功能终止,血液循环出现一系列的变化:肺血管阻力下降。卵圆孔关闭,静脉导管闭合,动脉导管关闭。

【思考题】

先心病有哪些诊断手段?

(孙　锟)

第二节　先天性心脏病

一、概述

先天性心脏病(congenital heart disease),以下简称先心病,是心脏、大血管在胚胎早期发育异常或发育障碍所引起的心血管解剖结构异常的一组先天性畸形疾病。

先心病的发病率约占存活婴儿的 0.4%~0.8%,未经治疗者,约 34% 可在生后 1 个月内死亡。由于复合畸形或病情严重者常在生后早期夭折,各年龄期所见的先心病病种有所不同。据国内外资料统计,先心病死于新生儿期以大动脉转位为最多,其次是左心发育不良综合征及导管前型主动脉缩窄。各类先心病的发病情况以室间隔缺损最多见,其次为动脉导管未闭、法洛四联症和房间隔缺损等。

近年来,先心病的诊治研究取得很大进展。分子基因学和组织胚胎工程的研究为我们开启了一扇新的大门,利用基因检测对先心病进行遗传预测或早期诊断在未来将成为可能;胚胎发育和组织工程学的研究也为先心病的自愈和同种组织瓣的移植等提供了启发性意义。心导管术、选择性心血管造影术的发展使心脏血管畸形诊断及血流动力学的检测更加完善。无创检查如超声心动图、磁共振及多层螺旋 CT 等影像技术的进步为先心病提供了更为便利、精确的诊断,减少不必要的创伤。通过心导管关闭动脉导管、房间隔缺损及室间隔缺损,应用球囊导管扩张狭窄的瓣膜及血管等技术为先心病的治疗开辟了新的途径;而体外循环、深低温下的心内直视手术的发展及带瓣管道的使用使得大多数常见的先心病根治术疗效大大提高,对某些复杂心脏畸形也能在婴幼儿期甚至新生儿期进行手术。尤其内外科镶嵌治疗(hybrid procedure)的开展将打破过去心内科和胸外科相对孤立的格局,在先心病的治疗上具有重要的里程碑意义。

【病因】　近年来,由于遗传学、胚胎学、生物学、传染病学和代谢性疾病的研究进展,对先心病的发病原因也有了较多的认识。但迄今为止多数先心病的病因尚不明了。目前认为先心病的发生与遗传及环境因素影响有关。

1. 遗传因素　由单基因和染色体异常导致的各类先天性心脏病约占总数的 15%,确定多种先天性心脏病的遗传学基础的研究正取得迅猛发展。已明确 21- 三体综合征的患儿有近 40% 合并心血管畸形,并以房室间隔缺损或房室通道型室间隔缺损最多见;13 和 18- 三体综合征多合并室间隔缺损、房间隔缺损和动脉导管未闭畸形;先天性圆锥动脉干畸形的一个特异性遗传学病因是染色体 22q11 区的缺失。估计 4000 个活产儿中有 1 个发生 22q11 区的缺失,与其有关的心脏缺陷最常见于 DiGeorge 综合征,特异的心脏异常有肺动脉闭锁 / 室间隔缺损、法洛四联症、永存动脉干、右室双出口等。

2. 环境因素　主要是宫内感染,特别是母孕早期患病毒感染(如风疹、腮腺炎、流行性感冒、柯萨奇病毒感染等)。其他如放射线的接触、服用药物史(抗癌药、抗癫痫药等)、代谢紊乱性疾病

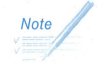

(如糖尿病)以及妊娠早期酗酒、吸毒等。绝大多数先心病患者的病因可能是多因素的。

虽然引起先心病的病因尚未完全明确,但加强对孕妇的保健,特别是在妊娠早期积极预防病毒感染及避免上述一切不利因素,对预防先心病是有积极意义的。

【分类】 临床可根据有无持续性发绀分为无发绀和发绀型两大类,再结合病理解剖与肺血流量情况可将先心病分类如下:

1. 左向右分流型(无发绀型) 在左、右心腔或主、肺动脉间有异常通道,左侧压力高于右侧,左侧动脉血通过异常通道进入右侧静脉血中,引起左向右分流,以房间隔缺损、室间隔缺损、动脉导管未闭最多见。

2. 右向左分流型(发绀型) 右心腔或肺动脉内压力异常增高,血流通过异常通道流入左心腔或主动脉。以法洛四联症、大动脉转位最多见。

3. 无分流型 左、右两侧无分流,无发绀,以肺动脉狭窄、主动脉缩窄多见。

【诊断】

1. 首先应先考虑有无心脏病 临床上出现发绀、充血性心力衰竭及粗糙响亮Ⅲ级以上心脏杂音伴震颤等表现的均高度提示心脏疾患的存在。发绀出现在新生儿期尤应注意与呼吸道、中枢神经系统疾患及血红蛋白异常引起的发绀相鉴别。前两种发绀的发生多因肺部换气不足所致,故吸入 100% 氧气后发绀可减轻。血红蛋白异常如高铁血红蛋白血症则可通过分光光度比色检查或静脉注射亚甲蓝后发绀缓解而确诊。

2. 应与后天性心脏病鉴别 下列几种情况提示先心病的可能:

(1) 自幼有反复呼吸道感染,活动后气促史及生长发育落后。出生后或婴儿期即已出现响亮的心脏杂音。

(2) 体格检查中发现持续发绀伴杵状指(趾)。心脏杂音以胸骨旁左缘最响,肺动脉第二音亢进、减弱或分裂(正常心音参阅第四章第一节)。

(3) 心电图示心室肥大及有收缩期或舒张期负荷过重征象等。

(4) X 线显示肺充血或肺缺血、主动脉结扩张或缩小、肺动脉段突出或凹陷等。

3. 顺序分段诊断方法 在明确有先心病后,参照 Van Praagh 提出的顺序分段诊断方法可对先心病进行诊断。完整的先天性心脏病顺序分段诊断包括心房、心室及大动脉 3 个节段的位置异常的判断及房室间、心室大动脉间两个连接异常的判断以及心脏位置及合并畸形的诊断等。

(1) 心房位置判断:绝大部分正常人的右侧胸、腹腔器官在右侧,左侧器官在左侧。解剖右心房在右侧,解剖左心房在左侧,称为心房正常位(situs solitus,"S")。少部分(<1/8000~1/6000)人的内脏器官呈镜像反位,解剖右心房及肝脏等右侧的器官在左侧,解剖左心房及胃等左侧器官在右侧,称为心房反位(situs inversis,"I")。先天性心脏病患者中,约有 2%~4% 患者的胸腔、腹腔器官呈对称分布,此时两侧心房的形态特点相似,称为心房不定位(situs ambiguus,"A")。若与解剖右心房相似,称为右心房对称位(right atrial isomerism),与解剖左心房相似称为左心房对称位(left atrial isomerism)。内脏器官呈对称分布的也称为内脏异位症(visceral heterotaxy)。右心房对称位多伴无脾综合征,左心房对称位多伴多脾综合征。

一般情况下,胸腹腔脏器位置与心房位置有较高一致性,可以根据 X 线胸片上肝脏及胃泡位置确定心房位置正常或反位,如肝脏及胃泡在正常位置提示心房正位,反之亦然。内脏异位时大多数肝脏为居于中间呈水平位,少数仍可呈正常位置或反位。增高电压(100~400kV)的 X 线胸片可显示支气管形态,右侧支气管的特点为自隆突至第一分支间的距离短,与经隆突的中轴线夹角小;而左侧支气管自隆突至第一分支间距离长,与经隆突中轴线的夹角大。一般认为根据支气管形态诊断心房位置较依据腹腔脏器位置推测可靠。窦房结位于上腔静脉与右心房连接处。P波除极向量有助于确定右心房的位置。心电图检查对心房反位诊断有价值,但不能肯定心房对称位的诊断。二维超声心动图检查可显示腹腔大血管位置及连接关系,间接判断心房位置。

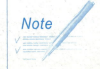

（2）心室位置判断：正常心脏的解剖右心室位于解剖左心室的右侧，以心室右袢（D-loop）表示。如果心室反位，即左心室位于右侧，右心室位于左侧则为心室左袢（L-loop）。

（3）大血管位置判断：主动脉与肺动脉在瓣膜及动脉干水平的相互位置关系与心室大动脉的连接关系并没有必然的联系，不能互相准确地推测。主动脉在肺动脉的右后方为正常位（situs solitus，"S"），主动脉在肺动脉的左后方为反位（situs inversis，"I"），其他尚有主动脉在肺动脉右侧（D）、左侧（L）、前方（A）等。主动脉干与肺动脉干的走行关系可为平行或螺旋状。不论右位或左位主动脉弓，弓的位置均在左、右肺动脉之上。

（4）房室连接诊断：当心房及心室的解剖性质及位置确定后，房室的连接关系即可确定。根据心房位置及心室袢类型相应确定房室连接一致和不一致。心房正常位、心室右袢者为房室连接一致，心房正常位、心室左袢者为房室连接不一致。

（5）心室大动脉连接诊断：心室大动脉连接有四种类型：

1）连接一致：主动脉与左心室连接，肺动脉与右心室连接。

2）连接不一致：主动脉与右心室连接，肺动脉与左心室连接。

3）双流出道：主动脉、肺动脉均与同一心室腔连接。

4）单流出道：可为共同动脉干，或一侧心室大动脉连接缺如（主动脉或肺动脉闭锁）。

（6）心脏位置：心脏在胸腔中的位置与心脏发育有关，特别是在心脏畸形时需要描述心脏位置和心尖指向。心脏的主要部分在左侧胸腔，心尖指向左侧称为左位心（levocardia）；心脏主要部分位于右侧胸腔，心尖指向右侧，称为右位心（dextrocardia）。内脏、心房位置正常而呈右位心的也称孤立性右位心，心房反位而呈左位心的也称为孤立性左位心。心脏位于胸腔中部，心尖指向中线时称为中位心（mesocardia），很多复杂型先天性心脏病可呈中位心。

（7）合并心脏血管畸形：在绝大部分病例中，因为心脏、心房位置正常，房室连接及心室大动脉连接均正常，合并心脏血管的缺损和畸形为其主要的诊断内容。

（8）先天性心脏病分段诊断方法及命名：Van Praagh 分段诊断方法及命名中将心房、心室、大动脉（瓣膜水平）位置三段分别以字母表示，例如正常心脏可以为（S、D、S）即心房位置正常（S）、右心室袢心室（D）、大动脉位置正常（S）、主动脉位于肺动脉右后方。镜像右位心时则为（I、L、I）即心房反位（I）、左心室袢心室（L）、大动脉反位（I）、主动脉位于肺动脉左后方，以上各段连接均正常。心房位置正常、右心室袢心室、主动脉位于肺动脉右前与右心室连接的大动脉转位，为完全性大动脉转位（S、D、D）。

分段诊断概念对推动和提高先天性心脏病诊断和治疗水平发挥了非常重要的作用。分段诊断方法不仅对复杂型先天性心脏病的诊断是必要的，也应该作为所有先天性心脏病诊断的基础。

【鉴别诊断】　先天性心脏病的鉴别诊断见表 13-1。

表 13-1　先天性心脏病的鉴别诊断

临床表现	X 线片	心电图	初步诊断
无发绀	肺充血	右心室大	房间隔缺损
		左心室大	室间隔缺损、动脉导管未闭
	肺血正常	右心室大	肺动脉瓣狭窄、导管前型主动脉缩窄
		左心室大	主动脉瓣狭窄、导管后型主动脉缩窄
发绀	肺充血	右心室大	左心发育不良综合征、完全性肺静脉异位引流、完全性大动脉转位伴室间隔完整
		左心室或双心室大	完全性大动脉转位伴室间隔缺损
	肺淤血	右心室大	法洛四联症、严重肺动脉瓣狭窄
		左心室大	肺动脉闭锁、三尖瓣闭锁

【并发症】

1. **心力衰竭**　多见于婴儿伴有大量左向右分流、肺静脉梗阻及左心室或右心室流出道梗阻性病变等。左向右分流导致肺循环血流量增多,肺充血、肺间质液增多,尚易并发肺部感染如肺炎等。心力衰竭的发生率取决于分流量的多少及上述病变的严重程度。

2. **感染性心内膜炎**　最常见于室间隔缺损、主动脉瓣狭窄、动脉导管未闭及法洛四联症等,多因各种畸形引起血流改变,高速冲击心血管内膜,病原菌易在该处停留、繁殖而致病。病原菌多数为草绿色链球菌及葡萄球菌,其他尚有革兰阴性细菌、白色念珠菌等。

3. **脑栓塞**　在先心病中的发生率约为2%,常见于发绀型先心病(如法洛四联症、完全性大动脉转位等),多见于婴儿病例。严重缺氧引起代偿性红细胞增多,致使血液黏稠度增高。此外,相对性贫血时,小红细胞的可变形性差也可增加血液黏稠度,易发生栓塞。因腹泻或过度出汗导致脱水时易促使栓塞发生。部分患儿可遗留后遗症如偏瘫、癫痫及智能落后等。

4. **脑脓肿**　发生率约为5%,绝大多数发生于发绀型先心病如法洛四联症等。与肺栓塞不同,本病多见于2岁以上小儿。脑脓肿可由邻近感染灶(中耳炎、鼻窦炎、面部蜂窝织炎)蔓延引起,也可由血行感染引起。因存在右向左分流,细菌可不通过肺血管床的过滤及吞噬而直接进入大脑。血液黏稠度增高及缺氧可导致组织微小梗死、软化,有利于细菌繁殖、化脓。

5. **咯血**　可见于严重的器质性肺动脉高压及因肺缺血导致侧支循环增生的患儿。

【治疗】

1. **一般治疗**　建立合理的生活制度,并根据具体情况适当参加体力活动以增强体质,按时接受预防接种,注意皮肤及口腔卫生。发绀者应保证足够饮水量。接受扁桃体摘除术、拔牙及其他手术者,手术前后应用足量抗生素,以防止感染性心内膜炎的发生。

2. **并发症的处理**　合并肺炎及感染性心内膜炎时宜及早作出诊断,积极控制感染;发生心力衰竭时要及时处理。左向右分流型先心病常合并慢性心力衰竭,需较长时间应用抗心力衰竭药物治疗(见本章第三节)。

3. **控制动脉导管的药物治疗**

(1) 吲哚美辛(前列腺素合成酶抑制剂):可促进早产儿动脉导管关闭。早产儿伴动脉导管未闭合并心力衰竭经洋地黄、利尿剂治疗无效时可试用此药。

(2) 前列腺素 E_1 及 E_2:具有扩张动脉导管的作用,新生儿重症发绀型先心病不少均依赖动脉导管的开放以维持生命,出生后导管一旦关闭即告死亡。滴注此药后使肺循环或体循环血流量增加,改善低氧血症与酸中毒,使病情好转,争取在最适宜条件下进行矫治手术。适用于肺动脉闭锁、法洛四联症伴严重型肺动脉狭窄、左心发育不良综合征、导管前型主动脉缩窄等。

4. **介入性心导管治疗**　为近年来发展的先心病非开胸矫治方法。应用特别的球囊导管可扩张治疗肺动脉瓣狭窄、主动脉瓣狭窄及主动脉缩窄等。特制的带有金属支架的封堵器经心导管送至心腔可关闭继发孔型房间隔缺损及室间隔缺损,至动脉导管处可堵闭动脉导管。用球囊导管经卵圆孔至左心房,然后回拉撕裂房间隔组织使之形成或扩大缺损的经导管房间隔造口术,可增加心房水平的分流,为完全性大动脉转位重要的姑息疗法。

5. **外科手术治疗**　近年来,可手术治疗的先心病病种范围不断扩大,治疗效果也有显著进步。根据心血管畸形的类型及严重程度,采取不同的手术矫治方法达到根治或姑息治疗的目的。根治性手术包括缺损修补、动脉导管结扎、梗阻(狭窄)解除等。大部分手术均纠正解剖畸形(如Switch术和Rastelli术),少数手术则使循环生理恢复正常(如Mustard及Senning手术)。重度发绀型先心病伴有肺动脉严重狭窄者难以进行根治手术,可行Glenn术和Fontan术等姑息手术。心内直视手术均需在体外循环下进行。

【预后】　随着心脏诊断方法及心内、外科治疗技术的进展,目前绝大多数先心病均能获得明确的诊断和矫正治疗,预后较前有明显的改观。一般取决于畸形的类型和严重程度,适合手

Note

术矫正者的手术时机及术前心功能状况,有无合并症而定。无分流型或者左向右分流型,轻者无症状、心电图和 X 线无异常者,以及中、重度均可通过手术矫正,预后较佳;若已产生严重肺动脉高压双向分流者则预后较差。右向左分流或复合畸形者,病情较重者,应争取早日手术。轻者可选择手术时机,以 3~6 岁左右为佳。

二、比较常见的先天性心脏病

(一)房间隔缺损

房间隔缺损(atrial septal defect)是先心病中较常见的,约占先心病总数的 7%~15%。系在胚胎发育过程中心房间隔发育不良、吸收过度或心内膜垫发育障碍,导致两心房之间存在通道(正常卵圆孔不闭合,并不引起左向右分流,故不能称为缺损)。女性较常见,男:女约为 1:2。

【病理解剖】 按胚胎发育及病理解剖部位不同,分为三型(图 13-5)。

1. **继发孔型** 约占 70%,为第一房间隔吸收过多或第二房间隔发育障碍所致,包括中央型(卵圆窝型,最常见,约占 62%)、下腔型(占 24%)及上腔型(静脉窦型,占 6%,常伴部分肺静脉异位引流)。缺损大小不等,多为单个,部分可为多个或筛孔状。

2. **原发孔型** 约占 5%~10%,位于房间隔下部、房室交界处,由于心内膜垫发育障碍未与第一房间隔融合所致。如合并二尖瓣前叶裂缺又称不完全或部分房室间隔缺损。

3. **冠状静脉窦型** 非常少见。房间隔本身完整无缺,只有冠状静脉窦与左心房之间无间壁。所以,左心房血可由冠状静脉窦与右心房相交通,也称为"无顶"(unroofing)冠状窦。

以下主要介绍继发孔型房间隔缺损。

图 13-5 房间隔缺损
1. 主动脉;2. 肺动脉干;3. 左心房;
4. 左心室;5. 右心房;6. 右心室

【病理生理】 小儿出生时肺小动脉肌层尚未完全退化,右心房压力仍可能超过左心房,故房间隔缺损时可因心房水平右向左分流而出现暂时性青紫。随着肺小动脉阻力逐渐下降,体循环血量的增加,房间隔缺损出现血流由左心房流入右心房的左向右分流。分流量大小与缺损大小、两侧心房间压差及两侧心室的顺应性有关。生后初期左右心室壁厚度相似,顺应性也相似,故分流量不多。随年龄增长,肺血管阻力、右室压力下降,右心室壁较左心室壁薄,右心室充盈阻力也较左心室低,故分流量增加。其血流动力学变化如图 13-6 所示。

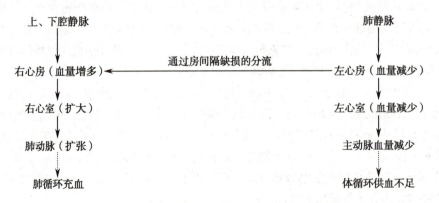

图 13-6 房间隔缺损的血流动力学
箭头示血流方向,虚线箭头示病理改变

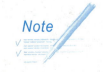

【临床表现】 临床症状的严重程度与缺损大小、有无合并其他畸形有关。缺损小者常无症状,活动量正常;缺损大者症状发生较早,并随着年龄增长而更明显。由于分流量大,使体循环缺血,临床上表现为体形瘦长、面色苍白、指(趾)细长、易感疲乏。因肺循环血流增多使肺充血,易有呼吸道感染,活动时易气促。严重者早期发生心力衰竭。原发孔型缺损或共同心房者症状出现早且严重,进展快。

体格检查:多数在婴幼儿期无明显体征,2~3 岁后心脏增大,心前区隆起,心尖搏动向左移位呈抬举性搏动,一般无震颤,少数大缺损分流量大者可出现震颤。由于右心室增大,大量的血流通过正常肺动脉瓣时,形成相对性肺动脉瓣狭窄,在胸骨左缘 2~3 肋间可闻及 Ⅱ ~ Ⅲ 级喷射性收缩期杂音。当肺循环血流量超过体循环达 1 倍以上时,在胸骨左缘 4~5 肋间可出现三尖瓣相对狭窄的短促与低频的舒张中期杂音,吸气时更响,呼气时减弱。肺动脉瓣区第二音亢进,伴宽且不受呼吸影响的固定性分裂,为右心室容量增加,收缩时喷射血流时间延长,肺动脉瓣关闭更落后于主动脉瓣所致。若已有肺动脉高压,部分患儿可闻及肺动脉喷射音及肺动脉瓣区因肺动脉瓣相对性关闭不全的舒张早期泼水样杂音。若为原发孔型缺损伴二尖瓣裂缺,在心尖部可听到二尖瓣关闭不全的全收缩期吹风样杂音,并传导至腋下。

【辅助检查】

1. X 线检查 心脏外形轻至中度扩大,以右心房、右心室增大为主,肺门血管影增粗,肺动脉段凸出,肺野充血明显,主动脉结缩小。透视下可见肺门肺动脉总干及分支随心脏搏动而一明一暗的"肺门舞蹈征",心影略呈梨形(图 13-7)。

2. 心电图 多有右心室容量负荷过重的表现,典型表现为电轴右偏(心向量图额面平均轴在 +90°~+150° 之间)和不完全性或完全性右束支传导阻滞(V_{3R} 及 V_1 呈 rSr' 或 rsR' 图形),后者可能为室上嵴肥厚和右心室扩张所致。部分病例尚有右心房和右心室肥大。原发孔型缺损的病例常见电轴左偏及左心室肥大,Ⅰ 度房室传导阻滞。

3. 超声心动图 二维超声可显示房间隔连续中断位置、大小。多普勒彩色血流显像可观察到分流的位置、方向,且能估测分流的大小。三维超声可直接显示并从任意角度观察 ASD 的立体形态、大小、数量、部位及与周围组织(房室瓣、主动脉根部、上腔静脉、下腔静脉、冠状窦)的空间关系,进行准确测量,还可动态观察缺损在整个心动周期中的形状变化、收缩与舒张活动。

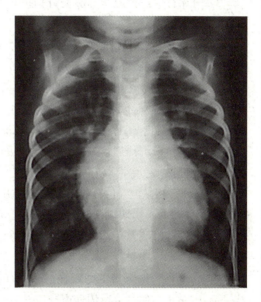

图 13-7 房间隔缺损的 X 线胸片表现

4. 心导管检查及心血管造影 右心导管检查可发现右心房血氧含量高于上、下腔静脉平均血氧含量 1.9% 容积以上,心导管可通过缺损口由右心房进入左心房。通过右心导管可测量各个部位压力及计算分流量和肺动脉阻力。一般如临床表现典型,X 线片、心电图检查结果符合,经超声心动图检查确诊者,术前可不必做心导管检查。如疑有原发孔缺损、肺动脉口狭窄、肺静脉畸形引流等异常,可考虑作心血管造影。

【诊断及鉴别诊断】 典型者依据 X 线片、心电图、超声心动图和心导管检查可以作出诊断,但需注意与室间隔缺损、肺动脉瓣狭窄、部分性肺静脉异位引流入右心房、原发性肺动脉扩张、原发性肺动脉高压等病相鉴别。

【治疗】

1. 手术治疗

（1）手术适应证：凡 X 线片与心电图有异常，右心导管检查计算分流量已达肺循环血流量40% 以上，左向右分流 Q_p : $Q_s \geqslant 1.5$ 时即可造成右心室的容量负荷过重，或临床上已有明显症状者，应尽早施行手术，年龄以 4~6 岁为理想。手术时应注意在心房内探查，如发现有部分肺静脉畸形回流，可一并予以纠正。至于分流量较小而无心脏增大或症状表现的患儿，可以作临床观察。

合并有心内膜炎者应在感染控制后的 3~6 个月考虑手术治疗，合并有心力衰竭的患儿应先内科治疗，控制心衰，待病情平稳后再行手术治疗，但如果内科治疗效果不显，亦应争取手术。

（2）手术禁忌证：若患儿平静时 Q_p : $Q_s \leqslant 1.5$，甚至出现了右向左分流，即出现艾森曼格综合征，此为手术禁忌证。年龄大或合并瓣膜疾病并不是手术禁忌证。

（3）手术方法

1）浅低温体外循环下手术，采用胸骨正中切口或右侧胸部切口。

2）术中首先进行心外探查是否合并左上腔静脉或部分型肺静脉异位引流。

3）切开右房探查冠状静脉窦开口的位置，并通过缺损探查二尖瓣及四个肺静脉开口的位置，进一步明确诊断。

4）右房发育尚好，缺损小，可直接缝合；缺损大者应补片缝合。若缺损呈多个筛孔状，则将其剪成单孔后再行修补。

5）由于继发孔或静脉窦型房间隔缺损足以通过缺损使左心房减压，不用放置左心房引流。若手术视野暴露不佳时，可经缺损放入左心房引流管。心内吸引器控制左心房回心血量，左心房内血不宜吸引过分，保持左房内血平面，以能看清房缺边缘进行缝合即可；如回心血量过多，应考虑可能存在动脉导管未闭或流量过高的因素。避免将下腔静脉瓣误当缺损下缘缝入左房，造成下腔静脉血汇入左房。

6）在闭合房缺时，让麻醉师鼓肺，使左房内血流涌出，排除左心气体。再次鼓肺查看是否有残余漏。关闭右心房切口，腔静脉开放后右心也要排气。在缝右心房时可转流复温。在心内操作结束心脏复跳后，停止体外循环后输血输液不能过快，避免左心容量负荷过重，造成急性左心衰竭。

7）Koch 三角区为房室结所在部分，勿用吸引器刺激或器械钳夹。缝合房缺左缘应避免进针过远，以防止损伤或牵拉传导束。

8）若上腔型房缺合并上肺静脉畸形引流入上腔静脉根部或右房上部，补片应将肺静脉开口隔置左房，并注意勿造成上腔静脉梗阻，必要时用心包补片加宽上腔静脉。

9）修补下腔型房缺时应将补片下缘缝至左房后壁上，避免造成下腔静脉入口狭窄，避免将下腔静脉开口部分缝至左房，造成右向左分流。

2. 右胸部小切口房间隔缺损封堵术

（1）手术适应证：年龄大于 2 岁；缺损边缘至上下腔静脉，冠状静脉窦右上腔静脉之间距离 $\geqslant$ 5mm，至房室瓣距离 $\geqslant$ 7mm。

（2）手术方法

1）患者取头低位，右肩背部垫高 20°，胸骨旁右侧第四肋间做 2~3cm 小切口。

2）膈神经前方 2cm 切开心包并悬吊，在右心房前外侧壁行荷包缝合，以内置穿刺刀的内径为 4.5mm 或 7.5mm 推送置管，在荷包缝合线中央刺入右房，退出穿刺刀，进一步将鞘管推送过房间隔缺损进入左房，于房间隔两侧分别释放出两伞封闭房间隔缺损。

3）若闭合器在推拉时脱落，说明选用的闭合器型号偏小，应选用大一号的闭合器。若所选用的大一号的闭合器仍脱落，说明房间隔缺损缘缺如范围过大，或软缘过多，即收回闭合器，改

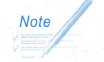
Note

用右侧小切口,进行体外循环下房间隔缺损修补术。

4) 手术完成时应行经食管超声心动图检查明确缺损是否完全被封堵,同时观察三尖瓣是否存在关闭不全等情况。

(3) 手术并发症

1) 外科手术治疗并发症

A. 心律失常:少数患儿术后出现传导阻滞、房颤或室上性心动过速,多数经过处理后能自行恢复正常心律。

B. 残余分流:小的残余分流无血流动力学意义,术后临床症状改善者可不予处理。若误将下腔静脉瓣当作缺损下缘修补房缺造成右向左分流者,应及时再次手术。

C. 急性左心衰:缺损大者,左心发育差,若术后输血输液过快易造成左心容量负荷过重而发生急性肺水肿。

D. 低心排综合征:多见于术前心功能差,年龄大伴有重度肺动脉高压的患者。术前应积极控制心衰,改善心肌功能,术中尽量缩短阻断时间,或在不停跳下行房缺修补术。

2) 介入治疗并发症

A. 冠状动脉气栓:气体通过左房 - 左室 - 主动脉 - 右冠状动脉。患者出现急性冠状动脉栓塞的表现,需予以对症处理,如含服硝酸甘油、吸氧、静脉予以扩血管药物等,待患者临床症状消失、心电图正常后可继续手术,否则应停止手术,对患者进行抢救。

B. 封堵器脱落:需立即进行手术或通过介入方法取出封堵器。

C. 心包填塞:多由于操作不当造成,是比较严重的并发症,若未及时发现或处理不当将危及患者生命,应立即行心包穿刺引流。

D. 血栓形成:多由于术中、术后抗凝药物使用不当造成,主要通过对症处理。但需要注意时应警惕患者是否合并有颅脑出血的可能。

【预后】　继发孔型 ASD 自然闭合年龄为 7 个月 ~6 岁。缺损越大分流量越大,出现症状越早。偶尔婴儿发生严重充血性心力衰竭甚至死亡,极少的可能有肺血管梗阻性疾病。当肺动脉高压严重时,肺血管阻力显著增加,变为右向左分流,临床上出现发绀,此时外科手术关闭 ASD 不会成功。继发孔型 ASD 并发细菌性心内膜炎者少见。

(二) 室间隔缺损

室间隔缺损(ventricular septal defect)为心室间隔在胚胎发育过程中发育不全所致,是先心病中最常见的一种,约占总数的 30%~50%。可单独存在,也可与其他畸形并存,发绀型先心病能存活者约 50% 伴室间隔缺损。

【病理解剖】　缺损可发生在室间隔的任何部位(图 13-8、图 13-9)。根据缺损的位置可分为:①膜周型室间隔缺损:最多见,约占 60%~70%,位于室间隔膜部并累及邻近的肌部室间隔,根据缺损的延伸方向又可分为膜周流入道型、膜周小梁部型及膜周流出道型,大型缺损可有向 2 个或以上部位延伸,称为膜周融合型。②肌部型室间隔缺损:约占 15%~25%,膜部完整。根据所在部位再分为肌部流入道型、肌部小梁部型及肌部流出道型,后者有肌肉与肺动脉瓣分隔。③双动脉下型:亦称为肺动脉瓣下型,约占 3%~6%,但在东方人群中发生率可达 29%,其主要特征是在缺损的上缘为主动脉与肺动脉瓣环的连接部,圆锥部室间隔发育差或缺如,冠状动脉瓣脱垂可以减少左向右分流,但容易导致主动脉瓣反流。在部分膜周型缺损,尤其是膜周流入道型室间隔缺损,可见衍生自三尖瓣的纤维组织黏附于缺损边缘,形成假性室隔瘤,使缺损变小或完全阻止分流而达到自然闭合。缺损多数为单个,也可多发。可合并房间隔缺损、动脉导管未闭或主动脉缩窄等。

【病理生理】　由于胚胎期肺小动脉肌层厚、管腔小、阻力大,室间隔缺损很少在新生儿期发生大量左向右分流而出现症状。随着肺动脉压力和阻力的下降,患大型室间隔缺损的足月婴儿

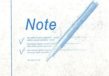

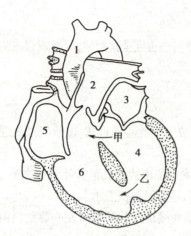
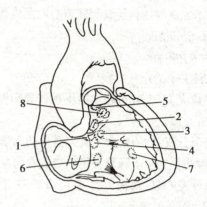

图 13-8　室间隔缺损
1. 主动脉;2. 肺动脉干;3. 左心房;4. 左心室;5. 右心房;6. 右心室。甲:间隔膜部缺损;乙:间隔肌部缺损

图 13-9　室间隔缺损位置
1. 膜部;2. 膜周流出道;3. 膜周小梁;4. 膜周流入道;5. 肺动脉下;6、7、8. 肌部

多在 2~6 个月出现心功能不全症状。早产儿因肺小动脉壁较薄,肺血管阻力降低较迅速,因此较早发生大量左向右分流并发生心力衰竭。

　　左向右分流量取决于缺损大小、肺血管阻力及两侧心室压力差。左向右分流必导致肺血流量增加,左心室容量负荷增加,同时减少左心排血量。小型缺损(Roger 病,缺损直径 <5mm,缺损约为主动脉横切面积的 1/4)左向右分流量少,左右心室仅容量稍增加而压力正常,心脏与血管大小可正常。中型缺损(缺损直径 5~10mm,缺损约为主动脉横切面积的 1/2)肺血流量可超过体循环的 1~2 倍,肺动脉及肺小血管血流量增加,回流至左心房及左心室的血量也增多,因而增加左心室舒张期负荷,导致左心房、左心室肥大。大型缺损(缺损直径 >10mm,缺损超过主动脉横切面积的 1/2)肺小血管阻力未显著增高时,肺血流量可超过体循环的 3 倍以上,随着病程的进展,不仅左心房、左心室、肺动脉扩大,而且由于肺循环量的持续增加,肺小动脉痉挛收缩产生动力性高压,右心室收缩期负荷增加导致右心室肥大。日久后肺小动脉内壁增生,管腔变小,甚至完全梗阻,形成器质性肺动脉高压,左向右分流减少,并可出现双向分流,最后导致右向左分流,即为艾森曼格综合征。血流动力学变化如图 13-10 所示。少数肺小动脉因生后持续维持肌层增厚现象,故在婴儿期即出现肺动脉高压。

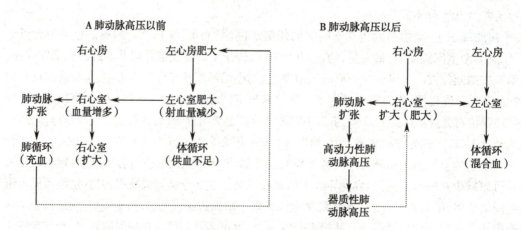

图 13-10　大型室间隔缺失的血流动力学变化
箭头示血流方向,虚线箭头示病理改变

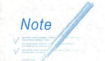

【临床表现】　取决于缺损大小、肺血流量及压力高低。小型缺损,分流量较小,多无临床症状。中型缺损在婴儿期即出现症状。大型缺损于出生 1~2 个月后,出现呼吸急促、多汗,吸奶时常因气促中断,体重增加缓慢,面色苍白。伴慢性左心功能不全时,经常夜间烦躁不安,有"哮喘"样喘鸣声。幼儿常有呼吸道感染,易患肺炎。年长儿可出现消瘦、气短、心悸、乏力等症状。有时因扩张的肺动脉压迫喉返神经,引起声音嘶哑。晚期(多见于儿童或青少年期)或缺损很大且伴有明显肺动脉高压者,可出现右向左分流,呈现发绀,并逐渐加重。若缺损随年龄增长而缩小,症状亦随之而减轻。

体格检查:心尖搏动增强并向左下移位,心界向左下扩大,典型体征为胸骨左缘 3~5 肋间有Ⅲ~Ⅴ级响亮粗糙全收缩期杂音,向心前区传导伴收缩期细震颤。若缺损极小或即将关闭时,杂音可为短促高音调的啸音;若分流量大时,心尖部可有二尖瓣相对狭窄的低音调隆隆样舒张期杂音。肺动脉瓣第二音亢进。严重的肺动脉高压,肺动脉瓣区有相对性肺动脉瓣关闭不全的舒张期杂音,原室间隔缺损的收缩期杂音可减弱或消失,震颤也可不明显。肺动脉瓣第二音呈单一金属音。

【辅助检查】

1. X 线检查　小型缺损心影多无改变,或只有轻度左心室增大或肺充血。中型缺损心影有不同程度增大,以左心室为主。大型缺损时心影中度或重度增大,以左心室为主或左、右心室及左心房均增大,肺动脉段若凸出明显,则提示肺动脉高压。主动脉结较小,缩小程度与分流量成反比。肺野充血,肺门血管影增宽,肺纹理增粗增多(图 13-11)。若有器质性肺动脉高压则表现为肺门血管影虽增粗,但肺野外侧带反而清晰,肺血管阴影有突然中断现象(肺门截断现象),心影反比以前稍有缩小。

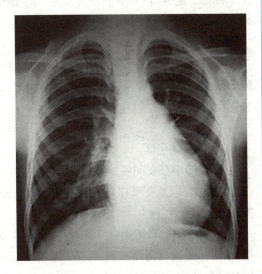

图 13-11　室间隔缺损的 X 线胸片表现

2. 心电图　小型缺损,心电图可正常或表现为轻度左心室肥大。大型缺损,心电图变化随肺血管阻力大小而不同。①肺血管阻力正常,肺血流量增多时,心电图示左心室舒张期负荷加重,左心室肥大,如 V_1 呈 rS 形,S_{V1} 波深,$V_{5,6}$ 呈 qRs 形,$R_{V5,6}$ 波高大,T_{V5} 高尖对称。②肺动脉中度高压,肺血流量明显增多时,心电图示双心室肥大,V_3、V_4 的 R 波与 S 波均高大,V_6 示深 Q 波及大 R 波,$T_{V5,6}$ 高尖对称或同时伴有 V_1 呈 rsR' 的右心室肥大图形。③肺动脉高压,肺血流量减少时,心电图示右心室肥厚,V_1 呈 rsR' 型,R' 波极大,V_5 有深 S 波而 R_{V6} 振幅较前降低,T_{V1} 可能转为直立。

3. 超声心动图　二维超声可直接显示缺损,有助于缺损大小及部位的诊断。多普勒超声由缺损右室面向缺损处和左室面追踪可探测到最大湍流。多普勒彩色血流显像可直接见到分流的位置、方向和区别分流的大小,其对肌部缺损及多发性缺损的诊断较为敏感。三维超声可直面(en face)室间隔缺损,从任意角度观察,准确评估缺损大小、形状、位置及毗邻关系,为介入或外科手术提供更为详细的信息。

4. 心导管检查及心血管造影　右心室水平血氧含量高于右心房 0.9% 容积以上,小型缺损增高不明显。偶尔导管可通过缺损到达左心室。依分流量的多少,肺动脉或右心室压力有不同程度的增高。伴有右向左分流的患者,动脉血氧饱和度降低。肺动脉阻力显著高于正常值。对多发性室间隔缺损或合并主动脉、主动脉弓等畸形的可作选择性左心室造影进一步肯定诊断。

【并发症】　室间隔缺损易并发充血性心力衰竭、肺水肿、感染性心内膜炎等。

1. 充血性心力衰竭与肺水肿　婴儿期大型缺损由于经常有大的左向右分流,左心回流血量增多,可导致左心房、左心室扩大,压力增高,进而使肺静脉压力增高,肺间质液生成增多。肺间质组织水肿,肺顺应性减低,患儿呼吸变快而浅。再发展则导致淋巴管回流受阻,出现肺水肿及心力衰竭。

2. 感染性心内膜炎　大型缺损约 5% 发生此并发症。心内膜赘生物常位于室间隔缺损边缘或右心室壁血流喷射口处,少数在右心室漏斗部。二维超声能见到赘生物。

3. 肺血管病变　多发生于大型缺损伴肺血流量超过体循环 2 倍以上者。

4. 漏斗部肥厚　大型缺损患者约 20% 可有继发漏斗部肥厚,使左向右分流量减少,甚至引起右向左分流,似法洛四联症。

5. 主动脉瓣关闭不全　有些室间隔缺损如肺动脉瓣下型可合并主动脉瓣叶脱垂导致关闭不全。

【诊断及鉴别诊断】　根据典型体征、X 线片、心电图、超声心动图及心导管等检查可以确诊。但需注意当本病合并有动脉导管未闭时,后者的杂音往往被室间隔缺损的响亮杂音所掩盖,而易于漏诊。此外,尚需与肺动脉狭窄、房间隔缺损原发孔型、梗阻性肥厚型心肌病、动脉导管未闭、主动脉窦瘤破入右心、主肺动脉缺损等疾病相鉴别。

【治疗】

1. 内科治疗　主要防治感染性心内膜炎、肺部感染和心力衰竭。通过给予洋地黄、利尿剂,限制盐分摄入和(或)降低后负荷,以及积极处理呼吸道感染等能够使患儿心力衰竭得到控制,并保证其正常生长发育。

2. 外科治疗

(1) 手术适应证:

1) 膜部小型室间隔缺损:X 线与心电图正常者,左向右分流量小,可以随访观察,一般不主张过早手术;但是有潜在发生细菌性心内膜炎的危险。在随访过程中不能自然闭合可在学龄前期手术。

2) 中型缺损临床上有症状者,宜在 1~3 岁在体外循环心内直视下作手术修补;6 个月 ~1 岁婴儿,虽然心力衰竭能控制,但肺动脉压力持续增高、大于体循环动脉压的 1/2,或者 1 岁以后肺循环量与体循环量之比大于 2∶1,亦应及时手术修补。

3) 小婴儿大型室缺:大量左向右分流伴心脏明显增大,反复肺炎、心衰或生长缓慢,特别是发生内科难以控制的充血性心力衰竭者,宜婴儿早期行急诊亚急诊室缺修补术,可防止心肌损害和不可逆性的肺血管病变产生。

4) 大型室缺伴有动脉导管未闭或主动脉缩窄:持续性充血性心衰、反复呼吸道感染、肺动脉高压及生长发育不良者,一旦确诊,应及早一期根治。

5) 肺动脉瓣下型 VSD:自愈倾向低,且易主动脉瓣右窦脱垂形成关闭不全,此类患儿,宜在一岁内及时手术治疗。

(2) 手术禁忌证:

1) 静止和轻度活动后出现发绀,或已有杵状指(趾),吸氧下经皮血氧饱和度在 90% 以内。

2) 缺损部位的收缩期杂音消失,代之以因肺动脉高压产生的 P_2 亢进或肺动脉瓣关闭不全的舒张期杂音(Graham Steell 杂音)。

3) 动脉血氧饱和度明显降低(<90%);或静止时为正常临界水平,稍加活动即明显下降。

4) 超声多普勒检查,示心室水平呈以右向左为主的双向分流或右至左(逆向)分流。

5) 右心导管检查,示右心室压力与左心室持平或反而高出;肺总阻力 >10Wood 单位;肺循环与体循环血流量比值 <1∶2;或肺循环阻力/体循环阻力比值 >0.75。婴幼儿手术指征应适当放宽。

（3）手术方法：气管插管、静脉复合麻醉，中度低温体外循环心脏停搏下直视修补术。

1）胸部切口：除常规胸部正中切口外，目前有胸骨下段小切口、右胸外侧小切口等微创切口。

2）显露心脏，常规建立体外循环。

3）心脏切口：

A. 经右室切口：经右房、肺动脉切口，室缺暴露不佳者，可行右室切口。

B. 经右房切口：从右房通过三尖瓣进行较低位置的室缺修补，是最常用的切口。适用于单纯膜部、隔瓣后和膜周部缺损。

C. 经肺动脉切口：适用于肺动脉瓣下室间隔缺损修补。

D. 经左室切口：肌部缺损，尤其是多发、筛板状缺损，右室切口显露不佳者可做左室切口，清楚显露缺损。

E. 主动脉根部切口：主要适用于做主动脉瓣脱垂悬吊成形术或主动脉窦瘤修补等，也可通过主动脉瓣口行缺损修补。

4）显露缺损部位：用牵引线和拉钩轻柔拉开心壁切口，仔细寻找缺损部位。如被腱索或乳头肌覆盖，可绕粗丝线轻柔牵开。

5）修补缺损：补片修补。如果缺损较大，直径在 0.8cm 左右，应该用 GoreTex 片或其他人工心脏补片材料修补。

6）检测残余分流：在室间隔缺损修补完毕后暂停左房引流，请麻醉师膨肺，观察修补部位有无残留缺损，如发现缺损部位仍有血液涌出，即应在溢血部位加作褥式或 8 形缝合，直至不再有溢血为止。

（4）外科微创封堵手术方法：食管超声引导下小切口室间隔缺损封堵术是近几年来新兴的一种手术方式。具有创伤小、恢复快、不受 X 线辐射、不经过外周血管、可避免血管损伤、一般不需要输血等优点，更适合婴幼儿室缺修补。

1）适应证：①年龄通常 ≥3 月龄；②有血流动力学异常的单纯膜周 VSD，1 岁以内者 VSD 直径 4~8mm；③有血流动力学异常的单纯肌部 VSD，直径 >3mm 和多发肌部 VSD；④干下型 VSD 不合并明显主动脉瓣脱垂者，1 岁以内者 VSD 直径 <6mm；⑤外科手术后残余分流；⑥心肌梗死或外伤后室间隔穿孔。

2）禁忌证：①对位不良型 VSD；②隔瓣后房室通道型 VSD；③巨大 VSD；④重度肺动脉高压伴双向分流，或合并明显主动脉瓣脱垂、伴主动脉瓣中度以上反流者；⑤感染性心内膜炎，心腔内有赘生物；⑥合并需要同期 CPB 外科手术纠正的其他心血管畸形，但并不包括合并 VSD 的复杂畸形需要利用该技术缩短 CPB 和阻断时间等的情形；⑦合并肝肾功能异常、出血性血液系统疾病、心功能不全等。

【预后】　膜周部和肌部的室间隔小型缺损（直径 <5mm）有自然闭合的可能（约占 20%~50%），一般发生于 5~6 岁以前，尤其是 1 岁以内。大型膜周部和肌部缺损及肺动脉瓣下型室间隔缺损均难以自然闭合，后者且容易发生主动脉瓣脱垂，均建议尽早手术。

（三）动脉导管未闭

动脉导管未闭（patent ductus arteriosus）较多见，占先心病总数的 9%~12%。女性发病较多，男女之比为 1 ：（2~3）。

【病理解剖】　婴儿出生后 10~15 小时，动脉导管即开始功能性闭合。生后 1 个月 ~1 岁，绝大多数已闭合。1 岁以后仍未闭合者即为动脉导管未闭。动脉导管未闭的肺动脉端在肺总动脉与左肺动脉连接处，主动脉端在主动脉弓降部左锁骨下动脉起始部远端（图 13-12）。长度在 0.2~3cm 间，常见有管型、漏斗型及窗型。可合并其他畸形如肺动脉狭窄、主动脉缩窄、室间隔缺损、大动脉转位等。

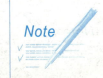

【病理生理】 由于动脉导管的开放使主、肺动脉之间存在通路,通常情况下体循环的压力高于肺循环压力,部分体循环含氧饱和度高的血液在收缩期及舒张期都通过动脉导管从主动脉向肺动脉分流。分流量的大小取决于主、肺动脉之间的压力差、动脉导管的直径与长度及体、肺循环之间的阻力差。因有大血管水平左向右分流,肺循环量增加,造成肺动脉扩张及压力增高,回流到左心房及左心室的血量增加,导致左心室肥大甚至左心功能衰竭。体循环因分流至肺循环而血容量减少,周围动脉舒张压因舒张期有分流而降低,出现脉压增宽。血流动力学改变如图 13-13 所示。随着肺循环血流量大量增加,肺循环压力升高。右心室排血时阻力增大,收缩期负荷量加重,右心室逐渐肥大。如肺循环持续高压,可进而引起肺小动脉壁的肌层及内膜的组织改变,形成器质性即梗阻性肺动脉高压。当肺动脉压力与体循环压力接近时,发绀可发生于轻微活动或哭吵时。若肺动脉压力超过主动脉,安静时

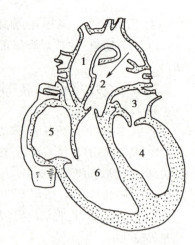

图 13-12   动脉导管未闭
1. 主动脉;2. 肺动脉干;3. 左心房;
4. 左心室;5. 右心房;6. 右心室
箭头表示动脉导管未闭

亦出现发绀(艾森曼格综合征),此时低氧饱和度的肺动脉血经未闭动脉导管进入降主动脉,可出现发绀在双下肢表现更为明显、左上肢可较右上肢明显,称为差异性青紫。

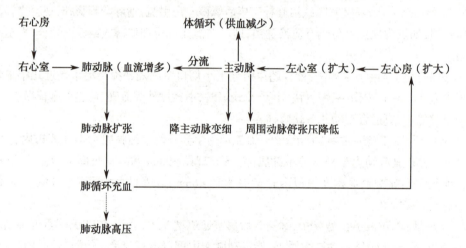

图 13-13   动脉导管未闭的血流动力学变化(未发生器质性肺动脉高压前)
箭头示血流方向,虚线箭头示病理改变

【临床表现】 与分流量大小及肺动脉压力高低有关。导管小到中等、分流量小到中而肺动脉压力正常或轻度增高者,往往无症状,多在体检或因其他疾病就诊时偶尔发现。部分患儿可有活动后疲乏、气急、多汗等现象。导管粗大、分流量较大者,除上述症状外,体型一般较瘦长,苍白、易发生反复呼吸道感染或肺炎及充血性心力衰竭。少数患儿也可由于扩大的肺动脉压迫喉返神经而声音嘶哑。当肺血管发生器质性变化时,分流量减少或呈双向分流,患儿可出现短期的症状改善,但随后在轻度活动后即出现气短及发绀。

典型的动脉导管未闭病例可见心前区隆起,心尖搏动弥散强烈,在胸骨左缘第 2 肋间偏外侧可闻及响亮的连续性杂音,并向左上颈背部传导,伴有收缩期或连续性细震颤。出现肺动脉高压后,可能仅能听到收缩期杂音,肺动脉第二音亢进,肺动脉瓣可有相对性关闭不全的舒张期杂音。肺循环量超过体循环量 1 倍时,心尖区可闻及二尖瓣相对狭窄的低频率短促舒张中期杂音。大多数患儿均有脉压增宽(往往 >40mmHg)及周围血管征,包括颈动脉搏动增强、脉压加大、水冲脉、毛细血管搏动、枪击音及杜氏征等,对诊断很有帮助。

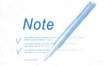

　　不典型的情况如肺血管阻力增加或婴儿期肺动脉压力相对较高时,主动脉与肺动脉之间压力差仅发生于收缩期,此时仅能听到单纯收缩期杂音,常易误诊为室间隔缺损。此外,在合并有其他畸形如房间隔缺损、室间隔缺损、肺动脉瓣狭窄时,杂音也往往不典型。

　　早产儿病例出现症状较早,心脏杂音为收缩期杂音而无典型的连续性杂音。大量右向左分流可导致左心衰竭(可表现为呼吸暂停或心动过速发作)、坏死性肠炎。

【辅助检查】

　　1. X线检查　心脏大小与分流量直接有关。分流量小者,心影正常。分流量大者,多见左心室增大(左心房亦可增大),主动脉结增宽,可有漏斗征,肺动脉段凸出,肺门血管充盈,双侧肺野有轻度至重度充血(图13-14)。透视下搏动强烈,有"肺门舞蹈征",严重病例呈双心室肥大。婴儿期可无主动脉结增宽的特征。

　　2. 心电图　分流量小者心电图可正常,分流量中度者可示电轴正常,左心房大,左心室高压或左心室肥厚,R_{V5}、R_{V6}波高大,Q_{V5}、Q_{V6}增深,T_{V5}、T_{V6}高尖对称。分流量大或肺动脉压较高时,电轴可正常或左偏,双心室肥大,V_3、V_4的R波与S波均高大。肺动脉压力与体循环压力相等时,电轴可右偏,右心室显示收缩期负荷加重。

　　3. 超声心动图　左心房、左心室增大,主动脉增宽。二维超声可直接显示未闭动脉导管管径与长度。彩色多普勒血流显像可显示分流的方向和大小。二维超声心动图与彩色多普勒超声两者相结合是目前最常用的无创诊断技术。

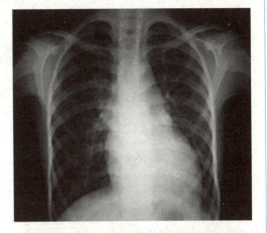

图13-14　动脉导管未闭的X线胸片表现

　　4. 心导管检查及心血管造影　典型的动脉导管未闭一般可不必作心导管检查,只是在确诊困难时选用。通常肺动脉平均血氧含量高于右心室0.5%容积以上,肺动脉压力可超过右心室。肺动脉高压有不同程度增高,有时心导管可自肺动脉通过未闭动脉导管进入降主动脉。必要时作逆行主动脉造影,可见主动脉与肺动脉同时显影,并能明确未闭动脉导管位置、形态及大小(图13-15)。

【诊断及鉴别诊断】　根据典型杂音、X线片、心电图常可作出诊断。超声心动图及右心导管

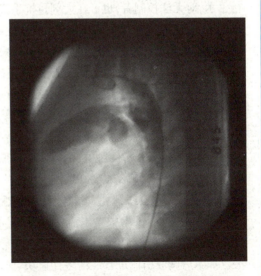

图13-15　动脉导管未闭造影(经降主动脉)

检查能进一步明确畸形部位、形态及大小。但需注意与主肺动脉隔缺损、主动脉窦瘤破入右心、室间隔缺损伴主动脉瓣关闭不全等能引起连续性杂音或双期杂音的疾病进行鉴别。几种常见的左向右分流型先心病的共同点与鉴别见表13-2。

【治疗】

　　1. 内科治疗　防治呼吸道感染、心力衰竭及感染性心内膜炎。

　　(1)药物治疗:多用于早产儿或新生儿早期动脉导管未闭,可用吲哚美辛0.2~0.3mg/kg或阿司匹林20mg/kg,每天4次口服,以抑制前列腺素合成,促使动脉导管闭合。

　　(2)介入治疗:通过心导管介入堵闭动脉导管已经成为小儿动脉导管未闭的首选治疗方案,常用Amplatzer蘑菇伞及弹簧圈封堵。

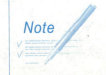

Note

表 13-2　几种左向右分流型先天性心脏病的鉴别诊断

	房间隔缺损	室间隔缺损	动脉导管未闭
症状	喂养困难,发育落后,乏力,活动后出汗,气急,晚期出现肺动脉高压时有青紫	同左	同左
心脏体征	第2、3肋间Ⅱ~Ⅲ级收缩期吹风样杂音,传导小,无震颤,P2呈固定分裂	第3、4肋间Ⅱ~Ⅴ级粗糙全收缩期杂音,传导广,伴或不伴震颤,P2可亢进	第2肋间Ⅱ~Ⅳ级连续性机器样杂音,向颈部传导,伴或不伴震颤,P2可亢进
胸片X线表现	右房、右室增大,肺野充血	左室增大,左房、右室可增大,肺野充血	左室增大,左房可增大,肺野充血
超声心动图	房间隔回声中断且有穿隔血流;右房、右室增大,肺动脉增宽	室间隔回声中断且有穿隔血流;左室增大,肺动脉增宽	左肺动脉起始部与降主动脉之间有异常通道相贯通,且可测及收缩期和舒张期连续性湍流血流频谱;左心室增大,肺动脉增宽
心电图	右室肥大,不完全性右束支传导阻滞	正常或左室肥大,右心室可肥大	左室肥大,左房可肥大

2. 外科治疗　分为手术结扎与切断缝合手术。手术最佳年龄为1~6岁。1岁以内反复肺炎不能控制者可提前手术。动脉导管未闭合并感染性心内膜炎者,应在感染完全控制后数月施行手术,对无法控制者,也可在大剂量抗生素的治疗下,关闭动脉导管,但危险性较大。

(1) 导管直径在1cm以下,导管壁弹性好,无中度以上肺动脉高压的低龄儿童病例,可采取动脉导管未闭结扎术,其缺点是术后有发生再通及假性动脉瘤形成可能。

(2) 动脉导管切断缝合术,对畸形矫正确实,可避免术后导管再通,或结扎线切透管壁发生动脉瘤的危险。适合于成人、较粗大动脉导管和并发严重肺动脉高压患者。

(3) 体外循环下经肺动脉闭合动脉导管,适用于巨大动脉导管,合并重度肺动脉高压或其他心内畸形者。

手术方法:患儿右侧卧位,消毒术野皮肤、铺单,取左后外侧切口,经第三肋间进胸。牵开肺叶,打开纵隔胸膜,解剖游离PDA上下壁及后壁,注意避开神经,控制性降压,予7号丝线双重结扎,并建议用4-0线缝扎。结扎后关闭纵隔胸膜。置左侧胸腔闭式引流管一根。

手术并发症:①术中大出血:是最严重的一种手术并发症,也是手术死亡的重要原因。其发生主要和肺动脉高压引起的血管改变,导管内膜炎致使导管组织脆弱及术中操作不当等有关。如术后胸腔引流进行性增多伴血块、血流动力学不稳定,需立即剖胸探查止血。②高血压:是婴幼儿术后常见并发症,原因与术后体循环血容量增加和神经反射有关。术后应限制液体输入,一般于术后1~2周后缓解,可口服降压药,必要时用硝普钠静脉滴注。③喉返神经损伤表现为术后声音嘶哑,喝水呛咳。可能由于术中过分牵拉引起,多为暂时性损伤,1~2个月可恢复。④膈神经损伤为术后早期少见并发症,婴幼儿多见。双侧均可发生,但左侧多见,致左侧膈肌上抬,患儿出现呼吸急促,有自行恢复可能,如不恢复,必要时行膈肌折叠术。⑤术后乳糜胸系损伤胸导管所致,经胸腔穿刺或闭式引流,营养支持,多数1~2周能自愈,少数需再次手术结扎胸导管。⑥导管再通:由于结扎线松脱,管壁撕裂或动脉瘤形成所致导管再通,一般发生在手术当天或术后第一天,应在1~2周内需再次手术。⑦肺部并发症包括肺不张、胸腔积液和气胸,与术中肺部受压、胸膜损伤有关。⑧当导管粗大或肺动脉移位时,尤其是新生儿或婴儿,手术可能误扎降主动脉或左肺动脉。术后观察足背动脉搏动、下肢动脉血压和氧饱和度,可疑者超声心动

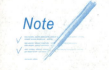
Note

图检查,一经确认需立即再次手术处理。

【预后】　自然预后与分流量大小及并发症有关。分流量大者,早期容易发生充血性心力衰竭,晚期可致梗阻性肺动脉高压。在并发症方面,最常见为感染性心内膜炎。分流量小者可无症状,预后良好。手术患儿如合并严重肺动脉高压,有双向分流,以右向左分流,年龄在 2 岁以上者,术后恢复差,死亡率高。早产儿因与早产有关的并发症而影响其预后。但近年来由于诊断水平与心内、外科技术不断提高,早期介入或手术治疗预后均良好。

(四) 肺动脉狭窄

肺动脉狭窄(pulmonary stenosis)系指肺动脉出口处狭窄,造成右心室排血受阻,按狭窄部位不同可分为肺动脉瓣狭窄、肺动脉瓣下狭窄(即漏斗部狭窄)及肺动脉瓣上狭窄(包括肺动脉总干或(和)分支狭窄)。其中以单纯肺动脉瓣狭窄最常见,约占本病的 90%,但也可两种合并存在,如肺动脉瓣伴漏斗部狭窄,常见于法洛四联症。单纯肺动脉瓣狭窄的发病率约占先心病的7%~18%,男女发病率相似。

【病理解剖】

1. **瓣膜型**　最多见,三个半月瓣在交界处融合使瓣孔狭窄,形成圆顶状狭窄的瓣孔多位于中央,瓣膜增厚。部分病例呈二瓣融合畸形,或发育不良(瓣膜黏液样病变,常伴肺动脉瓣环狭窄)。漏斗部及右心室肌肉肥厚,使右心室腔变小,严重者心肌缺血、坏死。肺动脉总干呈狭窄后扩张并可延伸至左肺动脉(图 13-16)。

2. **瓣下型**　整个右心室漏斗部肌肉增厚,形成长而狭的通道,也可为肌肉隔膜型,呈环状狭窄,造成第三心室。

3. **瓣上型**　可累及肺总动脉干的一部分或全部,亦可伸展到左、右分支,常有狭窄段前后扩张。

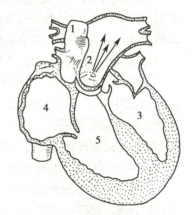

图 13-16　肺动脉瓣狭窄
1. 主动脉;2. 肺动脉干;3. 左心室;
4. 右心房;5. 右心室

【病理生理】　肺动脉狭窄使右心室排血受阻,右心室收缩期负荷增加,右心室压力增高,肺动脉压力正常或减低,狭窄前后有收缩期压力差,日久可引起右心室肥厚,以致右心衰竭。轻者主动脉血氧饱和度可正常。严重狭窄者由于右心室肥厚,舒张压增高,右心房压力增高并超过左心房压力,在伴有卵圆孔未闭者(特别在新生儿及婴儿)可发生右向左分流而出现发绀。

【临床表现】　症状出现的早晚及轻重与肺动脉瓣狭窄程度、右心室腔大小及是否伴卵圆孔未闭有密切关系。出生时常无明显症状,极重度狭窄者在婴儿期出现轻度至中度发绀和右心功能不全。轻者早期可无症状,生长发育正常,仅于体格检查时发现心脏杂音。有些患者到青壮年期才出现疲劳、气短、心悸等症状。重者多呈脸圆、红颧、活动后气喘、疲乏、心悸、胸闷、偶有昏厥。因右心室显著肥厚而致心前区膨隆,有抬举感。胸骨左缘第 2 肋间可听到Ⅲ~Ⅴ级粗糙响亮延长的喷射性收缩期杂音,可向左腋下、锁骨下及左肩背部传导,并可触及震颤。肺动脉瓣第二音减弱或消失。轻、中度狭窄者多数在肺动脉瓣区可听到收缩早期喀喇音,此主要与狭窄后的动脉扩张或狭窄的肺动脉瓣在收缩时突然拉紧有关。狭窄极严重时杂音反而减轻。部分患儿可在胸骨左缘第3~4肋间听到三尖瓣相对关闭不全的收缩期杂音。多数有肝大。颈静脉波图显示有高大的"a"波。

【辅助检查】

1. **X 线检查**　轻型病例,心影及肺血管影可以正常;中至重度狭窄者右心室出现不同程度增大,最突出的改变是肺动脉段因肺动脉总干扩张而向外凸出,肺门血管阴影减少,肺野清晰,严重病例右心房亦扩大。漏斗部狭窄和混合型狭窄可有肺动脉段凹陷。

2. **心电图**　随狭窄轻重、右心室压力高低而不同,轻度狭窄时心电图在正常范围内,中度以上狭窄者则有不同程度的收缩期负荷加重型右心室肥厚表现,电轴右偏,V_1 示 Rs 或 qR 波或单纯 R 波,轻者 T_{V_1} 直立,重者 T_{V_1,V_3} 深倒,伴 ST 段斜行下降,P 波高尖示右心房增大。

3. **超声心动图**　二维超声可显示肺动脉瓣叶增厚,开放受限,肺动脉总干增宽,右心室、右心房增大。多普勒超声可于肺动脉内检出收缩期快速湍流频谱,并可计算跨瓣压差,可了解肺动脉狭窄的性质、部位及程度。

4. **心导管检查及心血管造影**　右心室压力增高,右心室与肺动脉间有收缩期压力差,正常情况下压力阶差应小于 1.33kPa(10mmHg)。轻度狭窄压力阶差增大但小于 5.33kPa(40mmHg),中度狭窄时压力阶差为 5.33~13.3kPa(40~100mmHg),重度狭窄时压力阶差超过 13.3kPa(100mmHg)。在右心室腔注射造影剂可发现右心室与肺动脉排空时间延长,并显示右心室、肺动脉瓣、肺动脉及其分支狭窄的形态、范围与程度,有助于确定手术方案(图 13-17)。

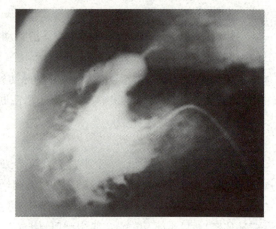

图 13-17　选择性右心室造影(显示肺动脉瓣口狭窄及狭窄后扩张)

【**诊断及鉴别诊断**】　一般根据体征、X 线片、心电图和超声心动图即可作出诊断,心导管检查和右心造影可进一步显示右心室、肺动脉瓣和肺动脉的病理解剖改变。需注意与下列疾病鉴别:

1. **房间隔缺损**　肺动脉瓣区收缩期杂音多较柔和,第二音亢进、固定分裂,往往不能触及震颤。三尖瓣区可听到舒张期杂音。X 线片示肺血管阴影增多。心电图常呈不完全性右束支传导阻滞表现。超声心动图可见房间隔缺损直接征象。

2. **室间隔缺损**　常呈全收缩期杂音,肺动脉瓣区第二音亢进。X 线胸片示肺血管阴影增多,双侧心室均可增大。心电图多伴有左心室肥厚表现。超声心动图可见室间隔缺损直接征象。

3. **原发性肺动脉扩张**　与轻型肺动脉瓣狭窄类似,但原发性肺动脉扩张收缩期杂音轻柔无细震颤,肺动脉瓣第二音正常,心导管检查右心与肺动脉间无压力差,也无分流。

【**治疗**】

1. **内科治疗**　防治肺部感染、心力衰竭或感染性心内膜炎。瓣膜型肺动脉狭窄,可用经皮球囊肺动脉瓣成形术(percutaneous balloon valvuloplasty, PBPV)。由于创伤小,不需开胸,操作简便安全、创伤小、恢复快、费用低和疗效明显而成功代替外科手术,成为治疗 PS 的首选方法。

适应证:①单纯 PS 或合并可做介入治疗的先心病,右心室与肺动脉压力阶差 >5.33kPa(40mmHg);②部分发育不良型肺动脉瓣狭窄;③外科手术后或 PBPV 术后再狭窄者。非适应证:①肺动脉瓣下漏斗部狭窄;②重度发育不良型肺动脉瓣狭窄;③极重度肺动脉瓣狭窄伴右室心肌冠状窦隙开放。轻度狭窄、无症状者宜随访观察。

2. **外科治疗**　狭窄严重或出现右心衰竭时应尽早手术,可在体外循环下行瓣膜切开术或肥厚肌束切除术。

(1) 肺动脉瓣狭窄:

1) 手术适应证:①肺动脉瓣口面积小于 $0.5cm^2/m^2$ 的重度肺动脉瓣狭窄者,活动后有气短、心前区疼痛、右心衰竭及发绀表现,需尽早手术,尤其是婴幼儿低氧血症或心衰者,需急诊手术;②平时无症状、无并发症,但右室收缩压接近体循环或超过体循环血压者,也应及早手术;③右

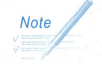

Note

室与肺动脉干收缩压阶差≥50mmHg(6.6kPa)时,可在 3~4 岁时手术治疗;④右室与肺动脉干收缩压阶差≤50mmHg(6.6kPa),同时合并明显继发性漏斗部肌肉肥厚或瓣环发育不良者,需手术治疗。

2) 手术方法:

① 全麻气管插管,仰卧位,取胸部正中切口,纵行切开心包,行心外探查。肺动脉主干通常有狭窄后扩张表现,可触及明显震颤。肺动脉瓣环往往正常。

② 建立体外循环,心脏停跳后在肺动脉瓣稍上方做 1.5~2.5cm 横行或纵行切口。显露瓣膜,辨认瓣膜融合的交界处以及瓣叶与动脉侧壁附着粘连处,用解剖剪先在瓣叶与动脉壁附着处做松解,紧贴动脉壁与瓣叶垂直剪开附着处粘连组织,然后剪开瓣叶交界融合组织直至瓣环,再用血管钳或扩张探条适度扩张至最大允许口径。肺动脉瓣交界切开后,应经肺动脉切口探查右室流出道,成人应能通过示指,儿童应能通过小指。缝合肺动脉切口,排尽右心内气体后,结扎缝合线。

③ 还可采用浅低温体外循环辅助不停跳下行肺动脉直视交界切开术。

(2) 肺动脉瓣下狭窄:

1) 手术适应证:单纯漏斗部狭窄有症状者,经右室流出道压差大于 50mmHg 或右室收缩压大于 80mmHg 均应手术治疗。

2) 手术方法:

① 胸部正中切口。

② 纵行切开心包,建立体外循环,作右室流出道斜切口或纵切口,避免损伤粗大的冠状动脉分支血管。

③ 显露漏斗部肥厚肌束,切除肥厚的隔束、壁束及肥厚的室上嵴和漏斗部前壁肥厚的肌肉。

④ 术毕应探查右室流出道狭窄解除情况,成人右室流出道应能通过示指,儿童通过小指。若流出道仍有狭窄或复跳后右室收缩压 / 左室收缩压大于 0.65,右室 - 肺动脉压差大于30mmHg,则需要用自体心包补片或人工血管补片加宽右室流出道。若肺动脉瓣环正常,则补片仅局限再右室流出道。若瓣环小则补片应跨越瓣环加宽。

(3) 肺动脉瓣上及其分支狭窄:

1) 手术适应证:中度以上单纯肺动脉瓣上狭窄可引起右心室压力负荷增大,需手术治疗。对于其他先天性心脏病合并的肺动脉瓣上狭窄,即使轻度狭窄,术中也需一并处理,否则会影响手术的远期效果。

2) 手术方法:

① 肺动脉瓣上狭窄的外科治疗在肺动脉壁作切口,延至分叉处,牵开肺动脉壁切口,显露异常的膜样组织或嵴,沿着其与肺动脉壁的界线,切除隔膜,补片加宽肺动脉干。

② 左肺动脉近端狭窄的外科治疗:在心包内游离出左肺动脉近侧端,在其前壁作横行切口,用自体心包片加宽。

③ 右肺动脉近端狭窄的外科治疗:牵拉开升主动脉嵴上腔静脉,显露狭窄部位。如为长段狭窄或狭窄涉及左、右肺动脉分叉处,显露有困难时,可横行切断升主动脉,即可显露狭窄部位,用自体心包加宽狭窄处,然后再吻合升主动脉。肺动脉分叉部位狭窄伴两侧肺动脉近端均狭窄患者,补片需剪成 T 形加宽较合适,若困难时则用两个补片加宽,一个加宽左、右肺动脉,另一个加宽在主肺动脉上。

3) 术后并发症:

① 残余梗阻:一般认为肺动脉瓣切开术后,由于漏斗部狭窄,右室与肺动脉干收缩压大于40mmHg(5.3kPa),需要切开漏斗部解除梗阻。但也有学者认为患儿血流动力学稳定,尽管右室

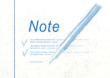

压力高,由于单纯的肺动脉瓣狭窄术后继发性漏斗部肥厚有逐渐消退的趋势,而且部分病例术后狭窄系漏斗部痉挛所致,在术后短期内手术无很大必要。

② 低氧血症:如果存在严重的低氧血症,循环不稳定,排除肺血管阻力高、漏斗部痉挛等原因,行心脏超声检查提示残余右室流出道梗阻,应行右室流出道补片扩大术,及时解除梗阻,改善低氧状况。

③ 心力衰竭:肺动脉瓣狭窄术前存在充血性心力衰竭,心脏明显扩大者,术后容易出现心力衰竭;重度肺动脉瓣狭窄术后短时间快速输液过量,可出现急性左心衰的表现。

【预后】 右心室功能正常的单纯肺动脉瓣狭窄手术预后良好,长期随访结果甚佳;伴有右室发育不良或右室功能衰竭患者术后有一定的死亡率,死亡原因主要为低心排综合征、右心衰竭。新生儿危重型肺动脉瓣狭窄远期疗效较婴幼儿、儿童差,再手术率高。左右肺动脉及远端肺血管发育不全者,术后右室压不能明显缓解,手术死亡率高。

(五) 法洛四联症

法洛四联症(tetralogy of Fallot)是最常见的发绀型先心病,约占发绀型先心病的70%~75%。男女发病率类似。

【病理解剖】 病理改变包括室间隔缺损、肺动脉狭窄、主动脉骑跨和右心室肥厚(图 13-18)。肺动脉狭窄部位包括漏斗部、瓣、瓣环、肺动脉总干及分支,其中以漏斗部及漏斗部伴瓣狭窄多见,单独肺动脉瓣狭窄少见。狭窄的严重程度差异颇大。严重者肺动脉闭锁,可同时伴动脉导管未闭或主动脉与肺动脉间侧支血管形成。胚胎发育早期圆锥间隔异常向左前上方移位是法洛四联症的最根本病理基础,患者均有不同程度的漏斗部狭窄,常为进行性,有些漏斗部呈环形隆起形成狭窄,在狭窄与肺动脉瓣环间构成第三心室。室间隔缺损多位于升主动脉起源部下方,多为对位不良型。主动脉骑跨为相对畸形,骑跨可随主动脉的发育而逐渐加重。右心室肥厚是肺动脉狭窄的代偿性结果,右心室壁增厚可接近或超过左心室。法洛四联症的患儿中,约20%~25%表现为右位主动脉弓,约15%伴有卵圆孔未闭或房间隔缺损。另外,该病尚可与动脉导管未闭、双侧上腔静脉、肺静脉畸形引流、右位心等畸形并存。

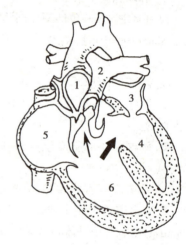

图 13-18　法洛四联症
1. 主动脉;2. 肺动脉干;3. 左心房;4. 左心室;5. 右心房;6. 右心室(粗箭头示室间隔缺损,细箭头示肺动脉漏斗部狭窄)

【病理生理】 病理生理改变主要决定于肺动脉狭窄程度和室间隔缺损的大小。由于肺动脉漏斗部梗阻以及主动脉骑跨,右心室排血阻力增加,右心室不能将腔静脉回流血液全部射入肺动脉,右心室收缩期负荷加重,右心室压力增高,导致发生代偿性肥厚,进而可使右心房压力增高,右心房也可扩大,肺动脉压降低。由于室间隔缺损,骑跨的主动脉接受左右心室的混合血输送至全身,临床表现为发绀。发绀与肺动脉狭窄程度和室间隔缺失大小相关,肺动脉狭窄愈重和室间隔缺损愈大,则右向左的分流量愈大,发绀也愈重。因肺循环血流量明显减少,致血氧交换不足,亦导致发绀。肺动脉愈狭窄,肺血流量愈少,缺氧愈严重,代偿性侧支循环愈增多。在4~6个月以下的婴儿,常因动脉导管保持开放,使较多血液流入肺部进行氧合,故发绀可不明显。本病的血流动力学变化如图13-19所示。若肺动脉狭窄不严重,右心室压力较左心室低,患者安静时可出现左向右分流,无持续性发绀表现,称为"无发绀法洛四联症"。

【临床表现】 临床症状的严重程度与肺动脉狭窄的严重程度成正比。典型病例于出生后

6个月~1年间因动脉导管闭合,发绀渐加重,常表现在唇、指(趾)甲(图 13-20)、耳垂、鼻尖、口腔黏膜等毛细血管丰富的部位。严重者生后不久即出现症状。由于缺氧,患儿表现为呼吸急促,哭吵、吃奶及活动后加剧,发绀也加重。2岁以下的小儿可有缺氧发作,常在清晨喂奶时、睡醒后及大便后突然出现阵发性呼吸困难,表现为呼吸加快、加深、发绀逐渐加重,若持续时间较长可致神志不清、惊厥、偏瘫,偶致死亡。发作原因可能为右心室漏斗部肌肉痉挛使肺动脉血流进一步减少,引起脑缺氧,酸中毒、情绪激动、贫血常为诱因。患婴喜取屈曲位睡眠。约80%的年长儿可出现活动后蹲踞(或蹲坐)现象。由于蹲踞时下肢屈曲,增加体循环阻力,使右向左分流减少,从而增加肺血流量;此外,下肢屈曲使静脉回心血量减少,可使心室水平左向右分流增加,从而使动脉血氧饱和度升高。虽然右心室后负荷很大,但室间隔缺损的存在可起到调整双室压力的作用,故很少发生心力衰竭。缺氧

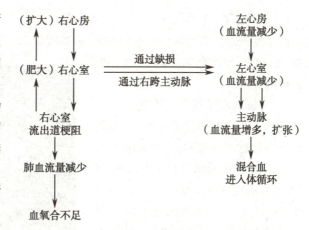

图 13-19　法洛四联症的血流动力学变化

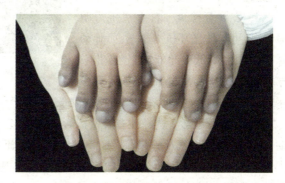

图 13-20　指甲部位发绀,杵状指

可引起代偿性红细胞增多、血液循环量增多和侧支循环增多,故呼吸道黏膜下微血管有扩张现象,血管破裂可致鼻出血与咯血。

　　体格检查时,一般患儿生长发育稍迟缓。由于体循环含有静脉血,表现为中央性发绀,眼结合膜充血,咽部黏膜紫色,常出现地图舌,齿龈易出血。心前区隆起,心界不大,胸骨左缘第2~4肋间可闻及漏斗部狭窄的粗糙喷射性收缩期杂音,部分伴有收缩期震颤。杂音最响部位的高低与肺动脉狭窄类型有关,杂音的响度和狭窄程度成反比,狭窄愈重则右心室血流分流至骑跨的主动脉增多,进入肺动脉血流越少。肺动脉瓣第二音减弱或消失。部分病例可闻及来自主动脉瓣的亢进的第二音。狭窄极严重者或在缺氧发作时,可听不到杂音。有时可听到侧支循环的连续性杂音。发绀持续6个月以上,由于组织缺氧,指(趾)端毛细血管扩张与增生,致使局部软组织及骨组织增生肥大,出现杵状指(趾)(图 13-20)。

　　法洛四联症常见并发症为脑血栓形成、脑脓肿及感染性心内膜炎。

【辅助检查】

　　1. X 线检查　心影正常或稍大,右心室增大,有时右心房也增大。典型者前后位心影呈靴状,即心尖圆钝上翘,心腰凹陷。肺门血管阴影细小稀疏,肺野清晰缺血。年长儿肺野可出现网状侧支循环影(图 13-21)。

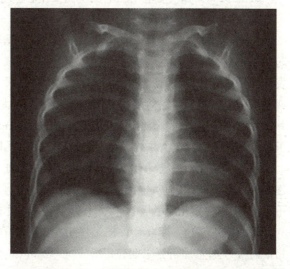

图 13-21　法洛四联症的 X 线胸片表现

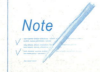

Note

2. 心电图　新生儿出生 3~4 天后出现 V_{3R}、V_{4R} 及 V_1 导联 T 波持续直立者是一种右心室肥厚的早期表现。典型病例示电轴右偏,右心室肥大,V_1 呈 Rs 或 R 型,V_3 呈 Rs 型,严重者 V_1 呈 Rs 或 qR 型,TV_1 直立,V_3 呈 rS 型,PII 波可高尖。

3. 超声心动图　二维超声示主动脉前壁与室间隔连续中断,室间隔位于主动脉前后壁间,主动脉增宽骑跨,右室流出道及肺动脉狭窄,右心室增大,右心室前壁增厚,左心室内径缩小(图 13-22)。多普勒彩色血流显像可见右心室直接将血液注入骑跨的主动脉及狭窄的肺动脉。

4. 心导管检查　右心室压力明显增高,可与体循环压力相等,而肺动脉压力明显降低。此外,部分患儿心导管可直接通过室间隔缺损插入左心室或主动脉。股动脉血氧饱和度明显降低,常小于 80%。

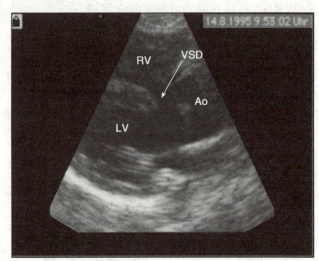

图 13-22　法洛四联症的超声心动图表现

5. 心血管造影　选择性右心室造影可了解室间隔缺损部位及大小,主动脉与左、右心室早期显影,主动脉增宽及骑跨程度,右心室流出道、肺动脉狭窄的部位、程度和类型以及肺动脉分支情况。必要时左心室及主动脉造影或冠状动脉造影可进一步了解左心室发育情况及冠状动脉的走向等,对制订手术方案有较大帮助。

【诊断及鉴别诊断】　根据临床症状、X 线、心电图、超声心动图,并结合右心导管检查及造影可确定诊断。需注意与严重肺动脉瓣狭窄、完全性大动脉转位、三尖瓣闭锁、艾森曼格综合征等其他发绀型先心病鉴别。

1. 严重的单纯肺动脉瓣狭窄　虽然幼年即可出现发绀,但常伴充血性心力衰竭,X 线摄片示肺动脉段明显凸出。心导管检查示右心室压力常超过体循环,连续曲线的形态属瓣膜部狭窄型。造影检查可见狭窄的肺动脉瓣及瓣后扩张现象,但无室间隔缺损存在。

2. 完全性大动脉转位　生后即有明显发绀,心脏呈进行性增大,早期出现心力衰竭,X 线正位片示上纵隔较狭窄而左前斜位片则变宽,肺野充血。

3. 三尖瓣闭锁　心电图示电轴左偏及左心室肥大等。

【治疗】

1. 内科治疗　TOF 都需要外科治疗,内科需及时控制呼吸道感染,防治感染性心内膜炎,预防脱水及并发症,重症病例可用 β 受体阻滞剂以减轻右心室流出道梗阻,预防缺氧发作。缺氧发作的处理方法:轻者使之取胸膝体位即可缓解;重者可给予静脉注射普萘洛尔每次 0.1mg/kg,或去氧肾上腺素(新福林)每次 0.05mg/kg。必要时皮下注射吗啡每次 0.1~0.2mg/kg。氧气吸入,并及时纠正酸中毒,静脉注射 5% 碳酸氢钠 1.5~5.0ml/kg。普萘洛尔 0.25~1.0mg/kg 每 6 小时口服,可预防再次缺氧发作。注意去除引起缺氧发作的诱因,如贫血、感染等。

2. 外科治疗　多数 TOF 患儿出生时体循环血氧饱和度满意无须紧急手术治疗,但低血氧逐渐进展,当体循环血氧饱和度降至 75%~80% 时必须手术干预。缺氧发作的出现通常仍为是手术指征,应在婴儿期尽早手术,尤其频繁缺氧发作的患儿应急诊手术。

单纯 TOF 首选一期根治手术,适用于左心室发育较好,同时肺动脉狭窄相对较轻的患儿。手术指征通常为:左心室舒张末期容积指数 $\geq 30ml/m^2$;McGoon 比值 ≥ 1.2;或肺动脉指数 $\geq 150mm^2/m^2$。但随着外科、麻醉、体外循环灌注及围术期处理技术的改进和手术效果的提高,TOF 根治术的适

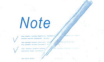

Note

应证逐渐放宽,一期根治手术时机逐渐趋于小龄化。多数医疗中心提倡1岁以内行择期手术,但也有学者主张在3~6月龄即可行手术治疗。早期手术有利于保护右心室功能;促进肺动脉特别是周围肺动脉的发育和生长;减慢慢性低氧血症对心脏和神经系统的损害;避免患儿术后晚期心律失常和猝死。

一期根治手术方式包括:室间隔缺损修补与漏斗部疏通或同时肺动脉瓣切开、右心室流出道补片扩大术、右心室 - 肺动脉心外管道连接术。

但重症 TOF 患儿:①左心室发育过小;②肺动脉狭窄严重且延长到远端部位;③冠状动脉畸形难以施行右心室流出道补片扩大;④其他严重心内畸形等均应先行姑息手术。其目的为增加肺部血流,消除和改善发绀等症状,扩大肺血管床,促进肺血管发育,为二期根治手术做准备。姑息手术包括:①经典或改良的锁骨下动脉 - 肺动脉分流术[Blalock-Taussing(B-T)手术];②升主动脉 - 肺动脉分流术(Waterston 手术)、降主动脉 - 肺动脉分流术(Potts),由于较难控制分流量和肺动脉高压以及在二期根治术时拆除困难,多数心脏中心已废除;③中心分流术(改良 Brock 手术):保留室间隔缺损的右心室流出道补片扩大,由于肺血流突然增多可造成严重的充血性心衰和肺水肿,目前已较少应用。④肺动脉瓣球囊扩张术:该方法适用于局限的肺动脉瓣水平狭窄,通过适度的扩张肺动脉瓣来增加肺血流量,促进肺血管的发育。对有肌性狭窄病例,加用血管支架会有更好的效果。此手术方式已在一些心脏中心开展,效果良好,但球囊扩张操作时有诱发缺氧发作、室性心律失常甚至心室颤动的可能。

3. 术后主要并发症及处理原则

(1)低心排血量综合征:是 TOF 术后最常见的并发症。常见的原因如术后血容量不足、心内畸形矫治不满意、灌注技术不良、心肌保护差,或适应证选择不当及心脏压塞等。这种情况恢复常常需要数天。予以适用正性肌力药物,增加心肌收缩力,改善循环;加强利尿;延长呼吸机辅助时间;对于原因不明确的应考虑二次手术干预。

(2)呼吸窘迫综合征:主要是由于患儿肺血管发育不良,体肺侧支循环丰富而术中未能及时处理,术中肺过度灌注致肺间质水肿,肺换气功能严重受损、左心引流不畅、回血过多。术后室间隔缺损残余分流较大等。对于肺内存在循环较多者术中采用深低温低流量转流,保证左心引流通畅,术后严格控制液体入量,提高胶体渗透压,呼吸末正压通气,充分给氧,积极纠正酸中毒,维持电解质平衡,适当延长呼吸机呼吸时间。

(3)心律失常:术后早期由于心肌创伤、缺氧、酸中毒、电解质紊乱等均可引起心律失常。交界性异位心动过速在 TOF 术后发生率较高,当出现血流动力学紊乱时必须进行治疗,如控制体温在 34~35℃,改善通气,纠正电解质及酸碱紊乱,必要时使用抗心律失常药物(胺碘酮、普鲁卡因等)。Ⅲ° 房室传导阻滞的发病率近年来已逐渐减少。一旦发生,术中即安置临时起搏器,非器质性损伤多能在 3~5 天内恢复,1 个月以上不能恢复者应考虑安装永久起搏器。

(4)室间隔缺损残余分流:TOF 患儿对残余室间隔缺损的耐受性差,一些小的残余分流(直径 3~4mm)对于 TOF 患儿即可产生较大的血流动力学影响,这可能与同时存在的肺动脉瓣反流、心室顺应性差、左心室容量减少等因素有关。术后予以加强强心利尿,对于术后血流动力学不稳定的患儿,残余分流直径在 3~4mm 或以上时予以外科手术干预。

(5)右心室流出道残余狭窄:多是由流出道疏通不满意或补片加宽不够所致,对于梗阻压差 >50mmHg 或 PP:PS≥0.7 时应考虑外科手术干预。

(6)瓣膜关闭不全:TOF 术后常合并肺动脉瓣和三尖瓣关闭不全,是 TOF 术后最主要的晚期并发症,也是最常见的再手术指征。严重的肺动脉瓣关闭不全可增加右心室容量负荷,引起右心衰竭。采用右室流出道单瓣补片或带瓣管道在丧失功能之前能够维持较满意的心功能。三尖瓣关闭不全往往为手术损伤所致,术中应避免过度牵拉损伤三尖瓣,如有关闭不全应予以成形,以免术后影响心功能。另外,主动脉瓣关闭不全往往也是手术损伤所致,严重的可能需要主

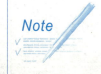

动脉瓣成形或置换。

【预后】　近年来,国内外大量基础和临床实践资料表明,TOF手术死亡率逐渐下降。目前,较先进的心脏中心TOF根治术死亡率均降至1%左右,但合并畸形严重,肺动脉发育严重不良及左室发育不良者死亡率可达17%左右。再手术率达25%左右,主要包括修复左右心室流出道狭窄、残余右心室流出道梗阻、残余室间隔缺损等。术后大部分患儿长期效果满意,80%患者心功能良好,能够从事正常活动。

(六) 完全性大动脉转位

完全性大动脉转位(complete transposition of the great arteries)是指房室连接一致,而心室大动脉连接不一致,即解剖右心室与主动脉连接,解剖左心室与肺动脉连接。是新生儿期最常见的发绀型先心病,约占先心病总数的5%~7%,居发绀型先心病的第二位,男女患病之比为(2~4):1。患有糖尿病母亲所生婴儿的本病发病率较正常母亲所生婴儿高11.4倍,妊娠初期使用过激素及抗惊厥药物的孕妇发病率较高。若不治疗,约90%的患儿在1岁内死亡。

【病理解剖】　因胚胎期动脉干间隔不呈螺旋形而呈垂直方向分隔及动脉下圆锥吸收异常所致。主动脉瓣下圆锥发达,未被吸收,主动脉位于右前上方;肺动脉瓣下圆锥萎缩,肺动脉位于左后下方,使肺动脉向后连接左心室,主动脉向前连接右心室。主动脉瓣下因有圆锥存在,与三尖瓣间呈肌性连接;肺动脉瓣下无圆锥结构存在,与二尖瓣呈纤维连接。常合并的畸形有室间隔缺损、房间隔缺损或卵圆孔未闭、动脉导管未闭及肺动脉狭窄等(图13-23)。

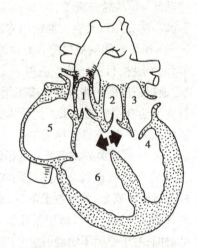

图13-23　完全性大动脉转位(伴室间隔缺损及动脉导管未闭)
1. 主动脉;2. 肺动脉干;3. 左心房;4. 左心室;5. 右心房;6. 右心室

【病理生理】　完全性大动脉转位若不伴其他畸形,则形成两个并行循环。上、下腔静脉回流的静脉血通过右心射至转位的主动脉供应全身,而肺静脉回流的氧合血则通过左心射入转位的肺动脉到达肺部。患者必须依靠心内交通(卵圆孔未闭、房间隔缺损、室间隔缺损)或心外交通(动脉导管未闭、侧支血管)进行血液混合而存活。本病血流动力学改变取决于是否伴有其他畸形,左右心血液混合程度及肺动脉是否狭窄。根据是否合并室间隔缺损及肺动脉狭窄可将完全性大动脉转位分为三大类:

1. 完全性大动脉转位并室间隔完整　右心室负荷增加而扩大肥厚,生后随着肺血管阻力下降,左心室压力降低,室间隔常偏向左心室。体、肺循环仅靠未闭的卵圆孔及动脉导管混合,故发绀、缺氧严重。

2. 完全性大动脉转位合并室间隔缺损　完全性大动脉转位伴室间隔缺损可使左右心血液沟通混合较多,使发绀减轻,但肺血流量增加可导致心力衰竭。

3. 完全性大动脉转位合并室间隔缺损及肺动脉狭窄　血流动力学改变类似法洛四联症。

【临床表现】　主要为严重缺氧、代谢性酸中毒及充血性心力衰竭。若体、肺循环血液混合很少,患儿在生后1周内即有严重发绀、气促,随年龄增长及活动量增加发绀逐渐加重。生后3~4周婴儿可出现喂养困难、多汗、气促、肝大和肺部细湿啰音等进行性充血性心力衰竭症状。体格发育差,早期(一般在6个月)出现杵状指(趾)。生后心脏可无明显杂音,但有单一的响亮的第二心音(为贴近胸壁的主动脉瓣关闭音)。若伴有大的室间隔缺损、大的动脉导管或存在肺动脉狭窄等可听到相应畸形所产生的杂音。一般伴有大型室间隔缺损者早期出现心力衰竭伴肺动脉高压;但伴有肺动脉狭窄者则发绀明显而心力衰竭少见。

【辅助检查】

1. X线检查　由于主、肺动脉干常呈前后位排列,故正位片示上纵隔大动脉阴影狭小,而侧

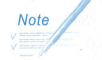

位片则示上纵隔阴影增宽。心影呈"蛋形"。在一般情况下,肺血流量明显增加,肺野充血,肺纹理增多,伴肺动脉狭窄时则肺野呈缺血现象,肺纹理减少。

2. 心电图　新生儿期可无特殊改变。生后数天右胸导联可出现 T 波直立的右心室肥厚征。婴儿期示电轴右偏,右心室肥大,并常有右心房肥大的肺型 P 波。V_1 常示 qR 波,V_2 示 RS 波。伴肺血流量明显增加时则电轴也可正常或左偏,双心室肥大。

3. 超声心动图　二维超声显示房室连接正常,心室大动脉连接不一致,主动脉常位于右前,发自右心室,肺动脉位于左后,发自左心室,可建立诊断。彩色及频谱多普勒超声检查有助于心内分流方向、大小的判定及合并畸形的检出。

4. 心导管检查及心血管造影　导管可从右心室直接插入主动脉,右心室压力与主动脉相等。也有可能通过卵圆孔或房间隔缺损到左心腔再入肺动脉,肺动脉血氧饱和度高于主动脉。选择性右心室造影时可见主动脉发自右心室,左心室造影可见肺动脉发自左心室。选择性升主动脉造影可显示大动脉的位置关系,判断是否合并冠状动脉畸形。

【诊断及鉴别诊断】　根据临床症状、X 线检查、心电图、超声心动图,并结合右心导管检查及造影,特别是超声心动图检查及选择性心血管造影,可作出正确诊断。需注意与其他发绀型先心病鉴别。

1. 完全性肺静脉异位引流　发绀常较轻,X 线胸片可示"8"字形心影,超声心动图可见肺静脉进入左心房,心导管结果与大动脉转位有明显不同。

2. 法洛四联症　发绀较轻,喜蹲踞,X 线胸片常示"靴形"状心影,肺野清晰。超声、心导管检查均有助于鉴别。

【治疗】

1. 内科治疗首先纠正低氧血症、代谢性酸中毒等。

2. 外科治疗

(1) 姑息疗法:

1) 球囊房隔成形术(rashkind procedure):缺氧严重而又不能进行根治手术时可行球囊房隔造口或房间隔缺损扩大术,使血液在心房水平大量混合,提高动脉血氧饱和度,使患儿存活至适合行根治手术。若患儿年龄超过 3 个月,房间隔缺损边缘可能已有增厚则不易扩开,效果不佳。

2) 肺动脉环缩术:完全性大动脉转位伴大型室间隔缺损者,易伴发肺动脉高压,死亡率较高,且一时无条件根治者,可在 6 个月内作肺动脉环缩术,预防充血性心力衰竭以及肺动脉高压引起的肺血管病变。方法是用涤纶或四氟乙烯条绕过近心端的肺动脉干,收紧至肺动脉压约下降至原来的 1/2。此方法可促进解剖左室发育,为二期行大动脉转换术作准备。

3) 闭式房间隔切开术(Blalock-hanlon 术):适用出生 3 个月以上婴儿行 Rashkind 术效果不佳者。手术经右胸第 5 肋间外侧切口进胸,切开右心房壁和左心房肺静脉入口处,并剪除房间隔组织 1.5~2cm,缝合两心房切口。术后患儿发绀可改善。

4) 体 - 肺动脉分流术(Blalock-Taussing 术)大动脉错位伴严重肺动脉干狭窄及室间隔缺损并且体循环血氧饱和度低的患儿通过此手术可使主动脉内含有体静脉的血通过分流进入肺循环,提高血氧饱和度。手术方法为在右头臂干与右肺动脉间用人造血管作搭桥术。

(2) 根治手术:

1) 生理纠治术(Senning 或 Mustard 手术):又称心房内改道术,可在生后 1~12 个月内进行,即用心包膜及心房壁在心房内建成板障,将体循环的静脉血导向二尖瓣口而入左心室,并将肺静脉的回流血导向三尖瓣口而入右心室,形成房室连接不一致及心室大血管连接不一致,以达到生理上的纠治。

Mustard 手术其优点在于手术操作简单、死亡率低、近期效果满意;缺点则是远期腔静脉入口补片缝合处易发生不同程度梗阻和心律不齐。术后常见的并发症为腔静脉回流梗阻、心律失

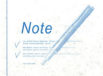

常及三尖瓣反流。术后应使用镇静药及肌松药保持患儿绝对安静;严密观察血压、心房压及肺动脉压;呼吸机辅助通气,及时调整内环境,保持电解质及酸碱平衡;适当的予以正性肌力药支持心功能;待病情平稳后拔除气管插管。资料显示约 40% 患儿术后可正常生活,30% 不受约束担忧心律失常或三尖瓣反流。晚期死亡率约 15%。

Senning 手术与 Mustard 手术不同点在于其利用患儿自身心房壁组织切开后移位缝合形成血流改道的管道,如此形成的管道可随患儿年龄增长而增大,不致形成腔静脉回流梗阻,引起术后心律失常也较 Mustard 少见。

2) 解剖纠正手术(改良 Jatene 手术):又称大动脉转位术(arterial switch 术)。可在生后 4 周内进行,即主动脉与肺动脉切断后互相转接及冠状动脉移植到转位后的主动脉上来达到解剖关系上的纠正。有时因病情需要可先行肺动脉环缩术,已达到减轻肺充血、肺动脉高压及促进左心室发育的目的,一般待术后 2~4 周再行大动脉转位术。其基本条件为:无左心室流出道梗阻及肺动脉瓣狭窄;左心室发育尚可(左 / 右心室压力比 >0.85),左心室射血分数 >0.45,左心室舒张末期容量 > 正常的 90%,左心室后壁厚度 >4~4.5mm,室壁张力 <12 000dyn/cm;无影响冠状动脉移植的冠状动脉畸形;无梗阻性肺血管疾病,肺血管阻力小于 4wood 单位 /m^2。

3) Rastelli 手术:又称右室至肺动脉带瓣管道架接术。适用于大动脉转位同时伴有大型室间隔缺损和肺动脉狭窄的病例,或用于做过肺动脉环缩术的大动脉转位病例并有解除环缩后肺动脉存在瘢痕不能达到满意松解者。在小儿取带瓣管道以同种超低温保存的主动脉或肺动脉为好,可减轻钙化或纤维化所致的阻塞及延长瓣膜的耐用期。

【预后】 新生儿期未经治疗者,由于缺氧、酸中毒及心力衰竭,绝大多数死于生后 1 个月内。伴发畸形者,分流愈多,体循环中混合动脉血氧饱和度愈高,存活时间愈长。由于近年姑息疗法及矫治手术的进展,使完全性大动脉转位患儿的预后大为改观。

【小结】

1. 先心病分为左向右分流型(无发绀型)、右向左分流型(发绀型)、无分流型。
2. 诊断首先应先考虑有无心脏病,并与后天性心脏病鉴别。完整的先天性心脏病顺序分段诊断包括心房、心室及大动脉 3 个节段的位置异常的判断及房室间、心室大动脉间两个连接异常的判断以及心脏位置及合并畸形的诊断等。
3. 先心病的治疗包括并发症的处理、控制动脉导管的药物治疗、介入性治疗和外科手术治疗。

【思考题】

1. 比较常见先心病的血流动力学改变与临床特征。
2. 先心病的治疗方法有哪些?

(孙 锟　莫绪明)

第三节　心肌与心内膜疾病

一、病毒性心肌炎

心肌炎是由各种感染或其他原因引起的心肌间质炎症细胞浸润和心肌细胞变性坏死,导致心脏功能障碍和其他系统损害的疾病。病原体包括病毒、细菌、真菌,最常见的病原体是病毒。

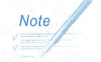

病毒性心肌炎(viral myocarditis,VM)即由病毒侵犯心脏引起的以心肌炎性病变为主要表现的疾病,有时病变也可累及心包或心内膜,其病理特征为心肌细胞变性或坏死。为小儿时期较常见的心脏病。病毒性心肌炎临床表现差异大,诊断比较困难,因此病毒性心肌炎发病率并不清楚。

【病因】　引起病毒性心肌炎的病毒种类较多,主要是肠道病毒(柯萨奇 B 病毒)、腺病毒、细小病毒(细小病毒19)。其他:疱疹病毒、丙肝病毒、流感病毒、EBV、巨细胞病毒、埃可病毒、呼吸道合胞病毒、麻疹病毒、流行性腮腺炎病毒、风疹病毒、水痘病毒等。

【病理生理】　本病发病机制尚不完全清楚。通过动物模型研究,病毒性心肌炎发病分三阶段,首先病毒对心肌细胞的直接破坏,先天性免疫反应自然杀伤细胞,巨噬细胞对心肌细胞的破坏,随后表达炎性细胞因子。这种先天性免疫反应增加心肌细胞损伤和清除病毒,本阶段无临床症状或亚临床表现。第二阶段,特异性免疫反应,抗原提呈细胞捕获病毒颗粒在高尔基复合体降解,通过主要组织相容性抗原 1 表达在 CD8$^+$T 细胞。CD8$^+$T 细胞探测病毒抗原,通过细胞因子或穿孔素破坏病毒感染的心肌细胞。这种现象的扩大化导致心肌细胞破坏。此外,一些宿主心肌细胞抗原与病毒抗原具有同源性,诱导自身免疫反应。CD4$^+$T 细胞激活,促进 B 细胞表达,进一步损坏心肌细胞。第三阶段,心肌炎病理学特征消失,破坏的心肌细胞由弥散性纤维替代。病毒完全清除,心脏修复和重塑;未能完全清除病毒,病毒在心肌持续存在或潜伏在心内膜心肌复制,心肌慢性炎症,进展性双心室扩大,出现心力衰竭,扩张性心肌病。

【临床表现】　病毒性心肌炎的临床表现悬殊很大,轻者可无症状,或呈亚临床症状,仅仅心电图异常。极重者则暴发心源性休克或急性充血性心力衰竭,甚至猝死。少部分患儿为慢性进程,演变为扩张性心肌病。

1. 前驱症状　部分患儿先有上呼吸道感染或胃肠道症状,如发热、咽痛、乏力、皮疹、腹泻等。

2. 一般表现　心脏症状轻者可无自觉症状,仅心电图不正常。一般病例表现为乏力、面色苍白、多汗、长出气。年长儿自述头晕、胸闷、心前区不适或胸痛。心肌炎影响了心肌传导系统,可以表现为房室传导阻滞,室性心律失常等。这些心电图异常大多无临床症状,或者表现为心悸、气短、晕厥。

3. 重症表现　由于左室扩大及收缩功能受损,或者左室收缩和舒张功能受损,重症患儿出现充血性心力衰竭,患儿出现水肿、活动受限、气急、发绀、肺部湿啰音、心脏扩大及肝脾大等心功能不全的表现。心源性休克,甚至猝死。肠道病毒和细小病毒与婴儿猝死相关。新生儿时期柯萨奇 B 病毒感染引起的心肌炎,病情严重,常合并其他器官的炎症如脑膜炎、胰腺炎、肝炎等。

【辅助检查】

1. 心电图　心电图具有多样性,缺乏特异性表现,需要动态观察。心律失常包括各种期前收缩、室上性和室性心动过速、房颤和室颤、Ⅱ度或Ⅲ度房室传导阻滞等。心肌受累明显时 T 波降低、ST-T 段改变和异常 Q 波。

2. 影像学

(1) 胸部 X 线:心影扩大,左室增大明显,心脏搏动减弱。肺淤血,肺水肿。

(2) 超声心动图:结果变异大,非特异性。主要表现左室功能受损,多为轻微受损,室壁局部运动障碍,少数表现右室功能障碍。对于新生儿和婴儿,超声心动图检查很重要,可以排除心脏先天性异常。

(3) 心血管 MRI:是病毒性心肌炎新的诊断手段。对于心肌炎症和心肌受损诊断有意义,此外,它能提供心肌解剖和功能信息。目前主要见于成人病例报道,对比剂延迟强化 MRI 发现心肌瘢痕患者预后不良。

3. 血液检查

(1) 心脏生物学标志物:肌钙蛋白 T、肌钙蛋白 I。

(2) 病毒抗体滴度:恢复期血清抗体滴度比急性期有 4 倍以上的增高,病程早期特异性 IgM

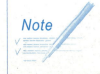

抗体滴度在 1/128 以上。

(3) 病毒聚合酶链反应(PCR)相关病毒呈阳性结果。

4. 心肌活检　是诊断的金标准,但由于取样部位局限性,国内患儿依从性不高,应用有限。

(1) 组织学:心肌组织炎性细胞侵入,心肌细胞变性和坏死。

(2) 免疫组织化学染色可以确定入侵淋巴细胞亚群,主要组织相容性复合物定量和细胞间黏附分子诱导,具有高度敏感性,但主要对慢性病毒性心肌炎诊断价值高。

(3) 进行病毒 PCR 检测可见相关病毒呈阳性反应。

【诊断】　2000 中华儿科杂志病毒性心肌炎诊断标准(试行草案)

1. 临床诊断依据

(1) 心功能不全,心源性休克和心脑综合征。

(2) 心脏扩大(胸部 X 线或超声心动图)。

(3) 心电图改变:以 R 波为主(Ⅰ、Ⅱ、aVF、V5)的 2 个或以上导联 ST-T 改变,持续 4 天以上伴动态变化。窦房传导阻滞,房室传导阻滞,完全性右或左束支阻滞,成联律、多形、多源、成对或并行性期前收缩,非房室结或房室折返引起的异位性心动过速,低电压(新生儿除外)及异常 Q 波。

(4) CK-MB 或肌钙蛋白 T、肌钙蛋白 I 增高。

2. 病原性诊断依据

(1) 确诊指标:患者心内膜、心肌、心包(活检或病理)或心包穿刺液检查,发现以下之一者可确诊:①分离到病毒;②病毒核酸探针查到病毒核酸;③特异性病毒抗体阳性。

(2) 参考指标:①患儿粪便、咽拭或血液中分离到病毒,且恢复期血清同型抗体滴度较第一份血清升高或降低 4 倍以上;②病程早期患儿血中特异性 IgM 抗体阳性;③病毒核酸探针自患儿血中查到病毒核酸。

(3) 确诊依据:具有临床诊断依据 2 项,可临床诊断为心肌炎。发病同时或发病前 1~3 周临床有病毒感染证据支持诊断:①同时具备病原性确诊依据之一,可确诊为病毒性心肌炎;②具备病原性参考指标之一,可临床诊断为病毒性心肌炎;③凡不具备确诊依据,给予必要治疗和随诊,根据病情变化,确诊或除外心肌炎。需要注意的是,诊断心肌炎时应除外风湿性心肌炎、中毒性心肌炎、先天性心脏病、结缔组织病及遗传代谢性疾病的心肌损害、原发性心肌病、原发性心内膜弹力纤维增生症、先天性房室传导阻滞、心脏自主神经功能异常、β 受体功能亢进及药物等引起的心脏改变。

【治疗】

1. 休息　急性期需卧床休息,减轻心脏负荷。

2. 药物治疗

(1) 病毒唑:病程早期治疗,但疗效不确定。

(2) 改善心肌营养:磷酸肌酸、1,6- 二磷酸果糖可以改善心肌能量代谢,促进受损心肌细胞的修复。大剂量维生素 C、CoQ10 和维生素 E 有抗氧化和改善细胞代谢功能的作用,有助于心肌细胞修复。

(3) 大剂量丙种球蛋白:可以帮助直接清除病毒,或通过封闭抗体减轻炎症反应。

(4) 心律失常治疗:参见本章第四节。

(5) 新的治疗:国外报道柯萨奇 B 病毒单克隆抗体治疗柯萨奇 B 病毒性心肌炎,以及 α-IFN、β-IFN 治疗病毒性心肌炎。

(6) 其他治疗:心力衰竭时运用利尿剂、洋地黄和血管活性药物。应特别注意用洋地黄时饱和量应比常规剂量减少,注意补充氯化钾,以避免洋地黄中毒。

(7) 皮质激素:通常不用。对重症合并心源性休克、致死性心律失常、心肌活检证实慢性自

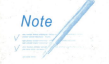

身免疫性心肌炎应足量,早期运用。

3. 心室辅助装置　体外膜肺(ECMO)或心室辅助装置(VAD)可以部分代替心脏功能,辅助心脏进行泵血,有助于度过心脏功能不全的急性期。

【小结】

　　病毒性心肌炎即由病毒侵犯心脏引起的以心肌炎性病变为主要表现的疾病。病毒性心肌炎的临床表现悬殊很大,轻者可无症状,或呈亚临床症状,仅仅心电图异常。极重者则暴发心源性休克或急性充血性心力衰竭,甚至猝死。

【思考题】

　　1. 病毒性心肌炎发病机制有哪些?
　　2. 病毒性心肌炎的临床诊断依据有哪些?
　　3. 病毒性心肌炎临床表现有哪些?

(武军驻　何秉燕)

二、心内膜弹力纤维增生症

心内膜弹力纤维增生症(endocardial fibroelastosis,EFE)的主要病理改变为心内膜下弹力纤维增生及胶原纤维增生,心脏扩大,心室壁和心内膜增厚,心室收缩和舒张功能下降,心室排血减少,心力衰竭。多数于 1 岁内发病。

【病因】　目前,EFE 病因尚未完全明确,主要包括以下几个方面:

1. 病毒感染　很多学者认为胎儿期或生后病毒感染可能是 EFE 的原因。

2. 遗传因素　原发性 EFE 多为散发,可能通过常染色体隐性或 X- 连锁遗传。近年研究表明 EFE 与 16 号染色体长臂 11.2 位点基因的微小缺损相关。

3. 免疫因素　许多研究表明,自身抗体阳性母亲可娩出 EFE 患儿,Nield 等发现 EFE 与自身免疫相关,母亲抗体经过胎盘垂直传播至胎儿,诱发心肌免疫反应致病。

4. 继发性因素　EFE 常继发于一些心脏畸形,如冠状动脉异位起源,部分患者可继发于左心梗阻心脏病,如先天性主动脉狭窄、主动脉缩窄、左心发育不良综合征等。当心室高度扩大时,心室壁承受压力增大,心壁内膜承受压力增加,刺激心内膜增生,弹力纤维增生。

【病理和病理生理】　原发性扩张性 EFE 大体表现为心脏扩大、增重,心尖钝圆,心壁增厚,心脏呈球形,心腔扩大,以左心室和左心房更明显。心内膜呈弥漫性白色增厚,表面光滑,尤其左心内膜受累重,腱索、瓣膜、乳头肌也可受累。光镜下,增厚的心内膜主要由致密的弹性纤维和胶原纤维平行排列构成,血管稀少,无明显炎症细胞浸润。EFE 病理生理改变主要在左心室,患者出现心内膜增厚、僵硬。左心室收缩和舒张功能下降。

根据发病原因分原发性和继发性。原发性 EFE:无其他先天性心脏病相伴随;继发性 EFE:心内膜下弹力纤维和胶原纤维弥漫性增厚伴发于某些先天性心脏畸形,如左心发育不良、主动脉瓣狭窄、主动脉缩窄以及冠状动脉起源异常。根据左心室大小分为扩张性或缩窄性。扩张性 EFE 占 95%,表现为左心室明显扩大,心内膜增厚,二尖瓣和主动脉瓣叶增厚,瓣环扩大;缩窄性占 5%,主要见于新生儿,表现为左心室缩小或正常,心内膜弥漫性增厚,多数患儿合并左心房和右心室增大。根据临床表现分为爆发型、急性型、慢性型。

【临床表现】　主要表现为充血性心力衰竭,按症状轻重缓急可分为三型。呼吸道感染,尤其是肺炎是 EFE 的诱发因素。

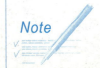

1. **暴发型**　起病急,平常健康的婴儿突然出现急性左心衰竭,表现为呼吸困难,口唇发绀,面色苍白,烦躁不安,心动过速、心音低钝,肺部细湿啰音,心脏出现奔马律,肝脏增大,少数出现心源性休克,年龄多在 6 周内,可以猝死。

2. **急性型**　起病比较快,但心力衰竭不如暴发型急剧,容易并发肺炎,肺部出现细湿啰音,患儿呼吸急促,三凹征,面色苍白,水肿,肝脏肿大,心脏肥大、心脏搏动减弱。由于心腔内多有附壁血栓,部分患者左室栓子脱落引起体循环栓塞性病变,如脑栓塞引起脑出血、猝死;冠状动脉栓塞引起心肌梗死;偶发右心栓子脱落栓塞肺动脉,引起肺梗死。年龄多在 6 周~6 个月之间,1~2 周加重,如未经治疗多在 2~3 周死亡。

3. **慢性型**　症状同急性型,但发病比较缓慢,表现为急促、咳嗽,伴哮鸣音的严重呼吸困难,喂养困难,多汗,患儿生长发育落后,经适当治疗可以缓解,存活至成年,也可以反复心力衰竭而死亡。年龄 6 个月以上。

【诊断】　既往健康的婴儿突然出现急性左心衰竭,心腔扩大,心脏功能明显低下。心电图显示左心室肥大,T 波呈缺血性改变,少数表现为右心室肥大,或左右心室合并肥大。超声心动图显示左心室扩大,左心室后壁和室间隔增厚,心内膜增厚,厚度多大于 2mm,与心肌界限明显,具有特征性。心功能低下。胸部 X 线显示心影增大,多以左心为主,X 线透视下左心搏动减弱,肺淤血。

【鉴别诊断】

1. 病毒性心肌炎、扩张型心肌病等引起心功能不全的疾病。

2. **冠状动脉异常起源**　常见左冠状动脉异常起源于肺动脉。胎儿期由于肺动脉压力高,能保证左冠状动脉供血。出生后由于肺动脉压力逐渐下降,左冠状动脉分布的区域呈弥漫性纤维化、局灶性钙化及心肌梗死,二尖瓣乳头肌缺血梗死,严重者出现心内膜弹力纤维增生。患儿通常在出生后 2 周~6 个月出现喂养困难,阵发性哭闹,心动过速、呼吸困难、少尿、肝大等心力衰竭表现。如未及时诊断治疗,患儿常因心衰死亡。

3. **严重左室流出道梗阻**　包括重度主动脉瓣狭窄、主动脉缩窄等,可继发心内膜弹力纤维增生。

【治疗】　主要治疗目的是缓解心力衰竭,防止心室重构。

1. **洋地黄类药物**　如地高辛可用于控制心力衰竭,一般反应比较好。使用时间最少 2 年以上。

2. **血管紧张素转化酶抑制剂**　EFE 患儿早期在地高辛强心基础上长期加用 ACE1 可提高疗效和治愈率。

3. **β 肾上腺素受体阻断剂**　长期应用 β 肾上腺素受体阻断剂,如卡维地洛可以降低左心室收缩期内径,室间隔厚度,抑制心室重构,提高患儿心功能。

4. **免疫抑制剂**　糖皮质激素、环磷酰胺、人免疫球蛋白,对 EFE 患儿长期不间断规范治疗至痊愈的远期疗效良好。重症和难治性 EFE 需要加强免疫治疗。维持治疗时间长。

5. **手术治疗**　继发性 EFE 手术可以解决左心室血流梗阻,同时可部分切除增厚的心内膜,改善心脏血流动力学、改善心功能。对于冠状动脉起源异常的继发性 EFE 早期手术可以完全逆转心内膜弹力纤维增生。对于药物难以控制的因瓣膜反流导致的心力衰竭应及时行瓣膜置换术,终末期行心脏移植术。

【小结】

　　心内膜弹力纤维增生症主要为心内膜下弹力纤维增生及胶原纤维增生,心脏扩大,心室壁和心内膜增厚,导致心室收缩和舒张功能下降,心室排血减少,主要表现为充血性心力衰竭。多数于 1 岁内发病。主要治疗目的是缓解心力衰竭,防止心室重构。

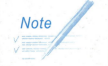
Note

【思考题】

1. 心内膜弹力纤维增生症的原因有哪些?
2. 心内膜弹力纤维增生症的临床表现有哪些?
3. 心内膜弹力纤维增生症的治疗有哪些?

(武军驻 何秉燕)

三、感染性心内膜炎

心内膜炎(endocarditis)指各种病因引起心内膜的炎症病变,常累及心脏瓣膜、间隔缺损、腱索、心壁内膜、动脉内膜,分为感染性和非感染性。非感染性心内膜炎包括风湿性心内膜炎、类风湿心内膜炎、系统性红斑狼疮心内膜炎。本部分主要阐述感染性心内膜炎。感染性心内膜炎(infective endocarditis,IE)是累及多系统的疾病,包括菌血症、瓣膜炎症及损害、免疫反应和栓塞。

【病因】

1. 易感染因素 先天性心脏病(室缺、动脉导管未闭、肺动脉、主动脉病变,发绀性先天性心脏病等多见);先天性心脏病术后留置在心脏内的装置或者材料,人工瓣膜,心脏安装永久起搏器等;心导管检查,经导管介入治疗,静脉内置管等。风湿性心脏瓣膜病容易合并感染性心内膜炎。

2. 病原体 几乎所有细菌都可以导致感染性心内膜炎,链球菌、葡萄球菌(金黄色葡萄球菌、白色葡萄球菌)儿童患者最常见。其次为肠球菌、铜绿假单胞菌、微球菌、假单胞菌,少见微生物为肺炎球菌、淋病奈瑟菌、流感杆菌、真菌及立克次体、衣原体。无先天性心脏病既往健康患者多为金黄色葡萄球菌感染,常累及左侧心脏瓣膜。

3. 诱发因素 常见诱发因素为牙病(修补牙、拔牙、齿龈炎)、扁桃体摘除术、皮肤和软组织感染等。无先天性心脏病既往健康患者多为皮肤感染诱发。其他诱发因素如慢性疾病长期使用糖皮质激素、抗生素和免疫抑制剂等。

【病理和病理生理】 正常人口腔,上呼吸道和皮肤常聚集一些细菌,一般不致病,只有在机体防御功能低下时可以侵入血液,特别是口腔感染、治疗牙病、扁桃体摘除术、皮肤软组织感染容易侵入血液。当心脏内膜,特别是心脏瓣膜存在病理改变和先天缺失时,细菌容易在心脏瓣膜、心脏内膜和动脉内膜表面黏着、繁殖,从而形成感染性心内膜炎。

血液从高压腔通过瓣膜口或者先天缺损到低压腔如血液从主动脉通过主动脉瓣关闭不全达到瓣叶的心室面,受累部位多在压力低的一侧即左心室面,室间隔缺损感染性赘生物常见于缺损的右缘,动脉导管未闭在肺动脉侧等。内皮受损、胶原暴露、血小板聚集、血小板沉积,形成血栓和非细菌性赘生物。狭窄瓣膜或者异常通道两侧心室或管腔之间的压力差越大,湍流越明显,压力低的一侧组织越容易损坏,越容易形成血栓和赘生物。皮肤软组织感染、牙病、口腔感染等细菌入侵机体形成菌血症,细菌感染无菌性赘生物,并定居、繁殖形成感染性心内膜炎。

基本病理改变是心瓣膜、心内膜、大动脉内膜附着感染性赘生物。赘生物由血小板、红细胞、白细胞、纤维蛋白、胶原纤维和致病病原体等组成。赘生物可以导致瓣膜溃疡、穿孔,若累及腱索和乳头肌,导致腱索缩短及断裂。心内膜感染局部扩散,累及瓣环和心肌时可以导致心肌脓肿,室间隔穿孔和动脉瘤。

赘生物受高速血流冲击可以有碎片脱落随血液散布到全身血管致器官栓塞,右心赘生物脱落的栓子引起肺栓塞。左心的栓子引起肾、脑、脾脏、肢体、肠系膜等动脉的栓塞。肾脏栓塞可以导致肾梗死、局灶性肾炎或弥漫性肾小球肾炎。脑栓塞可以发生脑膜、脑实质、脊髓、脑神经弥漫性炎症,出现脑水肿、脑脓肿、脑动脉血管瘤破裂。不同器官的栓塞出现相应的临床表现,随血液到全身血管含有病原体的栓子导致致病微生物血源性播散,形成局部脓肿。微小栓子栓塞毛细血管产生散在的皮肤瘀点。感染性心内膜炎患者机体免疫系统激活导致多个脏器受损。

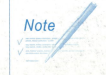

【临床表现】　感染性心内膜炎临床症状多种多样,起病急缓不一。大多数患者有器质性心脏病,小部分为非先天性心脏病其他慢性病患者,也有既往健康非先天性心脏病患者。既往先天性心脏病患者比较容易作出感染性心内膜炎诊断,既往健康患者从发病到明确 IE 诊断时间明显长于既往有器质性心脏病和慢性疾病患者,该类患者发病年龄较大,病情重,常常需要外科手术治疗。新生儿 IE 的临床表现不典型,与脓毒症和其他原因引起的心功能不全难以区别,常见感染性栓塞引起骨髓炎、脑膜炎、肺炎等,新生儿 IE 病死率高。

1. 菌血症　感染症状主要表现为发热,大多患者都不同程度发热,热型不规则,发热时间比较长。少数患者体温可以正常。患者全身不适、疲劳、盗汗、体重减轻、食欲差。

2. 心脏功能不全和心脏杂音　部分患者出现心脏功能不全或者原有的心功能不全加重,体温正常的 IE 多伴有心功能不全,先天性心脏病患者原有的心脏杂音可因心脏瓣膜的赘生物而发生改变,出现粗糙、响亮的杂音,但较难发现。原来无心脏病者也可以出现心脏杂音。心功能不全患者,心音低钝、奔马律及心脏杂音。左心功能不全原因,急性严重主动脉、二尖瓣反流、心内瘘管、大赘生物阻塞瓣膜。

3. 血管征象　根据出现栓塞部位出现不同的临床表现,一般出现在病程后期。主要血管栓塞(肺、脑、肾脏、肠系膜、脾动脉等)是 IE 的重要合并症,如脾栓塞可以出现脾脏肿大,肠系膜动脉栓塞出现腹痛、血便,肾脏栓塞出现腹痛和血尿,脑栓塞出现头痛、呕吐、偏瘫、失语、抽惊、昏迷。肺栓塞表现为胸痛、咳嗽、咯血和肺部啰音。微小栓子栓塞毛细血管出现皮肤瘀点。Janeway 损害是手掌、足底无痛性出血斑,比较少见。

4. 免疫征象　指和趾甲下线状出血、Osler 结节[指(趾)垫处红紫色痛性结节]及 Roth 斑(视网膜卵圆出血斑,中央苍白)临床少见。免疫复合物肾小球肾炎可见于部分 IE 病例,表现为血尿,肾脏功能不全。

根据临床病情分为急性感染性心内膜炎和亚急性感染性心内膜炎。急性感染性心内膜炎多发生于既往健康无先天性心脏病患者,侵入细菌毒力较强,病原菌主要为金黄色葡萄球菌,临床中毒症状明显,起病急骤,进展迅速,病程数天至数周,感染迁移灶多见。亚急性感染性心内膜炎多在原有先天性心脏病基础上感染毒力较弱的细菌,病原菌主要为草绿色链球菌,临床中毒症状轻,起病潜伏,进展相对缓慢,病程数周至数月,感染迁移灶少见。根据心脏内存在人工材料分为自然瓣膜感染性心内膜炎和人工瓣膜感染性心内膜炎。根据病原微生物获得方式分为社区获得性感染性心内膜炎和医院内感染性心内膜炎。社区获得性感染性心内膜炎,入院后 48 小时内出现感染性心内膜炎症状和体征;医院内感染性心内膜炎,入院 48 小时以后出现感染性心内膜炎症状和体征。

【实验室检查】

1. 血液培养　血液培养阳性是确诊感染性心内膜炎的重要依据,凡原因未明的发热,持续一周以上,特别是原有心脏病者,均应尽可能早期进行血液培养,多次血液培养提高阳性率。亚急性未经治疗:在使用抗生素药物前 1~2 小时采血 3 次培养,每次在不同部位采血。已经短期使用抗生素,尽可能停药 3 天后采血,长期使用抗生素治疗,停药时间更长,如果病情不允许停药,可以在下次使用抗生素 30 分钟前采血培养,同时使用添加抗菌药物吸附剂的血培养瓶。

2. 超声心动图　对临床怀疑 IE 病例应该尽早进行超声心动图检查以发现心内膜损坏的征象,同时评价瓣膜和心脏功能。超声心动图检查赘生物、腱索断裂、瓣膜穿孔、心内修补材料部分裂开、心内脓肿等。赘生物经胸壁超声心动图直径小于 5mm 检出率 25%,直径 6~10mm 检出率 70%,直径大于 10mm 检出率 100%。因此对诊断感染性心内膜炎很有帮助。此外,在治疗过程中还可以动态观察赘生物的大小、形态、活动和瓣膜的功能,没有赘生物不能排除感染性心内膜炎,在疾病早期或复杂先天性心脏病患者中往往看不见。当临床高度怀疑 IE,但经胸廓超声心动图无异常发现可以经食管超声心动图,检出率90%~100%。超声心动图三种发现,赘生物、心内脓肿、新出现的瓣膜关闭不全或反流有利于IE诊断。赘生物在二维超声图中呈回声增强的摆动团块,附着于瓣膜,心腔壁或肺动脉腔壁。也有赘生物不摆动。

3. CT 或 MRI 检查 对怀疑有脏器栓塞症状,如脑部病变、肺部病变、肾脏病变等应该及时CT 或 MRI 检查,了解病变的部位和范围。

4. 其他 血液常规白细胞总数升高,中性粒细胞增多,贫血。血沉快,CRP 增高,PCT 增高,血清球蛋白增多,免疫球蛋白升高,免疫复合物及类风湿因子阳性,如果肾脏损坏可以出现蛋白尿和血尿。

【诊断】 中华医学会儿科学分会心血管组 2010 年制定了诊断标准。

1. 病理学指标 赘生物,包括已形成栓塞的,或心脏感染组织经培养或镜检发现赘生物;赘生物或心脏感染组织经病理检查证实伴活动性心内膜炎。

2. 临床指标

(1) 主要指标:①血液培养阳性,分别 2 次血培养有相同感染性心内膜炎的常见微生物(草绿色链球菌、金黄色葡萄球菌、凝固酶阴性的葡萄球菌、肠球菌等)。②心内膜受累证据(超声心动图征象)附着于瓣膜、瓣膜装置,心脏或大血管内膜,人工材料上的赘生物;腱索断裂,瓣膜穿孔,人工瓣膜或缺损补片有新的部分裂开;心腔内脓肿。

(2) 次要指标 ①易感染条件:基础心脏病,心脏手术,心导管术,经导管介入治疗,中心静脉内置管等;②较长时间发热≥38℃,伴贫血;③原有的心脏杂音加重,出现新的心脏杂音或心功能不全;④血管征象:重要动脉栓塞,感染性动脉瘤,瘀斑,脾大,脑出血,结膜出血,Janeway 斑;⑤免疫学征象:肾小球肾炎,Osler 结节,Roth 斑,类风湿因子阳性;⑥微生物证据:血培养阳性,但未符合主要指标的要求。

诊断依据:凡具备 1~5 项任何之一者可以诊断为感染性心内膜炎:①临床主要指标 2 项;②临床主要指标 1 项和次要指标 3 项;③心内膜受累证据和临床次要指标 2 项;④临床次要指标 5 项;⑤病理学指标 1 项。

有以下任何情况可以排除感染性心内膜炎诊断:①有明确的其他诊断解释心内膜炎表现;②经抗生素治疗≤4 天临床症状消除;③抗生素治疗≤4 天手术或尸检无感染性心内膜炎证据。

临床考虑感染性心内膜炎,但不具备确诊依据时仍应进行治疗,根据临床观察及进一步检查结果确诊或排除感染性心内膜炎。

【治疗】 总的原则是积极抗感染,加强支持治疗及对症治疗,但在应用抗生素之前必须先做几次血液培养和药敏试验,有利于早期诊断,如果血培养阳性可以指导使用抗生素。

1. 抗感染治疗 抗微生物药物治疗原则:早期、联合、足量、足疗程,选择敏感药物。在具体应用时,根据血培养和药敏试验选择抗微生物药物。抗微生物药物连用4~8周,至患者体温正常,栓塞现象消失,血象、血沉、PCT、CRP 恢复正常,血培养阴性。停药 8 周后复查血培养。

2. 一般治疗 包括:细心护理,发热时退热治疗,保证患者的营养供给,可以输注人免疫球蛋白等。

3. 手术治疗 ①严重瓣膜反流致中重度心力衰竭;②不能控制的感染,包括全身感染和局部感染;③反复发生栓塞;④真菌感染;⑤瓣膜穿孔破损。

【预后和预防】 合理使用抗生素治疗以来,近年病死率已有明显下降。残留严重瓣膜损伤患儿,需进行瓣膜修复或置换术。小儿感染性心内膜炎研究协作组研究中的多因素 logistic 回归分析显示,血培养为金黄色葡萄球菌,先天性心脏病术后及伴发心力衰竭是与死亡相关的危险因素。先天性心脏病患儿应该注意口腔卫生,防止牙病,预防感染,如果施行口腔手术,扁桃体摘除术,心导管检查和心脏手术时,可以术前 1~2 小时和术后 48 小时使用抗生素。

Note

【小结】

　　感染性心内膜炎是累及多系统的疾病,包括菌血症、瓣膜炎症及损害、免疫反应和栓塞。临床症状主要表现为菌血症、心脏功能不全和心脏杂音、血管征象和免疫征象。治疗原则是积极抗感染,加强支持治疗及对症治疗,但在应用抗生素之前必须先做几次血液培养和药敏试验,有利于早期诊断。预防感染性心内膜炎发生很重要。

【思考题】

　　1. 感染性心内膜炎的病因有哪些?
　　2. 感染性心内膜炎临床表现有哪些?
　　3. 感染性心内膜炎的诊断指标。

(武军驻　何秉燕)

四、心功能衰竭

　　心功能衰竭(heart failure)是指任何原因导致心脏工作能力,包括心肌收缩或舒张功能下降,使心排血量绝对或相对不足,不能满足全身组织代谢需要的病理状态,心力衰竭是儿童时期危重症疾病之一。

　　【病因】　小儿时期心功能不全以1岁以内发生率最高,其中先天性心脏病引起者最多见。先天性心脏病中,左向右分流或心脏瓣膜反流导致前负荷即容量负荷增加,流出道狭窄导致后负荷即压力负荷增加,是儿童心力衰竭的主要原因。其他有心肌炎、心肌病、持续性心律失常等。

　　【发病机制】　心脏有一定储备功能,儿童心脏储备功能较弱。相对心脏容量或压力负荷的增加,心脏出现肥厚,扩大和心率增快等系列代偿反应。由于心肌纤维增长和增厚,使心肌收缩力增强,排血量增多。如果基本病因持续存在,则心室重塑,心脏出现心肌质量,心室容量的增加和心室形状的改变(横径增加呈球形),逐渐出现心力衰竭的各种表现。

　　在初始的心肌损伤以后,有多种内源性的神经内分泌和细胞因子的激活,包括去甲肾上腺素、血管紧张素Ⅱ、醛固酮,其他如内皮素、肿瘤坏死因子等。神经内分泌细胞因子长期、慢性激活促进心肌重塑,加重心肌损伤和心功能恶化,又进一步激活神经内分泌细胞因子,形成恶性循环。

　　心力衰竭时心排血量一般低于正常休息时的排血量,称为低输血量心力衰竭。但甲状腺功能亢进、组织缺氧、严重贫血、动静脉瘘等引起的心力衰竭,体循环血量增多,静脉回流量和心排血量高于正常,心功能不全发生后,心排血量减少,但超过正常休息时的排血量,称为高输出血量心力衰竭。

　　心力衰竭时由于心室收缩期排血量减少,心室内残余血量增多。舒张期充盈压增高,可同时出现组织缺氧以及心房和静脉淤血。组织缺氧,交感神经活性增加,引起皮肤内脏血管收缩,血液重新分布,以保证重要器官的血供。肾脏血管收缩后肾血流量减少,肾小球滤过率降低,肾素分泌增加,继而醛固酮分泌增加,使近端和远端肾曲小管对钠的重吸收增多,体内水钠潴留,引起血容量增多,组织间隙等处体液淤积。

　　【临床表现】　年长儿心力衰竭的症状与成人相似,常表现为乏力、活动后气急、食欲差、恶心、呕吐、腹痛和咳嗽。安静时心率增快,呼吸浅快,颈静脉怒张,肝脏肿大、压痛,肝颈回流征阳性。病情重患儿有端坐呼吸,两肺出现干湿啰音,尿量减少,体位性水肿,腹水。也可以表现为心悸、胸痛等。心脏除原有疾病的心脏杂音和异常心音外,可以出现第一心音低钝和奔马律。

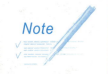
Note

婴幼儿心功能不全的临床表现有一定的特点,常表现为呼吸急促,喂养困难(拒食、呕吐),体重增长缓慢,烦躁多汗,面色苍白。也可以表现为发绀、晕厥、面部水肿、体位性水肿、腹水。

【诊断】

1. 临床诊断依据　①安静时心率增快,婴儿 >180 次 / 分,幼儿 >160 次 / 分,不能用发热、缺氧或其他原因解释;②呼吸困难,青紫突然加重,安静时呼吸 >60 次 / 分;③肝脏肿大,肝脏右肋下 3cm,或在密切观察下短时间内较前增大,而不能以横膈下移解释;④心音明显低钝,或出现奔马律;⑤突然烦躁不安,面色苍白或发灰,不能用原有疾病解释;⑥尿少,下肢水肿,已经排除营养不良、肾炎、肾病、维生素 B_1 缺乏等原因。上述前四项为临床诊断主要依据。

2. 其他检查

(1) 胸部 X 线:心影多呈普遍性增大,心脏搏动减弱,肺纹理增多,肺门或肺门附近阴影增加,肺部淤血。原有肺疾病信息。

(2) 超声心电图:M 型超声心动图和二维超声心动图可实时观察心脏和大血管的结构,可以诊断心包、心肌或瓣膜疾病;区别舒张功能不全和收缩功能不全;定量或定性房室内径,可见心室、心房腔扩大。M 型超声心动图显示心室收缩时间延长,左心室短轴缩短率(shortening fraction,SF),射血分数(ejection fraction,EF)下降。心脏舒张功能不全时,二维超声心动图对诊断和引起心力衰竭的病因有帮助。

(3) 心电图或长程心电图:不能表明有无心力衰竭,但有助于病因诊断和洋地黄的运用。

(4) 心衰标志物:B 型利钠肽(BNP),N 末端 B 型利钠肽原(NT-proBNP)是心功能不全患儿的标志物。

【治疗】　除去或缓解基本病因。

1. 一般治疗　充分休息减轻心脏负担,平卧或半卧位,避免患儿烦躁、哭闹,给氧。必要时适当运用镇静剂,苯巴比妥、吗啡(0.05mg/kg)皮下或肌内注射,注意呼吸抑制。应给予低钠饮食,但无需严格限制钠盐摄入。应给予容易消化,营养丰富的食物。心功能不全时容易发生酸中毒、低血糖和低血钙,特别是新生儿时期。因此,一旦发生以上情况,应该及时治疗。

2. 强心剂　洋地黄是儿科使用最广的强心药物之一。洋地黄作用于心肌细胞上的 Na^+-K^+ATP 酶,抑制其活性,使心肌细胞内 Na^+ 浓度升高,通过 Na^+-Ca^{2+} 交换,使心肌细胞内的 Ca^{2+} 增加,从而加强心肌细胞收缩力,使心室排空增加,心室舒张末期压力下降,减轻静脉淤血。近年来更认识到它对神经内分泌和压力感受器的影响。洋地黄能直接抑制过度的神经内分泌活性,主要抑制交感神经活性。除正性肌力作用以外,洋地黄还有副性传导和副性心率作用等。洋地黄对左心瓣膜反流、心内膜弹力纤维增生症、扩张型心肌病和某些先天性心脏病导致的心功能不全均有效。尤其是心功能不全伴有快速心室率和房颤患儿更有效。对肺源性心脏病、心脏严重缺血、活动性心肌炎及心外因素如严重贫血、甲状腺功能减退及维生素 B_1 缺乏性心脏病疗效较差。

小儿时期常用的洋地黄制剂为地高辛,可口服和静脉注射,作用时间较快,排泄亦较迅速,因此剂量容易调节,药物中毒时处理也比较容易。地高辛口服吸收率更高,早产儿对洋地黄比足月儿敏感,后者又比婴儿敏感。婴儿的有效浓度为 2~4ng/ml,大龄儿童为 1~2ng/ml。由于洋地黄的剂量和疗效的关系受到多种因素影响,所以洋地黄的剂量要个体化。常见剂量和用法见表 13-3。

(1) 洋地黄化:病情较重或不能口服患儿,可以选用毛花苷丙或地高辛静脉注射,首次给予洋地黄总量的 1/2,余量分 2 次,每隔 4~6 小时给予,多数患儿在 8~12 小时达到洋地黄化。能口服的患儿给予口服地高辛,首次给予洋地黄化量的 1/3~1/2,余量分 2 次,每隔 6~8 小时给予。近年通过研究证明,地高辛逐日给予一定剂量,经 6~7 天能在体内到达稳定的浓度而发挥全效作用。病情不急而又容易中毒患儿,可逐日按 5.5μg/kg 给药,也能获得满意的效果。

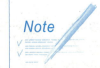

Note

表 13-3　洋地黄类药物的临床应用

洋地黄制剂	给药法	洋地黄化总量（mg/kg）	每天平均维持量	效力开始时间	效力最大时间	中毒作用消失时间	效力完全消失时间
地高辛	口服	早产儿 0.02~0.03；新生儿 0.03~0.04；1 个月 ~2 岁 0.05~0.06；>2 岁 0.03~0.05（总量 <1.5mg）	1/5 洋地黄化量分 2 次	0.5~2 小时	4~6 小时	1~2 天	4~7 天
	静脉	口服量的 1/2~1/3		5~30 分钟	1~4 小时		
毛花苷丙（西地兰）	静脉	<2 岁 0.03~0.04；>2 岁 0.02~0.03（总量 <1.6mg）		10~30 分钟	1~3 小时	2~5 小时	3~6 天

（2）维持量：洋地黄化 12 小时后可开始给予维持量，维持量的疗程根据病情确定，急性肾炎合并心力衰竭、肺炎合并心力衰竭往往不需要维持量或仅需短期运用。短期难以去除病因者，如先天性心脏病、风湿性心瓣膜病等需要维持量治疗，心内膜弹力纤维增生症，地高辛治疗时间最少 2 年以上。应根据患儿体重增长及时调整剂量，以维持患儿血清地高辛的有效浓度。

（3）使用洋地黄的注意事项：用药前应了解患儿 2~3 周内洋地黄使用情况，以防药物过量中毒。各种病因引起的心肌炎患儿对洋地黄耐受性差，一般按常规剂量减 1/3，且饱和时间不宜过快。早产儿和新生儿因肝肾功能不完善，容易引起中毒，洋地黄化剂量应偏小，可按婴儿剂量减少 1/3~1/2。钙剂对洋地黄有协同作用，故用洋地黄药物时应避免使用钙剂。此外，低血钾可促使洋地黄中毒，应注意补钾。

（4）洋地黄毒性反应：心力衰竭越重，心功能越差患儿，其治疗量与中毒量愈接近，容易发生中毒。肝肾功能障碍、电解质紊乱、低钾、高钙、心肌炎和大剂量利尿后的患儿均易发生洋地黄中毒。小儿洋地黄中毒最常见的表现是心律失常，如房室传导阻滞、室性期前收缩和阵发性心动过速。应用洋地黄的过程中，出现室上性心动过速伴房室传导阻滞是洋地黄中毒的特征性表现。胃肠道反应，一般比较轻，常见食欲缺乏、恶心、呕吐、腹泻、腹痛。神经系统症状，如嗜睡、头晕、色视等比较少见。

洋地黄中毒时应立即停止使用洋地黄和利尿剂，同时补充钾盐。小剂量钾盐能控制洋地黄引起的室性期前收缩和阵发性心动过速。轻者每天用氯化钾 0.075~0.1g/kg，分次口服；严重者每小时 0.03~0.04g/kg 静脉滴注，总量不超过 0.15g/kg，滴注时应稀释成 0.3% 浓度。肾功能不全和合并房室传导阻滞时忌静脉给钾。钾盐治疗无效或并发其他心律失常治疗参见心律失常。

3. **利尿剂**　利尿剂通过抑制肾小管特定部位钠或氯的重吸收抑制心功能不全时钠潴留，减少静脉回流而减轻肺淤血，降低心脏前负荷而改善心功能。常用的利尿剂有襻利尿剂如呋塞米，作用于远曲肾小管的噻嗪类如氯噻嗪和氯噻酮，保钾利尿剂如螺内酯、氨苯蝶啶、阿米洛利，后两者不受醛固酮调节。所有利尿剂均能增加尿量和钠排除，但其药理学特征各异。襻利尿剂增加尿钠排泄可达钠滤过负荷的 20%~25%，并且能增强游离水的清除。除肾功能严重受损（肌酐清除率 <5ml/min）者外，一般均有良好效果。相反，噻嗪类增加尿钠排泄可达钠滤过负荷的 5%~10%，游离水的排泄减少，而且肾功能中度损坏（肌酐清除率 < 30ml/min）时失效。因此，襻利尿剂是多数急性心功能不全患儿的首选。慢性心力衰竭一般联合使用噻嗪类和保钾利尿剂，并采用间歇疗法维持治疗，防止电解质紊乱。

4. **血管紧张素转化酶抑制剂**　血管紧张素转换酶抑制剂通过抑制血管紧张素转换酶，减少循环中血管紧张素 Ⅱ 浓度来发挥作用。国际大规模多中心随机对照临床试验证明，该药能有效缓解心力衰竭的临床症状，改善左心室的收缩功能，防止或延缓心肌重塑，逆转心室肥厚，防止心室扩大的发展，降低心力衰竭的死亡率。依那普利（苯脂丙普酸）剂量为 0.05~0.1mg/（kg·d），一次口服。

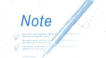
Note

5. β- 受体阻断剂　肾上腺素能受体通路的过度激活对心脏有害。人体衰竭的心脏去甲肾上腺素的浓度已足以产生心肌细胞损伤,β 受体阻断剂可防止心肌病的发展。慢性肾上腺素能系统激活介导心肌重塑,而 $β_1$ 受体信号转导的致病性明显大于 $β_2$、$α_1$ 受体。目前用于治疗心力衰竭的有选择性 $β_1$ 受体阻滞剂,如美托洛尔、比索洛尔,兼有 $β_1$、$β_2$ 和 $α_1$ 受体阻滞剂,如卡维地洛、布新洛尔。

6. 硝普钠　硝普钠松弛血管平滑肌,扩张小动脉和静脉的平滑肌,作用强、起效快、持续时间短。硝普钠对急性心力衰竭(尤其是急性左心衰竭、肺水肿)伴周围血管阻力明显增加者效果显著。

7. 其他药物治疗　心功能不全伴有血压下降可应用多巴胺,这有助于增加心排血量,提高血压而心率不一定明显增快。

【小结】

　　心力衰竭是儿童时期危重症疾病之一。年长儿心力衰竭的症状与成人相似,婴幼儿心功能不全的临床表现有其的特点,常表现为呼吸急促、喂养困难、体重增长缓慢、烦躁多汗、面色苍白。洋地黄为主要治疗手段之一,常用的制剂为地高辛和毛花苷丙(西地兰),应用时需注意剂量及毒性反应。其他治疗包括利尿剂、血管紧张素转化酶抑制剂、β- 受体阻断剂、多巴胺等。

【思考题】

　　1. 小儿心功能不全的临床诊断依据有哪些?
　　2. 小儿心功能不全的治疗方法有哪些?
　　3. 年长儿和婴幼儿心功能不全的临床表现有哪些?

（武军驻　何秉燕）

第四节　心 律 失 常

　　正常情况下,心脏搏动的冲动起源于窦房结,经结间束传至房室结,再经希氏束传至左右束支,并通过普肯耶纤维网与心肌纤维相连。心脏冲动的频率,起源及传导的异常均可形成心律失常(cardiac arrhythmia)。小儿心律失常的发病机制、诊断及处理原则与成人基本相同,唯病因及各种心律失常的发生率与成人不尽相同。在小儿窦性心律不齐最常见,其次为各种期前收缩,其中房性期前收缩为多,阵发性室上性心动过速亦不少见。先天性房室传导阻滞以及先天性心脏病术后心律失常较成人多见。小儿心律失常原因可以是先天性的,也可以是后天获得性的。

一、期前收缩

　　期前收缩(premature beat),又称早搏,指由异位节律点提早(多数较窦性心律提早)发出冲动引起的心脏搏动,为小儿常见的心律失常。根据异位节律点的部位不同,分为房性、房室交界性和室性期前收缩。

　　【病因】　期前收缩的发生分为生理性和病理性两种,前者多发生于无器质性心脏病的健康儿童,因情绪紧张或过度疲劳,自主神经功能不稳定引起。据统计,正常小儿发生率为 1%~2%、足月新生儿为 2%~23%、早产儿 21%~31%。健康新生儿,特别是早产儿发生期前收缩的主要原因是心脏的传导系统发育不成熟,在 1 个月内消失。病理性期前收缩多见于器质性心脏病如病毒性心肌炎、先天性心脏病和严重感染,心导管检查和心脏外科手术后,酸碱平衡紊乱,电解质紊乱,缺氧和药物如洋地黄中毒、奎尼丁中毒也可引起期前收缩。

【临床表现】　小儿期前收缩多无临床症状,常在体格检查时发现。个别年长儿期前收缩可有心悸、胸闷等,一些患儿在运动后心率增快时期前收缩明显减少,有些则增多。后者提示可能存在器质性心脏病。诊断依靠心电图。

【辅助检查】

1. 房性期前收缩的心电图特征　①P′波提前出现,可与前一 T 波重叠;②P′R 间期在正常范围内;③期前收缩后代偿不完全;④如果伴有异常的 QRS 波则为心室内差异性传导所致(图 13-24)。

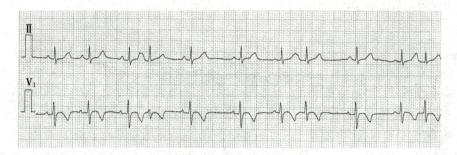

图 13-24　房性期前收缩的心电图

2. 房室性交界性期前收缩的心电图特征　①QRS 波提前出现,形态,时限与正常窦性基本相同;②期前收缩所产生的 QRS 波前或后有逆行 P′波,P′R 间期 <0.10 秒。有时 P 波与 QRS 波重叠而辨认不清;③期前收缩后代偿不完全。见图 13-25。

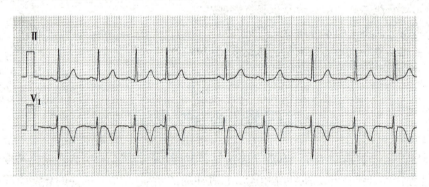

图 13-25　交界性期前收缩的心电图

3. 室性期前收缩的心电图特征　①QRS波提前出现,其前无异位P波;②QRS波宽大畸形,T 波与主波方向相反;③期前收缩后多代偿完全。见图 13-26。

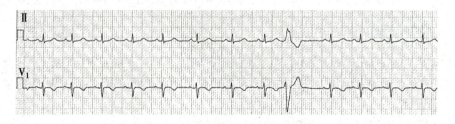

图 13-26　室性期前收缩的心电图

【治疗】　针对基本病因治疗原发病。一般认为,若期前收缩次数不多,无自觉症状,或期前收缩虽然频繁呈联律性,但形态一致,活动后减少或消失则不需要治疗。在器质性心脏病基础上出现的期前收缩或有自觉症状的期前收缩,心电图呈多源性,给予抗心律失常药物治疗。房性及房室交界性期前收缩可选用普萘洛尔(心得安)、普罗帕酮(心律平)等,房性期前收缩若治疗无效可以改用洋地黄。室性期前收缩可选用利多卡因、美西律和莫雷西嗪等。

二、阵发性室上性心动过速

阵发性室上性心动过速(paroxysmal supraventricular tachycardia)是小儿最常见的异位快速性心律失常。是指异位激动在希氏束以上的心动过速。主要由折返机制造成,少数为自律性增高或平行心律。本病是对药物治疗反应良好的急症之一。若不及时治疗,容易导致心力衰竭。可以发生于任何年龄,容易反复发作。胎儿阵发性室上性心动过速与非免疫性胎儿水肿相关,发作24小时就可以出现胎儿水肿,停止发作胎儿水肿可以消退。

【病因】　可发生于先天性心脏病、预激综合征、心肌炎、心内膜弹力纤维增生症的基础上。但多数患儿无器质性心脏病。感染为常见诱因,但也可因疲劳、精神紧张、过度换气、药物(如洋地黄)中毒、心脏外科手术、心导管检查等诱发。新生儿多由于心脏传导系统发育不成熟所致,待发育成熟,不再发作。

【临床表现】　小儿常突然烦躁不安,面色青灰,皮肤湿冷,呼吸增快,脉搏细弱,常伴有干咳,有时呕吐。年长儿可自诉心悸、心前区不适、头晕等。发作时心率突然增快在160~300次/分之间,一次发作可持续数秒至数天。发作停止时,心率突然减慢恢复正常。此外,听诊时第一心音强度完全一致。发作时心率快而匀齐是本病的特征。发作持续超过24小时者容易心力衰竭。

【辅助检查】

1. **胸部X线**　取决于原来有无心脏器质性病变和心力衰竭。透视下见心脏搏动减弱。

2. **心电图**　P波形态异常,往往比正常小,常与前一心动的T波重叠,以致无法辨认。QRS形态同窦性(图13-27)。发作持续时间久者,可有暂时性ST段降低及T波低平或倒置。部分患儿在发作间歇期有预激综合征的表现。有时需要与窦性心动过速及室性心动过速相鉴别。

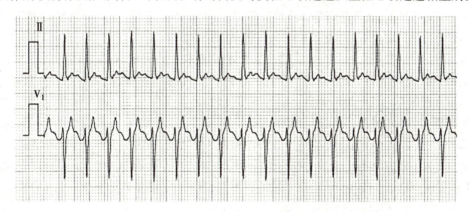

图13-27　阵发性室上性心动过速心电图

【治疗】　半数以上不伴器质性心脏病,因此多数预后良好。但发作不及时治疗可发生心力衰竭而危及生命。

1. **刺激迷走神经**　对无器质性心脏病、无明显心力衰竭者可先用此方法,以压舌板或手指刺激患儿咽部使之产生恶心、呕吐,使患儿深吸气后屏气。如无效可使用压迫颈动脉窦法、潜水反射法。新生儿常用潜水反射,即用冰水浸湿的毛巾或冰水袋敷盖于患儿整个面部10~15秒,给以突然的寒冷刺激,通过迷走神经反射而终止发作,一次无效间隔3~5分钟可再试一次。

2. **以上方法无效或当即有效但很快复发时,可考虑运用下列药物治疗:**

(1)洋地黄类药物:适用于病情较重,发作持续时间超过24小时,有心力衰竭表现者。用快速饱和法。室性心动过速或洋地黄中毒引起的室上性心动过速禁用此药。低血钾、心肌炎、阵

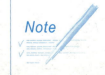

发性室上性心动过速伴房室传导阻滞或肾功能减退者慎用。

(2) β-受体阻滞剂:普萘洛尔(心得安)更适用于室上性心动过速伴有预激综合征或 QRS 波异常增宽者。用法 0.1mg/kg 稀释后静脉注射(总量不超过 1mg)。重度房室传导阻滞,伴有哮喘和心力衰竭者禁用。

(3) Na$^+$ 通道阻滞剂:普罗帕酮(心律平)是广谱高效抗心律失常药物,具有良好的效果,副作用比较少见。可以静脉给药。用法 1~1.5mg/kg 稀释后静脉注射,如无效 20 分钟可再重复一次。

(4) 选择性钙拮抗剂:维拉帕米抑制钙离子进入细胞内,疗效显著。维拉帕米推荐剂量为首剂 0.1~0.2mg/kg(总量不超过 5mg)稀释后静脉推注,常在静脉推注 5 分钟内有效,若无效隔 30 分钟再静脉推注。不良反应为血压下降,并具有明显的副性肌力作用,加重房室传导阻滞,新生儿和 1 岁内婴儿禁用。

以上药物静脉注射时必须同时心电监护,如无监护条件也应边推边心脏听诊,一旦心率突然下降转为窦性心率,则应即刻停止推药,以免心搏骤停。对有严重传导阻滞的患儿,以上药物要慎重。刺激迷走神经可以与药物,尤其是洋地黄配合进行,有时刺激迷走神经无效,给予注射洋地黄后,再刺激则能转律成功。

3. 电学治疗 药物治疗无效,可以给患儿放置食管电极进行食管心房调搏或经静脉右心房内调搏,终止室上性心动过速的发作。也可采用电击转律,即用体外同步直流电击转律。

4. 射频消融术(radiofrequency ablation) 药物治疗无效,发作频繁,逆传型、房室折返型可考虑此方法。

三、室性心动过速

室性心动过速(ventricular tachycardia)是指起源于希氏束分叉处以下的 3~5 个宽大畸形 QRS 组成的心动过速。

【病因】 多见于严重的器质性心脏病如病毒性心肌炎、先天性心脏病、心肌病等。也可见于全身性疾病终末期,或某些药物如洋地黄中毒、严重电解质紊乱及心导管检查、心脏外科手术等。但不少病例其病因不易确定,称为特发性室性心动过速。

【临床表现】 与阵发性室上性心动过速相似,但症状比较严重,有原发性疾病的临床表现。患儿烦躁不安,面色苍白,呼吸急促。年长儿主诉心悸、心前区疼痛,严重病例可有晕厥、休克、充血性心力衰竭等。发作短暂者血流动力学改变较轻;发作超过 24 小时者则可发生显著的血流动力学改变。体格检查心率增快,常在 150 次 / 分以上,节律整齐,心音可有强弱不等的现象。

【辅助检查】 心电图:①心率常在 150~250 次 / 分之间,QRS 宽大畸形,时限增宽;②T 波方向与 QRS 波主波方向相反,P 波与 QRS 波无固定关系;③QT 间期多正常,可伴有 QT 间期延长,多见于多形性室速(图 13-28);④心房率较心室率慢,有时可见到室性融合波或心室夺获。

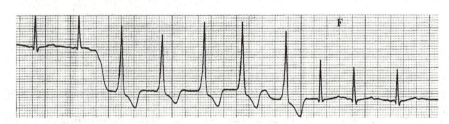

图 13-28 室性心动过速心电图

【治疗】 首先是病因治疗。抗心律失常药物可用利多卡因,首次负荷量 1mg/kg,静脉滴注或缓慢推注。必要时可间隔 5~10 分钟重复 1~2 次,转律后静脉点滴维持,按 0.015~0.03mg/(kg·min),总量不超过 5mg/kg。此药能控制心动过速,但作用时间很短,剂量过大能引起惊厥、传

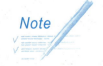
Note

导阻滞等毒性反应。

伴有血压下降或心力衰竭者首选同步直流电复律(1~2J/kg),转律后再用利多卡因维持。也可用苯妥英钠,尤其对洋地黄中毒引起者。预防复发可用普罗帕酮、胺碘酮和索他洛尔等。

药物治疗无效,也可以用直流电复律。

对多型性室速伴 QT 间期延长者,如为先天性因素,则首选 β 受体阻滞剂,禁忌应用 I a、I c 及Ⅲ类药物和异丙肾上腺素。后天性因素所致者,可选用异丙肾上腺素,必要时可试用利多卡因。

四、房室传导阻滞

房室传导阻滞(atrioventricular block, AVB)是由于房室传导系统某部位的不应期异常延长,激动心房向心室传播过程中传导延迟或部分甚至不能下传的现象。

1. **I度房室传导阻滞**　房室传导时间延长,心电图表现为 PR 间期延长,但每个心房激动都能下传达心室(图 13-29)。

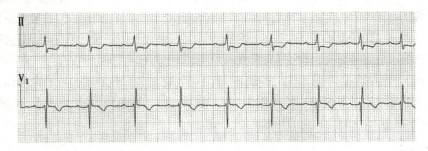

图 13-29　I 度房室传导阻滞心电图

2. **Ⅱ度房室传导阻滞**　Ⅱ度房室传导阻滞时窦房结冲动不能全部传达心室,因而有不同程度的漏搏。可分为两型:

(1) 莫氏 I 型:又称为文氏现象。特点是 PR 间期逐渐延长,终于 P 波后不出现 QRS 波,在 PR 间期延长的同时,RR 间期逐渐缩短,而且脱漏前后两个 R 波的距离小于最短 RR 间期的 2 倍(图 13-30)。

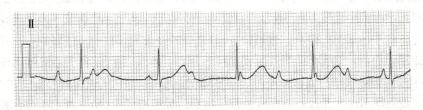

图 13-30　Ⅱ度房室传导阻滞心电图(莫氏 I 型)

(2) 莫氏Ⅱ型:PR 间期固定不变,但心室搏动呈规律性脱漏,常伴有 QRS 波增宽(图 13-31)。

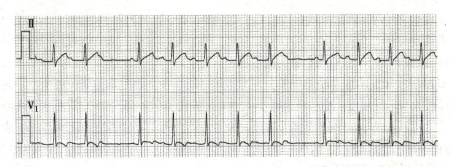

图 13-31　Ⅱ度房室传导阻滞心电图(莫氏Ⅱ型)

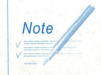

3. **Ⅲ度房室传导阻滞**   又称为完全性房室传导阻滞。此型心房与心室各自独立活动,彼此无关。心室率比心房率慢。阻滞可发生在房室结或房室束,阻滞位置越低,则心室率越慢,QRS波越宽(图 13-32)。

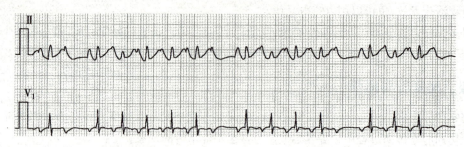

图 13-32   Ⅲ度房室传导阻滞心电图

【病因】   Ⅰ度房室传导阻滞可见于健康儿童,也可以由病毒性心肌炎、先天性心脏病、发热、风湿心脏病、肾炎等引起。临床常见原因是洋地黄的运用。Ⅱ度房室传导阻滞原因有风湿性心脏病、心肌炎、先天性心脏病、心脏手术等。Ⅲ度房室传导阻滞分为获得性和先天性两种,前者以心脏手术引起最常见,其次为病毒性心肌炎,新生儿低血钙和酸中毒可引起暂时性Ⅲ度房室传导阻滞。后者是传导系统先天性缺陷,部分患儿合并先天性心脏病或心内膜弹力纤维增生症等。新生儿常见于母亲患有结缔组织疾病,如系统性红斑狼疮、类风湿关节炎、皮肌炎等。由于母亲产生的抗体使胎儿时期的传导系统受损。

【临床表现】

1. Ⅰ度房室传导阻滞本身对血流动力学并无不良量影响。临床听诊除第一心音低钝外,并无其他临床特征。临床诊断主要通过心电图检查。

2. Ⅱ度房室传导阻滞临床表现取决于基本心脏病变以及由传导阻滞而引起的血流动力学改变。当心室率过缓时可引起胸闷、心悸,甚至产生眩晕和晕厥。听诊时除原有心脏疾病所产生的听诊改变外,还可以发现心律不齐、脱漏搏动。莫氏Ⅰ型比莫氏Ⅱ型常见,但莫氏Ⅱ型预后则比较严重,容易发展成为完全性房室传导阻滞,导致发生阿 - 斯综合征。

3. Ⅲ度房室传导阻滞临床上部分患儿无临床症状。重症因心排出量减少而自觉乏力、眩晕,活动时气短。最严重的表现为阿 - 斯综合征发作,失去知觉,甚至死亡。某些患儿表现为心力衰竭以及对应急状态的耐受力降低。体格检查,脉律缓慢而规则,第一心音强弱不一,有时可闻及第三心音或第四心音。绝大多数患儿心底部可听到Ⅰ~Ⅱ级喷射性杂音,为心脏每次搏血量增加而引起的半月瓣相对狭窄所致。由于经过房室瓣的血量也增加,所以可闻及舒张期中期杂音。X 线胸部检查发现不伴有其他心脏疾病的Ⅲ度房室传导阻滞者中,60% 患儿亦有心脏扩大。胎儿完全性房室传导阻滞发病率 1 : 10 000,活产新生儿发病率 1 : 20 000。2/3 以上出现在孕龄最后 3 个月。胎儿期Ⅲ度房室传导阻滞可导致胎儿水肿。

【治疗】

1. Ⅰ度房室传导阻滞应着重病因治疗,不需要特殊治疗。预后较好。

2. Ⅱ度房室传导阻滞的治疗应针对原发病。当心室率过缓,心脏搏血量减少时,可用阿托品、异丙肾上腺素治疗。预后与心脏的基本病变有关。

3. Ⅲ度房室传导阻滞有心功能不全症状或阿 - 斯综合征表现者需要积极治疗。纠正缺氧和酸中毒可改善传导功能。由心肌炎或手术暂时性损伤引起者,肾上腺皮质激素可消除局部水肿。可以口服阿托品、麻黄碱,或异丙基肾上腺素舌下含服。重症者应用阿托品皮下或静脉注射,或用异丙肾上腺素 1mg 溶于 5%~10% 葡萄糖溶液 250ml 中,持续静脉滴注,速度为 0.02~2μg/(kg·min),然后根据心率调整速度。

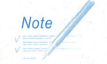
Note

安装起搏器的指征:反复发生阿 - 斯综合征,药物治疗无效或伴有心力衰竭者。一般先安装临时起搏器,经临床观察是否恢复正常,若观察 4 周左右了仍未恢复者,考虑安装永久起搏器。

新生儿先天性完全性房室阻滞患儿在出生 72 小时,如果一般情况良好,则新生儿期多无困难。QRS 时限正常,又无先天性心脏病者,多数以后也不会发生问题。伴有先天性心脏病者,长期生存率只有 20%。安放永久起搏器者,可能死于感染,NEC 或心肌病。后天性者,经积极治疗多能治愈。

【小结】

1. 期前收缩指由异位节律点提早(多数较窦性心律提早)发出冲动引起的心脏搏动,为小儿常见的心律失常。根据异位节律点的部位不同,分为房性、房室交界性和室性期前收缩。其中以房性期前收缩为多。

2. 期前收缩多无临床症状,常在体格检查时发现。个别年长儿可有心悸、胸闷等,一些患儿在运动后心率增快时期前收缩明显减少,有些则增多。后者提示可能存在器质性心脏病。阵发性室上性心动过速是小儿最常见的异位快速性心律失常,突发、突止,发作时心率快而匀齐是本病的特征。室性心动过速多见于严重的器质性心脏病。

3. 房室传导阻滞是由于房室传导系统某部位的不应期异常延长,激动心房向心室传播过程中传导延迟或部分甚至不能下传的现象。分为Ⅰ度、Ⅱ度和Ⅲ度。

4. 心律失常的诊断主要依靠心电图。治疗必须针对病因及原发疾病,必要时予以抗心律失常药物治疗。

【思考题】

1. 阵发性室上性心动过速治疗方法有哪些?

2. 房室传导阻滞分类有哪些?

3. 室性心动过速治疗有哪些?

(武军驻 何秉燕)

第十四章　泌尿系统与生殖系统疾病

第一节　概　　述

泌尿系统包括肾脏、输尿管、膀胱及尿道。1982年全国儿科肾脏病科研协作组曾对我国105所医院263 734名儿科住院病例进行调查,泌尿系统疾病患者占2.63%,其中肾小球疾病(包括各型肾炎及肾病综合征)居首位,其次为泌尿系统感染,其他如先天畸形、遗传性疾病及肿瘤亦不少见。肾小管疾病发病率较低。全身性或其他系统疾病引起的肾损害在儿科亦可见到。近年来,系统性疾病引起的肾损害如紫癜性肾炎、狼疮性肾炎在儿童中所占比例有所上升。

一、小儿泌尿系统解剖生理特点

(一) 解剖特点

1. **肾脏**　小儿年龄愈小,肾脏相对愈重。新生儿两肾约占体重的1/125,而成人两肾重量约占体重1/200。新生儿肾脏位置较低,其下极可至髂嵴以下第4腰椎水平,2岁以后始达髂嵴以上。由于右肾上方有肝脏,故右肾位置稍低于左肾。由于婴儿肾脏相对较大,位置又低,加之腹壁肌肉薄而松弛,故2岁以内健康小儿腹部触诊时容易扪及肾脏。新生儿肾表面凹凸不平,呈分叶状,至2~4岁时,表面分叶完全消失。

2. **输尿管**　婴幼儿输尿管较长而弯曲,管壁肌肉及弹力纤维发育不良,容易扩张并易受压及扭曲而导致梗阻,易发生尿潴留而诱发感染。

3. **膀胱**　婴儿膀胱位置比年长儿高,尿液充盈时易升入腹腔,触诊时容易扪到;随年龄增长逐渐下降至盆腔内。婴儿膀胱黏膜柔嫩,肌肉层及弹力纤维发育不良,同时输尿管膀胱连接处斜埋于膀胱黏膜下的一段输尿管较直而短,故防止尿液反流能力差,膀胱内压力增高时易出现膀胱输尿管反流而诱发尿路感染。随年龄增长,此段输尿管增长,肌肉发育成熟,抗反流机制亦随之加强。

4. **尿道**　新生女婴尿道仅长1cm(性成熟期3~5cm),外口暴露且接近肛门,易受粪便污染。男婴尿道虽较长,但常有包茎,积垢时也易引起细菌上行性感染。

(二) 生理特点

肾脏有许多重要功能:①排泄体内代谢终末产物如尿素、有机酸等;②调节机体水、电解质、酸碱平衡,维持内环境相对稳定;③内分泌功能,产生激素和生物活性物质如促红细胞生成素、肾素、前列腺素等。肾脏完成其生理活动,主要通过肾小球滤过和肾小管重吸收、分泌及排泄。

胚胎9~12周时肾脏开始泌尿,但整个宫内时期胎儿内环境的稳定主要靠胎盘维持,肾脏尚未发挥功能,胎尿仅为羊水的主要成分。肾脏的发育随胎龄的增长逐渐成熟,约在胎龄36周时肾单位数量已达成人水平(每肾85万~100万)。足月出生时肾脏已能完成基本的生理功能,但是调节能力弱,贮备能力差,在喂养不当、疾病或应激状态时易出现功能紊乱。生后肾功能迅速增长,在1~2岁时可接近成人水平。

1. **肾小球滤过功能**　新生儿出生第一周内肾小球滤过率甚低,平均每分钟约20ml/1.73M^2 (成人为125ml);早产儿则更低,故过量的水分和溶质不能迅速排出。出生后由于:①体循环压

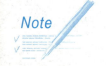

力增高,因而肾小球毛细血管有效滤过压增高;②肾血流量增加,出生时肾血流量仅占心搏出量4~6%(成人约占20~25%),且50%分布于髓旁肾单位(成人约90%分布于皮质浅表肾单位),出生后肾血管阻力下降,皮质浅表肾单位开放,肾血流量增加;③滤过面积及肾小球毛细血管通透性增加,因此,肾小球滤过率迅速增加,生后1~2周可增加1倍至数倍,3~6个月达成人1/2,1~2岁接近成人水平。

2. 肾小管的重吸收和排泄功能　　肾小球的滤液经过肾小管时,肾小管对滤液中的水及各种溶质选择性地重吸收以保持机体内环境的稳定。肾小管的重吸收与肾小球滤过率保持紧密的联系。随着肾小球滤过量的增减,肾小管的重吸收亦相应增减,这一现象称为球-管平衡。足月新生儿氨基酸及葡萄糖的重吸收能力正常。出生后已能维持钠的正平衡,此可能与新生儿血液循环中醛固酮含量较高有关;然而由于肾小球滤过率较低,新生儿在钠负荷量过大时不能迅速排钠而易致水肿。早产儿则肾小管功能尚不成熟,葡萄糖肾阈较低,易出现糖尿。低出生体重儿排钠较多,如摄入量过低(每天低于3mmol/kg)可出现钠的负平衡而致低钠血症。与此相反,新生儿头10天对钾的排泄能力较差,常保持正平衡,故有高钾血症倾向。有人认为这可能是由于新生儿肾小管上皮细胞Na-K-ATP酶系统尚不够成熟所致。

3. 酸碱平衡　　肾脏通过H^+的排泌及HCO_3^-的重吸收以维持酸碱平衡。新生儿已具有酸碱平衡的调节能力。血浆HCO_3^-降低时能排出酸性尿,于生后2周时尿pH已能达到成人水平。但由于肾小球滤过率低,肾小管液中磷酸盐及NH_3的浓度较低,实际能排出的H^+仍较少。约1~2个月时尿中可滴定酸可达成人水平,但排泌氨的能力至2岁方接近成人。新生儿碳酸氢盐的肾阈较低(仅19~21mmol/L,成人为25~27mmol/L),超过肾阈时HCO_3^-即由尿排出。婴儿在正常情况下酸碱平衡的调节能力已达最高限,不足以应付病理状况下的额外负担,较易出现酸中毒。早产儿则排酸能力不足,尿pH仅能达到6,血浆HCO_3^-及pH较低,更易出现代谢性酸中毒。

4. 尿的浓缩和稀释　　新生儿及幼婴对尿的稀释能力接近成人,新生儿已能将尿稀释至40mmol/L。但由于肾小球滤过率甚低,故排水量及对水负荷的反应受到一定限制,利尿速度较慢,大量水负荷时易出现水肿。初生婴儿对尿的浓缩能力不及年长儿与成人,尿最高渗透压仅达700mmol/L(成人可达1400mmol/L)。这主要由于肾小球滤过率较低,机体蛋白合成代谢旺盛,尿素排出较少,滤液中尿素量不足以在髓质中形成较高的渗透压梯度,因而影响尿液的浓缩。婴儿由尿中每排出1毫摩尔(mmol)的溶质需水1.4~2.4ml,而成人仅需0.7ml。在正常情况下婴儿的这种浓缩能力的缺陷并无重要影响,但经常处于负荷过重状态,一旦出现疾病或应激状态时则易出现脱水,甚至诱发急性肾功能不全。

5. 肾脏的内分泌功能　　肾脏能分泌多种生物活性物质如前列腺素、肾素、激肽释放酶、促红细胞生成素、1,25-二羟骨化醇等。新生儿肾脏已具内分泌功能,释出肾素较多,新生儿血浆肾素、血管紧张素、醛固酮水平均高于成人,生后数周内渐降低。前列腺素可调节肾血流量及肾小管对水、盐的再吸收,在应激情况下前列腺素可增加肾血流量。胚肾已能合成前列腺素,其合成量超过成人肾。脐血中前列腺素E_2含量甚高。前列腺素E_2有扩张血管作用,参与肾血流量的调节。胎儿血氧分压较低,胚胎肾合成促红细胞生成素较多;出生后随着血氧分压增高,促红细胞生成素合成减少。

(三) 排尿及尿液特点

1. 排尿次数　　92%新生儿生后24小时内排尿,99%于48小时内排尿。超过48小时未排尿者多为病理性。初生头几天内,每天排尿仅4~5次,一周后因新陈代谢旺盛,进水量增多而膀胱容量小,每天排尿可增至20~25次。幼儿每天排尿约10次,学龄前期与学龄期约6~7次。

2. 排尿控制　　婴儿期排尿由脊髓反射完成,以后建立脑干-大脑皮质控制,至3岁已能控制排尿。在1.5~3岁之间,儿童主要通过控制尿道外括约肌和会阴肌控制排尿,若3岁后仍保持这种排尿机制,不能控制膀胱逼尿肌收缩,则出现不稳定膀胱,表现为白天尿频、尿急,偶然尿失

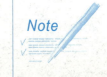

禁和夜间遗尿。

3. 每天尿量　儿童尿量有很大个体差异,与液体摄入量、食物种类、气温、湿度、活动量等因素有关。新生儿生后 48 小时正常尿量一般每小时为 1~3ml/kg,2 天内平均尿量为 30~60ml/d,3~10 天为 100~300ml/d,2 周后 200~400ml,婴儿 400~500ml,幼儿 500~600ml,学龄前儿童 600~800ml,学龄儿童 800~1400ml。若新生儿每小时 <1.0ml/kg 为少尿,每小时 <0.5ml/kg 为无尿。学龄儿童每天尿量少于 400ml,学龄前儿童少于 300ml,婴幼儿少于 200ml;或每天尿量少于 250ml/m²,即为少尿,<50ml 为无尿。

4. 尿液特点

(1) 尿色:正常尿液黄色透明,新生儿生后 2~3 天尿色深,稍混浊,冷却后可有淡红色或红褐色尿酸盐结晶,加热后溶解。正常婴幼儿在寒冷季节尿排出后可有磷酸盐或碳酸盐析出而呈白色,加酸即溶解,可与脓尿或乳糜尿鉴别。

(2) 酸碱度:新生儿初生数日尿中含尿酸较多而呈酸性,以后尿呈中性或弱酸性,pH 多为 5~7。

(3) 尿渗透压和比重:新生儿尿渗透压平均为 240mmol/L,尿比重介于 1.006~1.008,随辅食品添加,尿比重渐增,1 岁后接近成人水平;婴儿尿渗透压为 50~600mmol/L,儿童通常为 500~800mmol/L;尿比重范围为 1.003~1.030,通常为 1.011~1.025。

(4) 尿蛋白:正常小儿尿中仅含微量蛋白,一般不超过 100mg/(m²·24h),定性为阴性,一次随意尿的尿蛋白(mg/dl)/尿肌酐(mg/dl)≤0.2。若 24 小时尿蛋白定量超过 150mg,或 >4mg/(m²·h),或 >100mg/L,定性为阳性则为异常。24 小时尿中蛋白量 150~500mg 时视为轻度蛋白尿,500~2000mg 时为中度,2000mg 时为重度。中度或重度蛋白尿常提示肾小球疾病。在热性病、运动后、直立体位时可有轻度一过性蛋白尿,并非由肾疾病引起。

(5) 细胞及管型:正常新鲜尿离心后沉渣显微镜检查,每高倍视野红细胞 <3 个,白细胞 <5 个,偶见透明管型。12 小时尿沉渣计数(Addis count)红细胞 <50 万个,白细胞 <100 万个,管型 <5000 个。各类肾小球肾炎、泌尿系感染、外伤、肿瘤、结石等均可引起血尿。正常小儿尿中可见到少量鳞状上皮细胞及移行上皮细胞。离心沉渣涂片中见到肾小管上皮细胞则提示肾脏有实质性病变。在正常尿中,尤其当热性病时可见到透明管型。尿中如出现颗粒管型、各类细胞管型时常表示有肾脏损害。

二、肾脏疾病的检查

肾脏疾病的种类繁多,各类肾脏疾病的病因、病理和引起的功能损害各异,且肾脏的正常生理功能很多,故肾脏疾病的功能检查包括内容甚多,表 14-1 简要指出不同病变部位时应选择的检查项目。

表 14-1　肾脏各部分功能检查法

病变部位	检查项目
肾小球	尿蛋白、尿沉渣、血尿素氮、肌酐、肾小球滤过率、Cystatin C
近端肾小管	酚红试验(120 分值)、重吸收极限量、分泌极限量、低分子蛋白质
髓袢和远端肾小管	尿比重、尿渗量、pH、HCO_3^-、NH_4^+、可滴定酸、自由水清除率、尿浓缩稀释试验、氯化铵负荷试验
分肾功能	静脉肾盂造影、肾图、排泄性尿路造影
血管系	酚红试验(15 分值)、肾血流量、肾血浆流量、肾血管造影、肾图

(一)尿液分析

包括尿色、透明度、酸碱度、比重或渗透压、尿蛋白、尿管型、细胞、尿糖、尿酶、尿氨基酸、尿肌酐、尿电解质、尿细菌学检查等。

(二) 尿蛋白定性和定量检查

正常情况下,尿蛋白定性多呈阴性。肾小管对蛋白质重吸收能力减退时即出现肾小管性蛋白尿。其特点是以小分子量蛋白质(如 β_2 微球蛋白、溶菌酶等)为主,24 小时尿蛋白定量常低于 1g,常见于肾小管酸中毒、重金属中毒、肾毒性抗生素中毒等。肾小球病变时由于滤过膜受损害,血浆中分子量较大的蛋白可滤过,尿蛋白以白蛋白为主,而更大分子量的球蛋白不能滤过,称选择性蛋白尿。肾小球滤过膜病变严重时则蛋白质滤过失去选择性,大小分子量蛋白均可由尿中排出,称非选择性蛋白尿。

(三) 血液学检查

可根据病情需要选择:①病原学证据的检查,如抗链球菌溶血素 O(ASO),各种病原微生物相关的抗原、抗体等;②血液生化和血脂分析;③血清免疫球蛋白、补体、循环免疫复合物(CIC)、自身抗体等;④血清蛋白电泳;⑤血常规、血小板计数、血沉等。

(四) 肾功能检查

1. 肾小球功能检查　包括血尿素氮(BUN)、血肌酐(SCr)、肾小球滤过率(GFR)、肾小球滤过分数(FF)、Cystatin C 等。血中 β_2 微球蛋白测定,如升高表示肾小球滤过率功能降低。

2. 肾小管功能检查　①肾小管葡萄糖最大吸收量(TmG)测定是检查近端肾小管最大重吸收能力。②肾小管对氨基马尿酸最大排泄量(TmPAH)测定是检查近端肾小管排泌功能。③尿浓缩和稀释试验。④肾小管酸中毒的酸碱负荷试验。⑤尿酶检查:尿溶菌酶来自血液,经肾小球滤过,大部分被肾小管重吸收,尿中该酶升高,表示肾小管吸收功能障碍;N- 乙酰 -β-D- 氨基葡萄糖苷酶(NAG)和 γ- 谷氨酸转肽酶(γ-GT)分别存在于近端肾小管上皮细胞溶酶体和刷状缘,尿中酶增多,提示肾小管损伤。

3. 分肾功能检查　包括排泄性静脉肾盂造影(IVP)、放射性核素肾图、肾显像、肾动脉血管造影等。

4. 肾脏内分泌功能检查　肾脏内分泌功能包括三个部分:①肾内分泌的内分泌激素,如肾素、血管紧张素、前列腺素、促红细胞生成素等;②以肾脏为靶器官的肾外分泌的多种激素,如抗利尿激素、甲状旁腺素等;③以肾脏作为降解场所的肾外分泌的内分泌激素,如胰岛素等。测定这些激素的浓度和活性,可了解肾脏在内分泌方面的功能,从而有助于分析病情及疾病的诊断和治疗。

(五) 影像学检查

1. B 型超声波检查　可检测肾脏位置、大小,了解肾结构有无异常,有无积水、囊肿、占位性病变及结石等。

2. X 线检查　腹部平片可观察肾脏有无钙化病灶及不透 X 线结石。静脉肾盂造影(IVP)用以了解肾脏排泌功能、肾位置、形态、结构,有无先天畸形、结石、肿瘤、尿路梗阻等。排泄性膀胱尿路造影可确定有无膀胱输尿管反流及严重程度。其他尚有肾血管造影、数字减影血管造影(DSA)、CT 检查等。

3. 放射性核素检查　可评估肾脏的血液供应、显示肾实质功能和形态,对上尿路梗阻性疾病、肾内占位性病变的诊断和鉴别诊断有较大的临床价值,并可提供功能方面的定量数据,如肾有效血浆流量(FRPF)、GFR 等,便于判断疾病的转归和疗效,是急性肾小管坏死、肾梗死诊断的首选方法。$^{99m}TcDTPA$ 肾动态显像目前已成为单侧肾血管性高血压的常规筛选试验。^{67}Ga 肾显像还有利于发现隐匿性肾盂肾炎和间质性肾炎。

(六) 肾穿刺活组织检查

包括光镜、电镜及免疫荧光检查,以明确病理分型、病变严重程度及活动情况,对指导治疗和估计预后起重要作用。由于此项检查有一定损伤性,故须严格掌握适应证。对非典型的急性肾炎、治疗不满意的肾病综合征、原因不明的持续性或发作性血尿病程持续 6 个月以上者、非直

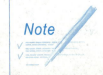

立性蛋白尿且 24 小时尿蛋白定量 >1g 者、不明原因的肾功能不全以及需依赖肾活检病理确诊的疾病等考虑采用。有出血倾向、肾肿瘤、孤立肾、肾盂积水、肾周脓肿、肾内感染、终末期肾疾病等情况时禁忌肾穿刺;有高血压者应待血压控制后进行。

> 【小结】
>
>   1. 小儿输尿管相对长而弯曲,弹性差,易发梗阻;膀胱黏膜嫩、壁较薄、尿液易反流等。小儿肾小球滤过功能相对不足、肾小管葡萄糖肾阈低、酸碱平衡的调节能力差、利尿速度慢等。
>
>   2. 99% 的新生儿于 48 小时内排尿,生后 48 小时正常尿量一般每小时为 1~3ml/kg,若新生儿每小时 <1.0ml/kg 为少尿,每小时 <0.5ml/kg 为无尿。儿童每天尿量少于 250ml/m²,即为少尿,<50ml 为无尿。
>
>   3. 正常小儿尿蛋白不超过 100mg/(m²·24h),定性为阴性,一次随意尿的尿蛋白(mg/dl)/尿肌酐(mg/dl)≤0.2。若 24 小时尿蛋白定量超过 150mg,或 >4mg/(m²·h),或 >100mg/L,定性为阳性则为异常。正常新鲜尿离心后沉渣显微镜检查,每高倍视野红细胞 <3 个,白细胞 <5 个,偶见透明管型。
>
>   4. 肾小球功能检查 包括血尿素氮(BUN)、血肌酐(SCr)、肾小球滤过率(GFR)、肾小球滤过分数(FF)、Cystatin C 等。

【思考题】

    1. 为什么小儿易患尿路感染?

    2. 为什么婴幼儿易出现水肿、酸中毒?

    3. 常用的肾功能检查的指标有哪些?

(黄松明)

第二节 肾小球疾病

一、小儿肾小球疾病的分类

(一)临床分类

1. 原发性肾小球疾病(primary glomerular diseases)

(1) 肾小球肾炎(glomerulonephritis):

1) 急性肾小球肾炎(acute glomerulonephritis, AGN):急性起病,多有前驱感染,以血尿为主,伴不同程度的蛋白尿,可有水肿、高血压或肾功能不全,病程多在 1 年内。可分为:①急性链球菌感染后肾小球肾炎(acute poststreptococcal glomerulonephritis, APSGN):有链球菌感染的血清学证据,起病 6~8 周内有血补体低下;②非链球菌感染后肾小球肾炎(non-poststreptococcal glomerulonephritis)。

2) 急进性肾小球肾炎(rapidly progressive glomerulonephritis, RPGN):起病急,有尿改变(血尿、蛋白尿、管型尿)、高血压、水肿,并常有持续性少尿或无尿,进行性肾功能减退。若缺乏积极有效的治疗措施,预后严重。

3) 迁延性肾小球肾炎(persistent glomerulonephritis):有明确急性肾炎病史,血尿和(或)蛋白尿迁延达 1 年以上,或没有明确急性肾炎病史,但血尿和蛋白尿超过 6 个月,不伴肾功能不全或

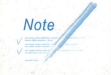
Note

高血压。

4）慢性肾小球肾炎（chronic glomerulonephritis）：病程超过 1 年，或隐匿起病，有不同程度的肾功能不全或肾性高血压的肾小球肾炎。目前国际上将病程 3 个月以上的肾脏结构或功能异常均定义为 CKD（chronic kidney disease）。因此，迁延性肾小球肾炎和慢性肾小球肾炎的定义已趋少用。

（2）肾病综合征（nephritic syndrome，NS）：诊断标准：大量蛋白尿［随意尿的尿蛋白（mg/dl）/尿肌酐（mg/dl）>2.0，24h 尿蛋白定量≥50mg/kg］；血浆白蛋白低于 30g/L；血浆胆固醇高于 5.7mmol/L；不同程度的水肿。以上四项中以大量蛋白尿和低白蛋白血症为必要条件。

1）按糖皮质激素反应分为：①激素敏感型 NS（steroid responsive NS）：以泼尼松足量治疗≤4 周尿蛋白转阴者；②激素耐药型 NS（steroid resistant NS）：以泼尼松足量治疗 4 周尿蛋白仍阳性者；③激素依赖型 NS（steroid dependent NS）：对激素敏感，但减量或停药 1 个月内复发，重复 2 次以上者；④肾病复发与频复发（relaps and frequently relaps）：复发（包括反复）是指尿蛋白由阴转阳 >2 周；频复发是指肾病病程中 6 个月内复发≥2 次，或 1 年内复发≥3 次（国内既往以泼尼松足量治疗 8 周尿蛋白是否转阴作为激素治疗是否敏感的指标，为避免激素无效应患儿长期激素使用带来的副作用，目前国内外推荐以激素足量使用 4 周时尿蛋白是否转阴为标准。但在判定激素疗效时需注意激素用量是否足量，机体是否存在干扰激素效应的因素，如感染、严重高凝状态、血栓形成等）。

2）我国肾脏病学者依据临床表现，增加了临床分型：单纯型 NS（simple type NS）和肾炎型 NS（nephritic type NS）。凡具有以下四项之一或多项者属于肾炎型 NS：①2 周内分别 3 次以上离心尿检查 RBC≥10 个 /HPF，并证实为肾小球源性血尿者；②反复或持续高血压，学龄儿童≥130/90mmHg，学龄前儿童≥120/80mmHg，并除外使用糖皮质激素等原因所致；③肾功能不全，并排除由于血容量不足等所致；④持续低补体血症。

（3）孤立性血尿或蛋白尿（isolated hematuria or proteinuria）：指仅有血尿或蛋白尿，而无其他临床症状、化验改变及肾功能改变者。

1）孤立性血尿（isolated hematuria）：指肾小球源性血尿，分持续性（persistent）和再发性（recurrent）。

2）孤立性蛋白尿（isolated proteinuria）：又分为体位性（orthostatic）和非体位性（non-orthostatic）。

2. 继发性肾小球疾病（secondary glomerular diseases）

（1）紫癜性肾炎（purpura nephritis）。

（2）狼疮性肾炎（lupus nephritis）。

（3）乙肝病毒相关性肾炎（HBV associated glomerulonephritis）。

（4）其他：毒物、药物中毒，或其他全身性疾患致的肾炎或相关肾炎。

3. 遗传性肾小球疾病（hereditary glomerular diseases）

（1）先天性肾病综合征（congenital nephritic syndrome）：指生后 3 个月内发病，临床表现符合肾病综合征，并除外继发所致者（如 TORCH 或先天性梅毒感染所致等），分为：

1）遗传性：芬兰型、法国型（弥漫性系膜硬化，DMS）。

2）原发性：指生后早期发生的原发性肾病综合征。

（2）遗传性进行性肾炎（Alport 综合征）。

（3）家族性再发性血尿（familiar recurrent hematuria）。

（4）其他 如甲 - 膑综合征。

（二）病理分类

原发性肾小球疾病的病理分型目前多采用 1982 年世界卫生组织制定的分类：

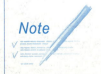

1. 微小病变和轻微病变。

2. 局灶 - 节段性病变　①局灶 - 节段性增生性肾炎;②局灶 - 节段性坏死性肾炎;③局灶 - 节段性肾小球硬化。

3. 弥漫性肾小球肾炎

(1) 非增生性病变:膜性肾小球肾炎(膜性肾病)。

(2) 增生性肾小球肾炎:①系膜增生性肾小球肾炎(非 IgA 沉积);②毛细血管内增生性肾小球肾炎(内皮系膜增生性肾炎);③系膜毛细血管性肾小球肾炎(膜增生性肾炎 I、III 型);④致密物沉积病(膜增生性肾炎 II 型);⑤新月体性肾小球肾炎(毛细血管外增生性肾炎)。

(3) 硬化性肾小球肾炎。

4. IgA 肾病。

5. 未分类的其他肾小球肾炎。

小儿常见的病理类型及各型主要特点见表 14-2。

表 14-2　小儿原发性肾小球疾病常见病理类型及病理形态学特征

病理名称		光镜检查	免疫荧光检查	电镜检查
肾小球微小病变和轻微病变		肾小球正常或仅轻微系膜增生;肾小管上皮细胞可有脂质空泡和蛋白重吸收小滴	阴性	足突融合,常伴足细胞微绒毛变
局灶节段性肾小球硬化		肾小球节段性硬化,毛细血管腔部分闭塞;肾小管萎缩、间质纤维化	IgM、C_3 在硬化区粗颗粒样沉积	肾小球足突融合,硬化区足细胞与基底膜分离
膜性肾病		早期肾小球正常,典型病变示 GBM 弥漫性增厚,上皮下嗜伊红颗粒沉积,银染可见钉突	IgG、C_3 沿 GBM 颗粒样沉积	上皮下电子致密物沉积,GBM 上皮侧有新的基底膜样物质形成
系膜增生性肾炎		系膜细胞和基质弥漫性增生	系膜区可有 IgG、IgA、IgM、C_3 沉积	系膜细胞和基质增生伴电子致密物沉积
毛细血管内增生性肾小球肾炎		肾小球系膜细胞、内皮细胞增生、炎性细胞浸润,内皮细胞肿胀,可见新月体形成	GBM 和系膜区 IgG、C_3 颗粒样沉积	上皮下驼峰样电子致密物沉积
系膜毛细血管性肾小球肾炎	I 型	肾小球分叶状、系膜细胞增生、双轨征	GBM 和系膜区 C_3 颗粒样沉积,IgG、IgM 不常见	系膜细胞胞质沿 GBM 外侧插入,可见内皮下新生 GBM 及电子致密物
	II 型	GBM 增厚、双轨征不明显、上皮下嗜伊红颗粒沉积	GBM 和系膜区 C_3 颗粒样强阳性,不同程度 IgM	膜内腊肠样电子致密物,伴系膜和上皮下沉积
	III 型	I 型表现加上类似膜性肾病的上皮下沉积	GBM 和系膜区 C_3 沉积为主	I 型病变基础上伴有钉突和上皮下电子致密物
新月体性肾炎		>50% 肾小球有新月体形成	阴性或 IgG、IgM、C_3 沿 GBM 连续线样或颗粒样沉积	肾小囊上皮细胞增生,无或有电子致密物沉积于内皮下或上皮下
IgA 肾病		系膜细胞增生、基质增生	系膜区主要为 IgA,可见 C_3、IgG、IgM 的沉积	系膜区大量电子致密物沉积

注:GBM=glomerular basement membrane 肾小球基底膜

【小结】

1. 肾小球疾病临床分类　原发性肾小球疾病、继发性肾小球疾病、遗传性肾小球疾病。原发性肾小球疾病中再分为肾小球肾炎、肾病综合征和孤立性血尿或蛋白尿。继发性肾小疾病主要包括紫癜性肾炎、狼疮性肾炎、乙肝病毒相关性肾炎及其其他全身性疾患致的肾炎或相关肾炎。

2. 急性肾小球肾炎根据前驱感染的不同，分为：①急性链球菌感染后肾小球肾炎：有链球菌感染的血清学证据，起病6~8周内有血补体低下；②非链球菌感染后肾小球肾炎，如支原体、EB病毒感染后肾炎。

3. 肾病综合征诊断标准　大量蛋白尿[随意尿的尿蛋白(mg/dl)/尿肌酐(mg/dl)>2.0，24h尿蛋白定量≥50mg/kg]；血浆白蛋白低于30g/L；血浆胆固醇高于5.7mmol/L；不同程度的水肿。以上四项中以大量蛋白尿和低白蛋白血症为必要条件。

4. 肾炎型肾病综合征　肾病综合征具有以下四项之一或多项者：①2周内分别3次以上离心尿检查RBC≥10个/HPF，并证实为肾小球源性血尿者；②反复或持续高血压，学龄儿童≥130/90mmHg，学龄前儿童≥120/80mmHg，并除外使用糖皮质激素等原因所致；③肾功能不全，并排除由于血容量不足等所致；④持续低补体血症。

【思考题】

1. 我国学者如何区分单纯型和肾炎型肾病综合征？
2. 常见的继发性肾小球疾病有哪几种？

(黄松明)

二、急性肾小球肾炎

急性肾小球肾炎(acute glomerulonephritis，AGN)简称急性肾炎，是指一组病因不一，临床急性起病，多有前驱感染，以血尿为主，伴有不同程度蛋白尿，可有水肿、少尿、高血压，或肾功能不全等特点的肾小球疾患。预后良好，但如处理不当亦可于急性期死于高血压脑病、肺水肿或急性肾功能不全。

急性肾炎可分为急性链球菌感染后肾小球肾炎(acute poststreptococcal glomerulonephritis，APSGN)和非链球菌感染后肾小球肾炎，本节急性肾炎主要是指APSGN。

【病因】　尽管本病有多种病因，但大多数病例属A组β溶血性链球菌急性感染后引起免疫复合物性肾小球肾炎。溶血性链球菌感染后，肾炎的发生率一般在0~20%。1982年全国105所医院儿科泌尿系统疾病住院患者调查，急性肾炎患儿抗"O"升高者占61.2%。我国各地区均以上呼吸道感染或扁桃体炎最常见，占51%，脓皮病或皮肤感染次之占25.8%。

除A组β溶血性链球菌之外，其他细菌如草绿色链球菌、肺炎双球菌、金黄色葡萄球菌、伤寒杆菌、流感杆菌等，病毒如柯萨基病毒B4型、ECHO病毒9型、麻疹病毒、腮腺炎病毒、巨细胞病毒、EB病毒、乙型肝炎病毒、流感病毒等，还有肺炎支原体、疟原虫、白色念珠菌、丝虫、钩虫、血吸虫、弓形体、梅毒螺旋体、钩端螺旋体等也可导致急性肾炎。

【发病机制】　目前认为急性肾炎主要与A组溶血性链球菌中的致肾炎菌株感染有关，所有致肾炎菌株均有共同的致肾炎抗原性，包括菌壁上的M蛋白内链菌素(endostretocin)和"肾炎菌株协同蛋白"(nephritis strain associated protein，NSAP)。主要发病机制为抗原抗体免疫复合物引起肾小球毛细血管炎症病变，包括循环免疫复合物和原位免疫复合物形成学说。此外，某些链球菌株可通过神经氨酸苷酶的作用或其产物如某些菌株产生的唾液酸酶，与机体的免疫球蛋白

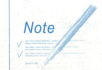

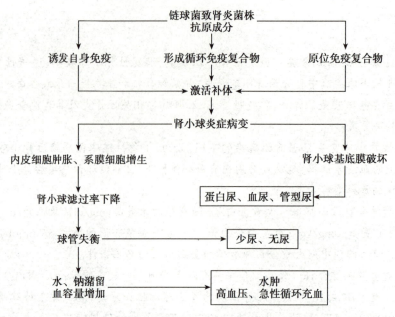

图 14-1　急性链球菌感染后肾炎发病机制示意图

（IgG）结合，改变其免疫原性，产生自身抗体和免疫复合物而致病。另外有人认为链球菌抗原与肾小球基膜糖蛋白间具有交叉抗原性，可使少数病例呈现抗肾抗体型肾炎。急性链球菌感染后肾炎的发病机制见图 14-1。

【病理】　病理改变轻重不等，呈弥漫性毛细血管内增生性肾炎。光镜下肾小球表现为程度不等的弥漫性增生性炎症及渗出性病变。肾小球增大、系膜细胞增生、内皮细胞增生和肿胀、中性粒细胞及少量单核细胞浸润，致毛细血管腔狭窄甚至闭塞，是导致肾小球滤过率降低的重要原因。肾小囊内可见红细胞、肾小囊上皮细胞增生，部分患者可见新月体形成。肾小管病变较轻，呈上皮细胞变性，管腔内可见红细胞、白细胞和管型，肾间质水肿，可见炎性细胞浸润。

电镜检查可见到肾小球基膜的上皮细胞侧有结节状呈驼峰样电子致密物。

免疫荧光检查在急性期可见肾小球毛细血管襻和系膜区有 IgG、C_3 的弥漫性、颗粒样沉积，也可见 IgM、IgA 的沉积。系膜区或肾小囊腔内可见纤维蛋白原和纤维蛋白沉积。

【临床表现】　急性肾炎多见于儿童和青少年，以 5~14 岁多见，小于 2 岁少见，男女之比为 2：1。临床表现轻重不一，轻者可无临床症状仅发现镜下血尿，重者可呈急进性过程，短期内出现肾功能不全。

1. 前驱感染　90% 的病例有链球菌的前驱感染，以呼吸道及皮肤感染为主。在前驱感染后经 1~3 周的无症状的间歇期而急性起病。咽峡炎为诱因者在冬春季多发，潜伏期 6~12 天（平均 10 天），时有发热、颈淋巴结大及咽部渗出。皮肤感染诱发者以夏秋季为高峰，潜伏期 14~28 天（平均 20 天）。

2. 典型表现　患儿全身症状不明显，可有低热、乏力、食欲缺乏、腹痛、腰痛、头晕、头痛、恶心、呕吐等症状。

（1）水肿：见于约 70%~85% 的病例。初期多表现为眼睑及颜面水肿，渐波及躯干、四肢。水肿一般呈均匀结实的非凹陷性水肿；轻重不一，轻者仅眼睑略显水肿，严重者全身水肿伴胸腔、腹腔及心包积液；大多仅为轻至中度，随着尿量增多，水肿逐渐消退。

（2）血尿：表现为显微镜下血尿或肉眼血尿。尿常呈浓茶色、可乐色或洗肉水样。肉眼血尿可见于 50%~70% 的患儿，持续 1~2 周即转为显微镜下血尿。显微镜下血尿可持续数月，运动后或并发感染时血尿可暂时加剧。

（3）蛋白尿：程度不等。有 20% 患者可达肾病水平。蛋白尿患者病理增生病变较重。

（4）高血压：30%~80% 的病例可出现高血压，多在病程 1~2 周后降至正常，2%~5% 的患者血压急剧增高，可出现高血压脑病。

（5）少尿或无尿：病程早期均有尿色深，尿量减少，一般每天尿量 300~500ml，严重者可在 100ml 以下甚至无尿。若持续严重少尿，则可出现急性肾功能不全的症状。

3. 严重表现

（1）严重循环充血：常发生在起病 1 周内，由于水、钠潴留，血浆容量增加所致。当肾炎患儿出现呼吸急促和肺部湿啰音时，应警惕循环充血的发生，严重者可出现呼吸困难、端坐呼吸、颈静脉怒张、咳粉红色泡沫痰、两肺满布湿啰音、心脏扩大甚至出现奔马律、肝大而硬、水肿加剧可出现胸水及腹水征。少数可突然发生，病情急剧恶化，可因急性肺水肿于数小时内死亡。肺水肿的发生主要由于血浆容量增多时，肺血管床压力增高，而血浆胶体渗透压则因水潴留致血液稀释而降低，故水分易从肺微血管渗出而引起。一旦利尿消肿，血容量恢复正常，则循环充血症状亦随之消失。因此，治疗时以利尿消肿为主，慎用洋地黄类药物。

（2）高血压脑病：常发生在疾病早期，血压往往在 150~160mmHg /100~110mmHg 以上，目前认为主要与水、钠潴留，血容量增加；脑血管痉挛，导致缺血、缺氧、血管渗透性增高而发生脑水肿所致。表现为头痛、恶心、呕吐、烦躁、意识模糊、复视或一过性失明，严重者可突发惊厥、昏迷。只要能及时控制高血压，脑症状可迅速消失。

（3）急性肾功能不全：常发生在疾病初期，出现尿少、尿闭等症状，引起暂时性氮质血症、电解质紊乱和代谢性酸中毒，一般持续 3~5 天，不超过 10 天。

【实验室检查】

1. 尿检查　尿量减少，尿浓缩能力仍保持良好，比重常在 1.020~1.032 之间。有不同程度的蛋白尿。显微镜检查均示红细胞明显增多，可见到颗粒管型、红细胞管型及少量白细胞。

2. 血液检查　红细胞计数及血红蛋白常因血液稀释而轻度降低。白细胞计数正常或增高。血沉增快。血清抗链球菌多种酶的抗体效价常增高，可持续 3~6 个月或更久。咽峡炎后肾炎患者血清抗链球菌双磷酸吡啶核苷酸酶（anti-DPNase）增高最显著。抗链球菌脱氧核糖核酸酶 B（anti-DNAase B）及抗链球菌溶血素"O"（ASO）亦大多增高。但脓皮病后肾炎血清 ASO、anti-DPNase 效价低，抗透明质酸酶（HAase）及 anti-DNAase 则阳性率较高。80%~90% 患者血清总补体、C_3 在发病 2~4 周内降低，至第 8 周 94% 的病例恢复正常。在多数患者血液循环中可测得免疫复合物。

3. 肾功能检查　肾小球滤过率下降，内生肌酐清除率降低，但一般病例尿素氮、肌酐等保持正常或在少尿期暂时性轻度升高。严重少尿或尿闭，呈急性肾功能不全时可见显著氮质血症并伴代谢性酸中毒及电解质紊乱。肾小管功能改变轻微。

【病程及预后】　急性期症状如水肿、少尿、肉眼血尿、高血压、循环充血等一般在病程 2~4 周可消失。显微镜下血尿和蛋白尿可持续数周或数月，但 90% 以上的病例尿常规、尿沉渣计数、血沉等实验室检查 6 个月内均已恢复正常，可谓临床痊愈。少数病例显微镜下血尿及尿沉渣红细胞计数增高可延至 1 年或更久，但最终仍恢复正常。近年由于对急性期治疗的重视及采取的合理措施，于急性期死亡者已极少。多数学者认为本症经过顺利，在病程 3 个月后不会再出现症状反复，偶有因感染另一型链球菌致肾炎菌株而第二次再发者。远期预后良好，罕有发展为肾小球硬化、慢性肾功能不全者。关于本症预后问题上的不一致意见，主要是由于各组病例中可能不同程度地混杂某些非链球菌感染后肾炎之故。

【诊断和鉴别诊断】　本病诊断一般不困难，根据：①病前有链球菌感染史，血清中抗链球菌抗体增高，或咽拭子、皮肤脓性渗出物中培养出致肾炎型链球菌；②临床出现水肿、少尿、血尿、高血压任何一项或多项症状；③尿检查发现血尿、蛋白尿及管型尿；④血清补体下降等，可以确定诊断，但需注意与下列疾病鉴别。

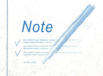

1. 非链球菌感染后急性肾炎　可在肺炎球菌、葡萄球菌、伤寒杆菌等感染后或病毒感染如流行性腮腺炎、流行性感冒、麻疹、水痘、传染性单核细胞增多症等后发病。其中应特别注意与病毒性肾炎鉴别。此型肾炎常于急性病毒性上呼吸道感染早期（1~5 天内）发病，临床以血尿为主，其他肾炎症状较轻微或不出现；血清中抗链球菌抗体效价不升高，补体不降低；肾功能多正常，预后良好。

2. IgA 肾病　以血尿为主要症状，表现为反复发作性肉眼或显微镜下血尿，伴或不伴蛋白尿，多在上呼吸道感染后 24~48 小时出现血尿，多无水肿、高血压，血清 C_3 正常。确诊靠肾活体组织检查免疫病理诊断。

3. 乙型肝炎病毒相关性肾炎　此病系由乙型肝炎病毒抗原所形成的免疫复合物损伤肾小球或乙型肝炎病毒直接侵袭肾组织引起的肾小球肾炎。临床表现为蛋白尿、血尿或肾病综合征。血清乙型肝炎病毒标志物持续阳性，部分患者可有肝脏增大或肝功能异常。血补体正常或降低。肾活体组织检查病理主要为膜性肾病。免疫荧光检查可在肾组织中检出乙型肝病毒抗原或其DNA。本病病程较迁延反复，可发展为慢性肾功能不全。

4. 急进性肾炎　起病与急性肾炎相似，但在病程 1~4 周（或 2~3 个月）时病情急剧恶化，持续少尿或无尿，水肿，高血压加剧，并出现进行性肾功能不全。预后恶劣，病死率高。

5. 慢性肾炎急性发作　既往肾炎病史不详，而在一次链球菌感染后急性发作时与急性肾炎鉴别较困难。凡在感染后潜伏期极短或无潜伏期即现肾炎症状，症状较迁延，生长发育较落后，贫血程度较重，氮质血症严重度与少尿程度不相符，尿少而比重低者应警惕慢性肾炎急性发作的可能性。

某些类型的肾小球肾炎亦可以急性肾炎起病，临床有时不易鉴别。如急性肾炎症状不典型，病程迁延[肉眼血尿、高血压或氮质血症在病程 3 周后持续存在；血尿或（和）蛋白尿持续 6 个月以上]或血清补体持续降低时；建议作肾穿刺取肾活组织检查，可有助于确定诊断，评估预后及指导治疗。

【预防和治疗】　预防本病主要在于积极防治溶血性链球菌感染。注意预防呼吸道感染及保持皮肤清洁卫生。一旦确定链球菌感染后，应及早注射青霉素 7~10 天。本症患者家庭成员或同学中咽培养阳性者亦应给予青霉素或红霉素以控制致肾炎菌株感染流行及播散。

本病大部分可自愈，无特异治疗。

1. 一般治疗

（1）休息：病初 2~3 周应卧床休息，待肉眼血尿消失、水肿消退、血压正常及循环充血症状消失后可下床作轻微活动。血沉正常可上学，但应避免重体力活动。尿沉渣细胞绝对计数正常后方可恢复体力活动。

（2）饮食：对有水肿、高血压者应限制水、盐的摄入。食盐以 60mg/(kg·d) 为宜。水分一般以不显性失水加尿量计算。有氮质血症者应限蛋白，可给优质动物蛋白 0.5g/(kg·d)，供给易消化的高糖饮食，以满足热能需要。尿量增多，氮质血症消除后应尽早恢复蛋白质供应，以保证小儿生长发育的需要。

（3）清除感染灶：存在感染灶时应给予青霉素或其他敏感抗生素 10~14 天的治疗。

2. 对症治疗

（1）利尿：经控制水、盐摄入后仍有水肿、少尿者可用氢氯噻嗪 1~2mg/(kg·d)，分 2~3 次口服。无效时需用呋塞米，口服剂量 2~5mg/(kg·d)，注射剂量 1~2mg/(kg·次)，每天 1~2 次，静脉注射剂量过大时可有一过性耳聋。一般忌用保钾利尿剂及渗透性利尿剂。

（2）高血压及高血压脑病：凡经休息，控制水、盐摄入，利尿而血压仍高者均应给予降压药。硝苯地平：系钙通道阻滞剂，开始剂量为 0.25mg/(kg·d)，最大剂量 1mg/(kg·d)，分 3 次口服。在成人此药有增加心肌梗死发生率和死亡率的危险，一般不单独使用。卡托普利：系血管紧张素转换酶抑制剂,初始剂量为 0.3~0.5mg/(kg·d),最大剂量 5~6mg/(kg·d),分 3 次口服,与硝苯地平交替使用降压效果更佳。如血压迅速升高且有脑病征象时应给予镇静剂如地西泮、苯巴比妥等。并选用降压效力强而迅速的药物。首选硝普钠,可直接作用于血管平滑肌使血管扩张,血压在 1~2 分钟内迅速下降,同时能扩张冠状动脉及肾血管,增加肾血流量。5~20mg 加入 5% 葡萄糖液 100ml,开始以 1μg/(kg·min) 速度静滴,用药时严密监测血压,随时调节药液滴速,每分钟不宜超过 8μg/kg,以防发生低血压。静滴时输液瓶、输液管等须用不透光的纸覆盖,以免药物遇光分解。

(3) 严重循环充血:应卧床休息,严格限制水、钠的摄入及降压。尽快利尿,可静脉注射呋塞米。烦躁不安时给予镇静剂如哌替啶(1mg/kg)、吗啡(0.1~0.2mg/kg)皮下注射。明显水肿者可给予血管扩张剂如硝普钠(用法同高血压脑病)、酚妥拉明(0.1~0.2mg/kg 加入葡萄糖 10~20ml 中静脉缓慢注射)可降压和减轻肺水肿。上述处理无效者可采用腹膜透析或血液滤过治疗。

(4) 急性肾功能不全(见急性肾衰竭节)。

【小结】

1. 典型急性肾小球肾炎的临床表现　前驱感染后 1~3 周出现症状,包括"非凹陷性"水肿、血尿、高血压和少尿。以 A 族 β 溶血性链球菌感染为主,学龄期儿童多见。

2. 严重病例　可出现高血压脑病,肺水肿等急性循环充血表现,急性肾功能不全。

3. 非典型病例　以肾病综合征为表现;或肾外症状明显,尿液改变轻微;或无症状。

4. 实验室检查　①链球菌感染证据;②补体一过性降低;③尿中可见红细胞及红细胞管型,可伴有不同程度的蛋白尿。

5. 治疗原则　休息,饮食控制,抗感染,利尿、降压等对症处理。大部分患儿预后良好。

【思考题】

1. 试述典型的急性链球菌感染后肾小球肾炎的病理改变。

2. 急性链球菌感染后肾小球肾炎的三大严重表现及处置原则。

附:急进性肾小球肾炎

急进性肾小球肾炎是由不同病因引起的,以急性肾炎症状伴进行性肾功能不全为主要表现的一组临床综合征。其共同的病理特征为广泛的新月体形成,故又称新月体性肾炎或毛细血管外增生性肾小球肾炎。病程发展急剧,病情凶险,病死率高。

【病因和病理】　本病可为特发性,病因不明;或继发于全身疾病如系统性红斑狼疮、过敏性紫癜、肺出血 - 肾炎综合征、感染性心内膜炎等。溶血性链球菌或其他感染后也可发病。

病理学检查表现为广泛的新月体形成,50% 以上的肾小球受累。根据不同病因及不同病理类型,可有不同程度的系膜细胞、内皮细胞增生及基膜病变。肾小球结构可在数周内完全被破坏,而由结缔组织取代,使肾小球硬化,功能丧失。根据免疫荧光可分为寡免疫沉积的血管炎(约占 13%,无免疫复合物沉积)、免疫复合物性肾小球肾炎(80%,IgG、IgM、C_3 在 GBM 颗粒样沉积)及抗肾小球基膜肾炎(7%,I gG 沿 GBM 线样沉积)。

【临床表现】　本病成人明显多于儿童,小儿中以年长儿为主,男性较多。约 1/3~1/2 病例病前有上呼吸道感染史。特发性者起病前先有数周低热、乏力、全身不适。初期症状与急性肾炎相似,有水肿、少尿、血尿、高血压等表现。但病情急剧进展,最为突出者为持续少尿,逐渐发展为无尿,以致在数周或 2~3 个月内发展为进行性肾功能不全,并可出现代谢性酸中毒及电解质紊乱;水肿不见消退,甚至发展为高度水肿;伴大量蛋白尿时呈肾病综合征表现。在病程中可出现不同程度高血压及循环充血。

【实验室检查】 尿检查示尿量少而比重低,持续血尿。蛋白尿常为中度或重度,并伴管型尿。尿中纤维蛋白裂解物常持续增多。

血液检查常有明显贫血,血沉增快。在特发性急进性肾炎,血清补体多为正常或升高;低补体血症见于系统性红斑狼疮、急性链球菌感染后肾炎、膜增生性肾小球肾炎。抗肾小球基膜抗体见于肺出血-肾炎综合征。系统性血管炎患者 ANCA 阳性(抗蛋白酶 3 见于韦格纳肉芽肿,髓过氧化物酶见于镜下多动脉炎)。20%~30% 的 IgA 肾病患者血清 IgA 水平增高。由于肾功能不全,可有代谢性酸中毒、高钾血症或其他电解质紊乱。

【诊断和鉴别诊断】 有肾小球肾炎证据(血尿、蛋白尿、管型尿),持续少尿或无尿,在 3 个月内发展为进行性肾功能不全而无既往肾炎发病史者,临床可诊断为急进性肾炎。肾活组织检查显示新月体性肾炎者则更能确诊。特发性急进性肾炎要注意与链球菌感染后肾炎、肺出血-肾炎综合征、溶血尿毒综合征以及各种胶原病引起的继发性急进性肾炎相鉴别。

【预后】 本病预后恶劣,特发性急进性肾炎大多在数周至数月,个别在 1 年内因严重肾功能不全而死亡。远期结局取决于病因及肾小球受累数量、病变严重度。一般认为感染后(尤其是链球菌感染后)引起的急进性肾炎预后较好。

【治疗】 儿童患者预后优于成人,早期积极治疗仍有恢复可能,组织病理变化及肾功能均可改善。治疗原则与急性肾功能不全相同。

1. 一般治疗 卧床休息,无盐低蛋白饮食。维持水、电解质平衡,纠正酸中毒。有高血压者给降压药。少尿期可给利尿剂。注意保护残存的肾功能,禁用对肾脏有损害的药物。并积极防治感染。

2. 肾上腺皮质激素及免疫抑制剂的应用 目前关于本症的最佳治疗方案仍有争议。静脉用甲泼尼龙冲击治疗,继以口服泼尼松,联合或不联合环磷酰胺(口服/静脉)是基础治疗。维持治疗阶段可用霉酚酸酯口服。

3. 血浆置换 目的在于去除抗体、免疫复合物、毒性细胞因子。必须尽早使用,在起病即依赖透析时或肾活检示新月体超过 50% 时就开始。用白蛋白或新鲜冰冻血浆置换 40% 的血容量为一个疗程。

4. 抗凝药及抗血小板药的应用 鉴于本病肾小球新月体中均有纤维蛋白沉积,抗血小板药物如双嘧达莫、抗凝剂如尿激酶、肝素、华法林可作为辅助治疗。

三、原发性肾病综合征

肾病综合征(nephrotic syndrome,NS)是一组多种原因引起的肾小球基膜通透性增加,导致血浆内大量蛋白质从尿中丢失的临床综合征。临床上有以下四大特点:大量蛋白尿[随意尿的尿蛋白(mg/dl)/尿肌酐(mg/dl)>2.0,24h 尿蛋白定量≥50mg/kg];血浆白蛋白低于 30g/L;血浆胆固醇高于 5.7mmol/L;不同程度的水肿。以上四项中以大量蛋白尿和低白蛋白血症为必要条件。

肾病综合征在儿童肾脏疾病中发病率仅次于急性肾炎。肾病综合征按病因可分为原发性、继发性和先天性三种类型。本节主要叙述原发性肾病综合征(primary nephrotic syndrome,PNS)。

【病因及发病机制】 原发性肾病综合征约占儿童时期肾病综合征总数的 90%。原发性肾损害使肾小球基膜通透性增加导致蛋白尿,而低蛋白血症、水肿和高胆固醇血症是继发的病理生理改变。

原发性肾病综合征的病因及发病机制目前尚不明确。近年研究显示:①实验动物模型及人类肾病的研究发现微小病变时肾小球滤过膜多阴离子丢失,静电屏障破坏,使大量带阴离子电荷的中分子血浆蛋白滤出,形成高选择性蛋白尿。也可因分子滤过屏障损伤,尿中丢失大中分子量的多种蛋白,形成低选择性蛋白尿。②非微小病变型常见免疫球蛋白和(或)补体成分肾内

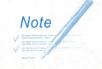

沉积,局部免疫病理过程可损伤滤过膜正常屏障作用而发生蛋白尿。③微小病变型滤过膜静电屏障损伤可能与细胞免疫失调有关。

肾病综合征的发病具有遗传基础。有报道糖皮质激素敏感肾病综合征患儿 HLA-DR7 抗原频率高达 38%,频复发肾病综合征患儿则与 HLA-DR9 相关。另外,肾病综合征还有家族性表现,且大多数是同胞患病。流行病学调查发现,黑人患肾病综合征症状表现重,对糖皮质激素反应差,提示肾病综合征发病与人种及环境有关。

自 1998 年以来,对足细胞及裂孔隔膜(slit diaphragm)的认识从超微结构跃升至细胞分子水平,研究认识了 nephrin、CD2-AP、podocin、α-actinin-4 等裂孔隔膜组成分子,并证实这些分子是肾病综合征发生蛋白尿的关键分子。

【病理】 可见多种类型。根据国际儿童肾脏病研究组(ISKDC)资料显示,最常见的病理类型为微小病变,此型在光学显微镜下肾小球基本正常,免疫荧光检查亦未发现免疫球蛋白或补体沉积;仅电子显微镜下见到肾小球足细胞足突融合。非微小病变的类型有:局灶-节段性肾小球硬化、系膜增生性肾小球肾炎、膜增生性肾小球肾炎、膜性肾病等。微小病变型占儿童原发性肾病综合征的 70%~80%,随着发病年龄的增大,非微小病变型所占比例增大。

【病理生理】

(一)蛋白尿

蛋白尿是肾病综合征最基本和最重要的病理生理改变。各种原因导致的肾小球滤过屏障结构及功能的改变是蛋白尿产生的原因。肾小球滤过屏障通过对大分子限制的机械性屏障及其表面富含的阴电荷组成的电荷屏障有效地阻止血浆中白蛋白及更大分子量的物质进入尿液。既往认为肾小球滤过膜表面阴电荷的减少,使电荷屏障受损,是微小病变时产生选择性蛋白尿的重要原因。非微小病变型肾病时,毛细血管壁损伤较严重,甚至发生基膜断裂,则大、小分子蛋白质(白蛋白及大分子球蛋白)均能通过,为非选择性蛋白尿。近年来的研究显示,足突之间的裂孔隔膜分子,如 nephrin、CD2-AP、podocin 等结构或功能的变化是蛋白尿形成的重要原因。

(二)低蛋白血症

大量蛋白质由尿中丢失和从肾小球滤出后被肾小管吸收分解是造成低蛋白血症的主要原因。肝脏合成蛋白的速度和蛋白分解代谢率改变也使血浆蛋白降低。此外,部分蛋白质可透过肠壁丢失等均促使低蛋白血症的发生。

(三)水肿

水肿的发生与下列因素有关:①低蛋白血症可使血浆胶体渗透压降低,促使水分由血管内向间质转移。当血浆蛋白低于 25g/L 时,液体将在间质区滞留;低于 15g/L 则可有腹水或胸水形成。②血浆胶体渗透压降低使血容量减少,刺激渗透压和容量感受器,促使抗利尿激素和肾素-血管紧张素-醛固酮分泌、心钠素减少,最终使远端肾小管钠、水重吸收增多,导致水、钠潴留。③低血容量使交感神经兴奋性增高,近端肾小管 Na^+ 吸收增加。

(四)高脂血症

患儿血清总胆固醇、甘油三酯和低密度、极低密度脂蛋白增高,其主要机制是低蛋白血症促进肝脏合成脂蛋白增加,其中大分子脂蛋白难以从肾脏排出而蓄积于体内,导致高脂血症。血中胆固醇和低密度脂蛋白,尤其 α 脂蛋白持续升高,而高密度脂蛋白却正常或降低,促进了动脉硬化的形成;持续高脂血症,脂质从肾小球滤出,可导致肾小球硬化和肾间质纤维化。

(五)其他

患儿体液免疫功能降低与血清 IgG 和补体系统 B、D 因子从尿中大量丢失有关,也与 T 淋巴细胞抑制 B 淋巴细胞 IgG 合成转换有关。抗凝血酶Ⅲ丢失,而Ⅳ、Ⅴ、Ⅷ因子和纤维蛋白原增多,使患儿处于高凝状态。由于钙结合蛋白降低,血清结合钙可以降低;当 25-$(OH)D_3$ 结合蛋白同时丢失时,使游离钙也降低。另一些结合蛋白降低,可使结合型甲状腺素(T_3、T_4)、血清铁、锌和

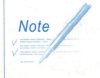

铜等微量元素降低,转铁蛋白减少则可发生小细胞低色素性贫血。

【临床表现】　发病年龄多为学龄前儿童,3~5 岁为发病高峰,男女之比为 3.7：1。一般起病隐匿,常无明显诱因。大约 30% 有病毒感染或细菌感染发病史,70% 肾病复发与病毒感染有关。

水肿最常见,开始见于眼睑,以后逐渐遍及全身,呈凹陷性。严重者全身皮肤紧绷,眺白发亮,眼睑肿胀不能睁开。大量胸水、腹水可致呼吸困难。阴囊水肿使皮肤变薄而水肿,甚至有液体渗出。

常伴尿量减少,颜色变深,无并发症的患者无肉眼血尿,而短暂的镜下血尿可见于大约 15% 的患者。大多数血压正常,但轻度高血压也见于约 15% 的患者,严重的高血压通常不支持微小病变型肾病综合征的诊断。约 30% 病例因血容量减少而出现短暂肌酐清除率下降,一般肾功能正常,急性肾衰竭少见。

部分病例晚期可有肾小管功能障碍,出现低血磷性佝偻病、肾性糖尿、氨基酸尿和酸中毒等。

【并发症】　本病的病程及治疗过程中可出现多种并发症。并发症的存在不但可影响治疗效果,而且是引起复发、加剧病情及导致死亡的重要原因。必须重视对并发症的防治,常见的并发症有:

(一) 感染

肾病患者由于蛋白质营养不良,免疫功能低下以及严重水肿致循环停滞等原因,极易罹患各种感染。常见呼吸道、皮肤、泌尿道感染和原发性腹膜炎等,其中尤以上呼吸道感染最多见,占 50% 以上。呼吸道感染中病毒感染最常见。细菌感染以肺炎球菌为主,结核菌感染亦应引起重视。另外,肾病患儿的院内感染不容忽视,以呼吸道感染和泌尿道感染最多见,致病菌以条件致病菌为主。肾上腺皮质激素治疗过程中应特别注意预防各种病毒感染如麻疹、水痘、带状疱疹等,此时往往病情凶险,一旦得病应立即停用肾上腺皮质激素或减至生理剂量。

(二) 电解质紊乱和低血容量

常见的电解质紊乱有低钠、低钾及低钙血症。患儿不恰当长期禁用食盐或长期食用不含钠的食盐代用品,过多应用利尿剂以及感染、呕吐、腹泻等因素均可致低钠血症、低钾血症等。低钠血症临床表现可有厌食、乏力、懒言、嗜睡、血压下降甚至出现休克、抽搐等。由于钙在血液中与白蛋白结合,可随白蛋白由尿中丢失,同时因摄入量减少,维生素 D 结合蛋白由尿中丢失,血中白蛋白减少而结合量少以及肾上腺皮质激素作用的影响等诸多因素均可使血钙降低,骨质疏松,有时可出现低钙惊厥。另外,由于低蛋白血症、血浆胶体渗透压下降、显著水肿而出现有效血容量不足,易出现低血容量休克。

(三) 血栓形成

由于患者凝血因子缺乏,血小板凝聚力增加,存在纤溶系统缺陷,加以血浆容量降低、血液浓缩、血流缓慢等,故易有血栓形成。发生率约为 1.8%。有时可致死,发生部位以肾静脉血栓最多见,表现为突发腰痛、出现血尿或血尿加重、少尿甚至发生肾衰竭;其他包括下腔静脉、肺静脉、肝静脉、下肢深静脉以及肺动脉、股动脉血栓等。应注意防止长期卧床不活动、体液丢失、大量利尿、深静脉或动脉穿刺后引起血栓形成。

(四) 其他

蛋白质营养不良,易致生长发育落后,毛发枯黄。肾上腺皮质激素引起的副作用和撤药过快引起的肾上腺危象亦应警惕及预防。

【实验室检查】

(一) 尿液分析

1. 常规检查　尿蛋白定性多在 +++~++++,约 15% 有短暂显微镜下血尿,大多可见透明管型、颗粒管型和卵圆脂肪小体。

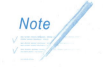

2. **蛋白定量**　24 小时尿蛋白定量 >50mg/(kg·d) 为肾病范围蛋白尿。尿蛋白 / 尿肌酐 (mg/mg)，正常儿童上限为 0.2，肾病时常 >3.0。

(二) 血生化及血脂分析

血清白蛋白 <30g/L；由于肝脏合成增加，α_2、β 球蛋白浓度增高，IgG 降低，IgM、IgE 可增加。胆固醇 >5.7mmol/L 和甘油三酯升高，LDL 和 VLDL 增高，HDL 多正常。BUN、Cr 在肾炎型肾病时可升高，晚期可有肾小管功能损害。

(三) 血清补体测定

微小病变型肾病综合征或单纯型肾病综合征患儿血清补体水平正常，肾炎型肾病综合征患儿补体可下降。

(四) 系统性疾病的血清学检查

对新诊断肾病患者需检测抗核抗体 (ANA)、抗 -dsDNA 抗体、Smith 抗体等。对具有血尿、补体减少并有临床表现的患者尤其重要。

(五) 高凝状态和血栓形成的检查

多数原发性肾病患儿都存在不同程度的高凝状态，血小板增多，血小板聚集率增加，血浆纤维蛋白原增加，尿纤维蛋白裂解产物 (FDP) 增高。对疑及血栓形成者可行彩色多普勒超声检查以明确诊断，有条件者可行数字减影血管造影 (DSA)。

(六) 经皮肾穿刺组织病理检查

多数儿童肾病综合征不需要进行诊断性活体组织检查。肾病综合征肾穿刺指征：①对糖皮质激素治疗耐药或频繁复发者；②对临床或实验室证据支持肾炎性肾病或继发性肾病综合征。

【**诊断与鉴别诊断**】　凡具备水肿、大量蛋白尿、低白蛋白血症及高胆固醇血症四大特征者即可诊断肾病综合征。我国肾脏病学者根据其临床表现，区分单纯型和肾炎型肾病。凡具有上述四大特征，并具备以下四项之一或多项者属于肾炎型肾病：①2 周内分别 3 次以上离心尿检查 RBC≥10 个 /HPF，并证实为肾小球源性血尿者；②反复或持续高血压，学龄儿童≥130/90mmHg，学龄前儿童≥120/80mmHg，并除外使用糖皮质激素等原因所致；③肾功能不全，并排除由于血容量不足等所致；④持续低补体血症。

原发性肾病综合征还需与继发于全身性疾病的肾病综合征鉴别。部分非典型链球菌感染后肾炎、系统性红斑狼疮肾炎、紫癜性肾炎、乙型肝炎病毒相关性肾炎等均可有肾病综合征样表现。临床上须排除继发性肾病综合征后方可诊断原发性肾病综合征。

由于微小病变型与非微小病变型的预后及治疗反应明显不同，有条件的医疗单位应开展肾活体组织检查以确定病理诊断。

【**治疗**】　本症的治疗目的为消除蛋白尿，加强全身支持疗法，积极防治并发症。本症病程长，易复发，故需坚持长期治疗及监护。应使家长及患儿了解治疗要求及护理知识，以树立信心、配合治疗。

(一) 一般治疗

1. **休息**　除水肿显著或并发感染，或严重高血压外，一般不需卧床休息。病情缓解后可逐渐增加活动量，尽量让患儿保持正常生活制度及学习。

2. **饮食**　饮食可随患儿爱好，但水肿及高血压时应限制钠盐，食盐以 60mg/(kg·d) 为宜。病情缓解后不必继续限盐，否则将影响食欲并可能导致低钠血症。由于大量蛋白质丢失，除非存在氮质血症，一般应适当增加蛋白质供应量，供给 1.5~2g(kg·d)，以优质动物蛋白(乳、鱼、蛋、禽、牛肉)为宜。肾上腺皮质激素治疗期间，蛋白分解代谢增加，更需供给高蛋白饮食。患儿常有低钙血症倾向，长期用肾上腺皮质激素治疗易引起骨质疏松，每天应给予维生素 D 400U 及适量钙剂。

3. **防治感染**　感染常使病情反复或复发，应加强预防。在肾上腺皮质激素或免疫抑制剂治

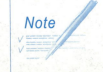

疗期间应避免到人多的公共场所去,以防交叉感染。接触水痘、麻疹、风疹者应暂时将肾上腺皮质激素减量或停用免疫抑制剂并注射丙种球蛋白,由于丙种球蛋白可从肾小球漏出,常需重复注射。各种预防接种宜待症状缓解,停药 6 个月后接种。应特别注意皮肤清洁卫生,尤其在严重水肿患者更应保护皮肤勿受损伤以防感染。

4. 利尿　在肾上腺皮质激素治疗初期往往因水、钠潴留而使水肿加重。严重水肿者伴尿少量可使用利尿剂。可给氢氯噻嗪 2mg/(kg·d) 合并螺内酯 3mg/(kg·d) 分 2~3 次口服。亦可给予呋塞米口服或静脉注射,口服剂量 2~5mg/(kg·d),注射剂量 1~2mg/(kg·次),每天 2~3 次。利尿剂不宜长期应用以防发生酸碱失衡及电解质紊乱。

(二) 糖皮质激素

有使尿蛋白消失或减少以及利尿的作用,为单纯型肾病的首选药物。

1. 初治病例明确诊断后应尽早选用泼尼松口服治疗　诱导缓解阶段,足量泼尼松(泼尼松龙)60mg/(m²·d) 或 2mg/(kg·d)(按身高的标准体重计算),最大剂量 80mg/d,先分次口服,尿蛋白转阴后改为每晨顿服,疗程 6 周。巩固维持阶段,隔日晨顿服 1.5mg/(kg·d) 或 40mg/m²(最大剂量 60mg/d),共 6 周。如尿蛋白持续阴性,然后每 2~4 周减量 2.5~5mg 维持;至 0.5~1mg/kg 时维持 3 个月,以后每 2 周减量 2.5~5mg 至停药。甲泼尼龙冲击治疗的诱导缓解率并不优于泼尼松口服,初治病例不首选。

2. 复发和糖皮质激素依赖性肾病的其他激素治疗

(1) 调整糖皮质激素的剂量和疗程:糖皮质激素治疗后在减量过程中复发者,原则上再次恢复到初始疗效剂量或上一个疗效剂量,或改隔天疗法为每天疗法,或将激素减量的速度放慢,延长疗程。同时注意查找患儿有无感染或影响糖皮质激素疗效的其他因素存在。

(2) 更换糖皮质激素制剂:对泼尼松疗效较差的病例,可换用其他糖皮质激素制剂,如阿赛松(triamcinolone,曲安西龙)、康宁克通 A(kenacort A)等。

(3) 甲泼尼龙冲击治疗:慎用,宜在肾脏病理基础上,选择适应证。

(三) 免疫抑制剂

主要用于肾病综合征频繁复发,糖皮质激素依赖者、耐药者或出现严重副作用者。在小剂量糖皮质激素隔天使用的同时可选用下列免疫抑制剂。

1. 环磷酰胺　本药可有助于延长缓解期及减少复发,可改善激素耐药者对激素的效应。一般剂量每天 2.0~2.5mg/(kg·d),分 3 次服用,疗程 8~12 周,总剂量≤200mg/kg。或用环磷酰胺静脉冲击治疗,8~12mg/(kg·d),加入 5% 葡萄糖盐水 100~200ml 内静滴 1~2 小时,每 2 周连用 2 天;或每月 1 次,剂量 750mg/(m²·次)。本药应用中注意近期毒副作用(如白细胞减少、肝功能损害),冲击者注意出血性膀胱炎而需重视水化,并注意总累积量(<150~200mg/kg)以防止远期对性腺的损伤。

2. 其他免疫抑制剂　可根据病例选用环孢素、他克莫司、霉酚酸酯、苯丁酸氮芥、硫唑嘌呤及雷公藤多苷片。

(四) 抗凝及纤溶药物疗法

由于肾病往往存在高凝状态和纤溶障碍,易并发血栓形成,需加用抗凝和溶栓治疗。

1. 肝素钠　剂量为 1mg/(kg·d),加入 10% 葡萄糖液 50~100ml 中静脉滴注,每天 1 次,2~4 周为一疗程。亦可选用低分子肝素。病情好转后改口服抗凝药物维持治疗。

2. 尿激酶　有直接激活纤溶酶溶解血栓的作用。一般剂量 3 万 ~6 万 U/d,加入 10% 葡萄糖液 100~200ml 中静脉滴注,1~2 周为一疗程。

3. 口服抗凝药　双嘧达莫 5~10mg/(kg·d),分 3 次饭后服,6 个月为一疗程。

(五) 免疫调节剂

一般作为糖皮质激素辅助治疗,适用于常伴感染、频复发或糖皮质激素依赖者。左旋咪唑

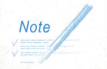

2.5mg(kg·d),隔天用药,疗程 6 个月,副作用有胃肠不适、流感样症状、皮疹、周围血液中性粒细胞下降,停药后即可恢复。

(六) 血管紧张素转换酶抑制剂(ACEI)

对改善肾小球局部血流动力学、减少尿蛋白、延缓肾小球硬化有良好作用。尤其适用于伴有高血压的肾病综合征。常用制剂有卡托普利(captopril)、依那普利(enalapril)、福辛普利(fosinopril)等。

(七) 中医药治疗

肾上腺皮质激素或免疫抑制剂合并中药治疗可在一定程度上改善患者全身情况,减轻药物副作用,缓解期服用中药有一定巩固疗效的作用。

【预后】　本症预后主要取决于肾脏病理类型和对糖皮质激素治疗反应。微小病变型预后最好,局灶节段性肾小球硬化预后最差。微小病变型 90%~95% 的患儿对首次使用糖皮质激素治疗敏感。其中 85% 可复发,复发在第一年比以后更常见。3~4 年未复发者,其后有 95% 的机会不复发。微小病变型预后较好,但要注意严重感染或糖皮质激素的严重副作用。局灶节段肾小球硬化者如对糖皮质激素敏感,则预后可改善。约 8% 的单纯型肾病与绝大多数肾炎型肾病对肾上腺皮质激素或免疫抑制剂仅有部分效应(水肿消失、蛋白尿减轻)或完全无效应,病程迁延反复,往往疗程长、用药杂,易出现药物副作用及各种并发症,最终可发展为慢性肾功能不全。在 10~15 年内约半数因严重并发症或尿毒症死亡。

【小结】

1. 肾病综合征的临床症状　大量蛋白尿(>50mg/kg·d),低白蛋白血症(<30g/L),高胆固醇血症(>5.7mmol/L)和不同程度的"凹陷性"水肿。

2. 肾病综合征按病因分为先天性(发病年龄小于 3~6 月龄)、继发性(紫癜性肾炎、乙肝病毒相关性肾炎、狼疮性肾炎等)和原发性。

3. 原发性肾病综合征的常见并发症　感染、电解质紊乱、深静脉血栓、低血容量、急性肾功能损伤。

4. 原发性肾病综合征的治疗原则　消除蛋白尿,防治并发症。针对消除蛋白尿,临床首选糖皮质激素,多用中长程(6~9 个月)疗法。

5. 儿童原发性肾病综合征的最常见病理类型为微小病变型。

【思考题】

1. 肾病综合征的激素疗效分型。

2. 肾病综合征常见并发症。

(黄松明)

四、溶血尿毒综合征

溶血尿毒综合征(hemolytic uremic syndrome,HUS)是由多种病因引起血管内溶血的微血管病,临床以溶血性贫血、血小板减少和急性肾衰竭为特点。本病好发于婴幼儿和学龄儿童,是小儿急性肾衰竭的常见的原因之一。本病可分为典型和非典型两型,典型病例常有前驱胃肠道症状,非典型病例多有家族史,且易复发。本病死亡率高,近年来采用血浆置换和透析等综合疗法,病死率已明显下降。

【病因】　本病的确切病因尚不清楚。①腹泻后 HUS(post-diarrhea HUS,D+HUS),又称典型

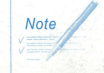

HUS,占全部病例的 90% 左右。本病与产生螺旋毒素(verotoxin,VT)的细菌有关,如致病性大肠埃希菌 O157:H7、O26、O121、O145 等株及志贺痢疾杆菌Ⅰ型。75% 的病例与大肠埃希菌 O157:H7 感染有关。②无腹泻 HUS(non-diarrhea HUS,D-HUS),又称非典型 HUS,约占 10%。常与细菌(如肺炎球菌、空肠弯曲菌、伤寒杆菌、假单胞菌属等)、病毒(如流感病毒、柯萨奇病毒、埃可病毒、EB 病毒等)、药物(如环孢素、丝裂菌素、干扰素诱导剂等)感染有关;此外,系统性红斑狼疮、肿瘤等患者也可引起本病。有家族中同患 HUS 的报道,为常染色体隐性或显性遗传。

【发病机制】　各种有害因素(包括螺旋毒素、神经氨酸酶、内毒素、细胞黏附因子、活性氧反应物质等)引起的血管内皮损伤是发病的始动因素。血管内皮损伤引起的级联反应包括:中性粒细胞介导的炎症反应、内皮细胞受损释放的 von Wilebrand 因子介导血小板在内皮聚集、受损的内皮细胞合成前列环素(prostacyclin,PGI$_2$)减少、血小板聚集释放血栓素引起血管收缩、血管内微血栓形成。

上述病理过程中,血小板大量消耗,临床上出现血小板减少;小血管腔内血栓形成,红细胞通过病变部位时受机械变形作用发生溶血性贫血;肾脏入球小动脉和肾小球毛细血管内皮细胞受累,导致内皮细胞肿胀、血管腔狭窄、血栓形成,最终导致肾小球滤过率下降,临床出现少尿、无尿、急性肾衰竭的一系列表现。

【病理】　以多脏器微血管病变、微血栓形成为特点。肾脏是主要的受累器官。肾小球的改变包括毛细血管壁的增厚、毛细血管腔狭窄、系膜区增宽。电镜显示上述改变是颗粒状的无定形的未知物质沉积于内皮下和系膜区所致。肾小球毛细血管和小动脉内可见纤维性血栓,并可导致皮质坏死。免疫荧光检查可见纤维蛋白原沿肾小球毛细血管壁及系膜区沉积,也可见 IgM、补体 C$_3$、Clq 备解素沉积。

受累严重的肾小球可发展为部分或全部硬化,严重的血管受累可表现缺血而致的其他荒废症状。严重受累的动脉和小动脉血管内膜同心性增生导致血管闭塞。

【临床表现】　主要发生于婴幼儿和儿童,男性多见。散发多见,少数地区呈暴发流行,国内以晚春及初夏为高峰。典型临床表现为:

1. 前驱症状　近 90% 的患者有前驱症状,大多为胃肠炎表现,如腹痛、腹泻、呕吐及食欲缺乏,伴中度发热。腹泻可为严重血便,极似溃疡性结肠炎,少数病例以呼吸道感染症状为前驱症状。前驱期约持续数天至 2 周,其后常有一无症状间歇期。

2. 溶血性贫血　在前驱期后 5~10 天(可迟至数周)突然发病,以溶血性贫血和出血为突出表现。患儿突然面色苍白、黄疸(约占 15%~30%),头昏乏力,皮肤黏膜出血、呕血、便血或血尿,常有部分患者出现贫血性心力衰竭及水肿,可有肝脾大、皮肤瘀斑及皮下血肿等症。

3. 急性肾衰竭　与贫血几乎同时发生,少尿或无尿,水肿,血压增高,出现尿毒症症状、水电解质紊乱和酸中毒。

4. 其他　尚可有中枢神经系统症状,如头痛、嗜睡、性格异常、抽搐、昏迷、共济失调等。

【实验室检查】

1. 血液学改变　血红蛋白下降明显,可低至 30~50g/L,末梢血网织红细胞明显增高,血涂片可见红细胞形态异常,呈三角形、芒刺形、盔甲形及红细胞碎片等。血小板减少见于 90% 的患者,可低至 10×10^9/L,持续 1~2 周后逐渐升高。

2. 凝血与纤溶　早期纤维蛋白原稍降低、纤维蛋白降解产物增加,因子Ⅱ、Ⅷ、Ⅸ及Ⅹ减少,凝血酶原时间延长,一般数天内恢复正常,后期纤维蛋白原略升高。弥散性血管内凝血(DIC)表现者罕见。

3. 尿常规　可见不同程度的血尿、红细胞碎片,严重溶血者可有血红蛋白尿,还可有不同程度的蛋白尿、白细胞及管型。

4. 肾组织活检　有助于明确诊断并可估计预后,因为急性期有血小板减少和出血倾向,宜

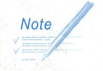
Note

在急性期过后病情缓解时进行。肾活检病理表现为肾脏微血管病变、微血管栓塞。

【诊断和鉴别诊断】　典型 HUS 病例诊断不难,凡有前驱症状后突然出现溶血性贫血、血小板减少及急性肾衰竭三大特征者应考虑本病的诊断。症状不典型者可做肾活检,如发现显著的小血管病变和血栓形成有助诊断。本病应与血栓性血小板减少性紫癜(TTP)相鉴别。HUS 伴有发热及中枢神经系统症状者不易与 TTP 相鉴别,后者中枢神经系统损害较 HUS 多见且较重,而肾损害较 HUS 轻,TTP 主要见于成年女性,而 HUS 主要见于小儿,特别是婴幼儿。另外,还需与免疫性溶血性贫血、特发性血小板减少症、败血症、阵发性睡眠性血红蛋白尿(PNH)、急性肾小球肾炎、各种原因所致的急性肾衰竭等相鉴别。

【治疗】　本病无特殊治疗,主要是早期诊断,及时纠正水、电解质平衡紊乱,控制高血压,尽早进行血浆置换和透析是治疗的关键。

1. 一般治疗　包括抗感染、补充营养、维持水电解质平衡等。

2. 急性肾衰竭的治疗　治疗原则和方法与一般急性肾衰竭治疗相似(详见急性肾衰竭节),提倡尽早进行透析治疗。

3. 纠正贫血　一般主张尽可能少输血,以免加重微血管内凝血。当血红蛋白低于60g/L时,应输新鲜洗涤红细胞 2.5~5ml/(kg·次),于 2~4 小时内缓慢输入。必要时可隔 6~12 小时重复输入。

4. 抗凝治疗　仅适用于早期有高凝状态的严重病例。包括肝素、双嘧达莫(潘生丁)、阿司匹林等。

5. 输注新鲜冻血浆　以恢复前列环素(PGI$_2$)活性。开始剂量为每次 30~40ml/kg,以后改为每次 15~20ml/kg,直到血小板数升至正常或 >150×10^9/L,溶血停止。因肺炎链球菌产生的唾液酸酶可使红细胞膜、血小板膜和肾小球内皮细胞膜上的 T-F(Thomsen-Friedenreich)抗原暴露,正常成人血浆中含有抗 T-F 的抗体,会与暴露的 T-F 抗原发生反应,导致红细胞溶解、血小板减少和血栓性微血管病,因此肺炎链球菌所致的 HUS 患者禁输血浆。

6. 血浆置换疗法　与新鲜冰冻血浆联合使用,疗效较好,可用于严重病例,以补充、刺激PGI$_2$ 生成所需的血浆因子或去除血浆中抑制 PGI$_2$ 的物质。

7. 抗菌药物　腹泻后 HUS,抗菌药物虽可清除产生志贺样毒素的细菌,但会增加毒素的释放,因此不建议常规使用。但肺炎链球菌感染存在时,应积极抗感染治疗。

8. 肾移植　部分患者对上述治疗反应不佳,而逐渐出现慢性肾衰竭,此时可考虑行肾脏移植手术,但肾移植后可再发本病。

【预后】　腹泻后 HUS,经积极对症、支持治疗,其病死率降至 5% 以下,但 20%~30% 可伴有不同程度的肾功能不全。无腹泻 HUS 的预后较差,有报道显示,由肺炎链球菌感染所致 HUS 的病死率可达 20%;因补体调节相关蛋白,如 H 因子、I 因子、膜辅助蛋白(MCP)等基因缺陷引起的非典型 HUS,其死亡或发生终末期肾病的比例在 20%~80%,早期诊断、正确治疗、及早进行血浆置换和透析是降低急性期 HUS 病死率、改善预后的关键。

【小结】

1. 溶血尿毒综合征好发于婴幼儿和学龄儿童,是小儿急性肾衰竭常见的原因之一。

2. 溶血尿毒综合征临床表现为溶血性贫血、血小板减少、急性肾衰竭三联症;临床分为腹泻后 HUS 和无腹泻 HUS,前者最常见致病菌为大肠埃希菌 O$_{157}$:H$_7$ 感染。

3. 肾活检病理表现为肾脏微血管病变、微血管栓塞。

4. 治疗主要是及时纠正水、电解质紊乱,控制高血压,尽早进行血浆置换和透析是治疗的关键。

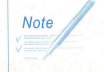

【思考题】

1. 溶血尿毒综合征特征性临床表现有哪些？
2. 溶血尿毒综合征的治疗原则。

（黄松明）

第三节 肾小管疾病

肾小管疾病是指以肾小管功能障碍为主要表现的一组疾病,可累及近端或远端肾小管而出现一种或多种肾小管功能缺陷。肾小球功能多无异常,但随着疾病的进展或受原发疾病的影响,肾小球功能也可减退。肾小管疾病的病因可为先天遗传性或后天获得性。先天遗传性者可在生后不久或延迟至数年后发病,包括肾性糖尿、肾性氨基酸尿、肾性尿崩症、肾小管酸中毒、抗维生素 D 佝偻病、假性甲状旁腺功能减退、范可尼综合征等多种疾病。后天获得性者可继发于药物、重金属中毒、代谢性疾病、免疫性疾病等。肾小管疾病的发病率远低于肾小球疾病,本节仅简要介绍下列两种。

一、近端肾小管多发性功能障碍

近端肾小管多发性功能障碍又称范可尼综合征(Fanconi syndrome),是由于原发或继发性因素导致近端肾小管对葡萄糖、氨基酸、磷酸盐、碳酸氢盐等多种物质的重吸收功能障碍所表现的临床综合征。以生长发育停滞、抗维生素 D 佝偻病或骨软化,伴糖尿、氨基酸尿、高磷酸盐尿、电解质紊乱及代谢性酸中毒为主要特征。

【病因和病理生理】 原发性 Fanconi 综合征病因不明,部分病例为先天遗传性,可为常染色体显性或隐性遗传,亦有性连锁隐性遗传者。继发性者最多见于胱氨酸病(cystinosis),为常染色体隐性遗传,胱氨酸沉积于全身单核 - 吞噬细胞系统及肾小管上皮细胞中,导致肾小管萎缩、肾间质纤维化及肾小球硬化。其他先天代谢疾病(如果糖不耐受症、糖原累积症、半乳糖血症、酪氨酸血症、肝豆状核变性等)或重金属(汞、铀、铅、镉等)、过期四环素中毒等亦可引起。

由于近端肾小管多发性重吸收功能障碍,多种营养物质如葡萄糖、氨基酸、蛋白质以及磷酸盐由尿中丢失以致患者营养发育障碍。近端肾小管重吸收碳酸氢盐及葡萄糖减少,使 HCO_3^-、K^+由尿中丢失,引起代谢性酸中毒及低钾血症。尿中 HCO_3^- 丢失增多,钠亦随之排出,故常有低钠血症。维生素 D 羟化障碍影响维生素 D 活化以及低磷血症可引起抗维生素 D 佝偻病。

【临床表现】 任何年龄均可发病。原发性者多于生后 6 个月内出现症状,表现烦渴、软弱无力、反复呕吐、脱水、不明原因的发热。患者多有明显生长发育落后,虽给予足量维生素 D 仍表现佝偻病。年龄较大生长已停止者可出现骨质疏松及骨软化。严重低钾血症时可出现肌无力、肠麻痹及心律失常,甚至心肌受损的表现。

【实验室检查】 尿常偏碱性,pH≥6,尿比重低,浓缩功能差。常出现肾小管性蛋白尿(由于滤液中低分子蛋白不能被肾小管重吸收所引起)、糖尿(血糖正常)及多种氨基酸尿、尿磷增多。血液检查示高氯性酸中毒、低磷血症、低钾血症,血钠、血钙正常或降低。伴佝偻病者血清 AKP 增高。

【诊断】 尿中葡萄糖阳性而血糖正常往往是诊断本病的首发线索,伴有全氨基酸尿、磷酸盐尿为基本诊断条件。体格矮小、维生素 D 治疗无效的佝偻病等临床表现,尿糖增加和尿蛋白阳性,实验室检查证实有其他近端肾小管其他功能障碍时即可诊断。

【治疗】 有病因可查者应治疗原发病,消除病因,并进行对症治疗,主要为纠正酸中毒、维持电解质平衡及防治佝偻病,以使小儿能正常生活,延长生命。

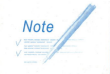

纠正酸中毒可用碳酸氢钠或枸橼酸钠。根据各病例具体情况每天约需碱剂 2~15mmol/kg。碱性药物剂量过大,患儿不能耐受者,加用氢氯噻嗪 2~3mg/(kg·d),可减少碱性药物剂量,增加疗效。严重低钾血症者需补钾。明显低磷血症者可给中性磷酸盐每天 1~3g(Na$_2$HPO$_4$·7H$_2$O145g、NaH$_2$PO$_4$·H$_2$O 18.2g 加水至 1000ml,每 100ml 供磷 2g),分 4~6 次服用。如出现腹痛、腹泻可暂停药,待症状消失后再减量继续服用。为避免出现低钙血症应同时给予维生素 D。佝偻病患者常需大剂量维生素 D 治疗,开始剂量每天 5000IU,逐渐加量,最大剂量可达每天 2000~4000IU/kg。应注意复查血钙及尿钙以防维生素 D 中毒。

二、肾小管酸中毒

肾小管酸中毒(renal tubular acidosis,RTA)是由于近端肾小管对 HCO$_3^-$ 重吸收障碍和(或)远端肾小管排泌 H$^+$ 障碍所致的一组临床综合征。其主要表现为:①慢性高氯性酸中毒;②电解质紊乱;③肾性骨病;④尿路症状等。特发者为先天缺陷,多有家族史;继发者可见于许多肾脏和全身疾病。早期肾小球滤过功能多无显著改变,但如延误治疗,并发肾结石、肾钙沉着(nephrocalcinosis)后可致肾小球功能受损。

肾小管酸中毒一般分为 4 个临床类型:①远端肾小管酸中毒(RTA-Ⅰ);②近端肾小管酸中毒(RAT-Ⅱ);③混合型或Ⅲ型肾小管酸中毒(RAT-Ⅲ);④高钾型肾小管酸中毒(RAT-Ⅳ)。

(一) 远端肾小管酸中毒(Ⅰ型)

远端肾小管酸中毒(distal renal tubular acidosis,dRTA)是由于远端肾小管排泌 H$^+$ 障碍,尿 NH$_4^+$ 及可滴定酸排出减少所致。

【病因】 Ⅰ型肾小管酸中毒有原发性和继发性。原发者见于先天性肾小管功能缺陷,多为常染色体显性遗传,也有隐性遗传和特发病例;继发者可见于很多疾病,如肾盂肾炎、特发性高 γ- 球蛋白血症、干燥综合征、原发性胆汁性肝硬化、系统性红斑狼疮、纤维素性肺泡炎、甲状旁腺功能亢进、甲状腺功能亢进、维生素 D 中毒、特发性高钙尿症、肝豆状核变性、药物性或中毒性肾病、肾髓质囊性病、珠蛋白生成障碍性贫血、碳酸酐酶缺乏症等。

【发病机制】 由于原发性和继发性原因导致远端肾小管排泌 H$^+$ 障碍,在肾小管液与血液之间未能建立足够的氢离子梯度,尿液不能酸化(尿 pH>6),净酸排出减少。正常情况下远端小管 HCO$_3^-$ 重吸收很少,排泌的 H$^+$ 主要与管腔液中 Na$_2$HPO$_4$ 交换 Na$^+$,形成 NaH$_2$PO$_4$,与 NH$_3$ 结合形成 NH$_4^+$。H$_2$PO$_4^-$ 与 NH$_4^+$ 不能弥散至细胞内,因此在肾小管液与血液之间形成较高的 H$^+$ 梯度。Ⅰ型肾小管酸中毒患者不能形成或维持这个梯度,故使 H$^+$ 蓄积,而体内 HCO$_3^-$ 储备下降,血中 Cl$^-$ 代偿性增高,发生高氯性酸中毒。由于泌 H$^+$ 障碍,Na$^+$-H$^+$ 交换减少,必然导致 Na$^+$-K$^+$ 交换增加,大量 K$^+$、Na$^+$ 被排出体外,造成低钾、低钠血症。患者由于长期处于酸中毒状态,致使骨质脱钙、骨骼软化而变形,由骨质游离出的钙可导致肾钙化或尿路结石。

【临床表现】 原发性病例可在生后即出现:①慢性代谢性酸中毒的表现,如厌食、恶心、呕吐、腹泻、便秘、生长发育迟缓,尿 pH>6;②电解质紊乱:主要为高氯血症和低钾血症,患儿出现全身肌无力和周期性瘫痪;③骨病:表现为软骨病或佝偻病,出牙延迟或牙齿早脱,维生素 D 治疗效果差,常有骨痛和骨折,儿童可有骨畸形和侏儒等;④尿路症状:由于肾结石和肾钙化,患儿可有血尿、尿痛等表现,易继发感染与导致梗阻性肾病;肾脏浓缩功能受损时,患者还常有多饮、多尿、烦渴等症状。

【实验室检查】

1. 血液生化检查 ①血浆 pH 值、[HCO$_3^-$]或 CO$_2$ 结合力降低;②血氯升高,血钾、血钠降低,血钙和血磷偏低,阴离子间隙正常;③血碱性磷酸酶升高。

2. 尿液检查 ①尿比重低;②尿 pH 值 >6;③尿钠、钾、钙、磷排出增加;④尿氨显著减少。

3. HCO$_3^-$ 排泄分数(FE HCO$_3^-$) 正常值 <5%。方法:从每天口服碳酸氢钠 2~3mmol/kg 起,

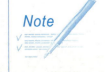

逐日增加剂量至酸中毒纠正,然后测定血和尿中[HCO_3^-]和肌酐(Cr),按下列公式计算:

$$FE\ HCO_3^- = (尿[HCO_3^-]/血[HCO_3^-]) \div (尿\ Cr/血\ Cr) \times 100$$

4. 氯化铵负荷试验　口服氯化铵0.1g/kg,1小时内服完,3~8小时内收集血和尿液,测量血[HCO_3^-]和尿pH值,当血[HCO_3^-]降至20mmol/L以下时,尿pH值>6具有诊断价值。尿pH<5.5,则可排除本病。氯化铵负荷试验对明显酸中毒者不宜应用。

5. 肾功能检查　早期为肾小管功能降低。待肾结石、肾钙化导致梗阻性肾病时,可出现肾小球滤过率下降,血肌酐和BUN升高。

6. X线检查　骨骼显示骨密度普遍降低和佝偻病表现,可见陈旧性骨折。腹部平片可见泌尿系结石影和肾钙化。

【诊断和鉴别诊断】　根据以上典型表现,排除其他原因所致的代谢性酸中毒,尿pH>6者,可诊断远端肾小管酸中毒,确定诊断应具有:①即使在严重酸中毒时,尿pH也不会低于5.5;②有显著的钙、磷代谢紊乱及骨骼改变;③尿氨显著降低;④FE HCO_3^-<5%;⑤氯化铵负荷试验阳性。

【治疗】

1. 纠正酸中毒　儿童有6%~15%的碳酸氢盐从肾脏丢失(在成人<5%),故可给予2.5~7mmol/(kg·d)的碱性药物。常用口服碳酸氢钠或用复方枸橼酸溶液(Shohl液,含枸橼酸140g、枸橼酸钠98g,加水至1000ml),每1ml Shohl液相当于1mmol的碳酸氢钠。开始剂量2~4mmol/(kg·d),最大可用至5~14mmol/(kg·d),直至酸中毒纠正。

2. 纠正电解质紊乱　低钾血症时可服用10%枸橼酸钾0.5~1mmol/(kg·d),每天3次。不宜用氯化钾,以免加重高氯血症。

3. 肾性骨病的治疗　可用维生素D、钙剂。维生素D剂量5000~10 000U/d。但应注意:①从小剂量开始,缓慢增量;②监测血药浓度及血钙、尿钙浓度,及时调整剂量,防止高钙血症的发生。

4. 利尿剂　噻嗪类利尿剂可减少尿钙排泄,促进钙重吸收,防止钙在肾内沉积,如氢氯噻嗪1~3mg/(kg·d),分3次口服。

5. 其他　补充营养,保证入量,控制感染及原发疾病的治疗均为非常重要的措施。

【预后】　如早期发现,长期治疗,防止肾钙化及骨骼畸形的发生,预后良好,甚至可达正常的生长发育水平。有些患者可自行缓解,但也有部分患者可发展为慢性肾衰竭而死亡。

(二)近端肾小管酸中毒(Ⅱ型)

近端肾小管酸中毒(proximal renal tubular acidosis,pRTA)是由于近端肾小管重吸收HCO_3^-功能障碍所引起。

【病因】　Ⅱ型肾小管酸中毒病因亦可分为原发性和继发性。①原发性者多为常染色体显性遗传,亦可与隐性遗传和X-性连锁遗传有关,多见于男性,部分为散发病例;②继发性者可继发于胱氨酸病、重金属及药物中毒、果糖不耐受症、肝豆状核变性、半乳糖血症等,常伴Fanconi综合征。

【发病机制】　HCO_3^-重吸收障碍的机制尚不明确,可能与下列原因有关:①近端肾小管管腔中碳酸酐酶功能障碍,影响HCO_3^-分解成CO_2和H_2O,从而使近端肾小管分泌的H^+与腔液中HCO_3^-结合减少;②氢离子分泌泵障碍;③近端肾小管H^+排泄的调节异常;④H^+-K^+ATP酶缺陷。

正常情况下肾小球滤液中的HCO_3^-约85%于近端肾小管重吸收,在吸收过程中伴随Na^+-H^+交换。到达远端肾小管时,通过Na^+-H^+交换可重新吸收滤液中剩余的15% HCO_3^-,故正常人尿中不含HCO_3^-或含量低于滤过量的1%。近端肾小管酸中毒时,患者HCO_3^-的肾阈一般低至15~18mmol/L(正常为25~27mmol/L),即使血浆HCO_3^-正常时,由于肾阈降低,尿中排出较多的HCO_3^-,尿呈碱性。显著酸中毒时血中HCO_3^-可低于肾阈,滤液中HCO_3^-可全部重吸收,由于远端

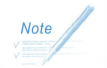

肾小管排 H^+ 正常,故尿可呈酸性,尿 pH<5.5。一般不出现症状及高钙尿症,亦无肾钙沉积。远端肾小管 K^+-Na^+ 交换增多,可导致低钾血症。

【临床表现】　本型多见于男性。症状与Ⅰ型肾小管酸中毒相似,但较轻,其特点为:①生长发育落后,但大多数无严重的骨骼畸形,肾结石、肾钙化少见;②明显的低血钾表现;③高氯性代谢性酸中毒;④可同时有其他近端肾小管功能障碍的表现,患儿常有多尿、脱水、烦渴症状;⑤少数病例只有尿的改变,而无代谢性酸中毒,即呈不完全型,但可进一步发展为完全型。

【实验室检查】

1. 血液生化检查　①血 pH、$[HCO_3^-]$ 或 CO_2 结合力降低;②血氯显著升高,血钾显著降低,阴离子间隙可正常。

2. 尿液检查　①尿比重和渗透压降低;②尿 pH 值 >6,当酸中毒加重、血 HCO_3^-<16mmol/L 时,尿 pH 值 <5.5。

3. HCO_3^- 排泄分数($FE\ HCO_3^-$)　>15%。

4. 氯化铵负荷试验　尿 pH<5.5。

【诊断和鉴别诊断】　临床上具有多饮、多尿、恶心、呕吐和生长迟缓,血液检查具有持续低钾高氯性代谢性酸中毒特征者应考虑近端肾小管酸中毒,确定诊断应具有:①当血 $[HCO_3^-]$ <16mmol/L 时,尿 pH<5.5;② $FE\ HCO_3^->15\%$;③尿钙不高,临床无明显骨骼畸形、肾结石和肾钙化;④氯化铵负荷试验阴性。

当患儿伴有其他近端肾小管功能障碍时须注意与下列疾病相鉴别:①原发性 Fanconi 综合征;②胱氨酸尿;③肝豆状核变性;④毒物或药物中毒等引起的继发性肾小管酸中毒。

【治疗】　治疗原则同Ⅰ型肾小管酸中毒,因儿童肾 HCO_3^- 阈值比成人低,故患儿尿中 HCO_3^- 丢失更多,治疗所需碱量较远端肾小管酸中毒为大,其剂量为 10~15mmol/(kg·d),给予碳酸氢钠或复方枸橼酸溶液口服。重症者可给予低钠饮食并加用氢氯噻嗪,可减少尿 HCO_3^- 排出,促进 HCO_3^- 重吸收。

【预后】　本型预后较好,多数患儿能随年龄增长而自行缓解。

【小结】

1. 肾小管酸中毒是由于近端肾小管对 HCO_3^- 重吸收障碍和(或)远端肾小管排泌 H^+ 障碍所致的一组临床综合征。

2. 根据病变部位和发病机制的不同,临床可分为远端肾小管酸中毒(Ⅰ型)、近端肾小管酸中毒(Ⅱ型)等临床类型。患儿多有生长发育落后、多饮、多尿及代谢性酸中毒症状。

3. 治疗的原则是纠正酸中毒、维持电解质的平衡,早期发现、长期治疗预后良好。

【思考题】

1. 肾小管酸中毒主要的临床表现有哪些?

2. 简述远端肾小管酸中毒的诊断依据。

(黄松明)

第四节　泌尿道感染

泌尿道感染(urinary tract infection,UTI)是指病原体直接侵入尿路,在尿液中生长繁殖,并侵犯尿路黏膜或组织而引起损伤。按病原体侵袭部位的不同,分为肾盂肾炎(pyelonephritis)、膀胱

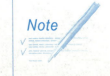

炎（cystitis）、尿道炎（urethritis）。肾盂肾炎又称为上尿路感染；膀胱炎和尿道炎合称下尿路感染。由于儿童时期感染局限在尿路某一部位者较少，且临床上又难以准确定位，故常统称为泌尿道感染。可根据有无临床症状，分为症状性泌尿道感染（symptomatic urinary tract infection）和无症状性菌尿（asymptomatic bacteriuria）。

根据我国 1982 年全国调查研究显示，泌尿道感染占本系统疾病的 8.5%；1987 年全国 21 省市儿童尿过筛检查中，泌尿道感染占儿童泌尿系疾病的 12.5%。无论成人或儿童，女性泌尿道感染的发病率普遍高于男性，但新生儿或婴幼儿早期，男性发病率却高于女性。

无症状性菌尿是儿童泌尿道感染的一个重要组成部分，见于各年龄、性别的儿童，甚至 3 个月以下的小婴儿，但以学龄女孩更常见。

小儿泌尿道感染局部症状往往不明显，常易漏诊而延误治疗，使感染持续或反复发作，少数可发展为成人期慢性肾盂肾炎，甚至导致慢性肾功能不全，故应保持对本病的高度警惕。

【病因】　各种致病菌均可引起泌尿道感染，但以革兰阴性杆菌最为多见，其中大肠埃希菌占 60%~80%。对于初次患泌尿道感染的新生儿、1 岁以下男婴、任何年龄女孩，主要致病菌为大肠埃希菌；而 1 岁以上男孩主要致病菌为变形杆菌。对于 10~16 岁的女孩，白色葡萄球菌也常见；新生儿泌尿道感染中克雷伯杆菌、肠球菌多见。

【发病机制】　细菌引起泌尿道感染是宿主内在因素与细菌致病性相互作用的结果。致病菌首先定殖在尿道周围，然后上行至膀胱，繁殖并侵袭组织，细菌毒素趋化、激活中性粒细胞，使其释放氧自由基、溶酶体内容物，引起组织损伤、死亡及以后的纤维化和瘢痕形成。

1. 感染途径

（1）血源性感染：经血源途径侵袭尿路的致病菌主要是金黄色葡萄球菌。

（2）上行性感染：致病菌从尿道口上行并进入膀胱，引起膀胱炎，膀胱内的致病菌再经输尿管移行至肾脏，引起肾盂肾炎，这是泌尿道感染最主要的感染途径。引起上行性感染的致病菌主要是大肠埃希菌，其次是变形杆菌或其他肠道杆菌。膀胱输尿管反流（vesicoureteral reflux，VUR）常是细菌上行性感染的直接通道。

（3）淋巴感染和直接蔓延：结肠内的细菌和盆腔感染可通过淋巴管感染肾脏，肾脏周围邻近器官和组织的感染也可直接蔓延。

2. 宿主内在因素

（1）尿道周围菌种的改变及尿液性状的变化，为致病菌入侵和繁殖创造了条件。

（2）细菌黏附于尿路上皮细胞（定殖）是其在泌尿道繁殖引起泌尿道感染的先决条件。

（3）泌尿道感染患儿分泌型 IgA 的产生存在缺陷，使尿中分泌型 IgA 浓度减低，增加发生泌尿道感染的机会。

（4）先天性或获得性尿路畸形，增加尿路感染的危险性。

（5）新生儿和小婴儿抗感染能力差，易患泌尿道感染。尿布、尿道口常受细菌污染，且局部防卫能力差，易致上行感染。

（6）糖尿病、高钙血症、高血压、慢性肾脏疾病、镰刀状细胞贫血及长期使用糖皮质激素或免疫抑制剂的患儿，其泌尿道感染的发病率可增高。

3. 细菌毒力

宿主无特殊易感染的内在因素，如无泌尿系结构异常者，则微生物的毒力是决定细菌能否引起上行性感染的主要因素。

【临床表现】　泌尿道感染可见于小儿期任何年龄，以新生儿及婴儿发病数最高。新生儿期男婴多见，6 个月后女婴增多，2 岁以后女孩发病率数倍甚至 10 倍于男孩。

1. 急性泌尿道感染临床症状随患儿年龄组的不同存在着较大差异。

（1）新生儿：临床症状极不典型，多以全身症状为主。表现为发热或体温不升、苍白、吃奶差、呕吐、腹泻等。许多患儿有生长发育停滞，体重增长缓慢或体重不增，伴有黄疸者较多见。部分

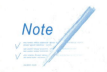
Note

患儿可有易激惹、嗜睡甚至惊厥等神经系统症状。新生儿泌尿道感染常伴有败血症,但其局部排尿刺激症状多不明显,30% 的患儿血和尿培养出一致的致病菌。

（2）婴幼儿:临床症状也不典型,常以发热最突出,拒食、呕吐、腹泻等全身症状也较明显。局部排尿刺激症状可不明显,但细心观察可发现有排尿时哭闹不安,尿布有臭味和顽固性尿布疹等。

（3）年长儿:以发热、寒战、腹痛等全身症状突出,常伴有腰痛和肾区叩击痛、肋脊角压痛等。同时尿路刺激症状明显,患儿可出现尿频、尿急、尿痛等泌尿道局部刺激症状。尿液常混浊,偶可见肉眼血尿。

2. 慢性泌尿道感染　急性泌尿道感染迁延不愈,病程在 6 个月以上,或多次再发,肾实质损害显著,肾功能(尿浓缩功能)持久不恢复时,则已转为慢性。临床表现为反复急性发作或精神萎靡、乏力、消瘦、发育迟缓、进行性贫血等。随着病情继续发展,可出现高血压或肾功能不全。

3. 无症状性菌尿　在常规的尿过筛检查中,可以发现健康儿童中存在着有意义的菌尿,但无任何尿路感染症状。这种现象可见于各年龄组,在儿童中以学龄女孩常见。无症状性菌尿患儿常同时伴有尿路畸形和既往有症状的尿路感染史。病原体多数是大肠埃希菌。

【实验室检查】

1. 尿常规检查及尿细胞计数　①尿常规检查:如清洁中段尿离心沉渣中白细胞 >10 个 /HPF,即可怀疑为尿路感染。血尿也很常见。肾盂肾炎患者有中等蛋白尿、白细胞管型尿,晨尿的比重和渗透压降低。②1 小时尿白细胞排泄率测定:白细胞数 $>30 \times 10^4/h$ 为阳性,可怀疑尿路感染;$<20 \times 10^4/h$ 为阴性,可排除尿路感染。

2. 尿细菌检查　①尿培养及菌落计数:尿培养及菌落计数是诊断尿路感染的主要依据。通常认为中段尿培养菌落数 $>10^5/ml$ 可确诊,$10^4 \sim 10^5/ml$ 为可疑,$<10^4/ml$ 系污染。但结果分析应结合患儿性别、有无症状、细菌种类及繁殖力综合评价临床意义。由于粪链球菌一个链含有 32 个细菌,一般认为菌落数在 $10^3 \sim 10^4/ml$ 之间即可诊断。通过耻骨上膀胱穿刺获取的尿培养,只要发现有细菌生长,即有诊断意义。至于伴有严重尿路刺激症状的女孩,如果尿中有较多白细胞,中段尿细菌定量培养 $\geq 10^2/ml$,且致病菌为大肠埃希菌类或腐物寄生球菌等,也可诊断为泌尿道感染。临床高度怀疑泌尿道感染而尿普通细菌培养阴性的,应作 L- 型细菌和厌氧菌培养。②尿液涂片查找细菌:取混匀的新鲜尿液 1 滴置玻片上,干后以亚甲蓝或革兰染色法染色,在油镜下每视野看到一个或更多细菌时表示尿标本中细菌数 $>10^5/ml$ 以上。如以离心尿沉渣涂片,每高倍视野见到 15~20 个以上细菌时亦有诊断价值。③亚硝酸盐试纸条试验(Griess 试验):大肠埃希菌、副大肠埃希菌和克雷伯杆菌呈阳性,产气杆菌、变形杆菌、铜绿假单胞菌和葡萄球菌为弱阳性,粪链球菌、结核菌阴性。如采用晨尿检查,可提高其阳性率。

3. 肾功能检查　急性期肾小球功能正常。若累及肾髓质可出现暂时性尿浓缩功能减退。如感染反复发作,肾实质损害加重,则浓缩功能不全持续存在。于慢性肾盂肾炎后期,肾功能可全面受损,出现氮质血症甚至尿毒症。

【影像学检查】　影像学检查的目的在于:①检查泌尿系统有无先天性或获得性畸形;②了解以前由于漏诊或治疗不当所引起的慢性肾损害或瘢痕进展情况;③辅助上尿路感染的诊断。常用的影像学检查有 B 型超声检查、排泄性膀胱尿路造影(检查膀胱输尿管反流)、^{99m}Tc-DMSA 肾皮质显像(检查肾瘢痕形成及检测分肾功能)、核素肾动态显像、CT 扫描等。

【诊断】　年长儿泌尿道感染症状与成人相似,尿路刺激症状明显,常是就诊的主诉。如能结合实验室检查,可立即得以确诊。但对于婴幼儿,特别是新生儿,由于尿路刺激症状不明显或缺如,而常以全身表现较为突出,易致漏诊。故对病因不明的发热患儿都应反复作尿液检查,争取在用抗生素治疗前进行尿培养、菌落计数和药敏试验。凡具有真性菌尿者,即清洁中段尿定量培养菌落数 $\geq 10^5/ml$ 或球菌 $\geq 10^3/ml$,或耻骨上膀胱穿刺尿定性培养有细菌生长,即可确

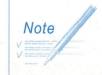

立诊断。

完整的泌尿道感染的诊断除了评定泌尿系被细菌感染外,还应包括以下内容:①本次感染是初次感染、复发或再感染;②确定致病菌的类型并做药敏试验;③有无尿路畸形如膀胱输尿管反流、尿路梗阻等,如有膀胱输尿管反流,还要进一步了解"反流"的严重程度和有无肾脏瘢痕形成;④感染的定位诊断,即上尿路感染或下尿路感染。

泌尿道感染需与肾小球肾炎、肾结核及急性尿道综合征鉴别。急性尿道综合征的临床表现为尿频、尿急、尿痛、排尿困难等尿路刺激症状,但清洁中段尿培养无细菌生长或为无意义性菌尿。

【治疗】　治疗目的是控制症状,根除病原体,去除诱发因素,预防再发。

1. 一般治疗　急性期应卧床休息,鼓励患儿多饮水以增加排尿量,促使细菌及炎性渗出物的排出。加强营养,增进机体抵抗力。注意尿道周围清洁,根治蛲虫。对症治疗包括:对高热、头痛、腰痛的患儿给予解热镇痛药以缓解症状;对尿路刺激症状明显者,可用阿托品、山莨菪碱等抗胆碱药物或口服碳酸氢钠碱化尿液,以减轻尿路刺激症状。

2. 抗菌治疗　应尽早开始抗菌治疗。选用抗生素的原则:①感染部位:对肾盂肾炎应选择血浓度高的药物,对膀胱炎应选择尿浓度高的药物;②感染途径:对上行性感染,首选磺胺类药物治疗;如发热等全身症状明显或属血源性感染,多选用青霉素类、头孢菌素类单独或联合治疗;③根据尿培养及药敏试验结果,同时结合临床疗效选用抗生素;④选用抗菌能力强的药物,最好能用强效杀菌剂,且不易使细菌产生耐药菌株;⑤尽量避免使用有肾损害的药物。

(1) 症状性泌尿道感染的治疗:对单纯性泌尿道感染,在进行尿细菌培养后,初治首选合成青霉素如阿莫西林或头孢菌素口服,连用 7~10 天。待细菌培养结果出来后根据药敏试验结果选用抗菌药物。

对上尿路感染或有尿路畸形患儿,在进行尿培养后,一般选用两种抗菌药物。新生儿和婴儿用氨苄西林 75~100mg/(kg·d) 静注,加头孢噻肟钠 50~100mg/(kg·d) 静注,连用 10~14 天;1 岁后儿童用氨苄西林 100~200mg/(kg·d) 分 3 次滴注,或用头孢噻肟钠,也可用头孢曲松钠 50~75mg/(kg·d),静脉缓慢滴注,疗程 10~14 天。治疗开始后应连续 3 天送尿细菌培养,若 24 小时后尿培养阴转,表示所用药物有效,否则按尿培养药敏试验结果调整用药。停药 1 周后再作尿培养一次。

(2) 无症状菌尿的治疗:单纯无症状菌尿一般无需治疗。但若合并尿路梗阻、膀胱输尿管反流或存在其他尿路畸形,或既往感染使肾脏留有瘢痕者,则应积极选用上述抗菌药物治疗。疗程 7~14 天,继以小剂量敏感药物晚临睡前顿服,可选用两种以上药物轮换服用,每种药物 2 周,连用 6 个月,至尿路畸形被矫治为止。

(3) 再发泌尿道感染的治疗:再发泌尿道感染有两种类型,即复发和再感染。复发是指原来感染的细菌未完全杀灭,在适宜的环境下细菌再度滋生繁殖。绝大多数患儿复发多在治疗后 1 个月内发生。再感染是指上次感染已治愈,本次是由不同细菌或菌株再次引发泌尿道感染。再感染多见于女孩,多在停药后 6 个月内发生。

再发泌尿道感染的治疗:在进行尿细菌培养后选用 2 种抗菌药物,疗程 10~14 天为宜,然后予以小剂量药物维持,以防再发。

3. 积极矫治尿路畸形　伴随全身疾病或泌尿道结构异常及梗阻者必须积极治疗,尽快清除。轻度膀胱输尿管反流大多于感染控制后消失,不需手术治疗。反流严重,输尿管、肾盂、肾盏明显扩张变形者或经长期抗菌治疗仍有复发者应考虑手术矫治,以防肾实质损害进行性加剧。

4. 泌尿道感染的局部治疗　常用膀胱内药液灌注治疗,主要治疗经全身给药治疗无效的顽固性慢性膀胱炎患者。

【预后】　急性泌尿道感染经合理抗菌治疗,多数于数天内症状消失、治愈;但有近50%患者可复发或再感染。再发病例多伴有尿路畸形,其中以膀胱输尿管反流最常见。膀胱输尿管反流与肾瘢痕关系密切,肾瘢痕的形成是影响儿童泌尿道感染预后的最重要因素。肾瘢痕在学龄期儿童最易形成,10岁后进展不明显。一旦肾瘢痕引起高血压,如不能有效控制,最终发展为慢性肾衰竭。

【预防】　泌尿道感染的预防包括:①注意个人卫生,特别是会阴部清洁,不穿紧身内裤、尽早不穿开裆裤;②及时发现和处理男孩包茎、女孩处女膜伞、蛲虫感染等;③避免一切不必要的导尿、长期保留导尿管或泌尿道器械检查;④及时矫治尿路畸形,防止尿路梗阻或肾瘢痕形成。

【小结】

1. 泌尿道感染的临床表现　①新生儿和婴幼儿泌尿道感染症状不典型,以发热和全身症状为主,发病以男性多见;②儿童泌尿道感染的症状表现为尿路刺激症状(尿频、尿急和尿痛),伴或不伴发热、腰酸腰痛等,发病以女性多见。

2. 泌尿道感染分为　上尿路感染—肾盂肾炎,和下尿路感染—膀胱炎和尿道炎。根据病程和有无症状分为:急性,慢性和无症状性泌尿道感染。

3. 感染途径为　①上行性;②血源性;③淋巴管或邻近脏器直接蔓延。

4. 实验室检查　尿常规可见白细胞>5/HP,白细胞酯酶可阳性,亚硝酸盐可阳性;尿培养和菌落计数为诊断主要依据,一般在使用抗生素前采集标本,通常认为$\geq 10^5$/ml具有诊断意义。病原菌:革兰阴性菌多见,以大肠埃希菌为代表。

5. 泌尿道感染患儿最常见的泌尿系统畸形为膀胱输尿管反流。

6. 治疗　①抗生素:经验治疗(肾盂肾炎选择血药浓度高的抗生素,膀胱炎选择尿液中浓度高的抗生素,口服或静脉)。后根据尿培养药敏试验,调整抗生素;②疗程:肾盂肾炎10~14天,下尿路感染7~10天,伴尿路畸形或特殊病原适当延长;③尿路畸形纠正前小剂量抗生素预防;④预防抗生素治疗失败或严重畸形需及时纠正尿路畸形。

【思考题】

1. 儿童泌尿道感染的临床表现有哪些特点?
2. 泌尿道感染的治疗原则。

(黄松明)

第五节　急性肾衰竭

急性肾衰竭(acute renal failure,ARF)是由多种原因引起的肾生理功能在短期内急剧下降或丧失的临床综合征,患儿体内代谢产物堆积,出现氮质血症、水及电解质紊乱和代谢性酸中毒等症状。

2005年9月,肾脏病和急救医学界学者在急性肾衰竭国际研讨会上提出,将急性肾衰竭改名为急性肾损伤(acute kidney injury,AKI),并提出了AKI定义和分期的统一标准。2012年正式出版《KDIGO急性肾损伤临床实践指南》,目前AKI诊断已被广泛接受。AKI定义为不超过3个月的肾脏结构或功能异常,包括血、尿、肾组织检查或影像学方面的肾损伤标志物异常。

【病因】　急性肾衰竭常见的病因可分为肾前性、肾实质性和肾后性三类。

1. **肾前性肾衰竭**　占ARF的55%~60%。指任何原因引起的有效循环血容量降低,致使肾血流量不足、肾小球滤过率(GFR)显著降低。

常见的原因包括:呕吐、腹泻和胃肠减压等胃肠道液体的大量丢失、大面积烧伤、手术或创伤出血等引起的绝对血容量不足;休克、低蛋白血症、严重心律失常、心脏压塞和心力衰竭等引起的相对血容量不足。

2. 肾实质性肾衰竭　占 ARF 的 35%~40%,亦称为肾性肾衰竭,系指各种肾实质病变所导致的肾衰竭,或由于肾前性肾衰竭未能及时去除病因、病情进一步发展所致。常见的原因包括:急性肾小管坏死(ATN)、急性肾小球肾炎、急性间质性肾炎、肾血管病变(血管炎、血管栓塞和弥散性血管内栓塞)以及慢性肾脏疾患在某些诱因刺激下肾功能急剧衰退。

3. 肾后性肾衰竭　占 ARF 的 5%。各种原因所致的泌尿道梗阻引起的急性肾衰竭,如输尿管肾盂连接处狭窄、肾结石、肿瘤压迫、血块堵塞等。

【**发病机制**】　急性肾衰竭的发病机制目前仍不清楚,本章着重讨论 ATN 的主要发病机制。

1. 肾小管损伤　肾缺血或肾中毒时引起肾小管急性严重的损伤,小管上皮细胞变性、坏死和脱落,肾小管基膜断裂。一方面脱落的上皮细胞引起肾小管堵塞,造成管内压升高和小管扩张,致使肾小球有效滤过压降低和少尿;另一方面肾小管上皮细胞受损引起肾小管液回漏,导致肾间质水肿。

2. 肾血流动力学改变　肾缺血和肾毒素能使肾素 - 血管紧张素系统活化,肾素和血管紧张素 II 分泌增多、儿茶酚胺大量释放、TXA_2/PGI_2 比例增加以及内皮素水平升高,均可导致肾血管持续收缩和肾小球入球动脉痉挛,引起肾缺血缺氧,肾小球毛细血管内皮细胞肿胀致使毛细血管腔变窄,肾血流量减少,GFR 降低而导致急性肾衰竭。

3. 缺血 - 再灌注肾损伤　肾缺血再灌注时,细胞内钙通道开放,钙离子内流造成细胞内钙超负荷;同时局部产生大量的氧自由基,可使肾小管细胞的损伤发展为不可逆性损伤。

4. 非少尿型 ATN 的发病机制　非少尿型 ATN 的发生主要是由于肾单位受损轻重不一所致。另外,非少尿型 ATN 不同的肾单位其肾血流灌注相差很大,部分肾单位血液灌注量几乎正常,无明显的血管收缩,血管阻力亦不高;而一些肾单位灌注量明显减少,血管收缩和阻力增大。

【**病理**】　ATN 肾脏病理改变:①肉眼检查:肾脏体积增大、苍白色,剖面皮质肿胀、髓质呈暗红色。②光镜检查:主要部位在近端小管直段,早期小管上皮细胞肿胀,脂肪变性和空泡变性;晚期小管上皮细胞可呈融合样坏死,细胞核浓缩,细胞破裂或溶解,基膜暴露或断裂,间质充血、水肿和炎性细胞浸润,有时可见肾小管上皮细胞再生,肾小球和肾小动脉则多无显著变化。近端肾小管刷状缘弥漫性消失、变薄和远端肾单位节段性管腔内管型形成是缺血型 ATN 常见的特征性病理改变。近端肾小管及远端肾单位局灶节段性斑块坏死和细胞脱落是中毒型 ATN 的病理特征。

【**临床表现**】　根据尿量减少与否,急性肾衰竭可分为少尿型和非少尿型。急性肾衰竭伴少尿或无尿表现者称为少尿型。非少尿型系指血尿素氮、血肌酐迅速升高,肌酐清除率迅速降低,而不伴有少尿表现。临床常见少尿型急性肾衰竭,临床过程分为三期:

1. 少尿期　少尿期一般持续 1~2 周,长者可达 4~6 周,持续时间越长,肾损害越重。持续少尿 >15 天,或无尿 >10 天者,预后不良。少尿期的系统症状有:

(1)水钠潴留:患儿可表现为全身水肿、高血压、肺水肿、脑水肿和心力衰竭,有时因水潴留可出现稀释性低钠血症。

(2)电解质紊乱:常见高钾血症、低钠血症、低钙血症、高镁血症、高磷血症和低氯血症。

(3)代谢性酸中毒:表现为恶心、呕吐、疲乏、嗜睡、呼吸深快、食欲缺乏甚至昏迷,血 pH 值降低。

(4)尿毒症:因肾排泄障碍使各种毒性物质在体内积聚所致。可出现全身各系统中毒症状。其严重程度与血中尿素氮、肌酐增高的浓度相一致。

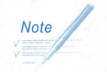

1）消化系统：表现为食欲缺乏、恶心、呕吐和腹泻等，严重者出现消化道出血或黄疸，而消化道出血可加重氮质血症。

2）心血管系统：主要因水钠潴留所致，表现为高血压和心力衰竭，还可发生心律失常、心包炎等。

3）神经系统症状：可有嗜睡、神志混乱、焦虑不安、抽搐、昏迷和自主神经功能紊乱如多汗或皮肤干燥，还可表现为意识、行为、记忆、感觉、情感等多种功能障碍。

4）血液系统：ARF 常伴有正细胞正色素性贫血，贫血随肾功能恶化而加重，系由于红细胞生成减少、血管外溶血、血液稀释和消化道出血等原因所致。出血倾向（牙龈出血、鼻出血、皮肤瘀点及消化道出血）多因血小板减少、血小板功能异常和 DIC 引起。急性肾衰竭早期白细胞总数常增高，中性粒细胞比例也增高。

（5）感染：感染是 ARF 最为常见的并发症，以呼吸道和尿路感染多见，致病菌以金黄色葡萄球菌和革兰阴性杆菌最多见。

2. 利尿期　当 ARF 患儿尿量逐渐增多，全身水肿减轻，24 小时尿量达 250ml/m^2 以上时，即为利尿期。一般持续 1~2 周（长者可达 1 个月）。此期由于大量排尿，可出现脱水、低钠和低钾血症。早期氮质血症持续甚至加重，后期肾功能逐渐恢复。

3. 恢复期　利尿期后，肾功能改善，尿量恢复正常，血尿素氮和肌酐逐渐恢复正常，而肾浓缩功能需要数月才能恢复正常，少数患儿遗留不可逆性的肾功能损害。此期患儿可表现为虚弱无力、消瘦、营养不良、贫血和免疫功能低下。

药物所致的 ATN 多为非少尿型急性肾衰竭，临床表现较少尿型急性肾衰竭症状轻、并发症少、病死率低。

【实验室检查】

1. 尿液检查　尿液检查有助于鉴别肾前性 ARF 和肾性 ARF，详见表 14-3。

表 14-3　肾前性和肾性肾衰竭的鉴别

指标	肾前性	肾性
脱水征	有	无或有
尿沉渣	偶见透明管型、细颗粒管型	粗颗粒管型和红细胞管型
尿比重	>1.020	<1.010
尿渗透压	>500mOsm/L	<350mOsm/L
尿肌酐/血肌酐	>40	<20（常 <5）
肾衰指数 *	<1	>1
尿钠	<20mmol/L	>40mmol/L
滤过钠排泄分数▽	<1%	>1%
中心静脉压	<50mmH$_2$O	正常或增高
补液试验□	尿量增加	无效
利尿试验	有效	无效

注：* 肾衰指数 $= \dfrac{\text{尿钠(mmol/L)} \times \text{血肌酐(μmmol/L)}}{\text{尿肌酐(μmmol/L)}}$

▽滤过钠排泄分数 $= \dfrac{\text{尿钠(mmol/L)} \times \text{血肌酐(μmmol/L)}}{\text{血清钠(mmol/L)} \times \text{尿肌酐(μmmol/L)}} \times 100\%$

□补液试验：用 2∶1 等张液，15~20ml/kg 快速输入（30 分钟内输完），2 小时尿量增加至 6~10ml/kg，为肾前性少尿；尿量无增加则可能为肾性肾衰竭。

利尿试验：如补液后无反应可使用 20% 甘露醇 0.2~0.3g/kg，在 20~30 分钟内推注，2 小时尿量增加至 6~10ml/kg 为有效，需继续补液改善循环；无反应者给呋塞米 1~2mg/kg，2 小时尿量增加至 6~10ml/kg 为有效；若仍无改善，为肾实质性肾衰竭。对已有循环充血者，慎用甘露醇。

2. **血生化检查**　应注意监测电解质浓度变化及血肌酐和尿素氮。

3. **肾影像学检查**　采用腹平片、超声波、CT、磁共振等检查有助于了解肾脏的大小、形态、血管及输尿管、膀胱有无梗阻,也可了解肾血流量、肾小球和肾小管的功能,使用造影剂可能加重肾损害,须慎用。

4. **肾活体组织检查**　对原因不明的 ARF,肾活检是可靠的诊断手段,可帮助诊断和评估预后。

【诊断和鉴别诊断】

1. **AKI 诊断标准**　肾功能在 48 小时内突然降低,血肌酐绝对值升高≥26.5μmol/L(0.3mg/dl);或血肌酐较前一次升高 50%;或尿量 <0.5ml/(kg·h)持续 6 小时以上。

2. **AKI 分期**　以血肌酐和尿量值为标准将 AKI 划分为 3 期。

表 14-4　2012《KDIGO 急性肾损伤临床实践指南》AKI 分级标准

分级	血肌酐	尿量
1	基线水平的 1.5~1.9 倍,或血肌酐上升≥26.5μmol/L(≥0.3mg/dl)	连续 6~12h 尿量 <0.5ml/(kg·h)
2	基线水平的 2.0~2.9 倍	连续 12h 以上尿量 <0.5ml/(kg·h)
3	基线水平的 3 倍以上,或血肌酐≥353.6μmol/L(≥4.0mg/dl),或开始肾脏替代治疗,或小于 18 岁,估算的 GFR<35ml/(min·1.73m²)	连续 24h 以上尿量 <0.3ml/(kg·h)或连续 12h 以上无尿

注意:单独根据尿量改变进行诊断和分期时,必须除外尿路梗阻或其他可导致尿量减少的可逆因素。

3. **ARF 诊断一旦确定,须进一步鉴别是肾前性、肾实质性还是肾后性。**

(1) 肾前性和肾实质性 ARF 的鉴别见表 10-3。

(2) 肾后性 ARF:泌尿系统影像学检查有助于发现导致尿路梗阻的病因。

【治疗】　治疗原则是去除病因,积极治疗原发病,减轻症状,改善肾功能,防止并发症的发生。

1. **少尿期的治疗**

(1) 去除病因和治疗原发病:肾前性 ARF 应注意及时纠正全身循环血流动力学障碍,包括补液、输注血浆和白蛋白、控制感染等。避免接触肾毒性物质,严格掌握肾毒性抗生素的用药指征,并根据肾功能调节用药剂量,密切监测尿量和肾功能变化。

(2) 饮食和营养:应选择高糖、低蛋白、富含维生素的食物,尽可能供给足够的能量。供给热量 210~250kJ/(kg·d),蛋白质 0.5g/(kg·d),应选择优质动物蛋白,脂肪占总热量的 30%~40%。

(3) 控制水和钠摄入:坚持"量出为入"的原则,严格限制水、钠摄入,有透析支持则可适当放宽液体入量。每天液体量控制在:尿量 + 显性失水(呕吐、大便、引流量)+ 不显性失水 – 内生水。无发热患儿每天不显性失水为 300ml/m²,体温每升高 1℃,不显性失水增加 75ml/m²;内生水在非高分解代谢状态为 100ml/m²。所用液体均为非电解质液。髓袢利尿剂(呋塞米)对少尿型 ARF 可短期试用。

(4) 纠正代谢性酸中毒:轻、中度代谢性酸中毒一般无须处理。当血浆 HCO$_3^-$<12mmol/L 或动脉血 pH<7.2 时,可补充 5% 碳酸氢钠 5ml/kg,提高 CO$_2$CP 5mmol/L。纠正酸中毒时应注意防治低钙性抽搐。

(5) 纠正电解质紊乱:包括高钾血症、低钠血症、低钙血症和高磷血症的处理。

(6) 透析治疗:凡上述保守治疗无效者,均应尽早进行透析。透析的指征见替代治疗章节。

2. **利尿期的治疗**　利尿期早期,肾小管功能和 GFR 尚未恢复,血肌酐、尿素氮、血钾和酸中毒仍继续升高,伴随着多尿,还可出现低钾和低钠血症等电解质紊乱,故应注意监测尿量、电解

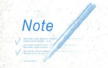
Note

质和血压变化,及时纠正水、电解质紊乱。当血肌酐接近正常水平时,应增加饮食中蛋白质摄入量。

3. 恢复期的治疗　此期肾功能日趋恢复正常,但可遗留营养不良、贫血和免疫力低下,少数患者遗留不可逆性肾功能损害,应注意休息和加强营养,防治感染。

【预后】　随着透析的广泛开展,ARF 的病死率已有明显降低。ARF 的预后与原发病性质、肾脏损害程度、少尿持续时间长短、早期诊断和早期治疗与否、透析与否和有无并发症等有直接关系。

附:腹膜透析

腹膜透析(peritoneal dialysis,PD)是利用腹膜的生物半透膜性能,使积蓄于血液中的某些物质与灌入腹腔内的透析液进行相互扩散,以清除体内代谢废物或毒素,纠正水、电解质、酸碱失衡。

【操作方法】

1. 准备透析管和引流瓶　良好的透析引流管是透析成功的重要条件,目前最常用的Tenckhoff 透析管,对组织刺激性小,可获得良好的透析流量,能够长久置放于腹腔内。紧急情况下亦可使用一般导尿管或塑料管代替,但易发生粘连而影响引流效果。此外,需准备一个三通转换接头、排液管及有计量刻度的引流袋,物品使用前均须经无菌消毒。

2. 透析液配制　透析液中的各种电解质成分应接近正常血浆,渗透压略高于血浆以防水分过多进入体内,并须根据患者的水、电解质、酸碱失衡的特点和透析目的进行调配。常用的透析液为乳酸盐透析液,有三种葡萄糖浓度(1.5%、2.5% 和 4.25%),对不能耐受乳酸盐或有乳酸中毒的患儿,可使用碳酸盐透析液。一般透析从 1.5% 葡萄糖浓度开始,如需清除体内过多的水分,可选用高葡萄糖浓度配方。透析液中不含钾,当患者血钾恢复正常时,应向透析液中加入氯化钾 4mmol/L,以避免低血钾的发生。透析时为预防纤维蛋白凝块堵塞透析管,可在透析液中加入肝素(500U/L),48 小时后可渐减量或不加肝素,当引流出的透析液很快凝集时,应适当增加肝素量。对未接受全身抗生素治疗的患儿,需向透析液中加入预防性抗生素。基层单位无条件自行配制或情况紧急时可采用简易配方:5% 葡萄糖盐水 500ml,5% 葡萄糖液 250ml,生理盐水 250ml,5% 碳酸氢钠 50ml(其中含葡萄糖 3.7%、Na^+ 135mmol/L、HCO_3^- 27mmol/L)。钙、镁、钾可根据患者需要加入静脉滴注液中。

3. 透析管的置入　先排尿使膀胱空虚,选定穿刺部位,一般选择右下腹相当麦氏切口处或左侧相应部位,年长儿亦可在脐下 2cm 正中处。消毒皮肤后在局部麻醉下将透析管经穿刺套管针或切口插入达膀胱直肠窝。如作切口,腹膜应作荷包口缝合,以免液体漏出。如透析管过软,可用金属芯辅助。置入腹腔内的管长约相当于脐至耻骨联合的距离。导管置放后,立即注入透析液,如液体注入通畅,患者无不适感,提示透析管位于腹腔内。将透析管与三通管连接,上接腹透液,下接引流瓶,并立即进行透析,以防止透析管堵塞。为避免置管时损伤内脏,可先以普通针头向腹腔内注入预热至 37℃ 的透析液约 20ml/kg,然后再穿刺置管。透析管应固定在腹壁,用消毒纱布覆盖,注意避免体外段透析管移入腹腔,以防污染。

4. 透析　透析液先预热至 37~38℃,开始时以 10~20ml/kg,约 15 分钟注完,以减少渗漏的危险,在数天内逐渐增大至最大量 30~50ml/kg,在腹腔内保留 30 分钟后放出,流入引流瓶,约 15 分钟放完。透析液输入前先夹闭引流管,排液时先夹闭输液管,再开放引流管以避免空气进入。每透析一次约需 1 小时,如此反复进行。硅胶管可留置在腹腔内,但超过 48~72 小时后,感染的危险性极大。目前,亦有采用密闭式自动循环的腹膜透析机,操作简便且污染机会少。

连续性非卧床腹膜透析(continuous ambulatory peritoneal dialysis):系将永久性腹腔透析管与装有透析液的塑料袋相连,于透析液输入腹腔后将塑料袋卷好悬挂在腰间,透析液在腹腔内白昼保留 3~4 小时或夜间保留 8 小时后,将塑料袋放低,使透析液引流入袋内,引流完毕后更换另

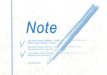

Note

一装有新鲜液的塑料袋,又重复一次透析,每天可更换3~5次。透析管可长期放置腹腔内,连接管每2周要更换一次。患者可以自由活动。此法用于慢性肾功能不全,较经济、简便,且安全有效。患者及家长经训练后可在家中自行操作。疗效接近血液透析,患者的身心状态较好,目前已逐渐推广。

5. 注意事项

(1) 各项程序包括透析液的制备及各项操作过程均应严格无菌操作。置管处每天须清洁消毒,更换敷料。

(2) 详细记录出入量、透析次数、时间、输入液量及排出液量等。准确掌握出入量平衡情况。如引流不畅,可转动透析管方向或退出少许。无效时可试往导管注入20ml生理盐水,如仍无效应重新置管。

(3) 每天测体重,定时测体温、呼吸、脉搏、血压。观察患者的全身情况及进行体格检查。预防并及时发现各种并发症,尤其是肺部和腹腔感染。每天注意观察流出的透析液外观,检查白细胞计数、蛋白定量及细菌培养。

(4) 每天检测血钾、钠、氯、尿素氮、肌酐、pH、二氧化碳结合力、血细胞比容等以了解水、电解质、酸碱失衡的纠正情况,并根据检查结果随时调整透析液成分。

【并发症】

1. 机械性并发症　由于操作损伤、器械或透析液刺激所引起的并发症,如置管时致内脏损伤、肠穿孔、出血,透析液刺激致腹痛、插管处疼痛、漏液等。

2. 腹膜炎　可为化学刺激引起的无菌性炎症或由感染所致。

3. 肺部并发症　可出现肺不张、肺炎、胸腔积液等,常有呼吸困难。

4. 丢失综合征　长期腹膜透析可由于大量蛋白质、维生素及微量元素等自透析液中丢失而出现丢失综合征(depletion syndrome),表现为全身不适、无力、食欲缺乏,甚至嗜睡、昏迷、惊厥等。

【小结】

1. 急性肾衰竭是肾生理功能在短期内急剧下降或丧失的临床综合征,临床出现氮质血症、电解质紊乱和代谢性酸中毒等症状。

2. 急性肾衰竭根据病因可分为肾前性、肾性、肾后性。

3. 治疗原则为去除病因,积极治疗原发病,改善肾功能,维持水电解质和酸碱平衡,防止并发症。

4. 对保守治疗无效的患者,应尽早进行透析治疗。

【思考题】

1. 急性肾衰竭的病因分类及常见诱发因素。

2. 简述肾前性和肾性肾衰竭的鉴别要点。

3. AKI的诊断标准及治疗原则。

(黄松明)

第六节　血　尿

血尿(hematuria)是儿科泌尿系统疾病常见的症状。正常人尿中红细胞仅为0~2个/高倍视野,血尿是指尿液中红细胞数超过正常,分为镜下血尿和肉眼血尿,前者仅在显微镜下发现红细

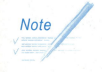

胞增多。取新鲜清洁中段尿(以清晨为好)10ml,以1500r/min离心沉淀5分钟,弃上清液,将管底沉渣0.2ml混匀后涂片镜检,高倍镜下RBC>3个/高倍视野、或尿沉渣红细胞计数>8×10⁶/L(8000个/ml)即为镜下血尿。肉眼即能见尿呈"洗肉水"色或血样称为"肉眼血尿"。一般当尿红细胞>2.5×10⁹/L(1000ml尿中含0.5ml血液)即可出现肉眼血尿,肉眼血尿的颜色与尿液的酸碱度有关,中性或弱碱性尿颜色鲜红或呈洗肉水样,酸性尿呈浓茶样或烟灰水样。

目前常用尿液分析仪(试纸法)检测血尿,其原理是利用血红蛋白的氧化性与试纸的呈色反应来进行半定量分析,但当尿中存在还原物质(如维生素C>50mg/L),可呈假阴性。而尿中存在游离血红蛋白、肌红蛋白和过氧化酶等物质时可呈假阳性。健康儿童尿分析可有潜血阳性,且尿潜血与镜检往往不平行,尿潜血仅为筛查试验,确诊血尿应以尿沉渣显微镜检查为准。

【病因与临床分类】　引起血尿的原因很多,各种致病因素引起的肾小球基膜完整性受损或通透性增加、肾小球毛细血管腔内压增高、尿道黏膜的损伤、全身凝血机制障碍等均可导致血尿。

(一)肾脏疾病

1. **各种原发性肾小球疾病**　急、慢性肾小球肾炎,Alport综合征,薄基膜病,IgA肾病,肺出血-肾炎综合征等。

2. **感染**　肾结核,肾盂肾炎。

3. **畸形**　肾血管畸形,先天性多囊肾,游走肾,肾下垂,肾盂积水等。

4. **肿瘤**　肾胚胎瘤,肾盏血管肿瘤等。

5. **肾血管病变**　肾静脉血栓形成,左肾静脉受压综合征(胡桃夹现象)。

6. **损伤**　肾挫伤及其他损伤。

7. **药物**　肾毒性药物如氨基糖苷类抗生素、杆菌肽、水杨酸制剂、磺胺类、苯妥英钠、环磷酰胺等均可引起肾损害产生血尿。

(二)尿路疾病

1. **感染**　膀胱炎,尿道炎,结核。

2. **结石**　输尿管结石,膀胱结石。

3. **其他**　肿瘤,息肉,憩室,异物等。

(三)全身性疾病

1. **出血性疾病**　弥散性血管内凝血,血小板减少性紫癜,血友病,新生儿自然出血症,再生障碍性贫血,白血病等。

2. **心血管疾病**　充血性心力衰竭,感染性心内膜炎。

3. **感染性疾病**　猩红热,伤寒,流行性出血热,传染性单核细胞增多症,暴发型流脑以及肺炎支原体、结核分枝杆菌、肝炎病毒、钩端螺旋体等所致感染后肾炎。

4. **风湿性疾病**　系统性红斑狼疮,过敏性紫癜,结节性多动脉炎,风湿性肾炎。

5. **营养性疾病**　维生素C缺乏症,维生素K缺乏症。

6. **过敏性疾病**　饮食过敏如牛奶或菠萝过敏。

7. **其他疾病**　如遗传性毛细血管扩张症,剧烈运动引起的一过性血尿,特发性高钙尿症等。

【诊断与鉴别诊断】

1. **真性血尿与假性血尿**　血尿的诊断首先要排除以下能产生假性血尿的情况:①摄入含有大量人造色素(如苯胺)、食物(如蜂蜜、黑莓、甜菜)或药物(如大黄、利福平、苯妥因钠)等引起的红色尿。②血红蛋白尿或肌红蛋白尿。③卟啉尿。④初生新生儿尿内之尿酸盐可使尿布呈红色。但以上虽有尿色异常但尿沉渣检查无红细胞可资鉴别。⑤血便或月经血污染。

2. **肾小球性与非肾小球性血尿**　血尿确定后,首先判定血尿的来源,然后确定原发病因。目前常用方法有:①尿沉渣红细胞形态学检查:若以异形红细胞为主则提示为肾小球性血尿(相

Note

差显微镜下 >30%)。以均一形为主者则提示非肾小球性血尿,血尿来源于肾盂、肾盏、输尿管、膀胱或尿道,多见于泌尿道感染、结石、结核、肿瘤、创伤等。影响尿红细胞形态的因素有:年龄、尿比重,尿 pH,利尿剂的应用,泌尿系感染,肉眼血尿发作。②来源于肾小球的血尿常呈棕色、可乐样或茶色、葡萄酒色,尿试纸蛋白检测 >100mg/dl。来源于下尿路的血尿常呈鲜红色、粉红色,可有血丝或血块,尿试纸蛋白检测一般 <100mg/dl。③尿沉渣检查见到红细胞管型和肾小管上皮细胞,表明血尿为肾实质性,多提示肾小球疾病。

3. 肾小球性血尿诊断步骤

(1) 临床资料分析:肾小球性血尿的鉴别诊断应注意特别详细地询问血尿的伴随症状及体征。①伴水肿、高血压,尿液中发现管型和蛋白尿,应考虑原发性或继发性肾小球疾病;②新近有皮肤感染,咽喉炎后出现血尿,首先要考虑急性链球菌感染后肾小球肾炎,其次为 IgA 肾病;③伴有夜尿增多,贫血显著时应考虑慢性肾小球肾炎;④伴有听力异常,应考虑 Alport 综合征;⑤有血尿家族史,应考虑薄基膜病;⑥伴感觉异常,应考虑 Fabry 病;⑦伴肺出血应想到肺出血—肾炎综合征;⑧伴有紫癜,应考虑紫癜性肾炎;⑨伴有高度水肿和大量蛋白尿应考虑肾病综合征。

(2) 血和尿生化分析:①血 ASO 升高伴有 C_3 下降应考虑急性链球菌感染后肾炎。②伴血 HBsAg(+) 和(或)HBeAg(+),肾组织中有乙肝病毒抗原沉积,可诊断为乙肝病毒相关性肾炎。③血清补体持续性下降,考虑原发性膜增生性肾炎、狼疮性肾炎、乙肝病毒相关性肾炎、慢性肾小球肾炎。④ANA、Anti-dsDNA、ANCA 等阳性应考虑狼疮性肾炎。⑤血清 IgA 增高,提示有 IgA 肾病可能;IgG、lgM、IgA 均增高,可见于狼疮性肾炎、慢性肾炎。⑥尿蛋白成分分析中以大分子蛋白尿为主,多见于急、慢性肾小球肾炎及肾病综合征;小分子蛋白尿为主,提示间质性肾炎。

(3) 肾活检分析:肾活检病理检查对血尿的病因诊断具有极为重要价值,如 IgA 肾病、局灶节段性肾小球硬化、狼疮性肾炎、肝炎病毒相关性肾炎、薄基膜病、Alport 综合征等。

4. 非肾小球性血尿诊断步骤

(1) 尿三杯试验:第一杯红细胞增多为前尿道出血;第三杯红细胞增多则为膀胱基底部、前列腺、后尿道或精囊出血;三杯均有出血,则为膀胱颈以上部位出血。上尿路出血多呈暗棕色尿,无膀胱刺激征,有时可见血块。尿中出现血块通常为非肾小球性疾病。

(2) 临床资料分析:①伴有尿频、尿急、尿痛,应考虑泌尿道感染,其次为肾结核;②伴有低热、盗汗、消瘦应考虑肾结核;③伴有皮肤黏膜出血应考虑出血性疾病;④伴有出血、溶血、循环障碍及血栓症状,应考虑 DIC 或溶血尿毒综合征;⑤伴有肾绞痛或活动后腰痛应考虑肾结石;⑥伴有外伤史应考虑泌尿系统外伤;⑦伴有肾区肿块应考虑肾肿瘤或肾静脉栓塞;⑧近期使用肾毒性药物,应考虑急性间质性肾炎;⑨无明显伴随症状时,应考虑左肾静脉受压综合征、特发性高钙尿症、肾微结石、肾盏乳头炎、肾小血管病及肾盂、尿路息肉、憩室。

(3) 辅助检查分析:①两次尿培养阳性,尿菌落计数 >10^5/ml,可诊断泌尿道感染。②尿培养检出结核分枝杆菌,对诊断肾结核有重要价值,并可通过 3 次以上晨尿沉渣找抗酸杆菌,其阳性率为 80%~90%,24 小时尿沉渣找抗酸杆菌,阳性率为 70%。③全尿路 X 线平片检查在非肾小球性血尿病因诊断中非常重要,可及时发现泌尿系结石。对于尿酸结石,X 线检查阴性者可采用 B 超检查。④对于怀疑上尿路病变者,可行静脉肾盂造影(IVP),IVP 阴性而持续血尿者,应行 B 超或 CT 检查,以排除小的肾肿瘤、小结石、肾囊肿以及肾静脉血栓形成。若仍阴性者,可行肾活检。⑤左肾静脉受压综合征是非肾小球性血尿的常见原因,彩色 Doppler 检查可以确诊。⑥儿童特发性高钙尿症也是非肾小球性血尿的常见原因,24 小时尿钙测定 >4mg/kg 或尿钙 / 尿肌酐(mg/mg)>0.2,即可诊断。

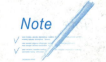

【小结】

1. 血尿是泌尿系统疾病常见症状,尿潜血为筛查试验,确诊血尿应以尿沉渣显微镜检查为准。

2. 血尿的病因包括肾脏疾病、尿路疾病和全身性疾病。

3. 血尿的诊断,首先确定是否为真性血尿;其次判断尿中红细胞可能的来源,尿红细胞形态学检查常用来区别肾小球性或非肾小球性血尿;最后,综合病史、实验室检查判定引起血尿可能的疾病。

【思考题】

1. 试述血尿的诊断步骤。

2. 儿童常见的非肾小球性血尿的病因及其临床特点。

(黄松明)

第七节　先天性泌尿生殖系统畸形

一、先天性肾盂输尿管连接部梗阻

肾盂输尿管连接部梗阻(pelviureteric junction obstruction-PUJO)性肾积水是指尿液无法顺利从肾盂进入上段输尿管,引起肾脏集合系统进行性扩张,进而造成肾脏损害。先天性肾盂输尿管连接部梗阻是小儿肾积水的常见原因,发生率为 1/600~1/800(Nguyen,1998)。男性多于女性,左侧多于右侧。85% 以上的新生儿肾积水由 PUJO 引起,可经产前 B 超检出,有些患儿在出生后很长时间才出现症状。

【病因】 肾盂输尿管连接部梗阻的原因多见于解剖异常或继发性梗阻。

1. **肾盂输尿管连接部狭窄** 绝大部分病例是因肾盂输尿管连接部管腔狭窄所致,狭窄段一般长约 0.5~2cm,少数患儿有多处输尿管狭窄,甚至全长输尿管狭窄。可见该段肌层增厚或发育不良,纤维组织增生,局部平滑肌细胞排列紊乱,影响了输尿管蠕动功能,使尿液的推动产生困难。

2. **高位输尿管口** 肾盂输尿管交界处起始端没有位于肾盂的最低点,输尿管与肾盂形成夹角,输尿管产生迂曲时附着于扩张的肾盂壁上,使尿液引流不畅,产生肾积水。

3. **肾盂输尿管连接部瓣膜** 4 月龄以上胎儿输尿管上段常见先天性皱襞,可一直持续到新生儿期。先天皱襞发育停滞,造成输尿管最近端的黏膜、肌肉折叠形成瓣膜,发生率较低。

4. **输尿管外部的索带和粘连** 有些病例的输尿管外膜有桥联现象,造成输尿管外部的索带和粘连导致梗阻。但大多数病例中,输尿管外部粘连同时伴随输尿管内部狭窄存在,所以应做离断性肾盂成形手术。这些瓣膜、索带、粘连还造成肾盂输尿管连接部的近侧扩张,特别是肾盂前下方扩张,使输尿管进入肾盂上端,出现高位输尿管口,加重原发性梗阻。

5. **肾盂输尿管连接部息肉** 息肉多呈海葵样,位于输尿管上端造成梗阻,息肉表面为移行上皮,上皮下为增生的纤维层。

6. **迷走血管或副血管压迫肾盂输尿管连接部** 来自肾动脉主干或直接来自腹主动脉供应肾下极的迷走血管或副血管跨越输尿管使之受压,引起肾积水。

7. **肾盂输尿管连接部及输尿管上段缺乏蠕动** 类似原发性梗阻性巨输尿管症。病理研究显示肾盂输尿管连接部及输尿管上段平滑肌细胞异常,螺旋状排列的肌肉被不正常的纵形排列

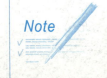
Note

的肌束和纤维组织替代。大量胶原纤维沉积于狭窄段,导致自肾盂至输尿管的正常蠕动波消失。偶见外科手术时,输尿管外观正常,可以通过粗的导尿管,但尿液却不易下流,它奠定了切除肾盂输尿管连接部的必要性。

8. 继发原因引起的肾盂输尿管连接不梗阻　严重的膀胱输尿管反流常引起输尿管扭曲,导致 PUJO,引起继发的肾积水。有些腹腔或腹膜后肿物对输尿管有压迫也会造成肾盂输尿管连接部梗阻,引起肾积水。

【病理生理】　小儿肾盂容量随年龄而异。1 岁婴儿肾盂容量为 1~1.5ml。5 岁以内小儿肾盂容量约为 1ml/岁,5 岁以上为 5~7ml。肾积水时的容量可达数百甚至数千毫升。肾积水容量超过患者 24 小时尿量时称巨大肾积水,此时肾实质菲薄呈一囊袋样。在梗阻的基础上可继发感染与结石,加重了肾脏的破坏。

肾集合系统的扩张可造成肾髓质血管的伸长和肾实质受压缺血,肾组织逐渐萎缩与硬化以致不可完全逆转。髓质血管的过度伸长可引起断裂,是肾积水发生血尿原因之一,当然更多见的是并发结石所引起的血尿。

肾外型肾盂的被动扩张,能代偿一部分腔内压力的增高,因此肾实质的损害较轻,发展亦较慢。肾内型肾盂的病理进程则不同,肾实质受压力的损害较重,肾实质萎缩及肾功能低下均较严重。

双侧肾积水或单肾并发肾积水,梗阻解除后多有显著的尿量增多,排钠、利尿现象。单侧肾积水者尿量大致正常。

【合并畸形】　肾盂输尿管连接部梗阻常合并其他泌尿系畸形,有报告可达 50%,尤其多见于对侧肾脏。常见者包括肾发育不全、马蹄形肾、重肾双输尿管畸形、多房性肾囊性变、膀胱输尿管反流、隐睾等。因此,在处理过程中不能只满足于肾积水的诊断,还要注意其他并存的畸形,若被忽视就会影响治疗效果。

【临床表现】　肾盂输尿管连接部梗阻性肾积水,症状出现的早晚与梗阻程度成正比,梗阻越严重,症状出现越早。近年来,由于孕妇产前 B 超的广泛应用,肾积水能于产前检出,使无症状的病例显著增加。

1. 肿块　在新生儿及婴儿约半数以上因腹部肿块就诊,更有表现为腹大膨隆者,75% 患儿在患侧腹部能触及肿块,多呈中度紧张的囊性感。少数质地柔软,偶有波动感,表面光滑而无压痛。少数病例在病史中,肿块有大小的变化,如突然发作腹痛同时出现腹部肿块,当大量排尿后肿块缩小甚至消失,这是一个重要的诊断依据。

2. 腰腹部间歇性疼痛　除婴幼儿外,绝大多数患儿均能陈述上腹胃脘部或脐周部痛。年龄较大的儿童可明确指出疼痛来自患侧腰部。疼痛可在大量饮水后诱发,由于疼痛发作时可伴恶心、呕吐,故常被诊为肠痉挛,或其他胃肠道疾病而做超声检查才发现肾积水。

3. 血尿　血尿发生率在 10%~30% 之间,可发生于腹部轻微外伤后,或因肾盂内压力增高,肾髓质血管断裂所致,也可能因尿路感染或并发结石引起。

4. 尿路感染　发生率低于 5%,常表现为尿频、尿急、排尿困难等。

5. 高血压　无论小儿或成人均可有高血压,可能因扩张的肾集合系统,压迫肾内血管,引起肾供血减少,反射性引起肾素分泌增加之故。

6. 肾破裂　肾积水患儿受到直接暴力或跌倒时与硬物相撞,易于破裂。表现为急腹症。

7. 尿毒症　双侧肾积水或单肾并发肾积水的晚期可有肾功能不全表现。患儿生长、发育迟滞,或喂养困难、厌食等消化道紊乱症状。

8. 多尿和多饮症状　肾脏浓缩功能下降之后,可表现为低比重尿、多尿和多饮症状。

【诊断】　诊断肾盂输尿管连接部梗阻性肾积水并不困难,符合上述临床表现时要考虑本病。一般要进行下列检查中的一种或几种。其中以超声、静脉尿路造影和核素肾扫描最为常用,

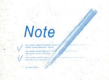
Note

CT尿路造影和磁共振尿路造影次之，其他检查根据需要选用。

1. 超声检查　超声发现肾脏集合系统分离（>1cm）或肾内可见相互连通的多个液性暗区可以诊断肾积水。如发现肾盂扩大而输尿管无扩张，膀胱形态正常，排尿后无残余尿，可以考虑诊断肾盂输尿管连接部梗阻。此外，超声还可以测量肾脏大小、肾实质厚度、肾血流速度及血流阻力指数等。目前产前超声检查广泛应用，先天性肾盂输尿管连接部梗阻患儿中，有35%~50%是产前诊断的。产前诊断肾积水的意义在于指导父母了解孩子是否需要做肾盂成形术，或者警惕泌尿系统感染以及肾功能损害。如产前超声检出胎儿有肾积水，应于小儿出生后1~3周复查。

2. 静脉尿路造影　可见肾盂肾盏扩张，造影剂突然终止于肾盂输尿管连接部，输尿管不显影。延缓摄片很重要，如注射造影剂后除摄7、15及30分钟外，延缓至60、120分甚至180分或增加造影剂剂量可提高诊断率。肾功能严重受损时，造影剂分泌少或积水量较大，造影剂被稀释显影较差造成诊断困难。此时，超声检查就很重要，如超声检查有肾积水征象而无输尿管扩张，即可诊断为肾盂输尿管连接部梗阻。

3. 核素肾扫描检查　包括^{99m}Tc-DAPT肾动态现象和^{99m}Tc-DMSA肾静态现象。肾动态显像可了解分肾功能，区分功能型梗阻和器质性梗阻。肾静态显像主要用于肾实质显像，多用于功能不良肾脏或丧失肾脏功能的肾脏检查以及瘢痕肾的检查。

4. CT和MRI检查　两者均可诊断肾脏大小、形态和实质的厚度，都能显示无功能性肾集合系统（图14-2）。近年开展的三围CTU和MRU还可清楚显示扩张的肾盂肾盏、梗阻部位和肾功能，应用越来越多。

5. 逆行肾盂造影　仅在IVU显示不满意或不显影，无法确定肾积水和输尿管梗阻部位时采用。因需逆行插管可能导致尿路感染，此项检查多主张术前48小时内实施。

6. 肾盂穿刺造影和肾盂压力容积测定　因均需要行肾盂穿刺，故临床并未作为常规检查。

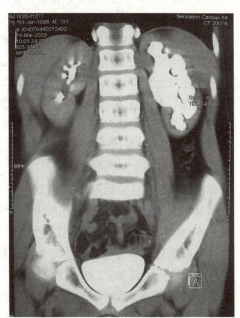

图14-2　CT显示肾盂输尿管交接部狭窄

7. 排尿性膀胱尿道造影　如超声发现肾盂积水同时有输尿管扩张则提示输尿管远端病变（反流或狭窄或两者兼有）。可做排尿性膀胱尿道造影，明确有无输尿管反流，并可了解下尿路的解剖形态。

【治疗】

1. 治疗原则　轻度肾积水，体检时偶然发现无明显临床症状，可随访观察。手术指征：①明显梗阻症状且有明确肾盂输尿管连接部梗阻证据；②全肾功能或分肾功能进行性损坏；③并发泌尿系统结石或感染、高血压等。积水肾脏严重萎缩或丧失功能，对侧肾脏正常可考虑行积水肾脏切除术。

2. 手术方法　离断性肾盂成形术（Anderson-Hynes术式）自1949年被首次报告以来，已成为治疗肾盂输尿管连接部梗阻的首选术式。因为切除了具有肌细胞发育异常的部位，故离断性肾盂成形术效果最好。手术要求吻合口宽广、低位、呈漏斗形，缝合密闭而无张力。此外，腹腔镜肾盂成形术以及机器人辅助的肾盂成形术应用也越来越多。

离断性肾盂成形术：上腹横切口，内侧起自腹直肌外缘，外侧达腋前线。从腹膜外剪开肾周筋膜。暴露肾下极，沿肾下极可以找到肾盂及输尿管，向输尿管内插入5F或6F硅胶管，并注入生理盐水，证实远端有无梗阻。6-0吸收线自剪开的输尿管尖端与肾盂下缘吻合，连续或间断吻

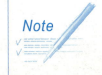

Note

合均可。术后 3~6 个月行超声检查和静脉尿路造影复查肾脏恢复情况,如有条件可做术前、术后肾核素扫描检查,更可了解肾脏形态及功能。

腹腔镜和机器人辅助的肾盂成形术:可采用后腹膜入路和腹腔入路,做离断性肾盂成形术。目前,腹腔镜或机器人辅助的肾盂成形术可以达到开放手术疗效。后腹膜入路,建立腹膜后间隙及放置操作器械的方法同肾切除术,手术方法同开放手术的离段性肾盂成形术(Anderson-Hynes)术式。术后可放置双 J 管作为支架管和引流管。

异位血管压迫肾盂输尿管连接部引起的梗阻可切断输尿管上端,切除肾盂输尿管连接部及狭窄的上段输尿管,移位至血管之前,再行吻合。如遇小的肾内型肾盂或肾盂外部瘢痕组织较多,不能做肾盂输尿管吻合时,可作肾下盏与输尿管吻合术,此时必须放置肾造瘘管及经吻合口的内支架管。

3. 新生儿肾积水的处理　围产期经超声检出的肾积水,如不合并羊水量少,则于出生后1~3周作超声复查。轻度的肾盂肾盏扩张,可用超声随诊观察。因胎儿及新生儿的肾发育不成熟,肾脏的锥体及髓质在超声检查上是透明的,可误认为肾积水图像,如仍怀疑有肾积水,可在生后用静脉尿路造影或(和)肾核素扫描进一步证实。

对先天性肾盂输尿管连接部梗阻造成单侧肾积水的新生儿,行外科矫治的时机尚有争议。一些学者认为胎儿以及新生儿肾积水不同于年长儿或成人病例,当有梗阻时,血管活性肽使胎儿肾血管舒张,胎肾血流增加,收集系统负担过重、进而造成扩张。正常情况下胎儿以及新生儿对肾血流急骤变化自动调节能力差,宫内尿路梗阻引起肾积水,可以使肾脏发育迟缓。手术可以解除梗阻,保护肾脏实质免于受损,避免肾功能丢失,故一旦确诊先天性肾盂输尿管连接部梗阻造成单侧肾积水,需尽早手术。

但更多学者认为新生儿单侧肾积水是良性疾病,而真性肾盂输尿管连接部梗阻的发生率较低。肾积水有自行改善的可能,80% 以上的新生儿单侧肾积水保留了 35% 以上的肾功能,而且肾积水不持续加重,肾功能不继续受损,因此绝大多数患儿不需要手术治疗。Stephen(1998)认为按照积水肾脏的分肾功能决定复查间隔时间:如果分肾功能 >40% 或者逐渐改善,超声证实肾积水没有进行性加重,对侧肾脏没有迅速出现代偿性肥大,说明没有梗阻迹象可以继续保守治疗,每 3 个月复查肾核素扫描。反之,如分肾功能降低则缩短检查的间隔时间,必要时行肾盂成形术。一致原则是避免出现进行性肾功能损害或积水加重,如果患儿同时伴有腹痛、血尿、结石或泌尿系感染等临床症状,也是手术指征。

4. 肾盂成形术后梗阻的治疗　吻合技术不佳、没有做斜面吻合、输尿管没有和肾盂最低位置吻合、尿外渗等是造成肾盂成形术后梗阻的主要原因。肾盂成形术后持续梗阻的原因多为瘢痕增生造成肾盂输尿管连接部吻合口狭窄或闭锁。大量的外渗尿液,易诱发术后局部组织感染,进一步加重组织炎性反应的程度,促进了炎性肉芽肿及瘢痕组织的形成。因此,手术时应注意吻合严密,输尿管应与肾盂下极做斜吻合,保证尿液引流通畅。其次,应采用刺激性小,可吸收的合成线,作为缝线,即使在感染的情况下也具有很强的耐受性。

再次行离断性肾盂成形术,应尽可能选择原手术切口,由腹膜外入路暴露肾脏。在分离肾盂输尿管连接部时先找到吻合口下端正常的输尿管,然后再向上逐渐分离出吻合口部位;或于术前患侧输尿管内先逆行插入输尿管导管做标记。如考虑经腹膜外入路困难,可以经过腹腔,打开后腹膜,暴露患肾及输尿管,利于操作。对于梗阻不严重的病例可延长放置双 J 管的时间。

近年来,也有采用经皮肾盂镜或用输尿管镜逆行做肾盂内切开治疗肾盂成形术后肾盂输尿管连接部持续梗阻的患儿。但内切开对于因异位血管压迫造成的肾盂输尿管连接部梗阻、重度肾积水、肾盂较大和狭窄段较长的病例效果欠佳。肾盂成形术后失败的病例再次手术时若发现肾盂为肾内型肾盂,可以用肾下盏与输尿管吻合。对于输尿管过短,无法与肾盂重新吻合时,可以根据情况行肾盂瓣缝成管状代输尿管、带蒂的膀胱前壁肌肉黏膜瓣缝成管状代输尿管或回肠代输尿管。

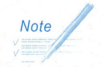

【预后】 经肾盂成形术治疗后,肾盂输尿管连接部梗阻的临床症状如腹痛、肿块、尿路感染等消失,即为治愈。肾功能和肾实质厚度可有一定恢复。除早期轻度积水术后形态和功能可恢复外,大多数病例已经扩张的肾盂、肾盏很难完全恢复正常。术后 6 个月恢复最明显,术后 1 年基本定型。

【小结】

　　肾盂输尿管连接部梗阻性肾积水是指尿液无法顺利从肾盂进入上段输尿管,引起肾脏集合系统进行性扩张,进而造成肾脏损害。超声、肾脏核素扫描和静脉肾盂造影为常用方法。诊断明确后可行开放、腹腔镜或机器人辅助的离断性肾盂成形术。

【思考题】

　　1. 肾盂输尿管连接部梗阻的病因有哪些?
　　2. 肾盂输尿管连接部梗阻的临床表现有哪些?
　　3. 如何处理新生儿肾积水?

(张潍平)

二、先天性尿道下裂

　　先天性尿道下裂(hypospadias)是男性外生殖器常见畸形。因前尿道发育不全,导致尿道口达不到正常位置,即开口可出现在正常尿道口近侧至会阴部途径上,部分病例伴发阴茎下弯(图 14-3)。在出生男婴中发病率约为 1/(250~300)。

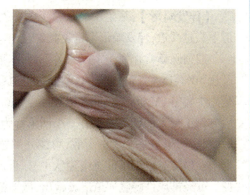

图 14-3　先天性尿道下裂

【病因】

　　1. 胚胎学因素　尿道下裂因胚胎期外生殖器发育异常所致。正常的外生殖器在胚胎的第 12 周发育完成。人胚第 6 周时,尿生殖窦的腹侧出现一个突起,称为生殖结节。不久在生殖结节的两侧各发生一个生殖突。在生殖结节的尾侧正中线上有一条浅沟,称为尿道沟。尿道沟两侧隆起部分为尿生殖褶。尿道沟的底部即为尿生殖窦膜,此时仍为未分化期的外生殖器。到第 7、8 周以后开始向男性或女性分化。第 10 周时可分辨胚胎的外生殖器性别。男性外生殖器的发育是在双氢睾酮的作用下,生殖结节增长形成阴茎。尿生殖窦的下端伸入阴茎并开口于尿道沟,以后尿道沟两侧的尿生殖褶由近端逐渐向远端融合,表面留有融合线称为阴茎缝,所以尿道是由近端向远端形成,尿道外口移到阴茎头冠状沟。第 12 周时,阴茎头处形成皮肤反折,称为包皮。生殖结节内的间质分化为阴茎海绵体及尿道海绵体。在胚胎期由于内分泌的异常或其他原因致尿道沟融合不全时,即形成尿道下裂。由于尿道远端的形成处于最后阶段,所以尿道口位于阴茎体远端的尿道下裂占比例最大。胚胎期的尿道沟平面称为尿道板。

　　2. 基因遗传因素　尿道下裂发病有明显的家族倾向,本病为多种基因遗传,但具体因素尚不清楚。20%~25% 的临床病例中有遗传因素。尿道下裂患者的兄、弟也患尿道下裂的几率是正常人的 10 倍。遗传学研究还发现了众多基因突变和基因的单核苷酸多态性与尿道下裂的发生有关,包括 WT1、AR、SRD5A2、ESR、DGKK 等基因。

　　3. 内分泌因素　从胎睾中产生的激素影响男性外生殖器的形成。由绒毛膜促性腺激素刺

Note

激睾丸间质细胞（Leydig cells）在孕期第 8 周开始产生睾酮，到第 12 周达顶峰。中肾管（Wolffian duct）的发育依赖睾酮的局部影响，而外生殖器的发育则受双氢睾酮的调节。双氢睾酮是睾酮经 5α- 还原酶的作用转化而成。若睾酮产生不足，或睾酮转化成双氢睾酮的过程，出现异常均可导致生殖器畸形。由于生殖器的异常，有可能继发于母亲孕期激素的摄入，对尿道下裂患儿的产前病史，要仔细询问。此外，越来越多地学者认为环境雌激素可能与许多人类生殖缺陷有关，这些生殖缺陷包括人类精子数量减少、尿道下裂和隐睾。

【临床表现】　典型的尿道下裂有三个特点：①异位尿道口：尿道口可异位于从正常尿道口近端，至会阴部尿道的任何部位。部分尿道口有轻度狭窄，其远端有黏膜样浅沟。尿道口附近的尿道经常有尿道海绵体缺如呈膜状。排尿时尿线一般向后，故患儿常须蹲位排尿，尿道口位于阴茎体近端时更明显。②阴茎下弯：即阴茎向腹侧弯曲，多是轻度阴茎下弯。尿道下裂合并明显阴茎下弯者，约占 35%。阴茎下弯可能是胎儿期的正常现象，随着胎儿生长，大部分阴茎下弯自然矫正。阴茎头与阴茎体纵轴的夹角 >15° 者在成年后有性交困难。导致阴茎下弯的原因，主要是尿道口远端尿道板纤维组织增生，还有阴茎体尿道腹侧皮下各层组织缺乏及阴茎海绵体背、腹两侧不对称。③包皮的异常分布：阴茎头腹侧包皮因未能在中线融合，故呈 V 型缺损，包皮系带缺如，包皮在阴茎头背侧呈帽状堆积。

根据尿道口位置尿道下裂分为四型：Ⅰ° 阴茎头、冠状沟型；Ⅱ°：阴茎体型；Ⅲ°：阴茎阴囊型；Ⅳ°：会阴型。阴茎下弯的程度与尿道口位置并不成比例，有些开口于阴茎体远端的尿道下裂却合并重度阴茎下弯。国外一般按矫正下弯后尿道口退缩的位置来分型，一般分为前、中、后三型。按此分型，尿道口位于阴茎体远端的病例占大多数。

【伴发畸形】　尿道下裂最常见的伴发畸形为腹股沟斜疝及睾丸下降不全，各占约 9%。尿道下裂越严重，伴发畸形率也越高。

前列腺囊常伴发于重度尿道下裂，一般认为在会阴型及阴茎阴囊型尿道下裂中的发生率可高达 10%~15%。而 Devine（1980）等报道会阴型尿道下裂中的发生率可达 57%。前列腺囊可能是副中肾管（Müllerian duct）退化不全，或尿生殖窦男性化不全的遗迹，开口于前列腺部尿道的后方。正常人的精阜中央有一小凹陷称为前列腺囊。而尿道下裂合并的前列腺囊拉长、向膀胱后方延伸，形成一个大的囊腔，可能并发感染及结石，也可影响插导尿管。如并发感染，以反复附睾炎最常见。手术前感染症状少，尿道成形术后由于尿道延长，增加了尿道阻力，易伴发附睾炎。可经排尿性膀胱尿道造影检出，尿道镜检查、超声及 CT 可明确其位置。前列腺囊也可发生在无尿道下裂人群中。

胚胎期上尿路形成在尿道之前，所以临床上尿道下裂单独伴发上尿路畸形，并不多见。因此有人认为当尿道下裂患儿伴发上尿路以外的畸形时，再做上尿路造影或超声检查。少数的尿道下裂患者合并肛门直肠畸形、心血管畸形、胸壁畸形。重度尿道下裂病例常合并阴茎阴囊转位。也有合并阴茎扭转及小阴茎、重复尿道等。

【诊断及鉴别诊断】　尿道下裂的诊断一望可知。当尿道下裂合并隐睾时要注意鉴别有无性别畸形。进一步检查包括：①体检：观察患者的体形、身体发育、有无第二性征。检查生殖器时注意有无阴道，触摸双侧睾丸大小、表面及质地。②检查染色体。应用超声等辅助检查了解性腺发育情况。③尿 17- 酮、17- 羟孕酮类固醇排泄量测定等内分泌检查。④腹腔镜性腺探查及活检。如怀疑性别异常，应先行相关内分泌激素水平、靶器官功能等详细检查。

需要鉴别的性别畸形有：

1. **肾上腺性征异常（女性假两性畸形）**　该病几乎都是由肾上腺皮质增生引起。外阴检查可见阴蒂增大如尿道下裂的阴茎。尿生殖窦残留，开口前方与尿道相通，后方与子宫相通。性染色体 46XX，尿 17- 酮、17- 羟孕酮增高。

2. **真两性畸形**　外观酷似尿道下裂合并隐睾。性染色体半数为 46XX，30% 为 46XX/46XY

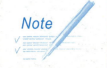
Note

嵌合体,20% 为 46XY。性腺探查可见体内兼有睾丸、卵巢两种成分的性腺。

3. 男性假两性畸形 染色体 46XY,但内外生殖器发育不正常,外生殖器外观可全似男性或女性。

4. 混合性腺发育不全 是新生儿期外生殖器异常第二种常见的病因。最常见的染色体核型为 45XO/46XY。表现为一侧性腺是正常睾丸,另一侧是原始的条索状性腺。60% 的患者在出生时表现为男性化不全、小阴茎,外生殖器对雄激素刺激较敏感。

【治疗】

1. 治疗原则 尿道下裂患者因尿道外口位置异常,不能站立排尿,成年后有勃起痛以及性生活障碍,必须手术治疗。目前多数学者主张 1 岁后即可手术治疗,部分国外学者认为 3~18 个月是最佳手术年龄。已发表的手术方法多达 300 余种,至今尚无一种满意的、被所有医师接受的术式。应追求减少手术次数,达到最好效果。无论何种手术方法,均应达到目前公认的治愈标准:①阴茎下弯矫正;②尿道口位于阴茎头正位;③阴茎外观满意;④与正常人一样站立排尿,成年后能进行正常性生活。如尿道外口可做成与正常人一样的裂隙状,外观更佳。

2. 尿道下裂手术方法的选择 尿道下裂的治疗分为阴茎下弯矫正、尿道成形两个步骤。早年主要应用分期手术,目前国内外大部分应用一期手术。对重度、合并严重阴茎下弯的尿道下裂采取分期手术仍有一定地位。

(1) 合并阴茎下弯的尿道下裂手术:首先矫正阴茎下弯,下弯矫正后缺损尿道目前主要利用带血管蒂的岛状皮瓣、游离移植物、尿道口邻近的皮肤等代尿道进行手术矫正。

1) 阴茎下弯矫正主要包括腹侧切断尿道板和背侧白膜紧缩两种方法。腹侧在横断尿道板之后,一般要分离阴茎海绵体表面、尿道口周围的纤维组织,至阴茎根部后方能完全矫正下弯。在阴茎根部扎止血带,向阴茎海绵体注入生理盐水进行人工勃起试验,仍有下弯的病例,应该用阴茎背侧白膜紧缩术矫正。

2) 尿道成形术包括:横裁包皮岛状皮瓣管状尿道成形术(Duckett 法);对尿道缺损长的重度尿道下裂,在尿道口周围做一 U 形切口,行 Duckett+Duplay 尿道成形术;应用包皮、膀胱黏膜、睾丸鞘膜、口腔颊黏膜等游离移植物代尿道,但由于游离移植物本身无血运,易挛缩,术后常因尿道狭窄,需做尿道扩张。对于部分重度尿道下裂一期矫正下弯,二期成形尿道的分期手术仍有意义。

(2) 无阴茎下弯的尿道下裂手术 尿道口位于阴茎体前端的前型尿道下裂占多数,而且少有合并阴茎下弯。手术方法包括:尿道口前移、阴茎头成形术(MAGPI)、尿道口基底血管皮瓣法(Mathieu 或 flip-flap 法)、加盖岛状皮瓣法(onlay island flap 法)、尿道板纵切卷管法(Snodgrass 或 TIP 法)等。

由于尿道下裂各型差异大,修复要求高,医师需结合患者特点及自己对各种手术的理解和经验,来选择手术方法。

3. 尿道下裂术后并发症及治疗 尿道下裂术后最常见的合并症包括:尿道瘘、尿道狭窄、尿道憩室样扩张。

(1) 尿道瘘:尿道瘘是尿道成形术后最多发的合并症。公认的发生率 15%~30%,主要原因是做尿道成形术的材料,血液供应差,局部组织缺血、坏死、感染等。一般不急于处理,待术后 6 个月以上,局部皮肤瘢痕软化,血液供应重建后再修复。

(2) 尿道狭窄:狭窄多发生在阴茎头段尿道及吻合口处。术后 3 个月之内的早期狭窄可用尿道扩张解决,若多次扩张无效需手术。可切开狭窄尿道,局部造瘘,6 个月后做尿道成形术。

(3) 尿道憩室样扩张:常见于手术形成口径过大的尿道、继发于尿道狭窄,成形尿道周围支持组织少也容易导致局部尿道扩张。对继发于尿道狭窄的小的憩室状扩张,在解除狭窄后,大部分可好转。而大的憩室状尿道扩张应先消除原因,然后裁剪憩室样扩张的尿道壁,再次成

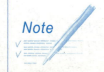

形尿道。

4. 随访与心理治疗　对于尿道下裂术后患者,应做长期随访。关注有无排尿异常。了解患者青春期后的第二性征发育、婚后性生活及生育等情况。成功的尿道下裂修复使术后阴茎外观接近正常,是消除患儿心理负担的最好方法。

【小结】

　　尿道下裂是男性外生殖器常见的先天畸形,诊断明确后应积极手术治疗。根据解剖特点选择合适的手术方法以及经验的积累是成功的关键。术后对于患儿的长期随访和心理治疗亦不可忽视。

【思考题】

1. 尿道下裂的主要临床表现有哪些?
2. 尿道下裂的治愈标准是什么?

(张潍平)

三、隐睾

隐睾(cryptorchidism)是指阴囊内无睾丸,睾丸未能按照正常发育过程从腰部腹膜后下降至阴囊内。包括睾丸缺如、睾丸横过异位及睾丸下降不全。隐睾如不治疗容易导致不育和睾丸恶变。隐睾在足月儿发病率约为4%,多数为单侧,右侧多见。

【胚胎学】　胚胎发育至第5周,尿生殖嵴内侧的腹膜上皮增生,变厚,称生殖上皮。之后尿生殖嵴内外侧之间出现一条纵沟,把原来的尿生殖嵴分为内、外两部,内侧部称生殖嵴,是生殖腺的起源。6周时,原来位于卵黄囊壁的原始生殖细胞沿中线逐渐迁移入胚胎体腔后壁中线两侧的生殖嵴内。原始生殖细胞在生殖嵴内增生、伸入,形成一些界限不清楚的上皮细胞索,称生殖细胞索。这时还不能区分是睾丸还是卵巢,统称为原始生殖腺。第6~7周,如果受精胚为XY型,因有Y染色体的存在,在SRY基因产物的诱导下,原始生殖腺的皮质退化,髓质发育成睾丸。睾丸形成之后,生精小管内的支持细胞分泌一种非激素类的产物,抑制同侧的苗勒管向输卵管、子宫,子宫颈、阴道等方向发育,称为苗勒管抑制物(MIS)。最终促使苗勒管退化。睾丸如何从腰部腹膜后的原始部移位,下降,最终定位在阴囊底部,有许多理论。目前一般认为睾丸的下降过程包括两个阶段:经腹移行阶段和经腹股沟到阴囊阶段。在第一阶段,睾丸依靠睾丸引带固定在腹股沟区预防随着胚胎的增大而上升。在第二阶段,在睾丸引带的引导下,睾丸从腹股沟区降至阴囊。该过程在出生时完成。

【病因】　由于睾丸正常下降的机制还不清楚,没有任何一种理论能够说明所有隐睾的病因。目前认为隐睾的发生与内分泌、遗传和物理机械等多因素有关。

1. 内分泌失调和遗传因素　下丘脑 - 垂体 - 睾丸轴失衡、睾丸分化异常、雄激素等缺乏或不敏感均可引起隐睾。家族性隐睾也有报道。常染色体和性染色体的异常也可引起隐睾。

2. 引起睾丸下降的物理机械因素

(1) 睾丸引带的牵引作用:胚胎7个月时,睾丸引带出现肿胀,精索肌管也延长增粗。之后,肿胀的引带开始退变收缩,睾丸即沿着引带扩张过的腹股沟管进入阴囊底部。在此过程中,如睾丸未能降至阴囊而是停留在中途,则产生不同程度的睾丸下降不全。如睾丸沿引带末端的其他分支下降至耻骨部、会阴部或对侧,则形成异位睾丸。

(2) 有人认为腹内的压力导致睾丸下降,肝、小肠和大肠的发育以及大肠内胎粪的积聚使腹

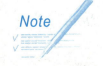
Note

内压升高,从而将睾丸推入阴囊内。腹壁缺损的婴儿隐睾发生率高,被认为是支持腹内压论的证据。最典型的例证就是梅干腹综合征(prune-belly syndrome 即腹壁肌肉发育不全、不足或缺如,伴有上尿路扩张和双侧隐睾)。

(3) 解剖障碍:隐睾并发鞘状突未闭者多见,提示鞘状突附着异常可能阻碍了睾丸的下降。此外,异常的引带残余或筋膜覆盖阴囊入口都可阻止睾丸下降。

【病理】

1. **大体病理**　未降入阴囊内的睾丸常有不同程度的发育不全,体积明显小于健侧,质地松软。少数睾丸缺如者,仅见精索血管残端。部分睾丸、附睾及输精管发育畸形,常见有附睾睾丸分离、附睾缺如等畸形。

2. **组织病理**　正常男孩出生后 60~90 天的睾酮峰波,促使生殖母细胞发育为 Ad 型精原细胞。这个过程大约在婴儿 3~6 个月时完成。隐睾患者生后 60~90 天 LH 和 FSH 潮涌受挫,胎儿型间质细胞数目减少,不能形成睾酮峰波,从而导致生殖母细胞不能转变成 Ad 型精原细胞,其组织学标志是:①1 岁以后仍持续出现生殖母细胞;②Ad 型精原细胞减少。可见,隐睾的组织学检查主要表现为生殖细胞发育的障碍。其次是间质细胞数量的减少,但即使是双侧隐睾,仍有适量的雄激素产生,可维持男性第二性征的发育,也很少影响成年后的性行为。隐睾的生精小管平均直径较正常者小,生精小管周围胶原组织增生。

隐睾组织学改变的程度,也和隐睾所处的位置有关。位置越高,病理损害越严重;越接近阴囊部位,病理损害就越轻微。隐睾的病理改变也随着年龄的增长而逐渐加重。成人的隐睾,其生精小管退行性变,几乎看不到正常精子。

【临床表现】　隐睾可发生于单侧或双侧,单侧明显多于双侧。单侧隐睾中,右侧的发生率略高于左侧。

隐睾侧阴囊扁平,双侧者阴囊发育较差。触诊时阴囊空虚无睾丸。经仔细检查,约 80% 隐睾可在体表触及,最多位于腹股沟部。睾丸体积较对侧略小,不能推入阴囊。挤压睾丸,患者有胀痛感。如果能将触及的睾丸逐渐推入阴囊内,松手之后,睾丸又缩回腹股沟部,称为滑动睾丸(gliding testis),仍应属于隐睾。如松手之后睾丸能在阴囊内停留,则非隐睾,称为回缩性睾丸(retractile testis)。约 20% 的隐睾在触诊时难以触及,但这并不意味着患侧没有睾丸。触不到的隐睾在手术探查中,约 80% 以上可在腹股沟管或内环附近被发现,而其余不足 20%,虽经广泛探查,仍然找不到睾丸。如果一侧找不到睾丸,称为单睾症(monorchism)或单侧睾丸缺如,发生率约占隐睾的 3%~5%。如双侧隐睾经探查均未能发现睾丸,称无睾畸形(anorchism),约 20 000 个男性中有 1 例。

隐睾由于生精细胞发育受到障碍。最直接的后果,就是对生育能力的影响。单侧隐睾成年后,生育能力会受到某种程度的影响,如为双侧,则有严重障碍。

【隐睾的并发症】

1. **鞘状突管未闭**　当隐睾伴有鞘状突管未闭时,若肠管疝入,发生嵌顿者并不少见,而且容易引起肠坏死,也可能压迫精索血管,使睾丸进一步萎缩,严重者导致睾丸梗死。

2. **隐睾扭转**　未降睾丸发生扭转的几率较阴囊内睾丸高 20 倍。隐睾扭转一般表现为患侧腹股沟部疼痛性肿块。颇似腹股沟疝嵌顿,但无明显胃肠道病状。右侧腹内隐睾扭转,其症状和体征颇似急性阑尾炎,在小儿急腹症中,应予鉴别;如阴囊内有正常睾丸即可除外该侧隐睾扭转。

3. **睾丸损伤**　由于隐睾处在腹股沟管内或耻骨结节附近,比较表浅,固定。不如正常睾丸位于阴囊内受到阴囊的缓冲保护,容易受到外力的直接损伤。

4. **隐睾恶变**　隐睾恶变成睾丸肿瘤,比正常位置睾丸高 18~40 倍。高位隐睾,特别是腹内隐睾,其恶变发生率比低位隐睾高 6 倍。隐睾恶变年龄多在 30 岁之后。

【诊断】　隐睾的诊断并不难。根据临床表现和体格检查基本可以确诊。但应注意阴囊内

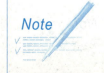

触及不到睾丸者并非就是隐睾,特别要注意除外回缩睾丸。回缩睾丸多发生在提睾肌反射比较活跃的 5~6 岁小儿。检查前应消除小儿的紧张情绪,避免寒冷刺激引起提睾肌收缩而使睾丸回缩。在反复多次或多位医师共同检查,患侧仍不能触及睾丸者,还应检查股部、耻骨联合部、会阴部,以除外异位睾丸。对于不能触及的隐睾,术前可通过一些特殊检查,无损伤性检查,如超声检查确定睾丸的位置。近年来腹腔镜用于不能触及隐睾的术前检查,取得比较满意的效果。一般有三种发现:精索末端无睾丸;正常精索进入腹股沟内环;腹腔内睾丸。

【治疗】 隐睾一经诊断,就应适时进行治疗。目前认为,应从新生儿开始对隐睾进行监护,如果发现新生儿阴囊内无睾丸,即应考虑隐睾,应进行专科随访。生后 6 个月,如睾丸仍未下降,则自行下降的机会已经很少,不可再盲目等待。1 岁以内患儿可试行激素治疗,激素治疗无效和超过 1 岁者应行睾丸固定术。

隐睾的治疗可分激素治疗和手术治疗。

1. 激素治疗 激素治疗之前,应反复检查并采取一定的措施以除外回缩睾丸。治疗时机应在生后 6~10 个月之间。

(1) LHRH(促黄体生成素释放激素)或称 GNRH(促性腺激素释放激素):适用于垂体分泌 GNRH 不正常,表现为 LH 基础值降低。给予 GNRH 以提高 LH 值。目前大都在欧洲使用,国内应用极少。

(2) hCG(促性腺激素):刺激 Leydig 细胞以增高血浆睾酮浓度而促进睾丸下降。hCG 目前被临床广泛应用。剂量:5 岁前 1000~1500IU/(m^2·次),隔天 1 次,共 9 次;5 岁后 1500IU/(m^2·次),隔天 1 次,共 9 次。

(3) LHRH+hCG:据报道,如果在 LHRH 治疗后再加用 hCG,每周一次,每次 1500IU 连续 3 周,睾丸的下降率会有明显增加。

2. 手术治疗 对激素治疗无效者,应在 1 岁之后、2 岁之前进行手术治疗。

(1) 睾丸固定术:下腹横切口,切开腹外斜肌腱膜,大部分隐睾位于外环口附近。分离、结扎鞘状突管(或疝囊),在腹膜后游离睾丸和精索使睾丸无张力降至阴囊内。部分高位隐睾需要游离精索至肾脏下极,大多数睾丸均可无张力地牵至阴囊底部。将睾丸纳入阴囊皮肤肉膜层与精索外筋膜之间腔隙。有些术前不能触及的隐睾,在手术探查中,腹股沟管内未能找到睾丸。如发现有精索血管盲端,则提示该侧没有睾丸,不必再作广泛的探查;如果只发现输精管盲端或附睾,应考虑输精管或附睾可能与睾丸完全分离,必须继续在腹膜后探查,直至睾丸原始发育的部位。

(2) 分期睾丸固定术:第一次手术时不能将睾丸固定在阴囊内,暂时将睾丸固定在腹股沟皮下环附近者;或第一次手术虽将睾丸固定在阴囊内,但而后睾丸又缩回到腹股沟部者,都应考虑再次手术,将睾丸固定在阴囊内。第二次手术应在第一次手术后 6~12 个月进行。

(3) Fowler-Stephens(F-S)手术:即精索动静脉切断术,或称长祥输精管法。多应用于腹腔内高位隐睾、精索血管短、输精管长、睾丸引带血运好的病例。现多为分期 F-S 手术:在第一期手术时,只是尽可能地高位切断精索血管,而不试图对精索作任何游离。待 6 个月之后,二期手术游离精索,切断血管并完成睾丸固定术。对于高位隐睾,睾丸下降固定困难,又不适合做分期 Fowler-Stephens 手术者,可以只把睾丸固定于皮下,以免睾丸萎缩。

(4) 腹腔镜在隐睾的诊断和治疗的应用:腹腔镜检查作为不能触及睾丸的定位方法始于 1976 年 Cortesi 等。对于不能触及的隐睾,手术前先行腹腔镜检查,可以迅速明辨隐睾的位置,从而缩短手术探查的时间。如在腹内见有精索血管盲端,则提示该侧睾丸缺如,从而避免了盲目的手术探查。目前腹腔镜除了高位隐睾探查,也广泛应用于腹股沟型隐睾的睾丸固定手术,取得满意效果,手术原则与开放手术相同。

(5) 睾丸自体移植:如睾丸不能被无张力地置入阴囊,主要是精索内动脉过短。因此,精索

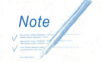

动静脉切断并分别与腹壁下动静脉进行吻合,使睾丸无张力地固定在阴囊内。前提是睾丸发育好,精索血管条件满意,但应用范围小。

(6)睾丸切除术:对于腹内高位隐睾经充分游离精索后,仍然不能完成一期睾丸固定,而没有条件进行其他手术方法,而且该侧睾丸发育极差,并无保留的实际意义,特别是青春期后隐睾,其对侧睾丸正常发育、位于阴囊内者,在和家长沟通后可行睾丸切除。选择手术一定慎重。

【小结】

隐睾即阴囊内未触及睾丸,包括睾丸缺如、睾丸横过异位及睾丸下降不全。1岁之内可试行激素治疗,超过1岁或激素治疗无效者应手术。

【思考题】

1. 隐睾的临床症状有哪些?
2. 睾丸下降不全的手术方法主要有哪些?

(张潍平)

四、包茎

包茎(phimosis)指包皮口狭小,使包皮不能外翻显露阴茎头。分先天性及后天性包茎两种。

【病理生理】　先天性包茎即生理性包茎,可见于每一个正常新生儿及婴幼儿。小儿出生时包皮与阴茎头之间粘连,数月后粘连逐渐吸引,包皮与阴茎头分离。至3~4岁时,由于阴茎及阴茎头生长,包皮可自行向上退缩,外翻包皮可显露阴茎头。包皮过长是小儿的正常现象,并非病理性。小儿11~15岁时,有2/3的包皮可完全上翻。16~17岁时,仅不足5%有包茎。如包皮口非常细小,使包皮不能退缩,妨碍阴茎头甚至整个阴茎的发育,也可导致排尿困难。有包茎的小儿,由于分泌物积留于包皮下,经常刺激黏膜,可造成阴茎头包皮炎。

后天性包茎多继发于阴茎头包皮炎及包皮、阴茎头的损伤,发生率约0.8%~1.5%。急性阴茎头包皮炎,反复感染,包皮口逐渐有瘢痕而失去弹性,包皮口有瘢痕性挛缩形成,包皮不能向上退缩,并常伴有尿道口狭窄。这种包茎不会自愈。

【临床症状】　包皮口狭小者有排尿困难、尿线细、包皮膨起。长期排尿困难可引起脱肛等并发症。尿潴留于包皮囊内经常刺激包皮及阴茎头,促使其产生分泌物及表皮脱落,形成过多的包皮垢。严重者可引起包皮和阴茎头溃疡或结石形成。有的包皮垢如黄豆大小,堆积于冠状沟处,隔着包皮可见略呈白色的小肿块,常被家长误认为肿瘤而就诊。由于包皮垢积留于包皮下,可诱发阴茎头包皮炎。急性发炎时,阴茎头及包皮潮湿红肿,可产生脓性分泌物。

【治疗】　对于婴幼儿期的先天性包茎,如果无排尿困难、包皮感染等症状,大多数不必治疗。对于有症状者可先将包皮反复试行上翻,以便扩大包皮口。当阴茎头露出后,清洁包皮垢,涂抗生素药膏或液状石蜡使其润滑,然后将包皮复原,否则会造成嵌顿包茎。大部分小儿经此种方法治疗,随年龄增长,均可治愈,只有少数需做包皮环切术。

后天性包茎患者由于其包皮口呈纤维狭窄环,需做包皮环切术。

对包皮环切术的适应证说法不一,有些国家及地区因宗教或民族习惯,生后常规做包皮环切。有人认为包皮环切可减少阴茎癌与宫颈癌的发病率。但有资料说明,常规做包皮环切的国家,与包皮环切术不普及而生活水平高的国家,这两种癌的发病率均很低,无显著差异。说明只要养成注意卫生习惯,可以避免阴茎癌。当然,包皮环切术也有优点,即可以降低泌尿系感染尤其是包皮感染、阴茎头炎。但是包皮环切术毕竟是个手术,与其带来的手术风险相比,对手术的

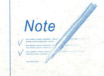

优点仍有争论。

包皮环切术的适应证为：①包皮口有纤维性狭窄环；②反复发作阴茎头包皮炎。这两者为绝对适应证。对于 5 岁以后包皮口狭窄，包皮不能退缩而显露阴茎头者，需要根据患者具体情况及家长要求掌握。对于阴茎头包皮炎患儿，在急性期应用抗生素控制炎症，局部每天用温水或 4% 硼酸水浸泡数次。待炎症消退后，先试行手法分离包皮，局部清洁治疗，无效时考虑做包皮环切术。炎症难以控制时，应做包皮背侧切开以利引流。

【嵌顿包茎】　嵌顿包茎是指当包皮被翻至阴头上方后，如未及时复位，包皮环将阻塞静脉及淋巴循环而引起水肿，致使包皮不能复位，造成嵌顿包茎。包皮发生水肿后，包皮狭窄环越来越紧，以致循环阻塞及水肿更加严重，阴茎头呈暗紫色肿大，患儿疼痛剧烈，可有排尿困难。时间过长，嵌顿包皮及阴茎头可发生环死、脱落。嵌顿包茎应尽早就诊，大部分患儿可手法复位。手法复位方法有两种：①在阴茎冠状沟处涂液状石蜡后，紧握阴茎头并逐渐加压，用两个拇指压挤阴茎头，两手的示指和中指把包皮退下来，使之复位。②左手握住阴茎体，右手拇指压迫阴茎头，左手把包皮从阴茎体上退下来，同时右手指把阴茎头推入包皮囊中。有时可加用粗针头多处穿刺包皮，挤出水液，也有助于复位。复位后应择期做包皮环切手术。若手法复位失败，应做包皮背侧切开术，待组织水肿消散后，做包皮环切术。如嵌包皮已破溃或情况允许，可急诊做包皮环切术。

【小结】

　　包茎分为先天性以及后天性两种。包皮口狭窄的包茎可以导致包皮垢、感染、排尿困难。包皮环切手术的绝对适应证是后天性包茎以及反复感染、排尿困难的包茎。

【思考题】

1. 包茎的种类。
2. 包皮环切手术指征是什么？

（张潍平）

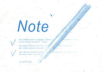

第十五章　血液系统与肿瘤性疾病

第一节　造血器官的发育和血象特点

一、造血器官的发育

(一)胎儿期造血

根据造血组织发育和造血部位发生的先后,可将此期分为三个不同的阶段(图 15-1)。

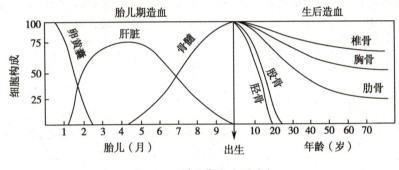

图 15-1　胎儿期和生后造血

1. **中胚叶造血期**　在胚胎的第 3 周,开始出现卵黄囊造血,之后在中胚叶组织中出现广泛的原始造血成分,其中主要是原始的有核红细胞。在胚胎的第 6 周后,中胚叶造血开始减退。

2. **肝脾造血期**　在胚胎的第 6~8 周时,肝脏开始出现造血组织,并成为胎儿中期的主要造血部位。在胎儿期的第 4~5 个月时达高峰,至 6 个月后,肝造血逐渐减退。肝造血主要产生有核红细胞,也可产生少量粒细胞和巨核细胞。

约于胚胎的第 8 周,脾脏开始造血,并以生成红细胞占优势,稍后粒系造血也活跃起来,至 12 周时出现淋巴细胞和单核细胞。胎儿的第 5 个月之后,脾脏造红细胞和粒细胞的功能逐渐减退,至出生时成为终生造血淋巴器官。

胸腺是中枢淋巴器官,第 6~7 周的人胚胎已出现胸腺,并开始生成淋巴细胞。来源于卵黄囊、肝脏或骨髓的淋巴干细胞,在胸腺中经包括胸腺素在内的微环境诱导分化,成为具有细胞免疫功能的前 T 细胞和成熟的 T 淋巴细胞,并迁移至周围淋巴组织内,在相应的微环境中分化为不同的亚群,这种功能可维持终生。

胚胎的第 11 周,淋巴结开始生成淋巴细胞,从此,淋巴结成为终生造淋巴细胞和浆细胞的器官。

3. **骨髓造血期**　胚胎的第 6 周开始出现骨髓,但直到胎儿的第 4 个月时骨髓才开始造血活动,并迅速成为主要的造血器官,其中粒、红、巨核细胞增生都很活跃,是胎儿后期 3 个月的主要造血器官,并且在出生后的第 2~5 周后成为唯一的造血场所。

(二)生后造血

1. **骨髓造血**　出生后主要是骨髓造血。婴幼儿期所有骨髓均为红骨髓,全部参与造血,以

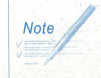

Note

满足生长发育的需要。因此,出生后第一年常选择胫骨为骨穿部位。5~7岁开始,脂肪组织(黄髓)逐渐代替长骨中的造血组织,因此到了年长儿和成人期,红骨髓仅限于肋骨、胸骨、脊椎、骨盆、颅骨、锁骨和肩胛骨,但黄髓仍有潜在的造血功能,所以当需要增加造血时,它可转变为红髓而恢复造血功能。小儿在出生后头几年缺少黄髓,故造血代偿潜力小,如果需要增加造血,就会出现髓外造血(图 15-1)。

2. 骨髓外造血   在正常情况下,骨髓外造血极少。出生后(尤其是在婴儿期),当发生感染性贫血或溶血性贫血等需要增加造血时,肝、脾和淋巴结可随时适应需要,恢复到胎儿时的造血状态,从而出现肝、脾、淋巴结肿大。同时,外周血中可出现有核红细胞或(和)幼稚中性粒细胞。这是小儿造血器官的一种特殊反应,称为"髓外造血(extramedullary hematopoiesis)",感染及贫血纠正后可恢复正常。

(三)造血细胞的发育和调节

胎儿时期不仅造血的解剖部位随时间发生变化,而且其中所产生的造血细胞也有显著的不同。目前,虽然相关的调节机制还不十分确切,但有一点是肯定的,即所有的造血组织都起源于多能造血干细胞(pluripotent stem cells)。多能造血干细胞是指具有自我更新和复制成熟为所有血细胞系的细胞。多能造血干细胞进一步分化为祖细胞(progenitor cells)和定向干细胞,后者在造血生长因子的作用下经过原始、早幼、中幼、晚幼各阶段,发育增殖成熟为各系血细胞(图 15-2)。

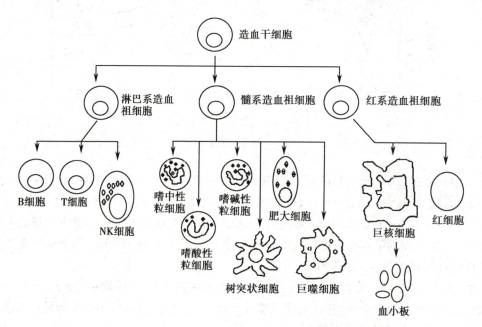

图 15-2   造血细胞发育

红系造血受到由巨噬细胞、淋巴细胞和基质细胞所产生的生长因子的控制。其中以红细胞生成素(erythropoietin,EPO)最为重要。EPO 与幼稚红细胞表面的受体结合,刺激幼稚红细胞分化、成熟,使其由红系祖细胞或前体细胞 BFU-E 分化成熟为红细胞。EPO 基因表达的调节涉及一个氧敏感机制,缺氧和贫血都将通过刺激 EPO mRNA 转录而刺激红系造血增加。胎儿肝脏在胎儿早期和中期通过单核细胞和巨噬细胞产生 EPO。在胎儿后期和出生后 1 周内,EPO 的产生部位从肝脏转移到肾脏。EPO 不能通过胎盘,因此母亲 EPO 的产生并不影响胎儿红细胞的生成。

粒细胞集落刺激因子(G-CSF)的主要生理作用之一就是调节和促进粒细胞的产生。胎儿早期和中期粒细胞缺少,但是在其肝脏、骨髓和血液中含有较丰富的粒细胞-巨噬细胞集落形成单位(CFU-GM),因此,胎儿中期粒细胞缺乏被认为是 G-CSF 合成较少导致。早产儿可能会因为缺少粒细胞而具较高的细菌感染风险。

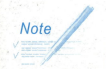
Note

巨核细胞是由其定向干细胞-巨核细胞集落形成单位(CFU-Meg)分化成熟而形成的。原始的巨核细胞在成熟和生成血小板的过程中,受到以血小板生成素(thrombopoietin,TPO)为主的细胞因子的调节。TPO在诱导巨核细胞的增殖、促进巨核细胞成熟和增加血小板数量方面都起到重要作用。

二、小儿血象及其特点

胎儿和儿童的造血处于动态变化中,出生后的血细胞数量和成分随年龄变化而有所不同。

(一)红细胞数和血红蛋白量

红细胞生成需要持续地供给氨基酸、铁、某些维生素和微量元素,并受EPO的调节。

由于胎儿在宫内处于相对缺氧状态,EPO合成水平高,故红细胞数和血红蛋白量较高,出生时红细胞数约 $5.0×10^{12}$/L~$7.0×10^{12}$/L,血红蛋白量约150~220g/L。未成熟儿与足月儿基本相等,少数可稍低。生后6~12小时,因进食少和不显性失水,红细胞数和血红蛋白量常比出生时稍高。出生1周后,红细胞数量和血红蛋白量逐渐降低,至2~3个月时红细胞数降至 $3.0×10^{12}$/L、血红蛋白降至100g/L左右,这种现象被称为"生理性贫血(physiologic anemia of infancy)"。出生后,随着自主呼吸的建立,血氧含量增加,EPO合成减少,导致骨髓造血功能暂时性下降,网织红细胞减少,红细胞生成减少,这是生理性贫血发生的主要原因;另外胎儿红细胞寿命较短,在此期破坏较多(生理性溶血),同时婴儿生长发育迅速,循环血容量迅速增加;因此,红细胞合成减少、破坏增加导致生理性贫血的产生。早产儿生理性贫血发生更早更明显。生理性贫血一般没有临床症状,其经过呈自限性。3个月后,红细胞数和血红蛋白量随着EPO的合成增加而恢复,缓慢增加,约于12岁时达成人水平。

网织红细胞数在初生3天内约为0.04~0.06,于生后第7天迅速下降至0.02以下,并维持在较低水平,约0.003,以后随生理性贫血的纠正而上升,婴儿期以后达成人水平(0.005~0.015)。此外,初生时外周血中可见到少量有核红细胞,足月儿平均3~10个/100个白细胞,早产儿可以高达10~20个/100个白细胞,生后1周内消失。

(二)血红蛋白种类

血红蛋白除上述量的变化外还有质的改变。人类从胚胎、胎儿、儿童到成人的红细胞内,正常情况下可以检测到6种不同的血红蛋白分子:胚胎期的血红蛋白Gowerl、Gower2和Portland;胎儿期胎儿血红蛋白HbF($α_2γ_2$);成人血红蛋白HbA($α_2β_2$)和HbA$_2$($α_2δ_2$)。

胚胎期血红蛋白在胚胎12周时消失,为HbF所代替。胎儿6个月时HbF占0.90,而HbA仅占0.05~0.10;以后HbA合成逐渐增加,至出生时HbF占0.70,HbA约占0.30,HbA$_2$<0.01。出生后,HbF合成迅速下降,1岁时HbF不超过0.05,至2岁时不超过0.02;同时,HbA合成增加,6~12月后达到成人水平。成人HbA约占0.95,HbA$_2$占0.02~0.03,HbF不超过0.02。胎儿血红蛋白所具有的抗碱变性的特征使其成为检测HbF的基础。

(三)白细胞数与分类

初生时白细胞数 $15×10^9$/L~$20×10^9$/L,生后6~12小时达 $21×10^9$/L~$28×10^9$/L,然后逐渐下降,1周左右达 $12×10^9$/L,婴儿期白细胞数维持在 $10×10^9$/L左右,8岁以后接近成人水平。白细胞数受哭闹、进食、肌肉紧张、疼痛及缺氧等多种因素影响。

白细胞分类中粒细胞与淋巴细胞的百分比变化较大。出生时中性粒细胞约占0.62,淋巴细胞约占0.30,生后4~6天时两者比例大致相等;之后淋巴细胞比例上升,约占0.60,中性粒细胞约占0.35,至4~6岁时两者比例大致相等。此后中性粒细胞增加,淋巴细胞减少,逐渐达到成人比例,粒细胞约占0.65。此外,初生儿外周血中也可出现少量幼稚中性粒细胞,但在数天内即可消失。

(四)血小板数

新生儿期血小板数量波动比较大,6个月后与成人相似,约为 $150×10^9$/L~$350×10^9$/L;我国常

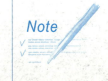

定义低于 $100×10^9$/L 为血小板减少。

(五) 血容量

小儿血容量相对较成人多,新生儿血容量约占体重的 10%,平均 300ml;儿童约占体重的 8%~10%;成人血容量约占体重的 6%~8%。

【小结】

1. 造血器官发育分胎儿期造血和出生后骨髓造血。胎儿期造血包括中胚叶造血、肝脾造血和骨髓造血三个阶段,这三个阶段不是截然分开的,而是交替发生,此消彼长。出生后主要是骨髓造血,婴幼儿时期骨髓中富含具有造血活性的造血组织(红骨髓),5~7 岁开始,脂肪组织(黄髓)逐渐代替长骨中的造血组织。在病理情况下,如感染、溶血性贫血等,肝、脾和淋巴结可应需要恢复到胎儿时期造血状态,出现髓外造血。

2. 所有的造血组织都起源于多能造血干细胞。造血生长因子:红细胞生成素(EPO)、粒细胞集落刺激因子(G-CSF)和血小板生成素(TPO)在造血调节中发挥重要作用。

3. 胎儿和儿童的造血处于动态变化中,出生后的血细胞数量和成分随年龄变化而有所不同。出生后生理性贫血的发生与 EPO 合成水平的变化密切相关。胎儿期之后血红蛋白组分构成(胎儿血红蛋白 HbF、成人血红蛋白 HbA 和 HbA$_2$)动态变化,在 2 岁后达到一个稳定状态,因此如果血红蛋白结构及组分发生改变常提示血红蛋白病或异常造血活动。

4. 出生后外周血白细胞数量及构成动态变化。4~6 天到 4~6 岁之间的时期,淋巴细胞占优势。白细胞数也受到很多因素的影响而变化,如哭闹、进食、肌肉紧张、疼痛及缺氧等。

【思考题】

1. 主要造血生长因子在造血发育中的调节作用。
2. 为什么婴幼儿较成人容易出现骨髓外造血?
3. 如何根据年龄选择骨髓穿刺部位?
4. 生理性贫血及其产生的原因。
5. 出生前后 HbF、HbA、HbA$_2$ 的变化特点。

(于   洁)

第二节   小 儿 贫 血

一、概述

贫血(anemia)是指外周血中单位容积内的红细胞数、血红蛋白量或血细胞比容低于正常值。婴儿和儿童的红细胞数和血红蛋白量随年龄不同而有变化,因此贫血的诊断必须参考不同年龄的正常值。根据世界卫生组织的资料,血红蛋白的正常低限值在 6 个月 ~6 岁者为 110g/L,6~14 岁为 120g/L,海拔每升高 1000m,血红蛋白上升 4%,低于此值者为贫血。6 个月以下的婴儿由于生理性贫血等因素,血红蛋白值变化较大,目前尚无统一标准。我国小儿血液学组(1989 年)暂定:血红蛋白在新生儿期 <145g/L,1~4 个月时 <90g/L,4~6 个月时 <100g/L 者为贫血。

【贫血的分类】

1. **程度分类**   根据外周血血红蛋白含量或红细胞数可分为四度:①轻度贫血:血红蛋白从正常值下限 ~90g/L;②中度贫血:60g/L≤血红蛋白 <90g/L;③重度贫血:30g/L≤血红蛋白 <60g/L;

④极重度贫血:血红蛋白<30g/L。新生儿:血红蛋白144~120g/L者为轻度,90g/L≤血红蛋白<120g/L者为中度,60g/L≤血红蛋白<90g/L者为重度,血红蛋白<60g/L者为极重度。

2. 病因分类 根据造成贫血的原因将其分为红细胞或血红蛋白生成不足、溶血性和失血性三类。

(1)红细胞和血红蛋白生成不足:

1)造血物质缺乏:如缺铁性贫血(铁缺乏)、巨幼细胞贫血(维生素B_{12}、叶酸缺乏)、维生素B_6缺乏性贫血、铜缺乏、维生素C缺乏、蛋白质缺乏等。

2)骨髓造血功能障碍:如再生障碍性贫血、单纯红细胞再生障碍性贫血。

3)感染性疾病和慢性肾衰竭所致贫血。

4)骨髓浸润所伴发的贫血:如白血病、淋巴瘤、神经母细胞瘤、脂质代谢病、骨硬化症等。

(2)溶血性贫血:可由红细胞内在异常或红细胞外在因素引起。

1)红细胞内在异常:①红细胞膜结构缺陷:如遗传性球形红细胞增多症、遗传性椭圆形红细胞增多症、棘状红细胞增多、阵发性睡眠性血红蛋白尿等;②红细胞酶缺乏:如葡萄糖-6-磷酸脱氢酶(G-6-PD)缺乏、丙酮酸激酶(PK)缺乏症等;③血红蛋白合成或结构异常:如地中海贫血、血红蛋白病等。

2)红细胞外在因素:①免疫因素:体内存在破坏红细胞的抗体,如新生儿溶血症、自身免疫性溶血性贫血、药物所致的免疫性溶血性贫血等;②非免疫因素:如感染、物理化学因素、毒素、脾功能亢进、弥散性血管内凝血等。

(3)失血性贫血:

1)急性失血:如外伤后所致失血;各种原因所致的急性消化道出血;急性颅内出血等,导致失血性贫血。

2)慢性失血:①肠道畸形;②钩虫病;③特发性肺含铁血黄素沉着症;④鲜牛乳过敏等。

3. 形态分类 这种分类的基础是根据检测红细胞数和红细胞体积、血红蛋白量和血细胞比容计算红细胞平均容积(MCV)、红细胞平均血红蛋白(MCH)和红细胞平均血红蛋白浓度(MCHC)的结果而将贫血分为四类(表15-1)。

表 15-1 贫血的细胞形态分类

	MCV(fl)	MCH(pg)	MCHC(%)
正常值	80~94	28~32	32~38
大细胞性	>94	>32	32~38
正细胞性	80~94	28~32	32~38
单纯小细胞性	<80	<28	32~38
小细胞低色素性	<80	<28	<32

【临床表现】 贫血的临床表现与其病因、程度、发生急慢及年龄等因素有关。一般而言,急性贫血,虽然贫血程度轻,也可引起严重症状甚至休克;而慢性贫血,早期由于机体各器官的代偿功能较好,可无症状或症状较轻,当代偿不全时才逐渐出现症状。红细胞及其血红蛋白的主要功能是携带和运输氧气,当血红蛋白低于70~80g/L时,临床上就会出现明显的由组织与器官缺氧而产生的一系列症状。

1. 一般表现 皮肤、黏膜苍白为重要表现和发现贫血的线索。贫血时皮肤(面、耳轮、手掌等)、黏膜(睑结膜、口腔黏膜)及甲床呈不同程度苍白色;慢性溶血和巨幼细胞贫血时,皮肤呈苍黄或蜡黄;伴有黄疸、青紫或其他皮肤色素改变时可掩盖贫血的表现。此外,病程较长的患儿还常有疲倦、毛发干枯、营养低下、体格发育迟缓等症状。

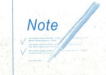
Note

2. 造血器官反应　婴儿期当造血需要增加时,骨髓代偿能力不足而出现骨髓外造血。因此,除再生障碍性贫血外,婴幼儿重症贫血常伴随肝脾和淋巴结肿大,外周血中可出现有核红细胞、幼稚粒细胞。

3. 各系统症状

(1) 循环和呼吸系统:贫血时可出现呼吸加速、心率加快、脉搏加强、动脉压增高,有时可见毛细血管搏动。在重度贫血代偿功能失调时,则出现心脏扩大,心前区收缩期杂音,甚至发生充血性心力衰竭。

(2) 消化系统:胃肠蠕动及消化酶分泌功能均受影响,出现食欲减退、恶心、腹胀或便秘等。偶有舌炎、舌乳头萎缩等。

(3) 神经系统:常表现精神不振,嗜睡,烦躁不安,注意力不集中,情绪易激动,神经精神发育缓慢、智力减退等。年长儿可有头痛、昏眩、眼前有黑点或耳鸣等。

【诊断要点】　对于任何贫血患儿,必须寻找出其贫血的原因,才能进行合理和有效的治疗。因此,详细询问病史、全面的体格检查和必要的实验室检查是贫血病因诊断的重要依据。

1. 病史　询问病史时注意下列各项:

(1) 发病年龄:可提供诊断线索。对出生后即有严重贫血者要考虑产前或产时失血;生后48小时内出现贫血伴有黄疸者,以新生儿溶血症可能性大;婴儿期发病者多考虑营养缺乏性贫血、遗传性溶血性贫血;儿童期发病者多考虑慢性失血性贫血、再生障碍性贫血、其他造血系统疾病以及全身性疾病引起的贫血。

(2) 病程经过和伴随症状:起病快、病程短者,提示急性溶血或急性失血;起病缓慢者,提示营养性贫血、慢性失血、慢性溶血等。如伴有黄疸和血红蛋白尿提示溶血;伴有呕血、便血、血尿、瘀斑等提示出血性疾病;伴有神经和精神症状如嗜睡、震颤等提示维生素 B_{12} 缺乏;伴有骨病提示骨髓浸润性病变,肿瘤性疾病多伴有发热、肝脾及淋巴结肿大。

(3) 喂养史:详细了解婴幼儿的喂养方法及饮食的质量,对诊断和病因分析有重要意义。单纯乳类喂养未及时添加辅食的婴儿,易患营养性缺铁性贫血或巨幼细胞性贫血;幼儿及年长儿饮食质量差或搭配不合理者,也可能导致缺铁性贫血发生。

(4) 过去史:询问有无寄生虫病特别是钩虫病史;询问其他系统疾病,包括消化系统疾病、慢性肾病、严重结核、慢性炎症性疾病如类风湿病等可引起贫血的有关疾病。此外,还要询问是否服用对造血系统有不良影响的药物如氯霉素、磺胺等。

(5) 家族史:与遗传有关的贫血,如遗传性球形红细胞增多症、G-6-PD 缺乏症、地中海贫血等,家族中常有类似患者。

2. 体格检查　应注意下列各项:

(1) 生长发育:慢性贫血往往有生长发育障碍,如维生素 B_{12} 缺乏所致的巨幼细胞贫血常伴有生长发育落后甚至倒退;某些遗传性溶血性贫血,特别是重型 β 地中海贫血,除发育障碍外,还表现有特殊面貌,如颧、额突出,眼距宽,鼻梁低,下颌骨较大等。

(2) 营养状况:营养不良常伴有慢性贫血。

(3) 皮肤、黏膜:皮肤和黏膜苍白的程度一般与贫血程度成正比。小儿因自主神经功能不稳定,故面颊的潮红与苍白有时不一定能正确反映有无贫血,观察甲床、结合膜及唇黏膜的颜色更加可靠。长期慢性贫血者皮肤呈苍黄,甚至呈古铜色;反复输血者皮肤常有色素沉着。如贫血伴有皮肤、黏膜出血点或瘀斑,要注意排除出血性疾病和白血病。伴有黄疸时提示溶血性贫血。

(4) 指甲和毛发:缺铁性贫血的患儿指甲菲薄、脆弱,严重者扁平甚至呈匙形反甲。巨幼细胞性贫血患儿头发淡黄、干稀、无光泽,有时呈绒毛状。

(5) 肝脾和淋巴结肿大:这是婴幼儿贫血常见的体征。肝脾轻度肿大多提示髓外造血;如肝脾明显肿大且以脾大为主者,多提示遗传性溶血性贫血。贫血伴有明显淋巴结肿大者,应考虑

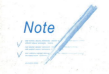
Note

造血系统恶性病变,如白血病、恶性淋巴瘤等。

3. 实验室检查　血液检查是贫血的诊断和鉴别诊断不可缺少的措施,临床上应由简到繁进行。一般根据病史、体征和初步的实验室检查资料,通过综合分析,对大多数贫血可作出初步判断或诊断;对一些病情复杂暂时不能明确诊断者,亦可根据初步线索进一步选择必要的检查。

(1) 外周血象:是一项简单而又重要的检查方法。根据红细胞和血红蛋白量可判断有无贫血及其程度,并可根据形态分类协助病因分析。仔细观察血涂片中红细胞大小、形态及染色情况,对贫血的诊断有较大启示。白细胞和血小板计数以及观察血涂片中白细胞和血小板的形态和数量的改变,对判断贫血的原因也有帮助,如发现外周血有幼稚细胞,常提示急性白血病。同时要注意输血对形态学观察的影响。

网织红细胞计数可反映骨髓造红细胞的功能。增多提示骨髓造血功能活跃,可见于急慢性溶血或失血性贫血;减少提示造血功能低下,可见于再生障碍性贫血、营养性贫血等。此外,在治疗过程中定期检查网织红细胞计数,有助于判断疗效,如缺铁性贫血经合理的治疗后,网织红细胞在1周左右即开始增加。

(2) 骨髓检查:骨髓穿刺涂片检查可直接了解骨髓造血细胞生成的质和量的变化,对某些贫血的诊断具有决定性意义,如白血病、再生障碍性贫血、营养性巨幼细胞贫血等。骨髓活检对骨髓增生异常综合征、再生障碍性贫血、白血病及转移瘤等骨髓病变具有重要诊断价值。

(3) 血红蛋白分析检查:如血红蛋白碱变性试验、血红蛋白电泳、包涵体生成试验等,对地中海贫血和异常血红蛋白病的诊断有重要意义。

(4) 红细胞渗透脆性试验:红细胞渗透脆性增高见于遗传性球形红细胞增多症;红细胞渗透脆性减低则见于地中海贫血等。

(5) 抗人球蛋白试验(Coombs test):直接抗人球蛋白试验阳性对于诊断自身免疫性溶血性贫血有重要价值。

(6) 其他特殊检查:红细胞酶活性测定对先天性红细胞酶缺陷所致的溶血性贫血有诊断意义,如G-6-PD酶活性检测;血清铁、铁蛋白、红细胞游离原卟啉等检查可以分析体内铁代谢情况,协助诊断缺铁性贫血;基因分析方法对遗传性溶血性贫血不但有诊断意义,还有产前诊断和遗传咨询的价值。

【治疗原则】

1. 去除病因和(或)诱因　这是治疗贫血的关键。有些贫血在病因去除后,很快可以治愈。对于有明确诱因的贫血要尽量避免诱因。对一些贫血原因暂时未明的,应积极寻找病因,予以去除。

2. 一般治疗　加强护理,预防感染,改善饮食质量和搭配等。

3. 药物治疗　针对贫血的病因,选择有效药物给予治疗,如铁剂治疗缺铁性贫血,维生素B_{12}和叶酸治疗巨幼细胞贫血,肾上腺皮质激素治疗自身免疫性溶血性贫血和先天性纯红细胞再生障碍性贫血,联合免疫抑制(抗胸腺球蛋白和环孢素A等)治疗再生障碍性贫血等。

4. 输红细胞　贫血时机体组织器官缺氧,严重贫血时输注红细胞可以改善相应症状;当贫血引起心功能不全时,输红细胞是抢救措施之一。对长期慢性贫血者,若代偿功能良好,可不必急于输红细胞;必须输注时应注意量和速度,贫血愈严重,一次输注量愈少且速度宜慢。一般选用浓缩红细胞,每次5~10ml/kg,速度不宜过快,以免引起心力衰竭和肺水肿。对于贫血合并肺炎的患儿,每次输红细胞量应更少,速度更慢。

5. 造血干细胞移植　采用HLA相合的异基因造血干细胞移植治疗可以根治一些遗传性贫血性疾病、再生障碍性贫血、难治性白血病和淋巴瘤等,是一个疗效肯定、有希望进一步发展的治疗方法。

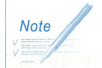

6. 并发症治疗　婴幼儿贫血易合并急慢性感染、营养不良、消化功能紊乱等,应予积极治疗。同时还应考虑贫血与合并症的相互影响的特点,如贫血患儿在消化功能紊乱时,对于体液失衡的调节能力较无贫血的小儿差,在输液治疗时应予注意。

【小结】

1. 贫血的定义　贫血是指外周血中单位容积内的红细胞数、血红蛋白量或血细胞比容低于正常值。血红蛋白在新生儿期 <145g/L,1~4 个月时 <90g/L,4~6 个月时 <100g/L 者为贫血。

2. 贫血的分类　根据造成贫血的原因把贫血分为血红蛋白生成不足、溶血性和失血性三类。根据红细胞 MCV、MCH 和 MCHC 的结果又将贫血分为大细胞性贫血、正细胞性贫血、单纯小细胞性贫血、小细胞低色素性贫血四类。两者结合并同时考虑网织红细胞等可以有效地帮助贫血的诊断和鉴别诊断。

3. 贫血的临床表现　贫血的临床表现与其病因、程度、发生急慢及年龄等因素有关。通常皮肤、黏膜苍白为贫血重要的表现和发现贫血的线索;小儿贫血常伴有骨髓外造血表现;贫血严重时会出现全身各系统脏器的表现,甚至循环系统衰竭。血液学相关的检验检查是帮助明确贫血病因的必要手段。

【思考题】

1. 红细胞指数的意义和贫血的形态学分类。
2. 贫血的病因分类及其典型疾病代表。

（于　洁）

二、红细胞生成减少性贫血

红细胞生成减少可由三方面的因素引起,即造血物质不足,骨髓造血功能不良或调节功能失调,如促红细胞生成素减少、甲状腺功能减退等。贫血可由三方面因素中单一原因引起,也可由混合因素所致。

(一) 缺铁性贫血

缺铁性贫血(iron-deficiency anemia,IDA)是由于体内铁缺乏最终导致血红蛋白合成减少所致的一种贫血。临床上以小细胞低色素性贫血、血清铁蛋白减少、血清铁和转铁蛋白饱和度减少以及铁剂治疗有效为特点。缺铁性贫血是小儿最常见的一种贫血,是严重危害小儿健康的一种常见的营养缺乏症。21 世纪初,中国儿童铁缺乏症流行病学调查协作组调查发现,儿童缺铁性贫血发病率在 7~12 个月儿童为 30.1%(农村)和 16.8%(城市),13~36 个月儿童为 15.5%(农村)和 4.4%(城市),表明缺铁性贫血仍是我国需要重点防治的小儿常见病之一。

【铁的代谢】

1. 人体内铁元素的含量及其分布　正常人体内的含铁总量因年龄、体重、性别和血红蛋白水平的不同而异。体内总铁量正常成人男性约为 50mg/kg,女性约为 35mg/kg,新生儿约为 75mg/kg。总铁量中约有 64% 的铁存在于血红蛋白中,3.2% 的铁用于合成肌红蛋白;32% 的铁以铁蛋白及含铁血黄素的形式贮存于骨髓、肝脏和脾脏内,铁蛋白是水溶性的,故更容易利用,而含铁血黄素是变性或部分去蛋白质的铁蛋白聚合所形成的不溶性含铁复合物;微量铁(0.4%)存在于人体必需的含铁酶内,对于含铁酶的活性和功能起到了非常重要的作用;另有微量铁(0.4%)在血浆中和转铁蛋白结合,形成血清铁,在组织间运转。

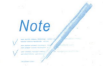

2. 铁的来源　人体所需铁主要来自外源性食物,其次是内源性的红细胞破坏释放出的铁。

(1) 食物中的铁:食物中含铁量最高的首推黑木耳、海带和猪肝;其次为肉类、豆类、蛋类等。动物性食物含铁高且为血红素铁,吸收率达 10%~25%;母乳与牛乳含铁量均低,但母乳的铁吸收率比牛乳高 5~6 倍;植物性食物中的铁属非血红素铁而吸收率低(1.7%~7.9%)。

(2) 红细胞释放的铁:体内红细胞衰老或破坏所释放的血红蛋白铁几乎可以全部被再利用,用于合成血红蛋白或为其他组织提供所需要的铁。

3. 铁的吸收和运转　铁的吸收主要有两种形式,即游离铁的形式和血红素的形式。植物中的铁主要以胶状氢氧化高铁形式存在,在胃蛋白酶和游离盐酸的作用下释放出来,变为游离铁(Fe^{2+})。血红素可被肠黏膜细胞直接吸收,后经血红素分解酶的作用将铁释放出来。食物中的铁主要以 Fe^{2+} 形式在十二指肠和空肠上段被吸收。肠腔内一些因素也可影响铁的吸收,维生素 C、稀盐酸、果糖、氨基酸等还原物质使 Fe^{3+} 变成 Fe^{2+},有利于铁的吸收;磷酸、草酸等可与铁形成不溶性铁酸盐,难于吸收;植物纤维、茶、咖啡、蛋、牛奶、抗酸药物等可抑制铁的吸收。

进入肠黏膜细胞的 Fe^{2+} 被氧化成 Fe^{3+},其中一部分与细胞内的去铁蛋白(apoferritin)结合,形成铁蛋白(ferritin)而暂时保存在肠黏膜细胞中;另一部分与细胞质中载体蛋白结合后移出胞外进入血液,与血浆中的转铁蛋白(transferrin,Tf)结合,随血液循环将铁运送到需铁和贮铁组织,供给机体利用,未被利用的部分则与去铁蛋白结合,形成铁蛋白,作为贮存备用铁。红细胞破坏后释放出的铁,也同样通过与 Tf 结合后运送到骨髓等组织,被利用或贮存。

肠黏膜细胞对铁的吸收有调节作用,这种调节作用又通过体内贮存铁和转铁蛋白受体(TfR)来调控。肠黏膜细胞生存期为 4~6 天,对吸入胞内的铁起暂时保存作用。当体内贮存铁充足或造血功能减退时,TfR 合成减少,铁蛋白合成增加,肠黏膜细胞内的铁大部分以铁蛋白形式贮存在该细胞内,随肠黏膜细胞的脱落而被排出体外,因而吸收减少;当体内缺铁或造血功能增强时,TfR 合成增加,铁蛋白合成减少,肠黏膜细胞内的铁大部分进入血流,铁的吸收增加。

正常的情况下,血浆中的转铁蛋白仅 1/3 与铁结合,此结合的铁称为血清铁(serum iron, SI);其余 2/3 的转铁蛋白仍具有与铁结合的能力,在体外加入一定量的铁可使其成饱和状态,所加的铁量即为未饱和铁结合力。血清铁与未饱和铁结合力之和称为血清总铁结合力(total iron binding capacity,TIBC)。血清铁在总铁结合力中所占的百分比为转铁蛋白饱和度(transferrin saturation,TS)。

4. 铁的利用与储存　铁到达骨髓造血组织后即进入幼红细胞,在线粒体中与原卟啉结合形成血红素,血红素与珠蛋白结合形成血红蛋白。此外,铁还在肌红蛋白的合成中和某些酶中被利用。体内未被利用的铁以铁蛋白及含铁血黄素的形式贮存在肝脏、脾脏和骨髓中。在机体需要铁时,这两种铁均可被利用,通过还原酶的作用,使铁蛋白中的 Fe^{3+} 转化成 Fe^{2+} 释放,然后被氧化酶氧化成 Fe^{3+},与转铁蛋白结合后被转运到需铁的组织。

5. 铁的排泄　正常情况下每天仅有极少量的铁排出体外。小儿每天排出量约为 15μg/kg,其中约 2/3 随脱落的肠黏膜细胞、红细胞、胆汁由肠道排出,其余经肾脏和汗腺排出,表皮细胞脱落也排出极微量的铁。

6. 铁的需要量　小儿由于生长发育的需要,每天需摄入的铁量相对较成人多。成熟儿自生后 4 个月 ~3 岁每天约需铁 1mg/kg;早产儿需铁更多,约为 2mg/kg;各年龄小儿每天摄入铁总量不宜超过 15mg。

【病因】

1. 储铁不足　胎儿时期胎儿通过胎盘从母体获得铁,以孕期后 3 个月获铁量最多,平均每天约 4mg;机体体内含铁量与体重成正比,一般新生儿体内总铁量约 75mg/kg。足月儿从母体所获得的铁足够其生后 4~5 个月内之需;而未成熟儿体重低,从母体所获得的铁较少,容易发生缺铁。因此,早产、双胎或多胎、胎儿失血、脐带结扎过早等因素都可使胎儿体内储铁减少。孕母

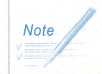

严重缺铁时也可影响胎儿获取铁量,使胎儿储铁减少。

2. 铁摄入量不足　这是缺铁性贫血发生的主要原因。婴幼儿时期的主要食物是人乳(含铁1.5mg/L)、牛乳(含铁 0.5~1.0mg/L)、谷物,这些食物中铁含量极低,出生 4~5 个月后储铁减少甚至耗竭,如不及时添加含铁丰富的辅食(如铁剂强化配方奶和米粉),容易发生缺铁性贫血。较年长儿童可以因饮食习惯、偏食、拒食或营养供应较差而致铁摄入减少,从而发生缺铁性贫血。

3. 生长发育因素　婴儿期生长发育较快,足月儿 5 个月和 1 岁时体重分别为出生时的 2 倍和 3 倍,未成熟儿的体重增加倍数更高;随着体重增加,血容量也增加较快,足月儿 1 岁时血液循环中的血红蛋白量增加 2 倍;因此,在生长发育较快的时期机体对膳食铁的需要增加,如不及时添加含铁丰富的食物,则容易发生缺铁。青春期是机体生长发育的第二个高峰时期,对铁的需要量增加,如铁摄入不足或丢失增加,也容易导致缺铁。

4. 铁的吸收障碍　食物搭配不合理可影响铁的吸收。慢性腹泻时不仅铁的吸收不良,而且铁的排泄也增加;急慢性感染时患儿食欲减退、铁吸收不良也可导致缺铁。

5. 铁的丢失过多　正常婴儿每天排泄铁量相对比成人多。每 1ml 血约含铁 0.5mg;长期慢性失血时,当铁消耗超过正常 1 倍以上可致缺铁性贫血。小儿比较常见的引起慢性失血的疾病,如肠息肉、消化道溃疡、梅克尔憩室、膈疝、钩虫病、肺含铁血黄素沉着症等可致缺铁性贫血;另外,用不经加热处理的鲜牛奶喂养的婴儿可因对牛奶蛋白过敏而致肠出血(每天失血约 0.7ml);青春期少女初潮后月经过多也可造成铁丢失过多。因此,慢性失血是缺铁性贫血必须考虑或除外的重要原因。

【发病机制】

1. 缺铁对血液系统的影响　铁是合成血红蛋白的原料,缺铁时血红素生成不足,进而血红蛋白合成也减少,导致新生的红细胞内血红蛋白含量不足,细胞质减少,细胞变小;而缺铁对细胞的分裂、增殖影响较小,故红细胞数量减少程度不如血红蛋白减少明显,从而形成小细胞低色素性贫血。

机体从储存铁减少到缺铁性贫血的发生通常经过以下三个阶段:①铁减少期(iron depletion,ID):此阶段体内储存铁已减少,但供红细胞合成血红蛋白的铁尚未减少;②红细胞生成缺铁期(iron deficient erythropoiesis,IDE):此期储存铁进一步耗竭,红细胞生成所需的铁亦不足,但循环中血红蛋白的量尚未减少;同时此期表现出红细胞游离原卟啉利用减少和生成增加;③缺铁性贫血期(iron deficiency anemia,IDA):此期缺铁导致血红蛋白合成减少,出现小细胞低色素性贫血,还有一些非造血系统的症状。

2. 缺铁对其他系统的影响　缺铁可使多种含铁酶(如细胞色素酶、单胺氧化酶、核糖核苷酸还原酶、琥珀酸脱氢酶等)的活性减低。由于这些含铁酶与生物氧化、组织呼吸、神经介质分解与合成有关,故铁缺乏时可造成细胞功能紊乱,尤其是单胺氧化酶的活性降低,造成重要的神经介质如 5- 羟色胺、去甲肾上腺素、肾上腺素及多巴胺发生明显变化,不能正常发挥功能,因而产生一些非造血系统的表现,如体力减弱、易疲劳、表情淡漠、注意力不集中、注意力减退和智力减低等。这些神经精神的改变可发生在贫血不严重时,甚至贫血出现之前。

缺铁可影响肌红蛋白的合成。缺铁还可引起组织器官的异常,如口腔黏膜异常角化、舌炎、胃酸分泌减少、脂肪吸收不良和反甲等。此外,缺铁还可引起细胞免疫功能降低,易患感染性疾病。

【临床表现】　任何年龄均可发病,常见于 6 个月 ~3 岁小儿,以 6 个月 ~2 岁最多见;起病缓慢、隐匿,开始多不为家长注意;贫血多为轻中度;其临床表现随病情轻重而有不同。

1. 一般表现　皮肤黏膜逐渐苍白,以唇、口腔黏膜及甲床较明显;常有烦躁不安或精神不振,易疲乏,不爱活动,食欲减退;年长儿可诉乏力、头晕、眼前发黑、耳鸣等。

2. 髓外造血表现　由于髓外造血,肝、脾可轻度肿大;年龄愈小、病程愈久、贫血愈重,肝脾

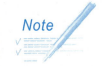

大愈明显,但很少有超过中度。

3. 非造血系统症状

(1) 消化系统症状:食欲减退,少数有异食癖(如嗜食泥土、墙皮、煤渣等);可有呕吐、腹泻;可出现口腔炎、舌炎或舌乳头萎缩;重者可出现萎缩性胃炎或吸收不良综合征。

(2) 神经系统症状:表现为烦躁不安或萎靡不振,注意力不集中、记忆力减退,智力多数低于同龄儿;学龄儿童可以出现行为异常。

(3) 心血管系统症状:明显贫血时心率增快,可以出现心脏杂音,严重者心脏扩大甚至发生心力衰竭。

(4) 其他:因细胞免疫功能降低,常合并感染。可因上皮组织异常而出现反甲。

【实验室检查】

1. 外周血象 呈小细胞低色素性贫血,血红蛋白降低程度比红细胞数减少明显。MCV<80fl,MCH<26pg,MCHC<0.31。外周血涂片可见红细胞大小不等,以小细胞为多,中央淡染区扩大。网织红细胞数正常或轻度减少。白细胞、血小板一般无改变,个别极严重者可有血小板减少。

2. 骨髓象 呈增生活跃,以中、晚幼红细胞增生为主。各期红细胞均较小,胞质成熟程度落后于胞核。粒细胞和巨核细胞系一般无明显异常。骨髓涂片用普鲁士蓝染色镜检,观察红细胞中铁粒细胞数,如<15%,提示细胞内铁减少;缺铁时细胞外铁也减少(0~+)。骨髓铁染色可以早期敏感地反映机体储存铁状况,但是一项侵袭性检查,必要时选择。

3. 有关铁代谢的生化检验

(1) 血清铁蛋白(serum ferritin, SF):由于 SF 和机体储存铁量呈正相关关系,因此可作为反映体内储存铁变化的敏感指标。SF 在缺铁的 ID 期即已降低,IDE 和 IDA 期降低更明显。其放射免疫法测定的正常值:<3 个月婴儿为 194~238μg/L,3 个月后为 18~91μg/L;低于 12μg/L,提示缺铁。由于感染、肿瘤、肝脏和心脏疾病时 SF 明显升高,故当缺铁合并这些疾病时其 SF 值可不降低;而红细胞碱性铁蛋白则较少受这些因素的影响,更能正确反映贮铁状态,有助于有合并因素的非单纯性缺铁的诊断。

(2) 红细胞游离原卟啉(free erythrocyte protoporphyrin, FEP):红细胞内缺铁时 FEP 值增高,当 FEP>0.9μmol/L(500μg/dl)即提示细胞内缺铁。当 SF 值降低、FEP 升高而未出现贫血,这是缺铁 IDE 期的典型表现。

(3) 血清铁(SI)、总铁结合力(TIBC)和转铁蛋白饱和度(TS):此三项指标反映血浆中铁含量,通常在 IDA 期才出现异常,即 SI 和 TS 降低,TIBC 升高。SI 正常值为 12.8~31.3μmol/L(75~175μg/dl),<9.0~10.7μmol/L(50~60μg/dl)有意义,但其生理变异大,并且在感染、恶性肿瘤、类风湿性关节炎等疾病时也可降低。TIBC>62.7μmol/L(350μg/dl)时有意义,其生理变异较小,在病毒性肝炎时可增高。TS<15% 有诊断意义。

【诊断和鉴别诊断】

1. 诊断 根据病史特别是喂养史、临床表现和血象特点,一般可作出初步诊断。进一步作有关铁代谢的生化检查有确诊意义。必要时可作骨髓检查。用铁剂治疗有效可证实诊断。缺铁性贫血诊断确定后需要注意寻找缺铁的原因,以利于防治。

2. 鉴别诊断 主要是与各种小细胞低色素性贫血的鉴别。

(1) 地中海贫血:地区性明显,有家族史;轻型临床上难以与缺铁性贫血区别,重型常有特殊面容,肝脾大明显;外周血涂片可见靶形红细胞和有核红细胞,血红蛋白检查显示胎儿血红蛋白水平异常增高或出现异常电泳区带;血清铁增高,骨髓铁粒幼细胞增多。

(2) 慢性感染性贫血:多数呈小细胞正色素性贫血,少数呈低色素性;血清铁蛋白常增高,血清铁和铁结合力均降低,骨髓铁粒幼细胞增多;有原发基础疾病,铁剂治疗贫血无改善。

(3) 肺含铁血黄素沉着症:其贫血常表现为缺铁性贫血。临床表现为发作性苍白、乏力、咳嗽、痰中带血;痰和胃液中可找到含铁血黄素细胞;X 线或 CT 胸片肺野中可见特征性网点状阴影。

(4) 铁粒幼红细胞性贫血:临床罕见,是血红素合成障碍和铁利用不良所引起的贫血。骨髓涂片中细胞外铁明显增加,中、晚幼红细胞的核周围可见铁颗粒呈环形排列,血清铁增高,总铁结合力减低,铁剂治疗无效。

(5) 铅中毒:有铅中毒病史;外周血红细胞可见嗜碱性点彩,网织红细胞增高;血清铅含量增高,红细胞和尿中原卟啉增加明显,红细胞游离原卟啉和血红蛋白比值增高。

【预防】　缺铁性贫血是可以防治的疾病。要做好卫生宣教工作,使全社会尤其是家长认识到缺铁对小儿的危害性及做好预防工作的重要性,使之成为儿童保健工作中的重要内容。主要预防措施包括:

1. **宣教加强孕晚期营养**　摄入富含铁食物,或加服维生素 C 促进铁的吸收,可以采取口服铁剂 1mg/kg,每周一次,至哺乳期止。

2. **早产儿**　所有早产儿应该接受铁剂预防。母乳喂养的早产儿建议 1 个月后开始口服铁剂预防直至 12 个月,元素铁 2mg/(kg·d)(每天最大剂量不超过 15mg)。标准配方奶喂养的早产儿,尤其是低体重和早产明显的,也建议补充口服铁剂预防,元素铁 2mg/(kg·d)(每天最大剂量不超过 15mg),观察随访以决定疗程。如果早产儿曾因为贫血多次接受输血治疗,则可以考虑不再给予口服铁剂预防。

3. **足月儿**　对于单纯母乳喂养的足月儿,世界卫生组织建议母乳喂养至 6 个月,超过 6 个月发生 IDA 的风险增加,因此推荐 4 个月开始口服铁剂,元素铁 1mg/(kg·d),直至其添加含铁丰富的食物以替代铁剂口服。没有母乳喂养的足月儿应该采用标准铁剂强化的配方奶,在 1 岁前不建议鲜牛奶喂养,目前没有足够的证据提示配方奶喂养的足月儿需要额外补充铁剂预防。

4. **幼儿和年长儿**　做好喂养指导,添加含铁丰富且铁吸收率高的辅助食品;注意食品合理搭配,以利于铁吸收;青春期儿童,尤其是女性,应注意食用含铁丰富的食物。

【治疗】　主要原则为去除病因和补充铁剂。

1. **一般治疗**　加强护理,保证充足睡眠;避免感染,如伴有感染者应积极控制感染;重度贫血者注意保护心脏功能。根据患儿消化能力,给予含铁丰富的高营养高蛋白膳食,注意饮食的合理搭配,以增加铁的吸收。

2. **去除病因**　尽可能搜寻导致缺铁的原因和基础疾病,并采取相应措施去除病因。对饮食不当者应纠正不合理的饮食安排和食物组成,有偏食习惯者应予纠正;及时添加辅食,注意添加铁剂强化食品;如有慢性失血性疾病应及时治疗。

3. **铁剂治疗**

(1) 口服铁剂:铁剂是治疗缺铁性贫血的特效药,若无特殊原因,应采用口服法给药;二价铁盐容易吸收,故临床常选用二价铁盐制剂,常用的口服铁剂有硫酸亚铁(含元素铁 20%)、富马酸铁(含元素铁 33%)、葡萄糖酸亚铁(含元素铁 12%)、琥珀酸亚铁(含元素铁 35%)、力蜚能(含元素铁 46%)等;口服铁剂的剂量按元素铁计,每天 3~6mg/kg,贫血重者采用高剂量,分 3 次口服,一次量不应超过元素铁 1.5~2mg/kg。服用铁剂时以两餐之间口服为宜,既可减少胃肠副反应,又可增加吸收;同时服用维生素 C 可促进铁的吸收,而牛奶、茶、咖啡及抗酸药等与铁剂同服可影响铁的吸收,应当避免。

(2) 注射铁剂:注射铁剂较容易发生不良反应,甚至可发生过敏性反应致死,故应慎用。其适应证是:①诊断肯定但口服铁剂后无治疗反应者;②口服后胃肠反应严重,虽改变制剂种类、剂量及给药时间仍无改善者;③由于胃肠疾病胃肠手术后不能应用口服铁剂或口服铁剂吸收不良者。

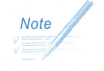

（3）铁剂治疗后反应：口服铁剂 12~24 小时后，细胞内含铁酶开始恢复，烦躁等精神症状首先减轻，食欲增加。网织红细胞于服药 2~3 天后开始上升，5~7 天达高峰，2~3 周后下降至正常。治疗 1~2 周后血红蛋白逐渐上升，通常于治疗 3~4 周达到正常。如 3 周内血红蛋白上升不足 20g/L，需注意寻找原因。如治疗反应满意，血红蛋白恢复正常后再继续服用铁剂 6~8 周，以增加和保障储存铁。

4. 输血 一般不需要输血，输注红细胞的指征是：①贫血严重，尤其是发生心力衰竭者；②合并感染者；③急需外科手术者。贫血愈严重，每次输注量应愈少。Hb 在 30g/L 以下者，应采用等量换血方法；Hb 在 30~60g/L 者，每次可输注浓缩红细胞 4~6ml/kg 或红细胞悬液 10ml/kg；中度及以上贫血者，不必输红细胞。

【小结】

1. 缺铁性贫血是小儿最常见的一种贫血，以营养因素所致为主；其发病率高，危害大，但可以防治。

2. 铁代谢特点 儿童时期体内总含铁量与体重呈正相关，由于生长发育的需要，每天需摄入的铁量相对较成人多。食物中铁营养价值的考虑需要注意含量和吸收率，母乳与牛乳虽然含铁量均低，但母乳的铁吸收率比牛乳高。铁在肠腔内的吸收受到其他食物特性的影响，因此需要注意食物搭配。

3. 小儿容易发生 IDA，与其生理特点有关。主要原因包括储铁不足、铁摄入量不足、生长发育快、铁的吸收障碍及铁的丢失过多等，其中喂养不当造成的摄入不足是婴幼儿发生缺铁性贫血的主要原因。

4. 缺铁性贫血具有贫血共同的临床表现，其特点是常见于 6 个月~3 岁，起病缓慢、隐匿，贫血多为轻中度。另外，缺铁可造成细胞功能紊乱，引起神经精神的异常，可以发生在贫血出现之前。

5. 实验室化验检查可以帮助确诊 IDA，小细胞低色素贫血常常是 IDA 诊断的重要线索；综合 SI、TIBC 及 TS 可以帮助确诊 IDA；SF 和骨髓铁染色虽然是反映机体储存铁的早期敏感指标，但是前者受影响因素多，后者是侵袭性检查。

6. 缺铁性贫血的诊断需要综合病史（生产史、喂养史等）、临床表现和外周血象（小细胞低色素性贫血），确诊需要依据 SI、TIBC 及 TS 的检测结果。需要注意确诊 IDA 后需要进一步寻找和明确缺铁的原因。

7. 缺铁性贫血预防措施的落实显得尤为重要。确诊缺铁性贫血后一方面要去除或纠正诱因，另一方面是铁剂治疗。铁剂治疗需要注意药物剂量、给药方式和疗程。

【思考题】

1. 缺铁引起儿童神经精神表现的机制。
2. 缺铁发生的阶段及其相应的实验室检验检查特点。
3 小细胞低色素性贫血常见的病因和鉴别诊断。
4. 缺铁性贫血的预防措施。

（二）营养性巨幼细胞贫血

营养性巨幼细胞贫血（nutritional megaloblastic anemia）是由于维生素 B_{12} 或（和）叶酸缺乏所致的一种大细胞性贫血。主要临床特点是贫血、神经精神症状和体征、红细胞的体积变大、骨髓中出现巨幼变的红细胞、用维生素 B_{12} 或（和）叶酸治疗有效。近年，随着生活水平的提高，营养

Note

因素所致的巨幼细胞贫血少见。

【病因】

1. 维生素 B_{12}（cobalamin）缺乏的原因

（1）摄入量不足：动物性食物含维生素 B_{12} 丰富，而植物性食物一般不含维生素 B_{12}，饮食摄入不足所致维生素 B_{12} 缺乏罕见。单纯母乳喂养而未及时添加辅食的婴儿，尤其是乳母长期素食或患有维生素吸收障碍疾病者，可致婴儿维生素 B_{12} 摄入不足；偏食或严格素食者也可致维生素 B_{12} 摄入不足。

（2）吸收和运输障碍：食物中维生素 B_{12} 与胃底部壁细胞分泌的内因子结合成维生素 B_{12}- 内因子复合物，由末端回肠黏膜吸收，进入血液循环后需与转钴蛋白（transcobalamin）结合，再运送到肝脏贮存，此过程任何一个环节异常均可致维生素 B_{12} 缺乏。

（3）需要量增加：婴儿生长发育较快，对维生素 B_{12} 的需要量也增加，严重感染者维生素 B_{12} 的消耗量增加，如果维生素 B_{12} 摄入量不敷所需即可致缺乏。

2. 叶酸缺乏的原因

（1）摄入量不足：许多食物中都含有丰富的叶酸，包括绿色蔬菜、水果、动物脏器。机体内叶酸储量有限，出生 2~3 个月后饮食中缺乏叶酸易发生巨幼细胞贫血。羊乳含叶酸量很低，奶粉除非特别添加也缺乏叶酸，故单纯用这类乳品喂养而未及时添加辅食的婴儿容易缺乏叶酸。

（2）药物作用：长期应用广谱抗生素可使正常结肠内部分含叶酸的细菌被清除而减少叶酸的供应。抗叶酸代谢药物（如甲氨蝶呤、巯嘌呤等）抑制叶酸代谢而致病。长期服用抗癫痫药（如苯妥英钠、苯巴比妥、扑痫酮等）也可影响叶酸吸收而致叶酸缺乏。

（3）代谢障碍：遗传性叶酸代谢障碍、某些参与叶酸代谢的酶缺陷也可致叶酸缺乏。

【发病机制】　体内叶酸经叶酸还原酶的还原作用和维生素 B_{12} 的催化作用后变成四氢叶酸，后者是 DNA 合成过程中必需的辅酶。因此，维生素 B_{12} 或叶酸缺乏都可致四氢叶酸减少，进而引起 DNA 合成减少。幼稚红细胞内的 DNA 合成减少使其分裂和增殖时间延长，导致细胞核的发育落后于胞质（血红蛋白的合成不受影响）的发育，使红细胞的胞体变大，形成巨幼红细胞。由于红细胞生成速度慢，加之异形的红细胞在骨髓内原位破坏（无效造血），进入血液循环的成熟红细胞寿命缩短，从而造成贫血。

DNA 合成不足也可致粒细胞核成熟障碍，使其胞体增大，出现巨大幼稚粒细胞和中性粒细胞分叶过多现象。DNA 合成不足亦可使巨核细胞的核发育障碍而致核分叶过多，血小板减少。

脂肪代谢过程中，维生素 B_{12} 能促使甲基丙二酸转变成琥珀酸而参与三羧酸循环，此作用与神经髓鞘中脂蛋白形成有关，因而能保持含有髓鞘的神经纤维的功能完整性。当维生素 B_{12} 缺乏时，中枢和外周神经髓鞘受损，因而出现神经精神症状。维生素 B_{12} 缺乏者对结核分枝杆菌易感性增高。叶酸缺乏主要引起情感改变，偶见深感觉障碍，其机制尚未明了。

【临床表现】　以 6 个月 ~2 岁多见，起病缓慢。

1. 一般表现
多呈虚胖或颜面轻度水肿，毛发纤细稀疏、黄色，严重者皮肤有出血点或瘀斑。

2. 贫血表现
皮肤常呈现蜡黄色，睑结膜、口唇、指甲等处苍白，偶有轻度黄疸；疲乏无力，常伴有肝、脾大。

3. 精神、神经症状
可出现烦躁不安、易怒等症状。维生素 B_{12} 缺乏者表现为表情呆滞、目光发直、反应迟钝，嗜睡、不认亲人，少哭不笑，智力、动作发育落后甚至退步。重症病例可出现不规则性震颤，手足无意识运动，甚至抽搐、感觉异常、共济失调、踝阵挛和 Barbinski 征阳性等。神经系统的异常可以不伴有贫血的出现。叶酸缺乏不发生神经系统异常，但可有神经精神异常。

4. 消化系统症状
常出现较早，如厌食、恶心、呕吐、腹泻和舌炎等。

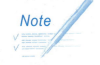

【实验室检查】

1. **外周血象**　呈大细胞性贫血,MCV>94fl,MCH>32pg。血涂片可见红细胞大小不等,以大细胞为多,易见嗜多色性和嗜碱点彩红细胞,可见巨幼变的有核红细胞,中性粒细胞呈分叶过多现象。网织红细胞、白细胞、血小板计数常减少。

2. **骨髓象**　增生明显活跃,以红细胞系增生为主,粒、红系均出现巨幼变,表现为胞体变大、核染色质粗而松、副染色质明显。中性粒细胞的胞质空泡形成,核分叶过多。巨核细胞的核有过度分叶现象。

3. **血清维生素 B_{12} 和叶酸测定**　血清维生素 B_{12} 正常值为 200~800ng/L,<100ng/L 为缺乏。血清叶酸水平正常值为 5~6μg/L,<3μg/L 为缺乏。

4. **其他**　血清乳酸脱氧酶(LDH)水平明显升高。维生素 B_{12} 缺乏者血清胆红素水平可轻中度升高,尿甲基丙二酸含量增高。

【诊断】　根据临床表现、血象和骨髓象可诊断巨幼细胞贫血。在此基础上,如精神神经症状体征明显,则考虑为维生素 B_{12} 缺乏所致。有条件时测血清维生素 B_{12} 或叶酸水平可进一步协助确诊。诊断巨幼细胞贫血后,还需要积极调查明确导致维生素 B_{12} 和叶酸缺乏的原因。

【治疗】

1. **一般治疗**　注意营养,及时添加辅食;加强护理,防止感染;震颤明显而不能进食者可用鼻饲数天。

2. **去除病因**　对引起维生素 B_{12} 和叶酸缺乏的原因应予去除。

3. **维生素 B_{12} 和叶酸治疗**　最好根据血清维生素 B_{12} 和叶酸的缺乏程度进行针对性治疗。单纯 B_{12} 缺乏或有精神神经症状者,应以维生素 B_{12} 治疗为主,500~1000μg 一次肌注,即可纠正摄入不足导致的贫血;早期不加用叶酸,以免有可能加重与维生素 B_{12} 相关的神经系统异常。用维生素 B_{12} 治疗后 6~7 小时骨髓内巨幼红细胞可转为正常幼红细胞(因此骨髓诊断应在用药前进行);一般精神症状 2~4 天后好转;网织红细胞 2~4 天开始增加,6~7 天达高峰,2 周后降至正常;精神神经症状恢复较慢。

单纯叶酸缺乏者,口服叶酸 1~5mg/d,持续治疗 3~4 周,至临床症状好转、血象恢复正常为止。同时口服维生素 C 有助叶酸的吸收。服叶酸 1~2 天后食欲好转,骨髓中巨幼红细胞转为正常;2~4 天网织红细胞增加,4~7 天达高峰;2~6 周红细胞和血红蛋白恢复正常。

因使用抗叶酸代谢药物而致病者,可用甲酰四氢叶酸钙治疗。先天性叶酸吸收障碍者,口服叶酸剂量应增至每天 15~50mg 才可能有效。

【预防】　改善哺乳母亲的营养,婴儿应及时添加辅食,注意饮食均衡,及时治疗肠道疾病,有吸收缺陷者给予替代治疗,注意合理应用抗叶酸代谢药物。

(三) 骨髓生血低下性贫血

骨髓生血低下性贫血是因骨髓造血功能障碍所引起的,其特点是红细胞和血红蛋白成比例地减少,网织红细胞减少或缺如,大多同时有粒细胞与血小板减少,骨髓中造血组织明显减少而代之以脂肪组织。其分类见表 15-2。

表 15-2　骨髓生血低下性贫血分类

纯红细胞再生障碍性贫血	再生障碍性贫血
先天性纯红细胞再生障碍性贫血 （Diamond-Blackfan 综合征）	先天性再生障碍性贫血 （范可尼综合征）
获得性纯红细胞再生障碍性贫血 　特发性 　继发于药物和感染	获得性再生障碍性贫血

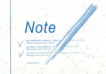
Note

1. **先天性纯红细胞再生障碍性贫血**　先天性纯红细胞再生障碍性贫血又称 Diamond-Blackfan 综合征,是一种比较少见的、原因不明的贫血。仅有红细胞系发育障碍,骨髓中幼红细胞停止在定向干细胞和早幼红细胞阶段,其他幼红细胞极度减少。90% 的患儿在生后 6 个月内发病,起病缓慢,早产儿的发病数较高。约 1/3 的患儿合并先天畸形。临床除畸形外,贫血是唯一的症状,肝脾不肿大。骨髓穿刺具有决定性的诊断意义。骨髓中红细胞系统增生极度低下,粒细胞∶红细胞可低至 50∶1 甚至 200∶1,红细胞常有成熟停滞现象。粒细胞与巨核细胞系增生正常。治疗主要采用肾上腺皮质激素(开始越早,疗效越明显)和输血。如果有配型相合的造血干细胞供者,可以考虑做骨髓移植。

2. **再生障碍性贫血**　再生障碍性贫血(aplastic anemia,AA,简称再障)是骨髓造血功能衰竭所致的一种全血细胞减少综合征,小儿时期不少见。

获得性再障儿童和青春期多见,一般无性别差异。主要临床表现为贫血、出血和感染,肝脾和淋巴结一般不肿大。先天性再生障碍性贫血 - 范可尼贫血(Fanconi's anemia),是一种常染色体隐性遗传性疾病,其表现特点除全血细胞减少外,还伴有多发性先天畸形。

诊断主要根据贫血、出血、感染、无肝脾淋巴结肿大,外周血三系减少,网织红细胞减少可以初步考虑;确诊需要依靠骨髓象和骨髓活检病理检查。

获得性再障的治疗主要是采用以免疫抑制剂为主的综合治疗,有同胞相合的供者首先考虑行造血干细胞移植,免疫抑制剂治疗效果不好者可以选用 HLA 相合程度高的无关供者进行造血干细胞移植治疗。

三、溶血性贫血

(一) 概述

溶血性贫血(hemolytic anemia)是由于红细胞的破坏加速致其生存期缩短,而骨髓造血虽增强但不足以代偿红细胞破坏所致的一组贫血。正常红细胞的寿命是 100~120 天(新生儿期为 80~100 天),当红细胞寿命短至 15~20 天时,即可引起溶血。溶血的诊断主要根据临床特点和实验室检查。

1. **临床特点**　需要注意:①地区和民族,如地中海贫血和 G-6-PD 缺陷症多发生在我国南方如广东、广西和四川等地;②年龄因素,新生儿溶血性贫血多为同族免疫性;③是否有贫血、黄疸或胆结石的家族史;④持续性或反复性发作贫血伴有网织红细胞增高;⑤间接胆红素增高;⑥脾脏肿大;⑦服用某些药物后出现贫血或血红蛋白尿。

2. **溶血的实验室检查**　对于诊断溶血和发现病因有重要作用。溶血致红细胞破坏增加的证据包括:①红细胞和血红蛋白常有不同程度的降低;②黄疸和高胆红素血症,以间接胆红素为主;③粪中粪胆原和尿中尿胆原排出增多;④血清结合珠蛋白降低;⑤血红蛋白血症和血红蛋白尿;⑥含铁血黄素尿。

红系造血代偿增加的证据包括:①网织红细胞不同程度增加;②外周血可见有核红细胞和红细胞碎片;③骨髓幼红细胞增生;④骨骼 X 线改变。

溶血性贫血的病因和分类见表 15-3。诊断溶血后需要进行病因特异性检查,寻找病因。观察外周血涂片或骨髓涂片中有无红细胞形态异常;选择性地进行渗透脆性试验、自身溶血试验、抗人球蛋白试验、血红蛋白电泳检查、变性珠蛋白小体生成试验、谷胱甘肽含量和稳定试验、丙酮酸激酶或 G-6-PD 活性测定等病因特异性检测。

(二) 红细胞膜的缺陷

遗传性球形红细胞增多症(hereditary spherocytosis,HS)是一种先天性红细胞膜骨架蛋白异常引起的遗传性溶血性贫血,是遗传性溶血性贫血中比较常见的病因之一,也是先天性红细胞膜异常中最常见的一种遗传性溶血性贫血。临床以不同程度贫血、反复发作性黄疸和贫血

表 15-3　溶血性贫血的分类 *

红细胞内在缺陷	
红细胞膜缺陷	遗传性球形红细胞增多症
	遗传性椭圆形红细胞增多症
红细胞酶缺陷	葡萄糖 -6- 磷酸脱氢酶(G-6-PD)缺乏
	丙酮酸激酶(PK)缺乏
血红蛋白病	
珠蛋白多肽链量的异常	α- 地中海贫血
	β- 地中海贫血
珠蛋白多肽链结构异常	不稳定血红蛋白病(Hb E)
	变性血红蛋白血症(Hb M)
珠蛋白肽链发育异常	遗传性胎儿血红蛋白持续综合征
红细胞外异常	
免疫性溶血性贫血	自身免疫性溶血性贫血
	药物诱发溶血性贫血
	同种免疫性溶血性贫血
	血型不合输血引起的溶血
非免疫性溶血性贫血	微血管病性溶血性贫血
	感染
	物理因素(烧伤、高热、电离辐射、行军性血红蛋白尿)
	化学因素(药物、化学品)
	动植物因素(蛇、蜘蛛咬伤,有毒植物中毒)
其他溶血性贫血	脾功能亢进
	先天性造血障碍性贫血

* 注释:表中所列病种不完全,详细请查询参考书

加重、脾大、外周血球形红细胞增多及红细胞渗透脆性增加为特征。该病发病率一般在 20/10 万 ~30/10 万,北欧人种发病率可高达 1/5000,我国此病不少见,发病率不清楚。

【病因和发病机制】　本病是由于调控红细胞膜蛋白的基因突变造成红细胞膜缺陷所致,目前已经发现的 HS 分子遗传学异常主要见于表 15-4。大多数为常染色体显性遗传,少数为常染色体隐性遗传,约有 25% 的患者没有家族史,提示有新的基因突变或是隐性遗传所致。

表 15-4　遗传性球形红细胞增多症常见的基因突变和蛋白异常

异常蛋白	严重度	基因	患者比例(%)	遗传方式
锚蛋白(ankyrin-1)	轻到中	*ANK1*	50~67	显性和隐性
带 3 蛋白(band 3)	轻到中	*AE1*(*SLC4A1*)	15~20	显性
膜收缩蛋白(β spectrin)	轻到中	*SPTB*	15~20	显性
膜收缩蛋白(α spectrin)	严重	*SPTA1*	<5	隐性
4.2 蛋白(protein 4.2)	轻到中	*EPB4.2*	<5	隐性

Note

正常红细胞膜由双层脂质和膜蛋白组成,基因突变造成多种膜蛋白(主要是膜骨架蛋白)单独或联合缺陷。这些缺陷造成红细胞的病理生理改变:①红细胞膜双层脂质不稳定而丢失,使红细胞表面积减少,表面积与体积比值下降,红细胞变成小球形;②红细胞膜阳离子通透增加,钠和水进入胞内而钾透出胞外,为了维持红细胞内外钠离子平衡,钠泵作用加强致 ATP 缺乏,钙-ATP 酶受抑,致细胞内钙离子浓度升高并沉积在红细胞膜上;③红细胞膜蛋白磷酸化功能下降,过氧化酶增加,与膜结合的血红蛋白增加。以上改变使红细胞膜的变形性能和柔韧性能减弱,少量水分进入胞内即易胀破而溶血,红细胞通过脾时易被破坏而溶解,发生血管外溶血。

【临床表现】　贫血、黄疸、脾大作为慢性溶血性贫血的三大特征,也是本病最主要的特征,而且在慢性溶血性贫血的过程中易出现急性溶血反复发作。发病年龄越小,症状越重。

新生儿期起病者出现急性溶血性贫血和高胆红素血症,甚至可能发生高胆红素脑病。

婴儿和儿童患者贫血的程度变异较大。多数为轻至中度贫血。黄疸可见于大部分患者,多为轻度,呈间歇性发作性。几乎所有患者有脾大,且随年龄增长而逐渐显著,溶血危象时肿大明显。肝脏多为轻度肿大。未行脾切除患者可并发色素性胆石症,10 岁以下发生率为 5%,发现胆结石最小年龄为 4~5 岁。长期贫血可因骨髓代偿造血而致骨骼改变,但程度一般较地中海贫血轻。偶见踝部溃疡。

在慢性病程中,常因感染、劳累或情绪紧张等因素诱发加重黄疸和贫血,并导致溶血危象和再障危象发生。溶血危象发生时,贫血和黄疸突然加重,伴有发热、寒战、呕吐,脾大显著并有疼痛。再障危象则表现为以红系造血受抑为主的骨髓造血功能暂时性抑制,出现严重贫血,可有不同程度的白细胞和血小板减少,网织红细胞减低;此危象与微小病毒(parvovirus)感染有关,呈自限性过程,持续数天或 1~2 周缓解。

【实验室检查】

1. 外周血象　贫血多为轻至中度,发生危象时可呈重度;网织红细胞升高,再障危象时降低;MCV 和 MCH 多正常,MCHC 可增加;白细胞及血小板多正常。外周血涂片可见胞体小(6.2~7μm)、染色深、中心浅染区消失的球形红细胞增多,是本病的特征,一般这种球形红细胞占红细胞的 20%~30%,也有仅占 1%~2% 者。

2. 红细胞渗透脆性试验　大多数病例红细胞渗透脆性增加,0.5%~0.75% 盐水开始溶血,0.40% 完全溶血。24 小时孵育脆性试验则 100% 病例呈阳性。

3. 其他　溶血的证据如血清间接胆红素和游离血红蛋白增高,结合珠蛋白降低,尿中尿胆原增加。红细胞自身溶血试验阳性,加入葡萄糖或 ATP 可以纠正。酸化甘油试验阳性。骨髓象示红细胞系统明显增生,但有核红细胞形态无异常。采用十二磺酸钠聚丙烯酰胺凝胶电泳或放射免疫法测定膜蛋白含量有助于判断膜蛋白的缺陷。分子生物学方法可确定基因突变位点。

【诊断和鉴别诊断】　根据贫血、黄疸、脾大等临床表现,外周血球形红细胞增多,红细胞渗透脆性增加即可作出诊断;阳性家族史更有助于确诊。对于球形红细胞数量不多者,可作孵育后红细胞渗透脆性试验和自身溶血试验,如为阳性有诊断意义。须注意铁缺乏时红细胞渗透脆性可降低,当本病合并缺铁时,红细胞渗透脆性可能正常。

其他一些溶血性疾病也可在外周血发现一些球形红细胞,因此需要注意与自身免疫性溶血性贫血、药物引起的溶血性贫血、G-6-PD 缺乏症等鉴别。自身免疫性溶血患者 Coombs 试验通常阳性,肾上腺皮质激素治疗有效等可资鉴别。轻型 HS 溶血发作时可误为黄疸型肝炎,应注意鉴别。

【治疗】

1. 一般治疗　注意防治感染,避免劳累和情绪紧张。适当补充叶酸。

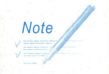

2. 防治高胆红素血症 见于新生儿发病者(参阅新生儿黄疸节)。

3. 输注红细胞 贫血轻者无需输红细胞,重度贫血或发生溶血危象时应输红细胞。发生再生障碍危象时除输红细胞外,必要时予输血小板。

4. 脾切除 脾切除是治疗本病的根本办法。大多数确诊者都应该进行脾切除术治疗,对于轻症需要随访观察,以确定是否需要脾切除手术。术后贫血纠正,黄疸消失,不再发生溶血危象和再生障碍危象,红细胞渗透脆性有所改善,红细胞寿命延长,但先天缺陷及红细胞形态异常依然存在。手术应于 5 岁以后进行,因过早切脾可降低机体免疫功能,易发生严重感染。若反复再生障碍危象或重度溶血性贫血致生长发育迟缓,则手术年龄可提早。切脾时注意有无副脾,如有应同时切除。为防止术后感染,应在术前 1~2 周注射多价肺炎球菌疫苗,术后应用长效青霉素预防治疗 1 年。脾切除术后血小板数于短期内升高,多数可以自行缓解,如 PLT>800×10^9/L,应予抗血小板凝集药物如双嘧达莫等。近年开展大部分脾栓塞治疗 HS,可以减轻免疫功能的下降,近期疗效良好,远期疗效有待进一步观察。

【小结】

1. 遗传性球形红细胞增多症(HS)是一种先天性红细胞膜骨架蛋白异常引起的遗传性溶血性贫血。调控红细胞膜蛋白的基因突变造成多种膜蛋白单独或联合缺陷,从而引起的相应病理生理改变。

2. HS 作为一种慢性溶血性贫血具有贫血、黄疸、脾大三大典型特征,而且 HS 具有在慢性溶血性贫血的过程中反复出现急性溶血发作(发作性贫血和黄疸加重)、发病年龄越小症状越重的特点。

3. 虽然 HS 相关基因和红细胞膜蛋白的检测阳性结果可以确诊 HS,但是通常的临床诊断是基于临床表现、外周血球形红细胞比例增高、红细胞渗透脆性增加。

4. 脾切除是治疗 HS 的根本办法。大多数确诊者都应该进行脾切除术治疗,术后红细胞寿命延长,相应的临床表现得到纠正,但先天缺陷及红细胞形态异常依然存在。

【思考题】

1. 遗传性球形红细胞增多症的病因、发病机制和病理生理?
2. 什么是溶血危象和再障危象?
3. 试述红细胞渗透脆性的试验原理和意义。
4. 脾切除术治疗 HS 的原理和手术后的病理生理改变?

(三) 红细胞酶的缺陷

红细胞葡萄糖 -6- 磷酸脱氢酶(G-6-PD)缺乏症是一种 X- 连锁不完全显性遗传性溶血性疾病,患者常在一定诱因下才会表现出溶血发作。本病分布遍及世界各地,估计全世界有 2 亿以上的人有 G-6-PD 缺乏症,但各地区、各民族间的发病率差异很大,常在疟疾高发区、地中海贫血和异常血红蛋白病流行地区出现。地中海沿岸国家、东南亚、印度、非洲、美洲等地发病率高;在我国,此病主要见于长江流域及其以南各省,以云南、海南、广东、广西、福建、四川、重庆、江西、贵州等地的发病率较高,北方地区较为少见。

【遗传学】 本病是由于调控 G-6-PD 的基因突变所致。G-6-PD 基因定位于 Xq28,全长约 20kb,含 13 个外显子,编码 515 个氨基酸。G-6-PD 缺乏呈 X 连锁不完全显性遗传。男性半合子和女性纯合子均发病,G-6-PD 呈显著缺乏;女性杂合子发病与否,取决于其 G-6-PD 缺乏的细胞数量在细胞群中所占的比例,在临床上有不同的表现度,故称为不完全显性。

迄今,G-6-PD 基因的突变已达 122 种以上;中国人(含海外华裔)的 G-6-PD 基因突变型即有 17 种,其中最常见的是 nt1376 G-T、nt1388 G-A 和 nt95 A-G,此三种突变占 75% 以上。同一地区的不同民族其基因突变型相似,而分布在不同地区的同一民族其基因突变型则差异很大。

按照世界卫生组织标准化的生化方法研究,迄今已发现 400 多种 G-6-PD 变异,其中有 20 多种能发生溶血,其余的则酶活力正常,且无临床症状。正常白种人和黄种人的 G-6-PD 为 B 型,正常黑种人约 30% 为 A^+ 型,两型的区别是 B 型第 142 位天冬酰胺在 A^+ 型被天冬氨酸所替代。我国人群中已发现的变异型达 47 种之多,如台湾客家型、香港型、广州型等。基因突变型和生化变异型之间尚无明确的关系。

各种变异型的活性不同,故根据其酶活性和临床可将 G-6-PD 分为 5 大类:①酶活性严重缺乏(几乎为零),属先天性非球形细胞溶血性贫血,无诱因亦可发生慢性溶血,我国人中的香港型属于此类;②酶活性严重缺乏(< 正常的 10%),摄食蚕豆或服用伯氨喹类药物可诱发溶血,我国人的台湾型属于此类;③酶活性轻度至中度缺乏(正常的 10%~60%),伯氨喹药物可致溶血,我国的广州型属于此类;④酶活性轻度降低或正常(正常的 60%~100%),一般不发生溶血,正常人的 A 和 B 型属于此类;⑤酶活力增高,此类极为罕见,且无临床症状。

【发病机制】　本病发生溶血的机制尚未完全明了。目前认为服用氧化性药物(如伯氨喹)诱发溶血的机制为:G-6-PD 是红细胞葡萄糖磷酸戊糖旁路代谢中所必需的脱氢酶,它使 6- 磷酸葡萄糖释出 H^+,从而使辅酶 Ⅱ(NADP)还原成还原型辅酶 Ⅱ(NADPH)。NADPH 是红细胞内抗氧化的重要物质,它能使红细胞内的氧化型谷胱甘肽(GSSG)还原成还原型谷胱甘肽(GSH)和维持过氧化氢酶(catalase,Cat)的活性(图 15-3)。Cat 是过氧化氢(H_2O_2)还原成水的还原酶。GSH 的主要作用是:①保护红细胞内含硫氢基(—SH)的血红蛋白、酶蛋白和膜蛋白的完整性,避免 H_2O_2 对含—SH 基物质的氧化;②与谷胱甘肽过氧化酶(GSHpx)共同使 H_2O_2 还原成水。G-6-PD 缺乏时,NADPH 生成不足,Cat 和 GSH 减少。因此,当机体受到氧化物侵害时氧化作用产生的 H_2O_2 不能被及时还原成水,过多的 H_2O_2 作用于含—SH 基的血红蛋白、膜蛋白和酶蛋白,致血红蛋白和膜蛋白均发生氧化损伤。血红蛋白氧化成高铁血红蛋白和变性珠蛋白小体(Heinz body),红细胞膜的过氧损伤则致膜脂质和膜蛋白巯基的氧化。上述作用最终造成红细胞膜的氧化损伤和溶血。

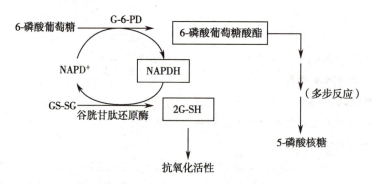

图 15-3　G-6-PD 参与的氧化和抗氧化示意图

溶血过程呈自限性,因新生的红细胞 G-6-PD 活性较高,对氧化剂药物有较强的"抵抗性",当衰老红细胞酶活性过低而被破坏后,新生红细胞即代偿性增加,故不再发生溶血。蚕豆诱发溶血的机制未明,很多 G-6-PD 缺乏者在进食蚕豆后并不一定发病,有待进一步研究。

【临床表现】　根据诱发溶血的不同原因,可分为以下 5 种临床类型:

1. 蚕豆病(favism)　任何年龄可以发生,但常见于 <10 岁小儿,男孩多见。常在蚕豆成熟季节流行,进食蚕豆或蚕豆制品(如粉丝)均可致病,母亲食蚕豆后哺乳可使婴儿发病。通常于进食蚕豆或其制品后 24~48 小时内发病,潜伏期越短,病情越重,表现为急性血管内溶血。

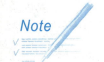

轻者仅有轻微溶血和贫血,不伴有黄疸和血红蛋白尿,不易被发现。重者可以在短期内出现溶血危象,表现为迅速贫血、伴有黄疸和血红蛋白尿;由于红细胞大量溶解及其分解产物的作用,常出现畏寒、发热、恶心、呕吐、腹痛、腰痛等;血红蛋白尿的出现提示溶血严重或溶血在继续,尿色呈酱油色、浓茶色、红葡萄酒色;溶血严重者还可出现少尿、无尿、酸中毒和急性肾衰竭,甚至抽搐、休克、死亡。

轻者溶血过程呈自限性,重者需要及时治疗,以免病情进行性发展导致严重后果。

2. 伯氨喹型药物性溶血性贫血　是由于服用某些具有氧化特性的药物而引起的急性溶血(表 15-5),常于服药后 1~3 天出现急性血管内溶血。有头晕、厌食、恶心、呕吐、疲乏等症状,继而出现黄疸、血红蛋白尿,溶血严重者可出现少尿、无尿、酸中毒和急性肾衰竭。溶血过程呈自限性是本病的重要特点,轻症的溶血持续 1~2 天或 1 周左右临床症状逐渐改善而自愈。

表 15-5　诱发 G-6-PD 缺乏症患者溶血的药物

药物种类	药物
退热止痛药	阿司匹林,乙酰苯肼,非那西丁,安替匹林,匹拉米酮
抗疟药	伯氨喹,帕马喹,米帕林,奎宁
磺胺类	氯苯磺胺,N- 醋酰磺胺,磺胺醋酰,柳氮磺吡啶,磺胺异噁唑,磺胺吡啶
呋喃类	呋喃妥因,呋喃唑酮,呋喃西林
砜类	
其他	二巯丙醇,亚甲蓝,萘(樟脑丸),水溶性维生素 K,氯霉素,苯肼,丙磺舒,奎尼丁,氯喹,甲苯磺丁脲,大剂量维生素 C,呋喃唑酮,熊胆,川连

3. 感染诱发的溶血　细菌、病毒感染如急性传染性肝炎、上呼吸道感染、肺炎、腹泻、败血症、伤寒、菌痢、传染性单核细胞增多症、水痘等可诱发 G-6-PD 缺乏者发生溶血,一般于感染后几天之内突然发生溶血,程度大多较轻,黄疸多不显著。

4. 新生儿黄疸　在 G-6-PD 缺乏症高发地区由 G-6-PD 缺乏引起的新生儿黄疸并不少见。感染、病理产、缺氧、给新生儿哺乳的母亲服用氧化剂药物或新生儿穿戴有樟脑丸气味的衣服等均可诱发溶血,但也有不少病例无明显诱因。黄疸大多于出生 2~4 天、早至生后 24 小时内、迟至 2 周出现,中 - 重度黄疸为主,半数患儿可有肝脾大,贫血大多数为轻度或中度,重者可致胆红素脑病。

5. 先天性非球形细胞性溶血性贫血(CNSHA)　是一种少见类型,预后不良。在无诱因情况下出现慢性自发性血管内、外溶血。常于婴儿期发病,表现为贫血、黄疸、脾大;可因感染或服药而诱发急性溶血,甚而产生溶血危象或再障危象。约有半数病例在新生儿期以高胆红素血症起病。

【实验室检查】

1. 血象　急性溶血时红细胞数和血红蛋白迅速下降,网织红细胞增加,白细胞数正常或增加,血小板数正常;外周血可见有核红细胞、多染红细胞、红细胞碎片。

2. 红细胞 G-6-PD 缺乏的筛选试验　常用 3 种方法:

(1)高铁血红蛋白还原实验:通过 NADPH 还原高铁血红蛋白的能力来间接测定 G-6-PD 活性。正常还原率 >0.75;中间型为 0.74~0.31;显著缺乏者 <0.30。此试验简易,敏感性高,但特异性稍差,可出现假阳性。

(2)荧光斑点试验:NADPH 在长波紫外线照射下能显示荧光,而 NADP 无此作用。G-6-PD 活性正常者 10 分钟内出现荧光;中间缺乏者 10~30 分钟出现荧光;严重缺乏者 30 分钟仍不出现荧光。本试验敏感性和特异性均较高。

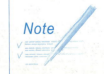

(3) 硝基四氮唑蓝(NBT)纸片法:G-6-PD 活性正常者滤纸片呈紫蓝色,中间缺乏者呈淡蓝色,显著缺乏者呈红色。

3. 红细胞 G-6-PD 活性测定　是特异性的直接诊断方法,是确诊的重要依据。主要是采用酶促反应中单位时间生成 NADPH 的量来反映 G-6-PD 活性。正常值随测定方法不同而异。G-6-PD 患者酶活性多在正常 10% 以下。

4. 基因诊断　采用分子生物学的方法,检测到引起 G-6-PD 缺乏的相应基因可以确诊此病,但是目前临床应用有限。

5. 变性珠蛋白小体生成试验　在溶血时阳性细胞 >0.05,溶血停止时呈阴性,CNSHA 持续阳性。此试验可以作为溶血的指征,但不是特异性试验,不稳定血红蛋白病患者和其他红细胞酶缺乏者此试验亦可为阳性。

【诊断】　病史中有急性溶血特征,并有食蚕豆或服用氧化性药物史,或有新生儿黄疸,或自幼即出现原因未明的慢性溶血,都应考虑本病。结合实验室检查即可确诊。阳性家族史或过去病史均有助于临床诊断。

【预防】　本病多数是在一定诱因作用下发生急性溶血,因此预防极为重要。

1. 群体预防　在 G-6-PD 缺陷高发地区,进行群体 G-6-PD 缺乏症的普查,或在婚前、产前、新生儿期筛查,以发现 G-6-PD 缺乏者,进行预防和宣教。

2. 个体预防　①已知为 G-6-PD 缺乏者应被告知所有禁用或慎用的药物和食物(见表15-5),避免进食蚕豆及其制品,忌服有氧化作用的药物,并加强对各种感染的预防。②夫妇双方或一方有 G-6-PD 缺乏者,产前服用苯巴比妥(鲁米那),以减轻新生儿高胆红素血症或降低其发病率;忌用氧化性药物或使用樟脑丸储存衣物;哺乳母亲忌食蚕豆及其制品;防治新生儿感染。

【治疗】　无特殊治疗,无溶血无需治疗。

发生急性溶血时,应去除诱因,停食蚕豆,停用可疑药物,治疗感染。

轻症者急性溶血期给予一般支持疗法和补液即可,不需要输血,去除诱因后溶血大多于 1 周内自行停止。溶血和贫血较重时,应供给足够水分,注意纠正电解质失衡,口服或静脉碳酸氢钠,使尿液保持碱性,以防止血红蛋白在肾小管内沉积,保护肾脏功能,如出现肾衰竭,应及时采取有效措施;严重贫血时,可输 G-6-PD 正常的红细胞 1~2 次。注意监视血红蛋白尿,直至消失。

新生儿黄疸按照新生儿高胆红素血症治疗。可用蓝光,个别严重者应考虑换血疗法,以防止胆红素脑病的发生。对 CNSHA 者,需要依赖输红细胞维持生命,脾脏切除可能有一定帮助,有条件可采用造血干细胞移植重建正常造血细胞。

【小结】

1. 红细胞葡萄糖 -6- 磷酸脱氢酶(G-6-PD)缺乏症是一种 X- 连锁不完全显性遗传性溶血性疾病,多数患者常在一定诱因下才会表现出溶血发作,其发病率因地区和民族而差异显著。

2. G-6-PD 基因突变导致相应酶活性异常,根据 G-6-PD 酶活性水平把 G-6-PD 缺乏症分为 5 种不同程度的类型。

3. 氧化性药物(如伯氨喹)诱发溶血的机制为:G-6-PD 缺乏时,NADPH 生成不足,Cat 和 GSH 减少;当机体受到氧化物侵害时氧化作用产生的 H_2O_2 不能被及时还原成水,过多的 H_2O_2 作用于含—SH 基的血红蛋白、膜蛋白和酶蛋白,致血红蛋白和膜蛋白均发生氧化损伤。

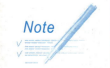

4. 根据诱因,G-6-PD 缺乏症有 5 种不同的临床表现类型,包括:蚕豆病、伯氨喹型药物性溶血性贫血、感染诱发的溶血、新生儿黄疸、先天性非球形细胞性溶血性贫血。

5. 以蚕豆病为例,典型的临床表现常常是急性发作的贫血、黄疸和血红蛋白尿等急性血管内溶血的表现。

6. G-6-PD 缺乏症的诊断主要是基于病史和临床表现,进一步的确诊试验包括红细胞 G-6-PD 活性测定和基因突变检测。

7. 由于 G-6-PD 缺乏症常常有一定的诱因,因此避免诱因的预防非常重要。无溶血无需治疗;一旦发生急性溶血,根据病情严重程度分别采用观察、补液、输血等支持治疗。动态监测溶血的进展状态,适时采用相应治疗措施。

【思考题】

1. 如何理解 G-6-PD 缺乏症的 X 连锁不完全显性遗传方式?
2. 试述氧化性药物(如伯氨喹)诱发溶血的机制。
3. G-6-PD 缺乏症的临床诊断和确诊依据是什么?
4. 试述 G-6-PD 缺乏症的预防措施。

(四) 地中海贫血

地中海贫血(thalassemia)又称海洋性贫血(简称地贫,又称珠蛋白生成障碍性贫血)是一组遗传性溶血性贫血。其共同特点是由于珠蛋白基因的缺陷使血红蛋白中的珠蛋白肽链有一种或几种合成减少或不能合成,导致血红蛋白的组成成分改变。本组疾病的临床症状轻重不一,大多表现为慢性进行性溶血性贫血。

本病以地中海沿岸国家和东南亚各国多见,我国长江以南各省均有报道,以广东、广西、海南、云南、四川、重庆、贵州及香港等地发病率较高,在北方较为少见。

正常人血红蛋白(Hb)中的珠蛋白肽链有 4 种,即 α、β、γ、δ 链,组合形成三种血红蛋白,即 $HbA(\alpha_2\beta_2)$、$HbA_2(\alpha_2\delta_2)$ 和 $HbF(\alpha_2\gamma_2)$。这些珠蛋白肽链分别由其相应的基因编码,这些基因的缺失或点突变可造成各种肽链的合成障碍,致使血红蛋白的组分改变。因此,根据不同珠蛋白基因缺失或缺陷所引起相应的珠蛋白肽链合成抑制情况不同,通常将地贫分为 α、β、$\delta\beta$、δ 4 种类型,其中以 β 和 α 地中海贫血较为常见。地中海贫血的遗传方式是常染色体不完全显性遗传(图 15-4)。

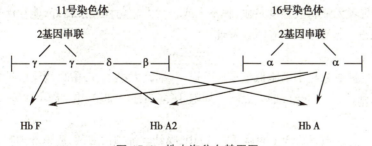

图 15-4 地中海贫血基因图

β- 地中海贫血

β- 地中海贫血(简称 β 地贫)是由于调控 β 珠蛋白基因缺陷,导致 β 珠蛋白肽链合成障碍所产生的溶血性贫血。

【病因和发病机制】 人类 β 珠蛋白基因簇位于 11p15.5(见图 15-4)。β 地贫的发生主要

Note

是由于基因的点突变,少数为基因缺失所致。β 地贫基因突变非常复杂,迄今已发现的突变点达 100 多种,国内已发现 28 种突变。基因缺失和有些点突变可致 β 链的生成完全受抑制,称为 β⁰ 地贫;有些点突变使 β 链的生成部分受抑制,则称为 β⁺ 地贫。根据 β⁰ 和 β⁺ 的组合,将地贫分为三型:①重型:是 β⁰ 或 β⁺ 基因的纯合子(β^0/β^0、β^+/β^+),或是 β⁰ 和 β⁺ 基因的双重杂合子(β^0/β^+);②中间型:是某些 β⁺ 基因纯合子(β^+/β^+)、部分 β⁰ 和 β⁺ 基因的双重杂合子(β^0/β^+)、非典型 β 地贫杂合子、重型 β 地贫合并 α 或 δβ 地贫及某些变异型 β 地贫的纯合子;③轻型:是 β⁰、β⁺ 和 δβ 基因的杂合子。

重型 β 地贫由于 β 链生成完全或几乎完全受到抑制,以致含有 β 链的 HbA($\alpha_2\beta_2$)合成减少或消失,而多余的 α 链则与 γ 链结合形成 HbF($\alpha_2\gamma_2$),致 HbF 合成明显增加;由于 HbF 的氧亲和力高,致患者组织缺氧。过剩的 α 链沉积于幼红细胞和红细胞中,形成 α 链包涵体附着于红细胞膜上而使其变僵硬,在骨髓内大多破坏而导致"无效造血";部分含有包涵体的红细胞虽能成熟并被释放至外周血,但当它们通过微循环时容易被破坏;这种包涵体还影响红细胞膜的通透性,从而导致红细胞的寿命缩短。因此,患儿临床表现呈慢性溶血性贫血。贫血和缺氧刺激 EPO 分泌量增加,促使骨髓增加造血,引起骨骼的改变,导致特殊面容。贫血引起肠道对铁的吸收增加,加上治疗过程中的反复输血,使大量的铁在组织中贮存,导致含铁血黄素沉着症。

中间型 β 地贫的 β 珠蛋白肽链合成部分抑制,尚有部分 β 珠蛋白肽链生成,其病理生理改变与重型相似但程度轻,发病年龄晚,贫血等临床表现较重型轻。轻型地贫是 β⁰ 或 β⁺ 地贫的杂合子状态,β 链的合成仅轻度减少,故其病理生理改变极其轻微。

【临床表现】

1. **重型**　又称 Cooley 贫血。患儿出生时无症状,至 3~12 个月开始发病,发病越早病情越重。呈慢性进行性贫血,面色苍白,发育不良,常有轻度黄疸;肝脾逐渐肿大,以脾脏肿大明显;症状随年龄增长而日益明显。由于骨髓代偿性增生导致骨骼变大、髓腔增宽,先发生于掌骨,以后为长骨和肋骨;1 岁后颅骨改变明显,表现为头颅变大、额部隆起、颧高、鼻梁塌陷,两眼距增宽,形成地中海贫血特殊面容。

患儿常并发支气管炎或肺炎。当并发含铁血黄素沉着症时,因过多的铁沉着于心肌和其他脏器如肝、胰腺、脑垂体等而引起相应脏器损害的症状,其中最严重的是心力衰竭,它是贫血和铁沉着造成心肌损害的结果,是导致患儿死亡的重要原因。本病如不治疗,多于 5 岁前死亡。

2. **中间型**　多于幼童期出现症状,其临床表现介于轻型和重型之间,中度贫血,脾脏轻或中度大,黄疸可有可无,骨骼改变较轻。

3. **轻型**　患者无症状或轻度贫血,脾不大或轻度大。病程经过良好,能存活至老年。本病易被忽略,多在重型患者家族调查时被发现。

【辅助检查】

1. **血象**　外周血象呈小细胞低色素性贫血,红细胞大小不等,中央浅染区扩大;出现异形、靶形、碎片红细胞,以及有核红细胞、点彩红细胞、嗜多染性红细胞、豪 - 周小体等;网织红细胞正常或增高。

2. **骨髓象**　红细胞系统增生明显活跃,以中、晚幼红细胞占多数,成熟红细胞改变与外周血相同。

3. **红细胞渗透脆性**　重型和中间型患者明显减低;轻型患者正常或减低。

4. **血红蛋白电泳或抗碱试验**　重型和中间型 HbF 含量明显增高,尤其是重型升高明显,大多 >0.40,轻型 HbF 多正常;HbA₂ 含量升高是轻型患者的重要特点,而在重型和中间型正常或增高。该项检查是诊断 β 地贫的重要依据。

5. **珠蛋白肽链分析**　β/α 比值下降,重型患者 <0.1,中间型 <0.5。

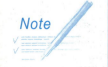

6. **β珠蛋白基因分析**　利用分子生物学方法检测珠蛋白基因,可以明确其突变位点或缺失,明确其为纯合子还是杂合子,是确诊手段之一。

7. **X线检查**　颅骨X线片可见颅骨内外板变薄,板障增宽,在骨皮质间出现垂直短发样骨刺。

【**诊断和鉴别诊断**】　根据临床表现和实验室检查特点,结合阳性家族史,一般可以初步确诊,有条件可以做基因检查确诊。

轻型β地贫需要与缺铁性贫血鉴别。两者的临床表现和红细胞的形态改变有相似之处,都是小细胞低色素性贫血,易误诊。但缺铁性贫血常有缺铁诱因,血清铁减低,铁饱和度降低,骨髓外铁粒幼红细胞减少,铁剂治疗有效等可资鉴别,而β地贫由于是溶血性贫血,一般血清铁不低,除非合并严重缺铁性贫血,血红蛋白检查可以帮助鉴别。

【**治疗**】　轻型地贫无需特殊治疗。

中间型和重型地贫应采取下列一种或数种方法给予治疗:

1. **一般治疗**　注意休息和营养,积极预防感染。适当补充叶酸和维生素E。

2. **输血和去铁治疗**　此法在目前仍是最重要的治疗方法和选择。

(1) 红细胞输注:对于重型β地贫应从早期开始给予中、高量规则输血,以使患儿生长发育接近正常和防止骨骼病变。其方法是:先反复输注浓缩红细胞,使患儿血红蛋白含量达120~150g/L;然后每隔2~4周输注浓缩红细胞10~15ml/kg,使血红蛋白含量维持在90g/L以上。但由于反复输血容易导致和加重含铁血黄素沉着症,故应同时给予铁螯合剂治疗。对于中间型β地贫需要根据贫血的程度和病情考虑输血支持。

(2) 铁螯合剂:去铁胺(deferoxamine,DFO)是一种常用的注射铁螯合剂。可以增加铁从尿液和粪便排出,但不能阻止胃肠道对铁的吸收。通常在规则输注红细胞1年或10~20U后进行铁过载评估,如有铁过载(如SF>1000μg/L),则应开始用铁螯合剂。去铁胺每天25~50mg/kg,每晚1次,持续皮下注射8~12小时,或加入等渗葡萄糖液中静滴8~12小时;每周5~6天,长期应用。去铁胺也可以在输注红细胞悬液的同时经由静脉输注。去铁胺副作用不大,偶见过敏反应,但长期使用偶可致白内障和长骨发育障碍,剂量过大可引起视力和听觉减退。维生素C联合应用可加强去铁胺从尿中排铁的作用,剂量为每天2~3mg/kg,与去铁胺同时使用。

近年来,新型口服铁螯合剂也相继应用于临床,减少了患者皮下注射的痛苦。去铁酮(deferiprone,L1)的临床研究显示,与DFO合用时将在保障去铁效果和顺应性的同时,对于清除心肌铁方面有更好的效果。地拉罗司(deferasirox)在许多地区和国家已替代去铁胺成为重型地贫的一线铁螯合剂,20~30mg/(kg·d)。

铁螯合剂治疗同时需要动态监测铁过载状态,监测指标包括:血清铁蛋白浓度(SF)、肝脏铁浓度(LIC)、T2*MRI检测肝脏和心脏铁。

3. **脾切除**　脾切除可能改善贫血的症状或减少输血,对中间型β地贫部分有效,对重型β地贫大多无效。脾切除可致免疫功能减弱,应在5~6岁以后施行并严格掌握指针:①输血需要量增加,每年需输注浓缩红细胞超过220ml/kg者;②脾功能亢进者;③巨脾引起压迫症状者。

4. **造血干细胞移植**　异基因造血干细胞移植是目前能根治重型β地贫的方法。如有HLA完全相合的造血干细胞供者,应作为治疗重型β地贫的首选方法;其他可供选择的还有无关供者的骨髓/外周血干细胞移植和脐带血移植,但其治疗效果还有待进一步研究和改善。移植前患者的铁过载状态和肝脏纤维化是关系到移植效果的重要危险因素。

5. **基因调控治疗**　是指应用化学药物刺激增加γ基因表达或减少α基因表达,以改善β地贫的症状。已用于临床的药物有羟基脲、5-氮杂胞苷(5-AZC)、阿糖胞苷、白消安、异烟肼等,其临床效果还有待于继续探索。

【**预防**】　开展人群普查和遗传咨询、作好婚前指导以避免地贫基因携带者之间联姻,对预

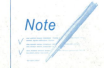

防本病有重要意义。采用基因分析法进行产前诊断,可在妊娠早期对重型 β 地贫胎儿作出诊断并及时中止妊娠,以避免重型 β 地贫患者出生,是目前预防本病行之有效的方法。

α- 地中海贫血

α- 地中海贫血(简称 α 地贫)是由于调控 α 珠蛋白的基因缺失或功能缺陷,导致 α 珠蛋白肽链合成障碍的一组遗传性溶血性贫血。

【病因和发病机制】 人类 α 珠蛋白基因簇位于 16pter-p13.3(见图 15-4)。每条染色体各有 2 个 α 珠蛋白基因,从 5' 端到 3' 端顺序分别为 $\alpha_2\alpha_1$ 基因;一对染色体共有 4 个 α 珠蛋白基因($\alpha\alpha/\alpha\alpha$)。α 地贫大多是由于 α 珠蛋白基因的缺失所致,少数由基因点突变造成。

若一条染色体上的 2 个 α 基因均缺失或缺陷,导致相应 α 链合成完全抑制,称为 α^0 地贫(基因型:--/$\alpha\alpha$);若是一条染色体上的一个 α 基因缺失或缺陷,则 α 链的合成部分受抑制,称为 α^+ 地贫(基因型:-$\alpha/\alpha\alpha$)。后者又分为两种情况:一种是缺失 α_2 基因,称为左侧缺失,所缺失的是 4.2kb 的基因片段($\alpha^{4.2}$);另一种是缺失 α_2 基因的 3' 端和 α_1 基因的 5' 端,形成了由 α_2 基因的 5' 端和 α_1 基因的 3' 端构成的融合基因,称为右侧侧缺失,所缺失的是 3.7kb 的基因片段($\alpha^{3.7}$)。

非缺失型 α 地贫是由基因点突变导致的 α 珠蛋白基因缺陷(α^T)所致,迄今已发现的突变有 10 多种,国内以 HbCS(Hb Constant Spring,α^{CS})和 Hb QS(Hb Quong Sze,α^{QS})多见,其他突变少见。

α^0 和 α^+ 地贫的基因组合,产生以下几种 α 地贫:

1. **重型** 又称为 Hb Bart's 胎儿水肿综合征。此型是 α^0 地贫的纯合子状态,其 4 个 α 珠蛋白基因都缺失或缺陷,以致完全无 α 链生成,因而含有 α 链的 HbA、HbA_2 和 HbF 的合成减少。患者在胎儿期即发生大量 γ 链聚合形成四聚体(γ_4,Hb Bart's)。由于 Hb Bart's 的氧亲和力很高,造成胎儿严重缺氧、水肿,导致胎儿死亡或娩出后即死亡。

2. **中间型** 又称血红蛋白 H 病(HbH 病)。此型是 α^0 和 α^+ 地贫的杂合子状态,4 个 α 珠蛋白基因有 3 个缺失或缺陷,导致 α 珠蛋白合成受到严重抑制,仅有少量 α 链合成,多余的 β 链过剩聚合成四聚体(β_4),称为 HbH。HbH 对氧亲和力较正常 HbA 高 10 倍,不易释放出氧气,致使组织缺氧;同时,HbH 又是一种不稳定的四聚体,含有较多的—SH 基,容易被氧化导致 β_4 解离为游离的 β 链,在红细胞内变性沉淀而形成 HbH 包涵体,附着于红细胞膜上,使红细胞受损,通过脾脏时易被破坏而致急型溶血性贫血。

3. **轻型** 此型是 α^+ 地贫纯合子或 α^0 地贫杂合子状态,它虽有 2 个 α 珠蛋白基因缺失或缺陷,但仍能代偿合成相当数量的 α 珠蛋白肽链,病理生理改变轻微。

4. **静止型** 此型是 α 地贫杂合子状态,它仅有一个 α 基因缺失或缺陷。α 珠蛋白肽链的合成略为减少,无明显病理生理改变。

【临床表现】

1. **静止型 α 地贫** 患者无临床及血液异常表现;红细胞形态正常;出生时脐带血中 Hb Bart's 含量为 0.01~0.02,但 3 个月后即消失。

2. **轻型 α 地贫** 患者无贫血或轻度贫血,感染时贫血可加重;轻度肝、脾大或无肿大;轻度小细胞低色素贫血;HbA_2 和 HbF 含量正常或稍低,患儿脐血 Hb Bart's 含量为 0.03~0.14,于生后 6 个月时完全消失。

3. **HbH 病** 此型临床表现差异较大,出现贫血的时间和贫血轻重不一。大多在婴儿期以后逐渐出现贫血、疲乏无力、肝脾大、轻度黄疸;年龄较大患者可出现类似重型 β 地贫的特殊面容。合并呼吸道感染或服用氧化性药物、抗疟药物等可诱发急性溶血而加重贫血,甚至发生溶血危象。

实验室检查:外周血象和骨髓象的改变类似重型 β 地贫;红细胞渗透脆性减低;包涵体生成

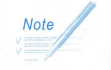

试验阳性;HbA₂及HbF含量正常,出生时血液中含有约0.25Hb Bart's及少量HbH;随年龄增长,HbH逐渐取代Hb Bart's,其含量约为0.024~0.44。

4. Hb Bart's 胎儿水肿综合征 胎儿常于30~40周时流产、死胎或娩出后30分钟内死亡,胎儿呈重度贫血、黄疸、水肿、肝脾大、胸腹水。胎盘巨大且质脆。实验室检查血红蛋白几乎全是Hb Bart's或同时有少量HbH。

【诊断与鉴别诊断】 根据临床特点和实验室检查,结合阳性家族史,一般可作出诊断。有条件时,可作基因诊断。本病须与缺铁性贫血、遗传性球形红细胞增多症、G-6-PD缺乏症鉴别。

【治疗】 静止型和轻型α地贫无需特殊治疗;Hb Bart's胎儿水肿综合征多在宫内或娩出后死亡,目前暂无治疗方法;主要针对HbH病的治疗如下:

1. 一般治疗 注意休息和营养,积极预防感染。

2. 输血和去铁治疗 此法在目前仍是重要治疗方法之一。

(1) 红细胞输注:HbH病贫血程度多介于轻重度之间,除非在感染、应激、手术等情况下,一般不需要输红细胞。由于输血量和输血频率均比重型β地贫少,相应发生铁过载和含铁血黄素沉着症较少,一般也不必用铁螯合剂;只有在较长时间反复输血,出现铁过载之后才需使用铁螯合剂,其剂量和方法如前所述。

(2) 急性溶血危象处理:发生急性溶血危象时,首先应去除诱因,如控制感染、停用相关的药物等;供给足够水分,注意纠正电解质和酸碱失衡;口服或静脉补碱,使尿液保持碱性。贫血较重时应输注红细胞。溶血危象多呈自限性,大多于7~14天恢复。

3. 脾切除 是目前治疗HbH病的重要方法之一,能够明显改善贫血症状和减少输血。正如前所述,脾切除可致免疫功能减弱,应在5~6岁以后施行并严格掌握适应证和注意事项。

【预防】 开展人群普查和遗传咨询、作好婚前指导以避免地贫基因携带者之间联姻,对预防本病有重要意义。采用基因分析法进行产前诊断,可在妊娠早期诊断胎儿水肿综合征,及时终止妊娠,是目前预防本病行之有效的方法。

【小结】

1. 正常人血红蛋白中的珠蛋白肽链有α、β、γ、δ链,组合形成三种血红蛋白[(HbA(α₂β₂)、HbA₂(α₂δ₂)和HbF(α₂γ₂)]。相应珠蛋白肽链编码基因的缺失或点突变可造成肽链的合成障碍,致使血红蛋白的组分改变,产生了以β和α地中海贫血为常见的不同类型地中海贫血,是一组遗传性溶血性贫血,有显著的地区分布特征。

2. 重型β地贫临床表现突出,发病越早病情越重。主要临床表现是以贫血、黄疸、脾脏肿大合并特殊容貌为主的慢性溶血性贫血。轻型β地贫无症状或轻度贫血,病程经过良好,能存活至老年。中间型β地贫临床表现介于轻型和重型之间。

3. α地贫 包括:①重型(Hb Bart's胎儿水肿综合征):由于Hb Bart's的氧亲和力很高,造成胎儿严重缺氧、水肿,导致胎儿死亡或娩出后即死亡;②中间型(HbH病):是临床能够见到的最严重的α地贫,具有中等程度左右的贫血、黄疸和肝脾大;③轻型(α⁺地贫纯合子或α⁰地贫杂合子)和静止型(α地贫杂合子):病理生理改变轻微或无明显改变。

4. 地贫的诊断通常基于临床表现、实验室检查特点、结合阳性家族史,有条件可以做基因检查确诊。

5. 做好遗传咨询工作可以防止重型地贫患儿的出生。

【思考题】

1. β地贫和α地贫的病理生理改变和相应的临床分型及表现。
2. β地贫和α地贫的实验室检查特点。
3. 试述轻型地贫和缺铁性贫血的鉴别诊断要点。
4. 试述地中海贫血的遗传咨询措施和内容。

(五) 自身免疫性溶血性贫血

自身免疫性溶血性贫血(autoimmune hemolytic anemia,AIHA)是免疫性溶血性贫血的一种,其他还有小儿时期最多见的新生儿同族免疫性溶血性贫血和药物性免疫性溶血性贫血。AIHA是由于机体内产生了与红细胞自身抗原起反应的自身抗体,并吸附于红细胞表面,从而引起红细胞破坏的一种溶血性贫血。本病在儿童时期不少见,其发病数约占全部溶血性贫血的1/4左右,其中77%发生于10岁以下小儿,男性略多于女性。主要根据自身抗体作用在红细胞所需的最合适温度,可把AIHA分为温抗体型和冷抗体型,具体病因分类见表15-6。

表15-6　自身免疫性溶血性贫血的病因分类

温抗体型	冷抗体型	药物
原发性自身免疫性溶血性贫血	原发性自身免疫性溶血性贫血	
继发性	继发性	
淋巴增殖性疾病	淋巴增殖性疾病	半抗原或药物吸附(青霉素)
结缔组织疾病	感染(支原体、EB病毒)	免疫复合物(奎宁,奎尼丁)
非淋巴系肿瘤(卵巢癌)	阵发性冷性血红蛋白尿症	自身抗体产生(甲基多巴)
慢性炎症性疾病(溃疡性结肠炎)	先天梅毒	
免疫缺陷病		

温抗体型自身免疫性溶血性贫血

【病因和发病机制】　本病可分为原发性与继发性两大类。原发性者无明显诱因,继发性因素包括结缔组织病、恶性淋巴瘤、某些免疫缺陷病、病毒感染及预防接种。此外,约20%是由于某些药物引起(见表15-6)。

发病机制:①红细胞抗原性改变:如某些病毒细菌的产物或药物如青霉素、先锋霉素等与红细胞膜的蛋白质结合,改变了红细胞膜的抗原性,从而产生抗体,破坏红细胞;②药物与抗体形成免疫复合物,不牢固地吸附在红细胞膜上,激活补体,促使发生溶血;③交叉反应性抗体的产生:如病毒或细菌等感染后产生的抗体,交叉作用于红细胞抗原而致溶血;④机体自身免疫监视功能失调,免疫活性细胞丧失了对自身红细胞的识别能力,从而产生自身抗体,引起溶血。

溶血机制:①红细胞的免疫清除:温抗体主要是IgG,其Fab段与红细胞膜抗原结合,使红细胞被自身抗体调理化,调理化的红细胞可以在血液循环内被直接破坏(血管内溶血);而尤其是当通过脾脏等器官时,附着在红细胞膜上的温抗体Fc段与巨噬细胞膜的Fc受体结合,不需要激活补体,即被巨噬细胞吞噬(血管外溶血)。②红细胞的损伤:巨噬细胞不仅可以直接消化调理的红细胞,而且其表面的具有蛋白裂解活性的酶还可以将部分红细胞膜消化掉,致红细胞容积与膜的比值增高而成球形,球形红细胞通过脾脏时易被破坏。③补体参与红细胞溶解作用:自身抗体与红细胞抗原结合后,通过传统补体激活途径激活补体,造成红细胞溶解。温抗体型AIHA主要是血管外溶血,当有补体参与时,也可发生血管内溶血。

【临床表现】　根据病情一般分为急性型与慢性型两种。

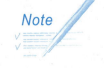

1. **急性型**　约占温抗体型 AIHA 的 70%~80%,以婴幼儿和学龄前儿童多见,多在 2~12 岁之间。多继发于感染,尤其是呼吸道感染后。起病急,伴有寒战、发热、无力、苍白和黄疸,常出现血红蛋白尿。脾脏多肿大。少数合并血小板减少时则有出血现象。临床经过呈自限性,起病 1~2 个月内溶血停止,病程不超过 3~6 个月。其潜在的系统疾病少见。由青霉素引起的与青霉素用量有关,若每天用量不超过 120 万 U,很少出现溶血,溶血一般较轻,停药后溶血很快消退。急性型对肾上腺皮质激素治疗效果好,多能完全恢复,很少死亡。

2. **慢性型**　临床过程多漫长,多见于婴儿和 12 岁以上儿童。以原发性者居多,偶继发于红斑狼疮等结缔组织病。起病缓慢,主要症状为贫血、黄疸、肝脾大,并可合并血小板或粒细胞减少。症状反复发作可持续数月或数年,甚至长达 20 年之久。肾上腺皮质激素的疗效不肯定。病死率约为 10%,死亡原因常常和原发系统疾病有关。合并血小板减少的,预后大多严重。

【实验室检查】

1. **血象和骨髓象**　贫血多呈轻或重度。血涂片可见红细胞大小不等,呈球形,嗜多色性;网织红细胞明显增高,在急性型可以 >10%,而在再障危象时显著减少。血小板正常或减少。白细胞多增高,偶见减少。骨髓红系明显增生。

2. **抗人球蛋白试验(Coombs test)**　分为直接抗人球蛋白试验和间接抗人球蛋白试验,前者主要是测定吸附于红细胞表面的不完全抗体,而后者主要是测定血浆中游离的不完全抗体。本病这两种试验大多数都为阳性,试验结果阳性是诊断的重要依据,尤其是直接抗人球蛋白试验阳性。

少数患者抗人球蛋白试验始终为阴性,主要与抗人球蛋白试验的敏感性及试剂有关。因此,普通抗人球蛋白试验阴性不能除外本病。

新生儿同种免疫性溶血、输血反应所致的溶血和其他自身免疫性疾病对此试验亦呈阳性,需结合临床加以区别。

3. **其他**　红细胞渗透性试验可以增高,其增高程度与周围血中球形红细胞的多少成正比。此外,未结合胆红素增加、结合珠蛋白减低等同其他溶血性贫血。

【诊断】　根据有溶血的临床表现,结合直接抗人球蛋白试验阳性,即可诊断;对于抗人球蛋白试验阴性的可疑病例,诊断主要依据临床表现和肾上腺皮质激素的治疗反应来判断。如果肾上腺皮质激素有效,除外其他溶血性疾病,结合临床也可以诊断。

诊断后需要进一步确定是原发性还是继发性。有的继发性 AIHA,其原发病常在溶血性贫血之后出现,因此需要长期随访,结合临床表现,尽早发现。

【治疗】　总的治疗措施包括纠正贫血和消除抗体两方面。继发于其他疾病或药物者,应积极治疗原发疾病或立即停用引起溶血的药物,使继发性 AIHA 随之缓解。

1. **肾上腺皮质激素**　是首选药物,它的作用是:①抑制巨噬细胞吞噬包被有自身抗体的红细胞,干扰巨噬细胞膜的 Fc 受体的表达和功能;②减少红细胞与抗体的结合;③抑制自身抗体的产生。

对急性严重贫血应用甲泼尼松龙 40mg/(m^2·d),静脉滴注,于 1~3 天病情稳定后改为泼尼松口服,40~60mg/(m^2·d),分 3~4 次口服,4~7 天后可改为每天 1 次口服,以减轻副作用。当血红蛋白稳定在 100g/dl 左右及以上,网织红细胞下降时,即可将泼尼松用量减半,此后逐渐减量,如病情持续稳定,抗人球蛋白试验转阴,则可于病程 2 个月后停药。若减量或停药后复发,可再加量至控制溶血的剂量。为了减轻肾上腺皮质激素的副作用,凡需长期用药的,尽可能隔日顿服。肾上腺皮质激素的有效率为 32.5%~77%。

2. **利妥昔单抗(rituximab)**　利妥昔单抗是 CD20 单克隆抗体,能够作用于表达 CD20 的 B 淋巴细胞,诱导其凋亡,减少自身抗体的产生,从而发挥抗肿瘤和免疫抑制作用。目前的临床研

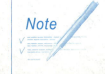

究主要推荐用于 AIHA 二线治疗或难治复发类型的治疗。一般采用 375mg/m^2，每周一次，连续用 4 周。

3. **其他免疫抑制剂**　副作用较多，一般不宜首选。适用于激素治疗无效或激素维持量过高过长；脾切除无效或切除后复发者。常用的有硫唑嘌呤(6-TG)、6- 巯基嘌呤(6-MP)、环磷酰胺及环孢素等。

4. **脾切除**　适应证：①激素治疗有禁忌证者；②大剂量激素治疗无效者；③需要长期用较大剂量的激素才能维持血红蛋白在正常水平者；④激素与免疫抑制剂联用仍不能控制溶血者；⑤经常反复发作者。温抗体型 AIHA 脾切除后约有 50% 原发性和 30% 继发性可获缓解。

5. **输血**　需要慎重和避免不必要的输血，因为输血可能因输入补体而加重溶血和引起输血反应。需要纠正严重贫血时，宜输入红细胞，每次输入 100ml 为宜；为减少补体作用，可输经生理盐水洗涤过的同型红细胞。输血速度宜慢，如发现血清游离血红蛋白增多或溶血加重，应立即停止输血。

6. **其他**　对危重患者可试用大剂量静脉注射丙种球蛋白，可起到缓解溶血的作用，部分患者有效。血浆置换可以降低血清中 IgG 水平。达那唑与激素联合使用，停激素后用作维持治疗。也有应用抗淋巴细胞球蛋白或抗胸腺细胞球蛋白治疗 AIHA。

原发性 AIHA 严重程度变异大，大多预后良好，也有严重威胁生命的情况。约 30% 的 AIHA 患者发展为慢性，需要注意常伴有的基础疾病。

冷抗体型自身免疫性溶血性贫血

冷抗体型自身免疫性溶血性贫血可为原发性，但多数继发于支原体感染、EB 病毒感染，偶见继发于淋巴细胞增殖性疾病。

【发病机制】　冷凝集素是 IgM 抗体，在 4℃ 的条件下，稀释至 1：1000 可使生理盐水中的红细胞凝集。在寒冷的环境中，冷凝集素可使机体红细胞在小血管中凝集，引起阻塞而致发绀和雷诺综合征；当体内温度低于 32℃ 时，IgM 抗体与红细胞膜上的抗原相结合，激活补体而致红细胞膜损伤，导致血管内溶血。

【临床表现】　可分为两个类型：冷凝集素病和阵发性寒冷性血红蛋白尿。

1. **冷凝集素病(cold agglutinin disease)**　急性起病患者多为 5 岁以下小儿，发病多在寒冷季节，常继发于支原体肺炎或传染性单核细胞增多症以后。除原发病的症状外，在寒冷季节出现雷诺征：指(趾)远端和耳廓肿胀、疼痛、局部皮肤发绀。贫血较轻，或间歇性贫血，但与遇冷有关。黄疸和脾大多不明显。病程经过多呈自限性，即原发病痊愈时，本病亦随之而愈。慢性型主要见于老年人。

2. **阵发性寒冷性血红蛋白尿(paroxysmal cold hemoglobinuria,PCH)**　1 岁后小儿均可发病，多继发于先天性梅毒、麻疹、腮腺炎、水痘、传染性单核细胞增多症等，少数为原发性。患儿每于遇冷后发病，多起病急，以血管内溶血为主，偶伴雷诺征；或呈慢性溶血性贫血，与寒冷无关。大多持续数小时后缓解，遇冷可以复发。患者血浆中有冷溶血素，属 IgG 抗体，在 15℃ 以下时此种抗体与红细胞结合，当温度升至 37℃ 时，这些吸附抗体的红细胞与补体结合而发生溶血。

【实验室检查】

1. **冷凝集素试验**　冷凝集素病患者血浆中冷凝集素滴度可高达 1：2000 以上，主要是 IgM，在寒冷(4℃)和补体参与下，与自身红细胞、O 型红细胞或与患者的同型红细胞发生凝集，当温度增至 37℃ 时，凝集的红细胞发生可逆性散开。冷凝集素试验阳性是诊断冷凝集素病的重要依据。

2. **冷热溶血试验**　阵发性寒冷性血红蛋白尿症患者血浆中含有自身冷溶血素，是抗红细

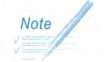

胞的自身冷抗体。当患者全身或局部处于16℃以下时,冷抗体与自身红细胞结合,体外加入补体,温度升至37℃时即发生溶血。本试验阳性是诊断阵发性寒冷性血红蛋白尿症的重要依据。

【治疗与预后】　主要治疗原发病。贫血严重时可输红细胞,但应将输入的血加温至37℃,以减少溶血。肾上腺皮质激素与脾切除的效果皆不肯定,但用硫唑嘌呤或环磷酰胺等可使症状减轻。

【小结】

1. 自身免疫性溶血性贫血(AIHA)根据自身抗体产生的类型分为温抗体型和冷抗体型,根据致病原因分为原发性和继发性(见表15-6)。

2. 对于AIHA发病机制和溶血的病理生理的理解,有助于理解临床表现、实验室特点和诊断、治疗措施等。

3. 温抗体型AIHA的临床表现兼具血管外和血管内溶血的临床特点,包括:贫血、黄疸、肝脾大、血红蛋白尿等。

4. 实验室检查除了具有溶血的证据外,抗人球蛋白试验阳性是诊断的主要依据,尤其是直接抗人球蛋白试验阳性。

5. 基于温抗体型AIHA的发病机制,肾上腺糖皮质激素是治疗的首选药物,有效率达32.5%~77%;利妥昔单抗(CD20单抗),能够清除CD20阳性的B淋巴细胞,减少自身抗体的产生,主要用于AIHA二线治疗或难治复发类型的治疗;脾切除术需要严格掌握适应证;AIHA输血需要慎重和避免不必要的输血。

【思考题】

1. 自身免疫性溶血性贫血的病因和分类。
2. 温抗体型AIHA的发病机制和病理生理。
3. 抗人球蛋白试验的原理及其意义。
4. AIHA的治疗措施及其有效率。

(于　洁)

第三节　出血性疾病

一、概述

正常的止血凝血机制包括血管收缩、血小板凝集和血液凝固,其中任何一项发生异常,都可造成临床上的出血倾向。

【正常止血和凝血机制】　正常止血、凝血过程中,血管壁、血小板和凝血因子三者的作用是密切相关的,一般可分为两大步骤:

1. 血管收缩与血小板的作用　组织受伤后,该处血管,尤其是小静脉和毛细血管由于交感神经的轴突反射作用,发生反应性收缩,历时15~30秒,使血管腔变窄,血液减慢或停止。由于血管内皮损伤,血管内皮下的胶原纤维暴露,血小板粘着于其上,释放5-羟色胺、二磷酸腺苷(ADP)等物质,使血管进一步收缩,可达30分钟之久。同时,血小板解体释放ADP使血小板聚集,形成白色血栓,起到机械堵塞伤口的作用,但这种止血作用并不牢固(图15-5)。

2. 血液凝固　是止血的重要因素。血液凝固是一系列凝血因子的连锁反应,其凝血过程一般分为三个阶段(图15-6):①活性凝血活酶形成;②凝血酶形成;③纤维蛋白形成。此凝血过程中任何一个凝血因子的减少或缺乏,都可以使血液凝固发生障碍,导致出血或渗血不止。目前已知的凝血因子有14种(表15-7)。

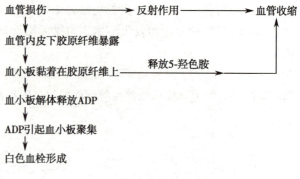

图 15-5　止血的第一步骤

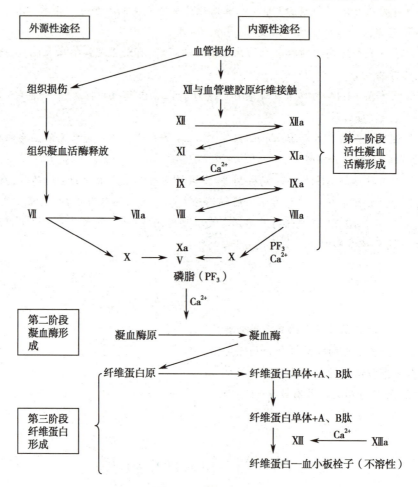

图 15-6　正常凝血机制

表 15-7　血浆凝血因子

因子代号	凝血因子名称	因子代号	凝血因子名称
I	纤维蛋白原	IX	血浆凝血活酶成分(PTC)
II	凝血酶原	X	Stuart-Prower 因子
III	组织因子	XI	血浆凝血活酶前质(PTA)
IV	钙离子	XII	接触因子
V	易变因子	XIII	纤维蛋白稳定因子
VII	稳定因子	PK	激肽释放酶
VIII	抗血友病球蛋白(AHG)	HK	高分子量激肽原

注:因子VI为因子V的衍生物,不再列出

正常情况下,人体内有抗凝血物质以维持动态平衡。在纤维蛋白溶酶(血浆素)的作用下,纤维蛋白可分解为纤维蛋白降解产物(FDP),以保持纤维蛋白形成和降解的动态平衡。纤维蛋白降解增强可导致出血。

【出血性疾病分类】 根据出血的原因与发病机制,可将出血性疾病分 3 大类:①血管因素;②血小板因素;③凝血因子因素。各类中都包含先天性和获得性疾病。

【出血性疾病诊断】

1. 病史和体格检查 了解患者出血史至为重要,须注意以下几方面:

(1) 出血类型:以皮肤及黏膜的瘀点、瘀斑为主,多提示血小板性或血管性出血,此类出血如有外伤诱发,可即刻出血,持续时间短。如以深部组织(肌肉关节腔)出血为主,则提示凝血因子缺乏,常在外伤后缓慢发生,持续时间长。

(2) 出血诱因:有药物接触史,多提示血小板性;如轻伤后出血不止,多为凝血因子障碍。

(3) 家族史:遗传性出血疾病应询问祖父母、父母及兄弟姐妹以及外祖父母、舅舅有无类似病史及出血史。

(4) 体检:观察出血的形态与分布,平坦或高出皮表,是否对称。有无肌肉出血或关节腔出血,有无全身性疾病表现。

2. 实验室检查 常用的几种出凝血检查及其意义如下:

(1) 血小板计数:血小板 $<100\times10^9$/L 为减少,$>500\times10^9$/L 为增多。一般血小板低于 50×10^9/L 时可能自发性出血,低于 20×10^9/L 可能发生明显出血,低于 10×10^9/L 则可能出血严重。血小板特别高时易发生血栓,也可引起出血。

(2) 出血时间:是指皮肤被刺伤后出血停止所需要的时间,正常为 1~3 分钟,4 分钟以上为延长(Duke 法)。出血时间与毛细血管收缩能力、血管内皮细胞相互粘合功能、血小板数及其功能、血中 VW 因子、凝血酶原复合体、纤维蛋白原含量、局部皮肤弹性和受压情况、针刺伤口深浅等有关。出血时间延长见于原发和继发血小板减少、血管性血友病、先天性纤维蛋白原缺乏症、纤溶状态及严重的 V、Ⅷ、Ⅸ、X 因子缺乏和遗传性毛细血管扩张症等。

(3) 凝血时间(试管法):这是一种比较简单的测定血液中凝血因子活力的方法。正常值为 5~11 分钟;>15 分钟为延长,提示凝血功能障碍。

(4) 复钙时间(又称血浆凝固时间):其意义与凝血时间基本相同,但较敏感,易于观察,可以重复。正常值为 1.5~3 分钟,>4 分钟为延长。

(5) 血块收缩:主要是检测血小板的功能。正常人血块 1 小时开始收缩,18~24 小时收缩完全。血块收缩不良见于血小板减少或血小板无力症、凝血酶或纤维蛋白形成重度减少等情况。

(6) 束臂试验:测定毛细血管脆性和血小板功能。

(7) 凝血酶原时间(PT):是用于检查Ⅱ、V、Ⅶ、X因子(统称凝血酶原复合体)的一种方法。应作正常人对照,比正常对照延长 3 秒以上为异常。PT 延长见于:先天性因子Ⅱ、V、Ⅶ、X减少或继发性凝血酶原复合物减少、纤维蛋白原减少、血中抗凝物质(如肝素等)增多,某些药物或肝、肾疾病时也可见凝血酶原时间延长。

(8) 凝血酶原消耗试验:通过测血清中剩余凝血酶原含量,检查形成凝血活酶的各因子有无异常,包括 V、Ⅷ、Ⅸ、X、Ⅺ、Ⅻ因子和血小板第 3 因子。其中任何因子缺乏时,凝血活酶生成不良,血清剩余凝血酶原多,凝血酶原消耗试验时间缩短,比同时正常人对照相差 40% 有意义。在血友病、原发性或继发性血小板减少性紫癜、血小板无力症时本试验时间缩短,高凝状态和血栓性疾病时延长。

(9) 部分凝血活酶时间(APTT):用于检查内源性凝血系统所有凝血因子,特别是Ⅷ、Ⅸ、Ⅺ、Ⅻ因子。本试验延长见于因子Ⅰ、Ⅱ、V、Ⅷ、Ⅸ、Ⅺ、Ⅻ减少以及肝素等抗凝物质增多时;缩短见于 DIC 高凝状态,因子Ⅷ或因子V增多。

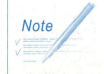
Note

(10) 凝血活酶生成试验(TGT):比凝血酶原消耗试验更加敏感,能测出轻型血友病。患者标本比正常对照延长 5 秒以上为异常,应用患者标本与正常人标本进行各种组合试验,即可确定缺乏何种凝血因子。

(11) 血小板黏附试验:可以检测血小板止血最初阶段的功能。黏附率减低见于血管性血友病(血浆中 VW 因子缺乏)、巨大血小板综合征(血小板膜上缺乏 VW 因子受体)、血小板无力症、血小板贮存池病等。

(12) 血小板聚集试验。

【治疗原则】
1. 病因治疗　对获得性出血性疾病,必须针对病因,进行积极治疗。
2. 输血及血液成分补充治疗　在病情危重或需手术时,应在短期内积极大量补充。
3. 选择止血药物　必须针对性强。

二、免疫性血小板减少症

血小板数低于 100×10^9/L 定义为血小板减少症。免疫性血小板减少症(immune thrombocytopenia, ITP)即是过去称谓的特发性血小板减少性紫癜,是小儿时期最常见的血小板减少症和出血性疾病,据估计其发病率为 1/20 000。其主要临床特点是:皮肤、黏膜自发性出血、血小板减少、出血时间延长和血块收缩不良,骨髓巨核细胞发育受到抑制。ITP 有原发(primary)和继发(secondary)之分,在诊断时需要注意除外继发性 ITP。

【病因与发病机制】　ITP 患儿在发病前 1~4 周常有病毒感染史,多为上呼吸道感染。这些感染的病毒包括麻疹病毒、风疹病毒、水痘病毒、腮腺炎病毒、EB 病毒、肝炎病毒、巨细胞病毒以及 HIV;EB 病毒相关的 ITP 常病程短,而 HIV 相关的 ITP 则呈慢性。还有约 1% 的病例是在注射了活疫苗后发病。

研究认为病毒感染不是导致血小板减少的直接原因。部分儿童在病毒感染后产生抗自身血小板抗体,结合了抗体的血小板被脾脏巨噬细胞的 Fc 受体识别,被吞噬和破坏,血小板的寿命缩短,致血小板数量减少。另外,部分患者血清中血小板相关抗体(PAIgG)含量增高,且急性型比慢性型增加更为明显,PA IgG 的含量与血小板数呈负相关关系;进一步的研究显示,血小板和巨核细胞有共同抗原性,抗血小板抗体同样作用于骨髓巨核细胞,导致巨核细胞成熟障碍,巨核细胞生成和释放均受到明显影响,使血小板进一步减少。因此 ITP 被认为是自身免疫性疾病。

脾脏是破坏血小板的主要器官,其次是肝脏。正常情况下,75% 的血小板是在脾、肝中被破坏和清除。脾脏也是产生抗血小板抗体的主要器官。

【临床表现】　本病见于小儿各年龄时期,多见于 1~4 岁小儿,男女发病率无差异,冬春季发病例数较高。急性起病,患儿于发病前 1~4 周常有急性病毒感染史,如上呼吸道感染、流行性腮腺炎、水痘、风疹、麻疹、传染性单核细胞增多症等,偶见于接种麻疹减毒活疫苗或接种结核菌素之后发生。大多数患儿出现皮疹前无任何症状,部分可有发热。

患儿以自发性皮肤和黏膜出血为突出表现。多表现为针尖大小的皮内或皮下出血点,或为瘀斑和紫癜,少数有皮肤血肿;皮疹分布不均,常以四肢较多,在易于碰撞的部位更多见。鼻出血或齿龈出血常伴随皮疹出现或是起病时的突出表现;胃肠道出血少见,偶见肉眼血尿。青春期女性患者可有月经过多。少数患者可有结膜下和视网膜出血。颅内出血少见,发生率约 0.5% 左右,但一旦发生,则预后不良。出血严重者可致贫血。肝、脾、淋巴结一般不肿大。

新诊 ITP 后迁延不愈者多见于学龄期及学龄期后的儿童;男女发病数比例为 1:3;病症隐匿和缓慢,出血症状较急性期轻,主要为皮肤黏膜出血,可有持续出血或反复发作性出血,每次发作可持续数月甚至数年。病程呈发作和间歇缓解交替出现,间歇期长短不一,可数周至数年,间歇期可无出血或仅有轻度鼻出血。约 30% 的患儿于发病数年后可自然缓解。反复发作者脾

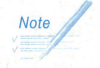
Note

脏可有轻度肿大。

临床上严重程度的判断主要根据临床活动性出血的表现,依次为皮肤出血点<黏膜出血<内部脏器出血<颅内出血。皮肤瘀点、瘀斑越多,病情也相对越严重。血小板数量做参考。

70%~80%的患儿于急性发病后1~6个月内缓解或痊愈,20%~30%的患儿呈慢性病程,大龄儿童尤其是青少年转为慢性的可能性较大。ITP病死率约为0.5%~1%,主要致死原因为颅内出血。

【实验室检查】

1. **外周血象**　血小板计数<100×10⁹/L,出血轻重与血小板数多少有一定关系。血小板<50×10⁹/L时可见自发性出血,<20×10⁹/L时可出血明显,<10×10⁹/L时严重出血的风险增加。慢性型者可见血小板大小不等,染色较浅。失血较多时可致贫血,白细胞数正常。出血时间延长,凝血时间正常,血块收缩不良。血清凝血酶原消耗不良。

2. **骨髓象**　为了确诊此病并排除白血病和再生障碍性贫血时需要进行骨髓检查。急性ITP骨髓巨核细胞数增多或正常,慢性ITP巨核细胞显著增多。幼稚巨核细胞增多,核分叶减少,核—浆发育不平衡,产生血小板的巨核细胞明显减少,其胞质中有空泡形成、颗粒减少和胞质量少等现象。

3. **血小板抗体测定**　主要是PA IgG增高,但PA IgG增高并非ITP的特异性改变,其他免疫性疾病亦可增高。同时检测PA IgM和PA IgA,以及测定结合在血小板表面的糖蛋白、血小板内的抗GPⅡb/Ⅲa自身抗体和GPⅠb/Ⅸ自身抗体等可提高临床诊断的敏感性和特异性。

【诊断与鉴别诊断】　临床以皮肤黏膜出血为主要表现;无明显肝、脾及淋巴结肿大;反复查血小板计数<100×10⁹/L;骨髓巨核细胞分类中以成熟未释放血小板的巨核细胞为主,巨核细胞总数增加或正常;血清中检出抗血小板抗体(PA IgG、M及A);以上表现并排除其他引起血小板减少的疾病即可诊断。

诊断ITP后,通过治疗、随访和观察,根据病程长短作出分型诊断:①新诊断ITP:病程<3个月;②持续性ITP:病程3~12个月;③慢性ITP:病程>12个月。该分型不适用于继发性ITP。

ITP的诊断需与下列疾病相鉴别,除外继发因素:

1. **急性白血病**　外周血白细胞不增高的急性白血病易与ITP相混淆,常有肝脾和淋巴结肿大,通过血涂片和骨髓检查发现白血病细胞即可确诊与鉴别。

2. **再生障碍性贫血**　患者表现与ITP合并贫血者相似。但再障时贫血较重,外周血中性粒细胞数减少,骨髓造血功能减退,巨核细胞减少有助于诊断。

3. **Wiskott-Aldrich综合征**　是一种X-连锁隐性遗传的免疫缺陷性疾病,除有血小板减少和出血的表现外,常合并湿疹、易感染、血小板体积减小,常伴有免疫功能紊乱。

4. **过敏性紫癜**　为出血性斑丘疹,对称分布,多见于下肢和臀部,但血小板数正常,易于鉴别。

5. **其他继发性血小板减少性紫癜**　严重细菌感染和病毒血症均可引起血小板减少,化学药物、脾功能亢进、部分自身免疫性疾病(如系统性红斑狼疮等)、恶性肿瘤侵犯骨髓和某些溶血性贫血等均可导致血小板减少,应注意鉴别。

【治疗】　ITP是一种呈良性过程的出血性疾病,多数新发急性ITP都可能自限,因此对于轻微临床程度的ITP患者,重要的是宣教,防止外伤加重出血,随访观察,不需要药物治疗,这是花费最小、副作用最小的一种重要的治疗策略。临床程度中、重度以上,有活动性出现表现,血小板<30×10⁹/L(常<20×10⁹/L)时,需要给予药物治疗,以使血小板数量尽快恢复到20×10⁹/L以上的安全水平。

1. **一般治疗**　在急性出血期间尽量减少活动,避免外伤,明显出血时应卧床休息。应积极预防及控制感染,避免服用影响血小板功能的药物(如阿司匹林等)。

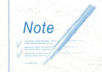
Note

2. ITP 的一线治疗　主要用于新诊需要药物治疗的 ITP。

（1）糖皮质激素：其主要药理作用是：降低毛细血管通透性；抑制血小板抗体产生；抑制单核 - 巨噬细胞系统破坏有抗体吸附的血小板。常用泼尼松，剂量为每天 1~2mg/kg，分 3 次口服；疗程 2~3 周，一般不超过 4 周。出血严重者可用冲击疗法，以尽快提升血小板水平止血，常用地塞米松每天 0.5~2mg/kg，或甲泼尼松龙每天 15~30mg/kg，静脉滴注，连用 3 天，后改泼尼松口服。用药至血小板数回升至正常或接近正常水平即可逐渐减量，疗程一般不超过 4 周。停药后如有复发，可再用泼尼松治疗。

（2）大剂量静脉丙种球蛋白：其主要作用是：①封闭巨噬细胞受体，抑制巨噬细胞对血小板的结合与吞噬，从而干扰单核—巨噬细胞吞噬血小板的作用；②在血小板上形成保护膜抑制血浆中的 IgG 或免疫复合物与血小板结合，从而使血小板避免被吞噬细胞所破坏；③抑制自身免疫反应，使抗血小板抗体减少。单独应用大剂量静脉丙种球蛋白的升血小板效果与激素相似，常用剂量为每天 0.4g/kg，连续 5 天静脉滴注；或每次 0.8~1g/kg 静脉滴注，必要时次日可再用 1 次。

3. 急重症治疗　在有重要脏器或威胁生命的出血的情况下，需要紧急治疗，以尽快提升血小板至安全水平和止血。

（1）血小板输注：因患儿血液循环中有大量抗血小板抗体，输入血小板很快被破坏，故通常不主张输血小板。紧急情况下需要高于平常 2~3 倍剂量的血小板输注，同时予以大剂量肾上腺皮质激素，以减少输入的血小板被破坏。

（2）在血小板输注的同时给予大剂量激素和大剂量 IVIG 或静脉抗 -D 免疫球蛋白。

4. ITP 的二线治疗　对于一线治疗无效的 ITP 患者，需重新评估其诊断，排除继发因素，再考虑二线治疗，主要用于持续性和慢性 ITP。

（1）大剂量激素：如上所述的大剂量地塞米松和甲泼尼松龙可以作为二线治疗选择。注意在有治疗反应后尽快调整剂量，避免副作用。

（2）抗 -D 免疫球蛋白（anti-D-immunoglobulin）：又称抗 Rh 球蛋白，用于 Rh⁺ 新诊 ITP 患儿的一线治疗。主要作用是封闭网状内皮细胞的 Fc 受体。其升高血小板作用较激素和大剂量丙种球蛋白慢，但持续时间长。常用剂量为每天 50~75μg/kg，静脉注射，连用 3~5 天为 1 个疗程。主要副作用是轻度溶血性输血反应和 Coombs 试验阳性。

（3）抗 CD20 单抗（rituximab）：通过清除 B 淋巴细胞减少血小板相关抗体产生，具有 30%~60% 的治疗反应率。通常采用 375mg/m²，静脉滴注，每周 1 次，连续用 4 次。

（4）脾切除：脾切除有效率约 70%，但是伴随严重感染的风险比较大。适应证：①病程超过 12 个月，血小板持续 $<20\times10^9$/L（尤其是 $<10\times10^9$/L），伴有活动性出血症状，内科治疗效果不好者，手术宜在 6 岁以后进行；②危及生命的严重出血（如颅内出血），输注血小板、大剂量静脉丙种球蛋白及激素治疗都不能使血小板尽快上升时。常规术前防止感染准备。部分性脾栓塞术治疗 ITP 的近、远期疗效与脾切除无明显差异，但不良反应较多。

（5）其他药物：慢性 ITP 患者经上述药物治疗无效、复发或难治时，可以考虑使用。如免疫抑制剂硫唑嘌呤、长春新碱、环磷酰胺和环孢素 A 等，单药或联合化疗。免疫抑制剂的副作用较多，应用过程中应密切观察。达那唑（danazol）是一种合成的雄性激素，对部分病例有效。

【小结】

　　1. 目前认为免疫性血小板减少症（ITP）是由于免疫功能紊乱、自身抗体产生导致血小板数量减少（血小板数 $<100\times10^9$/L）的一种自身免疫性疾病。有原发性和继发性。

　　2. ITP 的病因和发病机制涉及病毒感染、抗血小板抗体产生、巨噬细胞吞噬和破坏血

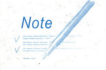
Note

小板、骨髓巨核细胞成熟障碍等。脾脏是破坏血小板的主要器官。

3. 临床表现主要以自发性皮肤和黏膜出血为主要特点。常见:针尖大小的皮肤出血点或瘀斑和紫癜,鼻出血或齿龈出血;少见:胃肠道出血、血尿、结膜下和视网膜出血;罕见颅内出血(0.5% 左右),是致使 ITP 预后不好的主要原因;脾脏一般不肿大。

4. ITP 临床严重程度的判断主要以临床活动性出血的表现为主,参考血小板数量。骨髓是侵袭性检查,目的是帮助排除白血病和再生障碍性贫血等继发性疾病,同时了解巨核细胞数量和有无成熟障碍。

5. ITP 是一个单纯的疾病,诊断时需要注意排除其他引起血小板减少的疾病。

6. ITP 是一种可能自限性的疾病,轻症以观察随访为主,不需要特殊药物治疗;严重 ITP 治疗的目的是尽快提升血小板至安全水平以上,避免出血所致的危险。

7. 口服泼尼松是治疗 ITP 的一线治疗选择;病情严重时可考虑激素静脉冲击治疗和(或)IVIG。血小板升至正常或安全水平以上后需要尽快逐渐减量,以减少激素的毒副作用。持续性或慢性 ITP 需要在血液专科医师指导下随访治疗。

【思考题】

1. 试述 ITP 的发病原因和机制。

2. ITP 的临床表现和预后?

3. 骨髓检查是诊断 ITP 必需的吗? 其作用?

4. "watch and wait" 的处置措施适用于哪种类型 ITP?

(于 洁)

三、血友病

血友病(hemophilia)是一组遗传性凝血功能障碍的出血性疾病,包括:①血友病 A 即因子Ⅷ(又称抗血友病球蛋白,AHG)缺乏症;②血友病 B 即因子Ⅸ(又称血浆凝血活酶成分,PTC)缺乏症;③血友病 C 即因子Ⅺ(又称血浆凝血活酶前质,PTA)缺乏症。其发病率为(5~10)/10 万,以血友病 A 较为常见,占 85%,血友病 B 次之,占 10%~15%,血友病 C 罕见。其共同特点为终生在轻微损伤后发生出血时间延长。

【病因和发病机制】 血友病 A 和 B 为 X- 连锁隐性遗传,由女性传递、男性发病。血友病 C 为常染色体不完全性隐性遗传,男女均可发病或传递疾病。

因子Ⅷ、Ⅸ、Ⅺ缺乏都可使凝血过程的第一阶段中的凝血活酶生成减少,引起血液凝固障碍,导致出血倾向。因子Ⅷ是血浆中的大分子复合物(抗原为Ⅷ:Ag,促凝活性部分为Ⅷ:C),它与 von Willebrand Factor(vWF)以非共价形式结合成复合物存在于血浆中。血友病 A 患者血浆中 vWF 并不缺乏,只是Ⅷ促凝活性部分缺乏,10%~15% 是由于功能不良。已知控制Ⅷ:C 的遗传基因位点在 X 染色体长臂二区 5~8 带。

因子Ⅸ是一种由肝脏合成的糖蛋白,在其合成过程中需要维生素 K 的参与。因子Ⅺ也是在肝脏内合成,在体外储存时其活性稳定,故给本病患者输适量储存血浆即可补充因子Ⅺ。

【临床表现】 血友病 A 和 B 大多在 2 岁时发病,亦可在新生儿期即发病。90% 血友病 A 患者有家族史,同一家族患者中,因子Ⅷ缺乏程度大致相同。出血是本组疾病的主要表现,终身于轻微损伤或小手术后有长时间出血的倾向,但血友病 C 的出血症状一般较轻。主要出血表现如下所述。

1. 皮肤、黏膜出血 由于皮下组织、口腔、齿龈黏膜易于受伤,为出血好发部位,但少见皮肤出血点。幼儿亦常见于头部碰撞后出血和血肿形成。

2. 肌肉出血和血肿　重型血友病 A 患者常发生肌肉出血和血肿,多发生在创伤或活动过久后,见于用力的肌群。血肿在外力作用后并不是即刻明显,而是血液缓慢渗透逐渐明显;出血较久处颜色为棕黄色,局部稍硬,在其间可触及硬核。深部肌肉出血时可形成血肿,导致局部肿痛和活动受限;由于血肿压迫可引起局部缺血性损伤和纤维变性,在前臂可引起手挛缩,小腿可引起跟腱缩短,腰肌痉挛可引起下腹部疼痛;血肿压迫还可导致受压神经支配区域感觉障碍和肌肉萎缩;颈部血肿可引起上呼吸道梗阻,导致呼吸困难,甚至窒息死亡。

3. 关节积血　是血友病最具有特征性的临床表现之一,多见于膝关节,其次为踝、髋、肘、肩关节等处。关节出血可以分为 3 期:①急性期:关节腔内及周围组织出血,引起局部红、肿、热、痛和功能障碍。由于肌肉痉挛,关节多处于屈曲位置。②关节炎期:因反复出血、血液不能完全被吸收,刺激关节组织,形成慢性炎症,滑膜增厚。③后期:关节纤维化、强硬、畸形、肌肉萎缩、骨质破坏,导致功能丧失。膝关节反复出血,常引起膝屈曲、外翻、腓骨半脱位,形成特征性的血友病步态。

4. 创伤或手术后出血　不同程度的创伤、小手术,如拔牙、扁桃体摘除、脓肿切开、肌内注射或针灸等,都可引起相应部位严重出血,不易止住。

5. 其他部位的出血　如鼻出血、咯血、呕血、黑便、血便和血尿等;也可发生颅内出血,是最常见的致死原因之一。

血友病 A 的临床表现轻重程度与Ⅷ:C 活性密切相关,因此根据其活性和临床表现将血友病 A 分为重型、中型及轻型(表 15-8)。了解其相互关系,对于判断病情轻重,指导治疗有重要帮助。血友病 B 的出血症状与血友病 A 相似,绝大多数患者为轻型,因此出血症状较轻。

表 15-8　血友病 A 的临床严重程度和相应表现

严重程度	Ⅷ:C(%)	临床表现
重型	0~1	自发性出血,关节肌肉出血,新生儿期发病
中型	2~5	创伤后出血严重,偶自发性出血
轻型	6~25	拔牙、手术出血不止,于年长儿及成人仍不能诊断
亚临床型	26~45	重伤、手术后中度出血

【实验室检查】

1. 血友病 A 和 B 实验室检查的共同特点是:①凝血时间延长(轻型者正常);②凝血酶原消耗不良;③活化部分凝血活酶时间延长;④凝血活酶生成试验异常。出血时间、凝血酶原时间和血小板正常。

2. 当凝血酶原消耗试验和凝血活酶生成试验异常时,为了进一步鉴别三种血友病,可作纠正试验(表 15-9)。

表 15-9　血友病 A、B 和 C 的凝血纠正试验

患者血浆加入	血友病 A	血友病 B	血友病 C
正常血浆	纠正	纠正	纠正
正常血清(不含 FⅧ)	不能纠正	纠正	纠正
正常人硫酸钡血浆(不含 FⅨ)	纠正	不能纠正	纠正

3. 用免疫学方法测定因子Ⅷ:C、因子Ⅸ:C 的活性,对血友病 A 或血友病 B 有确诊意义。正常新鲜血浆所含因子Ⅷ:C 或因子Ⅸ:C 平均活性均为 1U/ml(以 100% 表示),根据因子Ⅷ:C 或因子Ⅸ:C 活性水平的高低,将血友病 A 或血友病 B 分为重型(≤1%)、中型(2%~5%),轻型(>6%~25%)及亚临床型(>26%~45%)四种临床类型(表 15-8)。

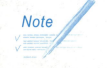

4. 基因诊断　利用分子生物学技术,发现血友病患者基因突变位点和形式,并可于产前进行胎儿基因诊断。

【诊断和鉴别诊断】

1. 诊断　需要注意以下特征:①男孩反复发生出血或外伤后出血不止;②亲兄弟或母系家族中男性有类似出血史;③临床表现为皮下血肿、肌肉血肿,关节出血;④确诊依赖于实验室出凝血检查。

2. 血友病须与以下疾病进行鉴别

(1) 血管性血友病:常染色体显性遗传,男女均可发病,有出血时间延长、阿司匹林耐量试验阳性、血小板黏附率降低、血小板对瑞斯托霉素无凝集反应、血浆Ⅷ:C 减少或正常、血浆 vWF 减少或缺乏。

(2) 凝血酶原复合体(包括Ⅱ、Ⅶ、Ⅸ、Ⅹ因子)减低症:有类似于血友病 A 的出血症状和凝血时间延长,但有凝血酶原时间延长,多数患者维生素 K 治疗有效。

(3) 血小板减少性紫癜或血小板功能异常:都以皮肤自发性瘀点、瘀斑为主要表现,但有血小板减少或功能不良的表现,且出血时间延长,凝血时间正常。

【预后和治疗】　本组疾病尚无根治疗法。血液病 A 发病年龄越早预后越差;死亡主要原因是意外损伤,其次为手术后失血;器官内出血或颅内出血也是死亡危险因素。

1. 预防出血　自幼养成安静生活习惯,以减少和避免外伤出血,尽可能避免肌内注射,如因患外科疾病需作手术治疗,应注意在术前、术中和术后补充所缺乏的凝血因子。

2. 局部止血　急性出血时执行 RICE(休息 rest、冷敷 ice、压迫 compression、抬高 elevation)原则,在没有因子替代的情况下也可部分缓解关节、肌肉出血。

对表面创伤、鼻或口腔出血可局部压迫止血,或用纤维蛋白泡沫、明胶海绵蘸组织凝血活酶或凝血酶敷于伤口处。早期关节出血者,宜卧床休息,并用夹板固定肢体,放于功能位置;亦可用局部冷敷,并用弹力绷带缠扎。关节出血停止、肿痛消失时,可作适当体疗,以防止关节畸形,严重关节畸形可用手术矫形治疗。

3. 替代疗法　目的是将患者所缺乏的因子提高到止血水平,以治疗或预防出血。

(1) 因子Ⅷ和因子Ⅸ制剂:传统多用人血浆冻干浓缩制剂;一些用新技术提取并经灭毒处理的高纯度因子Ⅷ和因子Ⅸ目前已完全取代了传统的制剂,增加了治疗的安全性;为防止经血传播疾病,如艾滋病、乙型和丙型肝炎等,近年临床上已开始应用基因重组人因子Ⅷ和因子Ⅸ制剂。

因子Ⅷ的半衰期为 8~12 小时,需每 12 小时输注 1 次,每输入 1U/kg 可提高血浆因子Ⅷ活性约 2%。因子Ⅸ的半衰期为 18~24 小时,常 24 小时输注 1 次,每输入 1U/kg 可提高血浆因子Ⅸ活性约 1%。具体计算公式:FⅧ首次需要量 =(需要达到的 FⅧ浓度 – 基础 FⅧ浓度)× 体重(kg)× 0.5,在首剂给予之后每 8~12 小时输注首剂 1/2;FⅨ首次需要量 =(需要达到的 FⅨ浓度 – 基础 FⅨ浓度)× 体重(kg),在首剂给予之后每 12~24 小时输注首剂 1/2。各种出血情况时因子Ⅷ和因子Ⅸ用量参见表 15-10。

表 15-10　因子Ⅷ和因子Ⅸ的剂量和使用方法

出血程度	因子Ⅷ	因子Ⅸ
早期轻度出血	10~15U/kg,q12h;共 1~3 次	15~30U/kg,qd,共 1~3 次
中度出血 (明显关节出血、轻伤)	20U/kg,q12h,连用 2 天后可隔天应用,直至止血	30U/kg,qd,直至止血
重度出血 (颅内出血、严重出血、严重创伤,大手术等)	首天每次 50U/kg,q12h,然后维持因子Ⅷ活性 >50% 5~7 天;必要时再维持因子Ⅷ活性 >30% 5~7 天	首日 80U/kg,以后维持因子Ⅳ活性 >40% 5~7 天;必要时再维持因子Ⅳ活性 >30% 5~7 天

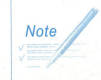
Note

（2）冷沉淀物：系从冰冻新鲜血浆中分出制成，国产冷沉淀制剂通常由 200ml 血浆制成，每袋容量为 20ml，含因子Ⅷ和因子ⅩⅢ各 80~100U、纤维蛋白原 250mg、一定量的 vWF 及其他沉淀物。用于血友病 A 和血管性血友病（vWD）等的治疗，要求与受血者 ABO 血型相同或相容。

（3）凝血酶原复合物：含有因子Ⅱ、Ⅶ、Ⅸ、Ⅹ，可用于血友病 B 的治疗。

（4）输血浆或新鲜全血：血友病 A 患者需要输注新鲜血浆或新鲜冰冻血浆时，按 1ml 血浆含因子Ⅷ1U 计算；血友病 B 患者可输注储存 5 天以内血浆，一次输入量不宜过多，以每次 10ml/kg 为宜。无条件时，可输 6 小时内采集的全血，每次 10ml/kg，可提高患者血中因子Ⅷ活性 10%。输血的疗效只能维持 2 天左右，仅适用于轻症患儿。

因子替代疗法的副作用主要有过敏、发热、溶血反应、弥散性血管内凝血、感染病毒性疾病等；大量反复应用者可出现肺水肿。

4. 药物辅助治疗

（1）抗纤溶药物：适用于黏膜出血，但禁用于泌尿道出血并避免与凝血酶原复合物（PCC）同时使用。①氨甲环酸：静脉滴注 10mg/kg/ 次，每天 2 次，口服 25mg/（kg·次），每天 3 次；②6- 氨基己酸：静脉滴注，1~2g/ 次，3~4 次 / 天，>30kg 剂量同成人，2g/ 次，最大剂量不超过 2g/ 次；口服 50~100mg/（kg·次），3~4 次 / 天。也可漱口使用，尤其在拔牙和口腔出血时。该药的使用时间不宜超过 2 周。

（2）1- 脱氧 -8- 精氨酸加压素（DDAVP）：有提高血浆内因子Ⅷ活性和抗利尿作用，常用于治疗 2 岁以上轻型血友病 A 患者，可减轻其出血症状；剂量为 0.2~0.3μg/kg，溶于 20ml 生理盐水中缓慢静注，此药能激活纤溶系统，故需与 6- 氨基己酸或氨甲环酸联用，如用滴鼻剂（100μg/ml），每次滴 0.25ml，作用相同。

（3）性激素：雄性化激素达那唑（danazol）和女性避孕药复方炔诺酮均有减少血友病 A 患者的出血作用，但其疗效均逊于替代疗法。

5. 物理治疗和康复训练

在非出血期进行物理治疗和康复训练，可以促进肌肉、关节积血吸收，消炎消肿，维持正常肌纤维长度和增强肌肉力量，维持和改善关节活动范围。非出血期积极而适当的运动对维持肌肉强壮并保持身体平衡以预防出血非常重要。

【预防】

1. 遗传咨询和产前诊断

根据本组疾病的遗传方式，应对患者的家族成员进行筛查，以确定可能的其他患者和携带者，通过遗传咨询，使他们了解遗传规律。女性携带者与健康男性所生的男孩中 50% 为患者，女孩 50% 为携带者；而健康女性与血友病患者父亲所生男孩 100% 健康，女孩 100% 是携带者。现代诊断技术已经可以对血友病家族中的孕妇进行基因分析和产前诊断。妊娠 8~10 周可以行绒毛膜活检确定胎儿的性别；可以通过胎儿的 DNA 检测致病基因；妊娠 15 周左右可行羊水穿刺进行基因诊断。如确定胎儿为血友病，可及时终止妊娠。

2. 预防治疗

有规律地预防性输注患者缺乏的凝血因子，保证血浆中的因子Ⅷ和因子Ⅸ长期维持在一定水平，从而减少反复出血致残，保障患儿的生活质量和健康成长。初级预防是指婴幼儿在确诊后第 1~2 次出血时后或 2 岁前即开始实施预防治疗，次级预防是指在患儿有明显的靶关节出血 / 关节损害后，才开始预防治疗。重型患儿和有关节病变的患儿应根据病情及早开始预防治疗。

在医师指导下，预防治疗可以以家庭治疗的形式进行，除病情不稳定和 3 岁以下婴幼儿外，其他患者均可家庭治疗。患者及其家属应接受本病相关知识和技能的培训，为患儿提供方便有效的预防治疗，当发生出血时，可以及时采取有效的治疗措施。

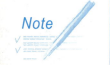

【小结】

1. 血友病是一组遗传性凝血功能障碍的出血性疾病,主要包括血友病 A(因子Ⅷ缺乏症)和血友病 B(因子Ⅸ缺乏症),以血友病 A 较为常见。

2. 血友病 A 和 B 为 X-连锁隐性遗传,由女性传递、男性发病。

3. 血友病共同临床特点为终生在轻微损伤后发生出血时间延长。主要出血表现有:皮肤及黏膜出血、肌肉出血和血肿、关节积血、创伤或手术后出血。其中关节出血是血友病最具特征的临床表现之一。血友病 A 的临床表现轻重程度与Ⅷ:C 活性密切相关(见表 15-8)。

4. 根据性别、出血特点和实验室检查诊断血友病。采用免疫学方法测定因子Ⅷ:C、因子Ⅸ:C 的活性,对血友病 A 或血友病 B 有确诊意义。基因诊断尚未能广泛应用于临床。

5. 血友病目前尚无根治疗法。

6. 通过遗传咨询和产前诊断等程序,如能确定胎儿为血友病,可及时终止妊娠。

【思考题】

1. 试述血友病 A 和 B 的遗传特点及发病机制。
2. 典型血友病患者临床出血表现的特点。
3. 血友病的实验室检查特点。
4. 血友病的预防和治疗措施,尤其是因子替代治疗的方法。

(于　洁)

第四节　肿瘤与肿瘤样疾病

一、白血病

白血病(leukemia)是一组造血系统的恶性增生性疾病,是由于造血细胞的遗传学异常,导致相应血细胞不可控制地克隆性增生,过度增生的血细胞浸润到各组织和器官而引起一系列临床表现。儿童白血病发生的具体病因尚未完全明了,可能与病毒感染、物理和化学因素、遗传等有关。目前研究认为原癌基因的转化、抑癌基因畸变及细胞凋亡受抑是儿童白血病发生的重要机制。

儿童白血病是所有儿童恶性肿瘤中发病率最高的,调查显示我国 15 岁以下儿童白血病的发生率为 3/10 万~4/10 万,约占该年龄时期所有恶性肿瘤的 35%。儿童白血病在任何年龄均可发病,但以学龄前期和学龄期儿童多见;男性发病率高于女性。白血病是儿童时期死亡的重要病因,既往对儿童白血病的治疗已经取得了显著的成就,使之成为可能治愈的疾病,但是进一步研究并改善儿童白血病的诊疗、降低死亡率仍然是儿科领域非常重要的工作。

儿童白血病分为急性白血病和慢性白血病,以急性白血病为主,具体分类见表 15-11。

(一) 急性淋巴细胞白血病

急性淋巴细胞白血病(acute lymphoblastic leukemia,ALL,简称急淋)是儿童急性白血病最主要的类型,占急性白血病的 75% 左右。急淋发病高峰年龄为 3~4 岁,男女比例为 1.1~1.6∶1。经过近几十年的不断研究和实践,急淋的总体生存率已达到 75% 以上,成为可以治愈的肿瘤性疾病。

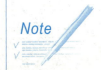
Note

表 15-11 儿童白血病分类

急性白血病（acute leukemias）	97%
急性淋巴细胞白血病（acute lymphoblastic leukemia，ALL）	75%
急性髓细胞白血病（acute myeloblastic leukemia，AML）	20%
急性未分化白血病（acute undifferentiated leukemia，AUL）	<0.5%
急性混合细胞白血病（acute mixed-lineage leukemia，AMLL）	
慢性髓系白血病（chronic myeloid leukemias，CML）	3%
费城染色体阳性髓系白血病 （Philadelphia chromosome positive-Ph positive myeloid leukemia）	
幼年型粒单核细胞白血病（juvenile myelomonocytic leukemia，JMML）	

【分型】 急性白血病的分类或分型对于诊断、治疗和提示预后都有重要意义。目前常采用形态学（M）、免疫学（I）、细胞遗传学（C）和分子生物学（M）的方法对儿童白血病进行分型诊治（即MICM综合分型），更有利于指导治疗和提示预后。

1. 形态学分型（FAB 分型） 形态学分型是根据骨髓中原始幼稚淋巴细胞形态学的不同分为 L1、L2 和 L3 三种类型；其中 L3 型具有比较重要的形态学特征，常常提示是成熟 B-ALL 或是Burkitt 白血病。

2. 免疫学分型 应用单克隆抗体检测淋巴细胞表面抗原标记一般可将 ALL 分为 T、B 两大系列，儿童急淋以 B 系为主，占 85% 左右。其免疫学标记及分型见表 15-12。

表 15-12 儿童 ALL 免疫分型

免疫学分型	单克隆抗体标记					
	HLA-DR	CD7	CD5	CD2	Cy CD3	TDT
T 系 ALL	−	+	+	+	+	+
B 系 ALL	HLA-DR	CD19	CD10	Cyμ	SmIg	
early Pre B-ALL	+	+	−	−	−	
common B-ALL	+	+	+	−	−	
Pre B-ALL	+	+	+	+	−	
成熟 B-ALL	+	+	+	−	+	

3. 按细胞遗传学改变分型 目前发现 90% 以上的儿童急淋具有克隆性染色体异常，包括数量异常和结构异常。①染色体数目异常：如≤45 条的低二倍体，或≥47 条的高二倍体。②染色体结构或核型异常：已发现约有 40 种染色体结构异常，其中 50% 为易位，比较常见和重要的有：t(1；19)(q23；p13)，形成 E2A/PBX1 融合基因，提示预后和治疗效果不良；t(12；21)(p13；q22)，形成 TEL/AML1 融合基因，提示预后较好；t(9；22)(q34；q11)，见于 95% 的 CML 和 3%~5% 的儿童 ALL，形成 BCR/ABL 融合基因，常规治疗预后差。

4. 分子生物学分型 急淋发生及演化中的特异基因主要有：①免疫球蛋白重链（IgH）基因重排；②T 淋巴细胞受体（TCR）基因片段重排，尤以 γ、δ 基因重排特异性高；③融合基因的形成，如 EFV6-CBFA2、BCR-ABL、MLL-AF4、TEL-AML、E2A-PBX1 等。

【临床表现】 各型急淋的临床表现基本相同，部分亚型之间略有差异。

1. 起病 大多较急，少数缓慢。早期症状有：面色苍白、精神不振、乏力、食欲低下、鼻出血或齿龈出血等；少数患儿以发热和类似风湿热的骨关节痛为首发症状。

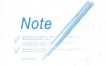
Note

2. 发热 多数患儿起病时有发热,热型不定,可低热、不规则发热、持续高热或弛张热。发热原因包括白血病性发热及继发感染。

3. 贫血 出现较早,并随病情发展而加重,表现为苍白、虚弱无力、活动后气促等。贫血原因主要是骨髓造血干细胞受到抑制所致。

4. 出血 以皮肤和黏膜出血多见,表现为瘀点、瘀斑、鼻出血、齿龈出血,消化道出血和血尿。偶有重要脏器出血如颅内出血,为引起死亡的重要原因之一。

5. 白血病细胞浸润引起的症状和体征

(1) 肝、脾、淋巴结肿大:由白血病细胞浸润引起,肝、脾大常为轻中度,肿大的肝、脾质软,表面光滑;淋巴结肿大常为轻度,多局限于颈部、下颌下、腋下和腹股沟等处;有时因纵隔淋巴结肿大引起压迫症状而发生呛咳、呼吸困难和静脉回流受阻,该表现以 T-ALL 更常见。

(2) 骨和关节浸润:儿童骨髓多为红髓,易被白血病细胞侵犯,故患儿骨、关节疼痛较为常见。约 25% 患儿以四肢长骨、肩、膝、腕、踝等关节疼痛为首发症状,其中部分患儿呈游走性关节痛,局部红肿现象多不明显,并常伴有胸骨压痛。骨骼 X 线检查可见骨质疏松、溶解,骨骺端出现密度减低横带和骨膜下新骨形成等征象。

(3) 中枢神经系统浸润:白血病细胞侵犯脑实质和(或)脑膜时即引起中枢神经系统白血病(central nervous system leukemia,CNSL)。由于多数化疗药物不能透过血脑屏障,造成 CNSL 的发生率增高。CNSL 可发生于病程中任何时候,是导致急性白血病复发的主要原因。常见症状为:颅内压增高引起头痛、呕吐、嗜睡、视乳头水肿等;浸润脑膜时可出现脑膜刺激征;浸润脑神经核或神经根时可引起脑神经麻痹;脊髓浸润时可引起横贯性损害而致截瘫。此外,也可有惊厥、昏迷等表现。脑脊液检查可确诊:脑脊液色清或微浊,压力增高;细胞数 $>10\times10^6/L$,蛋白 $>0.45g/L$;脑脊液离心涂片可发现白血病细胞。

(4) 睾丸浸润:白血病细胞侵犯睾丸时即引起睾丸白血病(testis leukemia,TL),表现为局部肿大、触痛,阴囊皮肤可呈红黑色。由于化疗药物不易进入睾丸,因而常成为导致白血病复发的另一重要原因。

(5) 其他器官浸润:患儿还可有腮腺、肾脏等浸润的表现。

【实验室检查】

1. 外周血象 白细胞的改变是本病特点。白细胞数增高者占 50% 以上;白细胞分类以淋巴细胞为主,部分患者外周血出现比例不等的原始和幼稚淋巴细胞。红细胞及血红蛋白多减少,且大多数为正细胞正血色素性贫血。网织红细胞数大多较低,少数正常,偶在外周血中见到有核红细胞。血小板多减少,少数患者初诊时血小板数量正常。

2. 骨髓检查

(1) 骨髓细胞学形态检查是确立诊断和评定疗效的重要依据。典型的骨髓象为增生活跃或极度活跃,少数增生低下;分类以原始幼稚淋巴细胞为主,原始幼稚淋巴细胞≥30% 即可确诊急淋,多数≥50%,甚至≥90%;幼红细胞和巨核细胞减少。

(2) 组织化学染色:常用组织化学染色以协助鉴别细胞类型。急淋组化的特征为:过氧化酶染色和苏丹黑染色阴性;糖原染色阳性(±~+++);其他酸性磷酸酶和非特异酯酶多阴性。

(3) 免疫学分型:用流式细胞仪和单克隆抗体对骨髓白血病细胞进行检测,可以鉴定将淋巴细胞白血病分为 T 系和 B 系,后者又分为早期和成熟 B 系急淋。

(4) 染色体检查和白血病相关基因检测:通过对骨髓白血病细胞染色体分析和基因检测,可以发现急淋相关染色体、融合基因和(或)分子异常,有助于白血病的遗传学分型,对于指导预后和分型诊治有重要意义。

3. X 线检查 白血患儿童长骨 X 片可以显示特有的白血病改变,如骨质疏松、骨干骺端近侧可见密度减低的横线或横带,即"白血病线",有时可见骨质缺损、骨膜增生等改变。胸部 X 线

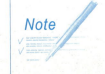

或 CT 检查可以见到部分患儿纵隔肿物 - 纵隔淋巴结肿大,常见于 T 系急淋。

　　4. 其他检查　出凝血检查、肝肾功能检查等可以帮助评估病情。

【诊断和鉴别诊断】

　　1. 典型病例根据临床表现、血象和骨髓象的改变即可作出诊断;尤其是骨髓细胞学检查中发现原始和幼稚细胞比例≥30% 即可确定诊断。一旦确诊白血病,需对骨髓外白血病的状态进行评估。

　　2. 对中枢神经系统白血病状态(CNS)和中枢神经系统白血病(CNSL)进行判断和诊断。

　　3. 睾丸白血病(TL)诊断标准　单侧或双侧睾丸肿大,质地变硬或呈结节状缺乏弹性感,透光试验阴性,睾丸超声波检查可发现非均质性浸润灶,睾丸活组织检查可见白血病细胞浸润是确诊的依据。

　　4. 鉴别诊断　发病早期症状不典型,特别是白细胞数正常或减少者,其血涂片不易找到幼稚白细胞时,可使诊断发生困难。须与以下疾病等鉴别:

　　(1) 再生障碍性贫血:该病血象呈全血细胞减少;肝、脾、淋巴结不肿大;骨髓有核细胞增生低下,无幼稚白细胞增生。

　　(2) 传染性单核细胞增多症:该病肝、脾、淋巴结常肿大;外周血白细胞数增高并出现异型淋巴细胞,易与急性白血病混淆。但本病常有 EB 病毒感染的证据;骨髓无白血病改变。

　　(3) 类白血病反应:该病为造血系统对感染、中毒或溶血等刺激因素的一种异常反应,以外周血出现幼稚白细胞或白细胞数增高为特征。根据血小板数多正常、白细胞中有中毒性改变、中性粒细胞碱性磷酸酶积分显著增高等表现,可与白血病区别。

　　(4) 类风湿性关节炎:该病有发热、关节疼痛症状者易与急性白血病相混淆,炎症指标多升高;骨髓无白血病表现。

【危险因素与临床分型】　目前通常根据儿童急淋的危险因素将其分为标危(SR)、中危(IR)及高危(HR)三个临床类型,进行分型诊治,不同诊治方案分型有所不同。

　　1. SR-ALL　年龄≥1 岁且 <10 岁;诊断时外周血白细胞计数 $<50\times10^9/L$;非 T-ALL;非 B-ALL;无 t(9;22) 或 BCR/ABL 基因;无 t(4;11) 或 MLL/AF4 基因;无 t(1;19) 或 E2A-PBX1;泼尼松反应良好(泼尼松诱导治疗 7 天,第 8 天外周血白血病细胞 $<1\times10^9/L$);诱导化疗第 33 天骨髓形态学完全缓解。

　　2. IR-ALL　必须满足:①泼尼松反应良好;②无 t(9;22) 或 BCR/ABL 阳性;③ SR-ALL 诱导缓解治疗第 15 天骨髓未完全缓解。同时 IR-ALL 还至少符合以下条件之一:①诊断时外周血白细胞计数 $>50\times10^9/L$;②年龄≥10 岁;③ T-ALL;④有 t(1;19) 或 E2A-PBX1 基因;⑤年龄 <1 岁且无 MLL 基因重排。

　　3. HR-ALL　泼尼松反应不良(泼尼松试验第 8 天外周血白血病细胞≥$1\times10^9/L$);有 t(9;22) 或 BCR/ABL 阳性;t(4;11) 或 MLL/AF4 阳性;IR-ALL 治疗第 15 天骨髓白血病细胞 >25%;诱导化疗第 33 天骨髓形态学未缓解。

【治疗和预后】　儿童急淋的治疗是以化疗为主的综合治疗,其原则是:早期诊断、早期治疗、分型分层治疗;药物剂量要足,联合序贯化疗;针对 Ph 染色体阳性急淋患儿采用靶向治疗药物——伊马替尼(imatinib)。同时要早期防治中枢神经系统白血病和睾丸白血病,注意支持治疗。通常持续完全缓解 2~3 年方可停药。

　　1. 支持疗法

　　(1) 防治感染:在化疗阶段,保护性环境隔离对防止外源性感染具有较好效果。适当用抗生素预防细菌性感染,可减少感染相关并发症;并发细菌性感染时,应根据不同致病菌和药敏试验结果及时选用有效的抗生素治疗;并发真菌感染,需选用抗真菌药物;并发病毒感染者可选用抗病毒药物;复方新诺明预防卡氏囊虫肺炎。

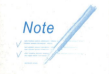
Note

（2）成分输血：严重贫血者可输红细胞；因血小板减少而致出血者，可输浓缩血小板或机采血小板。

（3）集落刺激因子：化疗期间如骨髓抑制明显者，可予以 G-CSF、GM-CSF 等集落刺激因子，促进骨髓造血恢复，缩短中性粒细胞减少的时间，减少感染机会。

（4）高尿酸血症的防治：化疗早期，由于大量白血病细胞破坏分解而引起高尿酸血症，导致尿酸结石梗阻、少尿或急性肾衰竭，又称为肿瘤溶解综合征（tumor lysis syndrome）。预防措施包括补充液体，碱化尿液，口服别嘌醇（allopurinol）200~300mg/（$m^2 \cdot d$），共 5~7 天。

（5）其他：在治疗过程中，要增加营养。有发热、出血时应卧床休息。要注意口腔卫生，防止感染和黏膜糜烂。并发弥散性血管内凝血时及时治疗。

2. 化学药物治疗（简称化疗）　目的是杀灭白血病细胞，解除白血病细胞浸润引起的表现，使病情缓解以至治愈。常用药物剂量和用法随方案不同而异。以下简单介绍儿童急淋化疗方案的组成，具体可以参照卫生部为儿童急淋大病医保制定的化疗临床路径。

急淋化疗后完全缓解的标准是：临床无贫血、出血、感染及白血病浸润的表现；外周血血红蛋白 >90g/L，白细胞正常或减低，分类无幼稚细胞，血小板 >100×10⁹/L；骨髓缓解标准：骨髓白血病细胞 <5% 为 M_1；≥5% 且 <25% 为 M_2；≥25% 为 M_3。

（1）泼尼松敏感试验：诊断明确后尽快开始泼尼松敏感试验治疗和观察。可以从小剂量开始，避免肿瘤溶解综合征，足剂量为 60mg/（$m^2 \cdot d$），分 3 次口服，第 1~7 天。第八天观测外周血白细胞，白血病细胞绝对计数≥1000/μl 为不敏感。

（2）诱导缓解治疗 -VDLD 方案：目的是达到完全缓解。方案采用地塞米松（dexamethasone）、左旋门冬酰胺酶、长春新碱（VCR）、柔红霉素联合化疗，同期进行鞘内注射化疗。化疗第 15 天和 33 天骨髓检查，如果骨髓 M_1，临床缓解，进入下一阶段化疗。

（3）早期强化治疗 -CAM 方案：早期强化治疗目的是在缓解状态下最大限度地杀灭微小残留病，可有效地防止早期复发。主要采用大剂量环磷酰胺（CTX）、阿糖胞苷（Ara-C）和巯嘌呤（6-MP）联合化疗；同期进行鞘内注射化疗。

（4）巩固治疗 -mM 方案：主要是全身强化和预防髓外白血病。中枢神经系统及睾丸等部位因多数化疗药物不能到达而成为白血病的庇护所，CNSL 和 TL 均会导致骨髓复发，因此有效的髓外白血病的预防是急淋患儿获得长期生存的关键之一。通常采用大剂量甲氨蝶呤 + 四氢叶酸钙（HDMTX+CF）方案，配合甲氨蝶呤（MTX）、Ara-c 和地塞米松（Dex）三联药物鞘内注射作为髓外白血病的预防治疗（表 15-13）。

表 15-13　急淋患儿预防中枢神经系统白血病鞘内注射化疗药物剂量表

age（years）	MTX（mg）	Ara-C（mg）	dexamethasone（mg）
<1	6	18	2
≥1,<2	8	24	2.5
≥2,<3	10	30	3
≥3	12	36	4

（5）延迟强化治疗 -DI 方案（DIa 和 DI_b）：主要是再次重复早期诱导和强化治疗方案，以巩固缓解状态。具体 DIa 治疗方案较诱导缓解方案稍有调整。DIb 方案同早期强化方案。不同危险因素分组急淋患儿的化疗方案组成和强度都有所不同。

（6）维持治疗方案：是巩固疗效、达到长期缓解或治愈目的的重要手段。主要采用 6-MP 和 MTX 口服，VCR 和地塞米松每 4 周 1 次，联合鞘内注射化疗每 8 周 1 次。高危组患儿需要在维持期间加用 CTX 和 Ara-C 巩固。

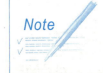

(7) 中枢系统白血病的预防与治疗:标危组单用甲氨蝶呤鞘注,中高危组采用三联鞘注,剂量如表 15-13 所示。如果发生 CNSL,采用三联鞘内注射化疗(表 15-13),第 1 周 3 次,第 2 和第 3 周各 2 次,第 4 周 1 次,共 8 次。一般在鞘内注射化疗 2~3 次后 CSF 转为阴性;在完成诱导缓解、巩固、髓外白血病防治和早期强化后,作颅脑放射治疗,1~2 岁 12Gy,>2 岁 18Gy。颅脑放疗后不再用 HDMTX-CF 治疗,但三联鞘内注射必须每 8 周 1 次,直到治疗终止。

(8) 睾丸白血病(TL)治疗初诊时有 TL 者,先诱导治疗到完全缓解,双侧 TL 者作双侧睾丸放射治疗,总剂量为 24~30Gy,分 6~8 天完成;单侧者可行切除术,亦可作睾丸放射治疗;与此同时继续进行巩固、髓外白血病防治和早期强化治疗。在维持治疗期发生 TL 者,按上法治疗,紧接着用 VDLDex 和 VPl6+Ara-C 方案各一疗程。

3. 造血干细胞移植(hematopoietic stem cell transplantation,HSCT) HSCT 治疗白血病原理是通过预处理方案进一步消灭微小残留白血病,通过植入 HLA 相合的异基因造血多能干细胞,使白血病患者因强烈化疗和放疗而受到严重损害的骨髓造血和免疫功能重建;同时通过移植物抗白血病作用(graft versus leukemia,GVL)清除化疗和放疗后残留的白血病细胞。由于儿童急淋化疗效果好,造血干细胞移植主要用于极少数难治复发和高危的急淋患儿以及中高危 AML 患儿。

4. 疗程和预后 总疗程,标危组男女均 2 年;中高危组男 2.5 年,女 2 年。由于化疗经验的积累、方案的优化,儿童急淋已不再被认为是致死性疾病,标中危患儿 5 年无病生存率达 70%~80% 以上,高危患儿 5 年无病生存率达 50% 左右。

(二)急性髓细胞性白血病

急性髓细胞性白血病(acute myeloid leukemia,AML)占儿童急性白血病的 20%。AML 可以发生在任何年龄,青少年发病率略高,男女发病率无明显差异。 儿童 AML 的发生可以与某些遗传性疾病有关(如 21- 三体综合征、范可尼贫血等),也可以继发于其他肿瘤放化疗之后。儿童 AML 的分子生物学改变及治疗反应与成人相似;其治疗后长期无病生存率不如儿童 ALL,目前为 40%~60%。

【分型】

1. 形态学(FAB)分型 此分型把 AML 分为 M_0~M_7 八种类型;组织化学染色有助于各型的鉴别,见表 15-14。

表 15-14　AML 的 FAB 分型和组织化学染色

组化染色	形态学分型							
	M_0	M_1	M_2	M_3	M_4	M_5	M_6	M_7
	髓系白血病未分化型	原粒细胞白血病未分化型	原粒细胞白血病部分分化型	颗粒增多的早幼粒细胞白血病	粒-单核细胞白血病	单核细胞白血病	红白血病	急性巨核细胞白血病
糖原		–			–	–	+	+/–
苏丹黑	<3%	+	+	+	+/–	–	–	–
过氧化物酶	<3%	+	+	+	+/–	–	–	–
氯醋酸酯酶		+	+	+	+/–	–	–	+/–
非特异性酯酶		+	+	+	+/–	+	+	+/–
氟化钠抑制		–	–	–	+/–	+	–	+/–

2. 免疫学分型 AML M_0~M_5 型可有 CD_{33}、CD_{13}、CD_{14}、CD_{15}、MPO(抗髓过氧化物酶)等髓系标志中的 1 项或多项阳性,也可有 CD_{34} 阳性。其中 CD_{14} 多见于单核细胞系;M_6 可见血型糖蛋

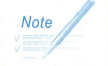
Note

白 A 阳性，M_7 可见血小板膜抗原 Ⅱb/Ⅲa（GPⅡb/Ⅲa）阳性或 CD_{41}、CD_{68} 阳性。

3. **细胞与分子遗传学改变** AML 的染色体改变较 ALL 多见，常有独立的预后价值。常见 AML 染色体异常与相应和融合基因和形态及预后的关系见表 15-15。除此以外，近年发现 AML 相关的基因突变在 AML 预后中有重要作用，如 FLT3-ITD 阳性患儿预后较差，因此 FLT3 阳性 AML 患儿需要更为强烈的治疗方案。

表 15-15 常见 AML 遗传学改变与形态和预后的关系

染色体异常	融合基因	常见形态学	预后作用
t(8;21))(q22;q22)	*AML1-ETO*	FAB AML-M_2	较好
inv(16)(p13;q22)/t(16;16)(p13;q22)	*CBFβ-MYH11*	FAB AML-M_{4Eo}	较好
t(15;17)	*PML-RARA*	FAB AML-M_3	较好
t(11;17)	*PLZF-RARA*	FAB AML-M_3	不良
11q23 异常	*MLL* 重排	FAB AML-M_4/M_5	不良
t(6;9))(6q23;9q34)	*DEK/CAN*	FAB M_2/M_4/MDS	不良
inv(3)(q21;q26.2)/t(3;3)(q21;q26.2)	*RPN1-EVI1*	FABAML-M_1/M_2/M_4/MDS	不良
t(3;5)	*NPM-MLF*	MDS/AML	不良
del(7q),-7	unknown	MDS/FAB AML-M0	不良
Del(5q),-5	unknown	MDS/FAB AML-M0	不良

【临床表现】 AML 的临床表现与 ALL 相似，具有发热、贫血、出血或血小板减少及浸润的临床特征。但是 AML 患者骨痛和关节痛不如 ALL 常见；肝脾和淋巴结肿大不如 ALL 明显，婴儿 AML 可以有明显的脾脏肿大；M_3 型 AML 常合并严重的出血和 DIC；M_4 和 M_5 型 AML 常见于婴儿 AML，具有高白细胞、皮肤浸润及易发生 CNSL 的特点；绿色瘤多见于 M_1 和 M_2 性 AML；M_6 型 AML 常有 HbF 和 HbH 的增高；M_7 型 AML 常发生在 3 岁以下特别是伴有 21- 三体综合征的患者。

【诊断和分型】 临床表现结合外周血特点帮助初步判断 AML 的可能性。初诊时 AML 外周血可表现为三系或二系减少，白细胞数正常或增高。多数患儿有不同程度的贫血，为正细胞正色素性贫血；多数患儿血小板减少，$(20\sim60)\times10^9$/L；约 50% 患儿白细胞数 $<5\times10^9$/L，5% 患儿白细胞数 $>100\times10^9$/L，为高白细胞性急性白血病。外周血可有不同程度的原始幼稚细胞增多。

骨髓形态学是确诊 AML 的重要依据。大多数 AML 患儿骨髓增生活跃、明显活跃或极度活跃，相应细胞系原始幼稚细胞增生明显，原始幼稚细胞占比≥30%，甚至更高；红系和巨核细胞系增生明显抑制。不到 10%AML 患儿的骨髓呈增生低下，称为低增生性白血病。诊断 AML 后经过 MICM 分型检测，国际上不同的诊治方案通常把 AML 分为 2~3 个危险因素组以指导分层治疗，如低、中、高危组或标危组和高危组。分组的危险因素主要依赖于 AML 细胞遗传学和分子生物学特征。表 15-16 为作者所在重庆医大附属儿童医院综合目前国际诊治方案列举的危险因素分组，随着对 AML 研究的进展，预后相关危险因素将会随之而不断变化和更新。

表 15-16 AML 危险因素分组

AML 低危组	AML 中危组	AML 高危组
t(8;21)-*AML1/ETO*	没有低危和高危因素者	t(6;9),t(8;16),t(6;21),-7,-5
inv(16) or t(16;16)-*CBFβ/MYH11*		Inv(3)/t(3;3)*RPN1/EVI1*
mutated CEBPA without *FLT3-ITD*		M7 without t(1;22)
mutated *NPM1/IDH* without *FLT3-ITD*		*FLT3-ITD* high AR
		复杂核型

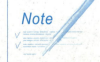

【治疗和预后】　急性髓细胞白血病的治疗原则和急淋一样,是以化疗为主的综合治疗。化疗管理经验的积累和支持治疗的跟进对于提高化疗效果、减少化疗相关死亡率有着重要作用。与急淋不同,AML 化疗后骨髓抑制并不主张使用 G-CSF 和 GM-CSF 等集落刺激因子。

急性髓细胞白血病化疗方案中药物的选择采用了对 AML 细胞敏感的药物,如柔红霉素、阿糖胞苷、足叶乙苷等;应用大剂量强化疗能够提高 AML 的缓解率和生存率;而维持治疗并无益于 AML 的生存率的提高和维持缓解;异基因造血干细胞移植治疗的不断优化也能够进一步提高 AML 的生存率,为有相合供者的高危和复发难治患者提供了治疗和生存的机会。

不同国家地区或组织采用的 AML 化疗方案有所不同。由于 AML 危险度较高,目前多主张短疗程强化疗方案,化疗方案主要包括诱导缓解、巩固等联合序贯化疗,具体化疗方案参见各单位方案,建议在有经验和条件的儿童血液中心进行治疗。

急性早幼粒细胞白血病(AML-M3 或 APL)由于其细胞和遗传学特征,治疗与其他 AML 细胞毒化疗不同,而是采取了以全反式维 A 酸(ATRA)为主的诱导分化治疗,缓解率达 90% 以上,长期无病生存率达到 80% 以上。具体参见卫生 2010 年推荐的临床路径方案。

造血干细胞移植可以应用于有 HLA 相合供者的中高危 AML 患儿的治疗。移植一般在化疗完全缓解后和(或)巩固治疗后进行,移植后患儿 5 年无病生存率约 40%~60%。AML 患儿移植的指针:①有同胞相合供者,中高危 AML,CR1 进行;②高危 AML、MDS 相关 AML、诱导缓解未完全缓解及复发或 MRD 阳性 AML 患儿,有 HLA 相合异基因供者。

随着化疗经验的积累和支持治疗的跟进、危险因素指导下分层化疗方案的优化及 HSCT 治疗,儿童 AML 的缓解率达 90% 以上,5 年以上的生存率可以达到 60% 左右,较前期有显著提高。

【小结】

1. 急性白血病是儿童时期最常见的肿瘤性疾病,是儿童时期死亡的重要病因。目前认为原癌基因的转化、抑癌基因畸变及细胞凋亡受抑是儿童白血病发生的重要机制。

2. 急淋占儿童急性白血病的 75% 左右,急性髓细胞白血病占 20%;目前的治疗已能使 ALL 的总体生存率达到 75%~80% 以上,成为可以治愈的肿瘤性疾病。AML 的生存率为 50% 左右。

3. 儿童急性白血病的诊断提示主要依据临床表现、外周血象特点,骨髓细胞形态学检查发现原始幼稚细胞≥30% 仍然是诊断急性白血病的金标准。

4. MICM 综合分型可以帮助分型、指导治疗和提示预后。基于危险因素的分层治疗可以帮助提高缓解率和生存率,避免不必要化疗的毒副作用。其中儿童白血病的遗传学特征对预后有着重要的作用。

5. 儿童急性白血病的治疗以化疗为主,综合支持为辅,必要和有条件时可以考虑行造血干细胞移植。

【思考题】

1. 儿童急性白血病的临床表现和再障的区别及鉴别诊断?
2. 试述影响儿童急淋的预后因素及临床危险因素分型。
3. 什么是肿瘤溶解综合征,如何防治?
4. 探讨一下 Ph+ALL 的遗传学特征和靶向治疗。

（于　洁）

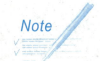

二、淋巴瘤

淋巴瘤是一组原发于淋巴结或淋巴组织的恶性肿瘤性疾病。此类肿瘤在儿童时期比较多见,约为儿童期所有肿瘤的13%。根据肿瘤的主要成分、组织结构、临床表现、预后和治疗的不同可分为两大类:霍奇金淋巴瘤及非霍奇金淋巴瘤。

(一)霍奇金淋巴瘤

霍奇金淋巴瘤(Hodgkin lymphoma,HL)是一种慢性进行性、无痛的淋巴组织肿瘤。其原发瘤多呈离心性分布,起源于一个或一组淋巴结,以原发于颈淋巴结者较多见,逐渐蔓延至邻近的淋巴结,然后侵犯脾、肝、骨髓和肺等组织。由于发病的部位不同,其临床表现多种多样。儿童HL的疗效优于成人,国际先进水平5年生存率达96%。

【病理变化和分型】　病变部位的淋巴结肿大,正常结构破坏,部分或全部被肿瘤组织所替代。显微镜下可见淋巴结被浸润如肉芽肿,其中可见单核或多核镜影细胞(Reed-Sternberg cell,R-S细胞)、淋巴细胞、嗜酸细胞和浆细胞浸润,并可有纤维组织形成。找到R-S细胞是诊断本病的依据。

研究发现不同的病理变化与预后关系很大,Rye会议上提出的Lukes-Butler分型,根据预后把霍奇金病分为4型;2008年WHO在之前的基础上进行修订,制定了目前公认的分型标准,即把HL分为两大类:经典型霍奇金淋巴瘤(classical HL,CHL)和结节样淋巴细胞为主型霍奇金淋巴瘤(nodular lymphocyte-predominant HL,NLPHL)。

1. 经典型霍奇金淋巴瘤(CHL)　CHL进一步分为以下4个亚型:

(1)富含淋巴细胞型:是分化最好的类型,亦可认为是霍奇金淋巴瘤的早期阶段,其恶性程度比较低。病灶常局限于一个或一组淋巴结。临床症状很轻或没有任何不适。显微镜下可见在正常淋巴组织结构消失区域内,淋巴细胞和组织细胞呈不同比例的增生,而常以分化较好的小淋巴细胞和组织细胞增生为主;R-S细胞少见且不典型。淋巴结无坏死性改变。此型改变与炎症性病变最难区别,约占本病的10%~20%,预后佳。

(2)结节硬化型:此型很少演变成其他类型。好发于纵隔淋巴结,也可同时累及锁骨上淋巴结,较少见于腹腔淋巴结,临床发展缓慢。病变中有较多的胶原纤维束将肿瘤细胞分割成一个个结节。R-S细胞常见于裂隙状的空白内,亦称裂隙细胞(lacunar cell)。此型是小儿时期最常见的类型,约占本病的1/2,预后仅次于淋巴细胞为主型。

(3)混合型:可由淋巴细胞为主型演变而来。临床多数有明显的症状。淋巴结结构弥漫性消失,病灶中有各种不同的细胞,包括淋巴细胞、组织细胞、嗜酸性粒细胞和浆细胞,并有典型的双核、分叶核或多形核的有较大核仁的R-S细胞。这种类型变化多样,典型的容易诊断,不典型的与炎性肉芽肿、结核、反应性增生易相混淆。确诊时多已有淋巴结外浸润,预后较差。

(4)淋巴细胞削减型:为淋巴瘤的晚期,是分化最差的类型,病情发展迅速。病变中淋巴细胞稀少,可见弥漫性纤维化,R-S细胞容易找到。预后最差。

2. 结节样淋巴细胞为主型霍奇金淋巴瘤(NLPHL)　以往称为恶性淋巴肉芽肿,其典型特征是在肿瘤组织内找到特殊的LP细胞(为淋巴细胞和组织细胞)。LP细胞是R-S细胞的变异形式,具有HL不具备的免疫表型,通常不表达CD30和CD15,而表达CD20、CD79$_\alpha$、CD75,是特殊的HL亚型。国内此类型报道少见。

【临床表现】　霍奇金淋巴瘤以学龄及学龄前儿童发病较多,男性明显多于女性,男女比例达3:1以上。临床表现多种多样,主要决定于病理分型、原发肿瘤的部位和受累器官、疾病的分期等因素。

1. 起病及原发损害　本病多起自淋巴结,早期的表现多是浅表淋巴结呈无痛性进行性肿大,常缺乏全身症状,进展缓慢。约2/3的病灶原发于横膈以上,以颈、锁骨上、腋下及腹股沟淋

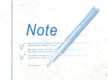

巴结肿大多见;60%~90%的患儿是以无症状的颈部淋巴结肿大起病;偶有原发损害部位在深部淋巴组织。初起时,淋巴结柔软,彼此不粘连,无触痛;后期增大迅速,可粘连成一巨大肿块,触诊有"象皮样"感。其特点为邻近组织无炎症,不能以此来解释淋巴结肿大的原因。

2. 压迫症状　肿大的淋巴结可以引起局部压迫症状,如颈、纵隔淋巴结肿大压迫气管支气管,引起干咳和呼吸困难;压迫交感神经,出现 Horner 综合征;压迫喉返神经出现声音嘶哑和失语;压迫上腔静脉引起上腔静脉压迫综合征。无原因的腹痛可由于后腹膜淋巴结肿大所致;腹膜后淋巴结肿大压迫输尿管导致肾盂积水;胃肠道淋巴结肿大压迫可导致肠梗阻。

3. 全身症状　可有低热或呈特征性回归热型,高热数天后可有几天或几周的无热期(Pel-Ebstein fever),也可表现为不规则间歇性发热和持续低热。常有食欲减低、恶心、盗汗和体重减轻。当病灶局限时这些症状常不出现。

4. 淋巴结外浸润表现　约有1/4的患儿在诊断时已转移到淋巴结以外的组织,以脾、肝、肺、骨及骨髓为多见。肺部浸润时多有呼吸加快和发热,甚至出现呼吸衰竭,X 线改变多为绒毛状渗出性改变,与真菌感染不易区别。肝脏受累可出现肝内胆管梗阻症状,肝脏中度肿大,巩膜黄染,血清胆红素和碱性磷酸酶增高。骨髓浸润则出现周围血象中全血细胞降低。消化道受累后可出现黏膜溃疡和消化道出血。淋巴瘤发生在脊髓腔硬膜外,可引起脊髓压迫症状。此外,亦可出现各种免疫功能紊乱如免疫性贫血、血小板减少或肾病综合征。

【实验室检查】

1. 血象　变化为非特异性,各种类型及各期之间差异很大。早期当病变局限时,血象可完全正常;以后可以有正细胞性贫血,白细胞数可正常、增高或降低,少数病例可见中性粒细胞或嗜酸性粒细胞增多;晚期常有粒细胞和淋巴细胞减少;除非有骨髓浸润或脾功能亢进,否则血小板数多正常。外周血中 R-S 细胞罕见。

2. 骨髓象　骨髓检查对诊断无重要意义,除非骨髓找到 R-S 细胞,对诊断有特殊价值,但多不易找到;在疾病的Ⅲ或Ⅳ期可做骨髓活检,发现 R-S 细胞的阳性率较穿刺涂片高。

3. 其他　常见非特异性浸润反应,如血浆中免疫球蛋白增高,铁、锌、铜和转运蛋白增高等。可能有 T 淋巴细胞减少、皮肤迟发超敏反应阴性、淋巴细胞转化率降低等细胞免疫异常;疾病晚期可以有 IgG、IgA、IgM 下降,以 IgM 下降明显,因此容易伴发带状疱疹病毒、霉菌、结核等感染。若血沉增快,预示病情处于活动期或复发。

【诊断和鉴别诊断】

1. 诊断　对于年长儿持续性无原因的颈淋巴结肿大,应怀疑本病;其他部位找不到原因的慢性淋巴结肿大亦应想到此病。确诊要靠淋巴结活检病理检查(应取较大的整个淋巴结),而穿刺吸取淋巴组织,因取材太少,多不可靠。

2. 分期　为了比较准确地进行诊断和分期,需要注意进行以下检查,并在此基础上作出诊断、病理分型和分期的判断。

常规检查项目:①病史和体检:特别注意有无"B"组症状;注意淋巴结肿大情况,尤其是滑车上淋巴结、咽淋巴环、肝脾大、骨痛等;②淋巴结活检;③血细胞计数和分类、血沉、肝肾功、骨髓细胞学检查;④胸部 X 线检查(正侧位);胸腹部 CT;磁共振成像(MRI)等。必要时的检查项目:任何具有"B"症状的Ⅲ期~Ⅳ期的患者均需要骨髓活检;X 线骨骼摄片以发现有无骨骼侵犯;双足淋巴管造影可以早期发现腹腔和主动脉旁淋巴结肿大;下腔静脉造影和静脉肾盂造影,前者可发现第二腰椎以上主动脉旁肿大的淋巴结,后者可以显示输尿管是否移位,另外腹部放疗时需要了解肾脏的位置;高度颈淋巴结肿大或怀疑 Waldeyer 环侵犯应进行头颈部 CT 检查。若经上述检查,仍不能排除有腹腔淋巴结病变时,则可作剖腹探查,取腹腔和后腹膜淋巴结和肝脾组织做病理检查。

目前儿童霍奇金淋巴瘤分期采用 Ann Arbor 分期法基础上的国际修正方案,主要以淋巴结

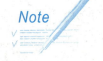
Note

受累的数量、结外病变的范围及病前 6 个月的全身症状作为判断标准,详细见表 15-17。

表 15-17　霍奇金淋巴瘤的国际分期修正方案

分期*	病 变 范 围
Ⅰ期	单个淋巴结区受累(Ⅰ期);或单个结器官局限性受累(ⅠE 期)
Ⅱ期	横膈同侧的两组或多组淋巴结受累(Ⅱ);或横膈同侧的一组或多组淋巴结受累,伴有邻近器官的局限部位受累(ⅡE)
Ⅲ期	横膈上下淋巴结受累(Ⅲ),或同时伴有局限性结外器官受累(ⅢE),或伴有脾受累(ⅢS),或伴有局限性结外器官受累及脾均受累(ⅢES)
Ⅳ期	一个或多个结外器官广泛性或播散性侵犯,伴或不伴淋巴结肿大。需注意肝和(骨髓)受累,不论局限性或广泛性均属Ⅳ期

*注释:以上每期又分为 A、B 两组。A 组病变无全身症状,B 组患者有发热(连续 3 天体温 >38℃)、盗汗和就诊前 6 个月内无原因的体重减轻 10% 以上。具有以上表现为 B,不具备为 A,在诊断后标注,如ⅡA、ⅢB 等

3. **危险度分组**　一般将霍奇金淋巴瘤分为低危(R1)、中危(R2)和高位(R3)三个组。R1 组包括 ⅠA、ⅡA(≤2 个淋巴结区受累,无巨大肿块,无肺门浸润);R2 组包括其他 Ⅰ、Ⅱ期及ⅢA 期;R3 组包括ⅢB 和Ⅳ期。

4. **鉴别诊断**　本病需与慢性化脓性淋巴结炎、淋巴结结核、传染性单核细胞增多症以及其他肿瘤的淋巴结转移相区别。慢性炎症造成的局部淋巴结反应性增生,有时很难与本病区别,故必要时需做淋巴结活检。

【治疗和预后】　近年来,由于病理分型、临床分期与放疗、化疗等的联合应用,HL 的疗效有显著提高。早期诊断、早期治疗可以使 HL 患者 5 年以上生存率达到 90% 以上或痊愈。HL 治疗的主要原则是根据临床分期和危险因素分组选择不同的治疗;主要治疗手段仍是化疗和放疗,手术的主要目的是病理活检。

1. **放疗**　HL 对放疗敏感,成年人的 HL 治疗多采用放疗,但是考虑到放疗对儿童的远期不良反应,且儿童 HL 的化疗疗效较好,目前的治疗有尽量减少放疗剂量、缩小放疗野甚至摒弃放疗的倾向。

目前,对于生长期儿童,Ⅲ和Ⅳ期 HL 以全身化疗为主,对青少年局灶性病变以化疗联合肿瘤浸润野低剂量放疗为标准治疗(1800~2500cGY),或者治疗早期对化疗反应好,可以避免放疗。

2. **化疗**　联合化疗对于儿童霍奇金病非常有效,表 15-18 列举了常用的有效方案。COPP/ABV 方案是治疗儿童霍奇金病的基本和有效方案,而 IFOS/EMVP 适合高危组患者。

表 15-18　COPP 方案和 ABV 方案(一个疗程)

	剂量(mg/m²)		用法
A 方案:COP(M)P/ABV			
环磷酰胺(C)	600mg/m²	Ⅳ	第 1 天
长春新碱(O)	1.4mg/m²	Ⅳ	第 1 天
*甲氨蝶呤(M)	30mg/m²	Ⅳ	第 1 天
*甲基苄肼(P)	100mg/(m²·d)	PO	第 1~14 天
泼尼松(P)	40mg/(m²·d)	PO	第 1~14 天
阿霉素(A)	35mg/m²	Ⅳ	第 8 天
博来霉素(B)	10U/m²	Ⅳ	第 8 天
*长春碱(V)	6mg/m²	Ⅳ	第 8 天
*长春地辛(V)	3mg/m²	Ⅳ	第 8 天

Note

续表

	剂量（mg/m²）		用法
B 方案：IFOS/EMVP			
异环磷酰胺（IFOS）	1200mg/m²	Ⅳ	第 1~5 天
足叶乙苷	60mg/m²		第 1~3 天
甲氨蝶呤（M）	300mg/m²	Ⅳ	第 1 天
长春新碱（O）	1.5mg/m²	Ⅳ	第 8 天
泼尼松（P）	40mg/（m²·d）	PO	第 1~7 天

* 注释：甲氨蝶呤和甲基苄肼根据药物提供情况任选一；长春碱和长春地辛根据药物提供情况任选一

一般推荐治疗方案：R1 组患者进行 4 个疗程 A 方案化疗；R2 组患者进行 6 个疗程 A 方案化疗；R3 组患者采用 A 方案和 B 方案交替，共 6~8 个疗程化疗。化疗后需要动态评估病情缓解状态和治疗反应，调整相应治疗方案。

3. 治疗合并症 放化疗都具有较强的免疫抑制作用，使受者机体抵抗力低下，容易合并病毒、细菌、真菌和原虫感染；需要注意支持治疗，必要时输血和使用相应抗生素。

（二）非霍奇金淋巴瘤

非霍奇金淋巴瘤（non-Hodgkin lymphoma，NHL）是一组具有不同的组织学变化、起病部位和临床特征的淋巴瘤。此组淋巴瘤在临床症状、病理、扩散方式和对治疗的反应等方面都不同于霍奇金淋巴瘤。儿童期非霍奇金淋巴瘤较霍奇金淋巴瘤多见，约为后者的 1.5 倍。其发病年龄比急性白血病大，男性多于女性，男女之比约为 2：1。经过多年的研究发展，75% 儿童 NHL 可以通过现代治疗手段治愈，疗效的进步主要是基于对其生物学、免疫性及分子生物学更深刻的认识，有了更合理的分类系统和相适应的治疗方案的进步以及支持治疗的进步。

【病理和分型】 儿童时期的非霍奇金淋巴瘤起源于早期 T 细胞或成熟 B 细胞，其与成人不同之处在于起源于淋巴结外部位的较成人多，且多在起病早期即经血液循环或淋巴管扩散。目前主要参照 WHO-2008 分类标准，把儿童 NHL 主要分为 4 个重要类型：①成熟 B 淋巴细胞肿瘤，包括 Burkitt 淋巴瘤 / 成熟 B 细胞性白血病、弥漫大 B 细胞淋巴瘤、纵隔大 B 细胞淋巴瘤亚型和未能进一步分类的 B 细胞淋巴瘤；②成熟或外周 T 细胞及自然杀伤细胞（NK）肿瘤，主要包括间变大细胞型淋巴瘤（ALCL）和 NK 细胞淋巴瘤；③前 B 细胞肿瘤，主要为前体 B 淋巴母细胞型白血病 / 淋巴瘤；④前体 T 淋巴母细胞型白血病 / 淋巴瘤。

1. Burkitt 淋巴瘤 Burkitt 淋巴瘤在显微镜下肿瘤细胞呈弥漫性浸润，细胞小，含圆形或卵圆形细胞核，1~3 个强嗜碱性核仁，含有脂泡的嗜碱性胞质，增殖抗原 Ki-67 高表达。零散的残余正常巨噬细胞散布于恶性细胞之间，呈现特征性的"星空"貌。从免疫学上来说，Burkitt 淋巴瘤及其变异型是生发中心 B 细胞肿瘤，细胞膜表达 κ 或 λ 轻链或 H 重链相关的表面免疫球蛋白（常为 IgM），并可表达 B 系相关抗原 CD19、CD20、CD79a、CD10，但常不表达末端脱氧核苷酸转移酶（TdT），是否表达 TdT 有助于鉴别 Burkitt 淋巴瘤与淋巴细胞白血病。1%~2% 成熟 B-ALL 患者有 Burkitt 淋巴瘤的形态学及免疫学特征（FAB 形态学分类中的 L3 型），可以将之视为Ⅳ期 Burkitt 淋巴瘤，这类患儿应采用Ⅳ期 Burkitt 淋巴瘤的治疗方案。绝大多数 Burkitt 淋巴瘤存在非随机染色体易位，如[t(8；14)（q24；q 32）]，结果是 8 号染色体上的 MYC 原癌基因与位于 14 号染色体的免疫球蛋白重链基因融合。另两种变异易位可在 15% 的 Burkitt 淋巴瘤病例中观察到，包括 t(2；8)（p-11.1；q24.1）及 t(8；22)（q24.1；q 11.2）。

2. 间变性大细胞淋巴瘤（ALCL） ALCL 是儿童大细胞淋巴瘤中最常见的亚型，绝大多数归于成熟 T 细胞和自然杀伤细胞肿瘤。ALCL 占儿童 NHL 的 8%~12% 或儿童大细胞淋巴瘤的 30%~40%。组织学常表现为凝聚性的、奇形怪状的、含丰富胞质的多型性大细胞，包含奇形怪状的马蹄形细胞核,有多个或单个明显核仁。免疫学和分子学研究表明,大部分 ALCL 表达 T 细胞抗原,该类肿瘤细胞也表达上皮细胞膜抗原(epithelial membrane antigen,EMA)和 CD30 (Ki-1)抗原。ALCL 常存在特征性非随机染色体平衡易位[t(2;5)(p23;q 35)],染色体 5q35 位上的核磷蛋白基因 NPM 与染色体 2q23 位上的间变性淋巴瘤激酶(ALK,一种酪氨酸激酶) 基因融合。

3. **淋巴母细胞白血病 / 淋巴瘤**　WHO 将前驱 T 或 B 淋巴母细胞型白血病 / 淋巴瘤归于同一类,前驱 T 细胞起源者以淋巴瘤为多见,而前驱 B 细胞起源者以白血病多见。同一系列(T 或 B) 的白血病或淋巴瘤在病理 / 细胞形态学、免疫学、生物遗传学方面相似,但临床上前者骨髓原发, 而后者骨髓外局部原发。T 系相关抗原表达通常包括 UCHL1(CD45RO)、CD1、CD2、CD3、CD4、 CD5、CD7、CD8、CD56;B 系表达 CD19、CD20、CD22、CD79a 及 CD10,不表达细胞膜 κ 或 λ 轻链或 H 重链相关的表面免疫球蛋白(常为 IgM)。前驱 T 或 B 淋巴细胞均表达 TdT。

【临床表现】

1. **淋巴结肿大**　颈部淋巴结无痛性肿大为 NHL 的早期表现,可以呈黄豆大小、花生米大小,甚至核桃大小,中等硬度、坚韧、均匀,早中期与皮肤无粘连、不融合、可活动,晚期融合成大的团块状,侵犯皮肤。部分病例起病即有多处淋巴结肿大,难以确定首发部位。

2. **咽淋巴环(Waldeyer 环)**　包括鼻咽、软腭、扁桃体及舌根在内的环状淋巴组织常是非霍奇金淋巴瘤的原发部位或受累部位。儿童可因扁桃体手术后病理检查而发现和诊断;另外,咽淋巴环距中枢神经系统近,应注意中枢受累的可能。

3. **纵隔**　是儿童淋巴瘤的好发部位,尤其是淋巴母细胞型淋巴瘤。纵隔肿块常是淋巴母细胞型淋巴瘤的首发症状。患者常以咳嗽久治不愈而就诊,有的可以表现为上腔静脉综合征及气管、食管、膈神经受压的表现。由于肿瘤压迫可致呼吸困难、吞咽困难,甚至引起上腔静脉阻塞而出现面部、上肢和颈部肿胀,且常合并胸水;此型亦常见颈与头部无痛性淋巴结肿大,但很少侵犯腹腔淋巴结。

4. **小肠**　儿童时期小肠肿瘤中淋巴瘤侵犯占首位,而且由于回肠壁淋巴组织丰富,回肠恶性淋巴瘤的发生多于空肠。主要表现为腹痛、呕吐、腹部包块、腹泻、消瘦等。NHL 致肠系膜淋巴结肿大者多于 HL,多为 B 系淋巴瘤。

5. **肝脏和脾脏**　肝脏和脾脏肿大可以是原发或继发性引起。原发于肝脏的恶性淋巴瘤少见,多为继发性;原发于脾脏的淋巴瘤稍多,预后较好,需手术病理活检诊断。

6. **皮肤**　NHL 中皮肤可以发生原发或继发性损害,尤其以皮肤的 T 淋巴瘤最多见。皮肤可以表现为红色结节状斑块,周边较硬,中心较软,破溃后经久不愈。好发于面部、四肢、躯干, 不易与脂膜炎区别。晚期 NHL 侵犯皮肤致多发性皮肤病变或皮下结节,为预后不良的标志。

7. **骨髓**　广泛的骨髓侵犯较霍奇金淋巴瘤多见,尤其当有纵隔淋巴结肿大为主,免疫分型为 T 细胞者,常合并骨髓受累。因此需要常规做骨髓穿刺或活检检查。

8. **其他**　散发性 Burkitt 淋巴瘤常侵犯头、颈部,典型症状为颌骨病变,常因下颌和面部肿胀或鼻涕中带血而至五官科就诊,同时可有腹部膨大。约有 2% 的恶性淋巴瘤发生在肺部,自觉症状少,表现为肺野内边界清楚的圆形或分叶状阴影。骨骼常因恶性淋巴瘤通过血源或淋巴途径播散而受侵犯,可表现出局部的疼痛,以股骨和骨盆多见,血清碱性磷酸酶升高。中枢神经系统恶性淋巴瘤多为继发性,可表现出颅内压增高的症状体征,脑脊液有蛋白和细胞数升高,如侵犯脑神经可出现面部症状,也可以出现脊髓压迫的表现。睾丸可以单侧或双侧受到恶性淋巴瘤侵犯。

9. **全身症状**　除上述局部症状外,发热、消瘦、盗汗常是最早出现的临床表现。热型常不规则,可为周期性,以后变为持续性,同时乏力和全身情况随着病情进展而加重。

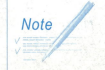

【诊断和鉴别诊断】

1. 诊断 主要依靠临床表现、X线和(或)CT检查及病理学检查。确诊有赖于组织学活检,除做病理学检查外,还需要结合免疫组化和分子细胞遗传学检查确诊。

(1) 病理活检:以外周浅表淋巴结肿大起病者,可以活检确诊;选择最大和最有诊断价值的淋巴结,完整取出做检查,不要针吸或取部分淋巴结以影响结果结论。有胸腔积液和腹水时,可行胸腹腔穿刺进行细胞学检查和免疫学检查,可以很快得到有价值的诊断结果;骨髓检查发现骨髓有淋巴瘤细胞浸润也可以提供诊断依据。如果骨髓阴性,选择纵隔外淋巴结活检;外周淋巴结活检阴性,可以在影像指导下行纵隔肿块的针刺活检或针刺抽吸。

(2) 影像学检查:①X线检查:常规进行胸部正侧位片,观察肺门、纵隔、支气管周围有无肿大淋巴结;对可疑受侵犯的骨骼摄片检查;必要时行胃肠道钡餐、下腔静脉造影和静脉肾盂造影等检查。②CT检查:胸腹部CT检查可以比较清楚地显示病变及范围,可以随访对比观察。③B超检查:可以发现和确定外周腹腔内的肿大的淋巴结或肿块,探察诊断胸腹腔积液情况。④磁共振:可以清楚地显示病变及范围,尤其是有助于发现隐藏病变。

2. 分期 目前主要采用St. Jude分期系统,详细见表15-19。儿童非霍奇金淋巴瘤进展迅速,早期即可全身扩散,凡有骨髓或中枢神经系统侵犯的均应划入Ⅳ期。

表 15-19 St. Jude 非霍奇金淋巴瘤分期系统

分期	定义
Ⅰ期	单个淋巴结外肿块或单个淋巴结解剖区受累,除外纵隔及腹部起源
Ⅱ期	横膈同一侧的病变,≥单个淋巴结或淋巴结外肿块,伴有区域淋巴结浸润 胃肠道原发(通常为回盲部),伴或不伴系膜淋巴结浸润,基本完全切除
Ⅲ期	横膈两侧有病变 所有原发于胸腔的病变。 所有广泛的未完全切除的腹腔病变 所有脊椎旁或硬膜外肿瘤
Ⅳ期	有中枢浸润或骨髓浸润 *

* 注释:1. 中枢神经系统浸润定义:①CSF WBC≥5 个 /μl,并 CSF 标本离心发现淋巴瘤细胞;②有中枢神经系统受累症状或(和)体征,如脑神经瘫痪,并不能用其他原因解释;③或脊髓压迫;④或占位性病变。

2. 骨髓受累定义:①骨髓穿刺涂片见≥5% 肿瘤细胞;②或骨髓活检发现局灶性肿瘤细胞浸润

3. 鉴别诊断 需要与淋巴结肿大相关的良恶性疾病进行鉴别,如淋巴结炎、淋巴结核、传染性单核细胞增多症、急性淋巴细胞白血病、霍奇金病、横纹肌肉瘤、尤文骨肉瘤、成神经细胞瘤等。

【治疗和预后】 主要治疗原则是早期诊断积极治疗,根据分期、病理和免疫分型选择治疗方案,以联合化疗为主的综合治疗,防治中枢神经系统白血病。

1. 放疗 一般不推荐放射治疗,除非有中枢神经系统浸润、脊髓肿瘤压迫、化疗后局部残留病灶、姑息治疗等特殊情况。

2. 手术 不作为根治性方法,主要适用于:①手术活检:没有其他方法可以明确诊断并作免疫分型时积极考虑活检,局限性小肿块可完全切除;否则不推荐肿瘤部分或大部分切除。②急腹症:出现肠套叠、肠梗阻、阑尾炎、肠穿孔、严重的胃肠道出血等外科急症时,考虑急诊手术。③再活检:化疗 3~6 疗程后出现稳定的残留病灶,可考虑再次活检,为进一步治疗提供依据。

3. 急诊治疗 NHL 初诊时常伴有严重的甚至是危及生命的合并症,需要紧急处理。

(1) 气道压迫引起的呼吸困难:前纵隔和上纵隔肿块压迫气道和上腔静脉导致呼吸困难和上腔静脉阻塞,严重时需要立即采取治疗措施以缓解症状,可以给予适当化疗,使症状在短期内缓解或减轻。

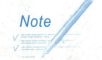

（2）肿瘤溶解综合征：由于 NHL 对化疗高度敏感，化疗初期，尤其是在治疗开始 2~3 天内，大量肿瘤细胞在短时间内迅速破坏溶解，引起高尿酸血症，电解质紊乱，甚至引起尿酸性肾病和肾功能不全。防治措施包括水化、碱化尿液，减少尿酸在肾小管的沉积；口服别嘌醇，促进尿酸的分解和排泄；肾功能不全可以作血液透析。

4. 化疗　是治疗 NHL 最主要的方法。按照 NHL 的病理、免疫分型及临床分期采用不同的化疗方案和不同的治疗强度及疗程，由于治疗方案在不断优化中，具体使用时需要参照不同的治疗方案进行。

常用的有适用于 B 细胞型 NHL（非淋巴母细胞型）或淋巴母细胞型 NHL（免疫表型为前驱 T 或前驱 B）治疗方案。成熟 B 细胞型 NHL 的化疗方案原则是短程、强烈，以烷化剂和抗代谢药物为主（主要是甲氨蝶呤和阿糖胞苷），化疗强度根据临床分期分组而定。前期 T 或 B 淋巴母细胞型 NHL 化疗方案，原则上与 ALL 方案相似，低危组（Ⅰ期和Ⅱ期）化疗方案主要包括诱导方案 1（VDLP+CAM）、M 方案（大剂量甲氨蝶呤 +6-MP）、维持治疗。高危组（Ⅲ期和Ⅳ期）化疗方案主要包括诱导方案 1（VDLD+CAM）、M 方案（大剂量甲氨蝶呤 +6-MP）、增加了再诱导方案Ⅱ（VALD+CAM）、维持治疗。

5. 对症支持治疗　化疗中应注意保护性隔离；必要时输注红细胞、血浆、血小板、静脉丙种球蛋白及白蛋白；针对感染使用广谱抗生素及抗真菌感染药物；注意心脏毒性损害，给予必要的监测和保护心肌的治疗。

【小结】

1. 淋巴瘤是一组原发于淋巴结或淋巴组织的恶性肿瘤性疾病，是儿童时期比较常见的一种肿瘤，分为霍奇金淋巴瘤（HL）及非霍奇金淋巴瘤（NHL）。

2. 霍奇金淋巴瘤是一种慢性进行性、无痛的淋巴组织肿瘤；病理活检发现 R-S 细胞是诊断本病的依据。经典型霍奇金淋巴瘤分为 4 个病理类型，病理亚型与预后有关。联合化疗对于儿童 HL 非常有效，COPP/ABV 方案是治疗儿童 HL 的基本和有效方案。

3. 非霍奇金淋巴瘤（NHL）是一组具有不同组织学变化、起病部位和临床特征的淋巴瘤。儿童 NHL 主要分为 4 个重要类型。NHL 临床表现多样，不同部位淋巴结和淋巴组织增生导致相应的不同表现，诊断除根据临床表现、X 线和（或）CT 检查提示外，确诊有赖于组织学活检结合免疫组化和分子细胞遗传学检查。化疗是 NHL 主要治疗手段，应根据病理、免疫分型及临床分期采用不同的化疗方案和不同的治疗强度及疗程。

【思考题】

1. 试述经典型 HL 的病理分类及其与预后的关系。
2. 儿童 NHL 的分类及其病理特征。
3. 儿童 HL 的治疗手段选择及常用化疗方案。

（于　洁）

三、朗格汉斯细胞组织细胞增生症

朗格汉斯细胞组织细胞增生症（Langerhans cell histiocytosis，LCH）是组织细胞增生症的一种常见类型。儿童时期组织细胞增生症（histiocytosis）是一组以单核 - 巨噬细胞增生为共同特点的疾病。近年来，国际组织细胞协会将此类疾病分为三大类，见表 15-20，对该类疾病的诊断必须依靠病灶部位的活组织检查才能作出确切的诊断。

Note

表 15-20　儿童组织细胞增生症的分类

	I类	II类	III类
病名	朗格汉斯细胞组织细胞增生症	噬血淋巴组织细胞增生症	恶性组织细胞病和急性单核细胞白血病
细胞型	朗格汉斯细胞	单核 - 巨噬细胞	单核 - 吞噬细胞的恶性细胞
细胞功能	抗原表达	具有抗原和吞噬细胞	
诊断特异的细胞	电镜下可见 Birbeck 颗粒,病灶部位细胞具有 OKT6 阳性的单核 - 巨噬细胞的特点	病理检查发现有吞噬血细胞的组织细胞	形态呈恶性组化染色非特异性酯酶阳性

朗格汉斯细胞组织细胞增生症过去称组织细胞增生症 X,研究多认为是一种反应性增生性疾病,属于组织细胞增生症 I 类疾病。该病以朗格汉斯细胞(Langerhans cell,LC)异常增生为特点,是一组临床表现多样、多发于小儿的疾病,男多于女;具体的发病率尚无确切统计,估计 1 岁以内的发病率为 1/10 万,15 岁以下为 0.2/10 万,临床不少见;LCH 的组织学特征是含有 Bribeck 颗粒的朗格汉斯细胞增生、浸润,并伴有嗜酸性粒细胞、单核 - 巨噬细胞和淋巴细胞等不同程度的增生。

【病因和发病机制】 病因不明。目前多认为它们是一组与免疫功能异常有关的反应性增殖性疾病。研究发现:LCH 患者病变组织含有 Birbeck 颗粒的细胞非常接近正常 LC,由此确立 LCH 是 LC 异常增生的结果。LC 是单核 - 巨噬细胞系统中的表皮树突状细胞,其吞噬功能较弱,但在免疫传入系统中起重要作用,具有 T 细胞抗原表达和诱发延迟性超敏反应的作用,可分泌具有生物活性的细胞因子,如白细胞介素 1(IL-1)和前列腺素 E_2(PGE$_2$)等,促使破骨细胞功能亢进而发生溶骨现象。

【病理】 病变可只限于单个器官或为孤立病灶,也可同时侵犯多个器官;其中以肺、肝、淋巴结、骨骼、皮肤、垂体等处病变最为显著。尸检曾发现同一患者的不同器官,或同一器官的不同部位,其组织学改变不同。原有组织结构因出血、坏死而遭到破坏,同一病变器官同时出现增生、纤维化或坏死等不同阶段的病变。显微镜下除组织细胞外,还可见到嗜酸细胞、巨噬细胞、淋巴细胞、多核巨细胞和充脂性组织细胞(即泡沫细胞)等,但不见分化极差的恶性组织细胞。病变久者可见大量充脂性组织细胞和嗜酸细胞,形成肉芽肿。

各种病理改变中,LC 增生最具特征性。LC 细胞直径约 13μm,胞质呈均匀粉色,胞核不规则,有核裂或分叶,核仁明显;胞质表达 CD1a,与花生凝集素和 OKT6(CD1a)单克隆抗体发生反应,S-100 蛋白染色呈阳性;电镜下胞质内含分散的呈网球拍状或棒状的细胞器,称为 Bribeck 颗粒。

【临床表现】 LCH 的临床表现差异非常大。发病以婴幼儿时期多见,男性多于女性,男女之比约为 1.5~2∶1。临床症状因受累及器官的多少和部位的不同而异。目前,除肾脏、膀胱、肾上腺和性腺尚无受累及报道外,其他器官皆可受累。发病年龄越小,受累器官越多而病情越重;年龄越大病变越局限,症状越轻。起病可急可慢。

1. 骨骼损害 80% 的患者有骨骼受累,可以是 LCH 唯一的表现,尤其是在 5 岁以上儿童;骨骼损害可以是单发或是多发。最常见的骨骼损害部位是头颅骨,其他部位包括骨盆、股骨、椎骨、上下颌骨。虽然骨骼受到损害,但是可以不表现出任何症状,也可出现骨痛或局部肿胀,常需要通过辅助检查(X线)发现和明确。颅骨病变开始为头皮表面隆起,硬而有轻度压痛,当病变蚀穿颅骨外板后,肿物变软,触之有波动感,多可触及到颅骨边缘;眶骨破坏多为单侧,可致眼球突出或眼睑下垂。脊柱损害可导致锥体塌陷,引起继发性脊髓压迫症状;扁骨和长骨边缘可发生溶骨性病变,具有明确的边界,没有新骨生成的活动性表现;承重长骨受累可导致病理性骨折;慢性耳溢液常伴有乳突破坏;上下颌骨的骨组织破坏可导致牙齿松动、脱落。如果对治疗反应好,这些骨损害可以完全恢复。

2. 皮疹 30%~50% 患者在疾病早期或在病程中表现出皮肤损害——皮疹。皮疹主要分布在躯干、头皮和耳后,也可见于会阴部,甚至发展到背部、手掌和足底。起病时为淡红色斑丘疹,直径 2~3mm,继而呈现出血性(不伴有血小板的减少)或湿疹样、皮脂溢出样皮疹;以后皮疹表面结痂、脱屑,触摸时有刺样感,脱痂后有白斑或色素沉着。各期皮疹同时存在,成批出现,此起彼伏。

外耳道溢脓多呈慢性反复发作,对抗生素不敏感,可能是由于外耳道皮肤组织细胞浸润所致。

3. 脏器浸润 约占 20% 左右。组织细胞浸润单核 - 吞噬细胞系统,致局部或全身淋巴结肿大(约占 33%),肝脾大,肝功能不同程度损害,包括黄疸、腹水。骨髓受累可引起贫血、血小板减少。肺部浸润多见于婴幼儿,常伴有咳嗽,感染时症状加剧,可发生肺气肿,甚至出现气胸或皮下气肿,导致呼吸衰竭。肠黏膜受侵害常出现腹泻和吸收障碍。

脑垂体受侵犯约占 15% 左右,垂体后叶素功能障碍或下丘脑受损可导致生长发育迟滞,也可发生尿崩症,但不一定有蝶鞍破坏。中枢神经系统的破坏少见。甲状腺受累可导致原发性甲状腺功能减退。

在 LCH 如此多样性和异质性临床表现中,危险器官的累积与否和多少与预后关系密切;多脏器系统累及、疾病的进展扩散程度、小年龄等因素提示预后不良。危险器官受累的判断是基于相应器官功能的影响而非一定是病理组织学证据,这些危险器官的累及定义见表 15-21。

表 15-21 LCH 危险器官累及的定义

危险器官	危险器官定义
造血系统累及(有或无骨髓累积)	至少有以下 2 项: ① 贫血,血红蛋白 <100g/L,婴儿 <90g/L(排除其他因素贫血如缺铁) ② 细胞减少:白细胞数 $<4.0\times10^9/L$ ③ 血小板减少:血小板 $<100\times10^9/L$
脾脏累及	脾脏肿大在肋缘下 2cm 及以上
肝脏累及	① 肝脏肿大 >3cm 肋缘下 ② 和(或)肝脏功能不全(总蛋白 <55g/L,白蛋白 <25g/L) ③ 和(或)组织病理学诊断肝脏累及
肺脏累及	① 高分辨 CT 显示肺部有 LCH 典型病变 ② 组织病理学活细胞学诊断肺部 LCH 病变

【辅助检查】

1. 血液学检查 血红蛋白可正常,也可有不同程度的贫血;白细胞数正常、减少或增多;血小板数正常或减少。10%~15% 患者骨髓可见组织细胞增多,偶见巨核细胞减少。

2. X 线检查 对诊断很有帮助,不少病例是由 X 线检查最先发现。

(1)骨骼:病变部位呈虫蚀样改变,甚至巨大缺损,为溶骨性凿穿样损害,形状不规则,呈圆形或椭圆形。脊椎多表现为椎体破坏,偶见椎旁脓肿。下颌骨浸润时牙槽硬板及支持骨破坏,出现漂浮齿征象。

(2)胸部:肺部是最易受累的器官之一。典型改变为肺野透亮度减低呈毛玻璃状,两肺可见弥散的网状或网点状阴影,或在网点状基础上有局限或弥散的颗粒阴影,须与粟粒性结核鉴别,严重者可见弥散性小囊肿、肺气肿、气胸、纵隔气肿或皮下气肿等。婴幼儿常见胸腺肿大。

3. 病理检查 皮疹压片和病灶活检发现 LC 是诊断的重要依据。皮疹压片法检查操作简便,

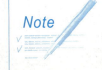

阳性率高;可作皮疹、淋巴结、齿龈和肿物的活检或病灶局部穿刺物或刮除物的病理检查。病理切片做 S-100 蛋白染色和 CD1a 检测有助诊断。有条件时应作电镜检查,找到具有 Birbeck 颗粒的 LC,结合临床可以确诊。

【诊断】　根据临床表现出原因不明的发热、皮疹、贫血、耳溢脓,反复肺部感染,肝、脾、淋巴结肿大,眼球凸出、尿崩、颅骨缺损及头部肿物等考虑或怀疑到本病。诊断还需结合 X 线和病理检查结果。病理检查是本病诊断最可靠的依据,1987 年国际组织细胞协会制订出基于病理诊断的诊断标准:

1. 初诊　皮疹压片、皮肤活检、淋巴结、肿物穿刺或手术标本等,在光学显微镜下发现组织细胞浸润。

2. 诊断　初诊的基础上,同时具备下述 4 项指标的 2 项或 2 项以上:①ATP 酶阳性;②S-100 蛋白染色阳性;③α-D 甘露糖酶阳性;④花生凝集素结合试验阳性。

3. 确诊　光镜所见结果加上电镜下发现病变细胞内有 Birbeck 颗粒和(或)CD1a(OKT6)表达阳性或 CD207(朗格汉斯细胞特异蛋白)表达阳性即可确诊。

临床分类:鉴于器官系统受累及的多少与预后关系密切,根据国际组织细胞协会推荐指南,诊断后把 LCH 分为单一系统 LCH(single system LCH,SS-LCH)和多系统 LCH(multisystem LCH,MS-LCH),并给予不同的治疗方案(表 15-22)。

表 15-22　LCH 的临床分类

分类	定义
SS-LCH	单一器官或系统累及:①骨:单病灶或多病灶;②皮肤;③淋巴结;④肺部;⑤下脑 - 垂体 / 中枢神经系统;⑥其他(甲状腺,胸腺)
MS-LCH	两个或多个器官 / 系统累及,有或无危险器官累

【治疗】　本病主要采用以化学药物为主的综合治疗。由于本病变化多样、轻重悬殊,治疗方案应根据临床分类和程度而定。

1. 化疗和药物治疗　化学药物等综合治疗措施的发展使得本病尤其是重症患者的预后得到显著改善。本病不是恶性细胞疾病,因此多不主张强化疗方案,以避免严重的毒副反应。另外,病情轻重和年龄不同,所需化疗的强度和疗程不一,可以参考临床分类采取不同的方案。对于多系统 LCH、多发性骨累及、中枢神经系统病变、特殊部位病变(颌面骨累及、眼、耳、口腔等),主张给予系统联合化疗,并进行较长期的维持治疗,总疗程 1~1.5 年。

(1) 常用的化疗药物:有泼尼松(P)、长春新碱(VCR)、长春碱(VBL)、甲氨蝶呤(MTX)、6-巯基嘌呤(6-MP)、足叶乙苷(VP-16)、环磷酰胺等。国际组织细胞协会 2009 指南推荐一线治疗方案:VBL+P 方案作为初始治疗,1~2 疗程;之后 VBL+P+6-MP 维持,如果是 SS-LCH 则维持治疗不用 6-MP。MS-LCH 经过一线治疗反应不好或难治复发者,可以考虑联合应用 2- 氯脱氧腺苷(2-CdA)、克拉曲宾及阿糖胞苷进行挽救性化疗,还可以考虑减强度造血干细胞移植。化疗过程中需要动态监测评估治疗后病变部位反应,判断疗效和预后,及时调整治疗方案。

(2) 其他治疗:①免疫治疗:病情严重的Ⅲ~Ⅳ级患儿,在化疗的同时,可加用胸腺肽 1~2mg/次,肌内注射,隔天 1 次;②亦可试用 α 干扰素和环孢素 A,对于减少化疗的毒副反应、改善免疫功能有一定作用;③尿崩症可用鞣酸加压素或去氨加压素(DDAVP)治疗。

2. 放射治疗　小剂量(4~6Gy)局部照射可控制局限性损害,也适于病变广泛或病变部位不能手术者。如病变所累及的骨骼为眼眶、下颌骨、乳突及易发生压缩骨折的脊柱受累,也应该考虑放疗治疗。

3. 手术治疗　单纯骨损害者,如果仅有单一局灶病变,一般采用外科手术刮除即可痊愈;但是,如果年龄小于 3 岁,则主张手术后加用化疗。

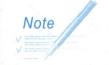

4. 其他　注意控制感染,加强支持治疗。

【预后】　预后和疗效与临床表现和分类、危险器官累及、年龄密切相关。年龄>5岁,单纯骨损害者多可自愈;肺、肝、脾、骨髓等受侵犯且对初期治疗反应较差者预后差;皮肤、骨骼受侵犯时预后较好。

凡有脏器功能受累的可造成后遗症,如肺功能异常,肺纤维化;肝功能异常,肝硬化;少数可有尿崩、智力低下、发育迟缓、颌骨发育不良等后遗症。

LCH患儿死亡的主要原因是严重肺浸润造成的呼吸功能衰竭或肝功能、骨髓功能衰竭。

【小结】

1. 朗格汉斯细胞组织细胞增生症是儿童组织细胞增生症中最常见的一种疾病,其他更少见而严重的还有噬血淋巴组织细胞增生症。LCH病因不明,发病机制不十分清楚,目前研究认为是一组与免疫功能异常有关的反应性增殖性疾病,免疫抑制治疗有一定疗效。

2. 朗格汉斯细胞组织细胞增生症所导致的病变可只限于单个器官或为孤立病灶,也可同时侵犯多个器官(以肺、肝、淋巴结、骨骼、皮肤、垂体等处病变最为显著)。镜下LC增生最具特征性,胞质表达CD1a,S-100蛋白染色呈阳性;电镜下可见Bribeck颗粒。

3. LCH的临床表现因受累及器官的多少和部位的不同而异。80%的患者有骨骼损害;30%~50%患者有皮肤损害;脏器浸润约占20%左右,包括局部或全身淋巴结肿大、肝脾大和肝功能损害、贫血和血小板减少、肺部病变、腹泻和吸收障碍、脑垂体受侵犯所致生长发育迟滞和尿崩症。

4. 危险器官的累积与否和多少与预后关系密切;多脏器系统累及、疾病进展扩散、小年龄等因素提示预后不良。

5. 皮疹压片和病灶活检发现LC是诊断的重要依据;病理样本切片CD1a阳性或电镜检查发现具有Birbeck颗粒是确诊依据。

6. 本病主要采用以化学药物为主的综合治疗,根据病情轻重和年龄不同采用不同强度的化疗和疗程。预后和疗效与临床表现、危险器官累及和年龄密切相关。

【思考题】

1. 研究LCH的发病机制和病理改变及其与诊断的关系。

2. LCH的临床表现有哪些?

3. LCH的危险器官及其定义如何?

4. 如何诊断LCH?

5. 治疗LCH的常用化疗药物有哪些?

(于　洁)

四、婴儿血管瘤

血管瘤(hemangioma)属于小儿血管发育异常性疾病中的真性肿瘤。约30%血管瘤出现在新生儿时期,绝大多数血管瘤在新生儿出生后最初几周出现。斑点状病变形成后经过3~6个月的增生,瘤体迅速长大,随后6~18个月体增长缓慢进入相对稳定期。其中近30%病例残留色素沉着、皮肤角化,极少数萎缩甚至纤维化形成瘢痕。头颈部及面部是真性血管瘤最常见部位,其次是躯干、四肢。约20%病例为多发性血管瘤。近年来,对血管瘤及血管畸形的病因、病理、分类及治疗进行了逐渐深入研究,分类结合其生物学特点更加细化,为治疗提供了病因病理学

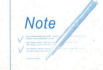
Note

依据,同时治疗方案的多元化发展和规范,临床疗效显著提高。

【流行病学和病因学】 血管瘤发病率为 2.5%~12%,新生儿期发病率为 1.1%~2.6%,婴幼儿期发病率最高 10%~12%。血管瘤可发生在全身各部位,好发于头颈部。血管瘤发病率存在明显的性别差异,女多于男,比例约为 5∶1~2∶1,低出生体重儿及有血管瘤家族史的婴幼儿是血管瘤发病的危险因素,女性发病率高。出生体重小于 1000g 的超低出生体重早产儿发病率可高达 22.9%,15%~30% 患儿为多发性。血管瘤的发生原因及发病机制仍不完全清楚。有基因缺陷学说、胎盘来源细胞、血管内皮细胞异常增殖、雌激素学说、外源性细胞因子介导等多种假说。

【病理】 血管瘤的病理特征是具有增殖期和内皮细胞的增生。增生的血管瘤在组织学上通常表现为大量的内皮细胞分裂增生、肥大细胞浸润及基底膜层的增厚,几乎没有明显的血管管腔。消退期血管瘤内部都有不同程度的肥大细胞浸润,血管周围开始出现逐渐明显的纤维组织和脂肪组织沉积,伴有血管管腔数量减少并融合成膨大的管腔。目前国际血管异常研究协会(International Society for the Study of Vascular Anomalies,ISSVA)所采纳分类标准目前已被临床医师广泛认同,见表 15-23。

表 15-23　国际血管异常研究协会血管瘤分类(ISSVA,1996)

血管肿瘤(血管瘤)	血管畸形
婴儿血管瘤	单纯性畸形
表浅型(草莓状)	毛细血管畸形(例如葡萄酒色斑)
深部型(海绵状)	静脉畸形(VM)
混合型	淋巴管畸形(LM)
先天性血管瘤	微囊型(例如海绵状淋巴管瘤)
快速消退型(RICH)	囊状水瘤(例如囊性淋巴管瘤)
非消退型(NICH)	动静脉畸形(AVM)
卡波西样血管内皮瘤	复合型畸形
簇状血管瘤	毛细血管淋巴管静脉畸形(包括大多数 K-T 综合征)
化脓性肉芽肿	毛细血管静脉畸形(CVM,包括轻型 K-T 综合征)
血管外皮瘤	毛细血管静脉畸形伴动静脉短路和(或)瘘(P-W 综合征)
	先天性大理石花纹样扩张畸形

【临床表现】

1. 婴儿血管瘤

(1) 表浅型或草莓状血管瘤:最常见,约占 65%。生长快,从斑点大小增大至数厘米仅需数周时间,少数可呈弥漫性增生。病变为淡红色或鲜红色,压之褪色,突出于皮肤表面,可呈分叶或小结节状,形似草莓,又称草莓状血管瘤。

(2) 深部型或海绵状血管瘤:约占 15%,毛细血管增生型主要位于皮下、腮腺、乳房,瘤体均匀有一定弹性,边界不清楚,主要由增生毛细血管内皮细胞构成,加压可变形,表皮颜色正常或略呈淡蓝色。

(3) 混合性血管瘤:在身体同一部位出现草莓状血管瘤与海绵状血管瘤的混合体,约占 20%。早期仅见草莓状血管瘤,随着瘤体生长扩展,皮下组织瘤体逐渐增生,局部组织明显隆起。混合性血管瘤生长速度快,受累面积广,如出现在面部影响容貌甚至毁容,如出现在特殊部位可引起严重功能障碍。

2. 先天性血管瘤 特点为出生时即可见皮肤皮下红色软块,大多数在 6~10 个月内快速消退,为快速消退型;少数病变稳定,无自行消退,为非消退型。

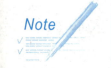
Note

3. **卡波西样血管内皮瘤（Kaposiformheamangioendothelioma，KHE）**　卡波西样血管内皮瘤是介于真性血管瘤与血管肉瘤之间的低度恶性肿瘤，肿瘤呈浸润性生长，罕见转移。表现为新生儿或小婴儿皮肤及皮下大小不一的淡红色硬块，常突然迅速增大呈紫红色或暗红色，同时瘤体出现部分区域变软，常伴明显血小板下降及凝血象异常，治疗不及时可因 DIC 死亡。其发病机制尚不清楚，病理切片显示大量增生的毛细血管，其内皮细胞增生成团、巢状并可见细胞异型性或肉瘤样内皮细胞。

根据血管瘤体积大小可将血管瘤分为小型血管瘤，最大直径小于 3cm；中型血管瘤，直径 3~5cm；大型血管瘤，直径 5~10cm；特大型血管瘤，直径大于 10cm。

4. **血管瘤伴发综合征**

（1）血小板减少综合征（Kasabach-Merritt syndrome，K-M 综合征）：多见于 6 个月内的婴儿，临床表现为血管瘤突然迅速增大、扩散，表面紫红、硬，似急性炎症，伴血小板减少、凝血异常，严重病例可导致死亡。目前，发病机制尚不清楚，血小板和凝血因子是消耗或是减少尚无定论，但研究显示部分 K-M 综合征病例骨髓象中巨核细胞及产板巨核细胞明显减少。

（2）K-T 综合征（Klippel-Trenaunay syndrome，K-T 综合征）：静脉曲张性骨肥大伴血管痣综合征，与胚胎期中胚层发育异常有关，临床表现为典型三联症：葡萄酒色斑、浅静脉曲张、骨和软组织增生。

（3）P-W 综合征（Parkes-Weber syndrome，P-W 综合征）：是一种少见的先天性疾病，1907 年由 Weber 首次报道。该综合征与 K-T 综合征的主要区别在于其存在动静脉畸形和（或）瘘。其病因认为与胚层发育异常有关。典型临床表现为：①皮温升高；②患肢增长肿胀，伴有肌肉及软组织肥大；③静脉曲张；④皮肤葡萄酒色斑。常存在小而广泛的动静脉瘘，因此患肢无血管性杂音及搏动性肿块表现。

（4）Sturge-Weber 综合征（韦伯综合征）：即脑颜面血管瘤病或脑三叉神经血管瘤综合征，属脑血管畸形的一种特殊类型。表现为面部的葡萄酒色斑，伴有同侧的三叉神经分布处软脑膜的血管畸形，大脑皮质下的萎缩和钙化，可发生癫痫及智力障碍、偏瘫和偏盲，少数患儿可伴青光眼等。

【并发症】

1. **局部并发症为最常见并发症**

（1）皮肤破损、溃疡形成：血管瘤由于局部刺激、摩擦、抓损引起局部皮肤破溃，反复损伤引起溃疡，常见部位如颈部、腋窝、腹股沟、臀部及会阴部。

（2）感染：经久不愈的皮肤缺损及溃疡常引起感染，进一步发展形成蜂窝织炎，严重时可引起败血症。

2. **全身严重并发症**

（1）管腔阻塞：血管瘤的快速增生可直接或因压迫间接导致局部管腔阻塞，引起严重并发症。口腔、舌根咽喉部血管瘤增生引起气道阻塞，呼吸不畅，严重时引起呼吸困难。腮腺及耳部血管瘤导致耳道阻塞等。

（2）出血：大面积血管瘤出血及内脏血管瘤外伤大出血可出现休克，严重时影响生命，反复出血消耗血小板、纤维蛋白原等凝血因子使出血难以控制。

（3）重要器官损伤：眼眶血管瘤影响视力，严重时可导致失明；颅内血管瘤可引起癫痫及占位性病变；四肢广泛血管瘤可影响运动功能；面部血管瘤影响外观，严重时可毁容。

【诊断及鉴别诊断】

1. **病史**　血管瘤病变常位于皮肤及皮下组织，形态特征明显、独特，根据患儿血管瘤的生长规律和瘤体表现，不难判断。

2. **体格检查**　注意瘤体的部位、大小、深浅，压之是否褪色，有无出血、溃疡。是否有多发血

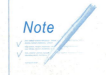

管瘤,对于复杂性血管瘤,尤其要注意有无相应脏器结构和功能的影响而进行相关的体格检查。

3. 实验室检查　可能会伴有不同程度的血小板减少和贫血

4. 影像学检查　深部的血管瘤可以采用 B 超、CT 和 MRI 等辅助手段进行诊断。多普勒超声可检测皮下及深部组织肿块大小、质地、囊实性及血流情况,以辅助明确诊断,必要时辅以瘤体穿刺抽液可与淋巴管瘤、表皮囊肿以及脂肪瘤、纤维瘤等鉴别。对位于颅内、颈深部、纵隔、肝脏、肾脏、消化道、盆腔脏器血管瘤,可通过增强 CT、MRI 及 CTA 作出明确鉴别诊断。采用腔镜技术能够对鼻腔、口腔、咽喉、消化道、胸腔、腹腔血管瘤进行直接观察作出明确诊断及鉴别诊断。

当临床和影像学征象不能明确提示血管瘤,不能除外其他良恶性肿瘤时,需要手术活检行组织病理学鉴别诊断。

【治疗】　血管瘤临床表现各具特点,瘤体部位、大小、生长方式、是否伴有并发症以及瘤体毗邻组织器官特点差异很大,很难有一种或数种固定治疗模式。血管瘤治疗应遵循以下原则:控制瘤体生长,促进瘤体消退,减少并发症,保留器官功能,保护面容美观。

1. 观察　90% 以上真性血管瘤可以自行消退,因此多数血管瘤可观察、随访。婴儿草莓状血管瘤、海绵状血管瘤、混合血管瘤及先天性血管瘤快速消退型如面积较小,位于非重要部位是观察随访的主要适应证。观察不是消极等待,而应是定期、主动随访、评估。在血管瘤增殖期,16% 的病变会发生溃疡,唇部、颈部、肛周和生殖道周围是最常见的发生溃疡的部位。为了避免溃疡的发生,在血管瘤的增殖期要使其保持干燥,避免创伤,还可以用油纱布覆盖。一旦发生溃疡,需要及时处理。如果经过数周观察随访瘤体变大,发展迅速,逐渐累及面部及重要组织或器官或伴出血、有明显出血倾向应采取积极治疗。

2. 干预治疗

(1) 糖皮质激素治疗:作用机制不完全清楚。主要作用为糖皮质激素引起局部皮肤血管收缩,对抑制血管生成有协同作用,抑制雌激素分泌,能竞争性地与雌激素受体活性物质结合,抑制雌激素生物活性等。

1) 适应证:草莓状血管瘤、海绵状血管瘤和混合血管瘤以及各种伴有毛细血管内皮细胞增生的真性血管瘤,以及 K-M 综合征,特别是对处于增生期的血管瘤效果更好。

2) 给药途径:①静脉:对重症及重要部位发展迅速的血管瘤及 K-M 综合征患儿,可以短期静脉予地塞米松或甲泼尼龙冲击治疗缓解后再以激素口服或局部注射治疗等维持治疗。②口服:泼尼松短期大剂量疗法,用药 1~2 周可见肿瘤生长缓慢,停止,逐渐消退,这时药物减量维持治疗 1~3 个月为一疗程。③瘤内注射糖皮质激素:醋酸曲安奈德或与倍他米松制作成混悬液后,依照瘤体大小和小儿年龄选用不同剂量注入瘤内组织,瘤内多点注射。注射前回抽无血缓慢推注,药物不直接进入血管而进入瘤体间质。一般注射后次日瘤体停止生长,1~2 周体积明显缩小,药物作用时间可维持 4~6 周。6 周左右重复注射,3 次为一疗程,多数病例 1~2 个疗程即可缓解。

糖皮质激素瘤内注射疗效明显,副作用为激素引起的库欣综合征,同时应关注患儿的生长发育情况。巨大瘤体治疗时,分步多次治疗,避免药物一次用量过大。眼眶附近注射治疗时,确保药物不直接进入血管并要缓慢推注,可避免视网膜中央动脉栓塞损害视神经。

(2) 普萘洛尔治疗:目前国内外应用小剂量普萘洛尔口服治疗婴儿真性血管瘤部分经验显示出较满意的疗效。治疗增殖期血管瘤方法为 1~2mg/(kg·d),分 2 次口服,连续服药 3~6 个月。直到瘤体稳定,逐渐减量。其副作用较皮质激素少,使用方便,作用有效。有取代泼尼松成为一线用药的趋势。但由于该方法治疗血管瘤应用历史较短,机制尚不完全清楚,因此对非严重血管瘤、较大年龄患儿,使用应慎重,婴儿使用需密切监测药物不良反应。

(3) 抗癌药物局部治疗:研究证明平阳霉素可促进真性血管瘤内皮细胞凋亡,抑制瘤体增生,促进血管瘤消退,现已被广泛地用于临床治疗血管瘤,临床经验证明平阳霉素与糖皮质激素联合瘤内注射疗效更好。

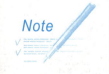

（4）脉冲激光治疗：CO_2 激光及 YAG 激光等激光仪治疗浅表毛细血管畸形例如鲜红斑痣及葡萄酒色斑是较好的适应证，激光治疗主要注意深度控制，避免治疗后留下明显瘢痕组织。增殖期血管瘤或瘤体较大病例不宜行激光治疗。这是由于激光只能穿透 0.75~1.2mm 的表皮，因此只能影响到血管瘤的表面部分。尽管瘤体颜色会变浅，但瘤体增长并不受到抑制，也不会加速消退。相反，患儿还有皮肤萎缩、色素缺失等风险。并发症包括溃疡、疼痛、出血和瘢痕形成。脉冲激光可用在血管瘤消退期，治疗残留的血管扩张。对于气道血管瘤可以在药物治疗同时采用破坏性激光治疗，以避免气管切开。

（5）手术治疗：

1）增殖期肿瘤切除：一般不推荐在增殖期行血管瘤的手术切除。因为肿瘤血供丰富，医源性损伤与肿瘤消退后再切除残迹相比，美观效果差。指征包括：①对激素治疗不敏感；②病灶局限，解剖部位安全；③不需要复杂的重建技术；④日后无法避免切除，瘢痕相似。环形的病灶，可行环形切除，荷包缝合。用梭行的切口切除环形的血管瘤会使切口拉长原瘤体直径的 3 倍，而先行环形切除，6 个月后行二期瘢痕切除会使切口长度基本与原血管瘤直径相平。

2）消退期行血管瘤切除：相对安全，可以减少出血和重建的难度，可以行分期手术切除。指征如下：①血管瘤溃疡后遗留的瘢痕，皮肤松弛，明显的纤维脂肪残留；②日后切除的瘢痕和现今切除的瘢痕相似。在消退期行手术切除的优点是孩童有记忆前的手术不会造成心理影响。消退后期仅仅为切除残留的纤维脂肪组织和过多的皮肤，尽可能达到美观的效果。

【预后】　小儿血管瘤总体预后良好。单纯性血管瘤 90% 可以消退，仅残留少许皮肤松弛和色素沉着。复杂性血管瘤由于累及重要的器官组织，部分会出现心衰、气道梗阻、视力影响、癫痫，甚至威胁生命安全。及时有效的干预可以改善患儿的预后。

【小结】

1. 小儿血管瘤属于良性的血管性真性肿瘤，肿瘤会经历增殖、静止、消退三个典型的时期。

2. 治疗基本以观察随访为主，对于瘤体巨大、生长迅速、影响外观、造成相应器官功能影响的血管瘤，可采用药物、手术和介入相结合的治疗方法。

【思考题】

1. 哪些血管瘤可以考虑暂不干预，予以观察？
2. 血管瘤和血管畸形如何鉴别？

（吴晔明）

五、神经母细胞瘤

神经母细胞瘤（neuroblastoma）是来源于肾上腺髓质及交感神经节原始神经嵴细胞的儿童最常见的颅外恶性实体肿瘤，可发生于新生儿期。发生率约为万分之一，占儿童恶性肿瘤的 7%~10%，男性略多于女性。肿瘤可发生在肾上腺及全身存在神经嵴组织的部位，好发部位依次为：腹膜后、后纵隔、盆腔和颈交感神经节。

【病因】　神经母细胞瘤是一种胚胎性肿瘤，其确切的病因仍不清楚。通常认为与神经嵴细胞发育异常有关，原始成神经细胞在胎儿肾上腺中可以发现，有报道在部分死亡胎儿肾上腺中发现神经母细胞瘤。因此，该肿瘤可发生在肾上腺组织及交感神经节的神经嵴组织。有在双胞胎同时发生该肿瘤以及同一家庭中父子或母子都发生神经母细胞瘤的报道，提示该肿瘤的发生

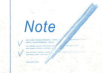
Note

机制中遗传性因素可能是其重要的发病机制之一。有报道遗传性神经母细胞瘤的染色体易感位点为 16 号染色体短臂 12~13 区。药物及环境因素在该肿瘤的形成中是否起到重要作用尚不确切,但已注意到一些孕妇应用某些药物易导致患儿发生神经母细胞瘤的可能(如抗癫痫药苯妥英),一些患儿父母的职业与接触电磁场有关。

【分子生物学特点】

1. **染色体检查**   染色体 1p36.1 和 1p36.2 与神经母细胞瘤相关,在患儿的肿瘤和血液标本中常可发现该染色体的异常。

2. **DNA 指数**   流式细胞分析肿瘤 DNA 指数(DI)可反映神经母细胞瘤的预后。DI>1 或 DI<1 为异倍体,常有良好预后;DI=1,即二倍体,常与进展期病变和不良预后相关。

3. **MYCN 基因表达**   MYCN 基因位于染色体 2p23-24,约 30% 神经母细胞瘤伴有 MYCN 基因扩增,对肿瘤血管形成及肿瘤播散有激活作用,导致肿瘤快速生长及不良预后。目前,MYCN 基因已作为临床判断神经母细胞瘤预后的重要指标之一。

4. **Trk-A**   Trk-A 是一种高亲和性的神经生长因子受体,与 MYCN 相反,Trk-A 的高表达与神经母细胞瘤的良好预后相关,可在小婴儿和 I 期、IV-s 期肿瘤中观察到 Trk-A 的出现。

【组织病理学】

1. **大体标本**   肿瘤可因不同发生部位而成不同形态,早期肿块形态规则、表面包膜完整,晚期可呈结节状改变,来源于椎旁神经嵴的肿瘤可沿神经根向椎间孔浸润形成哑铃状肿块。肿瘤大多呈实质性肿块,可见出血、坏死、钙化等病理改变。

2. **组织学改变**   镜下肿瘤细胞呈染色较深的小圆形或卵圆形细胞,细胞质少,细胞核大而深染,有数个核仁,常见有丝分裂。形态学上与多种小圆细胞性儿童恶性肿瘤相似(尤文瘤、非霍奇金淋巴瘤、软组织肉瘤等),可通过波纹蛋白(VIM)、白细胞共同抗原(LCA)、神经元特异性烯醇化酶(NSE)及 S-100 等免疫组织化学方法进行鉴别诊断。镜下肿瘤细胞常形成具有特征性的假性玫瑰花结改变,具有诊断意义。电镜下可见含有纵行排列的微小管的外围齿状突起,并含有致密有包膜的小圆颗粒,即细胞质内蓄积的儿茶酚胺。

3. **病理分类(Shimada 分类)**   至今,对神经母细胞瘤病理分型最为成熟实用的为 Shimada 分型,它将神经母细胞瘤分为与年龄相关的满意型和不满意型组织分型,基于肿瘤表现为基质丰富还是基质少(表 15-24)。

表 15-24   改良的神经母细胞瘤 Shimada 病理分型

表现	满意组织型	不满意组织型
基质丰富	分化良好(节神经细胞瘤)	节细胞神经母细胞瘤,结节
	节细胞神经母细胞瘤,混合	
基质少		
(神经母细胞瘤)		
年龄 <18 个月	MKI<4%	MKI<4% 或未分化
年龄 18~60 个月	MKI<2% 和分化	MKI>2% 或未分化 / 分化差
年龄 >5 岁	无	上述所有表现

注:MKI:有丝分裂核破裂指数(显微镜下,每 5000 个细胞中的核分裂及核碎裂数)

【临床表现】   神经母细胞瘤因原发部位不同、病程不同而可出现不同的临床表现。通常有以下临床表现:

1. **局部肿块**   早期发现的肿瘤常因胸片或 B 超检查时偶尔发现纵隔或腹膜后肿块,中晚期肿瘤常因肿块压迫产生的继发性症状就医,部分患儿因家长无意中发现腹部肿块就诊。腹膜

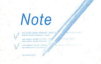

后为神经母细胞瘤最常见的发生部位。可触及的腹部肿块质地硬、节结状、活动度差。

2. **一般症状** 包括体重减轻、生长异常、腹部疼痛、腹胀、发热和贫血、晚期患儿可出现胸腹水。

3. **与肿瘤分泌相关的症状** 部分病例可出现高血压,此症状与肿瘤分泌产生儿茶酚胺代谢产物有关。儿茶酚胺过度分泌可以出现潮红、出汗和激惹。肿瘤分泌活性肠源性多肽可导致患儿出现顽固性腹泻,并导致电解质紊乱。也有神经母细胞瘤伴发高血钙的报道。

4. **肿瘤局部压迫症状** 纵隔肿瘤可因食管受压导致吞咽困难,气管、肺的受压导致呼吸窘迫。纵隔和后腹膜脊柱旁病变可侵入椎间孔形成哑铃状病变导致脊髓硬膜外压迫导致偏瘫。一小部分患者可出现马尾综合征。盆腔肿瘤可伴有膀胱和肠管功能障碍。源于上纵隔或颈部的肿瘤可影响星状神经节和产生霍纳综合征,表现为上睑下垂、瞳孔缩小、眼球内陷、无汗症和虹膜异色症。

5. **与肿瘤转移相关的症状** 神经母细胞瘤可以通过直接浸润、淋巴转移或血源性转移播散。局部和远处淋巴结、骨髓、肝脏、骨骼经常受累。眼眶骨转移可产生眼突出或双侧眼眶瘀斑,通常称为"熊猫眼"。骨骼病变可导致剧烈疼痛,有些患儿因肿瘤骨转移疼痛而拒绝走路。婴儿Ⅳ-s期神经母细胞瘤可出现肝脏肿大和皮下多发性结节。脑部转移在大年龄儿童表现为头痛和癫痫。

【**实验室检查**】

1. **血和尿检查**

(1) 血高香草酸(HVA)和尿香草扁桃酸(VMA):血 HVA 和尿 VMA 是儿茶酚胺代谢产物,可在神经母细胞瘤患儿中出现异常,其值增高具有诊断意义,并有助于对治疗疗效进行评估及预后预测,分化差的肿瘤倾向于分泌高水平的 HVA,而越成熟的神经母细胞瘤 VMA 分泌也越高。但需要同其他存在儿茶酚胺代谢产物的肿瘤相鉴别,如嗜铬细胞瘤、嗅神经母细胞瘤和黑色素瘤。有学者提出尿中 VMA 可作为神经母细胞瘤的筛查指标。

(2) 血清乳酸脱氢酶(LDH)、神经元特异性烯醇化酶(NSE)和铁蛋白三项指标常与神经母细胞瘤预后判断相关,血清 LDH、NSE 和铁蛋白升高常提示预后较差。

2. **影像学检查**

(1) 超声检查:简便易行普及,准确性高,可为大多数原发肿瘤进行定位及测量大小,并便于复查随访。

(2) CT 检查:可对全身各部位肿块进行扫描,可观察肿块具体部位、性质,并与周围血管关系,包括淋巴结是否肿大、周围组织浸润情况、远处有无转移等。约80% 的肿瘤病例中可以观察到钙化灶。通过 CT 增强,可以从肾上腺和脊柱旁病变区分出肝脏和肾脏以及颅骨颅内转移情况。螺旋 CT 三维成像是一种有效评估肿瘤与相邻血管关系的方法。

(3) 磁共振检查(MRI):与 CT 检查相似可提供原发肿瘤、淋巴结及周围组织浸润及转移情况。磁共振对于检测脊柱内肿瘤生长情况以及某些情况下肿瘤与相邻主要血管关系非常有用。

(4) ${}^{131}I$ 标记的间碘苄胍(MIBG)扫描及正电子发射体层扫描技术(positron emission tomography,PET):利用肿瘤特异性吸附所标记的放射性核素原理来诊断和鉴别诊断原发肿瘤病灶及转移灶,具很强的特异性。

3. **穿刺活检** 细针穿刺活检术(FNA)是一项损伤小、效率高的检查技术,如在 B 超引导下进行该项技术,可对神经母细胞瘤的诊断、疾病分期作出具有决定意义的判断。

【**诊断**】 神经母细胞瘤的诊断可通过临床症状、各种影像学和放射性核素检查、血清 HVA 和尿 VMA 检查获得初步诊断,但最后的确诊仍需组织病理学检查,一些分子生物学指标和血清酶学指标对本病的预后具有很好的评估意义。

鉴别诊断:神经母细胞瘤需与儿童常见的其他腹膜后肿瘤相鉴别,如畸胎瘤、巨大的肾母细

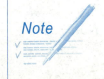

胞瘤以及组织学上同属小圆细胞肿瘤的原始神经外胚层肿瘤(PNET)、胚胎未分化的横纹肌肉瘤、视网膜母细胞瘤、尤因肉瘤、淋巴瘤鉴别。

【分期】　目前国际上较为通用的儿童神经母细胞瘤分类系统是 1988 年提出 1993 年修改的国际分期系统(INSS)。具体分期标准见表 15-25。

表 15-25　国际神经母细胞瘤分期系统

分期	描述
Ⅰ期	肿瘤局限于原发部位,肉眼完整切除肿瘤,淋巴结镜检阴性
Ⅱa	肿瘤肉眼切除不完整,同侧淋巴结阴性
Ⅱb	肿瘤肉眼完整或不完全切除,同侧淋巴结阳性
Ⅲ期	肿瘤超越中线,同侧淋巴结镜检阴性或阳性;肿瘤未超越中线,对侧淋巴结镜检阳性;中线部位肿瘤,双侧淋巴结镜检阳性
Ⅳ期	远处淋巴结、骨、骨髓、肝或其他脏器转移
Ⅳs期	原发肿瘤为Ⅰ、Ⅱ期,仅有肝、皮肤或骨髓转移(婴儿年龄小于 1 岁)

【危险度分级】　由于常用的 INSS 及其他的分类系统在临床应用中仍有一定的局限性,未能结合肿瘤的病理性质和一些与治疗、预后密切相关的分子生物学指标。因此,在过去 20 年里,为评估肿瘤危险度和预后将 INSS 分期系统结合肿瘤病理及一些生物学指标建立了新的危险度分级评估系统。其主要参考因素有:INSS 分期、确诊时患儿年龄、MYCN 基因拷贝数、Shimada 组织学病理分类及 DNA 指数五项指标将神经母细胞瘤分为低危组、中危组及高危组。具体分级标准见下:

低危组:①所有Ⅰ期;②小于 1 岁所有Ⅱ期;③大于 1 岁 MYCN 未扩增Ⅱ期;④大于 1 岁,MYCN 虽扩增但 INPC 为预后良好型Ⅱ期;⑤MYCN 未扩增,INPC 为预后良好型且 DNA 为多倍体Ⅳs 期。

中危组:①小于 1 岁,MYCN 未扩增Ⅲ期;②大于 1 岁,MYCN 未扩增且 INPC 为预后良好型Ⅲ期;③小于 1.5 岁,MYCN 未扩增Ⅳ期;④MYCN 未扩增,DNA 为二倍体Ⅳs 期;⑤MYCN 未扩增且 INPC 为预后良好型Ⅳs 期。

高危组:①大于 1 岁,MYCN 扩增 INPC 为预后不良型 2 期;②小于 1 岁,MYCN 扩增Ⅲ期;③大于 1 岁,MYCN 未扩增但 INPC 为预后不良型Ⅲ期;④大于 1 岁,MYCN 扩增Ⅲ期;⑤小于 1 岁,MYCN 扩增Ⅳ期;⑥大于 1.5 岁的所有Ⅳ期;⑦ MYCN 扩增的Ⅳs 期。

【治疗】　主要治疗方法包括手术、化疗及必要时行放射治疗。

1. 按危险度分组　各组治疗原则如下:

(1) 低危组:手术完整切除肿瘤 + 随访。复发时给予化疗。

(2) 中危组:手术切除原发肿瘤 + 化疗。

(3) 高危组:化疗 + 手术 + 化疗 + 放疗。

2. 手术治疗

(1) Ⅰ期、Ⅱ期病例首选手术完整切除肿瘤。Ⅲ期病例术前影像学评估若能切除瘤体,则行一期手术切除肿瘤。若不能一期切除肿瘤或手术风险过大,则可在 B 超或 CT 下穿刺肿瘤活检,取得病理诊断后进行化疗。每 2 个疗程评估一次,待肿瘤血管抑制、血流减少,瘤体缩小,易于手术分离时则延期行肿瘤切除手术。

(2) 切除肿瘤组织送病理学检查,以进一步明确诊断及分期、分级,有利于调整治疗方案。

3. 化疗　对于无法一期手术的Ⅲ期、Ⅳ期病例在获得确诊后首选化疗,每 2 个疗程评估一次,待骨髓转移呈阴性、原发灶缩小后再行手术切除原发病灶。术后继续化疗,手术尽量在二次

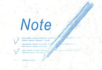
Note

化疗间歇进行。总化疗疗程为 8~12 个疗程。常用的化疗药物有：顺铂、依托泊苷、环磷酰胺、阿霉素。化疗结束后可服用维 A 酸维持。

4. 放疗　神经母细胞瘤对放疗敏感；但放疗常受到患儿年龄、放疗部位影响。放疗常与化疗相结合。放疗的指征为：①为了减小巨大肿瘤的体积；②减少椎管内肿瘤的大小；③肿瘤未能完全切除的瘤床局部放疗；④姑息治疗，包括局部照射镇痛治疗。

【预后】　儿童神经母细胞瘤的预后与肿瘤危险度分级有关，具体影响因素有：

1. 年龄　小于 18 个月的患儿较大于 18 个月的患儿预后好。

2. 原发肿瘤部位　横膈以上较少扩散，预后好；肾上腺以外肿瘤较肾上腺肿瘤为好。

3. 临床分期　Ⅰ期、Ⅱ期、Ⅳs 期预后好，Ⅲ期、Ⅳ期预后差。

4. MYCN 基因高表达，预后差。

5. Shimada 组织病理学分类　预后良好型，疗效较好。

6. DNA 指数　异倍体，预后良好。

【小结】

1. 神经母细胞瘤是儿童最常见的颅外恶性实体肿瘤，可发生在肾上腺及全身存在神经嵴组织的部位，如腹膜后、后纵隔、盆腔和颈交感神经节。

2. MYCN 基因是临床判断神经母细胞瘤预后的重要指标。

3. 对神经母细胞瘤病理 Shimada 分型将神经母细胞瘤分为与年龄相关的满意型和不满意型。

4. 血 HVA 和尿 VMA 是儿茶酚胺代谢产物，可在神经母细胞瘤患儿中出现异常，有助于对治疗疗效进行评估及预后预测。

5. 神经母细胞瘤Ⅳs 期是指原发肿瘤为Ⅰ、Ⅱ期，仅有肝、皮肤或骨髓转移（婴儿年龄小于 1 岁）。

【思考题】

1. 神经母细胞瘤有哪些临床表现？

2. 与神经母细胞瘤危险度分级相关的有哪五大因素？

（吴晔明）

六、肾母细胞瘤

肾母细胞瘤（nephroblastoma）是儿童最常见的肾脏恶性肿瘤，第二常见的腹部恶性肿瘤，仅次于神经母细胞瘤。全球统计肾母细胞瘤在小于 15 岁儿童的发生率为 1/10 000。近 20 年，由于手术、化疗和放疗等综合治疗措施的开展，其治疗效果和生存率有了显著提高。

【流行病学和病因学】　肾母细胞瘤诊断时年龄最多见于 1~3 岁，高峰发病年龄为 2~3 岁，男性略多于女性。肾母细胞瘤的发病机制尚未完全阐明。肿瘤可能起源于后肾胚基，为发生于残留未成熟肾脏的胚胎性肿瘤，可合并有泌尿生殖器畸形。肿瘤发生可能涉及 *WT1*（Wilms' tumor 1，又称 Wilms 肿瘤抑制基因）、*WT2*、*p53* 等多个基因。肿瘤发生也可能与先天遗传因素有关，可见于 Denys-Drash（nephropathy, renal failure, male pseudohermaphroditism, and WT）、Beckwith-Wiedemann（visceromegaly, macroglossia, omphalocele, and hyperinsulinemic hypoglycemia at birth）和 WAGR（WT, aniridia, genitourinary malformation, mental retardation）等综合征。

【病理】　肾母细胞瘤可发生于肾的任何部位，常呈圆形、卵圆形或大结节状的实性包块，具

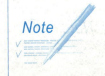

有由纤维组织及被压迫的肾组织所构成的被膜。肿瘤由胚芽、间质和上皮三种成分组成。胚芽成分为呈巢状分布的中等大小的幼稚细胞。间质组织占肿瘤大部分,间质组织肿瘤细胞成梭形,细胞成分较胚芽型略少,其内可见横纹肌、平滑肌、脂肪及软骨等较成熟的结缔组织。上皮细胞与胚芽幼稚细胞相似,排列成原始肾小管形态。约 5%~7% 的肾母细胞瘤为双侧,12% 的肾母细胞瘤为单侧多灶性。

局部播散最早和最常见的部位为穿过假被膜播散到肾窦或肾内血管和淋巴管,晚期肿瘤可突破肾被膜而广泛侵入附近的器官或组织,可经淋巴道转移至肾门或主动脉旁淋巴结,也可形成瘤栓沿肾静脉延伸至下腔静脉甚至右心房,或经血流转移到全身其他部位,肺转移最常见,其次为肝、骨,也可转移至脑。

NWTS 将肾母细胞瘤分为良好组织学类型(favorable histology,FH)和不良组织学类型(unfavorable histology,UFH)两种组织学类型。

1. **良好组织学类型**　占绝大多数,预后较好。

(1) 典型肾母细胞瘤:具有致密未分化胚基,在胚胎样小管中出现不同程度的上皮变异,被典型的基质分隔成菊团样、血管球样结构。由胚芽、上皮、基质细胞三种成分组成。

除无间变的肾母细胞瘤外,此型还包括多种小儿肾肿瘤;小儿期任何具有高级分化的肾脏肿瘤,都倾向于较好的预后而归类于良好组织学类型。

(2) 肾多房性囊肿和囊性部分分化性肾母细胞瘤:肾多房性囊肿本身呈良性病程,但其分隔中常有胚基细胞,具有最终发展为肾母细胞瘤的潜能。囊性部分分化性肾母细胞瘤特点为囊肿分隔中含有肾母细胞瘤的典型组织成分,因此当进行部分肾切除时,应该先进行冷冻切片检查。

(3) 肾横纹肌肉瘤:是一种罕见的变异型肾母细胞瘤,特征是存在胚胎性横纹肌成分,预后倾向于 FH。

(4) 先天性中胚叶肾瘤:先天性中胚叶肾瘤(congenital mesoblastic nephroma),肿瘤组织和正常肾组织之间没有明显界限,一般呈良性过程,完全切除后罕见复发或转移。但是“非典型性”先天性中胚叶肾瘤较特殊,其肿瘤细胞中可见有丝分裂象,出生 3 个月以上患儿中较为常见,且有复发和转移的报道,因而应作为潜在恶性肿瘤对待。

2. **不良组织学类型**　预后差。

未分化型:多见于年龄较大的患儿,肿瘤细胞核大,染色质多,异型性明显,可见多极分裂象,弥散性生长,预后较差。未分化型肿瘤进一步分为间变型肾母细胞瘤、肾透明细胞肉瘤(clear cell sarcoma of kidney,CCSK)和恶性肾横纹肌样瘤(rhabdoid tumor of kidney)。

间变型肾母细胞瘤根据范围可分为局灶性间变和弥漫性间变。弥漫性间变多发生于年龄较大的儿童,预后尤差。恶性肾横纹肌样瘤发病年龄多在 1 岁以内,浸润性很强,早期易发生转移,脑转移常见,预后很差,常伴有神经系统肿瘤和高钙血症。肾透明细胞肉瘤早期常广泛转移至骨、脑、软组织,复发率及病死率高。

【临床表现】

1. **腹部肿块**　腹部肿块或腹围增大为最常见表现,常被偶然发现。

2. **腹痛**　约 1/3 患儿出现腹痛,程度从局部不适、轻微疼痛到剧烈疼痛、绞痛,如果伴有发热、贫血、高血压常提示肿瘤包膜下出血。较少发生瘤体腹腔内破裂所致的急腹症。

3. **血尿**　血尿出现多半由于轻微外伤波及肿大的肾脏所诱发,或与肿瘤侵入肾盂、肾盏有关,与肿瘤分期无关。

4. **高血压**　可能是肿瘤压迫造成肾组织缺血后肾素分泌增加或肿瘤细胞自分泌肾素,或由于肾血管栓塞或肾动脉受压缺血造成高肾素-血管紧张素所致。肿瘤切除后血压可恢复正常。

5. **转移症状**　下腔静脉梗阻可导致肝大及腹水,如侵入右心房可致充血性心力衰竭。血

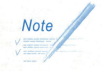

行转移可播散至全身各部位,以肺转移为最常见,可出现咳嗽、胸腔积液、胸痛、低热、贫血及恶病质等。

6. 全身症状　发热、乏力、烦躁、食欲缺乏及体重下降等。

7. 其他　需同时确认有无泌尿生殖畸形,虹膜缺如,半侧肢体肥大。

【诊断】

1. 临床表现　腹部肿块、血尿等表现应考虑肾母细胞瘤。

2. 实验室检查　血、尿常规,尿儿茶酚胺代谢物、肾功能检测。不易与神经母细胞瘤区别者可行骨和骨髓穿刺检查。

3. 影像学检查

(1) B超:常作为肾母细胞瘤筛查的首选检查方法。B超可发现下腔静脉及右心房瘤栓。

(2) 静脉尿路造影(IVP):常表现为肾盂肾盏被挤压、移位、拉长或破坏。若患肾被压缩、肾盂被肿瘤充满或肾血管栓塞可致显影延迟或不显影。

(3) CT:增强CT可明确肿瘤起源于肾内,并能明确肿瘤的大小、范围、内部结构及与周围组织器官的关系,是否为双侧病变以及有无转移瘤等,同时还能查明肾静脉和下腔静脉内有无瘤栓以及腹膜后有无肿大的淋巴结,对肿瘤临床分期具有重要的参考价值(图15-7)。

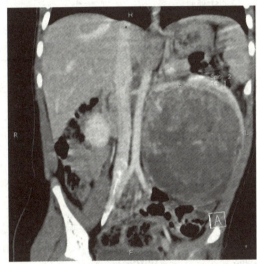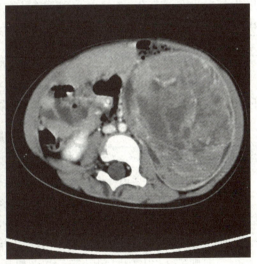

图 15-7　肾母细胞瘤

(4) MRI:可更明确评估肿瘤的范围及与脊柱、椎间孔、脊髓腔关系,特别适用于肿瘤脑转移的判断。

(5) 血管造影:有助于确定瘤体太小的肾内性肿瘤和决定双侧肾母细胞瘤行肾部分切除的范围。

(6) 其他检查:肺是肾母细胞瘤最常见的转移部位,应常规行胸部X线和(或)CT检查;对疑有骨转移(局部疼痛、压痛及肿块)的患者应行骨X线和(或)骨扫描检查。

肾母细胞瘤经临床表现和影像学检查多可以作出临床诊断。对不能Ⅰ期手术切除,不做病理活检确定诊断,直接术前化疗可能干扰延期手术的病理组织分型,将影响对肿瘤分型分期的判断、治疗和预后评估精准性。

【鉴别诊断】　腹膜后常见肿物除肾母细胞瘤外,还有肾积水、畸胎瘤和神经母细胞瘤。通过B超、CTA、IVP检查,肾肿瘤易与非肾脏肿瘤鉴别。尿VMA(3-甲氧-4-羟苦杏仁酸)检查及骨髓穿刺可协助区别神经母细胞瘤;B超、CT可协助鉴别畸胎瘤及错构瘤(表15-26)。

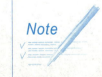

Note

表 15-26　肾区常见肿物鉴别表

	肾积水	畸胎瘤	肾母细胞瘤	神经母细胞瘤
发病年龄	任何年龄	婴儿期	1~3 岁	2 岁以内
病程	长	长	短	短
临床表现	肿物可间歇出现，可有腹痛，如感染可有发热、脓尿	肿块生长慢，可有胃肠道压迫症状	肿块生长快，其大小与临床症状程度不成比例	肿块生长迅速，易远处转移，常见贫血、消瘦、腹痛、发热
肿块特点	光滑，囊性，透光（+）	多分叶，不规则，部分囊性，质地软硬不均	光滑，圆形或卵圆形，实性，中等硬度	坚硬固定，表面有大小不等结节，不规则
常见转移部位	-	多为良性，恶性者多转移至肺	肺	骨髓、肝、骨、肾、眼眶
尿 VMA	-	-	-	+
腹部 X 线片	无钙化	骨骼或牙齿影	少见，线状钙化，被膜区	多见，分散钙化点
B 超	囊性	部分囊性	实质性	实质性
IVP	肾盂、肾盏扩大或不显影	肾受压推移	肾盂、肾盏推移变形，破坏或不显影	肾受压推移或不显影

【肿瘤分期】　肾母细胞瘤的临床病理分期对其预后和诊治至关重要，合理的分期方案能更好地指导临床治疗。NWTS-5 对临床病理分期作了详细的界定，其分期见表 15-27。

表 15-27　肾母细胞瘤 NWTS-5 分期

分期	定义
I 期	肿瘤局限于肾内，被完全切除；肾包膜未受侵犯；肿瘤被切除前无破溃或未做活检（细针穿刺除外）；肾窦的血管未受侵犯；切除边缘未见肿瘤残留
II 期	肿瘤已扩散到肾外但被完全切除。肿瘤有局部扩散如浸润穿透肾包膜达周围软组织或肾窦受广泛侵犯；肾外（包括肾窦）的血管内有肿瘤；曾做过活检（细针穿刺除外），或术前、术中有肿瘤溢出但仅限于胁腹部而未污染腹腔；切除边缘未见肿瘤残留
III 期	腹部有非血源性肿瘤残留。可有以下任何情况之一：①活检发现肾门、主动脉旁或盆腔淋巴结有肿瘤累及；②腹腔内有弥散性肿瘤污染，如术前或术中肿瘤逸出到胁腹部以外；③腹膜表面有肿瘤种植；④肉眼或镜检可见切除边缘有肿瘤残留；⑤肿瘤浸润局部重要结构，未能完全切除；⑥肿瘤浸润穿透腹膜
IV 期	血源性肿瘤转移如肺、肝、骨、脑转移等；腹部和盆腔以外的淋巴结有转移
V 期	诊断为双肾肾母细胞瘤时，应按上述标准对每一侧进行分期

【治疗】　肾母细胞瘤是最早应用手术、化疗、放疗综合治疗措施，而且疗效最好的实体瘤之一，2 年无瘤生存率可达 80%~90%，I 期病例的生存率可达 90% 以上。目前最广泛和最常采用的是 NWTS 和 SIOP 的为肾母细胞瘤的治疗研究制定的标准。推荐的肾母细胞瘤的治疗的顺序依次为：对于能手术切除的病例：手术→化疗→伴或不伴放疗；对于不能手术切除的病例：术前化疗→手术→放疗和化疗；对于 IV 期和 V 期的病例，应该给予个体化治疗。

NWTS-5 推荐的治疗方案为：治疗计划由分期、年龄、瘤重和（或）组织分型决定：

I 期 / 良好组织型，年龄 <24 个月和瘤重 <550g：肾切除术，化疗用 EE-4A 方案。

I 期 / 良好组织型，年龄 >24 个月或瘤重 >550g 和 I 期 / 局灶或弥散间变和 II 期 / 良好组织

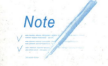
Note

型:肾切除术,化疗用 EE-4A 方案。EE4A 方案即放线菌素 + 长春新碱,预计总疗程 18 周,化疗在术后 5 天内开始。

Ⅲ期 / 良好组织型和Ⅱ或Ⅲ期 / 局灶间变:肾切除术,腹部放疗,化疗用 DD-4A 方案。

Ⅳ期:良好组织型或局灶间变:肾切除术,根据肾肿瘤的局部分期制订腹部放疗计划,双侧肺部照射,化疗用 DD-4A 方案。DD-4A 方案即放线菌素 + 阿霉素 + 长春新碱,预计总疗程 24 周。

Ⅱ~Ⅳ期:弥漫间变和Ⅰ~Ⅳ期 / 肾透明细胞肉瘤:肾切除术,1080cGy 腹部放疗,肺转移的患者给予全肺放疗,化疗用Ⅰ方案。Ⅰ方案即环磷酰胺 + 依托泊苷 + 长春新碱 + 阿霉素,预计总疗程 24 周。

Ⅴ期:首次双侧肿瘤活检和化疗,5 周后再次评估,二次剖腹探查术,如果发现肿瘤仍然难于切除,继续治疗 27 周后重新评估;二次剖腹探查术,如果有切除可能,则行肿瘤切除,肾组织保留术。

1. 手术对肾母细胞瘤的作用

(1) 不能切除时,活检明确病理诊断。

(2) 能够切除肿瘤时需尽可能避免肿瘤破溃,切除全部肿瘤。手术治疗包括常规手术和保存肾单位手术。手术中外科医师应该进行髂部、腹主动脉旁及腹腔淋巴结活检,以便进行术中肿瘤分期,但不主张正规淋巴结清扫。确定肿瘤污染也很重要,如果进行过肿瘤活检,肿瘤扩散或肿瘤破裂均认为腹膜受到污染。当肿瘤破裂,肿瘤细胞播撒至整个腹腔,患儿的肿瘤被定为三期,整个腹腔表面需要接受放疗。

以下几种情况一般认为不宜手术切除肿瘤:①出现肝静脉以上位置的瘤栓;②肿瘤累及重要器官,并且需要在切除中流动同时切除相关脏器(如脾脏、胰腺、结肠等,但不包括肾上腺);③双侧肾母细胞瘤;④独肾发现肾母细胞瘤;⑤出现由于广泛肿瘤肺转移导致的肺功能损害。

2. 术前化疗
术前化疗可以使肿瘤缩小、包膜增厚,从而显著减少术中肿瘤破裂播散的机会,提高完整切除率。但研究显示术前化疗并不能显著提高生存率。肾母细胞瘤术前化疗以联合应用长春新碱、放线菌素 D 为最理想方案,疗程以 4~6 周较合理。

3. 术后化疗
手术切除后,进一步的治疗需要根据肿瘤分期和病理分类施行。术后化疗对肾母细胞瘤预后有重要影响。首选一线药物是长春新碱(vincristine,VCR)、放线菌素 D(actinomycin D,ACTD)及阿霉素(adriamycin,ADR)。对于高危或对以上药物反应差的患儿可选用环磷酰胺、依托泊苷及顺铂、卡铂、异环磷酰胺等。

4. 放射治疗
肾母细胞瘤对放射线敏感,可分为术前及术后照射两种。随着化疗水平的进步,术前照射现较少应用。Ⅰ、Ⅱ期预后良好组织型者可不行术后照射,Ⅲ期和Ⅳ期 / 预后良好或Ⅱ~Ⅳ期 / 局灶间变、弥漫间变组织型及Ⅰ~Ⅳ期 / 肾透明细胞肉瘤术后需行放疗。在 NWTS-5 中建议的腹部放疗剂量是 10.8Gy,对于残留病变较大、直径 >3cm 的病灶再追加剂量 10.8Gy。肺部放疗总剂量 12Gy,对残留病变可以加量至 30Gy。1~3 天不超过 10 天即开始照射,全腹照射,应保护好对侧肾。1 岁以内患儿减量照射 10Gy,年龄在 6 个月以内的肾母细胞瘤患儿慎用放疗。

5. 介入治疗
近年来发展的肾动脉化疗栓塞术对于不易切除的巨大肿瘤或者晚期患儿亦是一种良好的术前辅助化疗和姑息治疗方法。

6. 复发及转移肿瘤的治疗
治疗仍然包括手术、化疗及放疗。化疗方案应加用依托泊苷、顺铂等。

7. 双侧肾母细胞瘤的治疗
双侧肾母细胞瘤占患者总数的 5%~7%,其中 45% 患者伴其他发育异常。双侧同时发病患者的预后较先后发病者好,同时发病者生存率达 80%,前后发病者则为 40%。双侧肾母细胞瘤治疗原则:保留肾单元完整切除肿瘤。

【预后】　决定预后的主要因素有:①合理治疗,应采取手术、化疗、放疗等一系列综合治疗措施;②病理类型最为重要,组织分化程度良好者生存率较高;③肿瘤分期,有淋巴结转移、血性转移者预后不良;④患者年龄及肿瘤体积,年龄 <2 岁及肿瘤体积小者预后好。

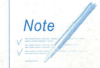

【小结】

1. 肾母细胞瘤是儿童最常见的肾脏恶性肿瘤。分为良好组织学类型和不良组织学类型两种组织学类型。主要表现为腹部肿块、腹痛、血尿、高血压。

2. B超是肾母细胞瘤筛查的首选检查方法。增强CT对肿瘤临床分期,手术评估具有重要的参考价值。

3. 肾母细胞瘤治疗是应用手术、化疗、放疗综合治疗。

【思考题】

1. 对于肾母细胞瘤,先手术还是先化疗?

2. 保留肾单元的肾母细胞瘤切除手术的优缺点是什么?

(吴晔明)

七、肝母细胞瘤

肝脏恶性肿瘤是婴幼儿时期继神经母细胞瘤和肾母细胞瘤之后第三大常见的腹腔内肿瘤。两大类原发性肝脏恶性肿瘤是肝母细胞瘤(hepatoblastoma,HB)和肝细胞癌。肝细胞癌主要发生在有肝脏疾病和肝硬化的患儿。肝母细胞瘤90%发生于3岁以内,其中60%为1岁以下婴儿,男孩多见,男女比例为1.2~3.6:1。该病起病隐匿,早期多无症状,常给诊断和治疗带来一定难度。

【病因】   肝母细胞瘤病因及发病机制不清,一般认为其与胚胎发育时期肝脏细胞的增生与分化异常有关。

1. 染色体异常及遗传因素   肝母细胞瘤常可以发现在隐性基因11p15.5上杂合性丢失(LOH)。肝母细胞瘤多数为散发病例,但也有家族性发病的报道,在某些综合征中发病率较高,如家族性腺瘤样息肉病、Beckwith-Wiedemann综合征、Li-Franmeni综合征、Alagille综合征等。

2. 其他因素   母亲妊娠期大量饮酒导致胎儿酒精综合征(fetal alcohol syndrome),低体重婴儿较正常体重出生儿发病率高。

【病理及分类】

1. 根据所含组织成分肝母细胞瘤分型

(1) 上皮型:又可分为四个亚型:①胎儿型:最常见,分化良好的肿瘤细胞,排列成束,类似于胎儿肝细胞;②胚胎型:较常见,混合胎儿及胚胎细胞,细胞较小,很少分化良好的细胞,排列不规则,常见核分裂象;③巨小梁型:可见胎儿及胚胎细胞位于粗大的小梁结构;④小细胞未分化型:由无黏附性片状小细胞构成,即间变型。

(2) 混合型:上皮结构中混合间叶成分:①不伴畸形瘤特征;②伴畸形瘤特征,例如伴有畸胎瘤样成分。

(3) 非典型性肝母细胞瘤。

2. 根据分化成熟程度分型   可分为三种类型:①高分化型肝母细胞瘤:细胞核呈圆形,核仁量中等,核分裂象较少,细胞形成肝小叶,该型与胎儿型相当;②低分化型肝母细胞瘤:核仁量增加,常见核分裂象,细胞不形成肝小叶,该型相当于胚胎型;③未分化型肝母细胞瘤:细胞质缺乏,完全没有产生糖原和胆汁的细胞,细胞核仁丰富,核分裂象较少,该型相当于间变型。

【临床表现】

1. 主要症状   上腹膨隆,腹围增大,后期食欲下降,呕吐,体重减轻或不升。

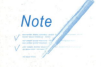

2. **腹块** 腹块多在无意中发现。随着疾病发展,腹块增大,上腹膨隆,腹壁静脉曲张,包块压迫胸腔可出现呼吸困难,较少出现黄疸。体检肝脏呈弥漫性或结节性肿大,质地较硬。

3. **转移** 肝母细胞瘤可转移至肺、脑等处。

4. **其他** 少数男性患儿由于肿瘤细胞合成人绒毛膜促性腺激素而出现性早熟症状。另外,肝母细胞瘤可以产生胆固醇、血小板生成素等,使少数患儿可产生骨质疏松甚至病理性骨折。几乎 1/3 患儿存在血小板增多症。

【临床分期】 目前常用国际儿童肿瘤协会(SIOP)的基于欧洲 PRETEXT 系统分期法,是术前通过增强 CT、MRI 等检查了解肿瘤侵犯肝脏的范围及与血管的关系,在 Couinaud 肝脏 8 段划分的解剖学基础上把肝脏从左至右纵分为 4 个部分(2 和 3 段构成肝左外叶;4 段为左内叶;5 和 8 段是右前叶;6 和 7 段组成右后叶),称为 4 个肝区,1 段的肝尾状叶不纳入(表 15-28)。

表 15-28 国际儿童肿瘤协会(SIOP)基于 PRETEXT 肝母细胞瘤分期系统

分期	疾病程度
Ⅰ期	肿瘤仅局限在 1 个肝区
Ⅱ期	肿瘤累及 2 个相邻或不相邻的肝区,伴 2 个相邻肝区未受肿瘤侵犯
Ⅲ期	肿瘤累及 2 个或 3 个肝区,伴没有 2 个相邻肝区未受侵犯
Ⅳ期	肿瘤侵及所有的 4 个肝区

注:肿瘤累及其他的情况还需要加用以下的 1 个或多个特征来标记:V 和(或)V1、2、3 表示肿瘤累及肝静脉和腔静脉和(或)其主要分支数;P 和(或)P1、P2 表示门静脉和(或)1 个主分支,2 个主分支受累;C 表示 1 段即肝尾状叶累及;F 表明多病灶;E 显示肝外腹腔内侵犯;H 表示肿瘤破裂;伴腹水用 a;M 显示远处转移,最常见为肺转移 P、骨 S、脑 C、骨髓 M、淋巴结 N(N1 腹部淋巴结、N2 远处淋巴结)

另外,美国儿童肿瘤组(COG)的 Evans 分期(表 15-29),是根据肿瘤能否切除及有无远处转移分期,属于术后分期系统。

表 15-29 美国 COG 的 Evans 分期

分期	术后情况
Stage Ⅰ(良好组织型)	肿瘤完全切除,纯胎儿型
Stage Ⅰ(其他组织学类型)	肿瘤完全切除,其他型
Stage Ⅱ	肿瘤基本切除,有镜下残留
Stage Ⅲ	肿瘤无法切除或有肉眼残留
Stage Ⅳ	远处转移到肺或其他部位

【诊断】 根据病史、临床表现及影像学特点和肿瘤标志物检测对中晚期肝母细胞瘤的诊断并不困难。而早期诊断还需依靠体检筛查发现。

1. **影像学检查** 超声检查表现为边界清楚的高回声实质性病变。超声可明确肿块位置、大小及性质。还可了解门静脉或肝静脉是否有瘤栓存在。CT 检查:腹部 CT 是肝母细胞瘤诊断与鉴别诊断的重要方法。CT 平扫可确定肝肿瘤密度、有无钙化影及与周围组织的关系。增强 CT 扫描肿瘤组织内部结构和血供,肝母细胞瘤常见坏死区,因血管消失造影剂较少吸收,CT 片可见大片低密度区域,同时了解肿瘤肝内外浸润范围及肝门淋巴结和周围淋巴结的转移(图 15-8)。CTA 血管三维成像了解肿瘤血供及与周围正常血管的关系,利于手术评估。胸部 CT 了解有无肺转移。MRI 检查:肝脏肿瘤在 T_1 加权像为同质的低密度,T_2 加权像为高密度。可以明确肿瘤与肝内血管和胆管关系、肿瘤组织结构及对周围组织器官的浸润,对选择手术方式、切除手术范围有指导意义。

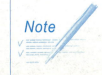

2. **实验室检查** 血清甲胎蛋白（AFP）测定，AFP 是肝母细胞瘤重要生物学标记，其阳性率 >90%，因此测定血清 AFP 浓度，特别是动态监测对肝母细胞瘤诊断、治疗效果及预后判断有重要价值。AFP 可由胎儿肝脏及卵黄管分泌，出生后 6 个月下降至正常的 30ng/ml，一年后同于成人 3~15ng/ml。因此，在分析 AFP 含量的临床意义时必须考虑年龄因素，婴儿往往在检测时需要设定同月龄正常儿参考值作为对照标准。

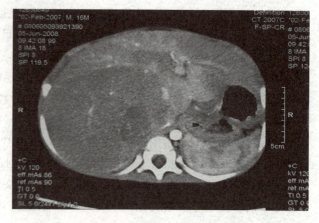

图 15-8 右肝叶巨大肝母细胞瘤

另外，肝母细胞瘤患者可有不同程度的贫血及血小板增多，血清 LDH、胆固醇、碱性磷酸酶也有增高的报道。早期肝功能多正常，晚期则会出现不同程度的肝功能紊乱。

【治疗】

1. **手术** 手术完整地切除肿瘤仍是最重要、最有效的治疗手段，为达到完整切除目的，发展了手术前新辅助化疗、介入治疗、必要时的放射治疗和局部热消融治疗等使初期不能切除的肿瘤能有机会接受 Ⅱ 期手术，术后辅以有效的化疗、免疫治疗等综合治疗，大大增加了能够切除肿瘤的病例数，降低了复发率。应避免非解剖学上的肝脏切除，因为肿瘤不完全切除率高，且易复发。

手术治疗原则：①可一期手术切除的病例，行肝脏肿瘤切除及术后化疗；不能一期切除的巨大肿瘤、肿瘤长在门脉区以及肿瘤累及左右肝叶等情况应术前化疗，延期手术切除以及术后化疗。②手术应完整切除肿瘤，小儿肝脏再生能力强，只要保留 20% 以上肝脏即能维持生命，2 个月再生肝脏可恢复到正常水平。③根据肝脏肿瘤大小可选择适当手术方式，根据术中发现选择肿瘤切除范围，采取肝叶切除、半肝切除或肝脏多叶切除。术前应有肝脏血管胆道明显的影像学资料；术中精细解剖第一、第二、第三肝门，对难以完整切除的肿瘤，少量残留肿瘤组织，术后辅以积极化疗。

2. **化疗** 经静脉全身化疗：顺铂、长春新碱及氟尿嘧啶，是肝母细胞瘤常规化疗方案；SIOPEL-1 的 PLADO（顺铂 + 阿霉素）方案；对Ⅲ/Ⅳ期一期切除困难病例可选择加用阿霉素、卡铂、异环磷酰胺、足叶乙苷及伊立替康、美法仑等，常常术前化疗 2~4 个疗程，手术切除肿瘤后再行 2~4 个疗程化疗。

COG 方案极低危组不化疗；低危组术后顺铂 + 氟尿嘧啶 + 长春新碱化疗 2 个疗程；中危组术前顺铂 + 氟尿嘧啶 + 长春新碱 + 阿霉素化疗 4~6 个疗程，术后顺铂 + 氟尿嘧啶 + 长春新碱 + 阿霉素化疗 2 个疗程；高危组术前顺铂 + 氟尿嘧啶 + 长春新碱 + 阿霉素 6 个疗程及与长春新碱 + 盐酸伊立替康化疗 2 个疗程以 2：1 形式交替，术后继续维持化疗 24 周。

3. **经导管动脉化疗栓塞技术（transcatheter arterial chemo-embolization，TACE）** 肝动脉化疗栓塞治疗是经皮穿刺股动脉插管到肝固有动脉，进行化疗药物推注并选择患侧分支进行超选择性节段性和次节段性的栓塞治疗，栓塞剂常用碘油和 PVA 等，可以多次栓塞提高疗效。栓塞治疗适用于全身静脉化疗后仍然难以切除的肝母细胞瘤。肝动脉插管灌注化疗：手术探查不能切除肿瘤病例可经肝动脉插管化疗，常用药物为氟尿嘧啶等，每天或隔天经导管灌注一次。

4. **免疫治疗** 采用转移因子、干扰素、白细胞介素 -2 以及卡介苗、免疫核糖核酸、自体或异体瘤苗、左旋咪唑等，作为免疫刺激因子，在肿瘤综合治疗中发挥提高机体免疫力作用。目前为白细胞介素 -2 应用相对较成熟。

5. 高强度聚焦超声治疗　肝母细胞瘤高强度聚焦超声(high intensity focused ultrasound, HIFU)是利用超声聚焦后的高能量非侵入性聚焦于体内肿瘤靶组织,消融灭活肿瘤细胞达到切除肿瘤目的。临床初步应用于Ⅲ、Ⅳ期肝母细胞瘤已取得明显疗效,2 年存活率达到 83%,有较好的应用前景。

6. 肝移植　肝移植指征为无肝外浸润及远处转移(单纯肺转移除外)且符合以下条件者:

(1) 多灶性 PRETEXT 4 期肿瘤。

(2) 累及所有分区的单个巨大 PRETEXT 4 期肿瘤,术前化疗后未降级。

(3) 肿瘤累及肝脏重要血管,无法完整切除,且对化疗后反应不佳。

(4) 首次肿块切除后在肝脏原位复发。

化疗后行肝移植手术,5 年存活率已高达 85%。

【预后】

1. 能否完整切除肿瘤。Ⅰ~Ⅱ期生存率 >95%。

2. 肝母细胞瘤的组织类型是影响预后的最主要因素,胎儿型肝母细胞瘤的预后较好。

3. 肝母细胞瘤的临床分期和肿瘤部位也是影响预后的主要因素。

4. 肿瘤切除后 AFP 很快明显下降或已达到正常标准,提示预后较好。

【小结】

　　1. 肝母细胞瘤是儿童最常见的肝脏恶性肿瘤。主要表现为肝脏肿块。AFP 是重要的肿瘤标志物。

　　2. B 超是肝母细胞瘤筛查的首选检查方法。增强 CT 对肿瘤临床分期,手术评估具有重要的参考价值。

　　3. 目前手术结合化疗是肝母细胞瘤的主要治疗方法。

【思考题】

1. 如何判断肝母细胞瘤的手术可切除性?

2. 肝母细胞瘤手术后随访应注意检查什么?

(吴晔明)

八、生殖细胞肿瘤和畸胎瘤

生殖细胞肿瘤(germ cell tumors,GCTs)也称为胚芽细胞肿瘤,是一类由不同组织种类组成的实体肿瘤。在儿童中的发生率为百万分之 2.4,约占小于 15 岁儿童癌症中的 1%。可发生在性腺和性腺外部位。畸胎瘤是生殖细胞瘤中最常见的肿瘤之一。本节重点介绍多数常见的儿童性腺外生殖细胞肿瘤、畸胎瘤。

【病因和胚胎学】　生殖细胞肿瘤体内形成的主要学说是在胚胎发育过程中胚芽细胞的异常移行或在移行途中的残留并异常发育引起。在胚胎早期,来源于胚胎卵黄囊内胚层的原始胚细胞沿着后肠中线肠系膜定向移位并最终到达性腺脊成为原始性腺组织。当这一移行过程被扰乱,胚芽细胞可停滞于性腺外部位并异常发育形成肿瘤,因此生殖细胞肿瘤可发生于卵巢和睾丸外的骶尾部、纵隔、腹膜后、脑的松果体部。有研究提示这一移行过程似乎由 c-kit 受体和干细胞因子调节,随着胚芽细胞出现转移,干细胞因子从卵黄囊到性生殖脊呈现一增加的梯度,胚细胞从头部向性腺脊的移行过程由胚胎发育早期到妊娠第 6 周完成。

【组织病理学分类和分期】　生殖细胞肿瘤一般被认为有 7 种主要组织类型:无性细胞瘤(或

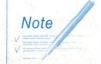

精原细胞瘤)、卵黄囊瘤(内胚窦瘤)、胚胎癌、多胚癌、绒毛膜癌、畸胎瘤和混合性胚芽细胞瘤。大多数恶性胚芽细胞瘤以单一形式出现,但在10%的病例,可结合有2种或更多的肿瘤类型。按常见的发生频率排序依次为:畸胎瘤、卵黄囊瘤、精原细胞瘤和混合性胚芽细胞瘤,绒毛膜癌,胚胎癌和多胚癌少见。

目前,国内外较为通用的儿童恶性性腺外胚芽细胞肿瘤分期系统采用美国儿童肿瘤组织和国家癌症研究所关于性腺外恶性胚芽细胞肿瘤总的分期系统(表15-30)。

表15-30　恶性性腺外胚芽细胞肿瘤分期

Ⅰ期	肿瘤局限,肿瘤完全切除(骶尾部肿瘤带尾骨切除),肿瘤边缘完整,肿瘤标志物阳性或阴性
Ⅱ期	肿瘤有镜下残留,肿瘤囊壁侵犯,淋巴结阴性或镜下淋巴结累及,肿瘤标志物阳性或阴性
Ⅲ期	肉眼肿瘤残留,肉眼淋巴结累及,腹水或胸水中细胞学检查找到肿瘤细胞,肿瘤标志物阳性或阴性
Ⅳ期	远处转移(肺、肝、脑、骨、远处淋巴结或其他部位转移)

注:引自儿童肿瘤组织(COG)和美国国家癌症研究所的分期系统

【生物学标记物】　许多生殖细胞肿瘤分泌甲胎蛋白(AFP)或β-人绒毛膜促性腺素(β-hCG),这些标志物对一些肿瘤的诊断、评估和随访具有重要意义。

1. 甲胎蛋白(AFP)　AFP是胎儿和新生儿肝脏分泌的一种蛋白,正常新生儿血清AFP水平可以高达50 000ng/ml,未成熟儿的水平更高,在3~6个月内逐渐下降至接近正常成人水平(10ng/dl),个别可延至8个月~1岁。肝脏肿瘤细胞可产生大量的AFP,一些生殖细胞肿瘤也可大量分泌AFP,尤其是卵黄囊瘤或胚胎癌。当血清AFP明显高于任何特定年龄段的正常范围时应考虑有恶性生殖细胞肿瘤成分存在。当手术完全切除肿瘤后通常能使血清AFP恢复到正常。AFP血清半衰期为5~7天。因此,血清AFP水平作为术前诊断良恶性生殖细胞肿瘤的重要指标及术后肿瘤是否残存及随访中肿瘤是否复发的重要指标。

除肝脏恶性肿瘤外,一些肝脏良性病变也可导致AFP水平升高,如病毒性肝炎、麻醉后继发性胆汁淤滞或药物引起的肝脏胆汁淤滞症均可导致持续性AFP水平升高。其他伴有AFP升高的情况包括:甲状腺功能减退、毛细血管扩张症和遗传性酪氨酸血症。

2. β-人绒毛膜促性腺素(β-hCG)　β-hCG是一种糖蛋白,由胚胎合胞体滋养层产生,由α和β两个亚单位组成,后者能被可靠地检测出。血清β-hCG升高提示肿瘤中存在合胞体滋养层成分可能,如绒毛膜癌、精原细胞瘤、胚胎癌患儿中偶尔也可升高。

hCG的β亚单位的半衰期仅24~36小时,监测β-hCG水平有助于评估分泌β-hCG的肿瘤是否被完全切除及术后是否复发。

值得注意,AFP和hCG水平不是判断是否存在肿瘤和术后肿瘤是否复发的唯一指标。有报告化疗后期可出现AFP、hCG半衰期延长,因此,临床上稳定的、轻度的血清标志物升高并不总表示持续存在有病灶,应与临床和影像学检查相结合。

3. 其他标志物

(1)乳酸脱氢酶(LDH):是一种非特异性标志物,观察到在胚芽细胞肿瘤患儿血清中水平升高,可能与肿瘤的生长和衰退有关,可作为一种预后指标。LDH假性增高可出现在病毒性感染、肝脏疾病、化疗中和化疗后。

(2)胎盘碱性磷酸酶(PLAP):PLAP在所有晚期精原细胞瘤患者的血清中都升高,是一种判断胚芽细胞肿瘤组织学来源有效标志物。

(3)s-kit(c-kit的可溶性异构体):有研究显示脑脊液中s-kit浓度可作为中枢神经系统生殖细胞瘤的有效标志物,尤其是在检测肿瘤复发或蛛网膜下播散。

(4)血管内皮生长因子:在睾丸胚芽细胞肿瘤中该因子的表达高于正常睾丸并与微血管数

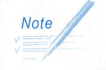
Note

量和全身转移有关。

【细胞遗传学】 通过流式细胞计数技术已证实儿童胚芽细胞肿瘤与成人胚芽细胞肿瘤有不同的 DNA 整倍体。成人胚芽细胞肿瘤倾向于非整倍体 DNA,而多数小于 4 岁的儿童畸胎瘤呈双倍体,有正常的染色体组型,具有良性生物学行为,恶性胚芽细胞在这一年龄组几乎都是卵黄囊瘤,一般是双倍体或四倍体,多数常见的细胞遗传学异常涉及 1 号、3 号和 6 号染色体,研究已证明来自睾丸和性腺外的儿童恶性胚芽细胞肿瘤中,80%~100% 有 1p36 的缺失。

在大龄儿童和青少年中,中枢神经系统畸胎瘤的细胞遗传学分析已显示有较高频率的性染色体异常,最常见于 X 染色体复制增加。

(一) 畸胎瘤

畸胎瘤是最常见的生殖细胞肿瘤,可位于性腺或性腺外部位,与原始全能细胞在胚胎期停留的部位相一致。畸胎瘤的临床表现与年龄和肿瘤部位有关,新生儿期和幼儿期的畸胎瘤常为性腺外畸胎瘤,年长儿童中卵巢或睾丸畸胎瘤更常见。肿瘤可发生在各个部位,但新生儿畸胎瘤最常见于骶尾部,大多在出生时即可被发现。出现在颈面部、颅内、纵隔、心脏、腹膜后和肝脏的畸胎瘤相对较为少见。除了睾丸畸胎瘤,75%~80% 的畸胎瘤发生在女性,约 20% 的肿瘤含有恶性成分,最常见的为内胚窦瘤。

畸胎瘤常可伴发相邻部位的其他先天性异常,如在骶尾部畸胎瘤患儿中,有时可见到尿生殖道、直肠、肛门、椎骨、脊索远端的畸形,在新生儿巨大头颅和鼻咽部畸胎瘤中可伴有腭裂。

畸胎瘤可含有来自于三个胚层(中胚层、内胚层和外胚层)来源的组织成分,肿瘤科呈实质性、囊性或混合性病变。肿瘤可以以一个胚层的组织为主。大多数在出生时发现的畸胎瘤包含有外胚层和中胚层成分,肿瘤内经常可看到毛发、脂肪和汗腺,并可出现发育完好的牙齿,也可见胰腺组织、肾上腺组织和甲状腺组织。畸胎瘤内常见的中胚层成分,包括脂肪、软骨、骨和肌肉等。常可见的内胚层成分包括肠上皮细胞和膀胱样结构以及成熟和非成熟的神经上皮和神经胶质组织。

畸胎瘤可呈现不同成熟度的组织成分,并因此被分为成熟畸胎瘤和未成熟畸胎瘤,如瘤体内含有恶性组织成分则称为恶性畸胎瘤。儿童畸胎瘤多数为成熟畸胎瘤,这是一类良性肿瘤,极少有恶变倾向,但如肿瘤位于一些重要部位,如气道、颅内、心脏,可因肿瘤压迫而致命。

未成熟畸胎瘤常因各种未成熟组织成分而呈不同的组织学表现,神经上皮组织是瘤体内较为常见的组织成分。未成熟畸胎瘤常有良好的预后,仅在极少的病例中未成熟的神经胶质瘤组织转移至邻近的淋巴结、肺和其他远处器官。

按畸胎瘤内细胞组织成熟程度可将肿瘤分为 4 个不同级别:①0 级:肿瘤均为成熟组织,细胞核没有明显分裂;②Ⅰ级:少量未成熟组织,没有或仅少量外胚层上皮;③Ⅱ级:中等量未成熟组织,少量外胚叶上皮;④Ⅲ级:大量未成熟组织,伴有较多外胚叶上皮。0 级为成熟畸胎瘤,1~3 级为未成熟畸胎瘤。未成熟畸胎瘤可能存在恶性转化倾向,尤其是 3 级未成熟畸胎瘤。因此,通常将 3 级未成熟畸胎瘤纳入恶性畸胎瘤。该分级系统对于胎儿和新生儿意义不大,因尚处发育成熟阶段的胎儿和新生儿,出现未成熟成分可以是正常的。

(二) 寄生胎

寄生胎和畸胎瘤非常相似,其特点是在瘤体内可发现连续的椎骨、肌肉骨骼和器官结构。目前认为,寄生胎是畸胎瘤高度变异的一种少见形式。根据 WHO 分类,它被归类为一种成熟畸胎瘤。

1. 骶尾部畸胎瘤(SCT) 在胚胎发育中,尾骨的亨森(Hensen)结是多能细胞集中部位,因此骶尾部是胎儿和新生儿畸胎瘤最常见的发生部位,发生率约为每 2 万 ~4 万活产儿中有 1 例,女性居多,男女比例约为 1∶2 到 1∶4。肿瘤大多呈良性,约 17% 呈现恶性的组织学或临床特征。大多数骶尾部畸胎瘤病例为散在发生,10% 的病例有双胞胎家族史。

Altman(1974 年)根据肿瘤与骶尾骨的关系对骶尾部畸胎瘤进行分为四型并沿用至今。骶

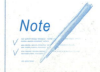

Note

尾部畸胎瘤分型如下:

Ⅰ型(显著外露型):瘤体绝大多部分突出于骶尾部,仅有极小部分位于骶前,约占总数46.7%(图15-9)。

Ⅱ型(部分外露型):瘤体骑跨于骶骨前后,主要部分位于骶骨外,骶前部分未进入腹腔,占34.7%(图15-10)。

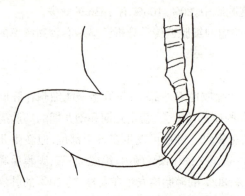

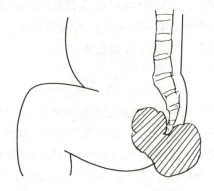

图 15-9　Altman 分型:Ⅰ型(显著外露型)46.7%

图 15-10　Altman 分型:Ⅱ型(部分外露型)34.7%

Ⅲ型(部分外露型):瘤体骑跨于骶骨前后,瘤体以骶前为主,并可由盆腔延伸至腹腔,约占总数的8.8%(图15-11)。

Ⅳ型(骶前型):肿瘤多位于骶前,较少见,体表外观未见肿瘤,占9.8%(图15-12)。

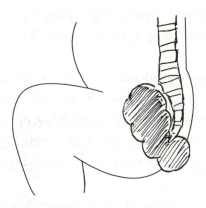

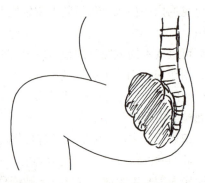

图 15-11　Altman 分型:Ⅲ型(部分外露型)8.8%

图 15-12　Altman 分型:Ⅳ型(骶前型)9.8%

(1) 临床表现:

1) 骶尾部肿块:肿块可大小不一,为Ⅰ、Ⅱ、Ⅲ型最主要临床表现。肿块可将肛门向前下方推压,严重者造成肛管外翻,黏膜显露。肿块常为混合性肿块。多数患儿在出生时即可发现骶尾部肿块(图15-13)。

2) 排尿、排便困难:当肿瘤压迫直肠、尿道时可出现排尿、排便障碍,因直肠受压可引起排便困难,大便呈扁平状。压迫尿道则可引起排尿困难、尿线

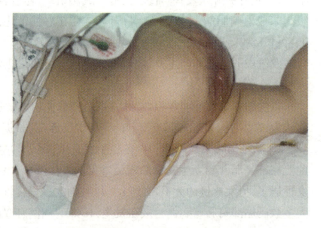

图 15-13　Ⅰ型骶尾部畸胎瘤

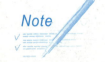
Note

细、滴沥,甚至出现尿潴留。

3) 直肠指检:于直肠后壁能扪及肿块,可根据肿瘤大小及与骶尾骨的关系判断肿瘤分型。

4) 其他并发症:巨大骶尾部畸胎瘤可因肿瘤"窃血"而导致贫血。肿瘤也可自发性破溃并继发感染。个别特别巨大的畸胎瘤甚至可导致难产。

5) 并发畸形:约有 20% 的骶尾部畸胎瘤可有伴发畸形,常见的伴发畸形可涉及骨骼系统、泌尿系统、神经系统、消化系统及心血管系统。Currarino 三联症即指骶前肿块、肛门直肠畸形和骶骨发育异常,骶前肿块通常包括畸胎瘤或前脊膜膨出。

Ⅳ型骶前畸胎瘤可出现迟发性的症状,临床表现可包括便秘、肛门狭窄、肿瘤压迫膀胱或直肠引起的相关症状,该型肿瘤内出现恶性成分的机会增多。

90% 的骶尾部畸胎瘤在出生时发现尾骨区肿块,在出生时被发现的骶尾部畸胎瘤大多数呈良性。

(2) 产前检查及评估:许多大的骶尾部畸胎瘤通过 B 超和胎儿磁共振在产前就能获得诊断。胎儿骶尾部畸胎瘤可因肿瘤巨大引起巨大胎盘、非免疫性胎儿水肿和"镜子"综合征(mirror syndrome),由于肿瘤导致胎儿高输出性心衰和水肿可导致胎儿死亡。因此,有报告对这部分胎儿,通过宫内外科手术减少畸胎瘤体积,可使胎儿恢复正常生理功能。大多数临床资料结果表明胎儿水肿、羊水过多,胎盘巨大预示着不良预后,胎儿骶尾部畸胎瘤的死亡率接近 50%。

因肿瘤破裂、早产、难产等产科并发症可导致新生儿死亡,对肿瘤 >5cm 的胎儿作计划性剖宫产来避免难产和肿瘤破裂。产前获得诊断的患者应推荐至高危产科中心,以便产后能立即获得新生儿重症监护和小儿外科、麻醉科的专科处理。诊断为骶尾部畸胎瘤的新生儿死亡率大约在 5%。

(3) 影像学检查:骨盆 X 线检查能识别任何骶骨缺陷或肿瘤钙化,CT 增强扫描和直肠造影能确定盆腔内肿瘤的范围,辨别局部是否浸润和远处有无转移,确定可能存在的尿路压迫移位或梗阻,CT 也能辨认肝脏转移灶和主动脉周围淋巴结增大,当怀疑脊椎浸润时磁共振检查(MRI)是有效的。胸部 X 线检查用于明显的肺转移,但胸部 CT 在辨认小的转移病灶时更为可靠。

(4) 与肿瘤恶性变的相关因素:恶性肿瘤的发生率与诊断时的年龄和解剖类型有关,在出生时被发现的骶尾部畸胎瘤中恶性约占 8%,出生 2 个月后恶性的发生率迅速上升,到 6 个月时,骶尾部畸胎瘤的恶性率明显增高,最常见的恶性类型为卵黄囊瘤。由于骶前畸胎瘤(Ⅳ型)常在较大年龄获得诊断,其恶性率明显高于其他类型(约 38%)。似乎在男孩中恶性变更为常见。

(5) 手术治疗:新生儿骶尾部畸胎瘤的治疗原则是尽早将肿瘤完整手术切除。手术途径取决于肿瘤的解剖位置,盆腔内大范围延伸或腹腔部分为主体的肿瘤(Ⅲ型或Ⅳ型)需要经腹或腹骶联合途径,大多数Ⅰ型和Ⅱ型肿瘤经骶后途径即可切除肿瘤。手术过度延迟可导致严重并发症,包括压迫坏死、肿瘤出血和恶性变。

手术目的:①完整切除肿瘤;②切除尾骨以防复发,不切除尾骨术后复发率可高达 37%;③重建控制肛直肠的肌肉;④恢复会阴部和臀部外观。

(6) 恶性畸胎瘤的辅助治疗:在切除肿瘤标本中发现恶性肿瘤成分后要进行多药辅助化疗,目前常用的抗肿瘤药物包括顺铂、鬼臼乙叉苷、博莱霉素。

对于原发恶性肿瘤不能切除的患者,先给予联合化疗以便于延期肿瘤切除。

(7) 预后:新生儿骶尾部畸胎瘤肿瘤完整切除后的长期效果总体很好。即使肿瘤为未成熟畸胎瘤或瘤内镜下发现卵黄囊瘤成分时仅作肿瘤完全切除,也可获得长期生存,其中 80% 可达治愈。但所有骶尾部畸胎瘤都具有局部或远处复发的风险,需要密切随访,尤其是术后 3 个月,并间断随访 3~4 年。肛门指检、B 超、血清 AFP 检查可及时有效地发现肿瘤局部复发和远处转移。

2. 其他部位畸胎瘤

(1) 颅内畸胎瘤:婴儿早期和青春期是颅内畸胎瘤的 2 个高发年龄段,最常见的发生部位在

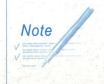

松果体腺。新生儿期的颅内畸胎瘤通常呈良性,大龄儿童则恶性多见。最常见的临床表现是继发于阻塞性脑积水的颅高压症状,年长儿童常出现严重头痛、癫痫样发作、嗜睡、视觉模糊及呕吐。少数患儿可出现青春期性早熟。头颅X线片、CT和MRI可在颅内中线松果体区域发现病灶,病灶内常有钙化灶。

治疗:首选手术切除肿瘤。颅高压症状明显的可先行引流或分流手术。无法手术的颅内恶性畸胎瘤可行化疗和放疗。放疗对儿童生殖细胞瘤敏感并有很好的5年生存率(80%~90%)。

(2) 颈面部畸胎瘤:颈面部畸胎瘤极少见,组织学大多呈良性。肿瘤可发生在颈面部近中线部位,如舌部、鼻咽部、上腭、窦部、下腭部、扁桃体、前颈部和甲状腺。肿瘤可压迫气道食管引起梗阻。胎儿颈面部畸胎瘤如出生时气道受压梗阻非常危险,死亡率很高。产前胎儿超声检查和磁共振检查可发现这些病灶,并可作为高危产妇送至具有新生儿外科的医疗中心分娩,在新生儿出生脐带断离前迅速对气道是否受压、能否有效通气作出评估。在气道有效开放后再阻断母-婴胎盘血液循环。

影像学检查中囊实性肿块内存在钙化灶常为畸胎瘤的诊断提供依据。没有治疗的肿瘤存在恶变的风险。手术切除肿瘤可使良性畸胎瘤后的治愈,也排除了肿瘤恶化的风险。恶性畸胎瘤手术后需给予化疗。

(3) 纵隔畸胎瘤:纵隔畸胎瘤是性腺外畸胎瘤中位列第二的好发部位,约占所有儿童纵隔肿瘤的20%,前纵隔多见,常因肺或气管受压引起的症状,如慢性咳嗽、胸痛或喘鸣、甚至呼吸窘迫。若肿瘤压迫上腔静脉可出现上腔静脉综合征。含有分泌β-hCG肿瘤成分的良性或恶性纵隔畸胎瘤的男孩可出现青春期性早熟。

胸部X线检查、超声和CT检查有助于判断肿块所处纵隔部位、与心脏心包关系。纵隔畸胎瘤通常呈一囊实性肿块,近1/3的病例肿块有钙化。鉴别诊断包括胸腺瘤、胸腺囊肿、淋巴管畸形、纵隔非柯杰金淋巴瘤、食管重复畸形和支气管源性囊肿。纵隔畸胎瘤同样存在恶变的风险。手术完全切除肿瘤是治疗的首选。恶性畸胎瘤需辅助化疗。如无法完全切除的恶性畸胎瘤,则先化疗使肿瘤缩小后延期手术切除。

(4) 腹膜后畸胎瘤:腹膜后是性腺外畸胎瘤第三个好发部位,占所有畸胎瘤的5%,50%的病例在1岁内被发现。女孩较男孩更常见(2:1)。患儿常常因腹部肿块就诊,可因肿块压迫消化道而发生相关症状。需与其他儿童腹部肿瘤相鉴别:包括神经母细胞瘤、肾母细胞瘤、囊性腹膜后淋巴管畸形、网膜囊肿、寄生胎。腹部CT和MRI有助于区别这种肿瘤。

治疗:首选开腹手术完全切除肿瘤,对恶性肿瘤和含有高度未成熟成分的患者应给予术后化疗。

3. 性腺畸胎瘤

(1) 卵巢畸胎瘤:在所有儿童卵巢肿瘤中畸胎瘤最为常见,超过50%,也占到儿童各部位畸胎瘤的25%。卵巢畸胎瘤的高发年龄段为5~16岁。两侧发生率相似,5%~10%的病例可出现双侧卵巢畸胎瘤。主要临床症状为下腹肿块和腹痛,肿块大多有一定游离度,约1/4的患儿可因肿瘤扭转出现急腹症。腹部X片中在腹腔或盆腔内可见到钙化灶,B超、CT显示肿瘤由囊性和实质性成分组成。血清AFP和HCG水平升高提示肿瘤有恶性可能。

治疗:对于有完整包膜的良性肿瘤可仅作单纯患侧卵巢切除。如大网膜有肉眼肿瘤种植应作大网膜切除。对于良性囊性卵巢畸胎瘤有作者提出作保留卵巢的肿瘤剔除术,但仍有争议。对于有腹膜种植的未成熟卵巢畸胎瘤,如病理证实种植的组织成分为成熟的神经胶质细胞(Ⅰ级),则无需化疗并有很好的预后。若为组织学分级较高的肿瘤(Ⅱ级和Ⅲ级)则有恶变的风险,需要辅助化疗,亦能获得很好的疗效。

(2) 睾丸畸胎瘤:儿童睾丸肿瘤中畸胎瘤最为常见,小于2岁的婴儿和十几岁的青少年是该肿瘤的2个高发年龄段。主要临床症状为无痛性阴囊肿块,血清AFP和HCG水平有助于术前

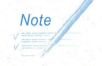

对肿瘤性质的判断,X 线检查和 CT 扫描可评估有无淋巴结和内脏转移。

治疗:对于无远处转移和淋巴结转移的 I 期(占 80%)病例仅需经腹股沟作包括至内环口的精索在内的根治性睾丸切除,5 年生存率可超过 90%。如果术后血清 AFP、hCG 不能恢复到正常应重新分期,并作腹膜后淋巴结清扫和辅助化疗。

(三)恶性生殖细胞瘤

除恶性畸胎瘤外,恶性生殖细胞瘤还包含卵黄囊瘤、胚胎癌、生殖细胞瘤、绒癌、多胚瘤、性腺胚细胞瘤、混合性胚芽细胞瘤。

1. 卵黄囊瘤 卵黄囊瘤也称内胚窦瘤,是儿童最常见的恶性胚芽细胞肿瘤。在婴幼儿年龄段卵黄囊瘤主要发生在骶尾部区域和男孩的睾丸中。在年长女童中,卵巢是最常见的发病部位。其他原发部位包括纵隔、腹膜后、松果体区域和阴道。常能见到卵黄囊瘤作为恶性畸胎瘤的一种组成成分出现。儿童卵黄囊瘤在细胞遗传学和生物学上不同于成人同类肿瘤,儿童卵黄囊瘤组织显示有 1 号和 6 号染色体缺失(1p 和 6q)。

卵黄囊瘤可能源于原始卵黄囊,可呈多样的组织学类型,假乳头状(花菜样)和微囊型(网状型)是最常见的类型。两者常显示涉及内胚窦结构的血管周围细胞鞘,含有细胞内和细胞外玻璃质样沉淀,并对抗周期性酸性 Schiff 淀粉酵素染色并对 AFP 呈阳性。一些肿瘤类似于胎儿肝细胞,呈肝脏型。卵黄囊瘤具有浸润性,各类型预后都较差。

肿瘤对多药联合化疗有效。

2. 胚胎癌 儿童胚胎癌较少见,常以恶性畸胎瘤内的一种组成成分出现,单纯胚胎癌极少见。其主要的组织类型是伴有不同数量中心坏死的大的细胞巢组成的上皮,细胞呈 AFP 阴性,在免疫组织化疗染色中细胞角蛋白呈阳性。

3. 生殖细胞瘤 生殖细胞瘤指一组具有共同组织学特征的肿瘤,包括发生在睾丸的精原细胞瘤,发生在卵巢的无性细胞瘤,发生在性腺外部位的此类肿瘤都称为生殖细胞瘤。肿瘤常出现在卵巢、前纵隔和松果体区域,是儿童在卵巢和中枢神经系统最常见的单一恶性胚芽细胞肿瘤。生殖细胞瘤占儿童所有卵巢肿瘤的 10%,生殖细胞瘤是出现在发育不良的性腺和下降不全的睾丸中的主要恶性肿瘤。生殖细胞瘤呈实质性,有包膜。镜下肿瘤细胞呈巢状排列,由纤维组织囊带分隔,伴有不同程度的淋巴细胞浸染,细胞增大,轻度嗜曙红细胞细胞质,细胞膜明显和细胞核大而圆并有 1~2 个分叶的核仁。生殖细胞瘤细胞对胎盘碱性磷酸酯酶(PLAP)呈强染色,也对波形蛋白有免疫反应。

4. 绒癌 绒癌在儿童罕见,恶性度高,常作为恶性畸胎瘤内的一种组织成分出现。可作为继发于胎盘绒癌的转移灶出现于小婴儿患者,也可作为原发性肿瘤发生于不同部位,如肝脏、肺、脑等脏器,松果体部是最常见部位。青春期前和少年阶段绒癌主要发生在性腺,偶见于纵隔。

镜下组织学检查绒癌呈现细胞滋养层和合胞体滋养层。两种细胞类型都对细胞角蛋白有典型的免疫反应。合胞体滋养层细胞也对 hCG、人胎盘催乳素和妊娠期特殊 β_1- 糖蛋白有免疫反应。

5. 多胚瘤 多胚瘤是一种极罕见的恶性卵巢肿瘤。常与其他肿瘤成分结合在一起。可播散至卵巢外形成盆腔巨大肿块。肿瘤的组织学表现特点是以早期发育阶段的胚胎结构为主,包含有卵黄囊、胚芽、绒毛膜等成分。许多病例中有血清 AFP 和 β-hCG 水平升高。

6. 性腺胚细胞瘤 性腺胚细胞瘤也是一种相当罕见的肿瘤,由胚芽细胞与基质细胞混合组成。多数性腺胚细胞瘤呈良性,约 30% 为恶性。该肿瘤最常见于发育不良的性腺中。患者通常为年龄较大的青少年,可表现为第二性征缺乏,出现促性腺激素水平升高和条状性腺。肿瘤显微镜下可见胚芽细胞和性腺性索细胞都增生,胚芽细胞 PLAP 呈阳性。

因发育不良的性腺可增加发生性腺胚细胞瘤和生殖细胞瘤的机会,对性腺发育不全患者应做性腺切除术。

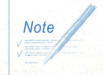

7. 混合性胚芽细胞瘤 由两种以上组织类型组成的胚芽细胞肿瘤为混合型胚芽细胞瘤,包括含有可能恶变的良性胚芽细胞肿瘤如未成熟畸胎瘤。混合性胚芽细胞瘤最常见的组织成分是无性细胞瘤(生殖细胞瘤),未成熟畸胎瘤,内胚窦瘤和胚胎癌也常可在该肿瘤内发现。

该肿瘤患儿的预后与肿瘤组成中恶性度最高的成分有关,而肿瘤内占主要部分的成分可能对预后也有影响。

【治疗及预后】 美国儿童肿瘤组织(COG)和儿童癌症组织(CCG)合作为使治疗更为合理有效,对儿童恶性生殖细胞肿瘤进行了风险度分组,分为高、中、低三个不同的风险组。

低风险组:Ⅰ期恶性性腺和性腺外胚芽细胞肿瘤患者,包括Ⅰ期未成熟畸胎瘤。

中等风险组:Ⅱ~Ⅳ期性腺胚芽细胞肿瘤患者和Ⅱ期性腺外胚芽细胞肿瘤患者。

高风险组:Ⅲ期和Ⅳ期性腺外胚芽细胞肿瘤患者。

针对不同风险组的具体治疗方案为:①低风险组:手术切除肿瘤后观察随访;②中等风险组:根治性手术加多药联合化疗;③高风险组:多药联合化疗,转移灶控制,原发灶局限后手术切除肿瘤,术后继续完成化疗,瘤床局部放疗。

儿童恶性性腺外胚芽细胞肿瘤的标准化化疗方案有顺铂-鬼臼乙叉苷-博莱霉素(PEB方案)和卡铂-鬼臼乙叉苷-博莱霉素(JEB方案),后者可减轻顺铂肾毒性和耳毒性。

由于外科手术的进步和合理有效的多药联合化疗方案使儿童恶性胚芽细胞肿瘤的预后有了明显的提高,整体生存率已达到75%~90%。

【小结】

1. 生殖细胞肿瘤也称为胚芽细胞肿瘤(GCTs),是一类由不同组织种类组成的实体肿瘤;畸胎瘤是最常见的生殖细胞肿瘤,可位于性腺或性腺外部位。

2. 血清AFP水平是术前诊断良恶性生殖细胞肿瘤的重要指标及术后肿瘤是否残存及肿瘤是否复发的重要指标。

3. 卵黄囊瘤也称内胚窦瘤,是儿童最常见的恶性胚芽细胞肿瘤。主要发生在骶尾部区域和睾丸、卵巢。

【思考题】

1. 生殖细胞肿瘤有哪些组织(病理)类型?

2. 骶尾部畸胎瘤分为哪几种临床分型及各型特点?

3. 为何骶尾部畸胎瘤切除时需将尾骨一起切除?

(吴晔明)

第五节　弥散性血管内凝血

弥散性血管内凝血(disseminated intravascular coagulation,DIC)是由多种病因所引起、发生于许多疾病过程中的一种获得性出血综合征。其主要特征是在某些致病因素作用下,血液凝固机制被激活,凝血功能亢进,在毛细血管和(或)小动、静脉内有大量纤维蛋白沉积和血小板凝集,形成广泛的微血栓。由于凝血过程加速,消耗了大量的血浆凝血因子和血小板,同时激活了纤维蛋白溶解系统,引起继发性纤维蛋白溶解亢进,从而导致广泛性出血、循环障碍、栓塞和溶血等一系列临床表现。

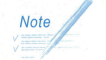
Note

【病因和发病机制】

1. 病因　许多疾病或理化因素都可诱发 DIC,主要有:①各种感染:包括细菌、病毒、疟原虫等;②组织损伤:如严重外伤或挤压伤、颅脑损伤、大面积烧伤、大手术和产科并发症等;③免疫性疾病:如溶血性输血反应、暴发型紫癜、狼疮肾炎等;④新生儿疾病:如新生儿硬肿症、窒息、呼吸窘迫综合征、新生儿溶血症等;⑤血液肿瘤性疾病:急性白血病(尤其是急性早幼粒细胞白血病)、恶性淋巴瘤、巨大血管瘤、动脉瘤等;⑥其他危重症:各种休克、呼吸窘迫综合征、溶血尿毒综合征、肾衰竭、毒蛇咬伤等。

2. 发病机制　DIC 的病因复杂,但都与血管内皮损伤伴血浆凝血因子活化和凝血活酶类物质进入血液有关,可以概括地分为下述两个基本病理过程。

(1) 凝血系统激活:在上述致病因素作用下,机体产生白介素(IL)-6 和 IL-1、肿瘤坏死因子、血小板活化因子等多种炎症因子,促使组织因子释放,导致血管内皮细胞损伤。

内毒素可诱发单核细胞产生组织因子,组织损伤可直接释放组织因子,红细胞和血小板损伤可直接释放促凝物质。组织因子结合并活化因子Ⅶ,进而激活外源凝血系统,这是 DIC 发病的最重要机制。内皮细胞损伤后胶原组织暴露,活化因子Ⅻ,或直接活化因子Ⅺ,进而激活内源凝血系统。凝血系统激活后产生大量病理性凝血酶,使血液呈高凝状态,导致微循环内广泛血栓形成。

单核-巨噬细胞功能损伤不能及时清除血液循环内的凝血酶等凝血物质;代谢性酸中毒可使血管内皮损伤并抑制肝素的抗凝作用;循环障碍时因血液淤滞和浓缩易使血小板破坏,这些因素均可诱发或加重 DIC。

在凝血系统被激活的同时,体内生理抗凝血因子被消耗和功能受抑制,如抗凝血酶Ⅲ水平下降、蛋白 C 和蛋白 S 水平下降、组织因子通路抑制物(TFPI)缺乏,进一步促进微血栓形成。体内广泛性凝血过程,消耗了血小板和大量凝血因子,使血液由高凝状态转变为消耗性低凝状态而引起出血。

(2) 纤维蛋白溶解亢进:其机制为:①凝血过程所形成的纤维蛋白沉积于微血管内和肝、脾等脏器,刺激血管内皮释放活化素,并使肝脾等脏器损伤后释出纤溶酶原激活物进入血液。②活化的因子Ⅹ、Ⅻ能使血浆活化素原转化为活化素,并能使舒血管素原转变为舒血管素,激活纤溶酶原转变为纤溶酶。③缺氧和各种引起 DIC 的病因通过交感神经-肾上腺作用,刺激血管内皮释放活化素。④病理性凝血酶能激活纤溶酶原转化为纤溶酶;大量纤溶酶导致纤维蛋白溶解亢进。纤维蛋白降解产物(FDP)可干扰纤维蛋白单体聚合,又可与血小板膜结合造成血小板功能缺陷,同时 FDP 还有抗凝血酶作用,从而进一步损害凝血功能;加之,缺氧、酸中毒、创伤等可致部分凝血因子失活,加重出血倾向。

以上两个基本病理过程虽为相继发生,但几乎同时并进,而两者的进展程度则随病程的早晚有所差异,早期以凝血过程为主,晚期则以纤溶亢进为主。激活的因子Ⅻ可激活缓激肽原,使之转变成缓激肽,导致小血管扩张和通透性增加,加之小血管栓塞后微循环受阻,回心血量及心排出量减少而导致血压下降,进而发生休克。

由于血管内凝血所形成纤维蛋白条状物与网眼使红细胞通过时受到机械损伤;同时,红细胞因缺血、缺氧、毒素以及表面有纤维蛋白附着而脆性增加,导致红细胞变形、破裂而出现溶血。

【临床表现】　由于基础疾病的不同和疾病的发展缓急不一,因而临床上将 DIC 分为 3 型:①急性型:大多数 DIC 表现为本型,常见于严重感染或大手术后,起病急,病情凶险,出血严重,持续数小时至数天;②亚急性型:病程持续数天或数周,常见于急性白血病、恶性肿瘤转移等;③慢性型:起病慢、病情轻,出血不严重,病程可长达数月,见于慢性疾病如巨大血管瘤、系统性红斑狼疮等。DIC 的主要临床表现:

1. 出血　最常见,常为首发症状。在病程的不同阶段,有不同的出血表现。在高凝状态一

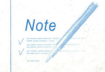

般无出血;在消耗性低凝状态,出血明显并逐渐加重;在发生继发性纤溶时,出血更加严重。出血轻者仅见皮肤出血点或大便隐血试验阳性,重者则为自发性多部位出血。皮肤出血表现为出血点、瘀点或片状瘀斑,多见于躯干或四肢;鼻黏膜、牙龈、胃肠道出血亦较常见;穿刺部位或伤口渗血不止,且渗出血液往往不凝固;严重者泌尿道出血或颅内出血。出血量多者可至贫血或休克,甚至死亡。

2. **休克**   表现为一过性或持久性血压下降。幼婴常表现为面色青灰或苍白、黏膜青紫、肢端冰冷和发绀、精神萎靡和尿少等。休克使血流进一步缓慢,加重缺氧和酸中毒,从而加重 DIC。故 DIC 与休克互为因果,呈恶性循环,甚至发生不可逆休克。

3. **栓塞**   组织和脏器的微血栓使血流阻滞,导致受累器官缺血、缺氧、代谢紊乱和功能障碍,甚至坏死。临床表现随受累器官及其受累程度的不同而异:肺受累时可出现呼吸困难、发绀、咯血、呼吸衰竭,也可因肺动脉高压而引起右心衰竭;肾脏受累时表现为尿少、血尿,甚至肾衰竭;胃肠道受累时出现恶心、呕吐、腹痛和胃肠道出血等;脑栓塞时可出现昏迷、惊厥等。其他如肝功能障碍、四肢末端坏死、皮肤坏疽等。

4. **溶血**   急性溶血表现为发热、黄疸、苍白、乏力、腰背酸痛、血红蛋白尿等。如溶血严重、超过骨髓代偿能力时即出现贫血,称为微血管病性溶血性贫血(microangiopathic hemolytic anemia)。

【**实验室检查**】   实验室检查为确诊 DIC 的依据。

1. **反映消耗性凝血障碍的检查**

(1) 血小板计数减少:常降至 $100×10^9$/L 以下,如呈进行性下降则更有诊断意义。

(2) 出血时间和凝血时间延长:在高凝状态时,出血时间可缩短。

(3) 凝血酶原时间(PT)延长:超过正常对照 3 秒以上有意义(出生 4 天内的新生儿超过 20 秒才有意义)。

(4) 纤维蛋白原减少:低于 1.6g/L 有意义,个别高凝期病例反可升高超过 4.0g/L。

(5) 活化部分凝血活酶时间(APTT)延长:年长儿正常值为 42 秒,新生儿为 44~73 秒,早产儿范围更宽。APTT 比正常对照延长 10 秒以上才有临床意义。高凝期 APTT 可缩短,低凝期及继发性纤溶期 APTT 延长。

(6) 抗凝血酶Ⅲ(AT-Ⅲ)测定:AT-Ⅲ是重要生理抗凝物质,它使凝血酶、激活的因子Ⅹ失去活性而起抗凝作用,在此过程中 AT-Ⅲ被消耗,故 DIC 早期血浆中 AT-Ⅲ明显减少。正常值为 80%~100%(活性)。

(7) 因子Ⅷ测定:DIC 时Ⅷ:C 减少。

2. **反映纤维蛋白形成和纤维蛋白溶解亢进的检查**

(1) 血浆鱼精蛋白副凝试验(plasma protamine paracoagulation,3P 试验):此试验在 DIC 早期时多阳性,但晚期以纤溶亢进为主时,3P 试验常为阴性。新生儿 3P 试验应在出生 2 天以后才有诊断价值;有些疾病如恶性肿瘤、肝、肾疾病及手术创伤后也可出现 3P 阳性。

(2) 优球蛋白溶解时间:正常血浆的优球蛋白含有纤维蛋白原、纤维蛋白溶酶原及其激活因子,而不含抗纤溶酶抑制物,优球蛋白溶解时间缩短反映血浆素原及激活因子的活性增强,表示纤溶亢进。正常值 >120 分钟,DIC 纤溶亢进时缩短,常 <70 分钟。

(3) FDP 含量测定:正常人血清 FDP<10mg/L;超过 20mg/L 提示纤溶亢进,但不能作为诊断 DIC 的指标。肺栓塞或动、静脉栓塞患者也可升高。

(4) 凝血时间(TT)测定:是反映凝血第 3 阶段的试验,正常值为(20 ± 1.6)秒,比正常对照延长 3 秒以上有诊断意义。

(5) D- 二聚体(D-dimer)测定:D- 二聚体是一个新的抗原,产生于纤维蛋白原转变成纤维蛋白时,纤维蛋白交联和交联纤维蛋白降解的过程中。DIC 患者 D- 二聚体异常升高,此试验对

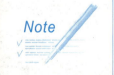
Note

DIC 有特异性。

此外，观察外周血涂片中红细胞及血小板形态亦有一定诊断价值，如红细胞呈盔状、皱缩、三角形、新月形及碎片等有意义；涂片上有大型血小板或有核红细胞亦有一定意义。

3. 其他检查　近年来还开展了一些对 DIC 有诊断价值的方法。

(1) 反映血管内皮细胞损伤的分子标志物：如组织因子(TF)和内皮素 -1(ET-1)等。

(2) 反映血小板激活的分子标志物：如血小板因子 4(PF-4)、β- 血栓球蛋白(β-TG)和 α- 颗粒膜糖蛋白(GMP-140)等。

(3) 反映凝血和纤维蛋白溶解激活的分子标志物：如纤维蛋白肽 A(FPA)和纤维蛋白 B-β15-42 肽等。

【诊断】　必须依据临床表现和实验室检查结果进行综合性分析，才能明确诊断。①临床特点：患儿有诱发 DIC 的原发病存在，并在此基础上呈现出血倾向、微血管栓塞、休克和溶血等临床征象，或对抗凝治疗有效，即应高度警惕 DIC 的可能性；②实验室检查：是诊断的重要依据，应根据病情及实验室条件选择检查项目，对化验结果的分析应结合患儿年龄、原发病性质、DIC 不同病程等特点作出判断，动态观察其结果变化对确立诊断的意义更大。

如在血小板计数减少、凝血酶原时间延长、纤维蛋白原含量降低、3P 试验阳性这 4 项中有 3 项阳性，结合临床特点即可作出诊断；如仅有 2 项阳性，则需加测血清 FDP 含量、优球蛋白溶解时间和凝血酶时间，如其中有 1 项阳性，结合临床特点也可作出诊断。条件许可时，测定 AT-Ⅲ、因子Ⅷ活性和 D- 二聚体等指标均较为可靠。

【治疗】　早期诊断、及时治疗是提高 DIC 治愈率的关键。

1. 治疗原发病　积极治疗原发病、去除诱发因素是终止 DIC 病理过程的重要措施，如果原发病及诱因没有消除，凝血异常继续进行。

2. 改善微循环　低分子右旋糖酐不但能扩充血容量、疏通微循环，还有降低血液黏稠度、减低血小板黏附和抑制红细胞凝集等作用，因而可以改善微循环，防止或减少血栓形成。首次剂量为 10ml/kg 静滴，以后每次 5ml/kg，每 6 小时 1 次，全日量不超过 30ml/kg。

3. 纠正酸中毒　DIC 多伴有酸中毒，因此应及时发现酸中毒并予纠正，常用 5% 碳酸氢钠。

4. 应用血管活性药物　血管扩张剂可解除血管痉挛，改善微循环，常用 654-2、异丙基肾上腺素和多巴胺等。

5. 抗凝治疗　其目的在于阻断或减缓血管内凝血过程的发展。

(1) 抗血小板凝集药物：此类药物能阻抑血小板黏附和凝集，减轻微血栓形成，从而抑制 DIC 的发展。临床上对轻型 DIC、疑似 DIC 而未肯定诊断者或高凝状态者，在控制原发病的基础上可单独应用此类药物治疗。常用药物有：①阿司匹林，剂量为每天 10mg/kg，分 2~3 次口服，持续用至血小板数恢复正常后数天才停药；②双嘧达莫(潘生丁)，剂量为每天 10mg/kg，分 2~3 次口服。

(2) 肝素的应用：肝素可与 AT-Ⅲ结合成复合物而起抗凝作用，对凝血 3 个阶段均有抑制作用，并可抑制血小板聚集、裂解和促使纤维蛋白溶解。

肝素多在 DIC 早期应用，使用指征：①处于高凝状态者；②有明显栓塞症状者；③消耗性凝血期表现为凝血因子、血小板、纤维蛋白原进行性下降，出血逐渐加重，血压下降或休克者；④准备补充凝血因子(如输血、血浆等)或应用纤溶抑制药物而未能确定促凝物质是否仍在发生作用时，可先应用肝素。

以下情况禁用或慎用肝素：①颅内或脊髓内出血、肺结核空洞出血、溃疡出血；②伴有血管损伤或新鲜创面的患儿；③DIC 晚期以继发性纤溶为主者；④原有重度出血症如血友病等；⑤对并有严重肝脏病患者，尚有争议，较多作者认为弊多利少。

常用方法为：每次 60~125U/kg(1mg=125U)加入等渗氯化钠或 10% 葡萄糖液 50~100ml 中

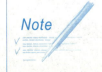

静滴,约 1 小时滴完,每 4~6 小时 1 次;或先以 50~75U/kg 静滴,然后按每小时 15~25U/kg 速度持续静滴;或每次 50~100U/kg 皮下注射,每 4~6 小时 1 次。

在应用肝素期间必须密切观察病情并监测凝血功能,在每次用药前测凝血时间(试管法),用药 4 小时后再测定 1 次凝血时间,要求凝血时间控制在 20~30 分钟内,如 <20 分钟可加大肝素剂量,如 >30 分钟且出血加重可能是用量过大,应停用,必要时静脉缓慢注射鱼精蛋白中和之,其用量与最后 1 次肝素用量相等(1mg 鱼精蛋白可中和 125U 肝素),若出血仍不减轻,15 分钟后可再注射 1 次鱼精蛋白。

停药指征为:①诱发 DIC 的原发病已控制或缓解;②用药后病情好转,出血停止,血压稳定;③凝血酶原时间和纤维蛋白原恢复正常或接近正常(前者一般于 24 小时内恢复,后者于 1~3 天恢复)时,即可逐渐减量至停药。用药时间一般可持续 3~7 天。血小板的回升缓慢(数天至数周),不宜作为停药的指征。

低分子肝素(LMH)作为肝素的替代治疗新近用于治疗 DIC,0.5mg/(kg·次),皮下注射,12 小时 1 次,希望在给药后 4 小时候血药浓度达到 0.3U/ml。

6. 抗凝血因子的应用　已应用临床的有:①抗凝血酶Ⅲ(AT-Ⅲ)浓缩剂:用于 DIC 早期补充 AT-Ⅲ并可提升肝素的疗效;②蛋白 -C 浓缩剂:主要用于革兰阴性杆菌感染合并 DIC,同肝素联合应用取得了较好的效果。

7. 补充疗法　目前认为在活动性 DIC 未控制之前,补充下列成分是安全的:经洗涤的浓缩红细胞、浓缩血小板和不含凝血因子的扩容剂(如血浆蛋白、白蛋白和羧基淀粉等)。如果 DIC 过程停止(指征是 AT-Ⅲ测定值正常)或肝素化后仍持续出血,此时有必要补充凝血因子,可输注新鲜冰冻血浆、凝血酶原复合物等。

8. 抗纤溶药物　此类药物的主要作用是阻碍纤维蛋白溶解酶原转变为纤维蛋白溶解酶、抑制纤维蛋白的分解,从而防止纤维蛋白溶解亢进性出血。DIC 时继发性纤溶亢进是机体防止血管内凝血的一种生理性保护功能,有助于防止或消除血管内纤维蛋白栓塞,因此在 DIC 早期高凝状态,应禁用抗纤溶药物;若病情发展并出现以纤溶为主时,最好在肝素化的基础上慎用纤溶抑制剂。一般可选用 6- 氨基己酸(EACA),每次剂量为 0.08~0.12g/kg,缓慢静注或稀释后静滴,亦可采用对羧基苄胺(PAMBA)或氨甲环酸。

9. 糖皮质激素的应用　在 DIC 时是否应该使用糖皮质激素尚未取得一致意见。一般认为如果因治疗原发病需要时,可在肝素化的基础上慎用。

【小结】

1. 弥散性血管内凝血(DIC)是由多种病因所引起、发生于许多疾病过程中的一种获得性出血综合征;DIC 可因许多疾病或理化因素诱发,常常是重症疾病的晚期并发症。

2. DIC 的发病机制或病理主要包括凝血系统激活和纤维蛋白溶解亢进这两个基本的病理过程,两者虽为相继发生,但几乎同时并进,早期以凝血为主,晚期则以纤溶亢进为主。

3. DIC 的临床表现主要有:出血、休克、栓塞、微血管病性溶血性贫血。

4. DIC 诊断需要结合病因、临床表现早期考虑,凝血相关的实验室检查为确诊 DIC 的依据。

5. DIC 的控制有赖于早期诊断、及时治疗。主要治疗方面有:治疗原发病、改善微循环、纠正酸中毒、应用血管活性药物、抗凝(尤其是肝素的应用)、补充安全的血液制品、抗纤溶治疗等。

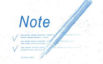

【思考题】

1. 试述 DIC 的发病机制和病理过程。
2. DIC 的临床表现有哪些？
3. 如何诊断 DIC？
4. DIC 的治疗有哪些手段或药物？它们的治疗原理或意义？

（于　洁）

第十六章 神经肌肉系统疾病

第一节 神经系统解剖生理特点及检查方法

一、神经系统解剖生理特点

(一)脑

脑位于颅腔内,由胚胎时期神经管前部分化发育而成。出生时脑重量为350~400g,约为成人脑重的1/4;1岁时脑重量达900g;6岁时脑重已达1200g;成年人,脑的平均重量约为1400g。一般可将脑分为六部分,即端脑、间脑、中脑、脑桥、延髓和小脑。通常将中脑、脑桥和延髓合称为脑干。延髓向下在枕骨大孔平面与脊髓相连续。

大脑以正中的半球间裂为界被分为左右两个半球。两个大脑半球在功能上既具有对称性又具有不对称性。例如,两个半球在协调活动、适应环境的感觉及运动功能方面是对称的,而在分解-合成或时间-图像等诸多高级功能方面具有不对称性,即大脑优势(cerebral dominance)。具体而言,左半球擅长于语言、语法技巧等信息的处理与加工;右半球优势在于对形象思维、旋律及三维物体的感知等信息的处理。中枢神经系统对各系统的信息进行整合和归纳,然后传出兴奋信息,控制随意运动,整合协调动作和自主神经系统。

小儿大脑富含蛋白质,而类脂质、磷脂及脑苷脂含量相对较低。婴儿脑组织蛋白质含量高达46%,成人为27%;类脂质在婴儿期为33%,而成人脑组织的类脂质含量为66.5%。儿童大脑正处于生长发育时期,对营养成分和氧的需要量较大,在基础状态下,小儿脑的耗氧量为全身耗氧量的50%,而成人仅为20%。

出生时小儿已具备了成人脑所具备的沟和回,但比成人的浅,在组织学上也已具备了大脑皮质的六层基本结构,出生后无论在解剖上还是在功能上又得到了迅速发展。出生时神经元细胞数量已与成人相同,但轴突与树突形成不足,尚未形成大脑各区间复杂的交织。对脑细胞起支持作用的神经胶质细胞的分裂在生后3个月才达高峰,新的神经胶质细胞的形成直到出生后2岁,新生儿由于大脑皮质、锥体束发育尚未成熟,而皮质下系统如丘脑、苍白球功能发育较好,一些运动功能是皮质下区进行调节和控制的,因此大脑病变时常不易发生运动功能的改变,甚至有严重的脑疾患也不能被发现。自出生前3个月至生后1.5~2岁是脑发育最快的时期,3~6岁时,脑的发育仍较迅速,6岁时大脑半球的神经传导通路基本完成髓鞘化,大脑皮质各区的分化不断成熟,条件反射的形成比较稳定而巩固。7~8岁的儿童接近成人的脑重,同时神经细胞体积增大,细胞分化基本完成,神经细胞的树突分支变得更密,出现了许多新的神经通路,大脑额叶迅速生长,儿童运动的正确性及协调性不断发展。至9~16岁,脑细胞内部的结构和功能日趋完善。在出生后的生长发育中,儿童脑皮质与白质的重量发生变化,出生时皮质占优势,之后白质发育较皮质快,出生时皮质与白质的比例为9:1,至11岁时接近1:1。出生前小脑的沟回已形成,至1岁以后两半球迅速发育,6岁接近成人。

正常小儿出生时已有良好的嗅觉、味觉和触觉,视觉在出生时已有感应功能,瞳孔有对光反射,生后1~6小时已有听觉。生后即有觅食、吸吮、吞咽、拥抱、握持等反射,其中有些条件反射

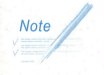

应随年龄增长而消失,如拥抱反射 6 个月后应消失,Babinski 征(足踇趾背伸,余趾呈扇形展开)在婴儿期可以是正常的,但是必须是双侧对称性的,一般生后 12~24 个月后才转为阴性。

(二)脊髓

脊髓位于椎管内,起源于胚胎时期神经管的尾部。上端平枕骨大孔处与延髓相连,下端在成人平第一腰椎体下缘(新生儿可达第 3 腰椎下缘平面),全长 42~45cm。脊髓呈前、后稍扁的圆柱形,全长粗细不等,有两个梭形的膨大,即颈膨大和腰骶膨大。脊髓末端变细,称为脊髓圆锥,自此处向下延伸为细长的无神经组织的终丝。因为脊髓比脊柱短,腰、骶、尾部的脊神经前后根要在椎管的硬膜囊内下行一段距离,才能到达各自相应的椎间孔,这些在脊髓末端平面以下下行的脊神经根称马尾。

脊髓前角运动神经元是锥体路的下运动神经元,也是部分其他下行传导束和后根部分纤维的终止处。当前角运动神经元受损时,由于肌肉失去了来自运动神经元的支配,表现为其所支配的骨骼肌瘫痪并萎缩、肌张力低下、腱反射消失,称弛缓性瘫痪。

脊髓在出生时已具备功能,重约 2~4g,6 岁时重量为出生时的 6 倍,20 岁达到成人水平。脊髓神经从胎儿 5~6 个月开始形成,2 岁是髓鞘形成阶段,4 岁时已相当成熟。在发育过程中脊髓长度随年龄增长不断增长,在新生儿期脊髓圆锥位于第 2~3 腰椎,4 岁时上移至第 1~2 腰椎之间,腰椎穿刺选择穿刺部位时应注意。

与脑相比,脊髓是分化较低、功能较低级的部分,仍保留着明显的节段性。脊髓与 31 对脊神经相连,后者分布到躯干和四肢。脊髓与脑的各部之间有着广泛的联系,来自躯干、四肢的各种刺激通过脊髓传导到脑才能产生感觉,脑也要通过脊髓来完成复杂的功能。在正常生理状况下,脊髓的许多活动是在脑的调控下完成的,但脊髓本身也能完成许多反射活动。

二、儿童神经系统体格检查

儿童神经系统检查内容原则上与成人大致相同,但对于婴幼儿,由于神经系统还属于不成熟及快速发展变化时期,不同年龄的正常标准不同,检查方法也有其特点。而且小儿有时难以合作,检查顺序也应灵活掌握。

(一)一般检查

1. 意识和精神状态　需根据患儿对外界的反应状况来判断,如小儿对声、光、疼痛、语言等刺激的反应减弱或消失,或年长儿对周围环境的反应及对时间、人物、地点的定向力减弱或消失,可判断存在意识障碍;意识障碍的轻重程度可分为嗜睡、意识模糊、昏睡、昏迷等。精神状态的评估要注意有无烦躁不安、激惹、谵妄、迟钝、抑郁及幻觉等。

2. 皮肤与毛发检查　许多先天性神经系统疾病常合并皮肤异常。如:结节性硬化患儿面颊部可有皮脂腺瘤,皮肤可见散在色素脱失斑;神经纤维瘤病躯干或四肢可见咖啡牛奶斑;脑面血管瘤病(Sturge-Weber 综合征)可在一侧面部三叉神经分布区域有红色血管痣(瘤)。

3. 头颅　首先观察头颅形状、对称性及大小。小儿出生时头围约 34cm,生后前 6 个月内每月约增加 1.5cm,后 6 个月每月约增加 0.5cm,1 岁时头围约 46cm,2 岁时 48cm,5 岁时 50cm,15 岁时接近成人头围,约 54~58cm。头围过小见于脑发育畸形、狭颅症;头围过大则见于脑积水、硬膜下血肿等;头颅形状异常可见于颅缝早闭。应注意囟门大小、紧张度和是否膨隆,前囟膨隆多见于颅内压增高。正常小儿前囟在生后 12~18 个月关闭,后囟则于 2~3 个月之内关闭。囟门早闭见于小头畸形,闭合过晚或囟门过大常见于脑积水、佝偻病、硬膜下血肿、软骨营养不良等,6 个月后颅缝即不易摸到,10 个月以内小儿有颅内压增高时,易出现颅缝分离。当出现脑积水时,轻叩颅骨可产生"破壶音"(Macewen 征)。颅骨透照试验阳性提示有硬膜下积液。

4. 五官　许多神经系统疾病科合并五官的发育畸形,如小眼球、白内障可见于先天性风疹、弓形虫感染;角膜 K-F 色素环见于肝豆状核变性;青光眼见于 Lowe 综合征、脑三叉神经血管瘤

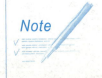
Note

病;球结膜毛细血管扩张见于共济失调 - 毛细血管扩张症;应注意耳的外形是否有畸形或低位,耳大可见于脆性 X 染色体综合征;上腭弓过高可见于智力障碍患儿;舌宽大而厚可见于呆小病、21- 三体综合征或黏多糖病;牙发育不良可见于胆红素脑病后遗症或先天性色素失禁症。

5. 姿势与表情 正常新生儿四肢屈曲,稍加牵拉即可伸直,放松后又恢复原状,当发现四肢僵硬、拳握紧、下肢伸直内收或角弓反张或肢体张力不对称均属异常。出现不自主伸舌,提示脑损伤;眼凝视提示胆红素脑病、颅内出血、中枢神经系统感染;"落日眼"征提示脑积水、颅内出血、脑水肿或胆红素脑病。面部表情迟钝、呆滞或强制性体位可见于颅内占位性病变或结核性脑膜炎。

6. 脊柱 应检查有无畸形、异常弯曲、强直、叩痛等,当背正中线上出现色素沉着、小凹陷、一簇毛发时,则提示可能有隐性脊柱裂或皮样窦道或皮样囊肿。

7. 特殊气味 检查中应注意有无特殊气味,在一些智力发育落后的患儿中,可有特殊的气味,如苯丙酮尿症常有鼠尿味或霉味;异戊酸血症有干酪味或脚汗味;枫糖尿症有焦糖味等。

(二)脑神经检查

1. 嗅神经 婴幼儿不易合作,可利用薄荷、香精等气味,通过患儿表情观察有无反应。两侧鼻孔分开检查。一侧嗅觉丧失往往意义较大,额叶或前颅凹病变时可引起嗅觉减退或丧失。有嗅觉障碍时应排除慢性鼻炎。不可用刺激性物品,如氨水、浓酒精、胡椒、樟脑等。

2. 视神经 主要检查视觉、视力、视野和眼底。新生儿视觉较弱,出生 1 个月后开始两眼注视,随亮光或色泽鲜艳物体移动。用手指在眼前左右、上下移动时可观察是否有视动性眼震,如有,则提示皮质视觉存在受损。年长儿可用视力表检查视力。生后 5~6 个月可检查视野,可将两个相同的鲜艳玩具或物体从小儿背后缓缓地移动到小儿视野内,左右移动方向、速度尽量一致,如果多次试验只看一侧物体,可能对侧视野缺损。同侧偏盲见于视束、视放射或视皮质病变,双颞侧偏盲见于视交叉病变。眼底检查对于神经系统疾病的诊断也有重要意义,婴儿检查眼底较困难,必要时要扩瞳后进行。检查正常婴儿由于小血管发育不完善,视乳头小,生理凹陷浅,颜色稍苍白,不可误认为视神经萎缩。视乳头水肿见于颅内压增高。脉络膜视网膜炎提示宫内感染,先天性代谢异常时黄斑部可有变化。

3. 动眼、滑车、展神经 这三对神经共同支配眼球运动及瞳孔反射。使小儿头不转动,使其眼球随医师的手指或玩具向上下左右各方向注视,观察有无运动受限,观察眼球位置,有无斜视、复视、眼震、眼睑下垂、眼裂是否对称等。滑车神经麻痹时患眼在静止位置不偏或略偏上方,眼内收时明显。展神经麻痹时,眼球向外侧运动受限,并有复视,多见于颅底外伤、颅内压增高、颅内感染等。动眼神经麻痹时,眼睑下垂,眼球向外下方斜视,向上、下、内侧运动受限,并有复视。眼球固定正中位,则为动眼、滑车、展神经同时受累。眼球震颤可分为水平、垂直、旋转或混合表现,可因内耳、前庭神经、脑干、小脑等病变引起。检查瞳孔时应注意其大小、形状、是否对称及对光反射等,双侧瞳孔缩小可见于昏迷、急性脑干病变、药物中毒等。单侧瞳孔缩小,可见于颈 8、胸 1 神经根或颈交感神经损害时产生的 Horner 综合征(Horner's syndrome),此征患者同时伴有眼裂狭小、眼球凹陷、同侧眼结膜充血及面部无汗。

4. 三叉神经 为运动、感觉混合神经。运动纤维支配咀嚼肌,当瘫痪时,做咀嚼运动时扪不到咀嚼肌收缩;三叉神经运动纤维受刺激可出现咀嚼肌强直,牙关紧闭,可见于破伤风、脑炎、狂犬病、脑膜炎等。三叉神经感觉纤维司面部感觉,可用大头针、棉条分别测试面部两侧的痛、触觉,并做上下、内外的比较。角膜反射检查可了解三叉神经感觉支是否受损。

5. 面神经 观察额纹、眼裂、鼻唇沟深浅及面部表情,注意在皱眉、闭眼、露齿、鼓腮、哭闹时两侧是否对称。周围性面神经麻痹时,患侧额纹减少或消失、眼裂增大、鼻唇沟变浅、不能皱额、闭眼和露齿时口角歪向健侧;中枢性面神经麻痹时,仅表现为病变对侧下部面肌麻痹,如口角歪斜、鼻唇沟变浅,而眼裂大小无改变。

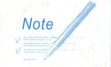

6. 听神经 检查听力可观察患儿对声音、语言和耳语的反应,较大儿童可用音叉鉴别传导性耳聋或神经性耳聋。检查前庭功能,可做旋转试验或冷水试验。年长儿可用转椅,婴幼儿可持其腋下平举旋转;冷水实验是在外耳道注冷水 2~4ml。正常时可引发眼震;前庭神经或脑干病变时,不能引起眼震;前庭器官或前庭神经兴奋性增强时,眼震持续时间延长。

7. 舌咽、迷走神经 当其损伤时表现为呛咳、吞咽困难、声音嘶哑、构音障碍,检查时可发现咽后壁感觉减退或消失。一侧舌咽、迷走神经麻痹时可见该侧软腭腭弓较低,悬雍垂偏向健侧,发"啊"音时,病侧软腭不能上提或运动减弱。在急性延髓病变导致舌咽、迷走及舌下神经麻痹时,咽反射消失,并可有呼吸循环功能障碍,称为球麻痹(bulbar palsy),多见于脑炎、脊髓炎、多发性神经根炎等。当病变在大脑或脑干上段时,双侧锥体束受累,表现吞咽、软腭及舌的运动障碍及语言不清,但咽反射不消失,下颌反射亢进,一般无呼吸循环障碍,此时称为假性球麻痹(pseudobulbar palsy),一般无呼吸循环功能障碍。

8. 副神经 主要支配斜方肌和胸锁乳突肌,主要观察有无斜颈、塌肩、胸锁乳突肌和斜方肌有无萎缩,也可通过转头、耸肩、举手过头等动作来判定。

9. 舌下神经 支配同侧所有舌肌,应注意观察舌静止时的位置,有无萎缩、肌束震颤,伸舌是否居中等。核上性舌下神经麻痹时,伸舌偏向病灶对侧,周围性舌下神经麻痹,伸舌舌尖偏向患侧,常伴舌肌萎缩和肌束震颤。两侧麻痹时,伸舌困难,言语、构音均受影响,食物在口腔内的转动和吞咽都有困难。

(三)运动功能检查

正常运动由锥体系和锥体外系通过周围运动神经元来完成。前者负责完成有意识的自主运动,后者负责不自主运动,如维持肌张力、保持正常姿势、控制动作平衡、协调及精细运动。

1. 肌容积 观察左右肢体是否对称,应注意有无肌萎缩或肥大,萎缩多见于下运动神经元损伤,腓肠肌假性肥大多见于 Duchenne 肌营养不良。

2. 肌张力 可用手触摸肌肉以判断在静止状态时肌肉的紧张度,或在肢体放松的情况下做被动的屈伸、旋前旋后、内收外展等运动感觉到的阻力为肌张力。正常时有一定阻力。可通过内收肌角、腘窝角、足跟碰耳试验、足背屈角、围巾征等检查小婴儿肌张力。肌张力减低见于下运动神经元瘫痪、小脑疾患、低血钾、深昏迷、严重的缺氧以及肌病等;阵发性肌张力低下见于家族性周期性麻痹、猝倒、癫痫失张力性发作;肌张力增高见于上运动神经元性瘫痪、锥体外系疾病。去大脑强直时肌张力明显增高、四肢强直性伸直、躯干呈角弓反张,而去皮层强直时,四肢僵硬、下肢伸直、上肢屈曲。

3. 肌力 令患儿对抗阻力向各个可能的方向运动,从四肢远端向近端逐一检查各关节的运动,注意肌肉运动的力量、幅度和速度,两侧对比。幼儿检查肌力应力求简单,令患儿由仰卧位站起以观察背肌、髋部及下肢近端肌力,让患儿用足尖或足跟行走以分别检查腓肠肌、比目鱼肌和胫前肌肌力。肌力可分为 6 级:①0 级:完全瘫痪,肌肉无收缩;②1 级:可见肌肉收缩但无关节运动;③2 级:有主动运动,在床面运动但不能克服地心引力;④3 级:有主动运动,且能对抗地心引力,但不能对抗人为阻力;⑤4 级:能作抵抗阻力的运动,但力量稍弱;⑥5 级:正常肌力。

4. 共济运动 可观察幼儿持物、玩耍、行走、穿衣等动作是否协调,年长儿可作以下检查:①指鼻试验:小儿与检查者对坐,令其用示指端触自己的鼻尖,然后指检查者的示指,再指自己的鼻尖,反复进行,观察有无震颤,动作是否准确。②跟、膝、胫试验:小儿仰卧,抬高一腿,将足跟准确地落在对侧膝盖上,然后沿胫骨向下移动,观察动作是否准确。③Romberg 征:嘱小儿双足并立,双上肢向前平伸,先睁眼后闭眼各做一次,闭目时出现身体摇摆或倾倒时为阳性。④快速轮替动作:令患儿伸直手掌,并反复作快速的旋前、旋后动作,以观察拮抗肌群的协调动作。共济失调患者动作缓慢、不协调,一侧快速动作障碍则提示有该侧小脑半球病变。

5. 姿势和步态 与深感觉、肌张力、肌力以及小脑前庭功能有关。观察卧、坐、立、走的姿势

是否正确,仰卧位呈蛙状姿势见于婴儿脊髓性肌萎缩、肌病和脊髓病变。仰卧位时一侧下肢外旋、足尖向外是该侧瘫痪的体征。异常步态包括剪刀样步态、慌张步态、摇晃不稳或蹒跚步态、痉挛性步态、"鸭步"等。

6. **不自主运动**　观察有无不自主运动,包括抽动、舞蹈样运动、手足徐动、扭转痉挛、肌张力不全、肌束颤动等。

(四)感觉功能检查

检查各种不同的感觉,并注意两侧比较。对较大儿童尽可能地取得患儿合作,对婴幼儿则难于准确判断,可根据患儿对刺激的反应进行估计。

1. **浅感觉**　①痛觉检查:用针尖轻刺皮肤,询问患儿有无痛感或根据患儿表情判断;②触觉检查:用细棉条轻触皮肤,询问是否察觉以及敏感程度;③温度觉:可用装有冷水或温水的试管测试。

2. **深感觉**　①位置觉:移动患儿的指或趾关节,让其回答是否移动及移动的方向;②震动觉:用音叉柄放在骨突起部,测试有无震动感。

3. **皮质(复合)感觉**　包括皮肤定位觉、图形觉、两点辨别觉。令患儿闭目,用手辨别物体的大小、形状、轻重等。

(五)神经反射

正常小儿的生理反射有两大类,第一类为终身存在的反射,即浅反射和深反射。新生儿和婴儿的深腱反射较弱,腹壁反射和提睾反射也不易引出,到1岁时才稳定。第二类为婴儿时期特有的反射,如果这类反射不出现、表现不对称或应该消失的时候继续存在均提示神经系统异常。小儿浅反射、深反射及病理反射的检查方法基本同成人。婴儿期特有的反射如下:

1. **觅食反射(rooting reflex)**　轻触小婴儿口周皮肤,小儿表现为头向刺激侧旋转、张口。正常小儿生后即有,4~7个月消失。

2. **吸吮反射(sucking reflex)**　用干净的橡皮奶头或小指尖放入小儿口内,引起小儿口唇及舌的吸吮动作。此反射生后即有,4~7个月消失。

3. **握持反射(palmar grasping reflex)**　用手指从尺侧进入小儿手心,小儿手指屈曲握住检查者的手指。此反射生后即有,2~3个月后消失。

4. **拥抱反射(Moro reflex)**　小儿仰卧,检查者从背部托起婴儿,一手托住婴儿颈及背部,另一手托着枕部,然后托住枕部的手突然下移数厘米,使婴儿头及颈部"后倾"数厘米,表现为上肢伸直、外展,然后上肢屈曲内收,呈拥抱状,有时伴啼哭。正常新生儿生后即有,4~5个月后消失。

5. **颈肢反射(neck tonic reflex)**　又称颈强直反射,小儿取卧位,将其头转向一侧90°,此侧上肢伸直,对侧下肢屈曲。此反射生后即存在,3~4个月消失。脑性瘫痪时反射增强且持续时间长。

6. **交叉伸展反射(crossed extension reflex)**　小儿仰卧位,检查者握住小儿一侧膝部使下肢伸直,按压或敲打此侧足底,可见另一侧下肢屈曲、内收,然后伸直,检查时应注意两侧是否对称。新生儿期有此反射,1个月后减弱,6个月后仍存在应视为异常。

7. **安置反射(placing reflex)**　扶小儿呈直立位,将一侧胫前缘和足背抵于桌面边缘,可见小儿将下肢抬至桌面上。应注意两侧是否对称,出生时即有,6周后消失。

8. **踏步反射(stepping reflex)**　扶小儿腋下使其站立,躯体前倾,可引起自发踏步动作,新生儿期出现,3个月消失。若持续存在并出现两腿交叉、足尖落地、双下肢肌张力增高、腱反射亢进,则提示脑性瘫痪。

9. **降落伞反射(parachute reflex)**　检查者两手握住小儿两侧胸腹部呈俯卧悬空位,将小儿突然向前下方动作,小儿上肢伸开,手张开,似乎阻止下跌的动作。此反射生后6~9个月出现,终生存在。生后10个月无此反射属异常。

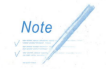

10. **病理反射**　Babinski征在18个月岁之前双侧对称性阳性尚属生理现象。18个月以后出现阳性反应则为病理现象。

(六)脑膜刺激征

当软脑膜炎症或各种原因引起的颅内压增高,均可因脊神经根和脑膜受刺激,引起相应肌肉反射性肌张力增强。

1. **颈强直**　患儿仰卧位,两腿伸直,轻轻托起头部向前屈,正常时无抵抗感,阳性则有颈部屈曲受阻,下颌不能抵胸部。

2. **克氏征(Kernig征)**　患儿仰卧,检查者将其一侧下肢在髋关节及膝关节均屈曲成角,然后抬高其小腿如有抵抗不能上举超过135°时为阳性。

3. **布氏征(Brudzinski征)**　患儿仰卧,检查者以手托起枕部,将头前屈,此时若膝关节有屈曲动作则为阳性。

三、神经系统辅助检查

在充分采集病史和详细体格检查的基础上,作出疾病初步的定位及定性诊断,再根据具体病情需要,合理选择和应用一系列辅助检查以鉴别、明确诊断。

(一)脑脊液检查

脑脊液检查既用于诊断,也可用于治疗的随访及鞘内给药。其适应证主要有:①中枢神经系统感染性疾病、变性疾病的诊断;②颅内出血性疾病的诊断与鉴别诊断;③颅内压力和脊髓液动力学测定;④神经系统特殊造影;⑤椎管内治疗性药物输入或减压引流治疗;⑥放射性核素脑池扫描。

在腰椎穿刺的过程中应注意脑脊液压力、外观,脑脊液标本可进行常规、生化、病原学培养或检测、酶学、免疫球蛋白、氨基酸或乳酸、C反应蛋白、细胞因子等的检测。小儿时期脑脊液的正常值为:脑脊液压力:儿童为40~100mmH$_2$O(0.39~0.98kPa),新生儿为10~14mmH$_2$O(0.098~0.14kPa),外观清亮透明,潘氏试验阴性,白细胞数(0~10)×10^6/L[新生儿或婴儿(0~20)×10^6/L],蛋白0.2~0.4g/L(新生儿0.2~1.2g/L),糖2.2~4.4mmol/L(表16-1)。

(二)脑电图检查

脑电图(electroencephalography,EEG):通过头皮或者颅内电极对脑电活动进行描记,通过记录脑电生理活动来了解脑功能情况。由于脑电生理活动与发育成熟过程密切相关,所以不同年龄的脑电图具有不同的特点,在判断小儿脑电图时应该高度注意。

脑电图检查的主要作用有两个方面。第一,是关于癫痫的诊断及鉴别诊断,尤其是长程视频脑电图对于癫痫发作及综合征的诊断及分型具有重要意义,同时,系列脑电图监测也可以作为判断癫痫病程演变、癫痫治疗效果的重要依据。常见的痫性放电波包括棘波、尖波、棘慢综合波、尖慢综合波、多棘慢综合波及阵发性或暴发性慢节律等。第二,是关于脑功能情况的评估,例如脑炎、脑病的诊断及严重程度的判断,系列监测也可以反映病情的演变及判断预后。

(三)肌电图检查

肌电图(electromyography,EMG)是利用肌电仪记录神经肌肉的生物电活动,以判断神经和肌肉的功能状态。用于肌源性疾病、神经-肌肉接头和周围神经病的鉴别诊断,对疾病病情、预后和治疗评估有一定价值。正常肌电图具有电静息(electronic silence)、插入电位(insertion potential)和运动单位电位,当出现插入电位异常、自发性电位(如纤颤电位、正锐波、束颤电位、群发电位)、肌肉收缩时波幅波形异常以及出现多向电位,通过测定神经传导速度,观察运动传导和感觉传导情况。在临床上,肌电图在诊断下运动神经单元病变(如脊髓性肌萎缩症、脊髓灰质炎、周围神经病变、肌营养不良、肌强直、多发性肌炎及皮肌炎、重症肌无力)以及功能性瘫痪等方面有着重要的诊断价值。

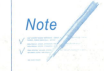

表 16-1　颅内常见感染性疾病的脑脊液改变特点

	压力(kPa)	外观	潘氏试验	白细胞(×10⁶/L)	蛋白(g/L)	糖(mmol/L)	氯化物(mmol/L)	查找病原
正常	0.69~1.96	清亮透明	-	0~10	0.2~0.4	2.8~4.5	117~127	
化脓性脑膜炎	不同程度增高	米汤样混浊	+~+++	数百至数千,多核细胞为主	明显增高	明显降低	多数降低	涂片或培养可发现致病菌
结核性脑膜炎	增高	微浊,毛玻璃样	+~+++	数十至数百,淋巴细胞为主	增高	降低	降低	涂片或培养可发现抗酸杆菌
病毒性脑膜脑炎	正常或轻度增高	清亮	-~+	正常至数百,淋巴细胞为主	正常或轻度增高	正常	正常	特异性抗体阳性,病毒分离可阳性
隐球菌性脑膜炎	增高或明显增高	微浊	+~+++	数十至数百,淋巴细胞为主	增高	降低	多数降低	涂片墨汁染色可发现隐球菌

注:正常新生儿 CSF 压力 0.29~0.78kPa,蛋白质 0.2~1.2g/L;婴儿 CSF 细胞数(0~20)×10⁶/L,糖 3.9~5.0mmol/L

(四) 电子计算机断层扫描

电子计算机断层扫描(computerized tomography,CT)是一种用于检查解剖结构的无创性检查方法,可精确、迅速而方便地检查颅内结构性异常,广泛用于小儿神经系统疾病的诊断,但对脑组织的分辨率不如 MRI 高。CT 在小儿神经系统疾病的主要适应证有:①先天性脑发育异常:如无脑畸形、空洞脑、脑裂畸形、脑回发育不全、胼胝体发育不全、结节性硬化等;②先天性或后天性、交通性或阻塞性脑积水;③颅内感染:能及时发现感染引起的低密度、脑软化、脑萎缩、硬膜下积液、脑积水等;④缺氧缺血性脑病;⑤脑血管病:如脑梗死、颅内出血等;⑥颅内占位性病变:如颅内肿瘤、脓肿、脑囊虫病等;⑦颅脑外伤;⑧其他:各种原因引起的颅内钙化、脱髓鞘、脑组织坏死等。CT 在颅脑外伤、蛛网膜下腔出血、颅内钙化等方面优于磁共振检查。

(五) 磁共振成像

磁共振成像技术(magnetic resonance imaging,MRI)是一项无创性多功能的影像学检查技术,其优点是分辨率高、无放射性、不被骨质阻挡,MRI 在软组织对比成像方面优于 CT 扫描,能分辨大脑的灰质和白质,更易发现后颅窝和脊髓病变,并可进行矢状位、冠状位、轴向位的多平面成像,因此,在局灶灰质病变及脑白质病变等方面显著优于 CT,对癫痫灶定位、脑白质病等疾病的诊断具有重要意义。不足之处是成像速度慢、易漏诊脑内钙化灶等。采用弥散加权 MRI 还可提供常规 MRI 所无法获取的信息,可区分细胞毒性水肿和血管源性水肿,在急性脑缺血发生后几小时内即可发现脑缺血,为临床早期干预创造条件,并能区别新发病灶与陈旧病灶。采用弥散张量(diffusion tensor imaging,DTI)显示白质纤维,对脑发育及新生儿缺氧缺血脑病的研究提供新的途径。磁共振血管成像(magnetic resonance angiography,MRA)是借助于 MRI 显示血管的无创成像技术,可发现血管畸形、狭窄、闭塞及动脉粥样硬化,对血管病变有较大诊断价值。磁共振波谱分析(magnetic resonance spectroscopy,MRS)提供相关组织中化学成分的信息,质子 MRS 可用于测定神经元独有的 N- 乙酰天门冬氨酸水平、胆碱、肌酐和乳酸的水平,还可以发现脑组织中某种物质的丧失。

(六) 数字减影血管造影

数字减影血管造影(digital subtraction angiography,DSA),通过电子计算机将骨与软组织影消除,仅突出造影血管的影像,主要用于脑血管疾病,如脑动脉炎、脑梗死、脑血管畸形的诊断,也可用于颅内占位性疾病的诊断。

(七) 放射性核素发射计算机断层扫描

放射性核素发射计算机断层扫描(emission computed tomography,ECT)是在核医学的示踪技术和计算机断层基础上发展起来的医学检查手段。根据其探测放射性示踪剂所用的种类,又分为单光子发射计算机断层(single photon emission computed tomography,SPECT)与正电子发射计算机断层(positron emission tomography,PET)两种,主要用于癫痫病灶定位、伴有局部神经定位症状的颅内疾患、颅内压升高的病因诊断、脑血管疾患、颅内占位性病变的诊断等。PET 扫描主要通过测定能发射正电子的示踪剂在组织内的分布情况,定量测定局部脑葡萄糖代谢、氧代谢和脑血流。SPECT 主要通过测定放射性示踪剂的吸收和滞留,定量或半定量评价大脑血流改变及代谢状况,与 PET 比较,两者显像有相似的效果,且克服了 PET 价格高、操作复杂的缺陷,故在临床上应用较多。

(八) 脑干诱发电位

分别经听觉、视觉和躯体感觉通路,刺激中枢神经系统诱发相应传导通路的反应电位。

1. **脑干听觉诱发电位(brainstem auditory evoked potential,BAEP)**　以耳机声刺激诱发,是一项评估脑干受损较为敏感的客观指标。BAEP 记录的是听觉传导通路中的神经电位活动,即听神经、耳蜗、上橄榄核、外侧丘系、下丘相关结构的功能状况。凡是累及听通道的任何病变或损伤都会影响 BAEP 的参量,因此 BAEP 可以对神经系统疾病和耳聋进行定位诊断,主波Ⅰ、

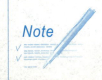

Ⅲ、Ⅴ分别对应听神经、上橄榄核和下丘。外周听神经受损将影响所有波的潜伏期,但不影响峰值的潜伏期。在各种脑白质发育不良、Friedreich共济失调、各类遗传性运动感觉神经病时,BAEP可以出现异常;BAEP异常还可见于新生儿缺氧缺血脑病或胆红素脑病及脑炎累及脑干时。

2. **视觉诱发电位(visual evoked potential,VEP)**　以图像视觉刺激诱发,主要反映视网膜神经节细胞至视觉中枢的传导功能。(paroxysmal visual evoked potential,PVEP)称阵发性视诱发电位,可分别检出单眼视网膜、视神经、视交叉、视交叉后和枕叶视皮层间视通路各段的损害。婴儿不能专心注视图像,可改闪烁视诱发电位(flash visual evoked potential,FVEP),但特异性较差。VEP主要用于各类脑白质发育不良、脱髓鞘疾病、脂质沉积症等累及视通路疾病的诊断,也可作为新生儿及婴儿视觉敏感度测定及视觉系统的发育随访。

3. **体感诱发电位(somatosensory evoked potential,SEP)**　是指使用短时程脉冲电流刺激皮肤感觉神经末梢、皮节或混合神经干,神经冲动沿传入神经传至脊髓深感觉通路、丘脑至大脑皮层感觉区(中央后回),在刺激对侧相应部位的头皮上,所记录到的与刺激有固定时间关系的电位变化。主要用于评估躯体感觉传导通路损害的病例。神经系统脱髓鞘病变、周围神经损伤、后根病变、脊髓后角、后索、内侧丘系、丘脑投射系统及皮层感觉区的损害均可引起长潜伏期或短潜伏期的躯体感觉诱发电位改变。

(九) 脑超声检查

脑超声(echoencephalography),利用超声声束在颅外测定脑中线结构反射波、脑室波、颅骨内板反射波等,主要用于大脑半球占位性病变和脑积水的诊断。经颅多普勒超声(transcranial doppler sonography,TCD)则采用低频多普勒超声,通过颜面部、枕部、眶部及颈部等透声窗,显示颅内脑动脉的血流动力学状况,反映脑血管的功能状态,对各类脑血管病、偏头痛等诊断有帮助。

【小结】

1. 新生儿由于大脑皮质、锥体束发育尚未成熟,而调节和控制运动功能的皮质下系统功能发育较好,大脑病变时常不易发生运动功能的改变,甚至有严重的脑疾患也不能被发现。

2. 自出生前3个月至生后神经系统的发育迅速,6岁时大脑半球的神经传导通路基本完成髓鞘化,大脑皮质各区的分化不断成熟,条件反射的形成比较稳定而巩固。

3. 生后即有觅食、吸吮、吞咽、拥抱、握持等反射,其中有些条件反射应随年龄增长而消失,如拥抱反射6个月后应消失,如果这类反射不出现、表现不对称或应该消失的时候继续存在均提示神经系统异常。

4. 神经系统辅助检查包括脑脊液检查、脑电图检查、肌电图检查、电子计算机断层扫描、磁共振成像、数字减影血管造影、放射性核素发射计算机断层扫描、脑干诱发电位和脑超声检查。应根据具体病情需要,合理选择和应用。

【思考题】

1. 神经系统的辅助检查有哪些?
2. 脑脊液常规生化指标的正常值和颅内感染时的改变?

(王治平)

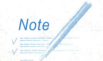

第二节 神经系统感染性疾病

一、急性细菌性脑膜炎

急性细菌性脑膜炎(bacterial meningitis),又成化脓性脑膜炎,是由各种化脓性细菌引起的脑膜炎症,部分患者病变累及脑实质。本病是小儿,尤其是婴幼儿时期常见的中枢神经系统感染性疾病。临床上以急性发热、惊厥、意识障碍、颅内压增高和脑膜刺激征及脑脊液脓性改变为特征。随着脑膜炎球菌及流感嗜血杆菌疫苗、肺炎球菌疫苗的接种和对本病诊断治疗水平不断提高,本病发病率和病死率明显下降。

【病因与发病机制】 许多化脓性细菌都能引起本病,但 2/3 以上患儿是由脑膜炎球菌、肺炎链球菌和流感嗜血杆菌 3 种细菌引起。2 个月以下幼婴和新生儿以及原发性或继发性免疫缺陷病者,易发生肠道革兰阴性杆菌和金黄色葡萄球菌脑膜炎,前者以大肠埃希菌最多见,其次如变形杆菌、铜绿假单胞菌或产气杆菌等。与国外不同,我国较少发生 B 组 β 溶血性链球菌颅内感染。由脑膜炎球菌引起的脑膜炎呈流行性(见流行性脑膜炎章节)。

致病菌可通过多种途径侵入脑膜:

1. 血源感染 最常见的途径是通过血流,即菌血症抵达脑膜微血管。当小儿免疫防御功能降低时,细菌通过血脑屏障到达脑膜。致病菌大多由上呼吸道入侵血流,新生儿的皮肤、胃肠道黏膜或脐部也常是感染的侵入门户。

2. 邻近组织器官感染 如中耳炎、乳突炎等扩散波及脑膜。

3. 与颅腔存在直接通道 如颅骨骨折、神经外科手术、皮肤窦道或脑脊膜膨出,细菌可因此直接进入蛛网膜下腔。

【病理生理】 在细菌毒素和多种炎症相关细胞因子作用下,形成以软脑膜、蛛网膜和表层脑组织为主的炎症反应,表现为广泛性血管充血、大量中性粒细胞浸润和纤维蛋白渗出,伴有弥漫性血管源性和细胞毒性脑水肿。在早期或轻型病例,炎症渗出物主要在大脑顶部表面,逐渐蔓延至大脑基底部和脊髓表面。严重者可有血管壁坏死和灶性出血,或发生闭塞性小血管炎而致灶性脑梗死。感染进一步扩大,可累及脑室系统和脑实质,形成脑室管膜炎、脑膜脑炎;炎性渗出物可造成马氏孔、路氏孔或大脑导水管阻塞,引起阻塞性脑积水;蛛网膜颗粒因炎症阻塞或粘连而影响脑脊液回吸收,可形成交通性脑积水。炎症损伤可引起脑水肿、颅内压增高,血管炎性渗出、血管闭塞,可进一步引起脑神经受损,如视神经、听神经、面神经、动眼神经等,出现失明、耳聋、面瘫、复视等。部分病例可有抗利尿激素异常分泌,或并发脑脓肿、硬膜下积液,严重时发生脑疝。

【临床表现】 90% 的化脓性脑膜炎患儿为 5 岁以下儿童,1 岁以下是患病高峰年龄,流感嗜血杆菌引起的化脓性脑膜炎多集中在 2 个月 ~2 岁儿童。一年四季均有化脓性脑膜炎发生,但肺炎链球菌以冬、春季多见,而脑膜炎球菌和流感嗜血杆菌引起的化脓性脑膜炎分别以春、秋季发病多。本病大多急性起病,部分患儿病前有数天上呼吸道、胃肠道、泌尿道或皮肤感染病史。脑膜炎球菌和流感嗜血杆菌引起的细菌性脑膜炎有时伴有关节痛。

典型临床表现可简单概括为 3 个方面:

1. 感染中毒及急性脑功能障碍症状 包括发热、烦躁不安和进行性加重的意识障碍。随病情加重,患儿逐渐从精神萎靡、嗜睡、昏睡、昏迷到深度昏迷。约 30% 的患儿有反复的全身或局限性惊厥发作。脑膜炎双球菌感染常有瘀点、瘀斑和休克。

2. 颅内压增高表现 包括头痛、呕吐,婴儿则有前囟饱满与张力增高、头围增大等。合并脑疝时,则有呼吸不规则、突然意识障碍加重及瞳孔不等大等体征。

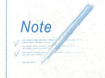
Note

3. 脑膜刺激征　以颈项强直最常见,其他如 Kernig 征和 Brudzinski 征阳性。

年龄小于 3 个月的幼婴和新生儿细菌性脑膜炎表现多不典型,主要差异在:①体温可高可低或不发热,甚至体温不升;②颅内压增高表现可不明显,幼婴不会诉头痛,可能仅有吐奶、尖叫或颅缝分离;③惊厥可不典型,如仅见面部、肢体局灶或多灶性抽动、局部或全身性肌阵挛,或呈眨眼、呼吸不规则、屏气等各种不显性发作;④脑膜刺激征不明显,与婴儿肌肉不发达、肌力弱和反应低下有关。

【辅助检查】

1. 脑脊液检查　脑脊液检查是确诊本病的重要依据,参见表 16-1。典型病例表现为压力增高,外观混浊似米汤样。白细胞总数显著增多,≥$1000×10^6$/L,但有 20% 的病例可能在 $250×10^6$/L 以下,分类以中性粒细胞为主。糖含量常明显降低,蛋白显著增高。

确认致病菌对明确诊断和指导治疗均有重要意义,涂片革兰染色检查致病菌简便易行,检出阳性率甚至较细菌培养高。在提高培养阳性率方面应注意:尽可能在抗生素使用之前采集脑脊液标本;留取的脑脊液标本应尽快送检;同时进行脑脊液需氧菌和厌氧菌的培养。细菌培养阳性者应做药物敏感试验。以乳胶颗粒凝集试验为基础的多种免疫学方法可检测出脑脊液中致病菌的特异性抗原,对涂片和培养未能检测到致病菌的患者诊断有参考价值。

2. 其他

(1) 血培养:对所有疑似细菌性脑膜炎的病例均应做血培养,以帮助寻找致病菌。

(2) 皮肤瘀点、瘀斑涂片:是发现脑膜炎双球菌重要而简便的方法。

(3) 外周血象:白细胞总数大多明显增高,以中性粒细胞为主。但在感染严重或不规则治疗者,有可能出现白细胞总数减少。

(4) 血清降钙素原:可能是鉴别无菌性脑膜炎和细菌性脑膜炎的特异和敏感的检测指标之一,血清降钙素原 >0.5ng/ml 提示细菌感染。

(5) 神经影像学:头颅 MRI 较 CT 更能清晰地反映脑实质病变,在病程中重复检查能发现并发症并指导干预措施的实施。增强显影虽非常规检查,但能显示脑膜强化等炎症改变。

【并发症和后遗症】

1. 硬脑膜下积液(subdural effusion)　约 30%~60% 的化脓性脑膜炎并发硬脑膜下积液,若加上无症状者,其发生率可高达 80%。本症主要发生在 1 岁以下婴儿。凡经细菌性脑膜炎有效治疗 48~72 小时后脑脊液有好转,但体温不退或体温下降后再升高;或一般症状好转后又出现意识障碍、惊厥、前囟隆起或颅压增高等症状,首先应怀疑本症的可能性。头颅透光检查和CT 扫描可协助诊断,但最后确诊仍有赖硬膜下穿刺放出积液,同时也达到治疗目的。积液应送常规和细菌学检查,与硬膜下积脓鉴别。正常婴儿硬脑膜下积液量不超过 2ml,蛋白定量小于 0.4g/L。

发生硬脑膜下积液的机制尚不完全明确,推测原因:①脑膜炎症时,血管通透性增加,血浆成分渗出,进入硬膜下腔;②脑膜及脑的表层小静脉,尤其穿过硬膜下腔的桥静脉发生炎性栓塞,导致渗出和出血,局部渗透压增高,水分进入硬膜下腔形成硬膜下积液。

2. 脑室管膜炎　主要发生在治疗被延误的婴儿。患儿在有效抗生素治疗下发热不退、惊厥、意识障碍不改善、进行性加重的颈项强直甚至角弓反张,脑脊液持续异常以及 CT 见脑室扩大时,需考虑本症,确诊依赖侧脑室穿刺,取脑室内脑脊液显示异常。治疗大多困难,病死率和致残率高。

3. 抗利尿激素异常分泌综合征　炎症刺激神经垂体致抗利尿激素过量分泌,引起低钠血症和血浆低渗透压,可能加剧脑水肿,致惊厥和意识障碍加重,或直接因低钠血症引起惊厥发作。

4. 脑积水　分为阻塞性和交通性脑积水。发生脑积水后,患儿出现烦躁不安、嗜睡、呕吐、惊厥发作,头颅进行性增大,颅缝分离,前囟扩大饱满、头颅破壶音和头皮静脉扩张。至疾病晚

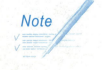
Note

期,持续的颅内高压使大脑皮质退行性萎缩,患儿出现进行性智力减退和其他神经功能倒退。

5. 各种神经功能障碍　由于炎症波及耳蜗迷路,10%~30% 的患儿并发神经性耳聋。其他如智力低下、脑性瘫痪、癫痫、视力障碍和行为异常等。下丘脑和垂体病变可继发中枢性尿崩症。

【诊断与鉴别诊断】　早期诊断是保证患儿获得早期治疗的前提。凡急性发热起病,并伴有头痛呕吐、反复惊厥、意识障碍或颅内压增高表现的婴幼儿,均应注意本病的可能性,应进一步依靠脑脊液检查确立诊断。然而,对有明显颅压增高者,应先适当降低颅内压后再行腰椎穿刺,以防腰椎穿刺后发生脑疝。

婴幼儿患者和经不规则治疗者临床表现常不典型,后者的脑脊液改变也可不明显,病原学检查往往阴性,诊断时应仔细询问病史和详细进行体格检查,结合脑脊液中病原的特异性免疫学检查及治疗后病情转变,综合分析后确立诊断。

除化脓性细菌外,结核分枝杆菌、病毒、真菌等都可引起脑膜炎,并出现与细菌性脑膜炎相似的临床表现而需注意鉴别。脑脊液检查,尤其是病原学检查是鉴别诊断的关键,参见表 16-1。

1. 结核性脑膜炎　需与不规则治疗的细菌性脑膜炎鉴别。结核性脑膜炎呈亚急性起病,不规则发热 1~2 周后才出现脑膜刺激征、惊厥或意识障碍等表现,或于昏迷前先有脑神经或肢体麻痹。有结核接触史、PPD 阳性或肺部等其他部位结核病灶者支持结核性脑膜炎的诊断。脑脊液外观呈毛玻璃样,白细胞数多 <500×10⁶/L,分类以淋巴细胞为主,蛋白明显增高,糖、氯化物明显降低,薄膜涂片抗酸染色和结核分枝杆菌培养可帮助确立诊断。

2. 病毒性脑膜炎　临床表现与细菌性脑膜炎相似,感染中毒及神经系统症状均较细菌性脑膜炎轻,病程自限,大多不超过 2 周。脑脊液较清亮,白细胞数为 0 至数百 ×10⁶/L,分类以淋巴细胞为主,糖含量正常,蛋白轻度增高。脑脊液中特异性抗体和病毒分离有助诊断。

3. 隐球菌性脑膜炎　临床和脑脊液改变与结核性脑膜炎相似,但病情进展可能更缓慢,头痛等颅压增高表现更持续和严重。诊断有赖于脑脊液涂片墨汁染色和培养找到致病真菌。

此外,还需注意与脑脓肿、热性惊厥、颅内出血、肿瘤性脑膜炎鉴别。复发的细菌性脑膜炎应注意与 Mollaret 脑膜炎鉴别。

【治疗】

1. 抗生素治疗

(1) 用药原则:细菌性脑膜炎预后严重,应力求用药 24 小时内杀灭脑脊液中的致病菌,故应选择对病原菌敏感且能较高浓度透过血脑屏障的药物。急性期要静脉用药,做到用药早、剂量足和疗程够。

(2) 病原菌明确前的抗生素选择:包括诊断初步确立但致病菌尚未明确,或院外不规则治疗者。应选用对肺炎链球菌、脑膜炎球菌和流感嗜血杆菌三种常见致病菌皆有效的抗生素。目前主要选择能快速在患者脑脊液中达到有效灭菌浓度的第三代头孢菌素,包括头孢噻肟(cefotaxime)200mg/(kg·d),或头孢曲松(ceftriaxone)100mg/(kg·d),疗效不理想时可联合使用万古霉素(vancomycin)60mg/(kg·d)。对 β 内酰胺类药物过敏的患儿可改用氯霉素 100mg/(kg·d)。

(3) 病原菌明确后的抗生素选择:

1) 肺炎链球菌:由于目前半数以上的肺炎球菌对青霉素耐药,故应继续按上述病原菌未明确方案选药。仅当药物敏感试验提示致病菌对青霉素敏感,可改用青霉素 20 万 ~60 万 U/(kg·d)。

2) 脑膜炎球菌:与肺炎链球菌不同,目前该菌大多数对青霉素依然敏感,故首先选用,剂量同前。少数耐青霉素者需选用上述第三代头孢菌素。

3) 流感嗜血杆菌:对敏感菌株可换用氨苄西林(ampicillin)200mg/(kg·d)。耐药者使用上述第三代头孢菌素联合美罗培南(meropenem)120mg/(kg·d),或选用氯霉素。

4) 其他:致病菌为金黄色葡萄球菌者应参照药物敏感试验选用萘夫西林(nafcillin)200mg/(kg·d)、万古霉素或利福平 10~20mg/(kg·d)等。革兰阴性杆菌者除上述第三代头孢菌素外,可

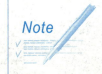
Note

加用氨苄西林或美罗培南。

（4）抗生素疗程：对肺炎链球菌和流感嗜血杆菌脑膜炎，其抗生素疗程应是静脉滴注有效抗生素 10~14 天，脑膜炎球菌者 7 天，金黄色葡萄球菌和革兰阴性杆菌脑膜炎应 21 天以上。若有并发症或经过不规则治疗的患者，还应适当延长疗程。停药指征：临床症状消失，体温正常至少 1 周，脑脊液常规生化检查 2 次正常，细菌培养阴性。

2. 肾上腺皮质激素的应用 细菌释放大量内毒素，可能促进细胞因子介导的炎症反应，加重脑水肿和中性粒细胞浸润，使病情加重。抗生素迅速杀死致病菌后，内毒素释放尤为严重，此时使用肾上腺皮质激素不仅可抑制多种炎症因子的产生，还可降低血管通透性，减轻脑水肿和颅内高压。常用地塞米松 0.6mg/(kg·d)，分 4 次静脉注射。一般连续用 2~3 天，过长使用并无益处。皮质激素有稳定血脑屏障的作用，因而减少了脑脊液中抗生素的浓度，必须强调在首剂抗生素应用之前或同时使用地塞米松。新生儿细菌性脑膜炎不推荐应用皮质激素。

3. 并发症的治疗

（1）硬膜下积液：少量积液无须处理。如积液量较大引起颅压增高时，应行硬膜下穿刺放出积液，放液量每次、每侧不超过 15ml。有的患儿需反复多次穿刺，大多数患儿积液逐渐减少而治愈。个别迁延不愈者需外科手术引流。

（2）脑室管膜炎：进行侧脑室穿刺引流以缓解症状。同时，针对病原菌结合用药安全性，选择合适的抗生素脑室内注入。

（3）脑积水：主要依赖手术治疗，包括正中孔粘连松解、导水管扩张和脑脊液分流术。

4. 对症和支持治疗

（1）急性期严密监测生命体征，定期观察患儿意识、瞳孔和呼吸节律改变，并及时处理颅内高压（应用甘露醇 0.25~1g/kg 和地塞米松），预防脑疝发生。

（2）及时控制惊厥发作，并防止再发。参见本章第四节。

（3）监测并维持体内水、电解质、血浆渗透压和酸碱平衡。对有抗利尿激素异常分泌综合征表现者，积极控制脑膜炎的同时，适当限制液体入量，对低钠血症症状严重者酌情补充钠盐。

【预后】 合理的抗生素治疗和支持治疗降低了本病的死亡率，本病婴幼儿死亡率 10%。死亡率与病原菌（肺炎球菌脑膜炎死亡率最高）、患儿年龄（<6 个月）、脑脊液中细菌量、治疗前惊厥持续时间（>4 天）相关。约 10%~20% 的幸存者遗留各种神经系统严重后遗症，常见的神经系统后遗症包括听力丧失、智力倒退、反复惊厥、语言能力延迟、视力障碍、行为异常。

【小结】

1. 细菌性脑膜炎是各种细菌引起的脑膜炎症，儿童期最常见的细菌是脑膜炎球菌、肺炎链球菌和流感嗜血杆菌。

2. 本病典型临床表现以急性发热、惊厥、意识障碍、颅内压增高、脑膜刺激征及脑脊液脓性改变为特征。年龄 <3 个月的幼婴和新生儿临床表现多不典型。

3. 脑脊液检查是确诊本病的重要依据，典型病例表现为压力增高，外观混浊似米汤样。白细胞总数显著增多，糖含量常有明显降低，蛋白显著增高。

4. 凡经有效治疗 48~72 小时后脑脊液有好转，但体温不退或体温下降后再升高；或一般症状好转后又出现意识障碍、惊厥、前囟隆起或颅压增高等症状，首先应怀疑硬脑膜下积液的可能性。

5. 细菌性脑膜炎的治疗主要为抗生素治疗，应选择对病原菌敏感且能较高浓度透过血脑屏障的药物。急性期要静脉用药，做到用药早、剂量足和疗程够。

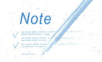

【思考题】

    1. 细菌性脑膜炎典型与不典型临床表现？

    2. 细菌性脑膜炎需要与哪些脑膜炎鉴别，如何鉴别？

（王治平）

二、急性病毒性脑炎

    病毒性脑炎（viral encephalitis）是指病毒直接侵犯中枢神经系统引起的脑实质的炎症。由于病原体致病性能和宿主反应过程的差异，形成不同类型的表现。若病变主要累及脑膜，临床表现为病毒性脑膜炎；若病变主要影响大脑实质，则以病毒性脑炎为临床特征。由于解剖上两者相邻近，若脑膜和脑实质同时受累，此时称为病毒性脑膜脑炎。临床表现也以急性发热、惊厥、意识障碍、颅内压增高为特征，部分患者脑膜刺激征阳性。大多数患者病程呈自限性。

    【病因与发病机制】　临床工作中，目前仅能在 1/4~1/3 的中枢神经病毒感染病例中确定其致病病毒。其中 80% 为肠道病毒，其次为虫媒病毒、腺病毒、单纯疱疹病毒、腮腺炎病毒和其他病毒等。虽然目前在多数患者尚难确定其病原体，但从其临床和实验室资料，均能支持急性颅内病毒感染的诊断。

    病毒经肠道（如肠道病毒）或呼吸道（如腺病毒和出疹性病毒）进入淋巴系统繁殖，然后经血流（虫媒病毒直接进入血流）感染颅外某些脏器，此时患者可有发热等全身症状。若病毒在定居脏器内进一步繁殖，即可能入侵脑或脑膜组织，出现中枢神经症状。因此，颅内急性病毒感染的病理改变主要是大量病毒对脑组织的直接入侵和破坏，然而，若宿主对病毒抗原发生强烈免疫反应，将进一步导致脱髓鞘、血管与血管周围脑组织的损害。狂犬病毒、单纯疱疹病毒、脊髓灰质炎病毒也可经神经途径侵入中枢神经系统。

    【病理】　脑膜和（或）脑实质广泛性充血、水肿，伴淋巴细胞和浆细胞浸润。可见炎症细胞在小血管周围呈袖套样分布，血管周围组织神经细胞变性、坏死和髓鞘崩解。病理改变大多弥漫分布，但也可在某些脑叶突出，呈相对局限倾向。单纯疱疹病毒常引起颞叶为主的脑部病变。

    有的脑炎患者见到明显脱髓鞘病理表现，但相关神经元和轴突却相对完好。此种改变是由于病毒感染激发的机体免疫应答，产生"感染后"或"过敏性"脑炎。

    【临床表现】　病情轻重差异很大，取决于脑膜或脑实质受累的相对程度。一般说来，病毒性脑炎的临床经过较脑膜炎严重，重症脑炎更易发生急性期死亡或后遗症。

    1. 病毒性脑膜脑炎　急性起病，或先有上呼吸道感染或前驱传染性疾病。主要表现为发热、恶心、呕吐、软弱、嗜睡。年长儿会诉头痛，婴儿则烦躁不安，易激惹。一般很少有严重意识障碍和惊厥。可有颈项强直等脑膜刺激征，但无局限性神经系统体征。病程大多在 1~2 周内。

    2. 病毒性脑炎　起病急，但其临床表现因脑实质部位的病理改变、范围和严重程度而有所不同。主要表现包括意识障碍、颅内压增高、惊厥、精神情绪异常、肢体运动障碍等。

    （1）大多数患儿因弥漫性大脑病变而主要表现为发热、反复惊厥发作、不同程度的意识障碍和颅内压增高症状。惊厥大多呈全身性，但也可有局灶性发作，严重者呈惊厥持续状态。患儿可有嗜睡、昏睡、昏迷、深度昏迷，甚至去皮质状态等不同程度的意识改变。若出现呼吸节律不规则或瞳孔不等大，要考虑颅内高压并发脑疝的可能性。部分患儿尚伴偏瘫或肢体瘫痪表现。

    （2）有的患儿病变主要累及额叶皮质运动区，临床则以反复惊厥发作为主要表现，伴或不伴发热。多数为全身性或局灶性强直 - 阵挛或阵挛性发作，少数表现为肌阵挛或强直性发作，皆可出现癫痫持续状态。

    （3）若脑部病变主要累及额叶底部、颞叶边缘系统，患者则主要表现为精神情绪异常，如躁狂、幻觉、失语，以及定向力、计算力与记忆力障碍等。伴发热或无热。多种病毒可引起此类表现，

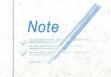

但由单纯疱疹病毒引起者最严重,该病毒脑炎的神经细胞内易见含病毒抗原颗粒的包涵体,此时被称为急性包涵体脑炎,常合并惊厥与昏迷,病死率高。

其他还有以偏瘫、单瘫、四肢瘫或各种不自主运动为主要表现者。不少患者可能同时兼有上述多种类型的表现。当病变累及锥体束时出现阳性病理征。

全身症状可为病原学诊断提供线索,如手 - 足 - 口特异分布的皮疹提示肠病毒感染,肝脾及淋巴结肿大提示 EB 病毒、巨细胞感染,西尼罗河病毒感染则可能表现为腹泻和躯干皮肤红斑。

【辅助检查】

1. 脑电图　以弥漫性或局限性异常慢波背景活动为特征,少数伴有棘波、棘 - 慢复合波。慢波背景活动只能提示异常脑功能,不能证实病毒感染性质。某些患者脑电图也可正常。

2. 脑脊液检查　外观清亮,压力正常或增加。白细胞数正常或轻度增多,分类计数早期可为中性粒细胞为主,之后逐渐转为淋巴细胞为主,蛋白质大多正常或轻度增高,糖含量正常。涂片和培养无细菌发现。

3. 病毒学检查　部分患儿脑脊液病毒培养及特异性抗体检测阳性。恢复期血清特异性抗体滴度高于急性期 4 倍以上有诊断价值。可通过 PCR 检测脑脊液病毒 DNA 或 RNA,帮助明确病原。

4. 神经影像学检查　磁共振对显示病变比 CT 更有优势。可发现弥漫性脑水肿,皮质、基底节、脑桥、小脑的局灶性异常。病变部位 T_2 信号延长,弥散加权时可显示高信号的水分子弥散受限等改变。

【诊断和鉴别诊断】　大多数病毒性脑炎的诊断有赖于排除颅内其他非病毒性感染、Reye 综合征等急性脑部疾病后确立。少数患者若明确地并发于某种病毒性传染病,或脑脊液检查证实特异性病毒抗体阳性者,可支持颅内病毒性感染的诊断。临床上应注意和下列疾病进行鉴别:

1. 颅内其他病原感染　主要根据脑脊液外观、常规、生化和病原学检查,与细菌性、结核性、隐球菌性脑膜炎鉴别。此外,合并硬膜下积液者支持婴儿细菌性脑膜炎。发现颅外结核病灶和皮肤 PPD 阳性有助于结核性脑膜炎的诊断。

2. Reye 综合征　因急性脑病表现和脑脊液无明显异常使两病易相混淆,但依据 Reye 综合征无黄疸而肝功能明显异常、起病后 3~5 天病情不再进展、有的患者血糖降低等特点,可与病毒性脑炎鉴别。

3. 其他　可以借助头颅磁共振检查、脑脊液检查、血液免疫学检查等,与急性播散性脑脊髓炎、脑血管病变、脑肿瘤、线粒体脑病、全身性疾病脑内表现(如系统性红斑狼疮)鉴别。

【治疗】　本病无特异性治疗。但由于病程呈自限性,急性期正确的支持与对症治疗是保证病情顺利恢复、降低病死率和致残率的关键。主要治疗原则包括:

1. 维持水、电解质平衡与合理营养供给　对营养状况不良者给予静脉营养或白蛋白。

2. 控制脑水肿和颅内高压　可酌情采用以下方法:①严格限制液体入量;②过度通气将 $PaCO_2$ 控制于 20~25kPa;③静脉注射脱水剂,如甘露醇、呋塞米等。

3. 控制惊厥发作　可给予止惊剂,如地西泮、苯巴比妥、左乙拉西坦等。如止惊剂治疗无效,可在控制性机械通气下给予肌肉松弛剂。

4. 呼吸道和心血管功能的监护与支持。

5. 抗病毒药物　阿昔洛韦(aciclovir)是治疗单纯疱疹病毒、水痘 - 带状疱疹病毒的首选药物,每次 5~10mg/kg,每 8 小时 1 次;其衍生物更昔洛韦(ganciclovir)治疗巨细胞病毒有效,每次 5mg/kg,每 12 小时 1 次。利巴韦林(ribavirin)可能对控制 RNA 病毒感染有效,10mg/(kg·d),每天 1 次。三种药物均需连用 10~14 天,静脉滴注给药。

【预后】　本病病程大多 2~3 周。多数患者完全恢复。不良预后与病变严重程度、病毒种类(单纯疱疹病毒感染)、患儿年龄(<2 岁幼儿)相关。临床病情重、全脑弥漫性病变者预后差,往往遗留惊厥及智力、运动、心理行为、视力或听力残疾。

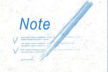

【小结】

1. 病毒性脑炎是指病毒直接侵犯中枢神经系统引起的脑实质的炎症。已知病毒中80% 为肠道病毒,其次为虫媒病毒、腺病毒、单纯疱疹病毒、腮腺炎病毒和其他病毒等。

2. 本病临床主要表现为发热、反复惊厥发作、不同程度的意识障碍和颅内压增高症状,部分患儿还伴精神情绪异常或肢体瘫痪表现。

3. 本病脑脊液检查外观清亮,白细胞数正常或轻度增多,蛋白质大多正常或轻度增高,糖含量正常。

4. 脑电图以弥漫性或局限性异常慢波背景活动为特征,少数伴有棘波、棘 - 慢复合波。头颅磁共振可发现弥漫性脑水肿,皮质、基底节、脑桥、小脑的局灶性异常。

5. 本病无特异性治疗,抗病毒药物可选择阿昔洛韦或利巴韦林。主要治疗原则包括:维持水、电解质平衡与合理营养供给;控制脑水肿和颅内高压;控制惊厥发作;呼吸道和心血管功能的监护与支持等。

【思考题】

1. 病毒性脑炎与急性细菌性脑膜炎脑脊液改变的不同之处在哪?

2. 病毒性脑炎需与哪些疾病鉴别?

(王治平)

第三节　脑　性　瘫　痪

脑性瘫痪(cerebral palsy)是指一组由于胎儿或婴儿期发育中脑的非进行性损伤所造成的运动功能障碍。临床主要表现为运动障碍和姿势异常。脑性瘫痪患者常伴有智力、感觉、行为异常、惊厥等。本病并不少见,在发达国家患病率为 1‰ ~3.6‰,我国为 2‰左右。

【病因】　许多围生期危险因素被认为与脑性瘫痪的发生有关,主要包括:①围生期脑损伤:如缺血缺氧性脑病、新生儿脑卒中、产伤、颅内出血;②与早产有关的脑损伤:如脑室周围脑白质软化、脑室内出血;③脑发育异常:如脑发育畸形、遗传性或代谢性脑发育异常;④产后脑损伤:如核黄疸、中枢神经系统感染;⑤产前危险因素,如绒毛膜羊膜炎、胎儿生长受限、毒物接触、先天性 TORCH 感染。这些因素可能共存,并相互作用。人们还发现,虽然近 30 年来产科和新生儿医疗保健有了极大发展,但脑性瘫痪的发病率却未见下降。为此,近年对脑性瘫痪的病因进行了更深入的探讨,目前认为胚胎早期的发育异常,很可能是导致婴儿早产、低出生体重和易有围生期缺氧缺血等事件的重要原因。胚胎早期的发育异常主要来自受孕前后孕妇体内外环境影响、遗传因素以及孕期疾病引起妊娠早期胎盘羊膜炎症等。

【临床表现】

1. **基本表现**　脑性瘫痪以出生后非进行性运动发育异常为特征,一般都有以下 4 种表现:

(1) 运动发育落后和瘫痪肢体主动运动减少:患儿不能完成相同年龄正常小儿应有的运动发育进程,包括抬头、坐、站立、独走等大运动以及手指的精细动作。

(2) 肌张力异常:因不同临床类型而异,痉挛型表现为肌张力增高;肌张力低下型则表现为瘫痪肢体松软,但仍可引出腱反射;手足徐动型表现为变异性肌张力不全。

(3) 姿势异常:受异常肌张力和原始反射延迟消失不同情况的影响,患儿可出现多种肢体异常姿势,并因此影响其正常运动功能的发挥。体格检查中将患儿分别置于俯卧位、仰卧位、直立位,以及由仰卧牵拉成坐位时,即可发现瘫痪肢体的异常姿势和非正常体位,如持续或不对称性

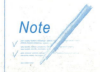

握拳、过度伸展姿势、伸舌障碍、不自主动作等。

(4) 反射异常:多种原始反射消失延迟。痉挛型脑性瘫痪患儿腱反射活跃,可引出踝阵挛和阳性 Babinski 征。

2. 临床类型

(1) 按运动障碍性质分类:

1) 痉挛型:最常见,约占全部病例的 50%~60%。主要因锥体系受累,表现为上肢肘、腕关节屈曲,拇指内收,手紧握呈拳状。下肢内收交叉呈剪刀腿和尖足。

2) 手足徐动型:除手足徐动外,也可表现为扭转痉挛或其他锥体外系受累症状。

3) 肌张力低下型:可能因锥体系和锥体外系同时受累,导致瘫痪肢体松软,但腱反射存在。本型常为脑性瘫痪的暂时阶段,以后大多转为痉挛型或手足徐动型。

4) 强直型:全身肌张力显著增高、僵硬,锥体外系受损症状。

5) 共济失调型:以小脑受损为主,表现为共济失调,如步态不稳、轮替动作失调、指鼻试验障碍等。

6) 混合型:以上某几种类型同时存在。

(2) 按瘫痪累及部位分类:可分为四肢瘫(四肢和躯干均受累)、双瘫(也是四肢瘫,但双下肢相对较重)、截瘫(双下肢受累,上肢及躯干正常)、偏瘫、三肢瘫和单瘫等。

3. 伴随症状和疾病

作为脑损伤引起的共同表现,约 52% 的脑性瘫痪患儿可能合并智力低下,45% 的患儿伴有癫痫,38% 的患儿伴有语言功能障碍,28% 的患儿伴有视力障碍,12% 的患儿伴有听力障碍。关节脱位则与脑性瘫痪自身的运动功能障碍相关。除上述之外,还可出现学习障碍、注意力缺陷多动表现,还包括吞咽或喂养困难、生长延迟,口腔问题、呼吸道问题和心理行为问题。遗尿、尿失禁亦常见。个别可发生严重的胃食管反流,吸入窒息。

【诊断】　脑性瘫痪有多种类型,使其临床表现复杂化,容易与婴幼儿时期其他神经及肌肉疾病引起的肌无力相混淆。脑性瘫痪的诊断主要依靠病史和体格检查。病史包括产前、产时和出生后的整个过程。详细的神经系统体格检查十分重要,小婴儿更要注意其有无脑性瘫痪的基本表现。诊断步骤包括:①确定病史不提示中枢神经系统进行性或退行性疾病;②确定体格检查没有发现中枢神经系统进行性或退行性疾病的体征;③对脑性瘫痪进行分类,如四肢瘫、偏瘫、双瘫、共济失调;④确定引起运动障碍的病变在脑部,不包括脊髓、外周神经和肌肉;⑤对伴随症状和疾病作出判断,如智力低下、癫痫、视觉和听力障碍、语言发育迟缓、关节脱位、脊柱畸形、吞咽功能紊乱、营养状况差等。为本病的综合治疗创造条件。

1/2~2/3 的患儿可有头颅 CT、MRI 异常(如脑室周围白质软化等),但正常者不能否定本病的诊断。脑电图可能正常,也可表现为异常背景活动,伴有痫性放电波者应注意合并癫痫的可能性。若患儿存在脑发育畸形或合并其他先天性畸形,需做进一步检查除外遗传代谢疾患。

【治疗】

1. 治疗原则

(1) 早期发现和早期治疗:婴儿运动系统正处于发育阶段,早期治疗容易取得较好疗效。

(2) 促进正常运动发育,抑制异常运动和姿势。

(3) 采取综合治疗手段:除针对运动障碍外,应同时控制其癫痫发作,以阻止脑损伤的加重。对同时存在的语言障碍、关节脱位、听力障碍等也需同时治疗。

(4) 医师指导和家庭训练相结合,以保证患儿得到持之以恒的正确治疗。

2. 主要治疗措施

(1) 功能训练:

1) 体能运动训练(physical therapy):针对各种运动障碍和异常姿势进行物理学手段治疗,目前常用 Vojta 和 Bobath 方法,国内还采用上田法。

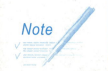

2）技能训练（occupational therapy）：重点训练上肢和手的精细运动，提高患儿的独立生活技能。

3）语言训练：包括听力、发音、语言和咀嚼吞咽功能的协同矫正。

（2）矫形器的应用：功能训练中，配合使用一些支具或辅助器械，有帮助矫正异常姿势、抑制异常反射的功效。

（3）手术治疗：主要用于痉挛型脑性瘫痪，目的是矫正畸形，恢复或改善肌力与肌张力的平衡。

（4）其他：如高压氧、水疗、电疗、针灸推拿等，对功能训练起辅助作用。

（5）并发症的治疗：包括喂养困难、癫痫的治疗等。

【预后】　影响脑性瘫痪预后的相关因素包括引起脑性瘫痪的病因、脑性瘫痪类型、运动发育延迟程度、病理反射是否存在，智力、感觉、情绪异常等相关伴随症状的程度等。偏瘫患儿如不伴有其他异常，一般都能获得行走能力，在患侧手辅助下，多数患儿能完成日常活动，智力正常的偏瘫患儿有望独立生活。躯干肌肌张力明显低下伴有病理反射阳性或持久性强直姿势的患儿则预后不良，多数智力低下。

【小结】

1. 脑性瘫痪是指一组由于胎儿或婴儿期发育中脑的非进行性损伤所造成的运动功能障碍。临床主要表现为运动障碍和姿势异常。

2. 脑性瘫痪患儿早期一般有以下 4 种基本表现：运动发育落后和瘫痪肢体主动运动减少；肌张力异常；姿势异常和反射异常。

3. 按运动障碍性质，脑瘫分为：痉挛型、手足徐动型、肌张力低下型、强直型、共济失调型、混合型。

4. 本病治疗原则包括：早期发现和早期治疗；促进正常运动发育，抑制异常运动和姿势；采取综合治疗手段；医师指导和家庭训练相结合。

【思考题】

1. 脑性瘫痪的诊断步骤。

2. 脑瘫的主要治疗措施包括哪些？

（王治平）

第四节　癫　痫

癫痫（epilepsy）是一种以具有持久性的产生癫痫发作的倾向为特征的慢性脑部疾病，由此可引起的神经生物学、认知、心理学及社会方面后果。癫痫不是单一的疾病实体，而是一种有着不同病因、癫痫发作表现各异，但以反复癫痫发作为共同特征的慢性脑功能障碍。癫痫发作（epileptic seizure）是指大脑神经元异常过度同步化放电引起的突然的、短暂的症状或体征，因累及的脑功能区不同，临床可有多种发作表现，包括意识、运动、感觉异常，精神及自主神经功能障碍。

癫痫发作和癫痫是两个不同的概念，前者是指发作性皮质功能异常所引起的一组临床症状，而后者是指临床呈长期反复发作的疾病过程。在癫痫这一大组疾病中某些类型可以确定为独立的疾病类型，即癫痫综合征（其在患病年龄、病因、发作表现、脑电图、预后等方面有其各自独特的特点，如 West 综合征、Lennox-Gastaut 综合征）。

癫痫发作可表现为惊厥性发作和非惊厥性发作，前者是指伴有骨骼肌强烈收缩的痫性发作；而后者于发作过程中不伴有骨骼肌收缩，如典型失神、感觉性发作等。

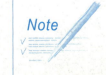
Note

据国内多次大样本调查,我国癫痫的年发病率约为35/10万人口,累计患病率约为4‰~7‰。而其中60%的患者起源于小儿时期。长期、频繁或严重的发作会导致进一步脑损伤,甚至出现持久性神经精神障碍。

【病因】　癫痫的病因可分为三大类,包括:①特发性癫痫(idiopathic epilepsy):是指脑内未能找到相关的结构和代谢异常,而与遗传因素密切相关的癫痫;②症状性癫痫(symptomatic epilepsy):指与脑内器质性病变或代谢异常密切关联的癫痫;③隐源性癫痫(cryptogenic epilepsy):虽未能证实有肯定的脑内病变或代谢异常,但很可能为症状性者。

1. **遗传因素**　癫痫患儿的家系调查、双生子研究、头颅影像学、脑电图分析等均已证实,遗传因素在癫痫发病中起重要作用。包括单基因遗传、多基因遗传、染色体异常、线粒体脑病等。近年来癫痫基因的研究取得了较大的进展,至少有二十余种特发性癫痫或癫痫综合征的致病基因得到了克隆确定,其中大多数为单基因遗传,系病理基因致神经细胞膜的离子通道功能异常,降低了发作阈值而患病。

2. **脑内结构异常**　先天或后天性脑损伤可产生异常放电的致痫灶,或降低了痫性发作阈值,如脑发育畸形、染色体病和先天性代谢病引起的脑发育障碍、脑变性和脱髓鞘性疾病、宫内感染、肿瘤以及颅内感染、中毒、产伤或脑外伤后遗症等。

【分类】　目前仍广泛应用于儿科临床的是国际抗癫痫联盟(ILAE)提出的1981年的癫痫发作分类和1989年的癫痫及癫痫综合征分类。随着对癫痫研究的不断深入,在2001年、2010年ILAE又分别对癫痫发作、癫痫综合征的分类提出了新的建议和补充。

对癫痫发作、癫痫综合征进行正确分类有十分重要的临床意义。因为针对不同的癫痫发作类型、癫痫综合征,通常选用不同的抗癫痫药物;而且对分析病因、估计患儿病情与预后均有重要价值。

1. **癫痫发作的分类**　根据发作的临床表现和脑电图特征进行分类,即症状学分类,见表16-2。

表 16-2　癫痫发作分类(ILAE,1981)

1. 部分性发作(或局灶性发作)(partial,focal,localized seizures)
(1) 单纯部分性发作(simple partial seizures):①运动性发作;②感觉性发作;③自主神经性发作;④精神症状性发作
(2) 复杂部分性发作(complex partial seizures)
(3) 部分性发作继发全面性发作
2. 全面性发作(generalized seizures)
(1) 失神发作(absence seizures)
(2) 肌阵挛发作(myoclonic seizures)
(3) 阵挛性发作(clonic seizures)
(4) 强直性发作(tonic seizures)
(5) 强直阵挛性发作(tonic-clonic seizures)
(6) 失张力性发作(atonic seizure)
3. 不能分类的癫痫发作(unclassified epileptic seizure)

2. **癫痫及癫痫综合征分类**　见表16-3。

表 16-3　癫痫与癫痫综合征分类(ILAE,1989)

1. 部分性癫痫
(1) 特发性部分性癫痫:①儿童良性癫痫伴中央颞区棘波;②儿童癫痫伴枕部放电;③原发性阅读性癫痫
(2) 症状性部分性癫痫:①儿童慢性进行性持续性部分性癫痫;②诱发性癫痫;③颞叶、额叶、顶叶、枕部癫痫
(3) 隐源性部分性癫痫

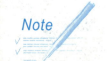
Note

续表

2. 全面性癫痫
(1) 特发性:①新生儿良性家族性惊厥;②良性新生儿惊厥;③良性婴儿肌阵挛癫痫;④小儿失神癫痫;
　　⑤青少年失神癫痫;⑥青少年肌阵挛性癫痫;⑦全身强直阵挛性癫痫
(2) 隐源性或症状性:①婴儿痉挛;② Lennox-Gastaut 综合征;③早期肌阵挛脑病;④小婴儿癫痫性脑病
　　伴暴发抑制;⑤症状性全身强直阵挛性发作
3. 不能分类的癫痫　①新生儿惊厥;②婴儿严重肌阵挛癫痫;③慢波睡眠持续性棘慢波癫痫综合征;
　　④获得性癫痫性失语
4. 特殊癫痫综合征　热性惊厥,中毒、药物、代谢异常

【临床表现】

1. 癫痫发作的临床特点

(1) 部分性发作(局灶性发作):神经元异常过度放电始于一侧大脑半球的网络内,临床表现仅限于放电对侧的身体或某一部位。

1) 简单部分性发作:发作中无意识和知觉损害。

① 运动性发作:最常见,表现为一侧躯体某部位,如面、颈或四肢某部分的抽搐;或表现为头、眼持续性同向偏斜的旋转性发作;或呈现为某种特殊的姿势发作;或杰克逊发作,即异常放电沿大脑运动区扩展,其肌肉抽动的扩展方式及顺序与运动皮质支配的区域有关,如发作先从一侧口角开始,依次波及手、臂、躯干、下肢等。有的患儿于发作后出现抽搐肢体短暂性瘫痪,持续数分钟至数小时后消失,称为 Todd 麻痹。

② 感觉性发作(包括躯体和特殊感觉异常):表现为躯体某一部位的针刺感、麻木感或本体和空间知觉异常;特殊感觉性发作包括:a. 视觉性发作:表现为视幻觉,如颜色、闪光、暗点、黑矇;b. 听觉性发作:表现为声幻觉,如蜂鸣声、敲鼓声,或噪声感;嗅觉和味觉发作:多为令人不愉快的味道。

③ 自主神经性发作:极少有单独的自主神经性发作,多为其他发作形式的先兆或伴发症状,如头痛、上腹不适、上升感、呕吐、苍白、潮红、竖毛、肠鸣等。

④ 精神症状性发作:单独出现的很少,多见于复杂部分性发作过程中。表现为恐惧、暴怒、欣快、梦样状态、陌生感、似曾相识感、视物变大或变小、人格解体感等幻觉或错觉。

2) 复杂部分性发作:发作时有意识、知觉损害。发作表现形式可从简单部分性发作发展而来;或一开始即有意识部分丧失伴精神行为异常;或表现为自动症。自动症是指在意识混浊下的不自主动作,其无目的性,不合时宜,事后不能回忆。如吞咽、咀嚼、解衣扣、摸索行为或自言自语等。

3) 局灶性发作继发全面性发作:由简单部分性或复杂部分性发作扩展为全面性发作。

(2) 全面性发作:神经元异常过度放电始于双侧半球网络中并迅速扩布,发作时常伴有意识障碍,运动症状呈双侧性。

1) 强直 - 阵挛发作:发作包括强直期、阵挛期及发作后状态。开始为全身骨骼肌伸肌或屈肌强直性收缩伴意识丧失、呼吸暂停与发绀,即强直期;继之全身反复、短促的猛烈屈曲性抽动,即阵挛期。发作后昏睡,逐渐醒来的过程中可有自动症、头痛、疲乏等发作后状态。发作期EEG:强直期全导 10Hz 以上的快活动,频率渐慢,波幅增高进入阵挛期的棘慢波,继之可出现电压低平及慢波。

2) 强直性发作:发作时全身肌肉强烈收缩伴意识丧失,使患儿固定于某种姿势,如头眼偏斜、双上肢屈曲或伸直、呼吸暂停、角弓反张等,持续 5~20 秒或更长,发作期 EEG 为低波幅 10Hz 以上的快活动或棘波节律。发作间期 EEG 背景活动异常,伴多灶性棘 - 慢或多棘 - 慢波发放。

3) 阵挛性发作:仅有肢体、躯干或面部肌肉节律性抽动而无强直成分。发作期 EEG 为 10Hz 或 10Hz 以上的快活动及慢波,有时为棘 - 慢波发放。

4) 失神发作:①典型失神发作:发作时突然停止正在进行的活动,意识丧失但不摔倒,两眼

凝视,持续数秒钟后意识恢复,发作后不能回忆,过度换气往往可以诱发其发作。发作期 EEG 全导同步 3Hz 棘 - 慢复合波,发作间期背景活动正常。②不典型失神发作:与典型失神发作表现类似,但开始及恢复速度均较典型失神发作慢。发作期 EEG 为 1.5~2.5Hz 的全导慢 - 棘慢复合波,发作间期背景活动异常。多见于伴有广泛性脑损害的患儿。

5)肌阵挛发作:为突发的全身或部分骨骼肌触电样短暂收缩(0.2 秒),常表现为突然点头、前倾或后仰,或两臂快速抬起,重者致跌倒,轻者感到患儿"抖"了一下。发作期 EEG 全导棘 - 慢或多棘 - 慢波发放。

6)失张力发作:全身或躯体某部分的肌肉张力突然短暂性丧失而引起姿势的改变,表现为头下垂、肩或肢体突然下垂、屈髋屈膝或跌倒。EEG 发作期多棘 - 慢波或低波幅快活动。

2. 常见儿童癫痫综合征

(1)儿童失神癫痫(childhood absence epilepsy,CAE):占儿童癫痫的 12%,起病多在 5~7 岁,与遗传有一定关系。发作频繁,每天可十余次 ~ 上百次发作,持续 10 秒左右,伴有两半球弥漫对称同步发放 3Hz 的棘慢波或多棘慢波(图 16-1)。90% 的儿童失神常于进入成年之前消失,可伴其他发作类型。如果失神持续存在,则会出现全面性强直阵挛性发作。

(2)伴中央 - 颞区棘波的儿童良性癫痫(benign childhood epilepsy with centrotemporal spikes,

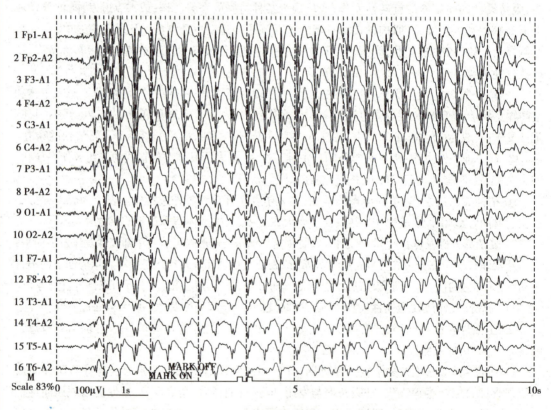

图 16-1　患儿,男,9 岁,儿童失神,脑电图见 3Hz 棘慢波阵发

BECTS):是儿童最常见的一种癫痫综合征,占儿童时期癫痫的 15%~20%。多数认为与遗传相关,呈年龄依赖性。通常 2~14 岁发病。发作与睡眠关系密切,多在入睡后不久及睡醒前呈局灶性发作,大多起始于口面部,如唾液增多、喉头发声、口角抽动、意识清楚,但不能主动发声等,部分患儿很快继发全面性强直 - 阵挛发作而意识丧失。发作间期 EEG 背景正常(图 16-2),在中央区和颞区可见棘波或棘 - 慢复合波,睡眠期异常波增多,检出阳性率高。本病预后良好,药物易于控制,生长发育不受影响,大多在 12~16 岁前停止发作。但有少数变异型,表现复杂,有认知障碍,对患儿预后有一定的不良影响。

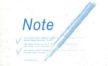

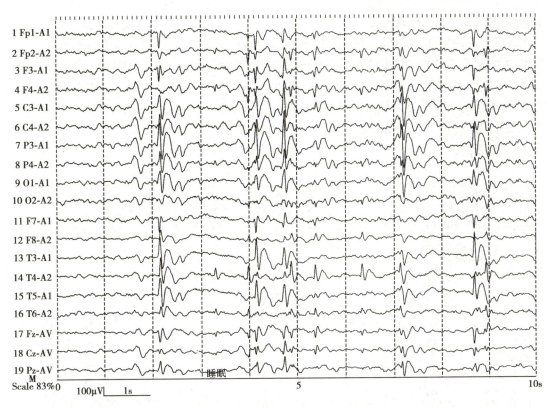

图 16-2 患儿,女,8 岁,伴中央 - 颞区棘波的儿童良性癫痫,左侧颞中部见棘波放电

(3) 婴儿痉挛(infantile spasm):又称 West 综合征。多在 1 岁内起病,4~8 个月为高峰。主要临床特征为频繁的痉挛发作;特异性高度失律 EEG(hypsarrhythmia);精神运动发育迟滞或倒退。痉挛多成串发作,每串连续数次或数十次,可伴有婴儿哭叫,多在思睡和苏醒期出现。发作形式为屈曲型、伸展型和混合型,以屈曲型和混合型居多。屈曲型痉挛发作时,婴儿前臂前举内收,头和躯干前屈呈点头状。伸展型发作时婴儿头后仰,双臂向后伸展。发作间期 EEG 高度失律对本病诊断有价值(图 16-3)。该病属于难治性癫痫,大多预后不良,惊厥难以控制,可转变为

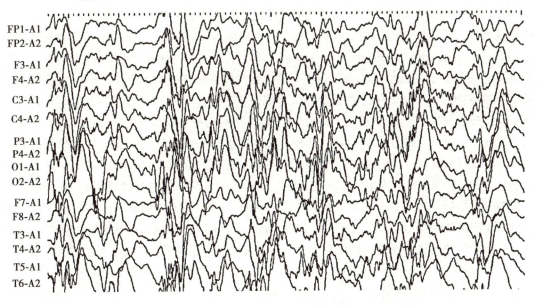

图 16-3 婴儿痉挛 EEG 高峰失律

在不同步、不对称的高波幅慢波背景活动中,混有不规则的多灶性棘波、尖波与多棘波

Lennox-Gastaut 综合征或其他类型发作,80%~90% 的患儿遗留智力和运动发育落后。

(4) Lennox-Gastaut 综合征(Lennox-Gastaut syndrome,LGS):约占小儿癫痫的 2%~5%。1~14 岁均可发病,以 3~5 岁多见。约 25% 以上有婴儿痉挛病史。临床表现为频繁的、形式多样的癫痫发作,其中以强直性发作最多见,也是最难控制的发作形式,其次为不典型失神、肌阵挛发作、失张力发作,还可有强直 - 阵挛、局灶性发作等。多数患儿的智力和运动发育倒退。约 60% 的患儿发生癫痫持续状态。EEG 主要为 1.5~2.5Hz 慢 - 棘慢复合波及不同发作形式的 EEG 特征。预后不良,治疗困难,病死率约 4%~7%,是儿童期最常见的难治性癫痫综合征之一(图 16-4)。

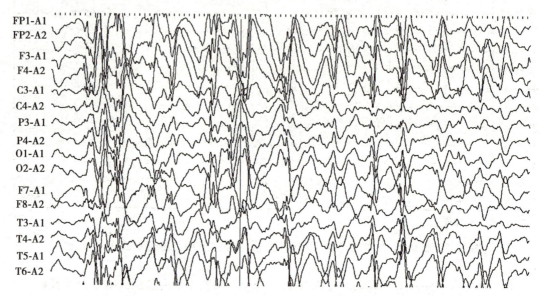

图 16-4　Lennox-Gastaut 综合征 EEG
清醒期异常慢波背景活动,广泛性 1.5~2.5Hz 高波幅慢 - 棘慢复合波阵发

3. 癫痫持续状态　癫痫持续状态(status epilepticus,SE)传统的定义包括一次癫痫发作持续 30 分钟以上或连续发作、发作间歇期意识不能完全恢复者。各种类型的癫痫只要频繁持续发作,均可形成癫痫持续状态。由于惊厥发作持续超过 5~10 分钟,没有适当的止惊治疗很难自行缓解,近来倾向于将癫痫持续状态持续时间的定义缩短至 5 分钟,其目的是强调 SE 早期处理的重要性。目前基本一致的观点是将 SE 分为三个阶段:第一阶段,称为即将或早期癫痫持续状态(impending or early stage of status epilepticus),定义为一种急性癫痫状态,表现为全面性惊厥性发作持续超过 5 分钟,或者非惊厥性发作或部分性发作持续超过 15 分钟,或者 5~30 分钟内两次发作间歇期意识未完全恢复者,此期绝大多数发作不能自行缓解,需紧急治疗以阻止其演变成完全的癫痫持续状态;第二阶段,称为已建立的(完全)癫痫持续状态(established or full status epilepticus),定义为一种急性癫痫状态,表现为发作持续 30 分钟以上或连续发作,发作间歇期意识不能完全恢复者;第三阶段,难治性癫痫持续状态(refractory status epilepticus,RSE),一般指经过一种苯二氮䓬类及一种其他一线药物充分治疗,SE 仍无明显改善,发作持续超过 30~60 分钟者。

癫痫持续状态可分为惊厥性癫痫持续状态(convulsive status epilepticus,CSE)(全面性及部分性)、非惊厥性癫痫持续状态(non-convulsive status epilepticus,NCSE)(失神性以及精神运动性)以及癫痫性电持续状态(清醒 - 睡眠期电持续状态及睡眠期电持续状态)。全面性惊厥性癫痫持续状态(generalized convulsive status epilepticus,GCSE)是最严重的一种癫痫持续状态,可以是局灶性发作或全面性发作起源。

SE 是临床急症之一,严重者还有脑水肿和颅内压增高的表现,需及时处理。如果 SE 时间过长,可造成不可逆的脑损害甚至死亡。即使积极抢救,病死率仍达 3.6%。突然停药、药物中毒、

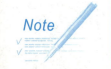

感染或高热等是癫痫持续状态的常见诱因。

【诊断与鉴别诊断】

1. 病史与查体　详细而准确的发作史对诊断特别重要。询问起病年龄、发作起始时的表现、整个发作过程、发作后状态、是否有先兆、持续时间、意识状态、发作次数、有无诱因以及与睡眠的关系，还要询问出生史、生长发育史、既往史、家族史。可让患儿家长模仿发作或用家庭摄像机、手机拍摄发作过程。查体应仔细，尤其是头面部、皮肤和神经系统的检查。

2. 脑电图检查　脑电图是诊断癫痫最重要的实验室检查，如果发现棘波、尖波、棘 - 慢复合波等痫样波发放，不仅对癫痫的确认，而且对临床发作分型和转归分析均有重要价值。但应注意在 5%~8% 的健康儿童中可以出现脑电图异常，由于没有临床发作，此时不能诊断癫痫，但应密切观察，临床随访。反之，当临床有明确发作史时，发作间期的脑电图正常并不能排除癫痫诊断。可根据需要选择常规脑电图、动态脑电图、录像脑电图检查。

3. 影像学检查　癫痫患者做此项检查的主要目的是寻找病因，尤其是有局灶性症状和体征者，更应进行颅脑影像学检查，包括 CT、MRI 甚至功能影像学检查。

4. 其他实验室检查　根据需要选做遗传代谢病筛查、染色体检查、基因分析、血生化检查、脑脊液检查等。

5. 癫痫的诊断　分为以下四个步骤：①判断是否为癫痫发作；②若系癫痫，进一步确定其发作类型或其归属的癫痫综合征；③尽可能寻找病因；④应对患儿的全身发育及相关脏器功能以及心理、生长发育等进行检查和整体评估。

6. 小儿时期存在多种形式的发作性疾病，应注意与癫痫鉴别。

(1) 晕厥：是暂时性脑血流灌注不足引起的一过性意识障碍。年长儿多见，常发生在持久站立，或从蹲位骤然起立，以及剧痛、劳累、阵发性心律不齐、家族性 QT 间期延长等情况。晕厥前，患儿常先有眼前发黑、头晕、苍白、出汗、无力等，继而出现短暂意识丧失，偶有肢体强直或抽动，清醒后对意识障碍不能回忆，并有疲乏感。与癫痫不同，晕厥患者意识丧失和倒地均逐渐发生，发作中少有躯体损伤，EEG 正常，直立倾斜试验或运动试验呈阳性反应。

(2) 癔症：可与多种癫痫发作类型混淆。但癔症发作并无真正的意识丧失，发作中缓慢倒下，不会有躯体受伤，无大小便失禁或舌咬伤。抽搐动作杂乱无规律，常有夸张色彩，瞳孔无散大，深浅反射存在，发作中面色正常，无神经系统阳性体征，无发作后嗜睡。发作期与发作间期 EEG 正常，暗示治疗有效，与癫痫鉴别不难。

(3) 睡眠障碍：儿童期常见的睡眠障碍，如夜惊、梦魇、梦游及发作性睡病等均需和癫痫鉴别。本症动态脑电检查发作期和发作间期均无癫痫性放电。

(4) 偏头痛：典型偏头痛主要表现为视觉先兆、偏侧性头痛、呕吐、腹痛和嗜睡等。儿童以普通型偏头痛多见，无先兆，头痛部位也不固定。患儿常有偏头痛家族史，易伴恶心、呕吐等胃肠症状。实际上临床极少有单纯的头痛性或腹痛性癫痫患者，偏头痛绝不会合并惊厥性发作或自动症，EEG 中也不会有局灶性痫性波发放。

(5) 抽动障碍：抽动（tics）是指突发性不规则肌群重复而间断的异常收缩。大多原因不明。情绪紧张时可致发作加剧，睡眠时消失。其临床上可表现为仅涉及一组肌肉的短暂抽动，如眨眼、头部抽动或耸肩等，或突然暴发出含糊不清的嗓音，如清喉、吭吭声等，或腹肌抽动、踢腿、跳跃等动作。

抽动障碍需与癫痫肌阵挛发作鉴别。抽动障碍的肌群抽动或伴发声性抽动，能被患者有意识地暂时控制，睡眠中消失，EEG 发作期无癫痫样放电。

(6) 其他：如屏气发作和儿童擦腿综合征、维生素 D 缺乏性手足搐搦等均需与癫痫鉴别。

【治疗】　癫痫治疗的目标：完全控制发作；少或无药物不良反应；尽量提高生活质量。为实现此目标，需要医师、家长、患儿、学校、社会的共同努力，普及癫痫知识，树立抗病信心，提高治

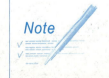

疗的依从性。癫痫的治疗为综合性治疗,包括对因治疗、药物治疗、外科治疗等。

1. 病因治疗　如癫痫患儿有明确的可治疗的病因,应积极进行病因治疗,如脑肿瘤、某些可治疗的代谢病。

2. 药物治疗　合理使用抗癫痫药物是治疗癫痫的主要手段。抗癫痫药物的使用原则:

(1) 尽早诊断,适时开始治疗。一般首次发作开始用药的指征为:①发病年龄小,婴儿期起病,伴神经系统残疾,如脑性瘫痪、精神运动发育迟滞;②患先天遗传代谢病或神经系统退行性病变,如苯丙酮尿症、结节性硬化症等;③首次发作呈癫痫持续状态或成簇发作者;④某些癫痫综合征,如大田原综合征、West 综合征、Lennox-Gastaut 综合征等;⑤有癫痫家族史者;⑥伴头颅影像学 CT/MRI 异常,尤其是局灶性异常者;⑦脑电图明显异常者,如背景活动异常、频繁出现癫痫性放电。存在以上一项或多项危险因素的患儿,出现再次发作或反复发作的可能性极大,故应当尽早给予抗癫痫药物治疗。若不存在上述危险因素,首次发作且症状不重,平素健康、查体无异常者,可暂不用药,但要密切观察,一旦再次发作,将应用抗癫痫药物。对于发作频率低,发作间隔在 1 年以上的患儿,也不是必须用药的指征。

(2) 根据发作类型癫痫综合征选择合适的抗癫痫药:见表 16-4。

表 16-4　不同年龄期的癫痫综合征及治疗选择

发病年龄	癫痫综合征	抗癫痫药物选择	其他
新生儿期	良性家族性新生儿惊厥(BFNS)	左乙拉西坦,托吡酯,苯巴比妥	/
	早期肌阵挛性脑病(EME)	苯巴比妥,苯二氮草类	糖皮质激素
	大田原综合征(Ohtahara syndrome)	糖皮质激素,苯巴比妥,苯二氮草类	/
婴儿期	良性婴儿惊厥	丙戊酸,卡马西平,左乙拉西坦	/
	婴儿痉挛(West syndrome)	氨己烯酸,苯二氮草类,托吡酯,丙戊酸	糖皮质激素,局灶皮层发育不良者病灶切除
	婴儿严重肌阵挛癫痫(Dravet综合征)	氯巴占,司替戊醇,托吡酯,丙戊酸	不应使用拉莫三嗪、卡马西平、奥卡西平片、苯妥英、氨己烯酸等药物
儿童期	早期枕叶综合征(panayiotopoulos syndrome)/晚期枕叶综合征(Gastaut syndrome)	卡马西平,奥卡西平,丙戊酸,左乙拉西坦,拉莫三嗪	/
	肌阵挛失张力癫痫(Doose综合征)	丙戊酸,托吡酯,苯二氮草类,拉莫三嗪,左乙拉西坦	/
	伴中央-颞区棘波的儿童良性癫痫(BCECTS)	丙戊酸,卡马西平,左乙拉西坦,拉莫三嗪,奥卡西平	/
	肌阵挛失神癫痫	丙戊酸,乙琥胺,托吡酯,拉莫三嗪,苯二氮草类	/
	Lennox-Gastaut 综合征	丙戊酸,拉莫三嗪,托吡酯,卢非酰胺,非氨酯	胼胝体大部切开术对部分患者的跌倒发作有效
	慢波睡眠持续棘波癫痫(CSWS)	丙戊酸,乙琥胺,拉莫三嗪,苯二氮草类	糖皮质激素
	获得性癫痫失语(Landau-Kleffner综合征)	丙戊酸,乙琥胺,拉莫三嗪,苯二氮草类	糖皮质激素,软脑膜下多处横切

续表

发病年龄	癫痫综合征	抗癫痫药物选择	其他
儿童期	儿童失神癫痫（CAE）	丙戊酸,乙琥胺,拉莫三嗪	不应使用卡马西平、奥卡西平片、苯妥英、氨己烯酸等药物
少年	少年失神癫痫（JAE）	丙戊酸,乙琥胺,拉莫三嗪,苯二氮䓬类	不应使用卡马西平、奥卡西平片、苯妥英、氨己烯酸等药物
	少年肌阵挛癫痫（JME）	丙戊酸,拉莫三嗪,左乙拉西坦,托吡酯,苯二氮䓬类	不应使用卡马西平、奥卡西平片、苯妥英、氨己烯酸等药物

（3）尽可能单药治疗。

（4）用药剂量个体化。

（5）坚持长期规则服药：每天给药次数视药物半衰期而定；发作完全控制 3 年,连续两年脑电图正常、动态脑电图正常方可考虑减量,又经 6~12 个月的逐渐减量才能停药。青春期来临易致癫痫复发或加重,故要避免在这个年龄期减量与停药。

（6）合理联合治疗：经 2~3 种单药合理治疗无效,尤其是难治性癫痫或多种发作类型的患儿,应考虑作用机制互补的药物联合治疗。

（7）如需替换药物应逐渐过渡：加用的药物和换下的药物需要有 2 周以上的重叠期。

（8）定期监测药物毒副作用：定期监测血、尿常规,肝、肾功能等；病情反复或更换新药时,应监测血药浓度。

抗癫痫药物分为广谱抗癫痫药,如丙戊酸、托吡酯、拉莫三嗪、左乙拉西坦、唑尼沙胺、氯硝西泮等,各种类型发作均可选用,多在全面性发作或分类不明时选用；窄谱抗癫痫药,如卡马西平、奥卡西平、苯妥英钠等,多用于局灶性发作或特发性全面强直 - 阵挛发作；特殊药物,如促肾上腺皮质释放激素、氨己烯酸等,用于婴儿痉挛或癫痫性脑病。

3. **手术治疗**　经合理规范的抗癫痫药物治疗其疗效不佳者,或病因为局灶性病损或发育畸形者,可考虑手术治疗。做好术前评估,选择好手术适应证是决定术后疗效的关键。通过临床表现、视频脑电图监测、神经心理评估、高分辨率 MRI 可以对癫痫起源病灶进行定位。MRI 光谱、EEG 实时功能磁共振显像、发作期和发作间期 SPECT 检查、PET 检查可为手术方案制定提供有利依据。病灶切除术旨在切除癫痫起源病灶,其他手术方式包括非颞叶皮质区病灶切除术、病变半球切除术,胼胝体离断术、软脑膜下皮质横切术以及迷走神经刺激术等。

4. **生酮饮食疗法**　对一些难治性癫痫有效。

5. **癫痫持续状态的急救处理**　处理原则包括：

（1）尽快控制发作：首选苯二氮䓬类快速止痉药,如地西泮,每次剂量 0.3~0.5mg/kg,一次总量不超过 10mg（婴幼儿≤2mg）,静脉推注,速度不超过 1~2mg/min（新生儿 0.2mg/min）。大多在1~2 分钟内止惊。必要时 1/2~1 小时后可重复 1 次,24 小时内可用 2~4 次。静脉注射困难时用同样剂量经直肠灌入。静脉推注中要密切观察有无呼吸抑制。在不能或者难以马上建立静脉通道的情况下,咪达唑仑肌内注射具有很好的止惊效果,由于操作简便、快速,特别适合在儿科门急诊以及院前急救时作为首选止惊药之一,首剂 0.2~0.3mg/kg,最大剂量不超过 10mg。10%水合氯醛灌肠也是目前一种较实用的初始止惊方法,剂量为 0.5ml/kg（50mg/kg）,最大剂量不超过6~8ml。

（2）保持呼吸道通畅,吸氧,必要时人工机械通气。

（3）保护脑和其他重要脏器的功能、防治并发症,主要包括：生命体征监测,监测与纠正血

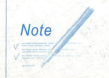

Note

气、血糖、血渗透压及血电解质异常,防治呼吸、循环衰竭或颅内压增高、脑疝。

(4) 序贯治疗:当癫痫持续状态控制,停用静脉止惊药物前,加用口服抗癫痫药物以防复发。

(5) 积极寻找潜在病因,有针对性地病因治疗。

【小结】

1. 癫痫是一种以具有持久性的产生癫痫发作的倾向为特征的慢性脑部疾病。癫痫发作是指大脑神经元过度异常放电引起的突然的、短暂的症状。癫痫综合征是患病年龄、病因、发作表现、脑电图特征、家族史、预后等诸多因素比较明确的癫痫。癫痫持续状态传统的定义包括一次癫痫发作持续 30 分钟以上或连续发作、发作间歇期意识不能完全恢复者。

2. 癫痫药物治疗原则　尽早诊断,适时开始治疗;根据发作类型 / 癫痫综合征选择合适的抗癫痫药;尽可能单药治疗;用药剂量个体化;坚持长期规则服药;理联合治疗;如需替换药物,应逐渐过渡;定期监测药物毒副作用和监测血药浓度。

3. 癫痫持续状态的处理原则　尽快控制发作;保持呼吸道通畅,吸氧,必要时人工机械通气;保护脑和其他重要脏器功能、防治并发症;序贯治疗;积极寻找潜在病因,对因治疗。

【思考题】

1. 儿童典型失神和婴儿痉挛症的脑电图各有何特点?

2. 婴儿痉挛有何临床特点?

3. 癫痫的药物治疗原则。

4. 目前将癫痫持续状态分为哪三个阶段? 癫痫持续状态的处理原则。

(王治平)

第五节　惊　　厥

惊厥(convulsion)是儿科最常见的紧急症状之一,是由于随意肌的剧烈、不自主的痉挛性收缩(强直)或者收缩、松弛交替出现(强直阵挛)导致的发作,可以是部分身体,也可以是全身性的,常伴有意识丧失。惊厥既可以是癫痫性发作,也就是大脑神经元一过性大量同步化放电所导致的发作,脑电图上发作同期有相应的发作性痫样放电;也可以是非癫痫性的,如破伤风等。惊厥及其他形式的痫性发作可在小儿许多急性疾病过程中出现,它们因急性原发病而出现,又随原发病结束而消失,因而此类惊厥不能诊断为癫痫。

【发病机制】 婴幼儿因其解剖生理等特点,易发生惊厥:

1. **发育期脑的特性**　大脑皮质功能发育未完全,较弱刺激也能在大脑引起强烈兴奋与扩散,导致神经细胞突然大量异常放电。神经髓鞘未完全形成,神经传导不完善,冲动易泛化。癫痫性惊厥的生化基础是缺少对神经兴奋介质起抑制作用的物质,主要是 γ- 氨酪酸及其代谢产物。β- 羟化 γ 氨酪酸缺乏可致细胞膜电位改变和神经元兴奋阈值降低,引起惊厥发生。

2. **发育期组织器官功能特点**　血脑屏障功能较差,多种毒性物质包括药物易透入脑组织。水电解质代谢不稳定,可因多种原因造成失衡。

3. **末梢神经肌肉的刺激阈值较低**　如血中游离钙降低时,一般冲动也可引起惊厥。

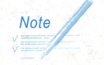

【病因分类与特点】

1. 感染性病因

(1) 颅内感染：如由细菌、病毒、寄生虫、真菌引起的脑膜炎和脑炎或随之引起的脑水肿等。常表现为反复而严重的惊厥发作，大多出现在疾病初期或极期。伴有不同程度的意识障碍和颅内压增高表现。脑脊液检查对诊断和鉴别诊断有较大帮助。

(2) 颅外感染：非颅内感染性疾病引起的惊厥发作。

1) 热性惊厥：是儿科最常见的急性惊厥，见本节后文专述。

2) 感染中毒性脑病：大多并发于败血症、重症肺炎、细菌性痢疾、百日咳等严重细菌性感染疾病，与感染和细菌毒素导致急性脑水肿有关。通常于原发病极期出现反复惊厥、意识障碍与颅内压增高症状。检查脑脊液除发现压力增高外，常规、生化均正常。

3) 破伤风。

2. 非感染性病因

(1) 颅内疾病：

1) 癫痫：见第四节。

2) 颅脑损伤与出血：如产伤、颅脑外伤和脑血管畸形及各种原因引起的颅内出血。伤后立即起病，反复惊厥伴意识障碍和颅内压增高，颅脑 CT 对诊断有重要价值。

3) 先天发育畸形：如脑发育异常、脑积水、脑血管畸形、神经皮肤综合征等。大多表现为反复发作，常伴有智力和运动发育落后。

4) 颅内占位性病变：如幕上、大脑半球的肿瘤、囊肿或血肿、脓肿等。除反复惊厥发作外，伴颅内压增高和定位体征，病情进行性加重，头颅影像学检查对诊断起决定作用。

(2) 颅外(全身性)疾病：

1) 缺氧缺血性脑病：如分娩或生后窒息、溺水、心肺严重疾病等。窒息后立即起病，反复惊厥伴意识障碍和颅内压增高，头颅影像学检查对诊断起重要作用。

2) 代谢性疾病：包括：①水、电解质紊乱：重度脱水、水中毒、低血钙、低血镁、低血钠、高血钠和低血糖均可引起惊厥。患儿均有相应临床表现及其基础病因。血渗透压、电解质和血糖测定有助诊断，病因治疗能迅速控制惊厥发作。②肝、肾衰竭和 Reye 综合征：顽固惊厥伴严重肝、肾功能异常及电解质紊乱。③遗传代谢性疾病：常见如苯丙酮尿症、半乳糖血症等，表现为进行性加重的惊厥或癫痫发作，有异常代谢相关的特异体征，血、尿中代谢不全产物含量增高。④中毒：如杀鼠药、农药和中枢神经兴奋药中毒。大多有顽固惊厥发作伴意识障碍及肝、肾功能损伤。

【诊断】

1. 病史　既往有无热性惊厥史、现病史有无发热，有发热者多考虑上述感染性疾病或热性惊厥。

2. 年龄　掌握不同年龄的好发病因可协助诊断。

(1) 新生儿期：以产伤、窒息、先天颅脑畸形、低血糖症、低钙血症、败血症和化脓性脑膜炎、破伤风常见。

(2) 1 个月~1 岁：产伤后遗症、先天颅脑畸形、低钙血症、化脓性脑膜炎、婴儿痉挛多见。6 个月后热性惊厥逐渐增多。

(3) 1~3 岁：热性惊厥、各种脑膜炎和脑炎、中毒性脑病、低血糖为多见。

(4) 学龄前期及学龄期儿童：以中毒性脑病、各种脑膜炎和脑炎、颅内肿瘤、颅脑外伤、各种中毒、高血压脑病、癫痫为多见。

3. 季节　传染病多有明显的季节性，如夏秋季以乙型脑炎、菌痢多见；冬春季以重症肺炎、流行性脑膜炎多见。

4. 体格检查　主要包括皮肤瘀点、局部感染灶、脑膜刺激征、颅内高压征等，测血压及眼底

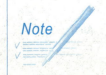

检查等均可能有助于病因诊断。

5. 实验室检查 血、尿、便常规,血生化、肝肾功能、脑脊液检查(常规、生化及病原学检查)。

6. 特殊检查

(1) 脑电图:对各种类型癫痫有诊断意义,对脑病和脑炎的诊断亦可能有帮助。

(2) 头颅 X 线检查:包括平片、脑血管造影,了解有无颅压高表现、钙化点、脑血管病变和畸形。

(3) CT 和 MRI 对脑占位性病变(包括幕下肿瘤)及脑室扩张、脑积水、脑萎缩有诊断意义。

总之,在作小儿惊厥的鉴别诊断时,必须结合有无发热、年龄、季节、病史、体检、化验及特殊检查等全面分析考虑。

附:热性惊厥

热性惊厥(febrile seizure,FS)是婴幼儿时期最常见的惊厥性疾病,患病率约为 2%~5%,首次发作年龄多于生后 6 个月 ~3 岁间,男孩稍多于女孩。是指体温 38℃或以上时出现的惊厥,排除了中枢神经系统感染以及引发惊厥的任何其他急性病,既往也没有无热惊厥发作史。由于有明显的诱发原因,国际抗癫痫联盟的最新分类已不再将热性惊厥列为癫痫的一种类型。

约 25%~40% 的热性惊厥患儿具有阳性家族史,另外,患儿的同胞发生热性惊厥的危险性为 9%~22%,提示遗传因素可能在该病发生中起关键因素。除遗传因素外,病毒和细菌感染也是热性惊厥的重要促发因素,其中以病毒感染更为多见。

一、临床表现

热性惊厥多发生在发热性疾病初期,体温骤然升高时,70% 以上和上呼吸道感染有关,其他伴发于出疹性疾病、中耳炎等,但不包括颅内感染和各种颅脑病变引起的惊厥。根据临床特点可以分为单纯性和复杂性热性惊厥两种。

1. 单纯型热性惊厥 呈全身性发作,无局灶性发作特征;持续时间数秒至 10 分钟,可伴有发作后短暂嗜睡,发作后患儿除原发疾病表现外,一切恢复如常,不留任何神经系统异常体征;24 小时内或同一热性病程中仅发作 1 次。

2. 复杂型热性惊厥 具有以下特征之一:①发作时间长(≥15 分钟);②局灶性发作;③惊厥在 24 小时内或同一热性病程中发作≥2 次。

热性惊厥的诊断主要是根据特定的发生年龄以及典型的临床表现,最重要的是要除外可能导致发热期惊厥的各种疾病,如中枢神经系统感染、感染中毒性脑病、急性代谢紊乱等。

二、热性惊厥的防治

由于热性惊厥绝大多数是良性病程,应注意避免过度治疗。对单纯性热性惊厥,仅针对原发病处理,包括退热药物及物理降温即可。

对于少数热性惊厥过于频繁(>5 次／年)或者出现过惊厥持续状态的患儿,可以考虑采取预防措施。预防性治疗主要包括应用抗癫痫药进行长期预防及间断临时预防两种方法。①长期预防:可选用丙戊酸或苯巴比妥口服,疗程 1~2 年。②间断临时预防:在发热早期及时临时口服或直肠应用地西泮,剂量为每次 0.3mg/kg,可每间隔 8 小时应用 1 次,最多连续应用 3 次。

热性惊厥总体预后良好,90% 以上的热性惊厥患儿日后并不患癫痫。热性惊厥后患癫痫的危险因素包括:①复杂型热性惊厥;②存在中枢神经系统异常(如发育落后);③癫痫家族史。首次热性惊厥后仅有约 30% 患儿在以后的发热性疾病过程中出现热性惊厥复发。热性惊厥复发的危险因素有:① 18 个月龄前发病;②热性惊厥发作时体温 <38℃;③热性惊厥家族史;④热性惊厥发生前的发热时间短(<1 小时)。热性惊厥大多数认知功能预后良好,即使是复杂型热性惊厥患儿,其认知功能和行为与同龄儿相比均无显著差异。

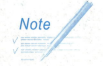
Note

目前没有证据表明预防性治疗可以改变远期预后,包括认知功能、癫痫发生率等,而且预防措施可能带来不良反应,因此对于绝大多数热性惊厥患儿不主张任何预防性治疗。同时,需要加强家长教育,使家长了解绝大多数热性惊厥的良性预后,并教会家长如何应对急性发作,从而避免家长过度的紧张焦虑及可能产生的过度治疗。

【小结】

1. 惊厥按病因分为感染性疾病和非感染性疾病所致。感染性病因进一步分为颅内感染和颅外感染,前者多指各种病原体引起的脑膜炎和脑炎;后者包括热性惊厥、中毒性脑病、破伤风。非感染性病因也分为颅内病因和颅外病因,前者包括癫痫、各种颅脑损伤与颅内出血、先天脑发育畸形、颅内占位性病变等,全身性疾病包括缺氧缺血性脑病和各种代谢性疾病。

2. 热性惊厥定义:首次发作年龄多于生后 6 个月~3 岁间,体温在 38℃以上时突然出现惊厥,排除颅内感染和其他导致惊厥的器质性和代谢性疾病,既往没有无热惊厥史。

【思考题】

1. 惊厥病因分类。

2. 热性惊厥分型、各型特征?

3. 热性惊厥后患癫痫的危险因素?

(王治平)

第六节　吉兰 - 巴雷综合征

吉兰 - 巴雷综合征(Guillain-Barré syndrome,GBS),又称急性炎症性脱髓鞘性多神经根神经病(acute inflammatory demyelinating polyradiculoneuropathy),曾译为吉兰 - 巴雷综合征,是免疫介导的脊髓神经根和周围神经炎症性脱髓鞘性疾病。该病以肢体对称性弛缓性瘫痪为主要临床特征。病程呈自限性,大多在数周内完全恢复,但严重者急性期可死于呼吸肌麻痹。

【病因与发病机制】　吉兰 - 巴雷综合征的病因虽不完全明了,但近年的相关研究取得了很大进展,多数学者强调本病是一种与感染相关的自身免疫性疾病。多种因素均能诱发本病,但以空肠弯曲菌等前驱感染为主要诱因。

1. 感染因素　约 2/3 的吉兰 - 巴雷综合征患者在病前 6 周内有明确前驱感染史。病原体主要包括:

(1) 空肠弯曲菌:是吉兰 - 巴雷综合征最主要的前驱感染病原体,在我国和日本,42%~76%的吉兰 - 巴雷综合征患者血清中有该菌特异性抗体滴度增高或有病前该菌腹泻史。其中以 Penner 血清型 O:19 和 O:4 与本病发病关系最密切。已证实它们的菌体脂多糖涎酸等终端结构与周围神经表位的多种神经节苷脂如 GM_1、GM_{1b}、GD_{1a}、GQ_{1b} 等存在类似分子结构,从而发生交叉免疫反应。感染该菌后,血清中同时被激发抗 GM_1、GM_{1b} 和抗 GD_{1a}、GQ_{1b} 等抗神经节苷脂自身抗体,导致周围神经免疫性损伤。

(2) 巨细胞病毒:是占前驱感染第二位的病原体,欧洲和北美地区多见,患者抗该病毒特异性抗体和抗周围神经 GM_2 抗体同时增高,致病机制也认为与两者的某些抗原结构相互模拟有关。

(3) 其他病原体:主要包括 EB 病毒、带状疱疹病毒、HIV 和其他病毒以及肺炎支原体感染

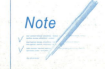

等,致病机制与巨细胞病毒相似。

2. 疫苗接种　仅少数吉兰-巴雷综合征的发病与某种疫苗注射有关,主要是狂犬病病毒疫苗(发生率 1/1000),其他可能有麻疹疫苗、破伤风类毒素和脊髓灰质炎口服疫苗(发生率 1/1 000 000)。

3. 免疫遗传因素　人群中虽经历相同病原体的前驱感染,但仅有少数人发生吉兰-巴雷综合征,从而推测存在遗传背景的易感个体,如特异的 HLA 表型携带者受到外来刺激(如感染)后引起的异常免疫反应,破坏神经原纤维,导致本病的发生。

【病理分类和特征】　周围神经束通常由数十根或数百根神经原纤维组成,其中大多数为有髓鞘原纤维(图 16-5)。原纤维中心是脊髓前角细胞运动神经元伸向远端的轴突,轴突外周紧裹由施万细胞膜同心圆似地围绕轴突旋转而形成的髓鞘。沿原纤维长轴,髓鞘被许多 Ranvier 结分割成长短相同的节段。相邻两个 Ranvier 结间的原纤维称结间段,每一结间段实际由一个施万细胞的细胞膜紧裹。

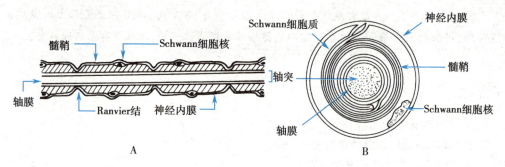

图 16-5　周围神经原纤维示意图
A. 原纤维纵切面;B. 原纤维横切面

由于前驱感染病原体种类的差异和宿主免疫遗传因素的影响,吉兰-巴雷综合征患者周围神经可主要表现为髓鞘脱失或轴索变性,或两者皆有。主要损伤周围神经的运动纤维或同时损伤运动纤维和感觉纤维,从而形成不同特征的临床和病理类型。目前主要分为以下 4 种类型:

1. 急性炎症性脱髓鞘性多神经病(AIDP)　在 T 细胞、补体和抗髓鞘抗体作用下,周围神经运动和感觉原纤维同时受累,呈现多灶节段性髓鞘脱失,伴显著巨噬细胞和淋巴细胞浸润,轴索相对完整。

2. 急性运动轴索型神经病(AMAN)　结合免疫复合物(补体和特异性抗体)的巨噬细胞经 Ranvier 结侵入运动神经原纤维的髓鞘和轴突间隙,共同对轴膜发起免疫性攻击,引起运动神经轴突 Wallerian 样变性。病程初期髓鞘相对完整无损。

3. 急性运动感觉轴索型神经病(AMSAN)　也是以轴突 Wallerian 样变性为主,但同时波及运动和感觉神经元纤维,病情大多严重,恢复缓慢。

4. Miller-Fisher 综合征(MFS)　为吉兰-巴雷综合征的特殊亚型,目前尚缺少足够尸解病理资料。临床主要表现为眼部肌肉麻痹和共济失调,腱反射减弱,无肢体瘫痪。患者血清抗 GQ_{1b} 抗体增高,而支配眼肌的运动神经末梢、本体感觉通路和小脑神经元均富含此种神经节苷脂。

【临床表现】　任何年龄均可患病,但以学龄前和学龄期儿童居多。我国患儿常以空肠弯曲菌为前驱感染,故农村较城市多见,且夏、秋季发病增多。病前可有腹泻或呼吸道感染史。

1. 运动障碍　是本病的主要临床表现。呈急性或亚急性起病,四肢,尤其下肢弛缓性瘫痪是本病的基本特征。两侧基本对称,以肢体近端或远端为主,或近端、远端同时受累。瘫痪可能在数天或数周内由下肢向上发展,但绝大多数进行性加重不超过 3~4 周。进展迅速者也可在起病 24 小时或稍长时间内出现严重肢体瘫痪和(或)呼吸肌麻痹,后者引起呼吸急促、声音低微和发绀。

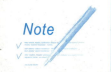

Note

部分患者伴有对称或不对称脑神经麻痹,以核下性面瘫最常见,其次为展神经。当波及两侧第Ⅸ、Ⅹ、Ⅻ对脑神经时,患者呛咳、声音低哑、吞咽困难,口腔唾液积聚,很易引起吸入性肺炎并加重呼吸困难,危及生命。个别病例出现由上向下发展的瘫痪。

2. **感觉障碍** 感觉障碍症状相对轻微,很少有感觉缺失者,主要表现为神经根痛和皮肤感觉过敏。由于惧怕牵拉神经根加重疼痛,可有颈项强直,Kernig 征阳性。神经根痛和感觉过敏大多在数天内消失。

3. **自主神经功能障碍** 症状较轻微,主要表现为多汗、便秘、不超过 12~24 小时的一过性尿潴留、血压轻度增高或心律失常等。

【实验室检查】

1. **脑脊液检查** 80%~90% 的吉兰-巴雷综合征患者脑脊液中蛋白增高,但白细胞计数和其他均正常,即脑脊液蛋白-细胞分离现象,乃本病特征。然而,这种蛋白-细胞分离现象一般要到起病后第 2 周才出现。

2. **神经传导功能测试** 以髓鞘脱失为病理改变者,如 AIDP 患者,主要呈现运动和感觉神经传导速度减慢、远端潜伏期延长和反应电位时程增宽,波幅减低不明显。以轴索变性为主要病变者,如 AMAN 患者,主要呈现运动神经反应电位波幅显著减低,而 AMSAN 则同时有运动和感觉神经电位波幅减低,传导速度基本正常。

3. **脊髓磁共振** 可能有助于对神经电生理检查未发现病变的患者建立诊断,典型患者脊髓 MRI 可显示神经根强化。

【诊断与鉴别诊断】 根据 2010 年 8 月我国学者提出的中国吉兰-巴雷综合征诊治指南,AIDP 诊断标准:①常有前驱感染史,急性或亚急性起病,进行性加重,多在 2 周左右达高峰;②对称性肢体无力,重症者可有呼吸肌无力,四肢腱反射减弱或消失;③可伴轻度感觉异常和自主神经功能障碍;④脑脊液呈现蛋白-细胞分离现象;⑤电生理检查:运动神经传导潜伏期延长,运动神经传导速度减慢,F 波异常,传导阻滞,异常波形离散等;⑥病程呈自限性。AMAN 和 AMSAN 诊断标准:临床表现与 AIDP 类似,通过肌电图检查结果区分。

本病要注意和其他急性弛缓性瘫痪疾病鉴别,主要是:

1. **肠道病毒引起的急性弛缓性瘫痪** 我国已基本消灭了脊髓灰质炎野生型病毒株,但仍有柯萨奇病毒、埃可病毒等其他肠道病毒引起的急性弛缓性瘫痪。根据其肢体瘫痪不对称,脑脊液中可有白细胞增多,周围神经传导速度正常,以及急性期粪便病毒分离阳性,容易与吉兰-巴雷综合征鉴别。

2. **急性横贯性脊髓炎** 在锥体束休克期表现为四肢弛缓性瘫痪,需与吉兰-巴雷综合征鉴别,但急性横贯性脊髓炎有尿潴留等持续括约肌功能障碍和感觉障碍平面,而且急性期周围神经传导功能正常。

3. **其他** 包括双侧性脑卒中、急性小脑性共济失调、后颅窝肿瘤、脊髓压迫症、脊髓前角动脉综合征、中毒性或药物性周围神经病、肉毒中毒、重症肌无力、肌炎和多发性肌炎、代谢性肌病、周期性瘫痪等。

【治疗】

1. **护理和对症支持治疗** 本病虽缺少特效治疗,但病程呈自限性,大多可望完全恢复,积极的支持治疗和护理措施是顺利康复的关键。对瘫痪正在继续进展的患儿,原则上都应住院观察。①保持呼吸道通畅,勤翻身,防止坠积性肺炎或压疮;②吞咽困难者要鼻饲,以防吸入性肺炎;③保证足量的水分、热量和电解质供应;④补充 B 族维生素、ATP、辅酶 A、胞磷胆碱及神经生长因子等,以促进神经修复;⑤尽早对瘫痪肌群进行康复训练,防止肌肉萎缩,促进恢复。

2. **呼吸肌麻痹的抢救** 呼吸肌麻痹是本病死亡的主要原因。对出现呼吸衰竭,或因咳嗽无力及第Ⅸ、Ⅹ、Ⅻ对脑神经麻痹致咽喉分泌物积聚者,应及时进行气管切开或插管,必要时使用机

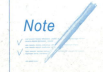

械通气以保证有效的通气和换气。

3. 免疫调节治疗　静脉注射大剂量免疫球蛋白可能具有结合自身抗体、吸收补体、下调 B 细胞介入的抗体合成、阻断活化的受体、增强抑制性 T 细胞活性、干扰淋巴细胞增殖和细胞因子合成等多重免疫调节作用。剂量为 400mg/(kg·d),连用 5 天。也可按 2g/kg,一次负荷剂量静脉滴注。其总疗效与血浆交换治疗相当。

目前多数专家认为肾上腺皮质激素对本病治疗无效。

【预后】　本病病程呈自限性。肌肉瘫痪停止进展后数周内,大多数患儿肌力逐渐恢复,3~6 个月内完全恢复。但有 10%~20% 的患儿遗留不同程度的肌无力,1.7%~5% 死于急性期呼吸肌麻痹。病变累及脑神经、需要气管插管、肢体瘫痪严重者往往提示将留有后遗症。

【小结】

1. 急性炎症性脱髓鞘性多神经根神经病以肢体对称性弛缓性瘫痪为主要临床特征。病程呈自限性,大多在数周内完全恢复,但严重者急性期可死于呼吸肌麻痹。

2. 临床表现　①运动障碍:对称性、弛缓性肢体瘫痪,部分患者伴有脑神经麻痹,重症患者呼吸肌麻痹;②感觉障碍:主要表现为神经根痛和皮肤感觉过敏;③自主神经功能障碍症状较轻微,主要表现为多汗、便秘、不超过 12~24 小时的一过性尿潴留、血压轻度增高或心律失常等。

3. 实验室检查　脑脊液中蛋白 - 细胞分离现象乃本病特征。神经传导功能测试主要呈现运动和感觉神经传导速度减慢。

4. 本病需与急性横贯性脊髓炎、脊髓压迫症、脊髓前角动脉综合征、中毒性或药物性周围神经病等鉴别。

5. 治疗　包括:护理和对症支持治疗,呼吸肌麻痹的抢救,免疫调节治疗(静脉注射大剂量免疫球蛋白)等。

【思考题】

1. 急性炎症性脱髓鞘性多神经根神经病诊断标准。
2. 急性炎症性脱髓鞘性多神经根神经病需与哪些疾病鉴别诊断。
3. 急性炎症性脱髓鞘性多神经根神经病的治疗措施。

(王治平)

第七节　肌营养不良症

肌营养不良症(muscular dystrophies)是一组遗传性肌肉变性疾病。临床特点为进行性加重的对称性肌无力、肌萎缩,最终完全丧失运动功能。根据遗传方式、发病年龄、肌无力分布、病程及预后可分为抗肌萎缩蛋白相关性肌营养不良(既往称为假肥大型肌营养不良 Duchenne/Becker)、Emery-Dreifuss 肌营养不良、面肩肱型肌营养不良、肢带型肌营养不良、眼咽型肌营养不良、远端型肌营养不良、强直型肌营养不良及先天性肌营养不良。

抗肌萎缩蛋白相关性肌营养不良(dystrophinopathies)是肌营养不良症中最常见,也是小儿时期最常见、最严重的一型,无种族或地域差异。本节主要介绍 Duchenne 和 Becker 肌营养不良。Duchenne 和 Becker 肌营养不良(Duchenne/Becker muscular dystrophy,DMD/BMD)代表假肥大型肌营养不良的两种不同类型,主要发生在学龄前和学龄期,其临床表现相似。DMD 发病率

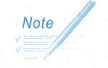

为 1/3500 活产男婴,BMD 仅为其 1/10。

【病因和发病机制】　Duchenne 和 Becker 肌营养不良是由于染色体 Xp21.2 上编码抗肌萎缩蛋白(dystrophin)的基因突变所致,属 X 连锁隐性遗传性疾病,一般是男性患病,女性携带突变基因。然而,实际上仅 2/3 的患者的病变基因来自母亲,另 1/3 的患者是自身抗肌萎缩蛋白基因的突变,此类患儿的母亲不携带该突变基因,与患儿的发病无关。

抗肌萎缩蛋白位于肌细胞膜脂质层中,对稳定细胞膜,防止细胞坏死、自溶起重要作用。定量分析表明,DMD 患者肌细胞内抗肌萎缩蛋白几乎完全缺失,故临床症状严重;而抗肌萎缩蛋白数量减少或分子结构异常则导致 BMD,后者预后相对良好,病程进展相对缓慢。由于该蛋白也部分地存在于心肌、脑细胞和周围神经结构中,故部分患者可合并心肌病变、智力低下或周围神经传导功能障碍。

【病理】　显微镜下见肌纤维轻重不等的广泛变性坏死,间有深染的新生肌纤维。束内纤维组织增生或脂肪充填,并见针对坏死肌纤维的反应性灶性单核细胞浸润。

【临床表现】　男孩患病,但个别女孩除携带突变基因外,由于另一 X 染色体功能失活也可发病。本病主要表现包括:

1. 进行性肌无力和运动功能倒退　患儿出生时或婴儿早期运动发育基本正常,少数有轻度运动发育延迟,或独立行走后步态不稳,易跌倒。DMD 一般 3 岁后症状开始明显,骨盆带肌无力日益严重,行走摇摆如鸭步态,跌倒更频繁,不能上楼和跳跃。肩带和全身肌力随之进行性减退,大多数 10 岁后丧失独立行走能力,20 岁前大多出现咽喉肌肉和呼吸肌无力,声音低微,吞咽和呼吸困难,很易发生吸入性肺炎等继发感染死亡。BMD 症状较轻,可能存活至 40 岁后。

2. Gowers 征　由于骨盆带肌早期无力,一般在 3 岁后患儿即不能从仰卧位直接站起,必须先翻身成俯卧位,然后两脚分开,双手先支撑于地面,继而一只手支撑到同侧小腿,并与另一手交替移位支撑于膝部和大腿上,使躯干从深鞠躬位逐渐竖直,最后呈腰部前凸的站立姿势。

3. 假性肌肥大和广泛肌萎缩　早期即有骨盆带和大腿部肌肉进行性萎缩,但腓肠肌因脂肪和胶原组织增生而假性肥大,与其他部位肌萎缩对比鲜明。当肩带肌肉萎缩后,举臂时肩胛骨内侧远离胸壁,形成"翼状肩胛",自腋下抬举患儿躯体时,患儿两臂向上,有从检查者手中滑脱之势,称为"游离肩"。脊柱肌肉萎缩可导致脊柱弯曲畸形。疾病后期发生肌肉挛缩,引起膝、腕关节或上臂屈曲畸形。

4. 其他　多数患儿有心肌病,甚至发生心力衰竭,其严重度与骨骼肌无力并不一致,心搏骤停造成猝死更多见于 BMD 患者。几乎所有患儿均有不同程度的智力损害,IQ 平均为 83,与肌无力严重度也不平行。BMD 患者容易发生恶性高热,在全身麻醉时需予以重视。

【实验室检查】

1. 血清磷酸肌酸激酶(CK)　显著增高,可高出正常值数十甚至数百倍,这在其他肌病均很少见。其增高在症状出现以前就已存在。当疾病晚期,几乎所有肌纤维已经变性时,血清 CK 含量反可下降。CK 水平与疾病严重程度无关,不作为判断治疗效果的标志。

2. 肌电图　呈典型肌病表现,周围神经传导速度正常。

3. 肌肉活体组织检查　见病理描述。免疫组织化学染色可发现抗肌萎缩蛋白缺失。

4. 遗传学诊断　活体肌肉组织抗肌萎缩蛋白免疫染色检查确定诊断的患者,需做遗传学检查证实抗肌萎缩蛋白基因突变和缺失。通过多重 PCR 方法,对 19 个外显子筛查可以发现 98% 的缺失;通过错配接合蛋白质截短测试法、单一引物核酸扩增技术/内部引物测序、变性高效液相色谱法,则可以发现更多抗肌萎缩蛋白基因的小突变。

5. 心电图、超声心动图　可用来评估心脏受累情况。

【诊断和鉴别诊断】

1. 诊断　血清 CK 显著增高是诊断本病的重要依据,再结合男性患病、腓肠肌假性肥大等

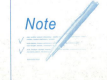
Note

典型临床表现,可建立临床诊断。通过肌肉活体组织检查和遗传学检查可确定诊断。

2. 鉴别诊断

(1) 与其他神经疾病鉴别:①脊髓性肌萎缩(spinal muscular atrophy,SMA):本病是由于 5q11-13 位点上运动神经元存活基因缺失而引起脊髓前角细胞变性。临床表现为进行性骨骼肌萎缩和肌无力。婴儿型患者生后即发病,不存在鉴别诊断的问题。但少年型脊髓性肌萎缩常在 2~7 岁发病,最初仅表现为下肢近端肌无力,进展缓慢,需与本病鉴别。根据脊髓性肌萎缩患者血清 CK 不增高,肌电图有大量失神经电位,两者鉴别并不困难。②肌张力低下型脑性瘫痪:根据婴儿期即有肌无力症状,血清 CK 不增高,无假性肌肥大,可与进行性肌营养不良鉴别。

(2) 与其他类型肌营养不良鉴别:其他类型肌营养不良也具有进行性肌萎缩和肌力减退这一基本临床特征,需注意与本病鉴别:①Emery-Dreifuss 肌营养不良:X 连锁隐性遗传,病变基因位于 Xq28,可在儿童期发病。但该病罕见,进展缓慢,肩胛肌和心肌受累明显,但面肌运动正常,智能正常,无假性肥大,血清 CK 仅轻度增加。②面肩肱型肌营养不良:常染色体显性遗传,故男女均受累。起病较晚,多在青少年期。面部肌肉最先受累,呈特征性肌病面容,以后逐渐波及肩胛带。由于 DMD、BMD 几乎都从下肢起病,并有假性肥大,因而容易区别。③肢带型肌营养不良:常染色体隐性或显性遗传。主要影响骨盆带和肩带肌群,也可有远端肌萎缩和假性肥大。但起病晚,多在青少年或成年期起病,男女均受累,很少有心肌、面部肌肉和智力受损。

【治疗】　迄今尚无特效治疗,但积极的对症和支持治疗措施,并配合针灸、按摩、理疗,有助于提高患儿的生活质量与延长生命,包括鼓励并坚持主动和被动运动,以延缓肌肉挛缩。对逐渐丧失站立或行走能力者,使用支具以帮助运动和锻炼,并防止脊柱弯曲和肌肉挛缩。保证钙和蛋白质等营养的摄入,应注意饮食结构合理。定期进行肺功能检查,积极防治致命性呼吸道感染。诊断初期应做心电图和心脏超声检查,以后每 2 年复查,10 岁以后每年复查 1 次,以及时发现心肌病和传导系统病变。避免应用抗胆碱能药和神经节阻断药。

目前,最有效的药物是泼尼松。泼尼松的作用机制尚未完全阐明,可能为减少细胞毒性 T 细胞生成、抗炎作用、调节基因翻译、增加层粘连细胞表达和肌膜修复、控制细胞钙内流。很多证据认为诊断一旦明确就应开始泼尼松治疗。泼尼松剂量为 0.75mg/(kg·d),效果与剂量相关,最低有效剂量为 0.3mg/(kg·d)。一般用药 10 天后见肌力进步,用药后 3 个月达峰,剂量维持在 0.5~0.6mg/(kg·d),能保持肌力改善,步行能力可持续至 13~19 岁,脊柱侧弯和关节挛缩发生率低,保持良好的呼吸肌功能。需要注意长期使用肾上腺皮质激素的副反应。

针对抗肌萎缩蛋白基因突变的基因修复治疗正在研究中。通过腺病毒载体,输入功能性微小抗肌萎缩蛋白基因以替代缺失的抗肌萎缩蛋白和干细胞移植临床前研究正在进行中。

做好遗传咨询,通过家系调查、CK 测定、DNA 分析以及对已怀孕的基因携带者进行胎儿产前诊断,以正确开展生育指导。

【预后】　Duchenne 型肌营养不良是最严重也是预后极差的一种类型。自然病程多数于 12 岁左右即发展为不同程度的残疾,很少能存活到 20 岁以上。Becker 型肌营养不良起病较晚,病程进展慢,寿命较 Duchenne 型患者长,绝大多数能活到 30 岁以上。

【小结】

1. 肌营养不良症是一组遗传性肌肉变性疾病。临床特点为进行性加重的对称性肌无力、肌萎缩,最终完全丧失运动功能。

2. Duchenne 肌营养不良是儿童期最常见、最严重的类型。患儿一般 3 岁后症状开始明显,行走摇摆如"鸭步态",不能上楼和跳跃。体检可见 Gowers 征,腓肠肌假性肌肥大和

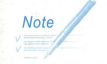

"翼状肩"和"游离肩"。

3. 实验室检查　①血清磷酸肌酸激酶显著增高;②肌电图显示肌源性损害;③活体肌肉组织抗肌萎缩蛋白免疫染色检查确定诊断的患者。

4. 本病迄今尚无特效治疗,积极的对症和支持治疗措施有助于提高患儿的生活质量与延长生命。目前,最有效的药物是泼尼松。

【思考题】

1. Duchenne 肌营养不良临床表现及典型体征。
2. Duchenne 肌营养不良实验室检查特点。

(王治平)

第八节　重症肌无力

重症肌无力(myasthenia gravis,MG)是免疫介导的神经肌肉接头处化学 - 电冲动转递障碍的慢性疾病。临床以骨骼肌运动中极易疲劳并导致肌无力,休息或用胆碱酯酶抑制剂后症状减轻为特征。

【病因和发病机制】　正常神经肌肉接头由突触前膜(即运动神经末梢突入肌纤维的部分)、突触间隙和突触后膜(即肌肉终板膜的接头皱褶)三部分组成。神经冲动电位促使突触前膜向突触间隙释放含有化学递质乙酰胆碱(ACh)的囊泡,在间隙中囊泡释出大量 ACh,与近十万个突触后膜上的乙酰胆碱受体(ACh-R)结合,引起终板膜上 Na^+ 通道开放,大量 Na^+ 进入细胞内,K^+ 排出细胞外,而使突触后膜除极,产生肌肉终板动作电位,在数毫秒内完成神经肌肉接头处冲动由神经电位 - 化学递质 - 肌肉电位的复杂转递过程,引起肌肉收缩。

重症肌无力患者体液中存在抗 ACh-R 抗体,与 ACh 共同争夺 ACh-R 结合部位。同时,又在 C_3 和细胞因子参与下直接破坏 ACh-R 和突触后膜,使 ACh-R 数目减少,突触间隙增宽。虽然突触前膜释放 ACh 囊泡和 ACh 的量依然正常,但因受 ACh-R 抗体与受体结合的竞争,以及后膜上受体数目的减少,致 ACh 在重复冲动中与受体结合的几率越来越少,很快被突触间隙和终板膜上胆碱酯酶水解成乙酰与胆碱而灭活,或在增宽的间隙中弥散性流失,临床出现肌肉病态性易疲劳现象。抗胆碱酯酶可抑制 ACh 的降解,增加其与受体结合的机会,从而增强终板电位,使肌力改善。

【临床表现】

1. 儿童期重症肌无力　大多在婴幼儿期发病,最年幼者 6 个月,2~3 岁是发病高峰,女孩多见。临床主要表现 3 种类型:

(1) 眼肌型:最多见。单纯眼外肌受累,多数见一侧或双侧眼睑下垂,早晨轻,起床后逐渐加重。反复用力做睁闭眼动作也使症状更明显。部分患儿同时有其他眼外肌,如眼球外展、内收或上、下运动障碍,引起复视或斜视等。瞳孔对光反射正常。

(2) 脑干型:主要表现为第Ⅸ、Ⅹ、Ⅻ对脑神经所支配的咽喉肌群受累。突出症状是吞咽或构音困难、声音嘶哑等。

(3) 全身型:主要表现为运动后四肢肌肉疲劳无力,严重者卧床难起,呼吸肌无力时危及生命。

少数患儿兼有上述 2~3 种类型,或由 1 种类型逐渐发展为混合型。病程经过缓慢,其间可交替地完全缓解或复发,呼吸道感染常使病情加重。但与成人不同,小儿重症肌无力很少与胸腺瘤并存。本病可伴发其他疾病,免疫性疾病,如类风湿关节炎、甲状腺功能亢进;非免疫性疾

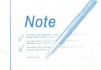

病,如癫痫、肿瘤。约 2% 的患儿有家族史,提示这些患儿的发病与遗传因素有关。

2. 新生儿期重症肌无力   病因特殊,包括两种类型:

(1) 新生儿暂时性重症肌无力:重症肌无力女性患者妊娠后娩出的新生儿中,约 1/7 因体内遗留母亲抗 ACh-R 抗体,可能出现全身肌肉无力,严重者需要机械呼吸或鼻饲。因很少表现眼肌症状而易被误诊。待数天或数周后,婴儿体内的抗 ACh-R 抗体消失,肌力即可恢复正常,以后并不存在发生重症肌无力的特别危险性。

(2) 先天性重症肌无力:本组疾病非自身免疫性疾病,为一组遗传性 ACh-R 离子通道病,与母亲是否有重症肌无力无关,患儿出生后全身肌无力和眼外肌受累,症状持续,不会自然缓解,胆碱酯酶抑制剂和血浆交换治疗均无效。

【诊断与鉴别诊断】

1. 诊断

(1) 肌无力表现:眼外肌无力和(或)全身无力,有"晨轻暮重"的特点,同时辅以下检查确诊:

(2) 疲劳试验:检查时,嘱眼肌型患者反复眨闭眼或持续注视前方,可见眼睑肌下垂加重。

(3) 药物诊断性试验:当临床表现支持本病时,腾喜龙(tensilon,依酚氯铵)或新斯的明(neostigmine)药物试验有助诊断确立。前者是胆碱酯酶的短效抑制剂,由于顾忌心律失常副作用一般不用于婴儿。儿童每次 0.2mg/kg(最大不超过 10mg),静脉注射或肌内注射,用药后 1 分钟内即可见肌力明显改善,2~5 分钟后作用消失。

新斯的明则很少有心律失常不良反应,剂量每次 0.04mg/kg,皮下或肌内注射,最大不超过 1mg,最大作用在用药后 15~40 分钟。婴儿反应阴性者 4 小时后可加量为 0.08mg/kg。为避免新斯的明引起的面色苍白、腹痛、腹泻、心率减慢、气管分泌物增多等毒蕈碱样不良反应,注射该药前可先肌内注射阿托品 0.01mg/kg。

(4) 肌电图检查:对能充分合作完成肌电图检查的儿童,可进行神经重复刺激检查,表现为低频重复电刺激中反应电位波幅的快速降低,对本病诊断较有特异性。本病周围神经传导速度多正常。

(5) 血清抗 ACh-R 抗体检查:阳性有诊断价值,但阳性率因检测方法不同而有差异。婴幼儿阳性率低,以后随年龄增加而增高。眼肌型(约 40%)又较全身型(70%)低。抗体滴度与疾病严重性无关,对治疗方法的选择也无提示。

(6) 胸部 CT 检查:胸片可能遗漏 25% 的胸腺肿瘤,胸部 CT 或 MRI 可明显提高胸腺肿瘤的检出率。

2. 鉴别诊断   眼肌型及脑干型需与线粒体脑肌病及脑干病变(炎症、肿瘤)相鉴别。前者需做肌活检,后者头颅影像学检查是重要的诊断依据。全身型需与吉兰 - 巴雷综合征及其亚型 Fisher 综合征鉴别。吉兰 - 巴雷综合征具有急性弛缓性对称性肢体麻痹的特点,但眼外肌受累很少见,脑脊液检查多有蛋白 - 细胞分离现象,肌电图示神经源性受损。Fisher 综合征诊断主要依据眼外肌麻痹、共济失调及腱反射消失等特点。此外,本病尚需与少见病鉴别,如急性多发性肌炎、肉毒杆菌食物中毒、周期性瘫痪等。

【治疗】   重症肌无力为慢性病程,其间可有症状的缓解和复发。眼肌型起病 2 年后仍无其他肌群受累者,日后将很少发展为其他型。多数患儿经数月或数年可望自然缓解,但有的持续到成年,因此,对有症状者应长期服药治疗,以免肌肉失用性萎缩和肌无力症状进一步加重。

1. 胆碱酯酶抑制剂   是多数患者的主要治疗药物。首选药物为溴吡斯的明,口服量为:新生儿每次 5mg,婴幼儿每次 10~15mg,年长儿每次 20~30mg,最大量每次不超过 60mg,每天 3~4 次。根据症状控制情况和是否有腹痛、黏膜分泌物增多、瞳孔缩小等毒蕈碱样不良反应发生,可适当增减每次剂量与间隔时间。

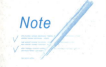
Note

2. 糖皮质激素　基于自身免疫性疾病的发病机制,各种类型的重症肌无力均可使用糖皮质激素。泼尼松作用的确切机制尚未阐明,但已发现其能降低抗体滴度,且与症状改善相关。长期规则应用可明显降低复发率,减少全身型肌无力的发生。首选药物为泼尼松,1~2mg/(kg·d),症状完全缓解后再维持4~8周,然后逐渐减量达到能够控制症状的最小剂量,每天或隔天清晨顿服,总疗程2年。对于口服激素效果不佳患者,可大剂量甲泼尼龙冲击治疗,20mg/kg,3天为一疗程,停4天,反复2~3个疗程。要注意部分患者在糖皮质激素治疗最初1~2周可能有一过性肌无力加重,故最初使用时最好能短期住院观察,同时要注意皮质激素长期使用的副反应。皮质激素应用的反指征是糖尿病、结核、免疫缺陷等。

3. 胸腺切除术　对于药物难控制的病例可考虑胸腺切除术。血清抗ACh-R抗体滴度增高和病程不足2年者常有更好的疗效。

4. 大剂量静脉注射丙种球蛋白(IVIg)和血浆交换疗法　部分患者有效,且一次治疗维持时间短暂,需重复用药以巩固疗效,故主要试用于难治性重症肌无力,或重症肌无力危象的抢救、胸腺切除术前。IVIg剂量按400mg/(kg·d),连用5天。循环中抗ACh-R抗体滴度增高者可能疗效更佳。血浆交换治疗多用于难治性重症肌无力和肌无力危象。

5. 其他免疫抑制剂　对于糖皮质激素治疗无效的患儿可选用硫唑嘌呤、环磷酰胺或利妥昔单抗等药物。

6. 肌无力危象的识别与抢救　治疗过程中患儿可发生两种肌无力危象:

(1) 肌无力危象:因治疗延误或措施不当使重症肌无力本身病情加重,可因呼吸肌无力而呼吸衰竭。注射新斯的明可使症状迅速改善。

(2) 胆碱能危象:由胆碱酯酶抑制剂过量引起,除明显肌无力外,尚有面色苍白、腹泻、呕吐、高血压、心动过缓、瞳孔缩小及黏膜分泌物增多等严重毒蕈碱样症状。

可采用依酚氯铵(腾喜龙)1mg肌内注射鉴别两种肌无力危象,胆碱能危象者出现症状短暂加重,应立即予阿托品静脉注射以拮抗ACh的作用。重症肌无力危象者则会因用药而减轻。

7. 禁用药物　氨基糖苷类及大环内酯类抗生素、普鲁卡因胺等麻醉药品、普萘洛尔、奎宁、β受体阻滞剂、青霉胺等药物有加重神经肌肉接头转递障碍的作用,甚至引起呼吸肌麻痹,应禁用。

【预后】　部分患儿在数月或数年后自发缓解,部分患儿进入成年后仍未缓解。免疫抑制剂应用、胸腺切除、本病伴随的甲状腺功能减退的治疗有助于本病的治愈。

【小结】

1. 重症肌无力是免疫介导的神经肌肉接头处化学-电冲动转递障碍的慢性疾病。临床表现为骨骼肌运动中极易疲劳并导致肌无力,休息或用胆碱酯酶抑制剂后症状减轻。

2. 儿童期重症肌无力临床有眼肌型、脑干型及全身型。

3. 本病诊断辅助检查　疲劳试验;药物诊断性试验(新斯的明试验);肌电图检查:低频重复电刺激中反应电位波幅的快速降低;血清抗ACh-R抗体检查阳性;胸部CT确认是否合并胸腺肿瘤。

4. 治疗　胆碱酯酶抑制剂是多数患者的主要治疗药物;糖皮质激素适用于各型重症肌无力;对于药物难控制的病例可考虑胸腺切除术;大剂量静脉注射丙种球蛋白(IVIg)和血浆交换疗法临床很少使用;其他免疫抑制剂可使用在糖皮质激素治疗无效的病例;注意肌无力危象的识别与抢救;注意重症肌无力患者禁用药物。

Note

【思考题】

1. 如何诊断重症肌无力？
2. 本病的治疗措施有哪些？
3. 本病的禁用药物有哪些？

（王治平）

第九节　神经系统常见先天性畸形

小儿神经系统先天性畸形的发生率很高，居我国出生缺陷畸形发生率第二位，发病率约为0.6%~4.0%，其中以神经管发育畸形（neural tube malformation）和脑积水（hydrocephalus）较为常见，前者通常表现为脑膜脑膨出（meningoencephalocele）、脊髓脊膜膨出（myelomeningocele）和脊髓拴系综合征（tethered cord syndrome）等疾病，后者以大脑导水管梗死引起的梗阻性脑积水较多见。

一、先天性神经管发育畸形

胚胎形成的第3~4周是中枢神经系统的高速发育期，称为神经胚胎期，此期间如受致畸因素的影响最易发生神经管发育畸形，主要表现脑和（或）脊髓的结构及功能异常，并伴有颅骨和（或）脊柱的发育缺陷。

【胚胎学】　胚胎发育14天后，胚盘背侧的外胚层中央部分细胞在其下方的脊索诱导下增生、增厚成为神经板，神经板向脊索方向凹入而形成神经沟（图16-6）。神经板继续向头、尾端延伸，其两侧渐隆起形成神经嵴（图16-7），两侧神经嵴渐渐靠拢进而融合形成神经管（图16-8）。神经管头端发育成脑，尾端发育成脊髓。在此过程中与神经管平行的中胚层组织逐渐发育形成颅骨、脑膜、蛛网膜和椎管（由脊索发育形成），并逐渐包绕神经管发育形成的脑和脊髓。

图 16-6　脊索诱导神经板向内凹入

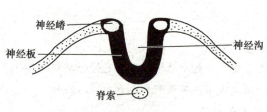

图 16-7　脊索诱导下神经沟形成

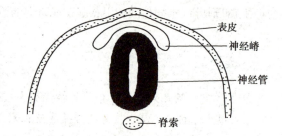

图 16-8　脊索诱导下神经管形成

【病因学】　病因尚不明确，可能是神经管形成过程中受各种致畸因素的影响，中胚层组织包括脊索出现发育障碍，并对神经板失去了诱导作用，从而引起颅骨、椎管闭合不全和神经管发育异常。可能的影响因素包括放射线、化学毒物（漂白粉、色素）、激素（胰岛素、性激素）、缺氧、血型不合、遗传（隐性遗传）、四氢叶酸缺乏（豆类、动物肝脏、菠菜）等，其中母孕期四氢叶酸缺乏被认为是较为肯定的病因。此外，动物实验发现，某些基因（如 Cart I 基因）突变能产生脑脊膜膨出。

【病理学】　妊娠第3~4周神经胚胎形成，神经管形成过程中在致畸因素的影响下发育失败，颅骨和（或）椎管停留在闭合不全的状态，同时存在脑脑膜、脊髓脊膜及神经向颅骨、椎管缺损处膨出，导致脑和（或）脊髓的损害。其病理过程既往归咎于单纯的神经管闭合不全，目前更多的

Note

实验证据支持"双打击"(2-hit)假说，即除原始胚胎发育错误外，还有贯穿于整个妊娠过程对暴露神经组织的继发性损害，包括脑脊液动力学改变与组织形态、结构改变对大脑、脊髓及神经等整个中枢神经系统的一系列继发损害。

神经管发育畸形在临床上常表现为脑膜脑膨出、脊髓脊膜膨出以及脊髓拴系综合征等多种疾病，它们的临床表现、诊疗方法和预后不尽相同，下面分别讲述。

(一)脑膜脑膨出

【临床表现】　脑膜脑膨出在神经管发育畸形中约占 8%~9%，是显性颅裂中最常见的一种类型，在新生儿中的发病率为 1/10 000。颅裂是指先天性颅骨发育异常，导致颅骨闭合不全留有缺损。颅裂分布于从鼻根至枕外粗隆的矢状线上，颅底也可发生。颅裂分为显性和隐性两种，隐性仅有较小面积的颅骨缺失，没有颅内组织外溢，常常不易发现。颅腔内容物自颅骨缺损处膨出则形成显性畸形。在病理上按膨出物的内容来划分，一般可以分成三类：①脑膜膨出(meningocele)：内容物为脑膜和脑脊液；②脑膨出(encephalocele)：内容物为脑膜、脑实质，无脑脊液；③脑膜脑膨出：内容物为脑膜、脑实质和脑脊液。

脑膜脑膨出主要表现为从鼻根部沿头顶至枕外粗隆的矢状线上出现大小不等、形状不一的囊性包块膨出，出生时即可发现。包块多为圆形或椭圆形，有时偏向一侧。包块表面皮肤有的与正常皮肤相近，有时仅为一层薄而透明的囊膜，部分病例包块外表皮肤有色素沉着、毛发增生或血管瘤样改变。包块破裂者往往有脑脊液漏和囊内组织暴露，易反复发生颅内感染。包块基底部可以较为宽大也可成蒂状，与颅骨缺损面积相关。单纯的脑膜膨出包块质地较为柔软，有波动感，透光试验阳性，患儿哭闹时包块张力增高。其他类型的膨出包块可有实质感，无波动，透光试验阴性(图 16-9~ 图 16-11)。

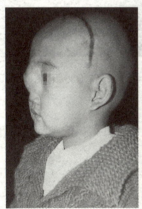
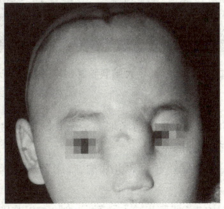

图 16-9　鼻根部脑膜脑膨出

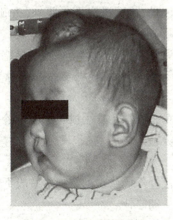
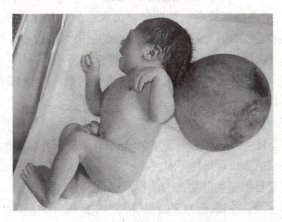

图 16-10　顶部脑膜膨出　　　　图 16-11　枕部巨大脑膜膨出

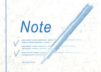
Note

　　患儿一般没有明显神经系统症状,严重者可以表现为智力低下、抽搐、肢体瘫痪、腱反射亢进、病理征阳性。鼻根部的膨出可以导致颜面部畸形,眼球被挤向外侧,眼距加大,眼眶变小,并可出现单侧或双侧嗅觉障碍。膨出物突入鼻腔可影响呼吸道的通畅,突入眼眶内可导致眼球突出及移位,并影响第Ⅱ、Ⅲ、Ⅳ、Ⅵ脑神经和第Ⅴ脑神经的第一支,出现相应症状。枕部的脑膜脑膨出可出现皮质性视觉障碍及小脑损害的表现。

　　本病常合并脑积水、视路结构异常、胼胝体发育不良、唇腭裂、先天性心脏病、脊柱及手指畸形等先天畸形。

【辅助检查】

　　1. 头颅 X 片　可见颅骨缺损,可测量其范围。

　　2. 头颅 CT　可显示颅骨缺损及由缺损处膨出的囊性包块,根据囊内容物的不同可进行分类(图 16-12)。

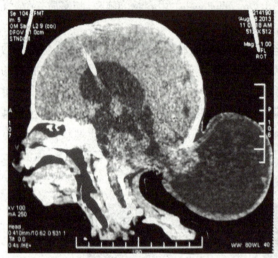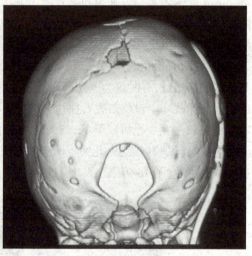

图 16-12　头颅 CT 显示枕部巨大脑膜脑膨出合并脑积水,已行脑脊液分流术,三维成像可见枕部颅骨缺损

　　3. 头颅 MRI　可以更为清晰地显示颅骨缺损及由缺损处膨出的硬脑膜、脑组织、脑脊液等组织结构(图 16-13、图 16-14)。

【诊断及鉴别诊断】　根据患儿病史、临床表现,结合头颅 X 线片、CT 和(或)MRI,一般较易诊断。

　　鼻根部、眶内的脑膜膨出应与该部位的肿瘤相鉴别,通过增强 CT、MRI 等辅助检查可以明确诊断。本病需与头部其他肿物的鉴别:

　　1. 前囟皮样囊肿　囊性包块出现在头部正中线前囟处,位于头皮下硬膜外,头颅 CT 或 MRI 检查,可见囟门处有颅骨缺损但硬脑膜完整,包块与颅内不相通。

　　2. 骨膜血窦　表现为头部可复性包块,头低位明显,头高位消失,常伴有头皮静脉怒张。头颅 CTV 和三维成像检查可显示包块为迂曲的静脉畸形,经颅骨缺损处与颅内静脉窦相通(图 16-15、图 16-16)。

【治疗】　隐性颅裂一般不需治疗。对显性颅裂者手术是唯一治疗手段。手术年龄一般以生后 6 个月 ~1 岁为宜。对突发包块破裂、脑脊液外漏的患儿应急诊手术。包块破溃合并感染者,应先控制感染后再择期手术。

　　手术目的是切除膨出的囊性组织,还纳囊内脑组织,修补不同层次的缺损。一般不在术中同时修补颅骨缺损,但对于面积较大的鼻根部颅骨缺损可一期修补。

　　术中一般从包块顶部切开囊壁,探查囊内,有膨出脑组织则还纳入颅内。对囊性包块进行

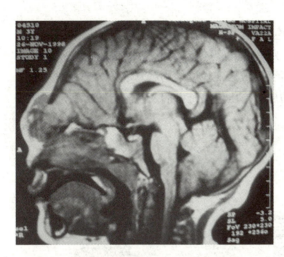

图 16-13　头颅 MRI 显示从鼻根部颅骨缺损处膨出的脑组织

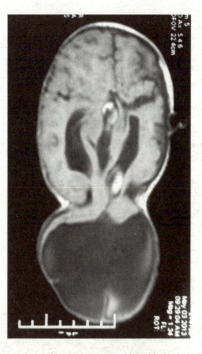

图 16-14　头颅 MRI 显示从枕部缺损处膨出的硬脑膜、脑组织和脑脊液

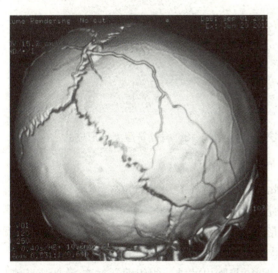

图 16-15　头颅 CT 三维成像显示顶部矢状缝处迂曲的静脉畸形

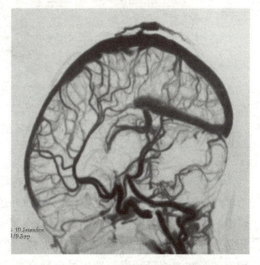

图 16-16　头颅 CTV 显示从颅外的静脉畸形穿过颅骨与颅内矢状窦相通

切除修补时,应根据包块蒂部大小不同而采用不同方法,蒂部宽大者应分离囊壁至颅骨缺损处后环状切除囊壁及整个包块,在蒂部直接或使用人造硬膜修补硬脑膜;蒂部窄小者可以在蒂部直接结扎、缝合。鼻根部、鼻咽部及眶部的脑膜脑膨出手术通常分两期完成,一期切除膨出囊腔,还纳脑组织,二期将鼻腔内残余的膨出囊壁切除。值得注意的是,膨出腔内的脑组织如体积过大,可能无法完整还纳入颅腔,强行还纳会导致颅压骤升,此时可做部分脑组织的切除再行硬膜修补。

【预后】　单纯脑膜膨和脑膜脑膨出手术效果均较好,如因膨出脑组织过多而行部分切除减压,术后可能出现功能障碍。巨大的膨出囊切除后,原有的脑脊液吸收面积减少,可能继发性脑积水。术前已有神经功能障碍者及智力下降者预后较差,因手术对改善患儿神经功能和智力水平并无直接作用。

(二)脊髓脊膜膨出

【临床表现】 与颅裂类似脊柱裂也可分为显性和隐性两类,隐性脊柱裂通常无明显临床症状,仅在脊柱 X 线片检查时可见椎管闭合不全,局部椎弓有不正常裂隙。显性脊柱裂在病理上可分为三类:单纯脊膜膨出(simple meningocele)、脊髓脊膜膨出(myelomeningocele)和脊髓外翻(spinal cord valgus)。

1. **单纯脊膜膨出** 表现为大小不等的囊性包块,多位于脊柱中线,偶有偏向一侧,腰部和腰骶部多见,有时位于颈项部、背部。表面皮肤多为正常,也可伴有毛发增生、色素沉着和红色斑痣。包块有时也可破溃,反复破溃、感染、愈合者会形成瘢痕。囊内为脑脊液无神经组织。囊性包块质软,有波动感,透光试验阳性,前囟未闭的患儿挤压包块时可扪及囟门有冲击感,称为"前囟冲击感"阳性(图 16-17、图 16-18)。

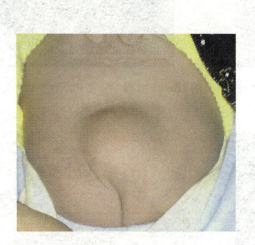
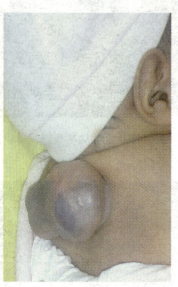

图 16-17 脊髓脊膜膨出形成的腰骶部包块　　图 16-18 脊髓脊膜膨出形成的背部包块

2. **脊髓脊膜膨出** 此型最常见,国内报道此型占全部脊柱裂患者的 86%,体表包块的性状与单纯脊膜膨出相似,囊内容物除脑脊液外还有膨出的脊髓或脊神经。膨出的神经组织大多以残端的形式附着在囊内壁上,与囊壁粘连紧密,形态扭曲,有时可折返再次进入硬脊膜腔内。患儿常表现为神经功能障碍如大小便失禁、双下肢无力、神经源性膀胱等。临床还常见皮下异常增生的脂肪组织沿硬脊膜缺损处向硬脊膜下腔生长,与膨出的神经组织混杂粘连,称为脂肪瘤型脊髓脊膜膨出。

3. **脊髓外翻** 此型较少见,国内统计约占 1.5%,表现为病变部位皮肤、椎管、硬脊膜缺损,硬脊膜下腔的脊髓和脊神经组织直接暴露,此型常伴有严重的神经功能障碍。

脊膜膨出与脊髓脊膜膨出有时与脂肪瘤合并存在,称为脂肪型脊膜膨出或脂肪型脊髓脊膜膨出。国内报道约有 8% 的患儿可以合并脑积水,亦可合并其他的畸形:脊柱侧弯、脊髓纵裂、马蹄足、高弓足、泌尿系统畸形、肛门直肠畸形等。

【辅助检查】

1. **脊柱 X 片** 可显示脊柱裂及其所处节段,并可发现有无其他合并畸形如脊柱侧弯、半椎体等。

2. **脊柱 CT** 脊柱 CT 扫描的三维成像可以更为清晰地显示闭合不全的椎管,并能显示脊髓和脊神经的膨出状态。

3. **脊柱 MRI** MRI 对脊髓和神经的显示最为清晰,可以了解其发育状态和与周围组织的粘

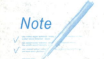
Note

连情况,并可发现是否合并脊髓肿瘤、脊髓纵裂等(图16-19)。

【诊断和鉴别诊断】　根据上述临床表现,结合相关辅助检查,本病的诊断并不困难,但需与下列疾病鉴别:

1. **骶尾部畸胎瘤**　此病位于脊柱末端,位置更低,与尾骨尖关系密切。临床也表现为大小不等、形状不规则的包块,多为囊实性,内容物可含有骨骼、牙齿、软骨等,通常透光试验阴性,"前囟冲击感"阴性,直肠指检可触及骶前包块,影像学检查可见包块与椎管内不相通。

2. **皮毛窦**　此病亦可在体表形成包块,有时无瘘口和分泌物出现,通过MRI检查可发现包块下方的窦道,有时窦道可以生长进入椎管内甚至硬脊膜下腔形成占位病灶,此时需要探查性手术证实诊断。

【治疗】　早期手术是本病的唯一治疗方法,手术通常在生后1个月内实施。对膨出囊壁破溃的新生儿可行急诊手术,而对囊肿破溃感染者应积极控制感染后再行手术。手术目的是避免病变造成的神经功能损害进一步加重。手术要点是松解膨出的脊髓和神经组织与囊壁的粘连,并使其无张力的还纳入硬脊膜腔内,切除膨出的硬脊膜和多余的皮肤,修补硬脊膜及周围软组织的缺损。合并脂肪瘤的脊髓脊膜膨出术中切除脂肪瘤松解粘连时应尽量保护神经组织,不强求全切脂肪瘤。合并脑积水的患儿应先行手术治疗脑积水,缓解高颅压后再行脊柱裂手术。

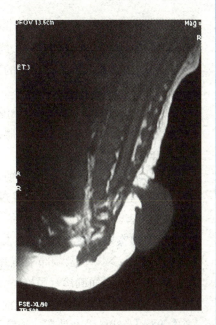

图16-19　MRI显示腰骶部包块与椎管内相通,脊髓脊膜从缺损的椎管处膨出

【预后】　手术治疗时机与本病的预后关系密切,在神经功能障碍出现之前早期手术可以有效避免病变加重,患儿预后良好。若已出现神经功能损害的临床症状,再行手术治疗往往预后不佳,部分患儿留有终生残疾。

(三)脊髓拴系综合征

本病是由于各种先天性或后天性病因导致患儿脊髓末端被牵拉、固定在低于正常脊柱节段的位置,由此产生脊髓末段慢性缺血缺氧性病变,从而在临床上表现出体表包块和各种神经功能障碍的一组综合征。

【临床表现】　脊髓拴系综合征常见的症状和体征包括:①腰骶部包块:出生即可发现,与前文所述脊髓脊膜膨出的包块性状相同,包块呈囊性,大小不一,表面皮肤可有毛发增生、膜状菲薄或血管瘤样改变;②大、小便失禁:表现为小便失禁和(或)大便便秘;③双下肢运动、感觉异常:表现为双下肢无力,下肢和鞍区皮肤感觉减退等,成年后可出现性功能异常;④合并畸形及疾病:本病常合并脑积水、脊髓空洞、双干脊髓、脊柱侧弯、马蹄足、高弓足等畸形出现,并常伴发泌尿系统疾病如神经源性膀胱、肾盂积水等。

脊髓拴系综合征的病理分型包括:终丝粗大型、脂肪瘤型、脊髓脊膜膨出型、脊髓术后瘢痕粘连型、脊髓纵裂(骨刺)型、椎管内肿瘤致脊髓拴系型以及混合型,其中以脂肪瘤型最为常见。

【辅助检查】

1. **超声检查**　年龄小于1岁的婴幼儿椎管后部结构和骨化尚不成熟,B超检查可显示脊髓圆锥位置,彩超还可测定脊髓的血流速度,提供有价值的诊断线索。

2. **X线检查**　腰骶椎X线检查能显示骨性异常,如脊柱裂;脊髓造影可显示腰骶部膨大和脊髓脊膜膨出,但要确定脊髓圆锥的位置较难。

3. **CT检查**　CT检查能够发现椎管内肿瘤,对脊髓圆锥位置的判断有较大帮助,对脊髓纵裂的显示也有很大的意义。

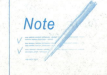

Note

4. 磁共振检查　磁共振是本病的最佳影像检查手段，MRI 能清楚显示脊髓圆锥的位置、终丝的粗细。矢状位正中线的扫描图像有助于确定拴系的存在及其分型，并对手术治疗提供影像依据（图 16-20）。

5. 电生理检查　双下肢神经传导速度测定可以发现脊髓拴系造成的下肢运动功能障碍，术中电生理监测能有效保护脊髓和马尾神经不受损伤。

6. 尿动力学检查　对膀胱内压力、容量的检测和膀胱、尿道括约肌肌电图检查可以发现脊髓拴系造成的泌尿系统功能损害。

【诊断和鉴别诊断】　临床上发现上述两条以上临床表现时即可疑诊本病，腰骶部 X 线片示骶裂存在则需行腰骶部 MRI 检查，进而确诊脊髓拴系。脊髓脊膜膨出型拴系需与骶尾部畸胎瘤鉴别，鉴别要点前文已述。

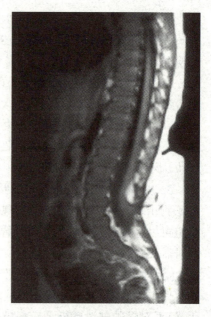

图 16-20　MRI 显示腰骶部皮下异常增生的脂肪组织进入椎管内，与脊髓末端粘连形成拴系

【治疗】　外科手术是唯一治疗手段，手术最佳年龄为出生后 1~3 个月。手术治疗要点包括：①术中必须使用电生理监测，尽量保护脊髓和神经组织不受损伤；②脂肪瘤型手术以松解脂肪组织与脊髓和马尾神经的黏连解除栓系为目的，不要求全切脂肪瘤；③术中尽量减少对脊柱的破坏，保护脊柱的稳定性；④合并脑积水存在时应先行手术治疗脑积水，再行脊髓拴系手术。

【预后】　手术仅能使疾病导致的神经功能障碍不再加重，而对已出现的功能障碍往往无法有效改善，因此，在神经功能障碍出现之前早期手术的患儿预后良好，而术前已出现明显神经功能障碍者往往留有终生残疾。

【小结】

　　小儿神经系统先天性畸形的发病率约为 0.6%0~4.0%0，其中以神经管发育畸形和脑积水较为常见，前者包括脑膜脑膨出、脊髓脊膜膨出和脊髓拴系综合征等疾病。

【思考题】

1. 脊髓拴系综合征的主要临床表现是什么？
2. 确诊脊髓拴系综合征的主要辅助检查手段是什么？

（翟　瑄）

二、先天性脑积水

先天性脑积水（congenital hydrocephalus）是脑室系统的先天性发育异常或非发育异常病因所致脑室系统过多积液，脑室逐渐扩大，颅内压逐步增高，头颅进行性扩大为特征的先天性疾病。脑脊液循环通路发育异常或受阻是常见和多发病因。先天性脑积水发生，国内一组采用中国出生缺陷监测网的资料，围生期监测（28 周和产后 7 天住院分娩围产儿，包括死胎、死产和活产）为 4 282 536 例，先天性脑积水 3012 例，总发生率 7.03/ 万，存在地区、性别和产妇年龄的差异。新生儿期发生率为 0.3%~0.4%，也有资料显示发病率约（4~10）/10 万，随着医改制度制定、完善、实施，人们健康、保健意识的增强，先天性脑积水发生率仍有上升的可能。

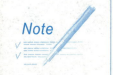

Note

【病因】　先天性脑积水主要以脑积液循环通路发育异常、障碍为主。

1. 中脑导水管发育异常　有病理学家解剖、研究脑积水死婴中发现,发育异常的中脑导水管分为闭锁、狭窄、隔膜、分叉和胶质细胞增生,其中闭锁、狭窄和隔膜最多见。在临床实践中,根据病史、体检和影像资料,只能诊断为中脑导水管阻塞脑积水,不能细分。它是先天性脑积水中最多见一种。

2. Arnold-Chiari 畸形　因小脑扁桃体、延髓和第四脑室下疝椎管内,脑脊液循环受阻引起脑积水。

3. Dandy-Walker 畸形　由于第四脑室正中孔和侧孔先天性闭塞致脑积水。

4. 颅内幕上和幕下巨大蛛网膜囊肿压迫或挤压脑脊液循环通路引发脑积水。

5. 脊柱裂,脊膜膨出或脊髓脊膜膨出,脊髓拴系合并脑积水。

非发育异常病因如宫内胎儿脑积水,宫内弓形体感染所致脑积水,缺血缺氧性脑病伴脑出血等。

【病理和病理生理】　自脑室系统发育完成后,脑室内膜络丛分泌、产生的脑脊液存在脑室系统和蛛网膜下腔,其分布与年龄有关。在正常情况下脑室系统和蛛网膜下腔脑脊液分布,婴幼儿 60~80ml,年长儿 80~120ml,约 1/4 分布脑室系统,3/4 位于颅内和脊髓蛛网膜下腔。系白色、透明的液体,人体每天可分泌脑脊液约 400~500ml,参与由侧脑室—室间孔—三脑室—中脑导水管—四脑室—正中孔和外侧孔—脑干及小脑周围和脊髓蛛网膜下腔—小脑幕切迹—大脑半球的蛛网膜下腔—上矢状窦两旁蛛网膜颗粒和上矢状窦静脉的循环。不间断、正常的脑脊液分泌、循环、代谢、吸收,是维持脑室系统和蛛网膜下腔的正常脑脊液量、生化成分和颅内压力稳定的重要生理变化过程。任何导致脑脊液分泌过多、循环通路阻塞和吸收障碍的病因都可引起脑积水。

先天性脑积水首先致使脑组织结构改变,包括大体和超微结构改变,大多数先天性脑积水由循环通路阻塞而致脑积水进行性加重,颅内压增高,阻塞以上的脑室系统扩大,脑实质变薄,脑回平坦,脑沟变浅,胼胝体、锥体束、基底节、四叠体等长期受压而萎缩。超微结构改变主要为脑室表面室管膜内层损坏,脑室管膜细胞变平、纤毛丧失,严重者致室管膜断裂和破坏而被胶质组织覆盖。脑室周围白质内小血管受压、变形,毛细血管显著减少,促使脑的微循环异常变化,继发各种神经胶质细胞的反应性改变,包括星形细胞和小胶质细胞的活化、增生、轴突伸长和损坏,神经元之间联系减少等。脑组织结构改变到不可逆损害出现之前存在一个"阈值效应",当脑室扩大达到"阈值"后脑室表面室管内膜的纤维难以继续被拉长,即可形成永久性损害。除上述脑组织结构和微循环改变外,脑积水也可以引起脑组织内一系列生化改变,如葡萄糖利用率局灶性增加、氧化应激反应包括脂质过氧化和蛋白质亚硝基化的出现、钙依赖性蛋白水解的激活等。

【临床表现】　临床上脑积水分类存在多种方法,按病因分为先天性(原发性)和后天性(继发性)脑积水。按压力可分为高压行脑积水和正常压力脑积水。先天性脑积水多由脑脊液循环通道阻塞,临床表现与后天性脑积水存在区别,后天性多继发颅内肿瘤、感染、脑室系统出血、严重脑挫裂伤等。先天性脑积水主要有如下表现:

头颅进行性长大:出生后基本无明显临床不适表现,营养和生长正常,头颅增大可能不明显,少数出生后头颅大于正常。由于脑室内积水增加,短时间内头颅进行性增大,重量增加,家属无意感觉小孩戴的帽子较短时间内被不断放大,户外玩耍时与同龄婴儿比较,自己小孩头颅明显大于正常婴儿。也有少数患儿脑积水到一定程度后,发生抽搐为第一表现。部分脑积水患儿智能反应也不及正常婴儿。

由于头颅扩大,前囟增宽、饱满或隆起、张力增高,直立时前囟也不凹陷,脑搏动不明显或看不见。患儿头发稀疏,头皮薄而亮。头皮静脉显露,颅缝分离,颅骨变薄,叩之呈"破壶声"。在暗室内光照试验呈阳性。严重脑积水患儿颅面比例失调,脑颅明显大于面颅。眼眶顶受压向下,

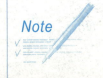

眼球被下推,巩膜外露,下半部沉到下眼睑下方,出现"落日征",是重度脑积水的重要阳性体征。

【辅助检查】

1. 头颅 B 超　由于先天性脑积水大多数在新生儿或婴儿时期被发现,B 超经未闭前囟可以直接了解双侧脑室和三脑室大小、积水的情况,B 超检查经济、无创、无放射、可重复操作、动态观测脑室和积水变化。

2. 颅脑 CT　头颅 CT 扫描能准确观察有无脑积水、脑积水的程度、阻塞部位、脑室周围水肿、脑池和脑沟等变化,为进一步检查和治疗提供科学依据。

3. 颅脑 MRI　MRI 扫描可从矢、冠、水平全方位观察较小的颅内病变并优于 CT,同时 MRI 可观察脑脊液动力学变化,对脑积水进行评价。为诊断、治疗和与家属沟通交流提供科学资料。

【治疗】　先天性脑积水主要由脑脊液循环通路被阻塞所致,多系高压性脑积水,非手术治疗难以奏效,而且效果不好,基本上都需外科手术干预。各种分流术式众多,经过 100 余年历史演变,临床实践检验,分流管的材料和制造工艺改进和完善,目前在临床上使用较多,方法较为成熟为脑室-腹腔分流术和第三脑底造瘘术。

1. 分流术

(1) 分流手术适合各种类型脑积水,是目前临床使用较多的一种,操作简单,创伤小,疗效比较满意,缓解颅内高压,改善患儿临床症状。

(2) 分流管选择:现在临床上使用的分流管几乎为进口各种高、中、低压分流管,部分还是体外可调压分流管,术前应根据脑积水的程度、压力、家属的期望值和经济承受力,选择适合患儿的分流管。

(3) 分流管安放位置:主要指脑室和腹腔端安放位置,一般来讲,脑室端国内多从侧脑室额角或枕角进入,脑室端侧孔段应置于孟式孔前方,此处较宽大,且无脉络丛,减少对分流管的包裹。腹腔端分流管有人主张放置肝膈下,不少放置下腹腔内。

(4) 并发症:尽管术中已十分严格无菌操作,术后分流管感染、阻塞、移位、出血等仍然存在,远期少数分流患儿出现裂隙综合征,处理十分棘手和困难。

2. 第三脑室底造瘘术　中脑导水管异常所致阻塞性脑积水是最佳适应证,一般认为交通性脑积水不适合采用本方法,有放病史存在应当斟酌考虑。钻孔位置应在冠状缝前 1~2cm,中线旁开 2~3cm 处,颅骨钻孔,直径约 1cm,将神经内镜插入脑室,经孟氏孔到第三脑室底,造瘘一般在前方的漏斗窝和后方的乳头体之间,瘘口在 5~10mm 较为合适,并将其下的蛛网膜打开,保证造瘘口通畅。术后次日腰穿放出适量脑脊液,有利于新的脑脊液通路建立和形成。三脑室底造瘘也存在一定并发症,如出血、感染、下丘脑损害和造瘘失败等。

【预防】　先天性脑积水的预防:一般来讲,先天性脑积水是脑室系统发育异常和非发育异常病因所致,受孕确诊后,孕妇在前 3 个月应尽量少生病或不生病,注意营养,劳逸结合,减少放射、化学和高噪声等环境接触,定期到产科检查,如早期发现胎儿脑积水,可终止妊娠。

【小结】

　　先天性脑积水是脑室系统的先天性发育异常或非发育异常病因所致脑室系统过多积液,脑室逐渐扩大,颅内压逐步增高,头颅进行性扩大为特征的先天性疾病。主要表现为头颅进行性长大、"落日征",是重度脑积水的重要阳性体征。

【思考题】

1. 先天性脑积水主要病因是哪些?

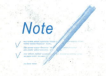

2. 先天性脑积水主要临床表现和体征是哪些？

3. 先天性脑积水主要的治疗方法是什么？

（翟　瑄）

第十节　常见颅内肿瘤

美国每年有 12 000 余例儿童被诊断为恶性肿瘤，其中脑肿瘤是最常见的实体肿瘤，国内小儿颅内肿瘤发生仅次于白血病，居实体瘤发病率的第一位，约占儿童期肿瘤 20%，而且死亡率最高。按此计算，我国每年新增儿童颅内肿瘤约 2.5 万 ~6 万。尽管没有确切的统计资料，国内主要儿童脑肿瘤医疗中心的数据也可以大体反映其流行病学特点（表 16-5）。虽然儿童脑肿瘤的远期存活率不断改善，但与其他类型肿瘤比较仍存在诸多治疗后遗症，处理难度更大，对患者和家庭成员的心理产生非常严重的负面影响。作为儿科医师，应加强宣传并不断努力提高诊疗水平，为儿童肿瘤患者和其家庭创建有利的生存环境。

表 16-5　我国儿童常见的前五位颅内肿瘤发病率

单位　　　　肿瘤类型	北京天坛医院小儿神经外科 2007 年例（%）	上海复旦大学华山医院神经外科 2007 年例（%）	天津总医院神经外科 2012 年例（%）
星形细胞肿瘤	352（29.9）	177（25.7）	114（26.5）
颅咽管瘤	233（19.8）	88（12.8）	67（15.5）
髓母细胞瘤	185（15.7）	64（9.3）	44（10.2）
生殖细胞瘤	88（7.5）	61（8.9）	54（12.5）
室管膜瘤	70（5.9）	37（4.8）	32（7.4）

【病因】　流行病学研究尚未证实任何与儿童中枢神经系统恶性肿瘤发生相关的重大环境因素，但一些综合征和遗传标记已被证明与部分中枢神经系统肿瘤产生有关。包括神经纤维瘤病 1 型和 2 型（NF1 和 NF2）、结节性硬化症、希佩尔 - 林道（VHL）综合征等，与特定染色体异常导致癌基因和抑癌基因的改变相关。癌基因和抑癌基因通常作用是调节细胞的正常生长，一旦发生突变，可能导致肿瘤发生。例如 NF1 是 17 号染色体上的遗传变异，容易患视神经胶质瘤及恶性神经鞘瘤；NF2 基因突变位于 22 号染色体上，与脑膜瘤、听神经瘤发生有关。

目前尚未发现特异颅内肿瘤相关遗传标志物，有研究表明几种常见中枢神经系统恶性肿瘤与某些遗传性肿瘤标记密切相关。例如癌基因 *p53* 过度表达与儿童胶质瘤之间存在明显的相关性，3 岁以上患恶性胶质瘤的年长儿中约 40% 被发现 *p53* 基因突变，远高于成人脑胶质瘤发生比例。

此外，多种遗传标记与髓母细胞瘤预后存在相关性，包括 TRK-C 阳性显示预后良好，过度表达的表皮生长因子受体 2 和 *c-myc* 基因提示预后不良。OTX2 基因检测在髓母细胞瘤诊断中也有一定的价值，它是一种转录因子，在正常小脑发育过程中起着重要作用，其高表达常表明髓母细胞瘤恶性程度较高、预后更差。多数肿瘤发生在小脑蚓部。

【病理生理】　儿童中枢神经系统（CNS）好发肿瘤，无论组织学起源，还是好发部位，与成人有较大区别。约 50%~55% 儿童颅内肿瘤位于幕下。不同年龄阶段其生部位也有显著差异，小于 6 个月幼儿，幕上肿瘤比较常见；2 岁以后幕下肿瘤约占 60%。成人更好发于幕上，30 岁后颅内肿瘤约 25%~35% 发生在幕下，形成鲜明反差。

星形细胞瘤是小儿最常见的颅内肿瘤，居高 50%，其中毛细胞型星形细胞瘤是最常见，约占

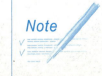
Note

儿童中枢神经系统肿瘤 25%。该肿瘤系良性,多出现在后颅窝,也可发生在其他部位如下丘脑和视神经等区域。脑干胶质瘤多数呈弥漫浸润性生长,以多形性胶质母细胞瘤为常见。髓母细胞瘤数量仅次于星形细胞瘤,起源于第四脑室原始神经干细胞的前体细胞,约占小儿颅内肿瘤 15%~20%。美国疾控中心数据显示儿童期常见神经上皮起源的中枢神经系统肿瘤及病理分布如表 16-6,我国尚无确切的相关资料。

表 16-6　儿童原发性脑中枢神经系统肿瘤由组织学分布(CBTRUS 2000~2004)

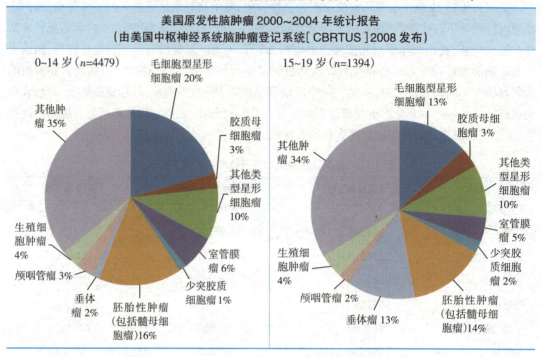

总体而言,儿童最常见的中枢神经系统肿瘤是星形细胞瘤、髓母细胞瘤、室管膜瘤、颅咽管瘤和生殖细胞肿瘤,不同年龄组各种类型颅内肿瘤发生率差异较大,具有显著的年龄特征。婴儿期(0~2 岁)以脉络丛乳头状瘤、婴儿型促纤维增生性星形细胞瘤、畸胎瘤、PNETs、AT/RTS 较为常见;儿童期(3~11 岁)星形细胞瘤、颅咽管瘤发病率较高,毛细胞型星形细胞瘤发病率显著下降;青春期生殖细胞瘤发生率相对较高,颅咽管瘤发病率明显降低。

【临床表现】　小儿颅内肿瘤症状和体征通常与肿瘤的部位、大小、生长速度密切相关,最常见症状(约占 40%)由颅内压(ICP)升高所致。高 ICP 最常见症状是头痛、恶心、呕吐(多在晨间发生)和嗜睡。脑积水系颅内肿瘤压迫或挤压脑脊液循环通路所致,婴幼儿前囟和骨缝尚未完全闭合,表现头围异常增大和囟门隆起。婴儿最常见"落日征"由于中脑顶盖受压引起。"落日征"特点包括双眼上视困难、外展受限、眼球震颤及内聚。幕下肿瘤压迫脑干,可出现脑神经麻痹。后颅窝小脑肿瘤可引起共济失调和步态障碍。

幕上肿瘤往往以占位性损害,表现为局灶性神经功能缺失,功能障碍因肿瘤部位不同而异,例如视神经胶质瘤导致视觉障碍、运动区肿瘤可导致偏瘫、皮层肿瘤可发作癫痫等,儿童幕上肿瘤导致癫痫的比例较高,也可能是颅内肿瘤早期唯一症状。也可以伴随 ICP 增高,其他包括消瘦、生长发育迟缓、性早熟、多饮多尿,常与肿瘤靠近垂体和下丘脑的神经内分泌结构有关。

婴幼儿颅内肿瘤的症状和体征可能是非常隐匿的,多以生长发育迟缓,胃肠道疾病导致呕吐而被误诊或漏诊,须时刻警惕。早期诊断对提高治疗效果十分重要,小孩出现上述症状时应该考虑颅内肿瘤可能。

【辅助检查】　CT 及 MRI 已经成为小儿颅内肿瘤诊断、治疗和制订手术计划的主要支撑资料。CT 对钙化和出血等密度改变更为敏感;MRI 能够检测正常和不正常组织的不同弛豫时间,

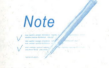

增强后出现强化是典型的中枢神经系统恶性肿瘤特点,分辨率更高,可以帮助识别细微病变,更好地确定肿瘤边界。

CT 和 MRI 还不断地衍生出新技术,可以进一步区分异常组织,如磁共振成像液体衰减反转恢复序列(FLAIR),在 MRI 序列 T_2 加权图像上脑脊液(CSF)产生明亮的信号,更好区分相邻正常脑组织与肿瘤。磁共振波谱分析(MRS)通过分析其生化组成从而了解细胞代谢功能,区别不同脑肿瘤和组织坏死。

正电子发射断层扫描(PET)和单光子发射计算机断层显像(SPECT)确定颅内肿瘤的恶性程度,了解术后肿瘤变化和分化,对残留或复发肿瘤是有效的补充成像方式。

髓母细胞瘤、生殖细胞瘤、室管膜瘤及 PNETs 等具有中枢神经系统内转移倾向,常规应做全脊髓影像学检查以明确有无肿瘤转移。腰椎穿刺获得脑脊液标本,进行细胞学检查寻找 CSF 传播证据。

生殖细胞肿瘤可产生一些蛋白质,包括 α- 甲胎蛋白(AFP)、β- 绒毛膜促性腺激素(β-hCG)、胎盘碱性磷酸酶、血清和脑脊液内标志物水平的变化可以确诊、监测肿瘤治疗效果及复发,敏感度超过任何影像学检查。松果体区及鞍区肿瘤也应进行全面机体代谢和内分泌水平评估,特别下丘脑和鞍区病变,认真内分泌及代谢检查,包括甲状腺、生长激素、胰岛素样生长因子 -I、空腹皮质醇和促肾上腺皮质激素、催乳激素、促性腺素等,评价内分泌功能。

【治疗与预防】 儿童脑肿瘤治疗仍以手术切除为主,结合相应辅助治疗。中枢神经系统肿瘤预后与手术切除程度和肿瘤分级相关。也有例外,生殖细胞瘤已被证明对放射治疗非常敏感,单独脑部放射治疗后长期存活率 >90%。如果术前血清或脑脊液标记或活检结果提示生殖细胞瘤,无需切除肿瘤而进行新辅助治疗。三脑室后部或四脑室的肿瘤引起的梗阻性脑积水,可选三脑室造瘘术(ETV),不适合 ETV,先做脑室外引流降颅内压,再行肿瘤切除手术,术后仍存在脑积水,可考虑脑室腹腔分流术。

此外,位于脑内重要区域肿瘤,包括视神经胶质瘤、下丘脑区域肿瘤、弥漫性生长的脑干肿瘤,不适合全切除手术,只能进行活检诊断或部分切除术,另可以接受放、化疗和脑脊液分流手术。

下丘脑毛细胞型星形细胞瘤和视神经胶质瘤多是良性肿瘤,导致下丘脑功能障碍和失明。对于这些肿瘤,必须认真影像学随访检查,如果肿瘤有进展,建议进行化疗。3 岁以内患儿应尽可能避免放射治疗,因为对发育的中枢神经系统极为有害,小儿颅内肿瘤首选切除手术,再选择化疗,3 岁以后可考虑放疗,可作局部治疗,也能行全脑、全脊髓放疗。

大量临床研究证实化疗在儿童颅内肿瘤治疗中具有非常重要作用和良好应用前景,虽然很多方案目前正处于探索中,相对成人来说,小儿颅内肿瘤患者对化疗耐受性更好、更有效,可以显著提高儿童幕上和幕下肿瘤的长期生存率。目前已有较多的成功化疗方案报道,化疗的最佳治疗效果仍有争议,与血脑屏障相关的多药耐药基因及靶向治疗也还在研究之中。

【小结】

　　儿童颅内肿瘤发生仅次于白血病位居实体瘤发病率的第一位。一些综合征和遗传标记已被证明与部分中枢神经系统肿瘤发生有关,最常见的中枢神经系统肿瘤包括星形细胞瘤、髓母细胞瘤、室管膜瘤、颅咽管瘤和生殖细胞肿瘤。婴幼儿颅内肿瘤的症状和体征可能非常隐匿,主要表现为高颅压症状和神经占位性体征,需要时刻警惕以避免误诊、漏诊。主要检查方法为头部影像学(CT、MRI),对于可疑转移的进行全脊髓 MRI 及脑脊液脱落细胞检查。肿瘤预后与手术切除的程度和分级相关。生殖细胞瘤应首选放、化疗。部分特殊解剖部位的肿瘤无法手术,需长期密切随访。化疗是一种具有良好应用前景的治疗方法。

Note

【思考题】

1. 儿童颅内肿瘤最常见的组织类型前三位分别是哪些？
2. 儿童后颅窝肿瘤常见的临床表现有哪些？
3. 儿童肿瘤合并脑积水定的手术方法及适应证。
4. 儿童颅内肿瘤有哪些治疗方法？总体原则是什么？

(翟　瑄)

第十七章　内分泌系统疾病

第一节　概　　述

内分泌学是研究激素及其相关物质对生命活动进行联系和调控的生物医学。内分泌系统的主要功能是促进和协调人体生长、发育、性成熟和生殖等生命过程。内分泌系统与神经系统、免疫系统共同协调，稳定生物整体功能，使机体保持代谢稳定、对环境变化适应等功能，既维护生物自身的生存，又维系种族的延续。随着细胞生物学、生化学、遗传学、免疫学等学科的飞速进展，有关内分泌学的研究已进入到分子生物学的阶段，许多传统经典的内分泌学概念受到冲击，并使其不断地扩展、丰富和提高，进一步促进了内分泌学的迅速发展。

(一) 内分泌激素

内分泌细胞和神经递质细胞均能合成激素，并且通过弥散方式或者囊泡释放。经典的内分泌(endocrine)概念是指内分泌腺体释放激素。内分泌激素是由一系列高度分化的内分泌细胞所合成和分泌的化学信使，进入血液后，在一定生理浓度下，作用于靶细胞引起生物学效应，并对机体生理代谢活动起调节作用。在体内，多数内分泌细胞聚集形成经典的内分泌腺体，如垂体、甲状腺、甲状旁腺、胰岛、肾上腺和性腺等。

另外，有一些内分泌细胞则分散存在于某些脏器，如肾素 - 血管紧张素、促红细胞生成素、胃泌素、促胰液素等激素的分泌细胞和参与维生素 D 代谢的细胞等。也有些内分泌细胞广泛分布于全身组织中，如分泌前列腺素和各种生长因子(如胰岛素样生长因子、表皮生长因子、成纤维细胞生长因子、神经生长因子、血小板源性生长因子等)的细胞等。

现知广义的激素既能以传统的内分泌方式起作用，也能直接弥散到邻近的细胞，以旁分泌(paracrine)的方式，或者对分泌细胞自身发生效应的自分泌(autocrine)方式发挥作用。神经递质在神经末梢释放，细胞还能以神经分泌(neurocrine)和神经内分泌(neuroendocrine)等方式发挥作用。在正常生理状态时，各种激素凭借下丘脑 - 垂体 - 靶腺轴的各种反馈机制及其细胞间相互的调节作用而处于动平衡状态，促进细胞的增殖、分化和凋亡，促进器官的成熟和胚胎发育。

按化学结构，激素可分为 4 类：①蛋白质或多肽激素(如胰岛素、生长激素、促黄体生成激素、胃泌素、神经生长因子等)：这类激素为非脂溶性，主要通过与特异性膜受体结合介导细胞内的信号转导途径；②固醇类激素(如孕酮、雌二醇、皮质类固醇、维生素 D 及其代谢产物等)：这类激素具有脂溶性，可穿过细胞膜与核受体结合发挥作用；③氨基酸衍生物(如 5- 羟色胺、褪黑色素为色氨酸衍生物，多巴胺、肾上腺素、甲状腺素为酪氨酸衍生物)。④脂肪酸衍生物：主要是前列腺素，它的基本结构为含有一个环戊烷及两个脂肪侧链的二十碳脂肪酸。根据环戊烷上双键位置和取代基的不同可以分为多种类型。

(二) 内分泌疾病的病因

人体生长发育与内分泌功能有着密切联系，从胚胎形成至青春发育期，整个机体均处于动态生长、发育、成熟的过程，机体内分泌系统参与维系该程序的自稳机制。儿童内分泌功能障碍所致的常见疾病有生长迟缓、性分化和性发育异常、甲状腺疾病、肾上腺疾病和糖尿病等。有些

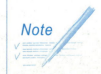

因遗传因素造成的内分泌病患儿在出生后即存在生化代谢紊乱和激素功能异常,如不及早诊断和治疗,常常严重影响其智能和体格发育,造成残疾或夭折。任何引起内分泌激素、受体的结构和功能异常均可造成临床内分泌疾病。主要病因有遗传与环境两大因素。

1. 遗传因素　在儿科领域,由遗传病因所致的一些内分泌疾病,主要是一些单基因遗传病。近年来,随着分子遗传学的发展,越来越多的单基因突变所致的内分泌疾病被发现,使得内分泌疾病的病种不断增加,有些病因更加明确,包括一些肽类激素基因突变引起的激素功能降低、激素膜受体基因突变引起的功能丧失或者功能获得、合成肾上腺糖皮质激素及盐皮质激素需要一系列的酶系的基因突变导致的类固醇激素合成障碍等。

另外,与组织胚胎发育有关的基因缺陷也可导致内分泌疾病,例如垂体发育早期起重要的作用的 *Hesxl*、*Poulfl*、*Propl* 基因发生突变,可引起垂体发育不良,导致联合垂体激素缺乏症。在先天性甲状腺发育不良的患者中发现有 *TTF1*、*TTF2* 和 *PAX8* 基因的突变。目前,内分泌疾病的病因学研究已深入到细胞和分子水平,内分泌疾病在人类分子遗传学中占有重要地位。

2. 环境因素　许多环境因素可引起内分泌疾病。如生态环境中缺乏碘可引起地方性甲状腺肿和先天性甲状腺功能减退症;经济发达社会的高热量饮食及活动减少使肥胖发病率迅速增高,胰岛素抵抗和糖尿病的发病率增高。当然,也有些疾病,例如 2 型糖尿病,是由于遗传因素和环境因素共同作用致病。

近百年来内分泌学经历了不同的发展阶段,主要包括:①经典的内分泌研究:即腺体内分泌研究,如脑垂体、甲状腺、肾上腺等腺体功能及其分泌的激素。替代补充激素可纠正腺体功能低下综合征。②组织内分泌研究:20 世纪 60 年代后,放射免疫分析和免疫细胞化学鉴定和各种酶免法的应用,发现内分泌系统已不再限于传统的内分泌腺,还包括心、肺、肝、肾、胃肠、皮肤、脂肪组织及免疫细胞等。散布在某些器官或全身的内分泌细胞,在临床上也可引起内分泌综合征。下丘脑神经激素和神经递质的释放的发现研究,进一步证实了神经内分泌相互调节和制约的密切关系。这是非经典的组织内分泌学。

3. 分子内分泌研究　近 10 余年来,在分子生物学发展的基础上应用重组 DNA 和单克隆等技术,对激素的基因表达和调控、激素的生物合成和释放、激素受体的结构和功能、激素和受体的结合及结合后细胞内反应等进行研究。内分泌系统、神经系统和免疫系统是机体重要的调节系统,三者关系密切。

(三) 内分泌疾病的种类

内分泌疾病主要依据激素的情况进行分类,包括:

1. 激素缺乏　是内分泌疾病的最常见类型,可导致内分泌功能减退。其中自身免疫性组织破坏所致激素缺乏者最多见,如慢性淋巴细胞性甲状腺炎和 1 型糖尿病。其次,内分泌腺发育缺陷也很常见,如甲状腺发育不良导致先天性甲状腺功能减退症。特异性基因缺陷可导致酶功能障碍,如先天性肾上腺皮质增生症。此外,内分泌组织受到感染、创伤、辐射和手术切除等均可导致内分泌功能低下。

2. 激素抵抗　激素通过特异的细胞膜 / 核受体发挥作用,当受体基因突变时,表现出类似激素本身缺乏。如假性甲状旁腺功能减退症是由于甲状旁腺激素受体突变引起。

3. 激素过多　包括:

(1) 外源性:如过多服用左旋甲状腺素片临床可致甲状腺功能亢进症。

(2) 分泌过多:①自身免疫刺激,如 Graves 病是由于病理性的自身抗体刺激 TSH 受体所致;②肿瘤:如垂体腺瘤可使 ACTH 分泌过多,产生过多肾上腺皮质醇,形成库欣综合征;肾上腺皮质癌可分泌雄激素致女性男性化;③调节机制失常:如新生儿持续性高胰岛素血症性低血糖。

4. 激素受体的激活突变　相对少见,临床表现可类似于高分泌状态。如 McCune-Aibright 综合征(MAS)是由于在胚胎发育早期 *Gsα* 基因发生突变(来自于体细胞,而非生殖细胞),使腺

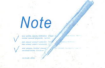

苷酸环化酶在多个受累组织中被激活,临床最常见表现为非促性腺激素依赖的性早熟。

(四) 内分泌疾病的诊断和治疗

　　传统的内分泌疾病诊断主要依赖内分泌激素测定。近年来各种精确的激素测定法被广泛应用于各种激素的测定,如酶联免疫吸附法、荧光免疫分析法和化学发光免疫法等,并建立了一系列具有临床诊断价值的动态试验(如激发试验或抑制试验等);B超、CT、MRI、PET等内分泌腺的影像学检查等,大大提高了内分泌疾病的临床诊断(尤其对内分泌腺定位诊断)水平;临床分子诊断不断深入发展,使某些单基因疾病获得了可靠的诊断,不仅更新了儿科内分泌疾病的临床诊断,同时提出了新的理论和新的概念。

　　在治疗学方面,除了传统的甲状腺激素、糖皮质激素、盐皮质激素替代治疗外,重组人生长激素的问世不仅对生长激素缺乏引起的矮小症治疗取得了显著效果,并在非生长激素缺乏引起的矮小方面也取得了一定疗效。用于糖尿病治疗的模拟进食后生理性快速胰岛素峰值的吸收特别迅速的胰岛素、模拟基础胰岛素分泌的吸收特别缓慢的胰岛素以及胰岛素泵的应用,提高了患者的生活质量。多种促性腺激素释放激素类似物(gonadotropin releasing hormone analogue,GnRHa)的研发,可有效抑制垂体促性腺激素分泌,降低性激素分泌,使性早熟的治疗更加有效,更好地保障了患儿的生长发育。随着生物技术的不断改进,将会有更多高纯度激素、细胞因子、生长因子等制剂应用于临床。

【小结】

　　1. 内分泌疾病的主要病因有遗传与环境两大因素。

　　2. 内分泌疾病主要依据激素的情况进行分类包括激素缺乏(最常见)、激素抵抗、激素过多和激素受体的激活突变。

　　3. 内分泌疾病诊断主要依赖内分泌激素测定。

　　4. 内分泌疾病治疗主要为激素替代或抑制治疗。

【思考题】

　　1. 如何按照激素的情况对内分泌疾病进行分类?

　　2. 内分泌疾病诊断与治疗的方法。

(罗小平)

第二节　垂体性疾病

　　垂体是十分重要的内分泌器官,由腺垂体(垂体前叶)和神经垂体(垂体后叶)组成,其中腺垂体占80%。腺垂体有5种功能细胞类型,主要合成和分泌6种激素:促肾上腺皮质激素(ACTH)、促甲状腺素(TSH)、生长激素(GH)、卵泡刺激素(FSH)和黄体生成素(LH)(两者合称为促性腺激素,GnH)以及泌乳素(PRL)。以上激素对机体的生长发育、生殖、能量代谢和应激等多种生命现象起着重要的调节作用。

　　垂体性疾病是指原发于垂体的病变使相应的内分泌激素出现异常,而导致出现相应的临床表现。临床上儿科腺垂体功能减退症最多见的是生长激素缺乏症,神经垂体功能减退常见于垂体加压素(即抗利尿激素)分泌不足所致的中枢性尿崩症。而中枢性性早熟则是各种原因使垂体分泌FSH和LH提前。对于激素不足的疾病一般采用激素替代治疗,对于激素分泌过多的疾病采取激素拮抗剂或抑制剂治疗。

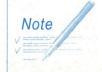

一、生长激素缺乏症

生长激素缺乏症(growth hormone deficiency,GHD)是由于腺垂体合成和分泌生长激素(growth hormone)部分或完全缺乏,或由于 GH 分子结构异常等所致的生长发育障碍性疾病。患儿身高低于同年龄、同性别正常健康儿童平均身高的 2 个标准差(−2SD)以上,或者低于正常儿童生长曲线第 3 百分位数,符合矮身材(short stature)的标准。GHD 是儿科临床常见的内分泌疾病之一,大多为散发性,少部分为家族性遗传。发生率约为 20/10 万 ~25/10 万。

【病理生理】

1. GH 的基因　GH 是由垂体前叶嗜酸性粒细胞分泌的,含 191 个氨基酸,分子量 22kD,属非糖基化蛋白质激素,GH 的半衰期为 15~30 分钟。人类 GH 基因定位于第 17 号染色体长臂 q22-24 区带,由 5 个外显子和 4 个内含子组成。

2. GH 分泌、作用和调节　在胎龄 3 个月内,垂体尚无 GH 分泌,其后血中 GH 水平逐步增高;至 12 周时,GH 血浓度可达到 60μg/L,30 周时达 130μg/L,以后 GH 血浓度逐渐下降,出生时为 30μg/L,以后进一步下降。GH 分泌一般呈脉冲式释放,约 2~3 小时出现一个峰值,在分泌低峰时,常难以测到,夜间入睡后分泌量增高,并与睡眠深度有关,在 III 或 IV 期睡眠相时达高峰。初生婴儿分泌节律尚未成熟,因此睡 - 醒周期中 GH 水平少有波动,分泌节律在生后 2 个月开始出现。儿童期每天 GH 分泌量超过成人,在青春发育期更明显。在血液循环中,大约 50% 的 GH 与生长激素结合蛋白(growth hormone binding protein,GHBP)结合,以 GH-GHBP 复合物的形式存在。GH 可直接作用于细胞发挥生物效应,但其大部分功能必须通过类胰岛素样生长因子(insulin-like growth factor,IGF)介导。IGF 是一组具有促进生长作用的多肽,人体内有 2 种 IGF,即 IGF-1 和 IGF-2。IGF-1 为肝脏对 GH 反应时产生的一种多肽,由 70 个氨基酸组成,基因定位于第 12 号染色体长臂,含有 6 个外显子。血中 90% 的 IGF-1 由肝脏合成,其余由成纤维细胞等细胞合成,IGF-1 合成主要受 GH 的调节,亦与年龄、性别、营养状态等因素有关。IGF-1 的生理作用主要为刺激软骨细胞增殖、分化和胶原的合成。肝脏合成的 IGF-1 在血中与类胰岛素生长因子结合蛋白 -3(insulin-like growth factor binding protein 3,IGFBP-3)结合,输送到外周组织发挥作用,软骨细胞、成纤维细胞、肌肉细胞、血管内皮细胞均存在 IGF 受体。IGF-1 和 IGFBP-3 水平相对稳定,而且无明显脉冲式分泌和昼夜节律变化,能较好地反映内源性生长激素的分泌状态。血液循环中的 GH 和 IGF-1 可反馈调节垂体 GH 的分泌,或间接作用于下丘脑抑制促生长激素释放激素(growth hormone releasing hormone,GHRH)的分泌。

3. GH 的生理作用　GH 的生理作用非常广泛,既促进生长,也调节代谢。其主要作用是:①促进骨生长;②促进蛋白质合成;③促进脂肪降解;④对糖代谢作用复杂,能减少外周组织对葡萄糖的利用,亦降低细胞对胰岛素的敏感性;⑤促进水、矿物质代谢;⑥促进脑功能效应、增强心肌功能、提高免疫功能等作用。

【病因和分类】　根据下丘脑 -GH-IGF 轴功能缺陷,病因可分为原发性或继发性 GHD,单纯性 GHD 或多种垂体激素缺乏。其主要病因如下:

1. 原发性

(1) 下丘脑 - 垂体功能障碍:垂体发育异常,如垂体不发育、发育不良或空蝶鞍、视中隔发育异常等均可引起生长激素合成和分泌障碍。由下丘脑功能缺陷所造成的生长激素缺乏症远较垂体功能不足导致者为多。其中因神经递质 - 神经激素功能途径的缺陷,导致 GHRH 分泌不足引起的身材矮小者称为生长激素神经分泌功能障碍(GHND),这类患儿的 GH 分泌功能在药物刺激试验中可能表现正常。

(2) 遗传性生长激素缺乏(IGHD):生长激素功能相关基因缺陷,包括激素异常或者受体异常，如 GH 基因缺陷、GH 分子结构异常、GH 受体缺陷以及 IGF-1 受体缺陷等。

2. **继发性**　多为器质性，常继发于下丘脑、垂体或颅内其他肿瘤，例如颅咽管瘤、神经纤维瘤、错构瘤等。感染、细胞浸润以及放射性损伤和头颅创伤等也可引起继发性生长激素缺乏。

3. **暂时性**　长期的疾患、社会心理抑制以及原发性甲状腺功能减退等均可造成暂时性 GH 分泌功能低下，在外界不良因素消除或原发疾病控制后即可恢复正常。

【临床表现】　特发性生长激素缺乏症多见于男孩，男：女为 3：1。主要表现有：

1. **生长障碍**　出生时身长、体重均正常；1 岁后出现生长速度减慢，身高落后比体重低下更为明显；随着年龄增长，生长发育缓慢程度也增加，身高年增长速率 <5cm，身高落后于同年龄、同性别正常健康儿童生长曲线第 3 百分位以下或低于平均数减两个标准差。患儿面容较实际年龄幼稚，皮下脂肪相对较多，脸圆胖、前额突出，下颌小，上下部量比例正常、匀称，见图 17-1。患儿牙齿萌出延迟，智力多正常。

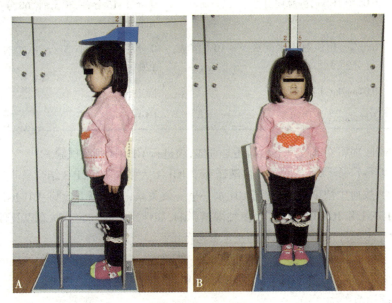

图 17-1　生长激素缺乏症患儿身高和外形特征
10 岁女孩，身高 97cm(A)；面容幼稚，圆脸，前额突出，下颌小，上下部量比例
正常、匀称(B)

2. **骨成熟发育延迟和青春期发育延迟**　骨骺发育情况可以反映长骨生长，而通过骨龄(bone age，BA)测定就可以了解骨骺发育。所谓骨龄就是指骨骼发育年龄，是人体成熟程度的良好指标。GHD 患儿的骨龄均延迟，一般均在 2 年或 2 年以上，但与其身高年龄相仿，骨骺融合较晚。多数 GHD 患儿出现青春期发育延迟。

3. **代谢紊乱**　患儿有不同程度的糖、脂肪、蛋白质代谢紊乱，表现为：体力活动减少、运动能力下降、代谢率降低；血胆固醇、甘油三酯、低密度脂蛋白、载脂蛋白 B 等水平升高，高密度脂蛋白降低。

4. **可同时伴有一种多种其他垂体激素缺乏的表现**　这类患儿除生长迟缓外，尚有其他伴随症状：①伴有促肾上腺皮质激素缺乏者容易发生低血糖；②伴有甲状腺激素缺乏者可有食欲缺乏、活动减少等甲状腺功能不足的表现；③伴有促性腺激素缺乏者性腺发育不全，出现小阴茎，至青春期仍无性器官和第二性征的发育。

5. **其他表现**　食欲低下、神经和精神功能紊乱、心血管疾病的发病率和死亡率明显升高、肾小球率过滤降低和肾血流量减少等；继发性 GHD 可发生于任何年龄，并伴有原发病的相应症状。

【辅助检查】

1. 生长激素刺激试验　GH 呈脉冲式分泌,半衰期较短,随机取血检测 GH 临床意义较小,临床上多采用药物激发试验来动态观察垂体分泌 GH 变化,从而了解下丘脑 - 垂体合成和分泌 GH 的能力。常用药物激发剂有胰岛素、精氨酸、L- 多巴、可乐定。常用生长激素刺激试验见表 17-1。由于各种药物激发 GH 反应途径不同,各种试验的敏感性、特异性亦有差异,故通常采用至少 2 种作用途径不同的药物进行激发试验才能作为判断的结果。GH 激发试验前需禁食 8 小时以上,并卧床休息。一般认为两种试验若 GH 峰值均 <5ng/ml,为完全性 GH 缺乏症;GH 峰值在 5.1~9.9ng/ml 为部分性 GH 缺乏;GH 峰值≥10ng/ml 为反应正常。对于年龄较小的儿童,尤其空腹时有低血糖症状者应用胰岛素时应注意监护,因可能引起低血糖惊厥等严重反应。

表 17-1　生长激素刺激试验

试验药物	方法	采血时间
胰岛素	0.05~0.1U/kg,静脉注射	0 分钟、15 分钟、30 分钟、60 分钟、90 分钟测血糖、GH
精氨酸	0.5g/kg,用注射用水配成 5%~10% 溶液,30 分钟静脉注射完	0 分钟、15 分钟、30 分钟、60 分钟、90 分钟、120 分钟测 GH
可乐定	0.04mg/kg,1 次口服	同上
左旋多巴	10mg/kg,1 次口服	同上

此外,如需区别病变部位是下丘脑还是垂体,须进行 GHRH 刺激试验。

2. 血清 IGF-1、IGFBP-3 测定　血液循环中 IGF-1 大多与 IGFBP-3 结合呈非脉冲性分泌和较少日夜波动,故血中浓度稳定,并与 GH 水平呈一致关系,是检测下丘脑 -GH-IGF 生长轴功能的指标。但 IGF-1 和 IGFBP-3 浓度受多种因素影响,如性别、年龄、营养状态以及性发育的程度等,故必须建立不同性别和年龄儿童的正常参考范围。

3. 其他内分泌检查　生长激素缺乏症诊断一旦确立,应检查下丘脑 - 垂体轴的其他内分泌功能。根据临床表现可选择测定下丘脑 - 垂体 - 甲状腺轴和性腺轴的功能。

4. 其他辅助检查

(1) X 线检查:常用左手腕、掌、指骨正位片评定骨龄。生长激素缺乏症患儿骨龄常落后于实际年龄 2 岁或 2 岁以上。

(2) 下丘脑 - 垂体磁共振显像(MRI):MRI 可显示蝶鞍容积大小,垂体前、后叶大小,可诊断垂体不发育、发育不良、空蝶鞍、视中隔发育不良等,并且可发现颅咽管瘤、神经纤维瘤、错构瘤等肿瘤。

染色体检查对女性矮小伴青春期发育延迟者应常规作染色体检查,以排除染色体病,如 Turner 综合征等。

【诊断与鉴别诊断】　符合下列情况者可诊断生长激素缺乏症:①匀称性身材矮小,身高低于同年龄、同性别正常健康儿童平均身高的 2 个标准差(-2SD)以上,或者低于正常儿童生长曲线第 3 百分位数;②生长缓慢,身高年增长速率 <5cm/y;③骨龄落后于实际年龄 2 年或 2 年以上;④两种药物激发试验结果均提示 GH 峰值 <10μg/L;⑤智能正常;⑥排除其他影响生长的疾病。

引起生长落后的原因很多,需与生长激素缺乏症鉴别的有:

1. 家族性矮身材　父母为矮身材,小儿身高常在第 3 百分位数左右,但其身高年增长率 >5cm,骨龄与年龄相当,智能和性发育正常。

2. 体质性生长及青春期延迟　多见于男孩,青春期前生长缓慢,骨龄也相应落后,但身高与

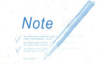

骨龄一致,青春期开始发育的时间比正常儿童迟 3~5 年,青春期发育后其终身高正常。父母一方往往有青春期发育延迟的病史。

3. **特发性矮身材(idiopathic short stature,ISS)**　病因不明,出生时身长和体重正常;一般年生长速率 <5cm;两种药物激发试验结果均提示 GH 峰值 >10μg/L,IGF-1 浓度正常;骨龄正常或延迟。无明显的器质性疾病,无严重的心理和情感障碍。

4. **先天性卵巢发育不全综合征(Turner 综合征)**　女孩身材矮小时应注意与此病鉴别。本病的临床特点为:身材矮小,性腺发育不良以及具有特殊的躯体特征如颈蹼、肘外翻、后发际线低、双乳间距宽以及多痣等。典型的 Turner 综合征与生长激素缺乏症不难鉴别,但嵌合型或等臂染色体所致者因症状不典型,须进行染色体核型分析来鉴别。

5. **先天性甲状腺功能减退症**　该病除有生长发育落后、骨龄明显落后外,还有特殊面容、智能低下以及基础代谢率低的临床表现,且甲状腺功能检测时可发现 TSH 升高、T_4 减低。

6. **骨骼发育障碍**　各种骨、软骨发育不全等,除身材矮小外,均有特殊的面容和体态,骨骼 X 线检查可发现骨、软骨发育异常。

7. **其他内分泌疾病引起的生长落后**　如先天性肾上腺皮质增生症、性早熟、皮质醇增多症等,均有其特殊的临床表现,易于鉴别。

【治疗】

1. **生长激素**　基因重组人生长激素(rhGH)替代治疗已被广泛应用。无论是原发性或者继发性 GHD,生长激素治疗均有效。目前推荐剂量为 0.1U/kg,每晚睡前皮下注射一次,或每周总量分 6~7 次注射方案。治疗时年龄越小,效果越好,以第一年效果最好,身高年增长可达 10~12cm 以上,以后生长速率有所下降。治疗过程中可能会出现甲状腺功能减退,故需进行监测,根据情况补充左旋甲状腺素以维持甲状腺功能正常。血清 IGF-1 和 IGFBP-3 水平监测可作为 rhGH 疗效和安全性评估的指标。

应用 rhGH 治疗的副作用较少,主要有:①注射局部红肿,与 rhGH 制剂纯度不够以及个体反应有关,停药后可消失;②少数患者注射后数月会产生生长激素抗体,但对疗效无显著影响;③因水、钠储留引起暂时性视乳头水肿、颅内高压等,比较少见;④股骨头骺部滑出和坏死,但发生率甚低。⑤暂时性血糖和胰岛素升高,发生率低,一般停药后可恢复正常。

目前的临床资料未显示 rhGH 治疗可增加肿瘤发生、复发风险或导致糖尿病的发生,但对恶性肿瘤及严重糖尿病者不建议 rhGH 治疗。rhGH 治疗前应常规行头颅 MRI 检查以排除颅内肿瘤。

2. **其他治疗**　对同时伴有性腺轴功能障碍的患儿待骨龄达 12 岁时开始用性激素治疗。男性可注射长效庚酸睾酮 25mg,每月一次,每 3 个月增加 25mg,直至每月 100mg;女性可口服炔雌醇 1~2μg/d 或妊马雌酮(premarin)自每天 0.3125mg 起酌情逐渐增加剂量,同时需监测骨龄。

【小结】

1. **GHD 患儿的典型临床表现**　身高低于同年龄、同性别正常健康儿童平均身高的 2 个标准差(-2SD)以上,或者低于正常儿童生长曲线第 3 百分位数;体型较实际年龄幼稚,皮下脂肪相对较多,脸圆、前额突出,下颌小,身材匀称,智能正常。

2. **GHD 患儿诊断的常用方法为 2 种药物激发试验**,GH 峰值 <10μg/L 为生长激素缺乏症。

3. **治疗方法**　基因重组人生长激素(rhGH),目前推荐剂量为 0.1U/kg,每晚睡前皮下注射一次,或每周总量分 6~7 次注射方案。治疗时年龄越小,效果越好。

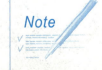

【思考题】

  1. GHD 的临床表现有哪些？

  2. GHD 诊断中药物激发试验结果如何判读？

  3. GHD 的治疗方法。

（罗小平）

二、尿崩症

  尿崩症（diabetes insipidus，DI）是一种由于精氨酸加压素（arginine vasopressin，AVP）（又名抗利尿激素，antidiuretic hormone，ADH）的合成、分泌或释放不足，或是肾脏对 AVP 的反应缺陷所致疾病，是以多饮、多尿、尿比重低为特点的临床综合征。

【病因】

  根据病变发生部位可将尿崩症分为两种类型：中枢性尿崩症（central diabetes insipidus，CDI）和肾性尿崩症（nephrogenic diabetes insipidus，NDI）。其中以中枢性尿崩症较多见。

  1. 中枢性尿崩症的病因

  （1）特发性：因下丘脑视上核或室旁核神经元发育不完全或退行性病变所致，多数为散发，部分患儿与自身免疫有关。

  （2）继发性（器质性）：任何侵犯下丘脑、垂体柄或神经垂体的病变均可引起尿崩症，如下丘脑神经垂体束区炎症、肿瘤、外伤、手术、肿瘤细胞浸润、自身免疫性伤害或脑血管等病变等。

  （3）遗传性：比较少见，因 AVP 基因突变和（或）编码运载蛋白Ⅱ的基因突变所致，为常染色体显性或隐性遗传。

  2. 肾性尿崩症的病因

  （1）继发性：较常见，继发于多种造成肾脏损伤的病因，如原发性肾脏疾病、代谢紊乱、药物中毒等。

  （2）遗传性：主要见于 AVP 的 V2 受体基因突变、水通道蛋白 2 基因突变等。

【病理生理】　由下丘脑视上核与室旁核内神经元细胞合成的 AVP 以神经分泌颗粒的形式沿轴突向下移行，储存至神经垂体，并释放入血液循环，通过肾小管膜和集合管的 V2 受体对肾脏发挥作用，其主要生理功能是增加肾远曲小管和集合管上皮细胞对水的通透性，促进水的重吸收，使尿量减少，保留水分，使血浆渗透压相对稳定而维持于正常范围。AVP 的分泌主要受细胞外液的渗透压和血容量变化影响，位于下丘脑视上核和渴觉中枢附近的渗透压感受器同时控制着 AVP 的分泌和饮水行为。

  正常人在脱水时，血浆渗透压升高，血容量下降，前者刺激位于视上核的渗透压感受器，使 AVP 分泌增加，尿量减少，后者则引起下丘脑渴感中枢兴奋，饮水量增加，使血浆渗透压恢复到正常状态。反之，体内水分过多时，血浆渗透压下降，血容量增加，AVP 的分泌和口渴中枢的兴奋性均受到抑制，尿量增多，饮水停止，血浆渗透压恢复到正常。尿崩症者，由于 AVP 的合成、分泌或释放不足，和（或）肾小管对 AVP 不反应，水分不能再吸收，因而大量排尿，尿比重下降；口渴，兴奋口渴中枢，大量饮水，使血浆渗透压基本上能保持在正常渗透压的高限。

【临床表现】　本病自生后数月到少年时期任何年龄均可发病，多见于儿童期，年长儿多突然起病，也可渐进性。男孩多于女孩。

  临床上以烦渴、多饮、多尿为主要症状。饮水多，可 >3000ml/m²，喜液体饮食；尿量多，尿比重低，每天尿量可达 4~10L，甚至更多，尿比重 <1.005 且固定；夜尿增多，可出现遗尿。婴幼儿烦渴时哭吵不安，不肯吃奶，饮水后安静。由于喂水不足可发生便秘、低热、脱水甚至休克，严重脱

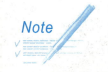
Note

水可致脑损伤及智能缺陷。儿童由于烦渴、多饮、多尿可影响学习和睡眠,出现少汗、精神不振、食欲降低、体重不增和生长缓慢等症状。如饮水充分,可无明显体征。

其他表现,如颅内肿瘤引起继发性尿崩症,除尿崩症外可有颅压增高表现,如头痛、呕吐、视力障碍等。生殖细胞瘤和松果体瘤是最常见的导致尿崩症的脑瘤,它们同时可以使患儿表现性早熟、眼球活动障碍、共济失调等;脑中线发育不良的患儿除表现尿崩症外,可以表现渴感消失。肾性尿崩症多为男性,有家族史,发病年龄较早。尿崩症患儿当伴有眼球突出时,伴或不伴有皮疹如汗疹、黑痂丘疹及出血性皮疹者,应及时做皮疹液涂片找组织细胞或做病理检查,并注意颅骨、肋骨有无病变,以排除朗格汉斯细胞增生症可能。

【辅助检查】

1. 尿液检查　尿量多,每天尿量可达 4~10L;尿色清淡无气味、尿比重低于 1.005,尿渗透压 <200mOsm/kg,而尿蛋白、尿糖及其他均为阴性。

2. 血生化检查　血钠正常或稍高,血浆渗透压多正常或偏高。无条件查血浆渗透压者可用公式计算:血浆渗透压 =2×(血钠 + 血钾)+ 血糖 + 血尿素氮。如有肾脏受累,可有不同程度的肾功能异常。

3. 尿崩症特殊试验检查

(1) 禁水试验:旨在主要用于观察患儿细胞外液渗透压增高时浓缩尿液的功能,用于鉴定尿崩症和精神性烦渴。患儿自试验前一天晚上 7~8 时开始禁食,直至试验结束。试验当天早晨 8 时开始禁饮,试验前先排空膀胱,测体重、测血钠和血浆渗透压,然后每小时排尿 1 次,测尿量、尿比重(或尿渗透压)和体重,直至相邻 2 次尿渗透压之差连续 2 次 <30mOsm/kg,或体重下降达 5%,或尿渗透压 ≥800mOsm/kg,即再次采血测血钠和血浆渗透压。试验过程中必须严密观察,如患儿烦渴加重并出现严重脱水症状,需终止试验并予饮水;或体重已较原来下降 5% 或血压明显下降,立即停止试验。

结果:正常儿童禁饮后不出现脱水症状,每小时尿量逐渐减少,尿比重逐渐上升,尿渗透压可 >800mOsm/kg,而血钠、血浆渗透压均正常。尿崩症患者持续排出低比重尿,血清钠和血渗透压分别上升超过 145mmol/L 和 295mOsm/kg,体重下降 3%~5%。

(2) 加压素试验:禁水试验结束后,皮下注射垂体后叶素 5U(或 AVP 0.1U/kg),此后 2 小时内多次留尿测定尿渗透压。如尿渗透压上升峰值超过给药前的 50%,则为完全性中枢性尿崩症;在 9%~50% 者为部分性尿崩症;肾性尿崩症 <9%。

(3) 血浆 AVP 测定:血浆 AVP 水平对于中枢性尿崩症的诊断意义不大,但血浆 AVP 结合禁水试验有助于部分性中枢性尿崩症和肾性尿崩症的鉴别诊断。中枢性尿崩症患者血浆 AVP 低于正常;肾性尿崩症患者血浆 AVP 基础状态可测出,禁水后明显升高而尿液不能浓缩;精神性烦渴者 AVP 分泌功能正常,但对病程久、病情重者可由于长期低渗状态,而使 AVP 分泌受到抑制。

4. 影像学检查　下丘脑及垂体 MRI 可排除颅内肿瘤及其他病变;头颅、长骨及胸部 X 线片可排除朗格汉斯细胞增生症;肾脏超声可排除肾脏疾病。

【诊断与鉴别诊断】　尿崩症的诊断可依据临床烦渴、多饮、多尿,以及血尿渗透压测定、禁水和加压素试验及血浆 AVP 测定来进行,并可以根据相关血检和影像学检查明确病因。临床须与其他具有多尿症状的疾病相鉴别:

1. 高渗性利尿　如糖尿病、肾小管酸中毒等,根据血糖、尿比重、尿渗透压、尿 pH 值及其他临床表现 即可鉴别。

2. 精神性烦渴　又称精神性多饮,常有精神因素存在,因某些原因引起多饮后导致多尿,多为渐进起病,多饮多尿症状逐渐加重,但夜间饮水较少,且有时症状出现缓解。患儿血清钠和渗透压均处于正常低限,由于患儿分泌 AVP 能力正常,因此,禁水试验较加压素试验更能使其尿

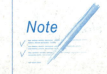

渗透压增高。

【治疗】

1. 病因治疗　对有原发病的患儿必须针对病因进行治疗。肿瘤可手术切除。特发性中枢性尿崩症应检查有无垂体其他激素缺乏情况。渴感正常的患儿应充分饮水,但若有脱水、高钠血症时应缓慢给水,以免引起脑水肿。

2. 病因治疗

(1) 去氨加压素(弥凝片):目前治疗中枢性尿崩症的首选药物。每次 50~100μg,每晚服一次或每天 2 次,有效后即改为维持量,以保证睡眠和学习,药物作用维持时间长短与剂量成正比。其他还有滴剂、喷雾剂等剂型。该药副作用主要表现为头痛、恶心、上腹痛等,减量后可消失。

(2) 鞣酸加压素(长效尿崩停):为肌内注射剂,剂量由 0.1~0.2ml 开始,药效能维持 3~7 天,须待多饮多尿症状出现时再给药,并根据疗效调整剂量。用药期间应注意控制患儿饮水量,以免发生水中毒。

3. 噻嗪类利尿剂　一般用氢氯噻嗪,每天用量为 3~4mg/kg,分 3 次服用。

【小结】

　　1. 尿崩症是一种由于精氨酸加压素的合成、分泌或释放不足,或是肾脏对 AVP 的反应缺陷所致疾病,是以多饮、多尿、尿比重低为特点的临床综合征。

　　2. 根据不同病因可将尿崩症分为两种类型:中枢性尿崩症和肾性尿崩症,其中以中枢性尿崩症较多见。

　　3. 尿崩症的诊断可依据临床烦渴、多饮、多尿,以及血尿渗透压测定、禁水和加压素试验及血浆 AVP 测定来进行,并可以根据相关血检和影像学检查明确病因。

　　4. 去氨加压素(弥凝片)是目前治疗中枢性尿崩症的首选药物。

【思考题】

　　1. 尿崩症发病机制是什么?

　　2. 尿崩症需与哪些疾病相鉴别?

　　3. 尿崩症治疗的首选药物使用方法及注意事项。

(罗小平)

三、中枢性性早熟

性早熟(precocious puberty)是指女孩在 8 岁、男孩在 9 岁以前呈现第二性征。性早熟按下丘脑 - 垂体 - 性腺轴功能是否提前启动分为中枢性性早熟(central precocious puberty,CPP)和外周性性早熟(peripheral precocious puberty,PPP)。本节主要介绍中枢性性早熟,中枢性性早熟是由于下丘脑 - 垂体 - 性腺轴功能提前启动所致,促性腺激素释放激素(gonadotropin releasing hormone,GnRH)脉冲分泌增强,患儿提前出现第二性征的发育,并伴有卵巢或睾丸的发育。CPP 亦称为完全性或真性性早熟。

【下丘脑 - 垂体 - 性腺轴功能 】　人体正常生殖系统的发育和功能维持受下丘脑 - 垂体 - 性腺轴的控制。下丘脑以脉冲形式分泌 GnRH 刺激垂体分泌性腺激素(gonadotropin hormone,Gn),即黄体生成素(luteinizing hormone,LH)和卵泡刺激素(follicle stimulating hormone,FSH),促进卵巢或睾丸发育并分泌雌二醇和睾酮。下丘脑的这种脉冲分泌在新生儿期即已存在,从婴儿期至青春前期阶段,中枢神经系统内在的抑制机制和性激素的负反馈作用使下丘脑 - 垂体 - 性腺轴

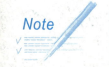
Note

保持抑制状态,接近青春期时,中枢神经系统对下丘脑分泌的抑制作用去除,下丘脑对性激素负反馈的敏感阈逐步上调,即低水平的性激素不足以发挥抑制作用,从而使下丘脑 GnRH 冲动源激活。GnRH 的分泌脉冲数和分泌峰值在睡眠时逐渐增加,LH 和 FSH 的分泌脉冲峰也随之在晚间增高,特别是 LH 分泌量的上升高于 FSH,这种现象逐渐扩展为全日持续,使性腺和性器官得以进一步发育,青春期于是开始。

【正常青春期发育】 青春发育期是指青春发育开始直至具有生育能力的性成熟序贯过程。一般女孩青春发育首先表现为乳房发育,继而阴毛和外生殖器发育,出现月经来潮及腋毛发育。女孩从乳房增大到月经初潮平均历时 1.5~6 年,平均 4 年。男孩青春发育首先表现为睾丸容积增大(睾丸容积超过 3ml 时即标志青春期开始,达到 6ml 以上时即可有遗精现象),继之阴茎增长增粗、出现阴毛和腋毛及声音低沉、胡须生长等,整个过程需 5 年以上。

正常青春发育进程可分为 5 期(Tanner 分期法):Ⅰ期是青春发育前期,Ⅱ、Ⅲ和Ⅳ期分别为青春发育早期、中期和晚期,Ⅴ期则是成人期。性发育过程的分期见表 17-2。

表 17-2   性发育过程的分期(Tanner 分期法)

分期	乳房(B)	睾丸及阴茎(G)	阴毛(P)	其他
Ⅰ	幼儿型	幼儿型,睾丸直径 <2.5cm(容积 1~3ml)	无	
Ⅱ	出现硬节,乳头及乳晕稍增大	双睾和阴囊增大;睾丸直径 >2.5cm(容积 4~8ml);阴囊皮肤变红、薄、起皱纹;阴茎稍增大	少许稀疏直毛,色浅;女孩限阴唇处,男孩限阴茎根部	生长增速
Ⅲ	乳房和乳晕更增大,乳房侧面观呈半圆状	双睾和阴囊继续增大;睾丸直径约 3.5cm(容积 10~15ml);阴茎开始增长	毛色变深、变粗,见于耻骨联合上	生长速率渐达高峰;女孩出现腋毛,男孩渐见胡须、痤疮、声音变调
Ⅳ	乳晕、乳头增大,侧面观突起于乳房半圆上	阴囊皮肤色泽变深;阴茎增长、增粗、龟头发育;睾丸长径约 4cm(容积 15~20ml)	如同成人,但分布面积较小	生长速率开始下降;女孩见初潮
Ⅴ	成人型	成人型,睾丸长径 >4cm(容积 >20ml)	成人型	

【病因和分类】 CPP 主要包括继发于中枢神经系统各种器质性病变和特发性性早熟两大类。CPP 性发育的过程和正常青春期发育的顺序一致,只是年龄提前。

1. 特发性性早熟(idiopathic precocious puberty) 指经检查未发现患儿提前启动青春发育器质性病因的性早熟,此类型以女孩居多(约占女孩 CPP 的 80%~90%),亦是 CPP 中最常见病因。

2. 继发性性早熟 以男孩居多,约占男孩性早熟的 60%。继发性性早熟则存在器质性病变,如中枢神经系统肿瘤如下丘脑错构瘤,获得性损伤如外伤、放疗或化疗,以及中枢神经系统感染等。少数未经治疗的原发性甲状腺功能减退症以及肾上腺皮质增生症患者也可出现中枢性性早熟。

【临床表现】 一般中枢性性早熟的临床特征与正常青春发育程序相似,但临床变异较大,症状发展快慢不一,有些可在性发育至一定程度后停顿一段时间再发育,亦有的症状消失后再发育。

女孩首先表现为乳房发育,乳头增大,乳晕增大,大、小阴唇增大,色素沉着,阴道出现白色分泌物;子宫、卵巢增大,可有成熟性排卵和月经。

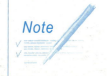

Note

男孩首先表现为睾丸增大,容积≥4ml,阴囊皮肤皱褶增加,色素加深,阴茎增长增粗;阴毛、腋毛、胡须生长;声音变低沉;精子生成;肌肉容量增加,皮下脂肪减少。

此外,由于过早发育引起患儿生长加速,早期患儿身高较同龄儿童高,但同时患儿骨成熟加速,骨龄提前,骨骺融合过早,成年后身高反而较矮小。

颅内肿瘤所致者在病程早期常仅呈性早熟表现,后期始见颅压增高、头痛、呕吐、视野缺损等神经系统症状和体征,需加以警惕。

【实验室检查】

1. **内分泌激素检查**　包括测定 FSH、LH、雌二醇、睾酮、17- 羟孕酮基础值。如果第二性征已达青春中期程度时,血清促黄体生成素(LH)基础值可作为初筛,如 LH>5.0IU/L,即可确定其性腺轴已发动,不必再进行促性腺激素释放激素激发试验。

2. **促性腺激素释放激素(GnRH)刺激试验**　亦称 LHRH 刺激试验,其原理是通过 GnRH 刺激垂体分泌 LH 和 FSH 分泌,从而评价垂体促性腺激素细胞储备功能,本试验对性腺轴功能已启动而促性腺激素基础值不升高者是重要的诊断手段,对鉴别中枢性与外周性性早熟具有重要意义。一般采用静脉内注射 GnRH,按 2.5μg/kg(最大剂量 100μg),于注射前(基础值)和注射后 30 分钟、60 分钟、90 分钟及 120 分钟时采血检测血清 LH 和 FSH。当 LH 峰值 >12.0IU/L(女)或 >25U/L(男)(放免法),用免疫化学发光法(ICMA)测定时,LH 峰值 >5.0IU/L 或 LH 峰值 /FSH 峰值 >0.6~1.0,可认为其性腺轴功能已经启动。

3. **骨龄测定**　骨龄超过实际年龄一岁以上可视为提前,发育越早,则骨龄超前越多。性早熟患儿一般骨龄超过实际年龄。

4. **B超检查**　子宫、卵巢及睾丸 B 超可观察子宫卵巢大小、卵巢内卵泡数目和大小、卵巢有无囊肿及肿瘤、睾丸有无肿瘤。若盆腔 B 超显示卵巢内可见 4 个以上直径≥4mm 的卵泡,则提示青春期发育;若发现单个直径 >9mm 的卵泡,则多为囊肿;若卵巢不大而子宫长度 >3.5cm 并见内膜增厚,则多为外源性雌激素作用。

5. **头颅 MRI 检查**　对确诊中枢性性早熟的小年龄女孩和所有男孩应作头颅 MRI 检查,以排除颅内占位性病变。

【诊断与鉴别诊断】　中枢性性早熟的诊断包括 3 个步骤:首先要确定是否为性早熟;其次是判断下丘脑 - 垂体 - 性腺轴是否启动;最后是进一步检查是否存在他器质性疾病所引起的中枢性性早熟以及外周性性早熟。女孩特发性中枢性性早熟需要与以下疾病鉴别:

1. **单纯乳房早发育(premature thelarche)**　是女孩不完全性性早熟的特殊表现。起病年龄小,常 <2 岁,乳腺仅轻度发育,常呈现周期性变化。不伴生长加速和骨龄提前,不伴阴道出血。血清雌二醇和 FSH 的基础值常有轻度增高,GnRH 兴奋试验中 FSH 峰值增高。由于本病部分患者可逐步演变为真性性早熟,故应重视随访。

2. **外周性性早熟**　亦称假性性早熟。多见于误服含雌激素的药物、食物或接触含雌激素的化妆品以及肾上腺皮质增生症、肾上腺肿瘤以及生殖细胞肿瘤等。其为非受控于下丘脑 - 垂体 - 性腺轴的性早熟,有第二性征发育和性激素水平升高,但 GnRH 激发试验提示下丘脑 - 垂体 - 性腺轴未启动,无性腺发育。女孩常有不规则阴道流血,乳头、乳晕着色加深。男性多表现为第二性征发育但睾丸容积仍与年龄相称。

3. **McCune-Albright 综合征**　本症是由于 G 蛋白 α- 亚基基因突变,刺激 cAMP 分泌增加,激活多种内分泌激素受体,如 FSH、LH 受体等引起的性早熟。多见于女性,患儿除性早熟征象外,尚伴有皮肤咖啡色素斑和骨纤维发育不良,偶见卵巢囊肿。少数患儿可能同时伴有甲状腺功能亢进或 Cushing 综合征。其发育过程与特发性性早熟不同,常先有阴道流血而后才有乳房发育等其他性征的出现。

4. **原发性甲状腺功能减退伴性早熟**　仅见于少数未经治疗的原发性甲状腺功能减退症。

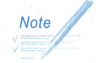

多见于女孩,发病机制可能与下丘脑-垂体-性腺轴调节紊乱有关。由于分泌 TSH 的细胞于分泌催乳素、LH、FSH 的细胞具有同源性,甲状腺功能减退时,下丘脑分泌 TRH 增加,TRH 不仅促进垂体分泌 TSH 增多,还同时促进催乳素、LH、FSH 分泌。临床出甲状腺功能减退的症状外,可同时出现性早熟的表现,如女孩出现乳房增大、泌乳和阴道流血等。由于患儿肾上腺轴不受影响,故不出现或极少出现阴毛和腋毛发育。给予甲状腺素替代治疗,甲状腺功能减退症状缓解或控制后,性早熟症状也随即消失。

【治疗】 本病治疗应依据病因而定。中枢性性早熟的治疗目的是:①控制或减缓第二性征发育,延迟性成熟过程;②抑制性激素引起的骨成熟,防止骨骺早闭而致成人期矮身材;③预防与性早熟可能相关的社会心理问题。

1. **病因治疗** 主要为器质性因素引起的中枢性性早熟,肿瘤引起者应手术切除或进行化疗、放疗;甲状腺功能减退者给予甲状腺激素补充治疗;先天性肾上腺皮质功能增生者采用皮质激素制剂治疗。

2. **药物治疗**

(1) 促性腺激素释放激素类似物(GnRHa):是目前对中枢性性早熟治疗的主要药物。天然的 GnRH 为 10 肽,目前常用的 GnRHa 都是将分子中第 6 个氨基酸即甘氨酸置换成 D-色氨酸、D-丝氨酸、D-组氨酸或 D-亮氨酸而成的长效合成激素,目前应用的缓释剂主要有曲普瑞林和亮丙瑞林,前者为第 6 个氨基酸被 D-色氨酸替代,后者则被 D-亮氨酸替代。其作用是通过受体下调抑制垂体-性腺轴,使 LH、FSH 和性激素分泌减少,从而控制性发育,延迟骨骼成熟,最终改善成人期身高。

推荐剂量:每次 80~100μg/kg,或通常应用每次 3.75mg,每 4 周肌内注射 1 次,已有初潮者首剂后 2 周宜强化 1 次。 维持剂量应当个体化,根据性腺轴功能抑制情况而定(包括性征、性激素水平和骨龄进展),男孩剂量可偏大。对按照以上处理性腺轴功能抑制仍差者可酌情缩短注射间歇时间或增量。目前建议 GnRHa 应用至患儿骨龄达 11.5 岁(女)~12.5 岁(男)。治疗后 LH、FSH 的分泌下降,E_2 水平相应方面下降,性征退缩甚至恢复到青春期前水平,骨骼发育减慢,不良反应较少见。

(2) 基因重组人生长激素:近年对开始 GnRHa 治疗较晚或其预测成年期身高显著低于其遗传靶身高者,或在应用 GnRHa 后生长速率明显减慢者,可同时应用重组人生长激素以改善终身高,效果尚需大样本临床验证。

(3) 其他药物:达那唑有抗孕激素和雌激素作用,其作用机制是反馈抑制下丘脑垂体促性腺激素分泌,使体内雌激素水平下降。副作用有时见声音粗、毛发增多、出现粉刺等,一般不作为首选药物。甲羟孕酮(又称安宫黄体酮)已不再用于治疗性早熟。

【小结】

1. 中枢性性早熟是由于下丘脑-垂体-性腺轴功能提前启动所致,促性腺激素释放激素脉冲分泌增强,患儿提前出现第二性征的发育,并伴有卵巢或睾丸的发育。CPP 亦称为完全性或真性性早熟。

2. 中枢性性早熟的诊断包括 3 个步骤:首先要确定是否为性早熟;其次是判断下丘脑-垂体-性腺轴是否启动;最后是进一步检查是否存在他器质性疾病所引起的中枢性性早熟以及外周性性早熟。

3. 目前治疗中枢性性早熟首选用药为促性腺激素释放激素类似物。

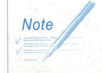

Note

【思考题】

1. 我国目前规定性早熟诊断的年龄分段。
2. 中枢性性早熟目前主要的诊断手段。
3. 中枢性性早熟目前的治疗方案。

（罗小平）

第三节   甲状腺疾病

甲状腺疾病是儿科内分泌系统的常见病,和其他内分泌疾病一样,除具有与成人甲状腺疾病相同之处外,还涉及生长发育异常,因此是儿科内分泌疾病中需要重点关注的。随着新生儿筛查的不断普及,使得先天性甲状腺功能减退症获得了早期诊断和治疗。这不但极大改善了本病的预后,同时也加深了我们对胎儿和新生儿甲状腺功能的认识。随着分子生物学技术的进展,也开拓了对先天性甲状腺激素代谢异常病因学的新认知。本节重点讨论先天性甲状腺功能减退症。

先天性甲状腺功能减退症

先天性甲状腺功能减退症(congenital hypothyroidism,CH)简称先天性甲低,因原发性或者继发性因素引起甲状腺发育障碍、激素合成障碍、分泌减少、甲状腺素受体缺陷等而导致患儿生长迟缓、智能发育迟滞和全身器官代谢低下的一种疾病。是儿科最常见的内分泌疾病之一,随着新生儿期筛查本病的广泛推广,患儿可以获得早期甲状腺素替代治疗,显著改善了先天性甲低患儿的智能和体格发育。

【病理生理】

1. 甲状腺素的合成和分泌   甲状腺激素的合成分以下几个步骤:

(1) 碘在甲状腺的浓集:食物中的碘经肠道吸收后以无机碘化物形式进入血液,通过甲状腺上皮细胞膜上碘泵浓集,进入细胞内。此时的碘化物是无机碘。

(2) 碘化物的氧化及酪氨酸的碘化:在过氧化酶的作用下,碘化物氧化成活性碘,并与酪氨酸结合成单碘酪氨酸(MIT)及二碘酪氨酸(DIT)。

(3) 碘酪氨酸的偶联:两分子 DIT 缩合成一分子 T_4,MIT、DIT 各一分子缩合成一分子 T_3。T_4 与 T_3 均是甲状腺激素。T_3 的活性比 T_4 强 3~4 倍,机体所需的 T_3 约 80% 是 T_4 经周围组织 5'-脱碘酶的作用转化而来。

(4) 甲状腺激素的分泌:酪氨酸的碘化及 T_3、T_4 的合成,均是在球蛋白分子上进行的,此种球蛋白称为甲状腺球蛋白(TG),经溶酶体的蛋白水解酶作用,释放出 T_3、T_4 和 TG,透过滤泡细胞膜和血管壁进入血液,发挥生理效应。

2. 甲状腺素的调节   甲状腺的功能受下丘脑分泌的促甲状腺素释放激素(thyrotropin releasing hormone,TRH)、垂体前叶分泌的促甲状腺素(thyroid stimulating hormone,TSH)和血中 T_3、T_4 浓度的调节,三者组成一个反馈系统。下丘脑的神经分泌细胞产生 TRH 释放到垂体门脉系中,兴奋垂体前叶产生 TSH,TSH 再兴奋甲状腺分泌 T_3、T_4。血中游离 T_3、T_4 过高时,抑制 TSH 的分泌,过低时 TSH 分泌增多,从而兴奋甲状腺的分泌。上述反馈系统使血中 T_4、T_3 保持动态平衡,以保证机体的正常物质代谢和生理活动。

3. 甲状腺激素的生理作用

(1) 产热作用:甲状腺素能刺激物质氧化、使氧化磷酸化作用加强,促进新陈代谢。

(2) 对糖、蛋白质和脂肪代谢的作用:甲状腺素能促进小肠吸收葡萄糖和半乳糖,并使脂肪组织

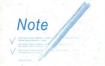

和肌肉组织摄取葡萄糖的速度增加,还可加强儿茶酚胺和胰岛素对糖代谢的作用。生理剂量的甲状腺素使蛋白质和核酸合成增加,氮的排泄减少,若给大剂量甲状腺素则抑制蛋白质的合成,血浆、肝、肌肉中游离的氨基酸浓度增高。甲状腺素可以增强脂肪组织对儿茶酚胺、胰高糖素的敏感性,这些激素的作用都是通过腺苷酸环化酶系统,活化细胞内的脂肪酶,促使脂肪水解。

(3) 水盐代谢:甲状腺素具有利尿作用,甲状腺功能减退时细胞间液增多,并聚积大量白蛋白与黏蛋白,称为黏液性水肿。

(4) 对生长发育的作用:甲状腺素促进细胞组织的生长发育和成熟;促进钙、磷在骨质中的合成代谢和骨、软骨的生长。

(5) 促进大脑发育:在脑细胞增殖、分化期,甲状腺激素必不可少,尤其是妊娠后半期与生后第一年期间更为重要,甲状腺素合成不足会严重影响脑发育,且不可逆转。

(6) 对消化系统的影响:甲状腺素分泌过多时,食欲亢进、肠蠕动增加,大便次数增多,但性状正常。分泌不足时,常有食欲缺乏、腹胀、便秘等。

【病因和分类】　按病变涉及的位置可分为:①原发性甲状腺功能减退症,是由于甲状腺本身疾病所致。②继发性甲状腺功能减退症,其病变位于垂体或下丘脑,又称为中枢性甲状腺功能减退症,多数与其他下丘脑 - 垂体轴功能缺陷同时存在。

根据病因可分为:①散发性:系先天性甲状腺发育不良,如异位甲状腺、甲状腺素合成缺陷(相关酶缺陷)、甲状腺球蛋白合成缺陷、甲状腺素受体缺陷等。②地方性:多见于甲状腺肿流行的山区,由于缺碘所致。

【临床表现】　先天性甲低的主要临床表现是生长迟缓、智能发育迟滞和生理功能低下,症状出现早晚及严重程度与残存的甲状腺组织及甲状腺功能减退的程度有关,严重者在新生儿期已有症状,而轻者则可较迟发病,甚至在幼儿或儿童期才开始出现症状。

1. 新生儿期　患儿常为过期产出生,体重常大于第 90 百分位数,身长和头围可正常,前、后囟大;胎便排出延迟,生后常有腹胀、便秘、脐疝,易被误诊为先天性巨结肠;生理性黄疸期延长;患儿常处于睡眠状态,对外界反应低下,肌张力低、少哭、哭声低下、吸吮力差、体温低、四肢冷、末梢循环差,皮肤出现斑纹或有硬肿现象等。以上症状和体征均无特异性,极易误诊为其他疾病。

2. 典型症状　多数常在出生后数月或 1 岁后因发育落后就诊,此时甲状腺素缺乏严重,症状典型。

(1) 特殊面容和体态:头大、颈短、皮肤粗糙、面色苍黄,毛发稀疏,面部黏液性水肿,眼睑水肿、眼距宽、鼻梁宽平、唇厚舌大,舌外伸。患儿身材矮小,躯干长而四肢短小,上部量 / 下部量 >1.5,腹部膨隆,常有脐疝。

(2) 神经系统功能障碍:智能低下,表情淡漠,反应迟钝;运动发育障碍,如翻身、坐、走的时间均延迟。

(3) 生理功能低下表现:精神差、安静少动、对周围事物反应少、嗜睡、食欲缺乏、声音低哑、体温低而怕冷,脉搏弱、心音低钝,呼吸缓慢,肌张力低,肠蠕动慢,腹胀,便秘。可伴心包积液、心电图呈低电压、PR 间期延长、T 波平坦等改变。

3. 地方性甲状腺功能减退症　因在胎儿期缺乏碘而不能合成足量甲状腺素,影响中枢神经系统发育。临床表现为两种不同的类型,但可相互交叉重叠。

(1) "神经性"综合征:主要表现为共济失调、痉挛性瘫痪、聋哑、智能低下,但身材正常,甲状腺功能正常或轻度减退。

(2) "黏液水肿性"综合征:临床上有显著的生长发育和性发育落后、智能低下、黏液性水肿等。血清 T_4 降低、TSH 增高。约 25% 的患儿有甲状腺肿大。

4. TSH 和 TRH 分泌不足　患儿常保留部分甲状腺激素分泌功能,因此临床症状较轻,但

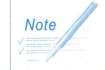

常伴有其他垂体激素缺乏的症状,如低血糖(ACTH 缺乏)、尿崩症(AVP 缺乏)等。

【辅助检查】

1. 新生儿筛查　一般在生后 2~3 天以滤纸片采集足跟末梢血测 TSH 作为初筛,当血滴滤纸片检测 TSH>15~20mU/L(须根据所筛查实验室阳性切割值决定)时,再检测血清 T_4 和 TSH 确诊;当 TSH>50mU/L 和 <84nmol/L,则可确诊为原发性甲状腺功能减退。但该方法只能检出原发性甲状腺功能减退症和高 TSH 血症,无法检出中枢性甲状腺功能减退症及 TSH 延迟升高的患儿。因此,筛查阴性的病例如有可疑症状,仍应采血查甲状腺功能。

2. 血清 T_3、T_4 和 TSH 测定　任何新生儿筛查结果可疑或临床可疑的小儿都应检测血清 T_4 和 TSH 浓度,如 T_4 降低、TSH 明显升高即可诊断原发性甲状腺功能减退症,血清 T_3 浓度可降低或正常;如 T_4 和 TSH 均降低即可诊断中枢性甲状腺功能减退症。

3. TRH 刺激试验　若血清 T_4 和 TSH 均降低,可进一步做 TRH 刺激试验判断病变在垂体还是在下丘脑。静脉注射 TRH 7μg/kg,正常者在注射 20~30 分钟内出现 TSH 峰值,90 分钟后回至基础值。若未出现高峰,应考虑垂体病变;若 TSH 峰值甚高或出现时间延长,则提示下丘脑病变。随着超敏感的第三代增强化学发光法 TSH 检测技术的应用,一般不需要再进行 TRH 刺激试验。

4. 甲状腺放射性核素显像(^{99m}Tc,^{131}I)　可判断甲状腺的位置、大小、发育情况及摄碘功能。甲状腺 B 超亦可了解甲状腺的位置及大小。

5. 骨龄测定　患儿骨龄常落后于实际年龄。

【诊断与鉴别诊断】　根据典型的临床症状、有甲状腺功能减退,可以确诊。但本病在新生儿期症状不明显,故对新生儿进行群体筛查是诊断本病的重要手段。年长儿应与下列疾病进行鉴别:

1. 先天性巨结肠　患儿出生后即开始便秘、腹胀,可有脐疝,但其面容、精神反应和哭声等均正常,血 T_3、T_4、TSH 检查均正常,钡灌肠可见结肠痉挛段与扩张段。

2. 21-三体综合征　患儿智能、骨骼和运动发育均迟缓,但有特殊面容:眼距宽、外眼角上斜、鼻梁低、舌外伸、关节松弛,皮肤和毛发正常,无黏液水肿。染色体核型分析可鉴别。

3. 佝偻病　患儿有动作发育迟缓、生长落后等表现。但智能和皮肤正常,有佝偻病的体征,血生化和 X 线片正常。

4. 骨骼发育障碍性疾病　如黏多糖病、软骨发育不良等,除生长迟缓外,尚有特殊体态和面容,骨骼 X 线检查和尿中代谢物检查可鉴别。

【治疗】　先天性甲低的治疗原则包括:①不论病因在甲状腺本身或在下丘脑-垂体,一旦确诊立即治疗。②先天性甲低系甲状腺发育异常者,需终身治疗。③新生儿疾病筛查诊断的先天性甲低,治疗剂量应该一次足量给予,使血 FT_4 维持在正常高值水平。而对于大年龄的下丘脑-垂体性甲低,甲状腺素治疗需从小剂量开始。④若疑有暂时性甲低者,可在治疗 2 年后减药或停药 1 个月复查甲状腺功能,若功能正常,则可停药定期观察。

目前,L-甲状腺素钠是治疗先天性甲低的最常用药物,含 T_4,半衰期为 1 周,一般起始剂量为每天 8~9μg/kg,大剂量为每天 10~15μg/kg,每天一次口服。替代治疗参考剂量见表 17-3。

表 17-3　L-甲状腺素替代治疗参考量表

年龄	μg/d	μg/(kg·d)	年龄	μg/d	μg/(kg·d)
0~6 个月	25~50	8~10	6~12 岁	100~150	4~5
7~12 个月	50~100	5~8	12~成人	100~200	2~3
1~5 岁	75~100	5~6			

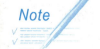
Note

用药剂量存在个体性差异,应根据甲状腺功能和临床表现进行适当调整,应使:①TSH 浓度正常,T₄ 正常或偏高值,以备部分 T₄ 转化为 T₃。②临床表现:大便次数及形状正常,食欲好转,腹胀消失,心率维持正常范围,智能及体格发育改善。在治疗过程中注意随访,治疗开始时每 2 周随访 1 次;血清 TSH 和 T₄ 正常后,随访可减为每 2~3 个月 1 次,2 岁以后可减为每 6 个月一次。在随访中,L- 甲状腺素钠维持剂量必须个体化,及时根据观察的相关指标调整治疗方案。对于 TSH>10mU/L,而 T₄ 正常的高 TSH 血症,复查 TSH 仍然持续增高者应予治疗,L- 甲状腺素钠起始治疗剂量可酌情减量。

【预后】　新生儿筛查阳性者确诊后立即开始正规治疗,预后良好。如生后 3 个月开始治疗,智能大多数可达到正常;如在 6 个月后开始治疗,随可改善生长状况,但智能仍会受到严重损害。

【小结】

1. 先天性甲状腺功能减退症是因原发性或者继发性因素引起甲状腺发育障碍、激素合成障碍、分泌减少、甲状腺素受体缺陷等而导致患儿生长迟缓、智能发育迟滞和全身器官代谢低下的一种疾病。

2. 临床表现特点　新生儿及婴儿症状和体征缺乏特异性;幼儿和儿童多有特殊面容、智能发育迟滞和生理功能低下,症状出现早晚及严重程度与残存的甲状腺组织及甲状腺功能减退的程度有关。

3. 诊断与鉴别诊断　积极完善新生儿筛查工作以及实验室辅助检查,结合临床表现特点诊断不难,注意和 21- 三体综合征、先天性巨结肠、骨骼发育障碍性疾病及佝偻病等相鉴别。

4. 治疗　尽早诊断,尽早治疗;首选药物为 L- 甲状腺素钠。

【思考题】

1. 如何尽早发现先天性甲状腺功能减退?

2. 先天性甲状腺功能减退的特殊面容表现有哪些?

3. 治疗先天性甲状腺功能减退有什么治疗原则?　首选药物是什么?

(罗小平)

第四节　肾上腺疾病

下丘脑、垂体与肾上腺组成的下丘脑 - 垂体 - 肾上腺轴(HPA)是维持人体基本生命活动的重要的内分泌功能轴之一,肾上腺皮质激素是维持生命的基本要素。肾上腺是由皮质和髓质两个功能不同的内分泌器所组成。肾上腺皮质分泌类固醇激素,已知从肾上腺提取的类固醇物质超过 50 种,其中大部分不向腺外分泌。在肾上腺静脉中可测到 18 种类固醇物质,主要有氢化可的松(cortisol);皮质酮;11- 去氧氢化可的松;11- 去氧皮质酮;可的松(cortisone);醛固酮(aldosterone);孕酮;17- 羟孕酮;脱氢表雄酮(DHEA);硫酸脱氢表雄酮(DHEAS)等。在肾上腺皮质激素中最重要的是氢化可的松、醛固酮和雄性类固醇激素。肾上腺髓质是交感神经系统(交感肾上腺神经内分泌系统)的构成部分,主要由嗜铬细胞组成,分泌儿茶酚胺。以往认为肾上腺疾病少见,近年发现发患者数越来越多。其中各种类型的先天性肾上腺皮质增生症的总发病率约为 1/10 000,库欣综合征曾在儿科罕见,现在的发病率已与成人相仿。

一、先天性肾上腺皮质增生症

先天性肾上腺皮质增生症(congenital adrenal hyperplasia,CAH)是一组由于肾上腺皮质激素合成

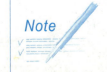

途径中酶缺陷引起的疾病,属常染色体隐性遗传性疾病,新生儿中的发病率为 1/16 000~1/20 000。

【病因和病理生理】

1. 解剖及生理特征　肾上腺皮质可分为 3 个区带:①球状带:位于肾上腺皮质最外层,占皮质的 5%~10%,主要合成和分泌盐皮质激素 - 醛固酮;②束状带:位于中间层,约占皮质的 75%,是储存胆固醇的重要场所,主要合成氢化可的松及少量盐皮质激素如脱氧皮质酮、脱氧氢化可的松和皮质酮;③网状带:位于肾上腺皮质最内层,主要合成肾上腺雄激素和少量雌激素。上述肾上腺皮质激素均为胆固醇的衍生物,其合成过程极为复杂,必须经过一系列的酶促反应加工而成。在诸多类固醇激素合成酶中,除 3β- 羟类固醇脱氢酶(3β-HSD)外,均为细胞色素 P450(cytochrome P450)蛋白超家族成员。类固醇激素的生物合成途径见图 17-2,其每一步骤都需经特殊的酶催化,有些酶是合成这 3 类激素或其中两类激素的过程中所共同需要的,参与肾上腺类固醇激素合成的酶见表 17-4。

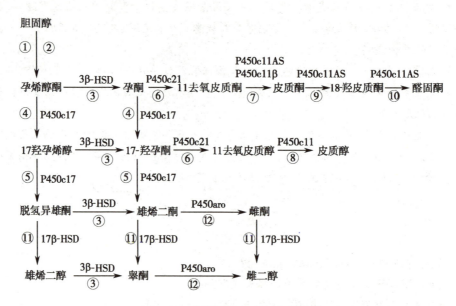

图 17-2　类固醇激素生物合成途径

①类固醇生成急性调节蛋白(StAR);②P450scc:胆固醇侧链裂解酶(CYP11A);③3β- 羟类固醇脱氢酶(3β-HSD);④17-α 锌化酶(CYP17);⑤17,20- 碳裂解酶(CYP17);⑥21- 羟化酶(CYP21);⑦11β- 化酶(CYP11B2);⑧11β- 羟化酶(CYP11B1);⑨18- 羟化酶(CYP11B2);⑩18- 氧化酶(CYP11B2);⑪17β- 羟类固醇脱氢酶(17β-HSD);⑫P450 芳香化酶

表 17-4　参与肾上腺类固醇激素合成的酶

基因	定位	酶 / 蛋白	作用
StAR	8p11.2	类固醇生成急性调节蛋白	将胆固醇从线粒体外膜转运至内膜
CYP11A	15q23-q24	P450scc	20α- 羟化 22α- 羟化 20-22 裂解
HSD3B2 HSD3B1	lpl3.1	3β-HSD	3β- 羟类固醇脱氢 △ 5 →△ 4 类固醇异构
CYP17	10q24.3	P450cl7	17α- 羟化 17-20 裂解
CYP21	6p21.3	P450c21	21α- 羟化

续表

基因	定位	酶/蛋白	作用
CYP11B1	8q21	P450cllp	11β-羟化
CYP11B2	8q21	P450cllAS	11β-羟化 18-羟化 18-脱氢
HSD17B1	17ql2-q21	17β-HSD	17β-羟类固醇脱氢 17-酮类固醇还原
CYP19	15q21.1	P450arom	类固醇A环芳香化

2. 病理生理   在正常情况下,下丘脑分泌的促肾上腺皮质激素释放激素(corticotrophic releasing hormone,CRH)和垂体分泌的促肾上腺皮质激素(adrenocorticotrophic hormone,ACTH)能促进肾上腺皮质细胞增生、激素合成和分泌,当血中氢化可的松达到一定浓度时,即通过反馈机制使CRH和ACTH分泌减少。若在类固醇激素合成途径中任何一个酶发生缺陷时,都会使血氢化可的松水平降低,负反馈作用消失,以致ACTH分泌增加,刺激肾上腺皮质增生;同时酶缺陷导致缺陷部位以前的各种中间代谢产物在体内堆积,并可经旁路代谢可致雄激素产生过多。由于醛固酮合成和分泌在常见类型的CAH中亦大多同时受到影响,故常引起血浆肾素活性(PRA)增高,从而产生各种临床症状。主要的酶缺陷有21-羟化酶(CYP21)、11β-羟化酶(CYP11B1)、17-羟化酶(CYP17)、3β-羟类固醇脱氢酶(3β-HSD)和18-羟化酶(CYP11B2)缺乏等,其中以21-羟化酶缺乏最常见。

【临床表现】 本症以女孩多见,男女之比约为1:2,其临床表现取决于酶缺陷的部位及缺陷的严重程度。常见的有以下几种类型(表17-5)。

表17-5 各种类型CAH的临床特征

酶缺陷		盐代谢	临床类型
21-羟化酶	失盐型	失盐	男性假性性早熟,女性假两性畸形
	单纯男性化型	正常	同上
11β-羟化酶		高血压	同上
17-羟化酶		高血压	男性假两性畸形,女性性幼稚
3β-羟类固醇脱氢酶		失盐	男性、女性假两性畸形
类脂性肾上腺皮质增生		失盐	男性假两性畸形,女性性幼稚
18-羟化酶		失盐	男、女性发育正常

1. 21-羟化酶缺乏症(21-hydroxylase deficiency,21-OHD)   是先天性肾上腺皮质增生症中最常见的一种,占本病的90%~95%。21-羟化酶基因定位于第6号染色体短臂(6p21.3),与HLA基因簇紧密连锁,由A基因(CYP21A)和B基因(CYP21B)两个基因座构成。CYP 21B又称CYP21,是21-羟化酶的编码基因;CYP 21A又称CYP21p,是无功能的假基因。CYP21基因突变,包括点突变、缺失和基因转换等,致使21-羟化酶部分或完全缺乏。由于氢化可的松合成分泌不足,垂体分泌大量ACTH,刺激肾上腺皮质增生,同时,雄激素合成过多,致使临床出现轻重不等的症状,可表现为单纯男性化型、失盐型、非典型型3种类型。

(1) 单纯男性化型(simple virilizing,SV):系21-羟化酶不完全缺乏所致,酶缺乏呈中等程度,11-脱氧氢化可的松、氢化可的松、11-去氧皮质酮等不能正常合成,其前体物质17-羟孕酮、孕酮、脱氢表雄酮增多。由于患儿仍有残存的21-羟化酶活力,可合成少量氢化可的松和醛固酮,故临床无失盐症状,主要表现为雄激素增高的症状和体征。

女孩表现为假两性畸形。由于类固醇激素合成缺陷在胎儿期即存在,故女孩在出生时即呈现程度不同的男性化体征,如阴蒂肥大,类似男性的尿道下裂;大阴唇似男孩的阴囊,但无睾丸;或有不同程度的阴唇融合。虽然外生殖器有两性畸形,但内生殖器仍为女性型,有卵巢、输卵管、子宫。患儿在 2~3 岁后可出现阴毛、腋毛。于青春期,女性性征缺乏,无乳房发育和月经来潮。

男孩表现为假性性早熟。出生时可无症状,生后 6 个月以后出现性早熟征象,一般 1~2 岁后外生殖器明显增大,阴囊增大,但睾丸大小与年龄相称。可早期出现阴毛、腋毛、胡须、痤疮、喉结,声音低沉和肌肉发达。

无论男孩还是女孩,均出现体格发育过快,骨龄超出年龄,因骨骺融合过早,其最终身材矮小。由于 ACTH 增高,可有皮肤黏膜色素沉着。一般缺陷越严重,色素增加越明显,以皮肤皱褶处为明显,如腹股沟、乳晕周围、腋窝、手指关节伸面等,新生儿多表现在乳晕和外生殖器。

(2) 失盐型(salt wasting,SW):是 21- 羟化酶完全缺乏所致。氢化可的松的前体物质,如孕酮、17- 羟孕酮等分泌增多,而氢化可的松、醛固酮合成减少,使远端肾小管排钠过多,排钾过少。因此,患儿除具有上述男性化的表现外,生后不久即可有拒食、呕吐、腹泻、体重不增或下降、脱水、低血钠、高血钾、代谢性酸中毒等。若治疗不及时,可因循环衰竭而死亡。女性患儿出生时已有两性畸形,易于诊断。男性患儿诊断较为困难,常误诊为幽门狭窄而手术,或误诊为婴儿腹泻而耽误治疗。

(3) 非典型型(non-classic,NC):亦称迟发型、隐匿型或轻型,是由于 21- 羟化酶轻微缺乏所致。本症的临床表现各异,发病年龄不一。在儿童期或青春期才出现男性化表现。男孩为阴毛早现、性早熟、生长加速、骨龄提前;女性患儿可出现初潮延迟、原发性闭经、多毛症及不育症等。

2. 11β- 羟化酶缺乏症(11β-hydroxylase deficiency,11β-OHD)　约占本病的 5%~8%,此酶缺乏时,雄激素和 11- 脱氧氢化可的松均增多。临床表现出与 21- 羟化酶缺乏相似的男性化症状,但程度较轻;可有高血压和钠潴留。多数患儿血压中等程度增高,其特点是给予糖皮质激素后血压可下降,而停药后血压又回升。

3. 3β- 羟类固醇脱氢酶缺乏症(3β-hydroxysteroid dehydrogenase deficiency,3β-HSD)　本型较罕见,是由于 3β-HSD Ⅱ基因突变所致。该酶缺乏时,醛固酮、氢化可的松、睾酮的合成均受阻,男孩出现假两性畸形,如阴茎发育差、尿道下裂。女孩出生时出现阴蒂肥大、轻度男性化现象。由于醛固酮分泌低下,在新生儿期即发生失盐、脱水症状,病情较重。

4. 17α- 羟化酶缺乏症(17α-hydroxylase deficiency,17-OHD)　本型亦罕见,由于氢化可的松和性激素合成受阻,而 11- 去氧皮质酮和皮质酮分泌增加,临床出现低钾性碱中毒和高血压。由于缺乏性激素,女孩可有幼稚型性征、原发性闭经等;男孩则表现为男性假两性畸形,外生殖器女性化,有乳房发育,但体格检查可见睾丸。

【实验室检查】

1. 生化检测(表 17-6)

(1) 尿液 17- 羟类固醇(17-OHCS)、17- 酮类固醇(17-KS)和孕三醇测定:其中 17-KS 是反映肾上腺皮质分泌雄激素的重要指标,对本病的诊断价值优于 17-OHCS,肾上腺皮质增生症患者17-KS 明显升高。

(2) 血液 17- 羟孕酮(17-OHP)、肾素 - 血管紧张素原(PRA)、醛固酮(Aldo)、脱氢表雄酮(DHEA)、去氧皮质酮(DOC)及睾酮(T)等的测定:血 17-OHP、孕酮、DHEA 及 T 均可增高,其中17-OHP 增高可为正常的几十倍至几百倍,是 21-OHD 较可靠的诊断依据。

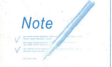

(3) 血电解质测定:失盐型可有低血钠、高钾血症。

(4) 血氢化可的松、ACTH 测定:典型失盐型 CAH 患者的氢化可的松水平低于正常,单纯男性化型可在正常范围或稍低于正常。血 ACTH 不同程度升高,部分患儿,尤其是非典型者可正常。

表 17-6　各种类型 CAH 的生化检测

酶缺陷	血液								尿液		
	Na⁺	K⁺	PRA	Aldo	17-OHP	DHEA	DOC	T	17-OHCS	17-KS	孕三醇
21-羟化酶											
失盐型	↓	↑	↑↑	↓↓	↑↑	N↑	N↓	↑↑	↓	↑↑	↑↑
单纯男性化型	N	N	↑	N↓	↑↑	N↑	N↓	↑↑	↓	↑↑	↑↑
11β-羟化酶	↑	↓	↓	↓	↑	N↑	↑↑	↑	↑	↑↑	↑
17-羟化酶	↑	↓	↓	N↓	↓	↓↓	↑↑	↓	↓	↓	↓
3β-羟类固醇脱氢酶	↓	↑	↑	↓	N↑	↑	N↓	↓	↓	↑	N↑
类脂性肾上腺皮质增生	↓	↑	↑	↓	↓	↓	↓	↓	↓	↑	↓
18-羟化酶	↓	↑	↑	↓	N	N	N	N	N	N	N

2. 其他检查

(1) 染色体检查:外生殖器严重畸形时,可进行染色体分析,以鉴定性别。

(2) X 线检查:拍摄左手腕掌指骨正位片,判断骨龄。患者骨龄常超过年龄。

(3) CT 或 MRI 检查:可发现双侧肾上腺增大。

(4) 基因诊断:采用直接聚合酶链反应、寡核苷酸杂交、限制性内切酶片段长度多态性和基因序列分析,可发现相关基因突变或缺失。

【诊断和鉴别诊断】　典型单纯男性化型患者无失盐及明显的糖皮质激素缺乏的症状,仅可见雄激素增高的症状,如多毛、阴毛早现、声音变粗、男孩阴茎粗大和女孩外生殖器男性化等;典型失盐型患儿在新生儿期即出现呕吐、腹泻、脱水和难以纠正的低血钠、高血钾和代谢性酸中毒,严重者出现循环衰竭等危象;无论男女均有生长加速,骨龄超前。非典型者在儿童早期无明显临床症状,以后往往因多毛、痤疮、月经过少、闭经和生育能力障碍等就诊。

本病如能早期诊断、早期治疗,可维持患儿的正常发育和生活,因此早期确诊极为重要,并需与其他相关疾病鉴别:

1. 失盐型　易误诊为先天性肥厚性幽门狭窄或肠炎,故如遇新生儿反复呕吐、腹泻,应注意家族史、生殖器外形等,必要时进行相关检查。先天性肥厚性幽门狭窄症表现为特征性的喷射性呕吐,钡剂造影可发现狭窄的幽门,无皮肤色素沉着,外生殖器正常。

2. 单纯男性化型　应与真性性早熟、男性化肾上腺肿瘤相鉴别。单纯男性化型睾丸容积与实际年龄相称,17-酮明显升高;而真性性早熟睾丸明显增大,17-酮增高,但不超过成人期水平。男性化肾上腺肿瘤和单纯男性化型均有男性化表现,尿17-酮均升高,需进行地塞米松抑制试验,男性化肾上腺肿瘤不被抑制,而单纯男性化型则显示较小剂量地塞米松即可显著抑制。

【治疗】　治疗本病的目的:①替代肾上腺分泌类固醇的不足,补充生理需要的糖皮质激素、盐皮质激素,维持机体正常的生理代谢;②抑制 ACTH 的分泌,从而减少肾上腺雄激素的过度分泌,抑制男性化,阻止骨骺成熟加速,促进正常的生长发育。

1. 失盐型患儿　应及时纠正水、电解质紊乱,静脉补液可用生理盐水,有代谢性酸中毒时则用 0.45% 氯化钠和碳酸氢钠溶液。忌用含钾溶液。重症失盐型需静脉滴注氢化可的松

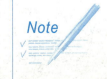
Note

25~100mg;若低钠和脱水不易纠正,可口服氟氢可的松(9α-fludrocortisone acetate)0.05~0.1mg/d。脱水纠正后,糖皮质激素改为口服;并长期维持,同时口服氯化钠 2~4g/d。其量可根据病情适当调整。

2. 长期治疗

(1) 糖皮质激素:糖皮质激素治疗一方面可补偿肾上腺分泌氢化可的松的不足,另一方面可抑制过多的 ACTH 释放,从而减少雄激素的过度产生,故可改善男性化、性早熟等症状,保证患儿正常的生长发育过程。诊断确立后应尽早给予治疗,一般给予醋酸氢化可的松,每天 10~20mg/m²,分 2~3 次口服。

治疗过程中应根据血压、身高增长速率、雄烯二酮、DHEA、DHEAS、睾酮以及骨成熟度、尿 17-酮类固醇等指标综合分析调整糖皮质激素的剂量。如应用糖皮质激素的剂量过大,则影响生长;如剂量不足,则不能抑制肾上腺雄激素继续过量产生,雄激素会促使骨骺过早成熟和融合,同样对患儿生长造成影响,并产生其他一些雄激素过多的表现。一般不用 17-OHP 作为治疗监测的指标,因为其每天变化较大,且易受应激影响。

(2) 盐皮质激素:盐皮质激素可协同糖皮质激素的作用,使 ACTH 的分泌进一步减少。可口服氟氢可的松 0.05~0.1mg/d,症状改善后逐渐减量、停药,因长期应用可引起高血压。0.1mg 氟氢可的松相当于 1.5mg 氢化可的松,应将其用量计算于氢化可的松的用量中,以免氢化可的松过量。

在皮质激素治疗的过程中,对失盐型患儿还应监测血钾、钠、氯等,调节激素用量。患儿在应激情况下(如感染、过度劳累、手术等)或青春期时,糖皮质激素的剂量应比平时增加 1.5~2 倍。

3. 手术治疗
男性患儿无须手术治疗。女性假两性畸形患儿宜在 6 个月 ~1 岁行阴蒂部分切除术或矫形术。

【预防】

1. 新生儿筛查
应用干血滴纸片法,对生后 2~5 天的婴儿采集足跟血检测 17-OHP 浓度可进行早期诊断。正常婴儿刚出生时血 17-OHP 水平较高,12~24 小时后降至正常。低体重儿和患某些心肺疾病时 17-OHP 也会上升,需注意鉴别。

2. 产前诊断

(1) 21-OHD:在孕 9~11 周取绒毛膜活检进行胎儿细胞 DNA 分析;孕 16~20 周取羊水检测孕三醇、17-OHP 等。因大部分非典型 21-OHD 患儿生后 17-OHP 水平无明显升高,因此基因检测是此型患儿唯一的早期诊断手段。

(2) 11β-OHD:可检测羊水 DOC 或取绒毛膜做相关基因分析进行诊断。

【小结】

1. CAH 是一组常染色体隐性遗传性疾病,是由于肾上腺皮质激素合成途径中某些酶的先天性缺陷所致。

2. CAH 患者酶缺陷导致缺陷部位以前的各种中间代谢产物在体内堆积,并可经旁路代谢可致雄激素产生过多。

3. 临床表现取决于酶缺陷的部位及严重程度,可出现失盐、雄激素增高的临床症状。

4. 治疗原则　①一经诊断应立即给予治疗;②首选氢化可的松或醋酸可的松,有失盐和电解质紊乱者需补充盐皮质激素;③药物剂量因人而异;④应激情况应加大肾上腺皮质激素药物剂量。

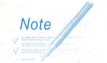

【思考题】

　　1. CAH 的发病机制。

　　2. 21- 羟化酶缺乏症三种临床类型的临床表现。

　　3. CAH 的治疗原则。

（罗小平）

二、嗜铬细胞瘤

　　嗜铬细胞瘤（pheochromocytoma）是一种分泌儿茶酚胺的肿瘤，临床表现为持续性或阵发性高血压及代谢紊乱为主的综合征。儿童期发生的嗜铬细胞瘤大多为常染色体显性遗传病，可见于任何年龄，其中 6~14 岁儿童多发。儿童的发病率约为 1/10 万。

　　【病理生理和发病机制】　最常见的起源部位是肾上腺髓质（占 90%），但也可发生于沿腹部交感神经节的任何部位，还可能出现在肾上腺周围、膀胱或尿道的壁内、胸腔以及颈部。90% 的嗜铬细胞瘤是良性的，仅 10% 为恶性。良性嗜铬细胞瘤的包膜完整，表面光滑，呈棕红色，切面呈颗粒状，瘤体中可有囊性变或出血。显微镜下可见瘤细胞呈多角形、大小不一，也可有梭形或双核的细胞，胞质内富含颗粒，为肾上腺素和去甲肾上腺素，易被重铬酸钾染色。恶性者细胞排列不规则，有细胞分裂象，可有包膜浸润，常较早发生转移至肝、骨、肠及肠系膜、胸纵隔和颈部等淋巴结中。

　　嗜铬细胞瘤持续或阵发性释放分泌大量儿茶酚胺，主要包括去甲肾上腺素和肾上腺素，作用于全身的肾上腺受体，引起临床症状。主要表现在：

　　1. 心血管系统　主要引起高血压、低血压及心源性休克。肾上腺素作用于心肌使心脏的搏出量增加、收缩压上升；去甲肾上腺素的作用引起周围血管的收缩，使收缩压和舒张压均升高，从而引起高血压。大量儿茶酚胺引起心律失常、心肌坏死，导致心力衰竭，心脏排血量减少，发生心源性休克；血管强烈收缩，微血管壁缺血缺氧，通透性增加，血浆外渗，使有效血容量降低，血压下降；血压大幅波动，极高血压反射性兴奋迷走神经中枢；部分嗜铬细胞瘤分泌大量多巴胺，可拮抗去甲肾上腺素的升压作用；肿瘤可分泌舒血管肠肽、肾上腺髓质素致血压下降；肿瘤分泌大量肾上腺素，刺激 β_2 受体，引起周围血管扩张；肿瘤骤然出血、坏死导致儿茶酚胺的释放量骤减等原因均可引起血压降低。

　　2. 代谢紊乱　大量儿茶酚胺引起一系列的代谢紊乱。主要表现在使体内耗氧量增加，基础代谢率增高；加速肝糖原分解，抑制胰岛素分泌，糖异生增加，引起血糖升高；脂肪分解加速，游离脂肪酸增高。少数可出现低钾血症，也可因肿瘤分泌甲状旁腺激素相关肽而致高钙血症。过多的儿茶酚胺使肠蠕动及张力减弱，胆囊收缩减弱，Oddi 括约肌张力增高，可致胆汁潴留、胆结石。

　　【临床表现】　嗜铬细胞瘤的临床表现与肿瘤分泌的儿茶酚胺的量及其释放方式有关，故本病的临床表现个体差异甚大。由于肾上腺素的阵发性分泌，临床表现多为阵发性，可有高血压、头痛、心悸、多汗等。其常见症状和体征如下：

　　1. 心血管系统

　　（1）高血压为本病的主要和特征性表现，可呈间歇性或持续性发作。典型的阵发性发作常表现为血压突然升高，发作时可达 200~300/130~180mmHg，伴剧烈头痛，面色苍白、大汗淋漓、心悸、恶心、呕吐、胸闷、腹痛或胸痛、视力模糊、复视，严重者可致急性左心衰竭或心脑血管意外。发作终止后因迷走神经兴奋可出现双颊皮肤潮红、全身发热、流涎和瞳孔缩小等。发作时间一般不超过 15 分钟，但长者可达 16~24 小时，如不及时诊治，发作渐频，持续时间越长，最终可成持续性高血压。儿童患者病情发展较快，短期内可出现眼底改变，可见出血、乳头水肿，视神经萎缩，甚至失明。

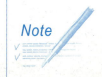

(2) 低血压、休克:本病也可发生低血压甚至休克,也可表现为高血压和低血压交替出现。

(3) 心脏病变:大量儿茶酚胺可致儿茶酚胺性心脏病,可出现心律失常如期前收缩、阵发性心动过速、心室颤动。部分病例可致心肌退行性变、坏死。长期、持续的高血压可致左心室肥厚、心脏扩大和心力衰竭。

2. 代谢紊乱的表现   患儿出现一系列的代谢紊乱的表现,主要表现为发作时可出现发热,体温上升 1~2℃,多汗,体重减轻,血糖、游离脂肪酸增高。少数可出现低钾血症和高钙血症。

3. 其他表现   嗜铬细胞瘤一般瘤体较大,能在腹部触及者约占 5%~10%,在腹部触诊时应特别小心,警惕可能诱发高血压的发作;过多的儿茶酚胺使肠蠕动及张力减弱,可致腹胀、腹痛、便秘,甚至肠坏死、出血或穿孔;胆囊收缩减弱,Oddi 括约肌张力增高,可致胆汁潴留、胆结石。膀胱内嗜铬细胞瘤罕见,当患者膀胱充盈、排尿时或排尿后会刺激瘤体,释放儿茶酚胺,可引起高血压发作,也可发生排尿晕厥;嗜铬细胞瘤可分泌红细胞生成素样物质,刺激骨髓导致红细胞生成增多。

【辅助检查】

1. 血、尿儿茶酚胺及其代谢物的测定   是敏感性和特异性可靠的诊断检查,应同时检测血浆和尿中儿茶酚胺。

(1) 24 小时尿儿茶酚胺及其代谢产物的测定:应分别检测尿中 3- 甲基 -4- 羟基苦杏仁酸(简称 VMA)、肾上腺素和去甲肾上腺素。大多数患者尿中上述产物水平均增高。

(2) 血浆儿茶酚胺测定:血浆儿茶酚胺在本病持续或阵发性发作时明显高于正常,仅反映取血样即时的血儿茶酚胺水平,故其诊断价值不比发作期24 小时尿中儿茶酚胺水平测定更有意义。

2. 定位诊断   肾上腺 B 超对于 >1cm 肿瘤的检出阳性率较高。肾上腺 MRI 可检出 1~2cm 的肾上腺肿瘤,其敏感性极高,但特异性稍低。肾上腺 CT 扫描可定位 90% 的肿瘤,但 CT 检查时,由于体位改变或注射静脉造影剂可诱发高血压发作,应先用 α- 肾上腺素能受体阻断剂控制高血压,并在扫描过程中随时准备酚妥拉明以备急需。用 ^{131}I 标记的扫描剂可被瘤体特异性摄取和浓集,适用于发现转移性、复发性或肾上腺外肿瘤。

【诊断与鉴别诊断】   嗜铬细胞瘤的诊断依据为:①典型的临床表现;②血浆或尿中儿茶酚胺浓度增高,或尿中儿茶酚胺的代谢产物增高;③影像学进行肿瘤定位。

嗜铬细胞瘤主要需与以下疾病进行鉴别:

1. 原发性高血压   某些原发性高血压患者呈现高交感神经兴奋性,表现为心悸、多汗、焦虑、心输出量增加,但患者尿儿茶酚胺水平正常。

2. 颅内疾病   在颅内疾病合并有高颅压时,可以出现类似嗜铬细胞瘤的剧烈头痛等症状。患者通常会有其他神经系统损害的体征来支持原发病。但也应警惕嗜铬细胞瘤并发脑出血等情况。

3. 其他   甲亢时呈现高代谢症状,伴有高血压,但是舒张压正常,且儿茶酚胺正常。冠心病心绞痛发作、急性心肌梗死等均需与嗜铬细胞瘤鉴别。一般根据发作时心电图改变、改善心肌供血治疗有效等可以与之区别,关键鉴别点在于尿儿茶酚胺的测定。

【治疗】   手术治疗是首选,要获得满意的治疗效果,必须由内、外科密切配合。

1. 内科治疗   适用于控制症状、术前准备、不能耐受手术及恶性嗜铬细胞瘤术后复发者。常用控制高血压的药物有钙拮抗剂、血管扩张剂、儿茶酚胺合成抑制剂、α₁ 肾上腺素能阻滞剂等。当骤发高血压综合征时,应立即予以抢救,主要措施有:①卧床休息,给氧;②立即缓慢静脉注射酚妥拉明 0.5~1mg/kg,严密观察血压、心率、心律、心电图;③随时对症处理。

2. 手术治疗   切除肿瘤是本病的根治措施。对嗜铬细胞瘤患者进行麻醉和手术均有潜在风险,由于过高的急性和慢性的儿茶酚胺效应,术中可能出现高血压危象、心功能不全、心律失常、低血压和休克等,均需进行急救。

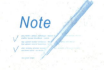

为避免在麻醉和手术时出现高血压危象和休克,应在术前 2 周开始做好准备工作。常用药物有:①酚苄明:为 α 受体阻滞剂,一般在术前 1~2 周开始服用,初始剂量儿童为 0.25~1.0mg/kg,每天分 2 次口服。药量应逐渐增加直至患者的高血压和其他症状得以缓解。应注意在刚开始应用酚苄明时,可导致和加重体位性低血压,应常规在睡前服药。②普萘洛尔:为非选择性 β 受体阻滞剂,常在应用 α 受体阻滞剂后发生心律失常或心动过速时使用。未应用 α 受体阻滞剂者不能应用普萘洛尔。剂量为每次 5~10mg,每天 3~4 次,当心率过快需进一步控制时再谨慎地增加药量。③其他用药:α 肾上腺素能受体阻滞剂如哌唑嗪、钙通道阻滞剂、α- 甲基酪氨酸(一种合成的儿茶酚胺抑制剂)在术前均可单独应用或联合应用。联合应用酚苄明和普萘洛尔对儿科患者疗效较好。术中严重的高血压可应用酚妥拉明或硝普钠。

【小结】

1. 嗜铬细胞瘤是一种分泌儿茶酚胺的肿瘤,作用于肾上腺素能受体,引起以高血压及代谢紊乱为主的综合征,严重时可并发高血压危象、休克、颅内出血、心力衰竭等。
2. 嗜铬细胞瘤的临床表现多样,主要为阵发性或持续性高血压、代谢紊乱。
3. 嗜铬细胞瘤首选手术治疗。

【思考题】

1. 嗜铬细胞瘤的临床表现有哪些?
2. 嗜铬细胞瘤的实验室检查和特殊试验有哪些?
3. 嗜铬细胞瘤的治疗。

(罗小平)

第五节 儿童糖尿病

糖尿病(diabetes mellitus,DM)是由于胰岛素分泌绝对缺乏或相对不足所致的糖、脂肪、蛋白质代谢紊乱症,分为原发性和继发性两类。儿童原发性糖尿病主要分为三大类:① 1 型糖尿病:因胰岛 β 细胞破坏、胰岛素分泌绝对缺乏所致,必须使用胰岛素治疗,故又称胰岛素依赖型糖尿病(insulin dependent diabetes mellitus,IDDM);② 2 型糖尿病:由于胰岛 β 细胞分泌胰岛素相对不足或靶细胞对胰岛素不敏感(胰岛素抵抗)所致,亦称非胰岛素依赖型糖尿病(noninsulin-dependent diabetes mellitus,NIDDM);③青年成熟期发病型糖尿病(maturity-onset diabetes of youth,MODY),这是一种罕见的遗传性 β 细胞功能缺陷症,属常染色体显性遗传。继发性糖尿病大多由一些遗传综合征(如唐氏综合征、Turner 综合征和 Klinefelter 综合征等)和内分泌疾病(如库欣综合征、甲状腺功能亢进症等)所致。98% 的儿童糖尿病为 1 型糖尿病,2 型糖尿病甚少,但随着儿童肥胖症的增多而有增加的趋势。

儿童 1 型糖尿病的发病率在各国之间差异较大,即使同一国家,不同民族或地区之间也不相同。我国年发病率为 1.04/10 万。近年的流行病学研究表明,发病率逐年增高是世界的总趋势。4~6 岁和 10~14 岁为 1 型糖尿病的高发年龄,1 岁以下小儿发病较少见。本节主要叙述 1 型糖尿病。

【病因和发病机制】 1 型糖尿病的确切发病机制尚未完全阐明。目前认为,是在遗传易感基因的基础上,由外界环境因素的作用引起的自身免疫反应,导致了胰岛 β 细胞的损伤和破坏,当胰岛素分泌减少至正常的 10% 时,即出现临床症状。遗传、免疫、环境等因素在 1 型糖尿病的

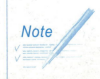
Note

发病过程中都起着重要的作用。

1. 遗传易感性   根据对同卵双胎的研究,1 型糖尿病的患病一致性为 50%,说明本病病因除遗传因素外,还有环境因素的作用,属多基因遗传性疾病。通过对人类白细胞抗原(HLA)的研究发现,HLA 的 D 区 II 类抗原基因(位于 6p21.3)与本病的发生有关,已证明与 HLA-DR3 和 DR4 的关联性特别显著。还有研究认为,HLA-DQβ 链上第 57 位非门冬氨酸及 HLA-DQα 链上第 52 位精氨酸的存在决定了 1 型糖尿病的易感性;反之 HLA-DQβ 链上第 57 位门冬氨酸和 HLA-DQα 链上第 52 位非精氨酸则决定了 1 型糖尿病的保护性。但遗传易感基因在不同种族间有一定的差别,提示与遗传多态性有关。

2. 环境因素   1 型糖尿病的发病与病毒感染(如风疹病毒、腮腺炎病毒、柯萨奇病毒等)、化学毒物(如链尿菌素、四氧嘧啶等)、食物中的某些成分(如牛乳中的 α 和 β- 酪蛋白、乳球蛋白等)有关,以上因素可能会激发易感性基因者体内免疫功能的变化,产生 β 细胞毒性作用,最终导致 1 型糖尿病。

3. 自身免疫因素   约 90% 的 1 型糖尿病患者在初次诊断时血中出现胰岛细胞自身抗体(ICA)、胰岛 β 细胞膜抗体(ICSA)、胰岛素自身抗体(IAA)以及谷氨酸脱羧酶(GAD)自身抗体、胰岛素受体自身抗体(IRA)等多种抗体,并已证实这些抗体在补体和 T 淋巴细胞的协同作用下具有对胰岛细胞的毒性作用。新近证实,细胞免疫异常对 1 型糖尿病的发病起着重要作用,树突状细胞源性细胞因子白介素 -12 会促进初始型 $CD4^+T$ 细胞(TH_0)向 I 型辅助性 $T(TH_1)$ 细胞转化,使其过度活化而产生 TH_1 细胞类细胞因子,引起大量炎症介质的释放,进而损伤胰岛 β 细胞。

【病理生理】   胰岛 β 细胞大都被破坏,分泌胰岛素明显减少而分泌胰高血糖素的细胞和其他细胞则相对增生。人体有 6 种主要涉及能量代谢的激素:胰岛素、胰高血糖素、肾上腺素、去甲肾上腺素、氢化可的松和生长激素。其中唯有胰岛素是促进能量储存的激素,其余 5 种激素在饥饿状态下均可促进能量释放,称为反调节激素。正常情况下,胰岛素可促进细胞内葡萄糖的转运,促进糖的利用和蛋白质的合成,促进脂肪合成,抑制肝糖原和脂肪的分解。糖尿病患儿的胰岛素分泌不足或缺如,使葡萄糖的利用减少,而反调节激素,如胰高血糖素、生长激素、氢化可的松等增高,且具有促进肝糖原分解和葡萄糖异生的作用,使脂肪和蛋白质分解加速,造成血糖和细胞外液渗透压增高,细胞内液向细胞外转移。当血糖浓度超过肾阈值(10mmol/L 或 180mg/dl)时即产生糖尿。自尿中排出的葡萄糖可达 200~300g/d,导致渗透性利尿,临床出现多尿症状,每天约丢失水分 3~5L,钠和钾 200~400mmol,因而造成严重的电解质失衡和慢性脱水。由于机体的代偿,患儿呈现渴感增强、饮水增多;因组织不能利用葡萄糖,能量不足而产生饥饿感,引起多食。胰岛素不足和反调节激素增高促进了脂肪分解,使血中脂肪酸增高,肌肉和胰岛素依赖性组织即利用这类游离脂肪酸供能以弥补细胞内葡萄糖的不足,而过多的游离脂肪酸进入肝脏后,则在胰高血糖素等生酮激素的作用下加速氧化,导致乙酰辅酶 A 增加,超过了三羧酸循环的氧化代谢能力,致使乙酰乙酸、β- 羟丁酸和丙酮等酮体长期在体液中累积,形成酮症酸中毒。

酮症酸中毒时氧利用减低,大脑功能受损。酸中毒时 CO_2 严重潴留,为了排出较多的 CO_2,呼吸中枢兴奋而出现不规则的呼吸深快,呼气中的丙酮产生特异的气味(腐烂水果味)。

【临床表现】   1 型糖尿病患者起病较急骤,多有感染或饮食不当等诱因。其典型症状为多饮、多尿、多食和体重下降(即"三多一少")。但婴儿多饮、多尿不易被发觉,很快即可发生脱水和酮症酸中毒。儿童因为夜尿增多可发生遗尿。年长儿还可出现消瘦、精神不振、倦怠乏力等体质显著下降症状。约 40% 的糖尿病患儿在就诊时即处于酮症酸中毒状态,这类患儿常因急性感染、过食、诊断延误、突然中断胰岛素治疗等因素诱发。多表现为起病急、进食减少、恶心、呕吐、腹痛、关节或肌肉疼痛、皮肤黏膜干燥、呼吸深长、呼气中带有酮味、脉搏细速、血压下降、体

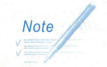
Note

温不升,甚至嗜睡、淡漠、昏迷。常被误诊为肺炎、败血症、急腹症或脑膜炎等。少数患儿起病缓慢,以精神呆滞、软弱、体重下降等为主。

体格检查时除见体重减轻、消瘦外,一般无阳性体征。酮症酸中毒时可出现呼吸深长,带有酮味,有脱水征和神志的改变。病程较久,对糖尿病控制不良时可发生生长落后、智能发育迟缓、肝大,称为 Mauriac 综合征。晚期可出现蛋白尿、高血压等糖尿病肾病表现,最后致肾衰竭。还可出现白内障、视力障碍、视网膜病变,甚至双目失明。

儿童糖尿病有特殊的自然病程:

1. 急性代谢紊乱期 从出现症状到临床确诊,时间多在 1 个月以内。约 20% 的患儿表现为糖尿病酮症酸中毒;20%~40% 为糖尿病酮症,无酸中毒;其余仅为高血糖、糖尿和酮尿。

2. 暂时缓解期 约 75% 的患儿经胰岛素治疗后临床症状消失、血糖下降、尿糖减少或转阴,即进入缓解期。此时胰岛 β 细胞恢复分泌少量胰岛素,对外源性胰岛素需要量减至 0.5U/(kg·d)以下,少数患儿甚至可以完全不用胰岛素。这种暂时缓解期一般持续数周,最长可达 6 个月以上。此期应定期监测血糖、尿糖水平。

3. 强化期 经过缓解期后,患儿出现血糖增高和尿糖不易控制的现象,胰岛素用量逐渐或突然增多,称为强化期。在青春发育期,由于性激素增多等变化,增强了对胰岛素的拮抗,因此该期病情不甚稳定,胰岛素用量较大。

4. 永久糖尿病期 青春期后,病情逐渐稳定,胰岛素用量比较恒定,称为永久糖尿病。

【辅助检查】

1. 尿液检查

(1) 尿糖:尿糖定性一般阳性。尿糖可间接反映糖尿病患者血糖控制的状况。在用胰岛素治疗过程中,可监测尿糖变化,以判断饮食及胰岛素用量是否恰当。在空腹状态下先排空膀胱,30 分钟后排尿为"次尿",相当于空腹时血糖的参考,从餐后至下次餐前 1 小时的尿为"段尿",作为餐后血糖水平的参考。通过所得结果,可粗略估计当时的血糖水平,利于胰岛素剂量的调整。

(2) 尿酮体:糖尿病伴有酮症酸中毒时呈阳性。

(3) 尿蛋白:监测尿微量白蛋白,可及时了解肾脏的病变情况。

2. 血液检查

(1) 血糖:美国糖尿病学会 2005 年公布了糖尿病诊断标准,符合下列任意一项标准即可诊断为糖尿病:

1) 有典型糖尿病症状并且餐后任意时刻血糖水平≥11.1mmol/L。

2) 空腹血糖(FPG)≥7.0mmol/L。

3) 2 小时口服葡萄糖耐量试验(OGTT)血糖水平≥11.1mmol/L。

空腹血糖受损(IFG):FPG 为 5.6~6.9 mmol/L。糖耐量受损(IGT):口服 1.75g/kg(最大 75g)葡萄糖后 2 小时血糖在 7.8~11.0 mmol/L。IFG 和 IGT 被称为"糖尿病前期"。

(2) 血脂:血清胆固醇、甘油三酯和游离脂肪酸明显增加,适当的治疗可使之降低,故应定期检测血脂水平,有助于判断病情控制情况。

(3) 血气分析:酮症酸中毒在 1 型糖尿病患儿中发生率极高,当血气分析显示患儿血 pH<7.30,HCO_3^-<15mmol/L 时,即有代谢性酸中毒存在。

(4) 糖化血红蛋白:血红蛋白在红细胞内与血中葡萄糖或磷酸化葡萄糖呈非酶化结合,形成糖化血红蛋白(HbA1c),其量与血糖浓度呈正相关。正常人 HbA1c<7%,治疗良好的糖尿病患儿应 <7.5%,HbA1c7.5%~9% 提示病情控制一般,如 >9% 时则表示血糖控制不理想。因此,HbA1c可作为患儿在以往 2~3 个月期间血糖是否得到满意控制的指标。

3. 葡萄糖耐量试验 本试验用于空腹血糖正常或正常高限,餐后血糖高于正常而尿糖偶尔

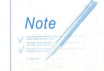

阳性的患儿。试验方法:试验当天自 0 时起禁食;清晨口服葡萄糖(1.75g/kg),最大量不超过 75g,每克加水 2.5ml,于 3~5 分钟内服完;口服前(0 分钟)及口服后 60 分钟、120 分钟和 180 分钟分别测血糖。结果:正常人 0 分钟的血糖 <6.7mmol/L,口服葡萄糖 60 分钟和 120 分钟后血糖分别低于 10.0mmol/L 和 7.8mmol/L;糖尿病患儿 120 分钟血糖 >11.1mmol/L。试验前应避免剧烈运动、精神紧张,停服氢氯噻嗪、水杨酸等影响糖代谢的药物。

【诊断和鉴别诊断】　典型的病例诊断并不困难。对有口渴、消瘦、遗尿症状的患儿;或有糖尿病家族史者;或有不明原因脱水、酸中毒的患儿都应考虑本病的可能性,避免误诊。本病应与下列情况相鉴别:

1. 其他还原糖尿症　尿液中果糖和戊糖等其他还原糖均可使班氏试液呈色,用葡萄糖氧化酶法检测尿液可以鉴别。

2. 非糖尿病性葡萄糖尿　有些先天性代谢病,如 Fanconi 综合征、肾小管酸中毒、胱氨酸尿症或重金属中毒等患儿都可发生糖尿,主要依靠空腹血糖或葡萄糖耐量试验鉴别。

3. 婴儿暂时性糖尿　病因不明,可能与患儿胰岛 β 细胞功能发育不够成熟有关。多在出生后 6 周内发病,表现为发热、呕吐、体重不增、脱水等症状。血糖增高,尿糖及酮体阳性,经补液等一般处理或给予小量胰岛素即可恢复。对这类患儿应进行葡萄糖耐量试验和长期随访,以与 1 型糖尿病鉴别。

4. 其他发生酸中毒、昏迷的疾病　如尿毒症、感染中毒性休克、低血糖症、急腹症、颅内感染、重症肺炎等。

5. 应激性高血糖症　应激性高血糖症多见于高热、严重感染、手术、呼吸窘迫、头部外伤后等患者,系由应激诱发的一过性高血糖,不能诊断为糖尿病,但应注意长期随访。

【治疗】　糖尿病是终生的内分泌代谢性疾病。其治疗目的是:消除高血糖引起的临床症状;积极预防并及时纠正酮症酸中毒;纠正代谢紊乱,力求病情稳定;使患儿获得正常生长发育,保证其正常的生活活动;预防并早期治疗并发症。

糖尿病治疗强调综合治疗,主要包括 5 个方面:合理应用胰岛素;饮食管理;运动锻炼;自我血糖监测;糖尿病知识教育和心理支持。糖尿病治疗必须在自我监测的基础上,选择合适的胰岛素治疗方案和饮食管理、运动治疗等才能达到满意的效果。

1. 糖尿病酮症酸中毒的治疗　酮症酸中毒迄今仍然是儿童糖尿病急症死亡的主要原因。对糖尿病酮症酸中毒必须针对高血糖、脱水、酸中毒,电解质紊乱和可能并存的感染等情况制订综合治疗方案。密切观察病情变化、血气分析和血液、尿液中糖和酮体的变化,随时采取相应措施,避免医源性损害。

(1) 液体治疗:液体治疗主要针对脱水、酸中毒和电解质紊乱。酮症酸中毒时脱水量约为 100ml/kg,一般均属等渗性脱水,应遵循下列原则输液:

输液开始的第 1 小时,按 20ml/kg(最大量 1000ml)快速静脉滴注 0.9% 氯化钠溶液,以纠正血容量,改善血液循环和肾功能。第 2~3 小时,按 10ml/kg 静脉滴注 0.45% 氯化钠溶液。当血糖 <17mmol/L(300mg/dl)后,改用含有 0.2% 氯化钠的 5% 葡萄糖液静脉滴注。要求在开始的 12 小时内至少补足累积损失的一半。在此后的 24 小时内,可视情况按 60~80ml/kg 静脉滴注同样溶液,以供给生理需要量和补充继续损失量。

对外周循环稳定的患儿,推荐 48 小时均衡补液法,即 48 小时均衡补入累积损失量及维持液,总液体张力约 1/2~2/3 张。补液中根据监测情况调整补液中的离子浓度及含糖液等。

患儿在输液开始前由于酸中毒、分解代谢和脱水的共同作用,使血清钾浓度增高,但总的体钾储备可能被耗竭。随着液体的输入,特别是应用胰岛素后,血钾迅速降低。因此,在患儿开始排尿后应立即在输入液体中加入氯化钾溶液,一般按每天 2~3mmol/kg(150~225mg/kg)补给,输入浓度不得 >40mmol/L(0.3g/dl),并应监测心电图或血钾浓度。

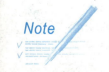

酮症酸中毒时的酸中毒主要是由于酮体和乳酸的堆积,补充水分和胰岛素可以矫正酸中毒。为了避免发生脑细胞酸中毒和高钠血症,对酮症酸中毒不宜常规使用碳酸氢钠溶液,仅在血 pH<7.1,HCO_3^-<12mmol/L 时,始可按 2mmol/kg 给予 1.4% 碳酸氢钠溶液静脉滴注,先用半量,当血 pH ≥7.2 时即停用,避免酸中毒纠正过快加重脑水肿。

在治疗过程中,应仔细监测生命体征、电解质、血糖和酸碱平衡状态,以避免在酮症酸中毒治疗过程中发生合并症,如脑水肿等。其表现为头痛、意识不清、嗜睡、痉挛、视神经乳头水肿或脑疝等。

(2) 胰岛素治疗:糖尿病酮症酸中毒时多采用小剂量胰岛素静脉滴注治疗。

对有休克的患儿,在补液治疗开始、休克逐渐恢复后才可应用胰岛素,以避免钾迅速从血浆进入细胞内,导致心律失常。

将胰岛素 25U 加入等渗盐水 250ml 中,按每小时 0.1U/kg,自另一静脉通道缓慢匀速输入。每小时复查血糖,并根据血糖情况调整胰岛素输入量。血糖下降速度一般为每小时 2~5mmol/L,胰岛素输注浓度一般不低于 0.05U/(kg·h)。小剂量胰岛素静脉输注应持续至酮症酸中毒纠正(pH>7.3,血糖 <12mmol/L),必要时可输入含糖的 1/3~1/2 张液体,以维持血糖水平为8~12mmol/L。当血糖 <17mmol/L 时,应将输入液体换成含 0.2% 氯化钠的 5% 葡萄糖液。只有当临床状况稳定后方可逐渐减少静脉输液,改为口服液体治疗,能进食后或在血糖下降至<11mmol/L、酮体消失时停用静脉注射胰岛素,改为胰岛素皮下注射,每次 0.25~0.5U/kg,每4~6 小时 1 次,直至血糖稳定为止。在停止滴注胰岛素前 30 分钟即应皮下注射短效胰岛素(RI)0.25U/kg 1 次。

(3) 控制感染:酮症酸中毒常并发感染,应在急救的同时采用有效的抗生素治疗。

酮症酸中毒在处理不当时,可引起脑水肿、低血糖、低血钾、碱中毒、心功能衰竭或肾衰竭等情况。因此,在整个治疗过程中必须严密观察,随时调整治疗计划,避免因处理不妥而加重病情。

2. 长期治疗措施

(1) 饮食管理:糖尿病的饮食管理是进行计划饮食而不是限制饮食,其目的是维持正常的血糖和保持理想体重。

1) 每天总热量需要量:食物的热量要适合患儿的年龄、生长发育和日常活动的需要,每天所需热量(kcal)为 1000+ [年龄 × (80~100)],对年幼儿宜稍偏高,而年龄大的患儿宜偏低。此外,还要考虑体重、食欲及运动量。全日热量分配为早餐 1/5,中餐和晚餐分别为 2/5,每餐中留出少量(5%)作为餐间点心。

2) 食物的成分和比例:饮食中能源的分配为:蛋白质 15%~20%,糖类 50%~55%,脂肪 30%。蛋白质成分在 3 岁以下儿童应稍多,其中 1/2 以上应为动物蛋白,因其含有必需的氨基酸。禽类、鱼类、各种瘦肉类为较理想的动物蛋白质来源。糖类则以含纤维素高的,如糙米或玉米等粗粮为主,因为它们形成的血糖波动远较精制的白米、面粉或土豆等制品为小,蔗糖等精制糖应该避免。脂肪应以含多价不饱和脂肪酸的植物油为主。蔬菜选用含糖较少者。每天进食应定时,饮食量在一段时间内应固定不变。

(2) 胰岛素治疗:胰岛素是糖尿病治疗能否成功的关键,但胰岛素治疗需要个体化,方案的选择依据年龄、病程、生活方式(如饮食、运动时间、上学)和既往健康状况等决定。胰岛素的种类、剂量、注射方法都与疗效有关。

1) 胰岛素制剂(表 17-7):目前胰岛素制剂有速效胰岛素类似物、短效胰岛素(RI)、中效珠蛋白胰岛素(NPH)、长效的鱼精蛋白锌胰岛素(PZI)、长效胰岛素类似物甘精胰岛素(glargine)和地特胰岛素(detemir)以及预混胰岛素等。

甘精胰岛素是在人胰岛素 A 链 21 位以甘氨酸替代天门冬氨酸,B 链的羧基端加上两个精氨酸。地特胰岛素是去掉 B30 位的氨基酸,在 B29 位点连接上含有 14-C 的脂肪酸链。

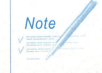

表 17-7　胰岛素的种类和作用时间

胰岛素制剂	起效时间	峰值时间	作用持续时间
短效胰岛素（RI）	15~60min	2~4h	5~8h
速效胰岛素类似物（门冬胰岛素）	10~15min	1~2h	4~6h
速效胰岛素类似物（赖脯胰岛素）	10~15min	1~1.5h	4~5h
中效胰岛素（NPH）	2.5~3h	5~7h	13~16h
长效胰岛素（PZI）	3~4h	8~10h	长达 20h
长效胰岛素类似物（甘精胰岛素）	2~3h	无峰	长达 30h
长效胰岛素类似物（地特胰岛素）	3~4h	3~14h	长达 24h
预混胰岛素（HI 30R，HI 70/30）	0.5h	2~12h	14~24h
预混胰岛素（50R）	0.5h	2~3h	10~24h
预混胰岛素类似物（预混门冬胰岛素 30）	10~20min	1~4h	14~24h

其结构的改变使得该胰岛素稳定性增强，在酸性环境中呈溶解状态，即清澈溶液，注射前无需预先混匀，可直接皮下注射。一般 1~2 小时起效，作用时间维持 24 小时，每天只需注射 1 次。

2）胰岛素治疗方案：胰岛素的治疗方案很多，常用的有：

① 每天 2 次注射方案：即短效（或速效）胰岛素与中效胰岛素的混合剂分别于早餐前和晚餐前 2 次注射。其中，短效（或速效）胰岛素与中效胰岛素的比例大约为 1∶2。早餐前胰岛素量为每天总量的 2/3，晚餐前用量为总量的 1/3。

② 每天 3 次注射方案：早餐前用短效（或速效）与中效胰岛素混合剂，午餐前单用短效（或速效）胰岛素，晚餐或睡前用短效（或速效）与中效胰岛素混合剂注射，或其他类似的方案。

③ 基础 - 餐时大剂量方案：即三餐前注射短效胰岛素或速效胰岛素类似物，睡前给予中效或长效胰岛素类似物。夜间的中长效胰岛素约占全日总量的 30%~50%（一般先按 30% 计算），余量以速效或短效胰岛素分成 3 次于每餐前注射。但若以速效胰岛素类似物做餐前注射，则夜间使用基础胰岛素的比例要高一些。

④ 持续皮下胰岛素输注（CSII）：可选用短效胰岛素或速效胰岛素类似物。将全日的总量分为基础量和餐前追加量两部分，两者的用量按 1∶1 的比例分配。将 24 小时划分为日间（07:00~21:00）和夜间（21:00~次日 07:00）两个阶段，日夜间基础量之比为 2∶1。餐前追加量按 3 餐平均分配，于每次餐前输注。在治疗过程中根据血糖或动态血糖监测结果进行基础率或餐前胰岛素剂量的动态调整。

3）胰岛素的剂量及其调整：胰岛素需要量婴儿偏小，年长儿偏大。新诊断的患儿，轻症患者胰岛素用量为每天 0.5~1.0U/kg；青春期前儿童一般为每天 0.75~1.0U/kg；青春期儿童每天用量通常 >1.0U/kg。

早餐前注射的胰岛素提供早餐和午餐后的胰岛素，晚餐前注射的胰岛素提供晚餐后及次日

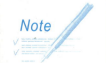
Note

晨的胰岛素。应根据用药日血糖或尿糖结果，调整次日的胰岛素用量，每 2~3 天调整剂量一次，直至尿糖不超过 ++；血糖、尿糖稳定后，在相当时期中可不用再调整。

4）胰岛素注射笔：胰岛素注射笔是普通注射器的改良，用喷嘴压力和极细针头推进胰岛素注入皮下，可减少皮肤损伤和注射精神压力。所用制剂为预混胰岛素，速效 / 短效胰岛素和长效 / 中效胰岛素的混合制剂，其成分和比例随笔芯的不同而不同。皮下注射部位应选择大腿、上臂和腹壁等处，按顺序轮番注射，1 个月内不要在同一部位注射 2 次，两针间距 2.0cm 左右，以防日久局部皮肤组织萎缩，影响疗效。注射部位参与运动时会加快胰岛素的作用，打球或跑步前不应在手臂和大腿注射，以免过快吸收引起低血糖。

5）胰岛素泵：胰岛素泵能模拟正常胰腺的胰岛素分泌模式，持续 24 小时向患者体内输入微量胰岛素，更利于血糖的控制。胰岛素泵一般使用短效胰岛素或速效胰岛素类似物，但胰岛素使用剂量低于一般治疗方案。

长期佩戴胰岛素泵的患儿，应注意注射局部的消毒和保持清洁，并定期更换部位，以防感染。

6）胰岛素长期治疗过程中的注意事项：

① 胰岛素过量：胰岛素过量可致 Somogyi 现象，是由于胰岛素过量，在午夜至凌晨时发生低血糖，在反调节激素作用下使血糖升高，清晨出现高血糖，即出现低血糖 - 高血糖反应。如未及时诊断，因日间血糖增高而盲目增加胰岛素用量，可形成恶性循环。故对于尿量增加，同时有低血糖出现或一天内血糖波动较大，胰岛素用量大于每天 1.5U/kg 者，应怀疑 Somogyi 现象，可测午夜后 1~3 时血糖以及时诊断。

② 胰岛素不足：胰岛素不足可致清晨现象（dawn phenomenon）。因晚间胰岛素不足，在清晨 5~9 时呈现血糖和尿糖增高，可加大晚间注射剂量或将 NPH 注射时间稍往后移即可。持久的胰岛素用量不足可使患儿长期处于高血糖状态，症状不能完全消除，导致生长停滞、脾大肝脾大、高血糖、高血脂，容易发生酮症酸中毒。

③ 胰岛素耐药：患儿在无酮症酸中毒的情况下，每天胰岛素用量 >2U/kg 仍不能使高血糖得到控制时，在排除 Somogyi 现象后称为胰岛素耐药。可换用更纯的基因重组胰岛素。

（3）运动治疗：运动时肌肉对胰岛素的敏感性增高，从而增强葡萄糖的利用，有利于血糖的控制。运动的种类和剧烈程度应根据年龄和运动能力进行安排，有人主张 1 型糖尿病的学龄儿童每天都应参加 1 小时以上的适当运动。运动时必须做好胰岛素用量和饮食调节，运动前减少胰岛素用量或加餐，固定每天的运动时间，避免发生运动后低血糖。

（4）宣教和管理：由于小儿糖尿病的病情不稳定，易于波动，且本病需要终生饮食控制和注射胰岛素，给患儿及其家庭带来种种精神烦恼。因此，医师、家长和患儿应密切配合。医务人员必须向患儿及家长详细介绍有关知识，帮助患儿树立信心，使其能坚持有规律的生活和治疗，同时加强管理制度，定期随访复查。出院后家长和患儿应遵守医师的安排，接受治疗。同时做好家庭记录，包括饮食、胰岛素注射次数和剂量、尿糖情况等。

（5）血糖监测：血糖监测包括家庭日常血糖监测和定期总体血糖监测。家庭日常血糖监测记录应包括血糖水平、胰岛素剂量、影响血糖控制的特殊事件（患病、聚会、运动、月经等）、低血糖事件及其严重程度，以及潜在的日常生活习惯改变等。血糖监测记录有助于分析治疗效果及引起低血糖的原因，利于指导胰岛素调整以降低血糖波动水平，也有助于防止糖尿病急性并发症酮症酸中毒以及低血糖的发生。定期总体血糖监测建议患者每 3~6 个月定期至医院进行糖化血红蛋白、肝肾功能等检查。

（6）预防并发症：积极预防微血管继发损害所造成的肾功能不全、视网膜和心肌等病变。

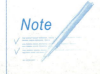

【小结】

1. 1型糖尿病,是因胰岛β细胞破坏、胰岛素分泌绝对缺乏所造成,必须使用胰岛素治疗。
2. 1型糖尿病的典型症状为多饮、多尿、多食和体重下降,称为"三多一少"。
3. 1型糖尿病的综合治疗,主要包括5个方面:合理应用胰岛素;饮食管理;运动锻炼;自我血糖监测;糖尿病知识教育和心理支持。

【思考题】

1. 儿童1型糖尿病的临床表现有哪些?
2. 1型糖尿病的诊断标准?
3. 糖尿病酮症酸中毒的治疗。

(罗小平)

第十八章 小儿常见运动系统疾病

第一节 小儿常见骨折与脱位

一、概述

儿童在摔倒时常倾向于伸出上肢来保护自己,因此,上肢骨折是最常见的。上肢骨折约占所有儿童骨折的65%~75%,其中,肘部骨折是上肢骨折的常见部位。肘部骨折多发生于儿童及青春期少年,高发年龄为5~10岁,男孩多见。在肘部骨折中发生率最高的是肱骨髁上骨折,约占所有肘部骨折的55%~75%,居第二位的为肱骨外髁骨折,其他依次为肱骨内上髁骨折、尺骨鹰嘴骨折、桡骨颈骨折等。肱骨内髁及通髁的T形骨折少见。

儿童不是成人的简单缩影,不同的年龄段均有独特的发育规律。小儿在出生后,许多次级骨化中心(骨骺)尚未出现,需在生长发育过程中逐渐形成并发育成熟,肘部的发育也是如此。详细了解肘部各个骨化中心的出现及融合时间,对正确诊断儿童肘部骨折,减少误诊和避免漏诊至关重要。小儿肘部共包括六个次级骨化中心,分别是肱骨小头、肱骨滑车、桡骨头、尺骨鹰嘴及肱骨内、外上髁骨化中心。儿童肱骨远端次级骨化中心出现的大致时间(图18-1),所有从事与小儿骨科相关的各级医师应熟练掌握。在X线影像上,这些次级骨化中心的边缘多表现为比较圆钝、平滑,而骨折线多表现为不规则且锐利,故一般较容易区分。但也有例外,如肱骨滑车或尺骨鹰嘴的骨骺常由多个骨化中心开始骨化,X线上易误诊为骨折。肱骨外上髁的骨骺多表现为边缘锐利的线形,故也易误诊为骨折,临床上应结合详细的体格检查达到正确诊断。

另外,因儿童肘部尚未完全骨化,肘部的解剖结构不能全部在X线片上显影,故临床上常依据一些

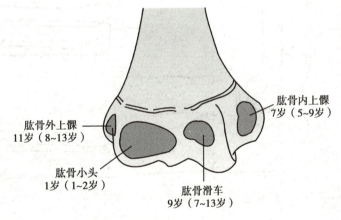

肱骨外上髁
11岁(8~13岁)

肱骨内上髁
7岁(5~9岁)

肱骨小头
1岁(1~2岁)

肱骨滑车
9岁(7~13岁)

图 18-1 儿童肱骨远端骨骺的出现时间

解剖标志线或角来判断是否有骨折移位及骨折复位的效果。以下是治疗儿童肘部骨折最常用的影像学标志,也应熟练掌握。

1. **肱骨前缘线** 即在肘关节的标准侧位片上沿肱骨前缘划的一条直线,正常情况下,该线通过肱骨小头骨骺核的中1/3区域(图18-2)。临床上常用该解剖关系来判断肱骨髁上骨折在矢状面上的成角情况或治疗后的复位效果。

2. **肱骨的干-髁角** 它是在肘关节侧位片上,由肱骨外髁的轴线与肱骨干的轴线所成的角,在儿童约为40°(图18-3),其临床意义与肱骨前缘线类似。

3. **肱-尺角(或提携角)** 它是在肘关节的正位像上,由肱骨的轴线与尺骨的轴线所成的角,

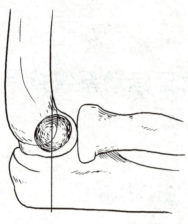
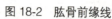

图 18-2　肱骨前缘线

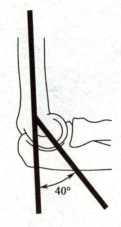

图 18-3　肱骨干 - 骺角

儿童较成人大,约为 10°~20°。在判断肱骨髁上骨折复位后是否遗留有肘内翻畸形时常用。

4. 肱 - 桡线　在正常的肘关节正位或侧位片上,桡骨的轴线总是经过肱骨小头的中心,尤其是在侧位片上,无论肘关节的屈曲角度如何,该线也始终通过肱骨小头的中心(图 18-4)。如果桡骨轴线不通过肱骨小头的中心,则证明存在肱桡关节的脱位,该解剖关系常用于诊断前臂的孟氏骨折。

5. 尺骨下缘线　尺骨下缘是一条直线,如果尺骨下缘中心向上弓形高点超过 2mm 以上,考虑桡骨头脱位,或曾经尺骨发生过损伤(图 18-5)。

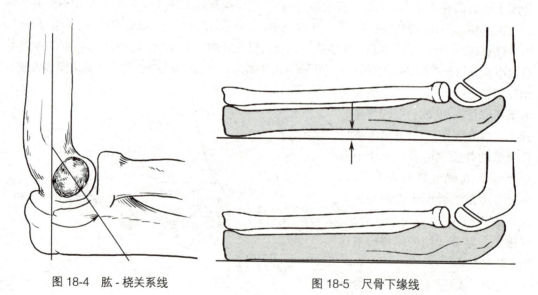

图 18-4　肱 - 桡关系线　　　　　　　　图 18-5　尺骨下缘线

从事小儿骨科创伤性疾病诊疗的医师,除应掌握上述儿童肘部解剖及发育的基本理论外,还应了解儿童骨骺损伤的基本类型。骨骺及骺板是儿童特有的解剖结构,详细了解骨骺损伤的基本类型对指导正确地治疗、准确地判断预后有重要作用。儿童骨骺损伤有多种分型方法,但最被儿骨科医师接受的、应用最广泛的是 Salter-Harris 分型方法,共分为五型(图 18-6)。Salter-Harris Ⅰ型为骨骺分离,骨折线完全经过骺板的肥大细胞层,在骨骺及干骺端均无骨折线。因此,如果骨折无移位,仅通过 X 线诊断困难,有时只表现为骺板增宽,需进一步行超声或 MRI 检查。如骨折移位则容易诊断。Ⅱ型为骨骺分离骨折,骨折线部分经骨板并经另一侧延伸入干骺端,骨折远端包括骨骺及部分干骺端边缘的骨折片。Ⅲ型为骨骺部骨折,骨折线经部分骺板向骨骺内延伸进入关节,骨折远端为部分骨骺部。Ⅳ型为骨骺部及干骺端骨折,骨折线纵行经干骺端

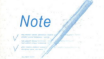

跨骺板,经骨骺部进入关节内,骨折块包括部分干骺端骨质、部分骺板及部分骨骺成分。Ⅴ型为骺板压缩骨折,在 X 线上无骨折线,仅表现为骺板间隙变窄,该型最少见且最难诊断;因直接造成骺板的压缩损伤,故最易导致骨骺早闭。Ⅵ型:骺板边缘 Ranvier 区的损伤,可形成骨桥和成角畸形。其中,Ⅲ、Ⅳ型骨骺损伤骨折线经过骺板,如不能解剖复位,易导致骨桥形成,骨骺早闭。因此,在处理这类损伤时应操作轻柔,防止发生医源性的二次骺板损伤。在全身骨骺损伤中,Salter-Harris Ⅱ型最常见,Ⅳ型次之,其余依次为Ⅰ型、Ⅲ型,Ⅴ型最少见。了解骨骺损伤的类型,有助于选择合适的治疗方式及预后判断。

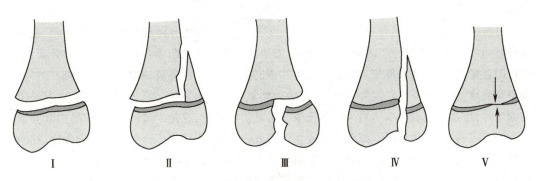

图 18-6　骨骺损伤的 Salter-Harris 分型

二、儿童肱骨髁上骨折

肱骨髁上骨折(supracondylar fracture of the humerus)是发生在肱骨干和肱骨髁之间较薄弱部位的骨折,是儿童肘部最常见的损伤,发病高峰在 5~7 岁,男孩多见,多由高处坠落伤导致。据统计,约有 7% 的肱骨髁上骨折可同时合并有神经损伤,其中正中神经和桡神经最易受累及;约 1% 合并有严重的血管损伤。根据损伤机制的不同,临床上分为伸直型及屈曲型。伸直型髁上骨折,是损伤时肘关节处于伸直位,骨折远端向后方移位,该型最为常见,约占 95%。屈曲型,少见,损伤时肘关节处于屈曲位,骨折远端向前方移位。

【临床表现】 患儿常有明确的肘部外伤史,伤后肘部肿胀、疼痛,活动受限;骨折移位明显地可见肘关节成角畸形。在临床查体时,需注意神经、血管功能的检查,以避免易漏诊。认真、仔细地查体对诊断十分重要,无移位的髁上骨折或青枝骨折,仅表现为局限、深在的肿胀和压痛,结合影像学表现可作出正确的诊断。

【影像学表现】 借助普通的 X 线片可作出明确的诊断。根据骨折的移位方向可区分伸直型或屈曲型骨折,伸直型髁上骨折的骨折远端向后上方移位,而屈曲型则向前上方移位。无论伸直型还是屈曲型,均可以同时伴有骨折远端的尺偏或桡偏移位。根据骨折的移位程度可分为三型,Ⅰ型为无移位的骨折,X 线片上在肱骨髁间窝水平可见横行通过内外髁的骨折线,骨折无移位,侧位片上肱骨前缘线通过肱骨小头的中 1/3。Ⅱ型:有骨折移位,但骨折后部分皮质连续。Ⅲ型:为骨折完全移位。

【治疗】 肱骨髁上骨折采取保守治疗多可治愈。Ⅰ型为无移位的骨折,因骨膜完整,骨折端稳定,仅行外固定 3~4 周即可,但应每周复查 X 线片,以监视骨折是否移位。对于Ⅱ型骨折,则采用闭合复位外固定,如骨折不稳定需同时采用内固定。Ⅲ型骨折首选骨折闭合复位内固定治疗。目前,国际上治疗移位的髁上骨折,广为接受的治疗方法是全麻下闭合复位、经皮穿针内固定。切开复位治疗肱骨髁上骨折已经逐渐减少。对于合并有神经损伤的肱骨髁上骨折,在治疗骨折时,一般不同时探查神经,因为该类型的神经损伤多为挫伤,多在伤后 2~3 个月可自行恢复,如 3 个月不恢复,再考虑神经探查。

【预防并发症】 肱骨髁上骨折一般预后良好,但有时可合并有肘关节功能受限、骨化性肌炎、肘内翻及骨筋膜室综合征等情况。肱骨髁上骨折为关节外骨折,很少累及肘关节功能,所遗留的肘关节屈伸受限则是因为骨折远端在矢状面上的成角畸形未完全矫正所致。因此,在闭合复位时,应采用肱骨前缘线或肱骨干-髁角来衡量骨折的复位效果。

肘内翻是肱骨髁上骨折治疗最常见的并发症,以往认为是肱骨远端生长紊乱所致,但事实并非如此。因为髁上骨折并未累及肱骨远端的生长板,目前则认为肘内翻是骨折的尺偏未得到矫正所致。因此,在肱骨髁上骨折闭合复位时,应特别注意矫正骨折的尺侧移位及尺偏畸形,尤其是当肱骨的内侧柱碎裂、塌陷时,复位时即应恢复并维持正常的肘关节提携角,否则遗留的肘内翻仍需再次手术矫正。

骨筋膜室综合征是肱骨髁上骨折最严重的并发症,可由骨折导致的血管损伤引起,也可以由反复的骨折整复或不正当的外固定所致。如果在骨折治疗之前即存在骨筋膜室综合征,则不应行闭合复位,应行切开复位。闭合复位可加重肘关节肿胀,使前臂缺血进一步加剧。另外,除应避免反复、多次地手法整复外,还应注意骨折整复后的固定体位。在骨折复位后,尤其是未行内固定时,往往需置肘关节于最大过屈位来维持骨折的稳定,这是十分危险的,极易引起前臂缺血及回流障碍,导致骨筋膜室综合征的发生。因此,如骨折不稳定应行经皮穿针内固定,而不应行肘过屈位固定。一般术后固定时,肘屈曲不宜超过90°,且术后72小时内要及时监测前臂的肿胀、疼痛及手指主、被动活动情况,如有骨筋膜室的临床表现,则应及时去除外固定,必要时切开减压,避免发生残疾。

三、肱骨外髁骨折

肱骨外髁骨折(fracture of the lateral condyle of humerus)是肘部损伤较常见的骨折,次于肱骨髁上骨折而居第二位,约占小儿肘部骨折的13%~18%。该型骨折常由间接暴力引起,也可因肘关节突然内翻使外侧副韧带产生强大的张力而发生骨折。肱骨外髁骨折属于Salter-Harris Ⅳ型骨骺损伤,是累及骨骺的关节内骨折。高发年龄为6~10岁,男孩多见。

肱骨外髁骨折的骨折线首先从肱骨远端干骺端外侧斜向内下,横穿骺板,再经滑车或肱骨小头进入关节。Milch根据骨折线的走行分成两型,Milch Ⅰ型:骨折线通过肱骨小头骨骺进入关节,较少见;Milch Ⅱ型的骨折线经过滑车进入关节,该型常见。Milch分型为骨折解剖部位的分型,对治疗并无指导意义。而根据骨折移位的程度分型则是选择治疗方式的依据,Ⅰ度肱骨外髁骨折:骨折无相对移位或移位小于2mm者,关节面完整,骨折稳定;Ⅱ度:骨折移位,骨折线完全贯穿关节面,骨折不稳定,骨折分离2~4mm;Ⅲ度:严重移位,外髁骨折块向外后上方移位,并旋转(图18-7)。

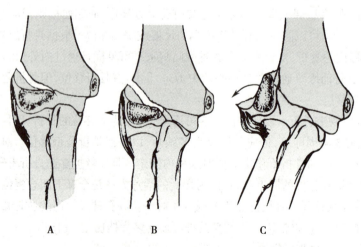

A　　　　　　　B　　　　　　　C

图18-7　肱骨外髁骨折的分度
A. Ⅰ度;B. Ⅱ度;C. Ⅲ度

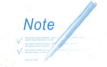

【临床表现】　患儿有明确的外伤史。伤后肘部疼痛、肿胀,且以肘关节外侧明显,局部压痛亦主要在肘外侧。有移位的骨折,有时可触及骨块活动或骨擦感。肘关节处于半屈位,活动受限。

【影像学检查】　肘关节的正侧位 X 线检查即可作出诊断,轻型或 I 度骨折在肘关节斜位片上容易发现骨折线及移位。如肱骨干骺端的骨折块很小,仅表现为一条平行于肱骨远端骺板的致密线,无移位者容易漏诊。有时为确定骨折线是否进入关节,需依靠关节造影或 MRI 来确定,但在临床上并不常用。

【治疗】　肱骨外髁骨折属于 Salter-Harris Ⅳ 型骨骺损伤,是累及骨骺和骺板的关节内骨折,因此,骨折应解剖复位,并维持复位后的稳定是治疗该型骨折的基本原则。对于无移位或移位小于 2mm 的 I 度肱骨外髁骨折,可以单纯采用外固定治疗 4 周。但因肱骨外髁是前臂伸肌总腱的起点,极易牵拉骨折移位,因此,最初 3 周应每周复查一次 X 线片,以便及时发现骨折移位。如发现移位则应采取手术切开复位内固定,以避免发生不良后果。对于Ⅱ度和Ⅲ度的肱骨外髁骨折,以手术切开复位为主。术后 4~6 周,骨折处有骨痂形成,可去除外固定并拔除克氏针。

【并发症】　肱骨外髁骨折常见且较为严重的并发症是骨不连、肘外翻畸形。因骨折漏诊或在保守治疗过程中骨折移位而未能及时发现所致(图 18-8)。肱骨外髁骨折为关节内骨折,如不能达到稳定的解剖复位,则极易发生骨不连。对骨不连、肘外翻畸形处理较为困难,如果肘关节轴线良好,不影响肘关节功能,可以考虑观察。如果肘外翻明显,可以考虑切开复位及植骨内固定,但应慎行,术前需要与家属沟通,探讨手术的利弊。

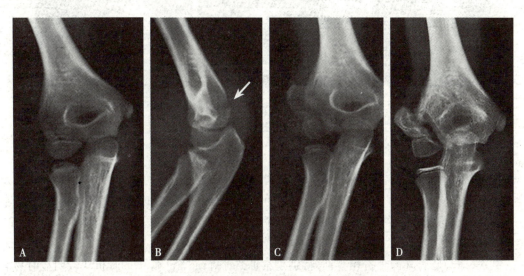

图 18-8　肱骨外髁骨折保守治疗骨折移位骨不连
9 岁女孩,肱骨外髁骨折无明显移位(A、B),行外固定治疗,4 周时发现骨折明显移位(C),3 个月时骨不连(D)

四、肱骨远端全骨骺骨折

肱骨远端全骨骺骨折(fracture epiphyseal separation of the distal humerus)在儿童并不少见,6~7 岁前均可发生,但最多见于 2 岁以前的婴幼儿。该年龄段的患儿肱骨远端各骨骺核尚未完全出现,骨骺为软骨性成分,在 X 线上不显影,故是最易漏诊或误诊的一类骨折。

根据肱骨外侧髁骨骺骨化的程度把该类骨折分为三类:①第 I 类:1 岁以内组,此时,外髁骨骺(肱骨小头)二次骨化中心尚未出现,骨折属 Salter-Harris I 型,无干骺端骨块。因骨折远端无可见的骨质显影,仅根据尺桡骨近端的异常位置来判断,诊断困难。②第Ⅱ类:1~3 岁组,肱骨小头骨骺核已经出现,多属 Salter-Harris I 型,有时骨折远端也可包含一薄的干骺端骨折片,属 Salter-Harris Ⅱ型骨折。③第Ⅲ类:多发生在 3~7 岁,肱骨小头骨骺核发育良好,常合并干骺端较大的骨折块,干骺端的骨折块可位于内侧,也可位于外侧,属 Salter-Harris Ⅱ型骨骺损伤。

【临床表现】　患儿有明确的肘部外伤史,伤后肘部肿胀,肱骨远端局限性压痛。有时可触及"捻发音",是软骨性的骨折端相互摩擦所致。对于 1 岁以下患儿,伤后肘部肿胀,应首先意识到"肱骨远端全骨骺骨折"的诊断。

【影像学检查】　1 岁以下患儿,肱骨小头骨化中心尚未出现,故 X 线诊断困难。仅根据尺桡骨近端与肱骨远端的相对位置来推测是否有骨折,一般尺桡骨的近端相对于肱骨远端向内后方移位。如果骨折无移位或移位不明显,则不能通过 X 线片正确诊断。目前,临床上尚无广泛应用于诊断此类骨折的解剖标志可用,故诊断不明确时需摄正常侧肘关节片对比,或进一步行 MRI 检查。1 岁以上患儿,肱骨小头骨骺核出现,根据肱骨小头的位置变化及肱骨干骺端的骨折片多可作出正确的诊断(图 18-9)。

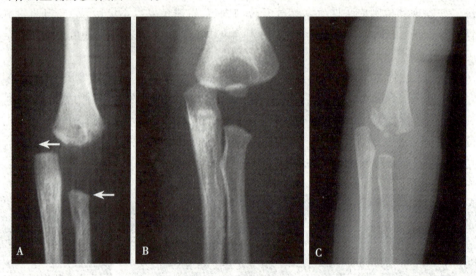

图 18-9　肱骨远端全骨骺骨折
A. Ⅰ类骨折,肱骨小头骨骺核未出现,尺桡骨近端向内移位;B. Ⅱ类骨折,可见肱骨小头连同
尺桡骨近端同时向内侧移位;C. Ⅲ类骨折,骨折包括部分肱骨内侧干骺端(Salter-Harris Ⅱ型)

【鉴别诊断】　首先应与肘关节脱位相鉴别,但肘关节脱位多见于 8 岁以上儿童,几乎不发生于婴幼儿期。对于肱骨小头骨骺核已出现的 1 岁以上患儿,肱骨远端全骨骺骨折时,肱骨小头与桡骨近端的对应关系是正常的,而肘关节脱位时这种对应关系被破坏。掌握这些基础理论,鉴别诊断并不困难。

其次,应与肱骨外髁骨折相鉴别,特别是第Ⅲ类骨折,肱骨干骺端的骨折块较明显时易混淆。外髁骨折时肱骨小头与桡骨近端的对应关系破坏,尺桡骨近端相对于肱骨远端无移位或仅轻度向外后方移位;而全骨骺骨折的肱桡关系是正常的,尺桡骨则多向内后方移位。

【治疗】　对新鲜骨折,可以首先尝试手法闭合复位,但最好是在全麻下整复经皮穿针内固定。先将肘关节伸直矫正内侧移位,然后再屈曲肘关节,以稳定骨折端。如闭合复位不佳,则立即行切开复位内固定。对于已有骨痂形成的陈旧性骺分离,则不能闭合复位,切开复位需慎行,可以考虑后期肱骨远端截骨矫形术。

五、前臂孟氏骨折

孟氏骨折(Monteggia fracture)的经典定义是尺骨骨折同时合并有桡骨头脱位,因此,称之为孟氏骨折—脱位更为准确。孟氏骨折是在儿童并不少见,但却容易误诊的一类损伤,主要是医师对该类损伤的诊断意识不足所致。当患儿发生前臂损伤时,医师查体及影像学检查只关注了尺桡骨的损伤情况,而忽视了近端肘关节是否同时合并有损伤。当尺骨或桡骨骨折愈合后,去除外固定,因前臂肿胀消退,则可见遗留脱位的桡骨头明显隆起,形成陈旧的桡骨头脱位。一般而言,新鲜的孟氏骨折通过闭合或切开复位治疗可获得良好的效果,不影响前臂功能,而陈旧的孟氏骨折治疗则更为困难,效果也远不如新鲜的孟氏骨折。因此,在患儿前臂损伤后,不仅应评价尺桡骨骨折,更应同时全面评价肱桡关节的损伤情况,这是早期正确诊断孟氏骨折的关键。

【分类】儿童孟氏骨折有多种分类方法,但 Bado 分类经得住了时间的考验,是目前临床上最常用的分类方法。1962 年,Bado 根据尺骨骨折成角方向、桡骨头脱位方向及损伤机制将孟氏骨折分为四型(如图 18-10):Ⅰ型,尺骨干或近侧干骺端骨折合并桡骨头向前脱位;Ⅱ型,尺骨干骺端骨折合并桡骨头向后或后外侧脱位;Ⅲ型,尺骨的干骺端骨折合并桡骨头向外侧脱位;Ⅳ型,尺骨、桡骨干双骨折合并桡骨头向前脱位。其中,Ⅰ型最常见,约占全部孟氏骨折的70%,尺骨骨折可发生于任何部位,但最多见于尺骨的中段。Ⅱ型在成人较常见,在儿童少见,据报道约占全部孟氏骨折的 3%~6%。Ⅲ型,较常见,约占23%,仅次于Ⅰ型孟氏骨折。尺骨干骺端通常为青枝骨折,合并桡骨头向外或前外侧脱位。此类型孟氏骨折常合并有桡神经损伤,临床上应仔细检查桡神经的功能。Ⅳ型最少见,约为 1%,桡骨骨折的位置与尺骨相同或低于尺骨骨折的水平。除上述经典的分型,还有一些损伤机制、影像学表现与孟氏骨折相似的骨折类型,Bado 统称之为类孟氏骨折,如单纯桡骨头前脱位而尺骨无骨折、Ⅰ型骨折同时合并有桡骨颈骨折、单纯桡骨颈骨折等。其中,单纯桡骨头前脱位的类孟氏骨折最易漏诊,详见影像学表现。

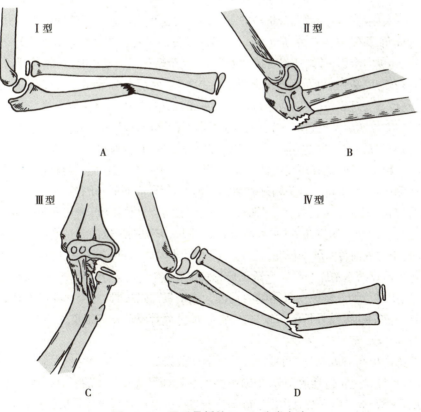

图 18-10　孟氏骨折的 Bado 分类方法

【临床及影像学表现】Ⅰ型孟氏骨折,肘部呈纺锤形肿胀,肘屈伸及前臂旋转均受限,肱桡关节处有明显的压痛;前臂有成角畸形,成角的顶点位于前臂的掌侧,有时可见该处的皮肤瘀斑。对于已消肿的陈旧性孟氏骨折,可见桡骨小头明显隆起。明确诊断有赖于标准的影像学检查,儿童任何前臂损伤,均应摄尺桡骨全长并包括肘关节的标准正侧位像。除仔细评估尺桡

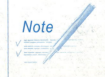

骨本身的损伤情况,同时,还应评价肱-桡关系线是否正常。在正位片上,Ⅰ型孟氏骨折的肱桡关系可正常或轻度向外侧移位,但侧位片上可见明显的桡骨头前脱位;Ⅱ型孟氏骨折,肘关节肿胀与Ⅰ型相似,但尺骨近端向后方成角,于肱桡关节的后外侧可触及脱位的桡骨头。该型损伤常合并有其他骨折,因此,应仔细全面检查上肢的损伤情况;Ⅲ型孟氏骨折的典型临床表现包括肘关节外侧肿胀、肘内翻畸形及关节活动受限,尤以前臂旋后受限明显。该型损伤常合并有桡神经损伤,因此,应特别注意检查桡神经功能;Ⅳ型孟氏骨折因尺桡骨双折,肿胀及疼痛更明显,易并发骨筋膜室综合征,应仔细检查神经及血管的功能。同时,还应评价肱桡关节的关系,以避免该型孟氏损伤的漏诊。在类孟氏骨折的类型中,单纯桡骨头向前脱位,而尺骨无骨折,临床上少见,但最易漏诊。该类型孟氏损伤的尺骨尽管无骨折,但有明显的向前成弓畸形。在影像学上常用尺骨弓线(Mubarack线)来评价尺骨的变形(如图18-11)。正常情况下,在侧位片上尺骨后缘向前成弓的顶点与该线的距离小于1mm,当伴有桡骨头向前脱位时,该距离大于2mm。

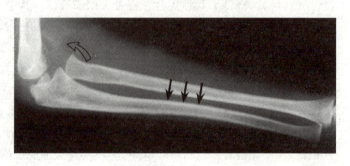

图18-11　类孟氏骨折,桡骨头向前脱位,尺骨无骨折,但有明显的向前成弓畸形

【治疗】　大多数新鲜的孟氏骨折经非手术闭合复位可以治愈。复位的过程可分为三步,首先矫正尺骨成角,再复位桡骨头,最后稳定并维持复位的尺骨及桡骨头。Ⅰ型孟氏骨折,先置前臂于旋后位,经纵向牵引,并按压尺骨成角的顶点,完全矫正尺骨成角畸形;此时,屈肘90°,桡骨头脱位可自行矫正,否则,可向后按压桡骨头使其复位,然后屈肘100°~110°以减小肱二头肌的牵拉,稳定复位。一旦复位成功,应通过不同角度摄片或透视确认肱桡位置关系。最后,屈肘位并置前臂于中立位或旋后位固定,减小旋后肌及肘肌的牵拉,以稳定并维持尺骨的复位。Ⅱ型孟氏骨折,尺骨复位后,需向前按压桡骨头的后方使其复位,并置伸肘位固定以维持并稳定复位。如尺骨复位不稳定,可经髓腔用克氏针内固定,然后置屈肘80°位固定。Ⅲ型孟氏骨折在完全矫正尺骨向桡侧成角后,推挤桡骨头的外侧使其复位,前臂旋后屈肘90°位固定。Ⅳ型孟氏骨折可尝试行闭合复位,但如果尺桡骨完全折断,则不稳定,闭合复位困难,需切开复位内固定。任何孟氏骨折复位后需行外固定4~6周,每周复查X线片,以明确复位的维持情况。如果采取肘过屈固定,应特别注意前臂的肿胀情况,尤其是术后72小时内,防止骨筋膜室综合征的发生。

孟氏骨折治疗的基本原则是完全矫正尺骨畸形,并确切的桡骨头复位。如果闭合复位未达到复位标准,则需行切开复位。采用髓内克氏针或钢板固定尺骨,完全解除影响桡骨头复位的软组织阻挡。陈旧的孟氏骨折治疗较复杂,需行尺骨截骨及环状韧带重建,应由有经验的专业小儿骨科医师完成。

临床医师应提高对孟氏骨折的认识,避免漏诊或误诊。儿童前臂损伤,应全面评价神经血管功能,并摄尺桡骨全长包括肘关节的正侧位片;在诊断尺桡骨骨折的同时,要特别注意评估肱桡位置关系是否正常。伤后及时作出正确的诊断是提高孟氏骨折治疗效果的基础。

六、桡骨远端骨骺损伤

桡骨远端骨骺是儿童骨骺损伤中最常见的部位,男孩发病约为女孩的3倍,发病年龄多见于青春前期。约有1/2的桡骨远端骨骺损伤同时合并有尺骨远端骨折,最常见的是合并尺骨茎突骨折。按Salter-Harris分型,Ⅱ型损伤最常见,约占67%,其次为Ⅰ型损伤,约占21%,Salter-Harris Ⅲ、Ⅳ型损伤少见。虽然骨折常累及桡骨远端的骨骺及骺板,但多数并不影响桡骨远端的

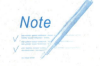

Note

生长,这一点与股骨远端骨骺、胫骨远端骨骺损伤不同。

【临床及影像学表现】　患儿有明确的外伤史,损伤时腕关节多处于伸直状态。无明显移位的桡骨远端骨骺部骨折,伤后腕部肿胀、疼痛,局部有明显的压痛,腕关节活动受限。如骨折移位,多向背侧移位,则可见伸展型的畸形外观。神经血管损伤尽管少见,但可以发生。如果存在神经损伤,多累及正中神经,因此,在骨折复位前应仔细评价大鱼际肌的功能及手指感觉情况。桡骨远端骨骺损伤还可同时合并有腕部骨折、桡骨近端骨折或桡骨头脱位,故在临床查体时应全面检查相关部位,以防遗漏合并损伤。

腕关节的正位及侧位片可对桡骨远端骨骺损伤的类型及骨折移位方向作出明确的诊断。多数 Salter-Harris Ⅰ、Ⅱ型损伤骨折的远端向背侧移位,少数可向掌侧移位。Salter-Harris Ⅲ型桡骨远端骨骺损伤少见,常因桡腕掌侧韧带的牵拉所致。对于极罕见的桡骨远端三平面骨折则需行 CT 检查,以明确骨折的组成及移位方向。

【治疗】　对于无移位的骨折,仅行外固定治疗即可。对于大多数 Salter-Harris Ⅰ、Ⅱ型桡骨远端骨骺损伤,通过闭合复位石膏外固定可取得满意的治疗效果。经纵向牵引、屈曲腕关节,骨折即可自行复位,如不能完全复位,可经背侧向掌侧轻柔按压桡骨骨骺使其复位。向背侧移位的骨折,行外固定时置腕关节于掌屈位,通过紧张的背侧骨膜来维持骨折复位,如骨折向掌侧移位,则腕关节背伸位固定。在复位后的 3 周内应至少每周复查 X 线片,以监测骨折复位的维持情况。对于复位后不稳定的骨折,则行全麻下经皮穿针内固定、石膏外固定治疗。选用直径小于 2.0mm 的光滑克氏针经骺板固定,一般不会造成骨骺生长紊乱。切开复位则用于闭合复位失败、开放性骨折、Salter-Harris Ⅲ、Ⅳ型通过关节面的骨折及罕见的三平面骨折。

【并发症】　桡骨远端骨骺损伤一般预后较好,并发症较少。骨折后成角畸形具有较强的塑形能力。少见的并发症是桡骨远端骨骺生长停滞,发生率约为 4%~5%,由创伤本身导致,也可由延迟的骨折复位所致,一般骨折 3 天后复位,或反复地骨折复位易导致骨骺生长紊乱。骨骺生长停滞发生的时间离骨成熟期越近,遗留的后遗畸形越轻。

七、股骨干骨折

股骨干骨折(fracture of shaft of femur)系指小粗隆下 2~5cm 至股骨髁上 2~5cm 的股骨骨折,占全身骨折的 4%~6%,男性多于女性,约 2.8：1。10 岁以下儿童占多数,约为总数的 1/2。

小儿股骨干骨折的治疗以往以牵引和石膏固定为主,但住院时间长,家属及患儿均痛苦。目前可供选择的治疗方法包括弹性及带锁髓内针、锁定及肌肉下钢板以及外固定架固定,均收到了较好的效果。

股骨干骨折的发生原因因年龄的不同而不一,1 岁以内小龄儿童,多因家庭虐待引起,国内报道并不多见。大龄儿童多由高处落下和汽车肇事高能量损伤引起。股骨干骨折还可以由病理骨折引起,如非骨化性纤维瘤、骨囊肿、成骨不全等。

【临床及影像表现】　患儿不能走路,骨折处疼痛剧烈伴有明显肿胀。应认真体检,尤其应注意头部外伤、胸外伤和腹部外伤和多发性骨折。X 线摄片应包括髋关节和膝关节。甚至整个下肢,因为股骨干骨折常伴有邻近关节,尤其是膝关节的损伤,甚至可有交叉韧带和半月板的损伤。X 线摄片多数可以作出诊断,对于疑是病理骨折,需要做 CT 和 MRI 检查,利于指导治疗。股骨干骨折分为横折、斜折(长斜折:骨折线超过骨质直径的 2 倍)、螺旋折和粉碎性骨折,又根据是否开放分为闭合性和开放性骨折。

【治疗】　不同年龄阶段治疗方法不同。

1. 新生儿产伤骨折和 6 个月以内股骨干骨折　即便是成角较大,大于 30°以上,甚而更多,也可以恢复正常。可以应用 Pavlik 吊带即可以获得治疗。

2. 6 个月~5 岁股骨干骨折的治疗　包括悬吊皮牵引、骨牵引、牵引之后加单髋石膏固定、

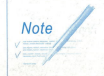

直接单髋石膏固定等。悬吊皮牵引,重量刚好台起臀部,避免膝关节反屈,减少或避免骨筋膜室综合征;骨牵引,适应于2~5岁大龄、骨折重叠>2cm的患儿,牵引重量开始可以2kg,逐渐加重量。注意检查,避免过牵。如果短缩<2cm、成角<30°,可以直接应用支具或髋人字石膏固定;如果大于前述指标,术中或术前牵引后髋人字石膏固定。

3. 5岁以上儿童股骨干骨折的治疗 大龄儿童仍然可以选择牵引、石膏固定的方法治疗,并且也可以收到较好的疗效。但目前无论国际还是国内应用的已经不多,主要的原因是住院时间长、患者及家属痛苦。目前可供选择的治疗方法包括:①弹性髓内针:20世纪80年代弹性髓内针的问世极大地冲击了传统治疗儿童股骨干骨折以保守后治疗为主这一观念。②钢板:普通钢板、加压钢板、锁定钢板(内固定支架)、桥接(或肌肉下)钢板,外固定架,带锁髓内针等。

4. 弹性髓内针固定治疗股骨干骨折 弹性髓内针固定(图18-12)治疗优点:不做骨折处切开,不破坏外骨膜及内骨膜,保留了骨折处的血液供应,利于骨折愈合;固定后的骨折端纵向微动,不产生应力遮挡,加速了骨折愈合速度;微创手术,骨质一端两侧小切口,软组织损伤很小,外观满意,家属满意。失血少,不必输血。适用于骨干中段、近1/3、远1/3的横行骨折、短斜行骨折。较大的斜行骨折、粉碎性骨折以及体重过大(超过45kg)的患儿应慎行。

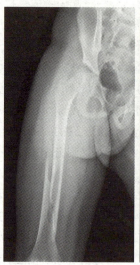
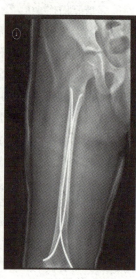

图18-12 股骨干骨折弹性髓内针固定术,两侧弓形顶点固定骨折处,使骨折复位。两端干骺端固定使骨折稳定,避免旋转及移位

术后6个月~1年取出弹性髓内针。由于损伤小,报道甚至可以在门诊局麻下取出髓内针,但实际操作中,髓内针取出并不容易,所以最好还是住院麻醉下取出。

5. 钢板固定治疗股骨干骨折 适用于:小转子下骨折或干骺端骨折,股骨近、远1/3与骺板之间的骨折。优点:不需要"C"型臂X线机,骨折对位对线理想。不足:切口大,瘢痕大,影响外观;骨膜剥离范围广,因此降低或减少了血液对于骨折端供应,加之钢板对于骨质的应力遮挡(锁定板会减少或避免应力遮挡)偶可导致骨延迟愈合、或骨不连;手术可能需要输血;需要再次手术取出钢板。综前所述:对于儿童股骨干骨折应用钢板进行内固定有逐渐减少的趋势。

6. 桥接钢板(submuscular bridge (locking) plating)固定治疗股骨干骨折 对于长斜型、螺旋形,尤其是粉碎性骨折,应用桥接钢板固定(图18-13)更为合适。桥接板属于微创技术,骨折两端各切3cm左右切口,不暴露骨折处,因此不剥离骨膜,骨膜外安置钢板,每一端至少固定3枚螺丝,由于骨折端血液供应未遭到破坏,所以骨折愈合快。

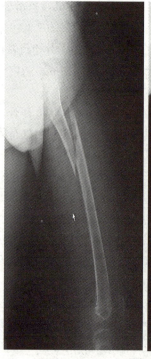
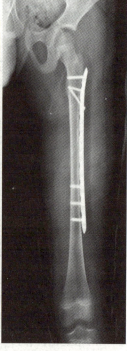

图18-13 股骨干骨折斜折,桥接钢板固定

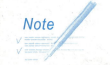

7. 外固定架固定治疗股骨干骨折 外固定架广泛应用于 20 世纪 80 年代的晚期与 90 年代的早期。现仍然在应用。外固定架适用于开放性骨折、较为严重的粉碎性骨折以及伴有软组织损伤严重的骨折。外固定支架创伤小于钢板内固定,对软组织覆盖干扰少,对骨的血供破坏少,不影响儿童的生长发育。而且骨外固定器在术后骨折发生移位后具有可调性等优点。但外固定架应用患者感觉不方便,多伴有针道感染。由于固定时间多在 3~6个月,所以去除外固定之后容易发生再骨折。去架后应用支具保护可以减少再骨折的发生。

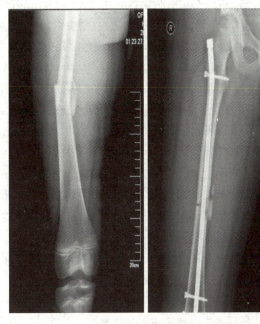

8. 带锁髓内针固定治疗股骨干骨折 适用于接近成熟和已经成熟、年龄 >10 岁患者,尤其适用于体胖和粉碎性骨折的患者。目前,8 岁即可以考虑应用。属于微创,骨折处无手术切口;较好的复位与轴线;带锁,可以控制旋转,术后早期负重,不影响邻近关节的功能。但有 2% 以内的患者会影响股骨近端的发育,甚而出现股骨头缺血性坏死。目前已经改良了髓内针,从大转子外侧进针,可以避免发生这一弊端。目前,大龄儿童应用带锁髓内针(图 18-14)治疗股骨干骨折已经逐渐获得认同。

图 18-14 带锁髓内针固定治疗股骨干骨折

【小结】

　　小儿骨折是较常见的损伤,由于小儿处于生长发育期,在组织解剖、生理、生物力学方面均与成人有很大区别。

　　上肢骨折是最常见的运动系统损伤。其中,肘部骨折是上肢骨折的常见部位。在肘部骨折中发生率最高的是肱骨髁上骨折,其次为肱骨外髁骨折,其他依次为肱骨内上髁骨折、尺骨鹰嘴骨折、桡骨颈骨折等。

　　详细了解肘部各个骨化中心的出现及融合时间,对正确诊断儿童肘部骨折,减少误诊和避免漏诊至关重要。

　　骨骺及骺板是儿童特有的解剖结构,详细了解骨骺损伤的基本类型对指导正确地治疗、准确地判断预后有重要作用。

【思考题】

1. 小儿骨折的特点。
2. 小儿骨折的治疗原则。

(张立军)

第二节　先天性肌性斜颈

先天性肌性斜颈(congenital muscular torticollis)是斜颈之中最常见的一种。生后 7~10 天可以在颈部一侧见到或扪到一个肌性、无痛性肿物。3个月以后逐渐退化为挛缩的纤维索条。由于一侧胸锁乳突肌挛缩，导致头向患侧偏斜，下颌转向健侧，而且患侧面部逐渐发育落后。

【病因】 先天性肌性斜颈的直接原因是胸锁乳突肌纤维化，随后发生挛缩。但引起胸锁乳突肌纤维化的具体原因目前仍不十分清楚，存在多种观点和学说。

1. 供血不足 胸锁乳突肌的血液循环只有甲状腺上动脉的分支——胸锁乳突肌支供应，如果血供不充分，可引起肌肉缺血，继发纤维化挛缩；另外，胎儿在宫内头颈过度侧屈，使胸锁乳突肌的静脉闭塞，造成肌肉水肿、变性、纤维化而发生斜颈。

2. 产伤出血 有学者认为产伤后肌肉出血引起肌肉纤维化，但证据不足。

3. 先天性畸形 先天性肌性斜颈常与其他先天性肌肉骨骼畸形同时存在，认为胸锁乳突肌纤维化在母体内已形成，是先天性或遗传因素所致。

4. 胸锁乳突肌筋膜室综合征的后遗症 MRI检查发现斜颈患儿胸锁乳突肌的信号与筋膜室综合征后的前臂和小腿相似，推测其可能是宫内或围生期肌筋膜室综合征的后遗症。

【病理】 病变常位于胸锁乳突肌中、下1/3处。表现为质硬、圆形或椭圆形的肿块。大体标本像纤维瘤，切面呈白色，未见血肿和出血。镜下检查可见肌肉组织不同程度变性，纤维组织增生，肌肉横纹消失，肌纤维溶解，细胞浸润，但无含铁血黄素沉着。较大儿童肿块消失，部分肌肉组织纤维化挛缩。

【临床表现】 婴儿出生时并无异常，约7~10天后发现一侧颈部胸锁乳突肌中、下1/3处有肿块隆起，质坚硬，呈圆形或椭圆形，底部不固定，可移动，无压痛。头偏向患侧，下颌转向健侧，活动有不同程度受限。一段时间后，肿块逐渐消失，出现坚硬的条索状胸锁乳突肌，头颈向健侧旋转，颈部向患侧旋转和健侧侧屈活动明显受限。同时出现头面部不对称，患侧面部发育落后。

【诊断】 生后7~10天一侧颈部无痛性肿物，或婴幼儿时期以致儿童时期一侧颈部胸锁乳突肌挛缩，致使乳突至锁骨的距离明显短于健侧；新生儿时期超声检查，无痛性肿物位于胸锁乳突肌内。

【鉴别诊断】

1. 锁骨骨折 新生儿分娩引起锁骨骨折后约7~10天出现骨痂。骨痂呈球形，在锁骨上，较固定，按之有压痛，颈部斜向患侧，X线片或CT即可明确诊断。

2. 眼源性斜颈 由先天性眼外肌麻痹、斜视、屈光不正、眼底病等引起。临床上没有胸锁乳突肌挛缩的表现。

3. 颈椎畸形所致斜颈 由颈椎发育畸形所致，摄颈椎正侧位X线片可以区别。

4. 习惯性斜颈 单纯表现为斜颈，临床检查，头可以向健侧侧屈无阻力，无一侧胸锁乳突肌挛缩和颈椎畸形。排除其他器质性病变可以作出本病的诊断。

5. 电视性斜颈 发生于4~12岁，当看电视和注意力集中时出现的侧视现象，面部向左或右侧转为特征，平时行走或活动时消失，无眼性疾病。

6. 寰枢椎半脱位 多见于3~5岁小儿，可在损伤、上感、咽喉部炎症或无特殊原因的情况下突然出现斜颈。

【治疗】 先天性肌性斜颈手法矫正法。先天性肌性斜颈患儿表现为头偏向患侧，下颌转向健侧；操作者双手扶持患侧头部两侧，将患儿头颈向健侧侧偏、牵拉；将患儿下颌转向患侧，牵拉患侧胸锁乳突肌，防止其挛缩；每天上午1小时、下午1小时，或定次数，每次康复锻炼200~300次。康复手法力度，以患儿无哭闹为原则。通过前述治疗方法，50%的患儿或更多的患儿会恢复正常，免予手术。

手术适应证：一岁以后胸锁乳突肌仍然挛缩，影响头向健侧偏斜；症状轻者，可以延至学龄前手术；严重者，大龄患者甚而是成年人患者也可以考虑手术。

手术禁忌证：颈椎发育畸形；斜颈，但无胸锁乳突肌挛缩；有斜视者应慎行手术。

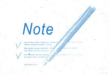

手术步骤:采取气管内插管麻醉,这样有利于术中颈部向健侧侧偏,以检测手术效果,且不至于影响通气。

1. **胸锁乳突肌远端锁骨头、胸骨头或加近端切断术**　胸锁乳突肌远端锁骨上横切口,长4cm左右。肌膜外游离胸骨头及锁骨头,并充分向近端游离,以备远端切断后,近端能够充分回缩。止点处切断胸骨头和锁骨头;如果切断远端双头后近端仍然紧张,则取乳突下横切口,切断近端,达到充分松解目的。

2. **胸锁乳突肌延长术**　切口及分离同切断术,但术时首先切断胸锁乳突肌锁骨头,然后根据挛缩的程度,选择距胸骨头 2~4cm 距离切断,将锁骨头近段和胸骨头远端相吻合。

术后处理:切口应加压包扎,以免切口内出现血肿。

【小结】

　　先天性肌性斜颈是斜颈之中最常见的一种。直接原因是胸锁乳突肌纤维化,随后发生挛缩。表现为一侧颈部胸锁乳突肌中、下 1/3 处有肿块隆起,质坚硬,呈圆形或椭圆形,底部不固定,可移动,无压痛。治疗包括手法矫正法和手术治疗。

【思考题】

　　1. 先天性肌性斜颈的鉴别诊断。
　　2. 先天性肌性斜颈的手术指征。

(张立军)

第三节　先天性马蹄内翻足

先天性马蹄内翻足(congenital talipes equino varus 或 congenital clubfoot)是最常见的足部先天性畸形,发病率为 1‰,男性多见,男女之比约为 5:1,双侧多见,占 50% 左右。马蹄内翻足可单独存在,也可伴其他畸形,如发育性髋关节发育不良、先天性多发性关节挛缩症、并指、多指等。大部分患者为散发病例,但有文献报道,本畸形有家族性,属常染色体显性遗传伴不完全外显率。

【病因】　先天性马蹄内翻足的病因尚不十分清楚,与下列因素有关:

1. **遗传因素**　患有马蹄内翻足的家族,其子代发病率是正常人群的 25~30 倍。有学者认为其遗传模式是多基因遗传基础上的多因素协同作用所致。

2. **神经肌肉病变**　研究发现足和小腿后内侧肌肉中的 I 型和 II 型肌纤维分布异常。神经电生理研究发现大部分患儿有脊髓和周围神经损伤,有的病例合并隐性骶椎裂,小腿肌肉明显萎缩,经过治疗改善不明显。

3. **基因突变**　近年研究发现转录因子 *Hox* 基因与马蹄内翻足相关,该基因在胚胎发育过程中,调控肢体的形成,因此 *Hox* 基因可能导致先天性马蹄内翻足。

4. **胚胎期骨骼发育异常和纤维组织挛缩**　有学者研究表明,马蹄内翻足有软骨发育缺陷和软组织的挛缩。

5. **其他**　如血管异常、孕早期羊膜穿刺等也可能导致马蹄内翻足。

【病理】　了解马蹄内翻足畸形的病理变化,将会有效地治疗马蹄内翻足。马蹄内翻足畸形主要的三种病理变化是踝关节跖屈、跟骨内翻和前足内收畸形。畸形的严重程度则不尽一致。马蹄内翻足多伴有不同程度的胫骨内旋。

【临床表现】　生后一足或双足呈现马蹄内翻改变。前足表现内收、内旋,中足内侧移位、后

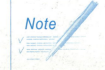

足内翻和马蹄改变,可以伴有胫骨内旋,诊断并不困难,应注意是否存在肌肉骨骼系统疾病和神经管闭合不全。

【分类】　按病因学临床上可分为:

1. **姿势性马蹄内翻足**　足畸形柔韧。

2. **特发性马蹄内翻足**　僵硬程度中等。

3. **畸形性马蹄内翻足**　常伴有关节挛缩、脊髓脊膜膨出和其他全身性疾病,僵硬严重,治疗很难。

从临床治疗效果观察,一般分为僵硬型和松软型两类。

1. **僵硬型**　严重而固定,跖面可见一条深的横形皮肤皱褶,跟骨小,跟骨因下垂而隐藏于内,跟腱细而紧,皮肤也相对紧绷,呈明显马蹄、内翻、内收畸形,多为双侧。

2. **松软型**　畸形程度较轻,足小,皮肤、肌腱均不紧,可用手法矫正。

【影像学检查】　先天性马蹄内翻足的治疗多在早期进行,特别是随着 Ponseti 方法的推广应用,X 线检查已很少应用,但随着患儿年龄增大,X 线检查变得更有价值。正位片示距跟长轴交角即距跟角减小(正常距跟长轴线交角为 30°~50°);侧位片距跟角减小(正常为 25°~30°)甚至消失,跟骨距骨呈平行关系,舟状骨向背侧移位。CT 和 MRI 扫描已被推荐用于马蹄内翻足畸形术前及术后的评估方法,但应根据具体临床表现而定。

【诊断与鉴别诊断】　先天性马蹄内翻足的诊断并不困难,出生后一侧或双侧足即呈马蹄、内翻、前足内收畸形,但需与其他马蹄足鉴别。

1. **新生儿足内翻**　与先天性马蹄内翻足外观相似,多为一侧,足呈内翻,但内侧不紧,经固定包扎或手法按摩 1~2 个月后可完全恢复正常。

2. **隐性脊柱裂或脊髓源性马蹄内翻足**　这类马蹄内翻足源于脊髓发育异常所致,常见的病变是脊膜膨出和脊髓拴系综合征,以及周围神经病变。多在年龄大一点的儿童足畸形表现得更加明显,多伴有高弓爪形趾,而内翻表现得并不严重,通过脊髓 MRI 检查和小腿肌电图可以区分。

3. **脊髓灰质炎后遗马蹄足**　这类马蹄足发病年龄大,在 4 岁以上,有发热史,单侧多见,有小腿三头肌和腓骨长、短肌瘫痪,无固定畸形,其他肌肉瘫痪明显,大小便无影响。目前已经少见。

4. **大脑性瘫痪马蹄足**　马蹄足生后即被发现,睡眠时消失,一经刺激就出现,畸形以踝关节马蹄为主。

5. **先天性多发性关节挛缩症**　马蹄足是双侧性的,伴有多关节畸形,下肢肌肉萎缩发硬,多伴有其他畸形,诊断不易混淆。

【治疗】　治疗目的是矫正畸形,保留其活动度和肌力,恢复足的正常负重区,改善外观,使患儿能正常负重行走。

(一)非手术治疗

近年来,Ponseti 石膏固定术得到了广泛的认同。现在,许多国家已成为标准的治疗方法,并认为大多数马蹄内翻足可以通过 Ponseti 石膏固定术获得矫治,总的有效率在 70%~90% 左右,甚而更高。Ponseti 石膏固定术可以用于 2 岁以内的儿童,当然年龄越小,效果会更好。Ponseti 石膏固定术分两个步骤:治疗和维持。治疗越早越好,最佳年龄为出生后 1 周内。每周进行依次手法矫形和石膏固定,这是一个渐进的矫正过程。通常足和踝关节的矫正需要 5~6 次的石膏固定。患足在石膏固定结束后是让足最大限度的外展及背伸 15°。最后一次石膏固定术后,许多婴儿(≥70%)为了获得足够的跟腱长度都需要行经皮跟腱切断术。维持阶段:拆除最后一次石膏后,或跟腱切断去石膏后,婴儿需要穿支具以维持患足的矫正位置(外展和背屈)。婴儿每天穿支具 23 小时,持续 3 个月,然后改为只在睡觉时穿,持续 2~3 年。

Ponseti 石膏固定术的复发率为 10%~30%。对于复发的病例仍然可以考虑再次石膏固定术或结合胫前肌肌腱转移术。如果畸形严重,难以通过非手术治疗获得治愈,应考虑内侧软组织

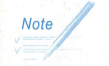

松解及外侧柱短缩术等。

(二) 手术治疗

马蹄内翻足的手术适应证为经过系列手法和石膏矫形治疗后,畸形仍没有得到矫正者,或僵硬型马蹄内翻足保守治疗效果不佳者,或畸形已经复发者。如果畸形并非严重,多数可以通过跟腱延长、胫前肌外移术获得解决;严重一点患儿内侧软组织松解(Turco 手术)将会有效;十分僵硬的患者需要更加广泛的后内侧及后外侧软组织松解术即改良 Makay 或 Carroll 手术方能解决。大于 2 岁以上的严重的患者,需要考虑做内侧软组织松解的同时加之外侧柱即跟骨外侧缩短术或跟骰关节融合术,一般 10 岁以上的患者需要做三关节融合术。

【小结】

先天性马蹄内翻足是最常见的足部先天性畸形。前足表现内收、内旋,中足内侧移位、后足内翻和马蹄改变,可以伴有胫骨内旋。治疗包括 Ponseti 石膏固定术和手术治疗以矫正畸形,使患儿能正常负重行走。

【思考题】

1. 先天性马蹄内翻足的鉴别诊断。
2. 先天性马蹄内翻足的手术适应证。

(张立军)

第四节　先天性髋关节发育不良

发育性髋关节发育不良(developmental dysplasia of the hip,DDH)旧称先天性髋关节脱位(congenital dislocation of the hip,CDH),1992 年北美小儿矫形外科学会将其改名为发育性髋关节脱位或发育性髋关节发育不良,是一种常见的先天性畸形,分为髋关节发育不良、髋关节半脱位、髋关节脱位三种类型。我国发病率报告为 0.9‰ ~3‰,男女比例为 1∶(5~7),甚而更高。

早期诊断并未普及,儿童骨科医师甚至成人骨科医师都在治疗,但治疗方法各异,并发症较多,一直是儿童骨科医师讨论研究的热点。髋关节发育不良还常常伴有其他骨骼肌肉异常,如先天性斜颈、跖骨内收以及跟骨外翻畸形等。

【病因】　先天性髋关节发育不良的病因并不清楚,有几种学说,包括臀位产:使髋关节在异常的屈曲位置上遭受机械压力,容易引起股骨头脱位;激素学说(引起关节松弛):依据是妇女在分娩过程中受雌激素的影响产生盆腔韧带松弛,而子宫内胎儿也受影响并以产生韧带松弛,导致分娩或新生儿期股骨头容易发生脱位;原发性髋关节发育不良:是先天性髋关节发育不良的一个危险因素;遗传学说:部分患儿有明显的家族遗传史。另外有文献报告指出,按照地方传统和习惯,将婴儿用襁褓服包裹,迫使髋关节处于伸直位,可增加先天性髋关节发育不良的发病率。

【病理变化】

1. **髋臼**　出生时正常,随生长发育髋臼变小、变浅;髋臼方向由正常的向外、向下转变成向前、向上;髋臼斜度变大,有正常的 25° 以内转变成 30° 以上。

2. **股骨头**　股骨头向髋臼外后方脱位,股骨头失去球形结构,骨骺核出现延迟。

3. **股骨颈**　股骨颈前倾角变大,正常 15° 左右,脱位后前倾角一般会大于 30° 以上。

4. **骨盆和脊柱**　一侧脱位,骨盆倾斜,脊柱出现代偿性侧弯;两侧脱位,骨盆前倾,脊柱腰椎前凸。

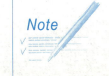

5. 软组织改变 由于股骨头脱位,髋臼出现盂唇内翻,内翻的盂唇影响股骨头的复位及复位后的稳定性;由于脱位,圆韧带拉长,并代偿增宽、增厚。如果脱位过高,圆韧带可以拉断而吸收消失;关节囊牵拉变长,使关节囊成为葫芦状,妨碍股骨头的复位;由于髋关节脱位,关节周围的肌群,包括髂腰肌、臀肌、阔筋膜张肌和内手机群均有不同程度的挛缩,尤其是髂腰肌较重。手术复位时需要松解挛缩的肌群。

【分类】 通常分为:

1. 髋臼发育不良型 仅表现为髋臼斜度变大,没有关节脱位。

2. 髋关节半脱位 股骨头向髋臼外移,但并未脱位,随发育会逐渐变重,如果未进行治疗,会出现早期退化性关节炎。

3. 髋关节完全脱位 股骨头完全脱出髋臼。根据髋关节脱位的程度又分为四度:Ⅰ度,单纯髋臼斜度变大;Ⅱ度,股骨头平移处髋关节;Ⅲ度,股骨头脱位高度与髋臼外缘平齐;Ⅳ度,股骨头脱位高度位于髋臼外缘的上方。另外,还有畸形性髋关节脱位,表现为髋臼和股骨头畸形,如骨骺发育不良、多发性关节挛缩症等。

【临床表现】

1. 新生儿期及婴儿期(<12个月) 大腿前方与臀部皮纹两侧不对称;股动脉由于没有前方关节的衬托检查触摸时搏动减弱;单侧脱位,屈髋、屈膝时,双侧膝高度不一(Allis征阳性);外展实验与Ortolani体征:是在髋关节屈曲时,将髋关节轻柔的外展和内收,以检查是否有股骨头的纳入和脱出。髋关节脱位患儿,当髋关节外展或内收到一定程度,股骨头纳入或脱出髋臼时,髋关节出现弹跳即Ortolani试验阳性,是诊断发育性髋关节脱位最可靠的体征之一。

2. 幼儿期(12个月~3岁) 走路偏晚,14或16个月后方能走路,一侧脱位,表现为跛行步态,两侧脱位,表现为摇摆步态;套叠试验阳性:患儿仰卧,一手拇指固定髂前上棘,其余四指触摸股骨头部,另一手握持膝关节,上下提拉,会感到脱位的股骨头上下移动;Trendelunburg征:单腿站立,另一腿屈髋、屈膝,使足离地。正常情况下,站立腿的对侧臀部上升。脱位侧腿站立,对侧臀部下降为阳性。

【超声检查】 自从奥地利医师Graf于20世纪80年代早期应用B超诊断新生儿和婴儿发育性髋脱位以来,超声检查已经成为DDH新生儿普查的主要手段,是公认的早期诊断发育性髋脱位的首选方法。在新生儿和婴幼期股骨头骨骺为软骨,X线检查不能全面显示髋关节影像,而超声有高度的敏感性,且可跟踪观察,重复操作,又可以免受放射线损伤。超声测量髋臼形态变化比摄X线片测量更为精确,能够辨别盂唇和圆韧带,可以替代髋关节造影。Graf静态检查和分类法是目前临床最广泛采用的方法(表18-1)。采用高频探头置于股骨大转子处获取髋关节冠状面的图像,类似髋关节前后位片。通过判断髋臼形态和软骨性股骨头与髋臼的位置关系来诊断发育性髋脱位。Graf将检查后的髋关节分为Ⅰ、Ⅱ、Ⅲ和Ⅳ,四种类型,Ⅰ型为正常髋关节,Ⅱ、Ⅲ、Ⅳ为异常髋关节。各型髋关节的测量指标:Ⅰ型,α>60°,β<55°为正常髋关节;Ⅱ型,α为43°~60°,β为55°~77°;Ⅲ型,α<43°,β>77°;Ⅳ型,α和β均无法测量,为脱位髋关节。

表18-1 超声波髋关节检查Craf分类及诊断标准

分类	α	β	诊断标准
Ⅰ	>60°	<55°	正常髋关节
Ⅱ	50°~60°	55°~77°	髋关节发育不成熟或发育不良
Ⅲ	43°~50°	>77°	髋关节半脱位
Ⅳ	<43°	测不出	髋关节脱位

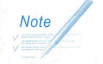

【X线表现】 婴幼儿大于6个月后,已经并不适宜超声检查。取而代之的是传统的X线检

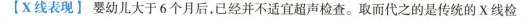

查。X线检查可以清晰地显示关节的骨性病理改变,还可以揭示髋臼发育不良或畸胎型髋脱位。

1. **骨盆正位片** 最常用的参照线 Perkins 垂线和 Hilgenreiner 水平线,这两条线将髋关节分为四个象限,正常髋关节,股骨头位于内下象限;除此之外,脱位患儿 Shenton 线中断和关节间隙不等。而评价髋臼的参照线,包括髋臼指数和中心边缘角(即 CE 角)。新生儿期的髋臼指数通常≤30°,超过这一数值是髋臼发育不良的征象。

2. **CT 检查** CT 并不用于 DDH 的常规诊断。CT 可以通过股骨近段和股骨远端两端的扫描重建用于术前股骨头前倾角的准确测量,提供手术是否需要前倾角矫正的基础资料。CT 还可以应用于手术前后髋臼对于股骨头的三维覆盖,以了解手术的真正效果。

3. **MRI 扫描** 用于软骨髋关节的检查,术前可以了解关节盂唇的形态、圆韧带的表现、髋臼对于股骨头的软骨覆盖情况等。又可以应用于手法复位后髋关节是否同心的检查。部分可以替代关节造影。

4. **关节造影** 股骨头的外移提示髋臼内可能有软组织充填。由于 X 线片不能提示婴儿或幼儿髋关节所需的全部信息,关节造影有助于确定:①是否存在关节轻度发育不良;②是否有股骨头半脱位或脱位;③是否可手法复位或手法复位可获成功;④髋臼内软组织结构在多大程度上阻碍着股骨头完全复位;⑤盂唇的状态和位置;⑥髋关节和股骨头在治疗期间是否正常发育等。

【鉴别诊断】

1. **髋内翻** 跛行步态,患肢略短,髋关节外展受限。骨盆 X 线片:颈干角 <120°。

2. **病理性髋关节脱位** 新生儿期或婴幼儿期有髋关节的感染病史。X 线片:股骨头破坏,部分坏死或缺如。

【治疗】 先天性或发育性髋关节发育不良的治疗与年龄有关,根据年龄设计了 4 个治疗组,即新生儿组(出生后~6 个月龄)、婴儿组(6~18 个月龄)、幼儿组(12 个月~3 岁)和儿童组(3 岁~10 岁龄)、大于 10 岁组。

1. **新生儿期至生后 6 个月的婴幼儿** DDH 的早期诊断可以使 DDH 的保守治疗获得成功。临床髋关节检查和超声波髋关节检查的广泛应用,为 DDH 的早期治疗创造了条件。采用 Pavlik 吊带早期治疗 DDH 已是国内外学者的广泛共识。其明显的社会效应就是晚期 DDH 的减少和重症 DDH 的病变减轻。Pavlik 吊带方法简单,作用有效,易于接受。Pavlik 吊带主要用于治疗髋关节发育不良等轻度病变,对于治疗完全性髋关节脱位等重度病变疗效有限,需要医师的极其关注和用心,即如何复位和复位后髋关节稳定性的维持。使用 Pavlik 吊带时要注意调整好患儿屈髋100°~110°,外展 50°~70°,屈膝 90° 的位置,同时又要保证患儿一定的髋关节的活动度。定期 B 超检查,1 次 /1 周。若 3 周后 B 超提示获得稳定的复位,则继续维持 3 个月。然后使用外展支具,直至实现髋关节的稳定。如果 3 周后 B 超及临床检查提示未取得复位,则停用 Pavik 吊带,改用其他治疗方法。否则后脱位的股骨头持续压迫髋臼壁不但难以复位,而且还容易导致股骨头缺血性坏死。通过 Pavlil 吊带的治疗,多数 DDH 患儿会获得治愈,成功率多在 80%~90% 左右,随患儿年龄的增加,成功率会逐渐降低。

2. **婴、幼儿组(6~18 月龄)** 6~18 个月的患儿适应于闭合复位,石膏固定,同时也适应于 Pavlik 吊带治疗失败的患儿。但对于髋臼指数 >40° 的病例,采取保守治疗失败率偏高,即发生残余髋臼发育不良偏高或髋臼对于股骨头的覆盖率不足,需要再次手术干预,保守治疗前应向家属告知。采取闭合复位的患儿术前多采用悬吊皮牵引的方法牵引 2~3 周左右,目的是达到脱位髋关节的松弛,以利于髋关节的复位和减少复位后头臼之间的压力,最终的目的是降低股骨头缺血性坏死。闭合复位在全麻下进行。闭合复位前需要切开或经皮切断松解内收肌,必要时同时切断髂腰肌的腱性部分,以轻柔的手法复位。皮下切断内收肌的目的是减少内收肌的牵拉,有利于脱位关节的复位;同时,由于内收肌的切断将会解除关节复位后内收肌对于旋股内动脉

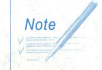

的压迫,有利于股骨头血液的供应,降低头坏死率。复位后采取人字位石膏固定髋关节,即屈髋
100°~110°,外展50°~70°。复位后稳定的安全区范围最小20°,最好在45°。这种固定方法更加
符合复位后的股骨头与髋臼之间的关系,复位的稳定性也比较好。石膏固定3个月后更换石膏
或改为支具治疗,再继续固定3个月。6个月后如果未获得治愈,宜改为夜间支具固定髋关节、
白天正常活动行走等。夜间外展支具固定的意义在于进一步促进髋关节的发育与恢复。直至
髋关节恢复正常。这样的患儿白天正常负重走路,有利于股骨头的发育,减低股骨头缺血性坏
死。夜间支具固定,来源于股骨头的刺激,有利于髋臼的加深发育和关节囊的进一步回缩。闭
合复位石膏固定的成功率可达75%~80%之间。

3. 幼儿、儿童组(18个月~10岁)

(1) Salter骨盆截骨术加股骨近端短缩去旋转截骨术:1961年,Salter医师设计骨盆截骨术。
目前,已经获得多数学者的认同。Salter骨盆截骨术是治疗发育性髋脱位或髋臼发育不良的
首选术式,适用于1.5~6岁、髋臼指数<40°的患儿。髋臼指数>40°的患儿宜采用Pemberton或
Dega髋臼成形术,以增加髋臼对于股骨头的覆盖。对于脱位较高、前倾角大的患者,Salter手术
的同时做股骨近段短缩截骨和去旋转截骨术。

(2) Pemberton髋臼成形术:1965年,Pemberton首先应用髋臼周围截骨治疗发育性髋关节
脱位。Pemberton截骨术是一种不完全性的髂骨截骨方式,以髋臼Y形软骨为合叶将髋臼向
下、向外翻转,以增加髋臼对股骨头前方和外侧的覆盖,由此达到恢复头臼同心复位这一目的。
Pemberton手术更适应于3~8岁、髋臼指数>40°的病例。

(3) Dega髋臼成形术:其要点是:①以髋臼Y形软骨上方髂骨内板和外板为旋转轴,由于截
骨部位不在Y形软骨,所以手术不损伤Y形软骨;②不需要剥离髂骨内板;③截骨方向:从前外
向内下,髂骨内板截骨少于外侧,保留髂骨后内侧皮质和坐骨切迹,并以此作为铰链;④向下向
外移位截骨远端,应用自体截下的股骨或髂骨或同种异体骨植骨;⑤不需要钢针固定。

Pemberton髋臼成形术和Dega髋臼成形术的相似之处是截骨入刀点近似相同,但方向不同,
Pemberton截骨是从前向后,Dega截骨是从外上向内下;Pemberton截骨以髋臼Y形软骨为中心
作为旋转轴,Dega截骨以髋臼中心上方髂骨内缘骨质青枝骨折为中心作为旋转轴。Pemberton
截骨对于股骨头前方的覆盖多于Dega截骨。

对于6~10岁的患儿仍然可以考虑手术重建髋关节治疗,但疗效明显降低。术后常会出现
股骨头发育不良或不同程度的股骨头缺血性坏死,同时术后关节僵硬的发生率会明显增高,而
且术后发生半脱位或脱位的可能性增加。所以,对于这部分患儿术前应与家属充分沟通,尤其
是双侧髋关节脱位的患者更应该引起注意。

4. 大于10岁患者

大于10岁的髋关节脱位患者,一般不建议手术治疗。尤其是双侧髋
关节脱位的患者。因为10岁以上髋关节脱位的患者手术结果难以确定。而未进行手术治疗的
患者临床上仅表现有跛行,无关节功能障碍。但对于髋关节发育不良、未出现脱位的患者,宜积
极地手术干预,以延期髋关节炎出现的时间和避免或减少人工关节置换的机会。骨盆三联截
骨术适应证:①年龄>8~10岁的儿童和青年;②明显的髋关节发育不良伴有症状;③外展髋关
节25°~30°可以达到股骨头和髋臼同心复位或接近同心复位。骨盆三联截骨术常见的术式包括
LeCoeur、Steel、Tonnis截骨等。

LeCoeur骨盆三联截骨术的核心是在靠近耻骨联合的位置完成耻骨上下支截骨。髂骨类似
Salter截骨。然后按照预想的位置转动"松动的"髋臼,完成对股骨头的覆盖。由于坐骨和耻骨
的截骨位置远离髋臼,又有骶棘韧带和骶结节韧带等软组织附丽会限制髋臼位置的调整;Steel
骨盆三联截骨,首先经后方入路,在坐骨结节处截断坐骨。前方切口截断髂骨和耻骨。由于截
骨位置距离髋臼较近,髋臼转动的范围要好于LeCoeur术式;Tonnis三联截骨术截骨位置更加靠
近髋臼。同样从后方入路行坐骨截骨,然后翻身重新消毒,经前路行耻骨和髂骨截骨。坐骨截

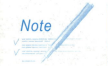

骨在骶棘韧带和骶结节韧带的上方进行,便于旋转髋臼,但由于靠近坐骨神经,使坐骨截骨存在一定难度。

对于髋臼发育不良的患者,早期发现、早期治疗是其治疗的准则。能够保守治疗成功的患儿预后与正常儿童无异。保守治疗失败者行手术治疗,3~6 岁以内的患儿,手术复位后头臼适配者宜行 Salter 骨盆截骨术。复位后头臼不同心者宜行 Pemberton 或 Dega 截骨术。8 岁以上的患儿采用三联截骨术也是一个较好的选择。

【小结】

发育性髋关节发育不良是一种常见的先天性畸形,分为髋关节发育不良、髋关节半脱位、髋关节脱位三种类型。

新生儿期及婴儿期(<12 个月)表现为大腿前方与臀部皮纹两侧不对称;Allis 征阳性;髋关节出现弹跳即 Ortolani 试验阳性,是诊断发育性髋关节脱位最可靠的体征之一。

X 线检查可以清晰地显示关节的骨性病理改变,还可以揭示髋臼发育不良或畸胎型髋脱位。

先天性或发育性髋关节发育不良的治疗与年龄有关。

【思考题】

1. 发育性髋关节发育不良的诊断。
2. 发育性髋关节发育不良的治疗。

(张立军)

第十九章　常见危重症

第一节　概　　述

儿科重症医学(pediatric critical care medicine)是对儿科危重症进行临床诊治和相关研究的一门学科。重症医学理论和临床实践涉及生理、病理、药理、诊断和治疗技术等多个学科专业领域。发达国家重症医学开始于20世纪60~70年代,我国从20世纪80年代起陆续建立儿童监护病房(pediatric intensive care unit,PICU)和新生儿监护病房(neonatal intensive care unit,NICU)。建立PICU的目标是对儿科危重病提供最佳的监护和治疗。PICU患儿常需要接受各种急救处理及复杂的诊断、治疗或各项专业化的监护。由于PICU各种重症救治技术的广泛开展,使我国危重患儿抢救成功率日益提高,该学科的人员队伍已逐渐壮大,相关的临床与基础研究也比较深入,小儿重症学科已成为儿科专业领域的重要专科。

一、PICU 的设置及管理

(一) PICU 的病区特点

1. PICU 应具备较强的人员配置　医疗工作由各级训练有素的专职医护人员承担,对患者直接观察监护。他们技术熟练、职责分明,有独立抢救应急能力,责任心强。此外,还需有相关专科的专家如麻醉师、放射科专家、小儿外科专家、心血管专家及呼吸治疗师等参与工作。有条件者配备较强的生物医学工程人员(biomedical engineering,BME),使各种仪器得到及时、有效的维修和预防保养。

2. PICU 应具有精良的医疗设备　需要配有各种先进监护装置,有效保养维修,延长机器使用期限。集中现代化精密治疗仪器,对患儿生命体征、体内生化状态、血氧及二氧化碳等进行持续或系统的监护,采取及时相应的治疗措施,对患者全身各脏器功能进行动态评价和特别护理,尽快使患者转危为安或防止突然死亡。

3. PICU 应具有对重症患儿的转运能力　中心城市和人口稠密地区的区域性医疗中心建立的PICU需要承担重症儿童的转运,形成流动的ICU,接纳基层转诊的重危患儿,并对所属地区一、二级医院进行业务指导,负责协调所属地区儿科及护理会诊工作,进行小儿急救的理论与实践培训,形成区域性协作网络,与基层单位建立密切联系。

(二) PICU 的人员配备和职责

PICU重危患儿病情变化快,需进行持续动态观察,仪器设备和各种操作多,治疗救治复杂,所需人力物力远较一般病房为多。在国外发达国家,PICU医师与患者的比例为1:2~1:3,护士与患儿之比一般为2:1~3:1,对恢复期患者的中间监护(intermediate care)每位护士可护理患儿4~5人。PICU医师的工作强调实际操作能力的培养,如熟练掌握复苏技术、掌握气管插管指征及技术、熟练应用人工呼吸机、进行各种氧气治疗、胸腔闭锁引流、经皮放置周围动静脉插管、经外周静脉的中心静脉插管(PICC)、脑室穿刺、膀胱穿刺及电除颤术等,能使用各种监护仪,正确分析血气、电解质、酸碱失衡性质及阅读分析心电图及X线片等。此外,由于工作性质的原因,常有夜班、外出转运患者患者等任务,对工作人员的身体素质要求也相对较高。

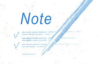
Note

二、PICU 的收治标准与范围

(一) PICU 患儿转入或转出标准

1. PICU 转入标准

(1) 患儿需要进行有创监测：如动脉压和中心静脉压监测、肺动脉压监测、颅内压监测等。

(2) 患儿需要辅助呼吸实施机械通气。

(3) 心跳呼吸骤停及心肺复苏患儿。

(4) 患儿有下列征象：呼吸功能障碍或衰竭；心血管系统功能障碍，如休克、低血压、高血压危象；急性神经系统病变，如昏迷、癫痫持续状态、颅内压增高等；急性肾衰竭需透析或连续静脉 - 静脉血液滤过（continuous venovenous hemofiltration，CVVH）治疗；出血性疾病经大量输血无效时，各种中毒等。

2. PICU 转出标准

(1) 当患儿病情已缓解，不需要在加强监护的环境中进行诊治时可转出 PICU。

(2) 患者不需要进行有创监测时。

(3) 患者能自我保护其气道通畅时（有咳嗽和恶心反射）。

(4) 患者的血流动力学稳定。

(二) PICU 的收治范围

1. **中枢神经系统疾病** 如各种原因引起的昏迷、惊厥、运动障碍，包括癫痫持续状态、各种代谢紊乱、中枢神经系统感染、出血、创伤等。

2. **呼吸系统疾病** 急性呼吸衰竭，包括重症肺炎、急性呼吸窘迫综合征（ARDS）、气管或支气管异物、哮喘持续状态、气胸、上呼吸道梗阻、延髓性麻痹和假性延髓性麻痹等。

3. **各种类型休克和多脏器功能不全综合征。**

4. **大出血** 如胃肠道出血、颅内出血、肺出血等。

5. **严重的肾脏疾病** 如急性肾衰竭需透析或接受 CVVH 治疗。

6. **各种中毒** 包括毒物如有机磷、鼠药、药物、食物、一氧化碳中毒等。

7. **心血管系统疾病** 如各种原因的心跳呼吸骤停、严重的心律失常、心功能不全、高血压脑病等。

8. **各种严重的代谢紊乱** 如糖尿病酮症酸中毒、甲状腺功能危象等。

9. **创伤意外** 包括溺水、交通事故、烧伤、电击伤等。

三、PICU 常用的监护技术

(一) 生命体征监护

1. **心电监护仪** 是 PICU 最基本的监护设备。通过连接胸前或肢体导联，监护及显示心率、心电波形。根据心电波形尚可初步观察心律失常类型；通过胸部阻抗随呼吸变化原理监测及显示呼吸次数（需用胸前导联）。该仪器一般可设置心率、呼吸频率的过快或过慢报警，并具有呼吸暂停报警功能。所有重危患者都要持续进行心电及呼吸监护。心电监护能发现心动过速、过缓，心搏骤停及心律失常等，但不能将荧光屏上显示的心电波形作为分析心律失常及心肌缺血性损害的标准用；监护仪具有显示屏、可调节每次心跳发出声音的大小和心率高、低报警。通过心电监护可测知心率、察看心电波形，以它和患儿的脉搏比较可分辨出报警是患儿本身心率过缓、过速，还是由于伪差（artifact）（如导联松脱）所致。胸前导联传感器由三个皮肤生物电位电极组成，多采用左、右胸电极加右腋中线胸腹联合处导联电极。左右胸前或左胸前右腋中线胸腹联合处常是呼吸信号的采集点，两处不宜靠得太近，以免影响呼吸信号质量。心率呼吸监护仪用前需先将导电液涂在干电极上，打开电源，调好声频讯号至清楚听到心搏，并将心电波形调至合适大

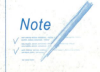
Note

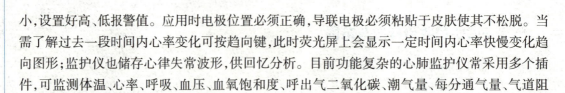

小,设置好高、低报警值。应用时电极位置必须正确,导联电极必须粘贴于皮肤使其不松脱。当需了解过去一段时间内心率变化可按趋向键,此时荧光屏上会显示一定时间内心率快慢变化趋向图形;监护仪也储存心律失常波形,供回忆分析。目前功能复杂的心肺监护仪常采用多个插件,可监测体温、心率、呼吸、血压、血氧饱和度、呼出气二氧化碳、潮气量、每分通气量、气道阻力、肺顺应性等。

2. 呼吸监护仪　呼吸监护仪一般监护呼吸频率、节律、呼吸幅度、呼吸暂停等。呼吸运动监护仪用于监护呼吸频率及呼吸暂停,其原理为通过阻抗法监测呼吸运动,与心电监护电极相连,通过呼吸时胸腔阻抗的周期性变化测定呼吸间隔并计算出呼吸频率,然后将电讯号传送至示波器分别显示呼吸幅度、节律,并以数字显示瞬间内每分钟呼吸次数。

3. 血压监护　可采用无创或有创方法进行血压监护。

(1) 无创血压监护:目前多采用电子血压计,它同时监测脉率及血压,包括收缩压、舒张压、平均动脉压。电子血压计配有特制大小不等袖带,以适合足月儿或早产儿。新生儿袖带宽度应为肩至肘长的 2/3,压力袖带包绕(上)臂或大腿时袖带上的箭头要正对脉搏搏动处。根据病情需要可设定时测量,亦可随时按压起始键进行测量。仪器能设收缩压、舒张压、平均动脉压及心率的报警值。测量时血压计上显示的心率数应与心电监护仪上显示的心率数相符,当患者灌注不良处于休克、收缩压与舒张压差小时,只能显示平均动脉压而不显示收缩压及舒张压。当使用不当或患者灌注不良时,仪器可显示相应的提示信息,以便作出调整进行重新测定。

(2) 创伤性直接测压法:该测压方法是将测压管直接置于被测量的系统内,如动脉、中心静脉等。监护仪由中心处理系统、示波器及压力传感器及测压管组成;通过测压管,将被测系统(如动脉)的流体静压力传递至压力传感器。常用的石英传感器利用压电原理可将压力信号转化为电信号,输入监护仪的压力监测模块进行处理,最终显示压力波形及收缩压、舒张压、平均压读数。使用时应设定收缩压、舒张压、平均压和心率的报警范围,系统连接后应进行压力零点校正再行测量。通过该方法测定的压力较为可靠,适用于四肢明显水肿、休克等不能进行无创血压测定的患儿。通过波形的显示可较直观、实时地反映压力的变化趋势,是危重儿抢救的重要监测手段之一。新生儿在脐动脉插管的情况下,采用直接测压法比较方便;也可用桡动脉、中心静脉等。直接持续测压法的主要缺点是其具有创伤性,增加了出血、感染等机会。为保证血压及中心静脉压测定读数的准确性,应注意点是将压力传感器置于心脏水平位,传感器与测压装置的穹隆顶盖间无空气泡,导管通路必需通畅无空气泡及血凝块。

4. 体温监测　可测定皮肤、腋下、直肠及鼓膜温度。鼓膜温度可采用红外线方法进行测定,它能较准确地反映中心体温,是寒冷损伤时体温评估及新生儿缺氧缺血性脑损伤进行亚低温头部选择性降温治疗时的无创伤性监测手段之一。

(二) 氧合或通气状态的评估

1. 氧浓度分析仪　可测定吸入氧浓度,读数范围为 21%~100%。测量时将探头置于头罩、呼吸机管道内以了解空气氧气混合后实际吸入的氧浓度,指导治疗。

2. 经皮氧分压($TcPO_2$)测定仪和经皮二氧化碳分压($TcPCO_2$)测定仪

(1) 经皮血氧监护仪:传感器由银制阳极、铂制阴极(Clark 电极)以及热敏电阻和加热器组成。传感器上需盖有电解质液和透过膜,加热皮肤表面(常为 43~44℃),使传感器下毛细血管内血液动脉化,血中氧自皮肤透过后经膜在传感器发生反应产生电流,经处理后显示氧分压读数。应用时传感器应放置在患儿体表既避开大血管又有良好毛细血管网的部位,如上胸部、腹部。不要贴于活动肢体,以免影响测定结果。该法为无创伤性,能持续监测血氧分压及指导氧疗。

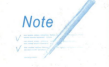
Note

（2）经皮二氧化碳分压监护仪：由 pH 敏感的玻璃电极及银/氧化银电极组成。利用加热皮肤表面传感器（常为 43~44℃），使二氧化碳自皮肤透过后经膜在传感器发生反应，经处理后显示二氧化碳分压读数，进行连续监测。经皮氧及二氧化碳分压监护仪的特点是能直接、实时反映血氧或二氧化碳分压水平，减少动脉血气分析的采血次数，指导氧疗；在新生儿持续肺动脉高压的鉴别诊断时，采用不同部位（上、下肢）的经皮血氧分压差，可评估动脉导管水平的右向左分流。其缺点是检测探头每 3~4 小时需更换位置一次，以免皮肤烫伤；使用前及每次更换探头时，必须进行氧及二氧化碳分压校正。目前已有将经皮氧分压（$TcPO_2$）和经皮二氧化碳分压（$TcPCO_2$）测定制成同一探头，同时相应校正的自动化程度也有提高，便于使用。

3. **脉率及血氧饱和度仪**　该仪器的出现极大地方便了新生儿，尤其是极低体重儿的监护，使临床取血检查的次数大为减少，同时减少了医源性失血、感染等发生机会。它能同时测定脉率及血氧饱和度，为无创伤性的、能精确反映体内氧合状态的监护仪。传感器由两个发光二极管发出特定波长的光谱，光波通过搏动的毛细血管床后到达感光二极管；由于氧合血红蛋白与还原血红蛋白对每一种波长的光波吸收量不同，根据光波吸收情况经机器内微机处理后算出血氧饱和度（SaO_2）。常用传感器由指套式、夹子式及扁平式等种类，可置于新生儿拇指、趾等位置。机器显示脉冲光柱或搏动波形，显示 SaO_2 值，同时显示脉率数。使用时必须将传感器上光源极与感光极相对，切勿压绕过紧，开机后设好上、下限报警值后仪器即显示脉率与 SaO_2 值。应用该仪器者应正确掌握氧分压、氧饱和度与氧离曲线的关系；各种影响氧离曲线的因素，如胎儿或成人型血红蛋白、血 pH 值、二氧化碳分压等都会影响特定氧分压下的血氧饱和度。在较高血氧分压时，氧离曲线变为平坦，此时氧分压变化而致的 SaO_2 变化较小，故该仪器不适合于高氧分压时的监护；当组织灌注不良时，测得 SaO_2 值常偏低或仪器不能捕捉到信号；当婴儿肢体过度活动时显示的 SaO_2 及心率常因干扰而不正确，故观察 SaO_2 读数应在安静状态下，当心率显示与心电监护仪所显示心率基本一致时取值。新生儿氧疗时尤其早产儿应将 SaO_2 维持在 85%~95% 之间，此时的氧分压值约在 50~70mmHg 之间，可减少早产儿晶体后视网膜病（ROP）的发生机会。

（三）其他监测

1. **中心静脉压监测**　中心静脉压（CVP）与右心室前负荷、静脉血容量及右心室功能等有关。将导管插入至下腔静脉后，与传感器相连，再按有创动脉测压步骤操作，即能显示中心静脉压。中心静脉压检测用于休克患者，以便根据 CVP 进行补液指导。

2. **有创性或无创性颅内压监测**　目的是了解在颅内出血、脑水肿、脑积水、机械通气时颅内压的急性变化及其对治疗的反应，以便临床对其急剧变化作出处理。新生儿及小婴儿在前囟门未闭时可将传感器置于前囟作无创伤性颅内压力监测。测定时婴儿取平卧位，头应保持与床呈水平位，略加固定，剃去前囟部位头发，将传感器贴于前囟即能测得颅内压读数。

3. **监护仪的中央工作站**　将多个床边监护仪连接于中央监护台，在护士站集中反映各监护床单位的信息，包括心率、呼吸、血压、氧饱和度、体温等，这在成人的 ICU 已有普遍的应用，近年来在部分 PICU 也采用了该技术。但应强调在新生儿监护室，床边监护、直接观察甚为重要，而中心监护系统的作用不十分有意义。

4. **体液及生化监护**　如血细胞比容、血糖、血清电解质、血胆红素、渗透压及血气分析等可在 PICU 中完成。

（四）监护室常用诊断设备

1. **床边 X 线摄片机**　为呼吸治疗时不可缺少的设备，对了解心、肺及腹部病情，确定气管插管和其他置管的位置，了解相关并发症，评估疗效等都有很好的作用。床边 X 线摄片机的功率以 200mA 为好，功率太低可因患儿移动而影响摄片质量。

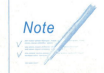

2. **透光灯** 常由光源及光导纤维组成,属于冷光源。主要用于诊断的照明,如在气胸时通过胸部透照可发现光的散射,作出床边的无创性诊断;也可用于桡动脉穿刺的照射,以寻找桡动脉,引导穿刺。

3. **电子磅秤** 用于体重的精确测定,也用于尿布的称重以估计尿量。

4. **食管 pH 监护仪** 用于呕吐及呼吸暂停的鉴别诊断。

5. **床边超声诊断仪** PICU 患儿常因病情危重或人工呼吸机应用,需床边进行超声检查,以明确先天性畸形、颅内出血、胸、腹脏器变化等形态学改变;通过多普勒方法还可了解血流动力学改变,脏器血流及肺动脉压力等以指导治疗。由于新生儿的体表较薄,采用超声仪的探头频率宜高,如 5~7MHz,以提高影像的分辨率。

6. **肺力学监护** 常用于呼吸机治疗时的监测。以双相流速压力传感器连接于呼吸机管道近患者端进行持续监测气体流速、气道压力,通过电子计算机显示出肺顺应性、潮气量、气道阻力、每分通气量、无效腔气量、并能描绘出压力容量曲线。通过肺力学监测能更准确指导呼吸机参数的调节,减少肺部并发症的发生。

7. **呼吸末二氧化碳监测仪** 常结合人工呼吸应用,以监测患儿的通气状态。

四、生命支持相关救治技术

(一) 机械通气

1. **常频机械通气** 以人工的方法提供肺的通气,满足其氧合和排出二氧化碳的要求。一般提供的呼吸频率与生理呼吸频率相同或相近。

2. **高频通气** 包括高频振荡(high frequency oscillation,HFO)、高频喷射(high frequency jet ventilation,HFJV)和高频气流阻断(high frequency flow interrupter,HFFI),其特点是提供的频率很高,呼吸的潮气量小于生理无效腔。

3. **部分液体通气(partial liquid ventilation,PLV)** 即利用氟碳有高度的气体溶解性的特点,将肺功能残气量部分充满氟碳化合物后进行机械通气,以改善氧合。

4. **一氧化氮气体(NO)的吸入** NO 吸入(inhaled nitric oxide,iNO)为选择性肺血管扩张剂,它主要通过激活鸟苷酸环化酶,使 cGMP 增加,导致肺血管平滑肌舒张。而进入血液循环的 NO 能迅速地被血红蛋白结合灭活而不对体循环产生作用,故吸入 NO 是唯一的选择性肺血管扩张剂,常用于低氧性呼吸衰竭和肺动脉高压的治疗。

(二) 体外膜肺

将右心房的血引出进行体外膜肺氧合,再循环进入右房(veno-venous ECMO)或经颈动脉插管循环进入动脉系统(veno-arterial ECMO),以短期(数天)部分替代肺的气体交换功能,维持患儿生命,待肺部疾病的好转。当肺部疾病好转后再转回使用人工呼吸机通气,直到撤离呼吸机。

(三) 连续静脉 - 静脉血液滤过

常采用双腔静脉插管,将血液引流出,通过过滤器,达到净化血液的目的。连续静脉 - 静脉血液滤过(CVVH)的常用流速为 10ml/(kg·min),可作为肾衰竭时的肾脏替代、各种毒素和炎症介质的清除等。

(四) 其他

PICU 常用诊疗设备 NICU 配备具有伺服系统的辐射加温床、保暖箱,静脉输液泵,蓝光治疗设备,氧源、空气源、空、氧混合器,塑料头罩,胸腔内闭锁引流器及负压吸引装置,转运床,变温毯,喉镜,抢救复苏设备复苏皮囊(戴面罩),除颤器等。常用消耗品有:鼻导管,可供不同吸入氧浓度的塑料面罩,各种管径的气管内插管;各种管径的周围动、静脉内插管,脐动、静脉插管(分 3Fr、5Fr、8Fr);喂养管(分 5Fr、8Fr),吸痰管等。

【小结】

　　1. 儿科重症医学是对儿科危重症进行临床诊治和相关研究的一门学科。
　　2. PICU 的目标是对儿科危重病提供最佳的监护和治疗。PICU 应具备较强的人员配置、具有精良的医疗设备和对重症患儿的转运能力。
　　3. PICU 常用的监护技术包括生命体征监护、氧合或通气状态的评估等。

【思考题】

　　1. 设置 PICU 时的病区应当具备的特点和要求有哪些?
　　2. PICU 的转入和转出标准是什么?
　　3. PICU 需要哪些常备设备设施和技术?

（祝益民）

第二节　心肺复苏

　　心跳呼吸骤停是由于各种原因导致的患儿突然循环及呼吸功能停止。心肺复苏（cardiopulmonary resuscitation, CPR）是采用人工的方法恢复心搏和呼吸的一组技术,使生命得以维持。心肺复苏的目的是脑复苏,使神经系统功能恢复到心跳呼吸骤停前的状态。

　　【小儿心跳呼吸骤停病因】　引起小儿心跳呼吸骤停的原因甚多,不同个体、不同年龄、不同场所各不一。心肺复苏措施一旦启动,就应该立即考虑心跳呼吸骤停的原因,及时去除并减少其危险因素。

　　(一) 常见原因

　　1. 各种意外　如新生儿窒息、婴儿猝死综合征、胃食管反流、气管异物。溺水、触电、中毒。跌落、交通事故等严重创伤。

　　2. 心血管系统的状态不稳定　如大量失血、难治性心力衰竭、低血压、休克、反复发作的严重心律失常、心肌炎、心肌病等。

　　3. 急速进展的肺部疾病　如严重的哮喘、喉炎、喉痉挛、喉梗阻、重症肺炎及呼吸衰竭、ARDS、肺透明膜病等。

　　4. 神经系统疾病急剧恶化　如昏迷患者常无足够的呼吸驱动以保证正常的通气。

　　5. 代谢性疾病。

　　6. 外科手术。

　　7. 药物　镇静剂的应用,如麻醉剂、镇静药和止咳药的应用所致的呼吸抑制。应用全身麻醉及大量镇静剂足以使患儿对各种刺激的反射能力改变。

　　8. 内环境紊乱　低钾血症、高钾血症、严重酸碱失衡等。

　　(二) 常见危险因素

　　心跳呼吸骤停难以预料,但触发的高危因素应引起足够的重视,以便在骤停发生前进行必要的干预以避免其发生。最危险的因素包括:

　　1. 临床的一些操作　可引起迷走神经的兴奋性增加,如鼻胃管的放置、气管插管操作等。

　　(1) 气道的吸引:能引起低氧、肺泡萎缩及反射性心动过缓。

　　(2) 不适当的胸部物理治疗:如拍背、翻身、吸痰等可使更多的分泌物溢出,阻塞气道,也可使患儿产生疲劳。

　　(3) 人工呼吸机的应用:安置有人工气道的患儿的气管插管堵塞或脱开。患者从人工呼吸

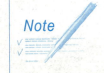

转变为自主呼吸做功、降低吸入氧浓度、撤离 CPAP 或机械通气、拔除气管插管等。

(4) 心血管介入治疗操作过程。

(5) 腰穿时使呼吸屏住，可出现心搏骤停。

2. 循环失代偿表现　应特别注意，包括外周循环不良、心动过缓、呼吸形式的改变或呼吸暂停、发绀、对刺激的反应性下降等。

3. 高危婴儿喂养时　由于吞咽 - 呼吸的不协调也可引起心跳呼吸骤停。

【诊断】　临床表现为突然昏迷，部分有一过性抽搐、呼吸停止、面色灰暗或发绀、瞳孔散大和对光反射消失；大动脉（颈、股动脉）搏动消失，听诊心音消失；如做心电图检查可见等电位线、心脏电机械分离或心室颤动等。

心跳呼吸骤停的诊断并不困难，一般在患儿突然昏迷及大血管搏动消失即可诊断，而不必反复触摸脉搏或听心音，以免延误抢救时机。

【心肺复苏程序】　儿童心跳呼吸骤停所采取的心肺复苏措施即生命支持技术，其程序涉及三个阶段，包括早期识别与呼叫、早期心肺复苏（CPR）、早期除颤、有效的儿童高级生命支持（PALS）及完整的心搏骤停后处理，美国心脏协会（AHA）认为这五部分构成儿科生存链（图 19-1）。

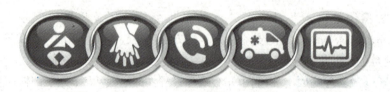

图 19-1　儿童生存链

（一）基本生命支持

为心肺复苏的第一个阶段，任何一个受过训练的医务人员或非医务人员都可以进行基本生命支持，它对伤患儿童的最终恢复是非常重要的。当心跳呼吸停止或怀疑停止时，同样需要迅速将患儿送到能给以进一步生命支持的医疗机构（图 19-2）。

（二）高级生命支持

为心肺复苏的第二个阶段，有经验的医护人员参与此时的抢救工作，并且常有明确的分工，协调处理呼吸、胸外心脏按压、辅助药物应用、输液、监护及必要的记录。小儿心跳呼吸骤停后对人工通气或用氧有反应，或需要高级生命支持的时间 <5 分钟，在复苏成功后身价系统正常的可能性较大。见图 19-3。

（三）稳定及复苏后的监护

为心肺复苏的第三个阶段，指为使复苏后的患者稳定而进行的进一步处理及监护。

【治疗】

（一）紧急抢救

对于心跳呼吸骤停，现场抢救（first aid）十分必要，应争分夺秒地进行，以进行胸外按压，保持呼吸道通畅及建立呼吸的顺序进行，以保证心、脑等重要脏器的血液灌流及氧供应。

1. 抢救原则　成人心搏骤停多数由心脏原因引起，初始节律为室颤（ventricular fibrillation, VF）或无脉性室速（ventricular tachycardia, VT），对这些患者来说，最关键的复苏步骤是及早胸外按压和尽快除颤复律，因此成人心肺复苏的操作顺序修改为 C-A-B。儿童心搏骤停的原因与成人不同，多由呼吸问题引起，但是许多目击者面对儿童心搏骤停患者时，因不愿进行人工呼吸或不知如何开始 CPR 而持观望态度，导致许多患儿未能尽快接受目击者的 CPR。并且从理论上说，采用 C-A-B 方法，单人复苏时 30 次胸外按压仅使人工呼吸延迟 18 秒，双人复苏时人工呼吸延

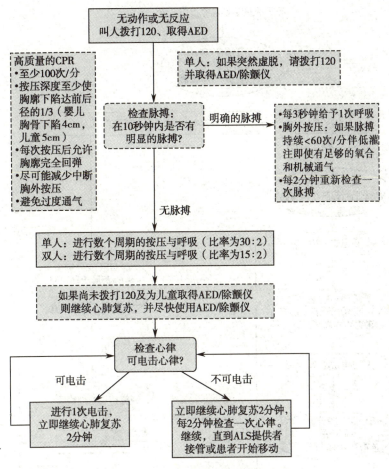

图 19-2　儿童基本生命支持流程图
（主要资料来源：Crit Care Med，2013，39：165-228）

迟的时间更短，因此儿童心肺复苏指南将儿童和新生儿 CPR 顺序也更新为 C-A-B。儿童心肺复苏的程序推荐使用 C-A-B-D-E 方法，即：胸外按压（chest compressions，C），气道（airway，A），呼吸（breathing，B），药物（drugs，D），电击除颤复律（electricity，E）。

2. 胸外按压（chest compressions，C）　现场目击者评估患儿无反应且没有自主呼吸或自主呼吸极其微弱，在不超过 10 秒的时间范围内触摸大动脉搏动，若未发现或不能确定是否有动脉搏动，立刻开始胸外按压。胸外心脏按压的指征是：新生儿心率 <60 次 / 分；婴儿或儿童心率 <60 次 / 分伴有灌注不良的体征。

胸外心脏按压方法：对新生儿或小婴儿按压时可用一手托住患儿背部，将另一手两手指置于乳头线下一指处进行按压（图 19-4），或两手掌及四手指托住两侧背部，双手大拇指按压（图 19-5），对于 1~8 岁的儿童，可用一只手固定患儿头部，以便通气；另一手的手掌根部置于胸骨下半段（避开剑突）。手掌根的长轴与胸骨的长轴一致（图 19-6）。对于年长儿（>8 岁），胸部按压方法与成人相同，应将患儿置于硬板上，将一手掌根部交叉放在另一手背上，垂直按压胸部下半部。每次按压与放松比例为 1∶1，按压深度使胸廓下陷最少达前后径的 1/3（婴儿胸骨下陷 4cm，儿童 5cm）。频率至少应达 100 次 /min。胸外按压与呼吸的配合在单个营救者为 30∶2，双人营救为 15∶2。按压后 2 分钟判断有无改善，观察颈动脉、股动脉搏动，瞳孔大小及皮肤颜色等。在临床上当触及大动脉搏动提示按压有效；如有经皮血氧饱和度监测，其值上升也提示有效。

3. 保持呼吸道通畅（airway，A）　小儿低氧血症和呼吸停止可引起或造成病情急剧恶化和心跳呼吸停止。因此，建立和维持气道的开放和保持足够的通气是基本生命支持非常重要的内

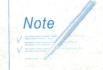

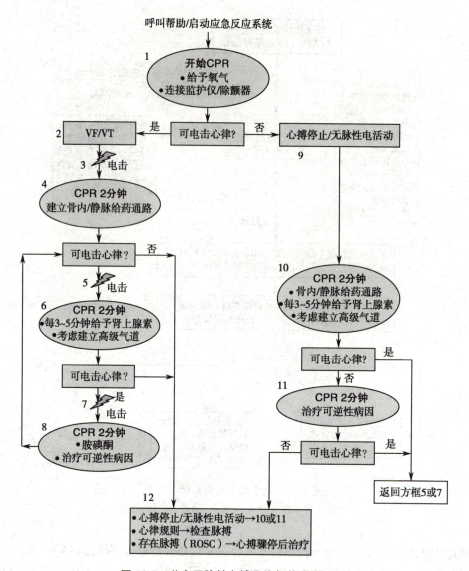

图 19-3 儿童无脉性心搏骤停复苏流程图程

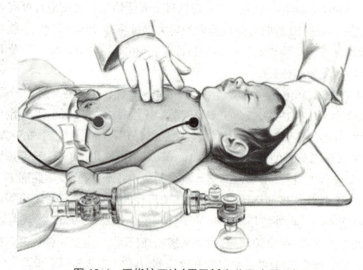

图 19-4 双指按压法(用于新生儿及小婴儿)

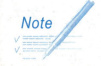

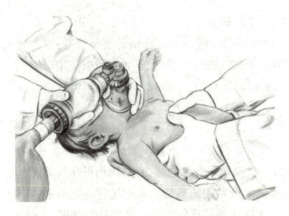

图 19-5　双手拇指按压法（用于新生儿及小婴儿）

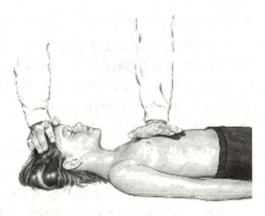

图 19-6　对于 1~8 岁的儿童进行心脏按压

容。首先应去除气道内的分泌物、异物或呕吐物，有条件时予以口、鼻等上气道吸引；异物吸入是儿童常见的气道阻塞原因，复苏时应予考虑，尽可能去除气道异物。将患儿头向后仰，抬高下颌，一只手置于患儿的前额，将头向背部倾斜并处于正中位，颈部稍微伸展，即嗅气位（sniffing position）；用另一只手的几个手指放在下颌骨的颏下，提起下颌骨向外上方，注意不要让嘴闭上或推颌下的软组织，以免阻塞气道。当颈椎损伤完全不能运动时，通过提下颌来开通气道（图 19-7）。也可放置口咽导管，使口咽部处于开放状态。

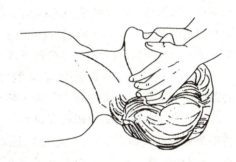

图 19-7　00PEI cell 通过提下颌来开通气道

4. **建立呼吸（breathing，B）**　气道通畅后，患儿可能出现自主呼吸。如仍无自主呼吸时应采用人工辅助通气，以维持气体交换。对于新生儿，如无自主呼吸或为无效喘息、有自主呼吸但心率 <100 次 /min、在 80% 浓度的氧吸入后仍有中心性发绀时可进行正压通气复苏。

（1）口对口人工呼吸方法：此法适合于现场急救。操作者先深吸一口气，如患者是 1 岁以下婴儿，将嘴覆盖婴儿的鼻和嘴；如果是较大的婴儿或儿童，用口对口封住，拇指和示指紧捏住患儿的鼻子，保持其头后倾；将气吹入，同时可见患儿的胸廓抬起。停止吹气后，放开鼻孔，使患儿自然呼气，排出肺内气体。重复上述操作，儿童 18~20 次 / 分，婴儿可稍加快。口对口呼吸即使操作正确，吸入氧浓度也较低（<18%），操作时间过长，术者极易疲劳，也有感染疾病的潜在可能，故应尽快获取其他辅助呼吸的方法替代。

（2）复苏囊的应用：在多数儿科急诊中，婴幼儿可用气囊面罩进行有效的通气。常用的气囊通气装置为自膨胀气囊，递送的氧浓度为 30%~40%。气囊尾部可配贮氧装置，保证输送高浓度的氧气。带有贮氧装置的气囊可以提供 60%~95% 浓度氧气。气囊常配有压力限制活瓣装置，压力水平在 35~40cmH2O。将连接于复苏囊的面罩覆盖于患儿的口鼻。正确的面罩大小应该能保证将空气密闭在面部，从鼻梁到下颌间隙盖住口鼻，但露出眼睛。用一只手将面罩固定在口鼻并将头或下颌向上翘起。对婴幼儿，术者 4、5 指钩住下颌角向上抬，第 3 指根部抵住下颌，保证面罩与面部紧密接触。在面罩吸氧时，一定程度的头部伸展能保证气道通畅。婴儿和幼儿要最好保持在中间的吸气位置，而不要过度伸展头部，以免产生气道压迫梗阻。在上述操作时应观察患儿的胸廓起伏以了解辅助通气的效果；如无有效通气（表现为胸廓抬动不明显）应考虑是否仍存在气道梗阻，如气管异物仍未排出等。

对于新生儿复苏的用氧问题：一般采用 100% 氧进行复苏。近年来有临床或实验资料显示采用空气（21% 氧浓度）复苏其结果可能与 100% 氧同样有效，甚至更为有利。采用空 - 氧混合

Note

器混合后的不同氧浓度或空气(21% 氧浓度)可能是今后新生儿复苏的趋势。

(3) 气管内插管人工呼吸法:当需要持久通气时,或面罩吸氧不能提供足够通气时,就需要用气管内插管代替面罩吸氧。小于 8 岁的患儿用不带囊气管内插管,大于 8 岁的患儿用带囊插管。插管内径的大小用可用公式进行估算:内径(mm)=(16+患儿年龄)/4。插管后可继续进行皮囊加压通气,或连续人工呼吸进行机械通气。

(二)复苏药物

大多数患儿,尤其是新生儿在呼吸道通畅,呼吸建立后心跳可恢复。如胸外按压仍无效,可试用药物。在心搏骤停时,最好静脉内给药,但由于很难建立静脉通路,有些药物可在气管内给入,如阿托品、肾上腺素、利多卡因等,其中肾上腺素是最常用的药物。儿童气管内用药最佳剂量尚不肯定,气管内用药剂量应比静脉内用量大,才能达到同样的疗效。药物从骨髓腔注入能很好地被吸收,骨髓腔内注射与静脉内注射效果相同。常用药物有:

1. **肾上腺素**　儿科患者最常见的心律失常是心跳停止和心动过缓,肾上腺素有正性肌力和正性频率作用。首次剂量:0.01mg/kg,(1∶10 000 溶液 0.1ml/kg),静脉或骨髓腔内给药;第二剂和以后的剂量可与首剂相同,也可用 1∶1000 溶液、剂量为 0.1~0.2ml/kg;气管内给药剂量为 0.1mg/kg。上述给药可间隔 3~5 分钟重复 1 次。

2. **碳酸氢钠**　儿科患者中,心搏骤停的主要原因是呼吸衰竭,快速有效的通气对于控制心跳呼吸骤停引起的酸中毒和低氧血症很有必要。在心搏骤停常规应用碳酸氢钠并不一定能改善预后。碳酸氢钠应用可促进 CO_2 生产,而 CO_2 比 HCO^- 更易通过细胞膜,可以引起短暂的细胞内酸中毒,从而导致心肌功能不全。鉴于这些潜在的不利因素,对于轻、中度酸中毒、特别是有通气不足存在时,不宜使用碳酸氢钠;而改善通气和扩容对改善循环一般可以解决酸中毒问题。碳酸氢钠在较长时间的心搏骤停患儿可考虑使用,其剂量为 1mEq/kg,可经静脉或骨髓给予。当自主循环建立及抗休克液体输入后,碳酸氢钠的用量可依血气分析的结果而定。

3. **阿托品**　应用指征:低灌注和低血压性心动过缓、预防气管插管引起的迷走神经性心动过缓、房室传导阻滞所引起的少见的症状性心动过缓以及抗胆碱酯酶类药物中毒等。剂量:0.01~0.02mg/kg,静脉、气管内或骨髓腔给药,间隔 5 分钟可重复使用。最大剂量儿童不能超过 1mg,青少年不超过 2mg。

4. **葡萄糖**　在婴幼儿心脏复苏时,应快速进行床边的血糖检测,有低血糖时应立即给葡萄糖;当无血糖监测条件而患儿有低血糖症状或临床怀疑有低血糖时,也可给以葡萄糖。剂量:0.5~1.0g/kg,以 25% 葡萄糖液静脉注射。对于新生儿,可用 10% 葡萄糖液 1ml/kg 静脉注射。

5. **钙剂**　对心搏骤停患者不适用,仅在明确的低钙血症、高钾血症、高镁血症、钙通道阻滞剂中毒时,考虑使用。剂量:葡萄糖酸钙 100~200mg/kg(10% 葡萄糖酸钙 1~2ml/kg)或氯化钙 10~30mg/kg(10% 氯化钙 0.1~0.3ml/kg)。

6. **利多卡因**　当存在室颤时可用利多卡因。剂量:负荷量为 1mg/kg,负荷量给以后即给静脉维持,剂量为 20~50μg/(kg·min)。

7. **纳洛酮**　用于阿片类药物过量。在新生儿,纳洛酮仅用于在正压通气后心率和皮肤颜色正常而患儿仍有呼吸抑制,同时患儿母亲在分娩前 4 小时内有使用过阿片类药物者。常用剂量为 0.1mg/kg,静脉或气管内应用,必要时可重复给药,最大剂量为 2mg。

(三)电击除颤复律

尽管患儿可能无基础心脏疾病,在复苏过程中可出现心律失常。当出现心室颤动、室性心动过速和室上性心动过速时,可用电击除颤复律。对 1 岁以下婴儿首选手动除颤仪,如无法获得,可考虑使用能量衰竭型自动体外除颤仪,如两者均无法获得,使用标准自动体外除颤仪。对于 1~8 岁儿童使用自动体外除颤仪是安全且有效的。除颤能力首剂可使用 2~4J/kg,对于后续电击,

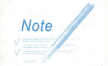

能量应至少为 4J/kg,甚至更高,但不能超过 10J/kg。

(四) 亚低温治疗

脑是人体耗氧量最大、需要能量最多的器官,脑组织能量储存少,对缺血、缺氧耐受性差。心脏停搏后脑灌注停止,即可能发生严重脑损伤。亚低温治疗可通过防止心肺复苏术后神经细胞的丢失、降低脑代谢、减少氧自由基的形成及减少氧化应激反应而保护神经系统。有研究显示,体温每降低 1℃,基础代谢率降低 6%,因此可延迟能量的枯竭。因此,2010 美国心脏协会 CPR 及心血管急救指南指出,虽然没有儿童前瞻性随机亚低温治疗试验,但根据成人证据,亚低温治疗对院外心室纤颤致心搏骤停并且在进行 CPR 仍然昏迷的青少年有益,也可以考虑为在进行心搏骤停苏后仍有昏迷的婴儿和儿童进行亚低温治疗(体温控制在 32~34℃)。但是,目前儿科心肺复苏后亚低温治疗开始时间、持续时间及复温速度目前仍无统一的标准。

(五) 复苏后管理

1. 监测呼气末二氧化碳　呼气末二氧化碳检测可用于确认气管插管位置。在所有环境(包括院前、急诊室、手术室、院内及院外转运前、重症监护室等)均可用呼气末二氧化碳分压来评估气管插管的位置。同时,监测呼气末二氧化碳分压有助于判断心肺复苏的有效性。如呼气末二氧化碳分压持续低于 10~15mmHg,则需考虑改善胸外按压质量,并避免过度通气。

2. 复苏后氧疗　组织内氧过度可造成氧自由基及缺血再灌注损伤。因此,恢复循环后,需监测血氧饱和度,将吸氧浓度调整到需要的最低浓度,保证 $SpO_2 \geq 94\%$ 但 <100%。选择有效的氧疗方式,呼吸衰竭时继续使用机械通气。

3. 其他治疗　对复苏后患儿出现的低血压、心律失常、颅内高压等应分别给以预防及处理。

> 【小结】
>
> 　　1. 心肺复苏是采用人工的方法恢复心搏和呼吸的一组技术,使生命得以维持。心肺复苏的目的是脑复苏,使神经系统功能恢复到心跳呼吸骤停前的状态。
>
> 　　2. 心肺复苏措施即生命支持技术,基本生命支持、高级生命支持和稳定及复苏后的监护三个阶段。

【思考题】

1. 引起小儿心跳呼吸骤停的常见原因有哪些?
2. 儿科生存链由哪五部分构成?
3. 心肺复苏时肾上腺素的剂量与给药途径如何应用?
4. 亚低温治疗的原理是什么?

(祝益民)

第三节　休　克

休克是由各种原因引起的循环灌注不良,不能满足重要生命器官代谢需要的急性综合征。不能为组织提供足够的氧以维持有氧代谢,细胞只能进行比较低效的无氧代谢,由此而产生的有机酸可导致代谢性酸中毒;如果组织灌注继续不足,各种代谢性和全身性反应产物将导致机体生理功能的显著改变。由于休克常呈进行性发展,后期常造成多器官损害,故应强调早期诊断及早治疗以降低患儿的死亡率。

【病因】　临床上最常见的原因有低血容量性、心源性和感染性(也称血液分布异常性)休克。

任何原因引起的休克晚期、常表现为心源性休克。

1. **低血容量性休克**   是儿童休克的首位原因,低血容量性休克表现为血管内容量不足,常由于脱水或出血所致;但此类休克也可因毛细血管的通透性增高,血容量由血管进入第三间隙所致。血管内容量向血管外转移可见于炎症状态,如烫伤或败血症;在败血症和过敏性状态下,可因血管扩张所致的相对性低血容量而发生休克。见于:①血管外液体的丢失,如呕吐、腹泻、尿崩症、过度出汗等;②血浆丢失,如烧伤、肾病综合征、腹膜炎、低蛋白血症等;③失血,如创伤出血、胃肠道、颅内出血等。

2. **感染性休克**   表现为血液分布异常,由于血管通透性增加,引起血管内容量减少,这种休克常由于败血症或过敏所致。见于:①败血症所致的感染性休克,常由 G^- 细菌引起;②神经源性的血管运动障碍、过敏、中毒等;③药物,如麻醉药、降压药、肌松剂过量等。

3. **心源性休克**   表现为心肌功能不全,典型的表现是血管内容量正常或增加,但由于心肌收缩力不足使每搏量及心排出量减少。当患儿因疾病摄入减少或呕吐时,心源性休克也可呈低血容量性休克。见于:心肌炎、心肌病、心律失常、先天性心脏病引起的心流出道或流入道梗阻、缺氧、酸中毒、药物中毒所致的心功能不全。

4. **阻塞性休克**(obstructive shock)   指心排出量由于物理因素阻塞而降低,包括:心脏压塞、张力性气胸、动脉导管依赖性先天性心脏病和广泛肺栓塞。

【分类】

(一)根据对血压的影响

1. **代偿性休克**   指血压收缩压在正常水平,伴有组织和器官灌注不良的症状与体征,如乳酸酸中毒、少尿、神志改变等。

2. **失代偿性(低血压性)休克**   指有休克体征,同时存在体循环的低血压。

(二)根据组织灌注状态

1. **冷休克**   指组织灌注降低、包括脑的反应性降低,毛细血管再充盈时间 >2 秒或外周脉搏减弱、皮肤花斑、尿量减少[<1ml/(kg·h)]。

2. **暖休克**   可见于感染性休克伴低外周血管阻力。患儿一开始表现为四肢温暖,脉压增大和心率加快、气急,尿量正常,轻度代谢性酸中毒。毛细血管再充盈时间快,脉搏洪大。

(三)根据治疗反应

1. **扩容难以纠正性/多巴胺抵抗休克**(fluid refractory shock/dopamine resistant shock)   指在开始治疗 1 小时内给予≥60ml 液体扩容后,多巴胺用至 $10\mu g/(kg\cdot min)$ 时休克仍不能纠正。

2. **儿茶酚胺抵抗**(catecholamine-resistant shock)**性休克**   指在应用了儿茶酚胺类药物如肾上腺素、去甲肾上腺素后休克仍不能纠正。

3. **难治性休克**(refractory shock)   指在按所需目标而进行的正性肌力药、血管收缩和舒张剂应用,同时保证代谢(糖、钙等)和激素(甲状腺素、皮质激素等)平衡的情况下休克仍不能纠正者。

【病理生理】   休克的发病机制复杂,它涉及神经、体液、内分泌、免疫和凝血等多个系统和多个致病网络的作用。休克时,低血流灌注导致组织缺血缺氧启动了损伤介质的产生或释放,而缺血部位血流灌注恢复阶段可发生一系列再灌注损害。在休克早期,一系列代偿机制发生作用以保证血压和组织血液灌注,增加心率和心搏量,改变血管平滑肌张力,以保证足够的血液供应脑、心、肾等重要生命器官。呼吸频率增快以代偿代谢性酸中毒,通过肾素-血管紧张素-心钠素轴、皮质激素、儿茶酚胺的合成和分泌及抗利尿激素等以维持血容量。当代偿机制不能维持主要组织器官的血流灌注时,可出现细胞、组织损害,甚至患者死亡。

休克时往往多种情况同时发生。异常血管舒张发生于感染性、神经源性和过敏性休克,患儿的低循环血管阻力常伴有心排出量增加及血流重新分布。低血容量性休克时心脏前负荷降

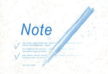

Note

低,导致每搏量和心排出量的降低,代偿时心率、心肌收缩力和体循环阻力增加。心源性休克尽管在小儿少见,常与心肌病、严重先天性心脏病及其手术、严重心律失常等相关。心源性休克时心排出量降低,明显的心动过速和体循环阻力增加,肺水肿而使呼吸做功增加,血管内容量常增加。败血症和 SIRS 能直接产生心肌抑制作用,故感染性休克患儿最终常出现心源性休克。感染性休克患儿心排出量可以增加、正常或降低,但可出现多种紊乱,包括体循环血管阻力降低、脉压增加和早期出现低血压,外周组织血管床血流增加,炎性介质和血管活性物质释放、补体途径激活和微循环血栓形成,毛细血管渗漏导致血容量丢失,灌注不良部位出现乳酸堆积。

【临床表现】

(一) 一般表现

不同病因引起的休克常有非常相似的临床特征和病理生理改变,早期患儿的一些非特异性症状及体征应引起临床医师的高度重视,包括不能解释的心动过速、突然烦躁或哭闹、表情紧张、呼吸加快、脏器低灌注等,而血压降低、心排出量减少往往是休克失代偿期或晚期的表现。

(二) 休克时脏器功能的改变

1. **心率**　小婴儿及新生儿心排出量较依赖于心率,当心排出量降低时首先出现心率增加。心率增加不能维持血压和组织氧递送时,组织因低氧而出现高碳酸血症和酸中毒,后者可至心肌收缩功能受损,进一步出现心动过缓甚至心搏骤停。

2. **血压**　维持心排出量的代偿机制是增加心率和心肌收缩力,衰竭时出现低血压和失代偿性休克。失血性休克时,开始血容量丢失,通过静脉系统血管收缩及心率增快使每搏量增加以维持心排出量,但最终由于血管内容量大量的丢失而心排出量下降,平均动脉压在休克通过增加血管阻力而维持。低血压往往是后期、突然发生的心血管系统失代偿体征,意味着休克失代偿和心搏骤停将要发生。因此,轻微的低血压就必须积极有效治疗。

3. **脉搏**　低血容量性休克出现脉搏细弱、脉压减少,甚至不能触及脉搏。早期感染性休克可出现脉搏增宽等。大血管脉搏消失是死前体征,应立即干预。

4. **组织灌注**　心排出量降低时出现外周皮肤发凉,毛细血管再充盈时间延长(>2 秒),皮肤花纹、苍白、外周组织发绀等均提示皮肤灌注不良。周围性发绀可见于正常新生儿,而皮肤发灰则是休克的体征。

5. **脑功能**　与脑灌注受损的时间与程度有关。脑灌注受损突然发生时,神志不清出现前很少有体征出现。脑损伤时可出现肌张力降低、全身性抽搐和瞳孔扩大等。低灌注逐渐发生时,神经系统症状常隐匿发生,可出现神志改变、意识模糊、易激惹、少哭少动、激惹与抑制交替出现、对疼痛刺激的反应降低。休克进一步发展可出现腱反射抑制、瞳孔缩小、呼吸节律改变。随脑灌注的减少,出现肌张力降低和间歇性屈曲或伸展姿势。

6. **尿量**　是估计肾功能的良好指标。正常儿童尿量为 $1\sim2ml/(kg\cdot h)$,尿量 $<1ml/(kg\cdot h)$ 提示肾灌注不良或低血容量。

(三) 各型休克的特点

各种休克的晚期,将出现高血管阻力、低心排出量、少尿,呈“冷休克”。

1. **低血容量性休克**　一开始可表现为正常或轻到中度的心率和血压改变及肢端稍凉。

2. **感染性休克**　由于继发于低外周血管阻力,早期可表现为四肢温暖,脉压变大和心率加快,呼吸加快,尿量正常,轻度代谢性酸中毒等,呈“暖休克”。败血症和感染性休克常是 SIRS 的发展结果,临床上以发热、心率加快、呼吸加速、低血压和低灌注导致的多器官损害为特征。

3. **心源性休克**　常表现为肢端凉,毛细血管充盈时间延长(>2 秒),低血压,呼吸加速,反应低下,尿量减少。

【诊断】　对休克的先兆或早期表现应引起足够的重视,及时寻找原发病因。脏器的低灌注

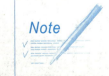

状态,包括尿量减少、肢体灌注不良、毛细血管充盈时间 >2 秒、血压降低或脉压缩小、血氧饱和度降低或经皮血氧饱和度测定时因循环不良不易获得满意的测量结果,均提示有休克可能。休克晚期常有多脏器受损的表现,可出现嗜睡、惊厥或昏迷、难以纠正的酸中毒、MODS、DIC 等表现。实验室检查常有代谢性酸中毒和低氧血症,晚期有 DIC 相关检查的阳性结果。

新生儿有呼吸窘迫、循环灌注不良、母亲有胎膜早破或羊膜炎等病史时应考虑有休克的可能。新生儿休克常伴有肺动脉压增高,由于持续肺动脉高压(PPHN)可导致右心功能衰竭。有感染性休克症状和体征时应与心源性休克鉴别,后者主要指动脉导管依赖性的复杂先天性心脏畸形。新生儿休克伴有肝大、发绀(或心脏杂音)或上下肢血压有差异时,应考虑有复杂性先天性心脏畸形可能,应开始应用前列腺素 E1(PGE1),保持动脉导管持续开放,使动脉导管依赖性先天性心脏患者能暂时存活,并以心脏超声检查给予确诊。

中华急诊医学分会儿科组合中华儿科分会急诊组于 2006 年制订了儿科感染性休克(脓毒性休克)诊疗推荐方案。

1. 感染性休克代偿期(早期)　临床表现符合以下 6 项之中的 3 项:

(1) 意识改变:烦躁不安或萎靡,表情淡漠,意识模糊,甚至昏迷、惊厥。

(2) 皮肤改变:面色苍白发灰,唇周、指(趾)发绀,皮肤花纹,四肢凉。如有面色潮红、四肢温暖、皮肤干燥为暖休克。

(3) 心率脉搏:外周动脉搏动细弱,心率、脉搏增快。

(4) 毛细血管再充盈时间≥3 秒(需除外环境因素影响)。

(5) 尿量 <1ml/(kg·h)。

(6)代谢性酸中毒(除外其他缺血缺氧及代谢因素)。

2. 感染性休克失代偿期　代偿期临床表现加重伴血压下降,收缩压 < 该年龄组第 5 百分位,或 < 该年龄组平均值减 2 个标准差。即:1~12 个月 <70mmHg,1~10 岁 <70+[2× 年龄(岁)]mmHg,≥10 岁 <90mmHg。

【治疗】

(一) 治疗原则

1. 治疗要求　应根据休克的性质及程度进行临床治疗。小儿或新生儿休克的治疗应及时给以容量复苏、纠正酸中毒、恢复内环境的稳定和对原发病的控制可使休克得到纠正。

2. 治疗流程　治疗开始应保持呼吸道通畅,评估呼吸状态,给以吸氧,持续监测心率、血压和血氧饱和度。对于心功能不全、血氧分压小于 60~75mmHg 者给以人工呼吸机辅助通气,以减少心脏做功。各种不同原因的休克在治疗上有所差异,治疗过程中应连续评估患儿,结合中心静脉压(CVP,常用上腔静脉 SVC)、血压、无创心功能检测、血氧饱和度、心指数(CI)等指导用药与补液(图 19-8)。

3. 治疗目标　脓毒性休克复苏的初始治疗终点为毛细血管再充盈时间≤2 秒;年龄相关的正常血压;脉搏正常,中心与外周动脉搏动无差别;四肢末梢温暖;尿量 >1ml/(kg·h);意识正常。之后目标为 $ScvO_2$≥70%,心脏指数在 3.3~6.0 L/(min·m^2)。

(二) 液体复苏

在休克早期,建立静脉补液通路,低血容量性休克的最初液体复苏在休克开始 5~10 分钟内快速输注 20ml/kg 的等渗晶体液或等量白蛋白,逐步增量以纠正低血压,增加尿量,使毛细血管再充盈时间、外周脉搏及意识水平恢复正常,同时避免导致肺部啰音和肝脏肿大。如果出现肺部啰音和肝脏肿大,应用正性肌力药物,而不是液体复苏。不伴有低血压的严重溶血性贫血儿童(严重疟疾或镰状细胞贫血危象),输血优于晶体或胶体液。初始液体复苏阶段可给予 40~60ml/kg 或更多的液体量,然而在补液过程中需要连续评估,以免补液过量。如低血容量是由于丢失大量血液或富含蛋白的体液,可用新鲜冰冻血浆、白蛋白、全血或红细胞(10ml/kg)。如

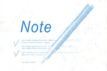

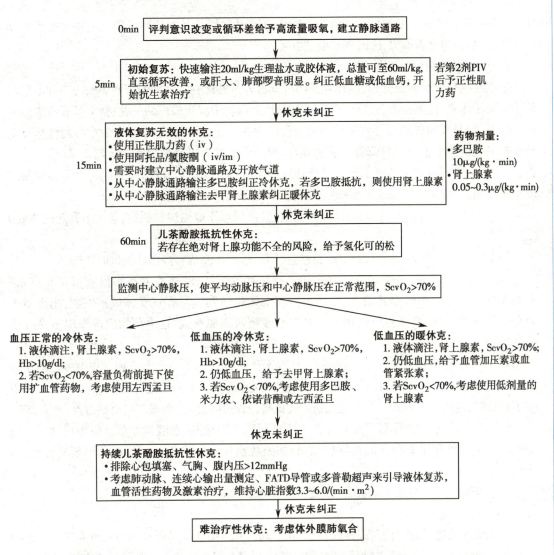

图 19-8　儿科感染性休克的处理流程图

为了升高血浆胶体渗透压而又不能使用血液成分时，可有限使用低分子右旋糖酐。液体复苏时应根据 CVP、血气和血生化决定输液量及性质。经过适当的补液治疗患儿仍有灌注不足、休克表现，需要应用血管活性药物和机械通气治疗。充分液体复苏是逆转病情、降低病死率最关键的措施。需迅速建立 2 条静脉或骨髓输液通道。条件允许应该放置中心静脉导管。

1. **第 1 小时快速输液**　常用 0.9% 氯化钠，首剂量 20ml/kg，10~20 分钟静脉推注。然后评估循环与组织灌注情况（心率、血压、脉搏、毛细血管再充盈时间等）。若循环无明显改善，可再予第 2 剂、第 3 剂，每次均为 10~20ml/kg。总量最多可达 40~60ml/kg。第 1 小时输液既要重视液体量不足，又要注意心肺功能（如肺部啰音、奔马律、肝大、呼吸做功增加等）。条件允许应做中心静脉压检测。第 1 小时液体复苏不用含糖液，血糖应控制在正常范围，若有低血糖可用葡萄糖 0.5~1g/kg 纠正；当血糖大于 200mg/dl 时，用胰岛素 0.05U/(kg·h)，称强化胰岛素治疗。

2. **继续和维持输液**　由于血液重新分配及毛细血管渗漏等，感染性休克的液体丢失和持续低血容量可能持续数天，因此要继续补液和维持补液。继续输液可用 1/2~2/3 张液体，可根据血电解质测定结果进行调整，6~8 小时内输液速度为 5~10ml/(kg·h)。维持输液用 1/3 张液体，24 小时输液速度为 2~4ml/(kg·h)，24 小时后根据情况进行调整。在保证通气前提下，根据血气分析结果给予碳酸氢钠，使 pH 达 7.25 即可。可以适当补充胶体液，如血浆等。一般不输血，若

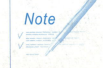
Note

HCT<30%,应酌情输红细胞悬液或鲜血,使 Hb>100g/L。继续及维持补液阶段也要动态观察循环状态,评估液量是否恰当,随时调整输液方案。

(三)血管活性药物应用

心源性、感染性(血流分布性)休克及部分低血容量性休克需辅助用药物刺激心率和心肌收缩力。对于休克,特别是心源性休克,多巴胺是该类药物中应用最广的一种;肾上腺素有类似多巴胺特性,但是其对外周血管收缩功能和正性肌力作用更强;多巴酚丁胺在治疗心源性休克药物中比其他药物更能选择性降低心脏后负荷;异丙肾上腺素可降低冠状动脉灌注、导致心肌缺血;去甲肾上腺素素和去氧肾上腺素对低外周血管阻力有效。米力农(milrinone)为Ⅲ型磷酸二酯酶抑制剂,能增加心肌收缩力和降低后负荷,对心源性休克延续治疗非常有效。

1. **多巴胺** 5~10μg/(kg·min)持续静脉泵注,根据血压监测调整剂量,最大不宜超过 20μg/(kg·min)。

2. **肾上腺素** 0.05~2μg/(kg·min)持续静脉泵注,冷休克或有多巴胺抵抗时首选。

3. **去甲肾上腺素** 0.05~0.3μg/(kg·min)持续静脉泵注,暖休克或有多巴胺抵抗时首选。对儿茶酚胺反应的个体差异很大,用药要注意个体化原则。若有 α 受体敏感下调,出现对去甲肾上腺素的抵抗,有条件可试用血管紧张素或精氨酸加压素,这类药物发挥作用不受 α 受体的影响。

4. **正性肌力药物** 伴有心功能障碍,疗效不佳时可使用正性肌力药物。常用多巴酚丁胺5~10μg/(kg·min)持续静脉泵注,根据血压调整剂量,最大量不宜超过 20μg/(kg·min)。对多巴酚丁胺抵抗,可用肾上腺素。若存在儿茶酚胺抵抗,可选用磷酸二酯酶抑制剂氨力农、米力农。

5. **硝普钠** 心功能障碍严重且又存在高外周阻力的患儿,在液体复苏及应用正性肌力药物的基础上可使用半衰期短的血管扩张剂,如硝普钠 0.5~8μg/(kg·min),应从小剂量开始,避光使用。

6. **莨菪类药物** 主要有阿托品、山莨菪碱(654-2)、东莨菪碱。

(四)其他治疗

保证氧供及通气,充分发挥呼吸代偿作用。可应用 NCPAP,必要时小婴儿更需积极气管插管及机械通气,以免呼吸肌疲劳,儿童肺保护策略与成人相似。注意各脏器功能支持,维持内环境稳定,必要时可使用肾脏替代治疗。注意深静脉血栓、应激性溃疡预防等。

1. **控制感染和清除病灶** 病原未明确前使用广谱高效抗生素静点,同时注意保护肾脏功能并及时清除病灶。

2. **肾上腺皮质激素** 对重症休克疑有肾上腺皮质功能低下(如流脑)、ARDS、长期使用肾上腺皮质激素或出现儿茶酚胺抵抗性休克时可以使用。目前主张小剂量、中疗程。氢化可的松3~5mg/(kg·d)或甲泼尼龙 2~3mg/(kg·d)分 2~3 次给予。

3. **血制品**

(1)儿童建议维持(7.0~9.0g/dl)的血红蛋白目标值,对上腔静脉 $ScvO_2$<70%的脓毒性休克,复苏血红蛋白的目标值为 10g/dl。待病情稳定,休克和低氧血症纠正后,7g/dl 以上的血红蛋白目标值是合理的。

(2)儿童血小板计数低于 $10×10^9$/L 且临床没有出血表现,或低于 $20×10^9$/L 有严重出血倾向,或高于 $50×10^9$/L 但有活动性出血、手术、侵袭性操作时,需要预防性输注血小板。

(3)儿童脓毒症诱导的血栓性紫癜性疾病,包括弥散性血管内凝血、继发性血栓性血管病、血栓性血小板减少性紫癜的患儿给予血浆输注治疗。

4. **纠正凝血障碍** 早期可给予小剂量肝素 5~10μg/kg 皮下或静脉静注(注意肝素钠不能皮下注射),每 6 小时 1 次。若明确有 DIC,则应按 DIC 常规治疗。

5. **血糖控制** 高血糖可增加病死率和住院时间。儿童脓毒症血糖控制标准(≤180mg/dl),

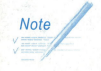
Note

新生儿和儿童输注葡萄糖需配合胰岛素治疗。婴儿输注液体时有发生低血糖的危险,输液时葡萄糖的摄取糖速为 4~6mg/(kg·min),新生儿为 6~8mg/(kg·min),输注过程中需严密监测血糖。

6. 营养　儿童若能耐受,及早肠内营养,反之则给予肠外营养。10% 葡萄糖(通常是葡萄糖氯化钠溶液)维持输注提供了新生儿和儿童的葡萄糖输送要求,脓毒症时糖的输送要求提高。危重症患儿的热卡需求可能低于健康儿童,所以可考虑使用代谢车来测定特定阶段的热卡需求。

7. 体外膜肺(extracorporeal membrane oxygenation,ECOMO)　对于难治性脓毒性休克或 ARDS 的休克患儿进行 ECMO 治疗。

附:儿童脓毒症

国内外已公认,由感染引发的全身炎症反应综合征(SIRS)即脓毒症(sepsis)。2002 年,国际 ACCP/SCCM 会议确定成人脓毒症的基础上,结合儿童不同年龄的生理特点,确定了儿童脓毒症的定义,并于 2005 年正式发表文件修订了 SIRS 的诊断标准。目前,脓毒症这一概念已被大多数学者理解和接受,但也有学者认为脓毒症只是表示了由细菌引起的化脓感染,并不能反映由其他微生物如病毒、支原体等感染所致者,且易误导临床滥用抗生素,建议用"感染综合征"这一更合适。在脓毒症的发病方面,认为把生物医学的整体观与以器官病理学为基础的疾病观两者结合起来,脓毒症可以发展成为严重脓毒症(severe sepsis)和脓毒性休克(septic shock),强调 SIRS 与多器官功能障碍综合征(multiple organ dysfunction syndrom,MODS)的相互关系,在治疗策略和治疗效果上可能会有更大的优越性。

【相关概念】

1. 全身炎症反应综合征(SIRS)　下列四项标准中,儿童必须有体温或白细胞异常才能诊断,只有呼吸和心率增快则不能诊断。①中心(经直肠或口腔等)温度 >38.5℃或 <36.5℃;②心动过速,平均心率大于同年龄组正常值 2 个标准差以上或不可解释的持续性增快超过 0.5~4 小时,或 <1 岁出现心动过缓,平均心率小于同年龄值第 10 百分位以下,或不可解释的持续性减慢超过 0.5 小时;③平均呼吸频率大于个年龄正常值 2 个标准差以上,或因急性病情需机械通气;④ 白细胞升高或下降或未成熟中性粒细胞 >10%。

2. 感染　存在任何病原体引起的可疑或已证实的感染,或与临床高度相关的临床综合征。感染的征象包括临床体查、X 线片、实验室的阳性结果等。感染包括致病微生物的入侵与机体的炎症反应过程,是致病微生物侵入机体后引起一系列的病理变化,其发生发展与机体的易感性、微生物在体内的反应性及入侵微生物的数量及毒力有关。因此,感染后临床表现多种多样很不一致。

3. 脓毒症　由感染导致的 SIRS 即称为脓毒症。SIRS/sepsis 是参与多种疾病发生发展的基本病理生理过程,多层次的发病机制包括神经内分泌免疫网络、凝血/纤溶平衡、应激反应等。近年来,已将脓毒症视为独立的疾病,而 SIRS 仍被视为疾病发展过程中的一个环节。

4. 严重脓毒症　在脓毒症的基础上具有下列情况之一者:心血管功能障碍、急性呼吸窘迫综合征、两个或多个器官功能障碍。

5. 脓毒性休克　脓毒症并有心血管功能障碍者。

【器官功能障碍标准】

1. 心血管功能障碍　1 小时内静脉输注 0.9% 氯化钠液 >40ml/kg,仍有:

(1)血压下降且小于该年龄组第 5 个百分位或收缩压小于该年龄组正常值 2 个标准差以下。

(2)需用血管活性药物才能维持血压在正常范围,多巴胺[>5μg/(kg·min)]或任何剂量的多巴酚丁胺、肾上腺素、去甲肾上腺素。

(3)具备下列 5 条中的 2 条:①不可解释的代谢性酸中毒,碱缺失(BE)>5mmol/L;②动脉血乳酸增加,为正常上限的 2 倍以上;③无尿:尿量 <0.5ml/(kg·h);④毛细血管再充盈时间延长 >5

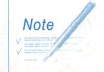
Note

秒;⑤中心与周围温差 >3℃。

2. 呼吸系统 　PaO$_2$/FiO$_2$<300mmHg,无青紫型先天性心脏病,病前无肺部疾病 PaCO$_2$>65mmHg,或超过基线 20mmHg 以上,证明需要高氧或 FiO$_2$>0.5 才能维持氧饱和度≥92%,需要紧急侵入或非侵入性机械通气。

3. 神经系统 　Glasgow 昏迷评分≤11 分,精神状态急性改变,伴 Glasgow 昏迷评分从基线下降≥3 分。

4. 血液系统 　血小板计数 <80 000/mm³ 或在过去 3 天内从最高值下降 50%,国际标准化比值 >2(标准化的 PT)。

5. 肾脏 　血清肌酐为各年龄组正常正常值上限的 2 倍,或较基线增加 2 倍。

6. 肝脏 　总胆红素≥4mg/dl(68μmol/L),谷丙转氨酶(ALT)2 倍于同龄正常值上限。

【诊断】 　据统计,欧洲每年约 15 万例患者死于脓毒症,美国死亡者也达 10 万以上,而我国约 100 万例。该病的病死率居高不下,且发病率有逐年上升的趋势。介入及有创监护增多、滥用抗生素、院内感染增加、肿瘤、放疗、化疗、免疫抑制剂的应用等都可以成为引发脓毒症的重要因素。最常见的细菌是大肠埃希菌、铜绿假单胞菌、克雷伯肺炎杆菌等,常通过泌尿道、胃肠道、呼吸道、皮肤等侵入机体。

目前尚缺乏确切的实验室依据。除传统的涂片、细菌培养、PCR 技术等查找感染病原外,近年来发现降钙素原水平对评价脓毒症有一定的价值。降钙素原(procalcitonin,PCT)是一个具有高度特异性和敏感性的新诊断指标,是一种无激素活性的降钙素前肽物质,严重感染时 PCT 水平异常升高,且与感染的严重程度和预后有关;PCT 水平高于非细菌性感染者,不能区分感染的细菌种类;在鉴别脓毒症时 PCT 优于 C 反应蛋白(CRP)和白细胞(WBC)。

【治疗】 　针对致病菌选用广谱有效抗生素,联合用药,清除病灶。循证医学研究证实,大剂量短疗程肾上腺皮质激素疗法不能提高患儿的生存率,而小剂量中疗程肾上腺皮质激素可获取良好的效果,提高脓毒性休克的存活率,降低血管阻力,缩短了血管活性药物使用的时间,且不增加二次感染的机会。

脓毒症是机体过度全身反应、凝血/纤溶系统功能障碍和免疫功能紊乱等多因素相互作用的结果,但使用多种抗感染措施和多项抗凝治疗的探索均未获得降低病死率的预期效果,也没有改善脓毒症的预后。DIC 发生可致血管内凝血活化,使纤维蛋白沉积,导致 MODS 发生甚至死亡。因此,选用既有抗感染又有抗凝双重作用的药物是较理想的治疗措施。肝素是传统的有效抗凝剂,还具有抗感染的作用,临床上可使用中、低分子肝素。血液净化治疗(continuous blood purification,CBP)用于脓毒症的治疗取得了效果,尚处于起步阶段,技术难度和操作程序尚待熟练和健全。

【小结】

1. 休克是由各种原因引起的循环灌注不良,不能满足重要生命器官代谢需要的急性综合征。

2. 不同病因引起的休克常有非常相似的临床特征和病理生理改变。早期患儿的一些非特异性症状及体征应引起临床医师的高度重视,包括不能解释的心动过速、突然烦躁或哭闹、表情紧张、呼吸加快、脏器低灌注等,而血压降低、心排出量减少往往是休克失代偿期或晚期的表现。

3. 应根据休克的性质及程度进行临床治疗。小儿或新生儿休克的治疗应及时给以容量复苏、纠正酸中毒、恢复内环境的稳定和对原发病的控制可使休克得到纠正。

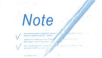
Note

【思考题】

1. 休克的定义是什么？
2. 早期感染性休克处于代偿期状态时的临床表现特征是什么？
3. 休克第 1 小时快速输液的方法如何实施？
4. 脓毒症的概念是什么？感染与炎症有何区别？

（祝益民）

第四节　急性呼吸衰竭

急性呼吸功能衰竭（acute respiratory failure，ARF）是指由于呼吸系统原发或继发病变引起通气或换气功能障碍，导致呼吸正常大气压的空气不能满足机体代谢需要，发生缺氧和二氧化碳潴留的一种病理生理过程或临床综合征。呼吸衰竭是一种病理生理过程、脏器水平的病理生理诊断，也是多种病因和不同机制引起的临床综合征。当原发疾病诊断不明，呼吸衰竭诊断常常是诊治和处理复杂疾病患儿的切入点。根据动脉血气分析结果将其分为Ⅰ型呼吸衰竭，即低氧血症型（$PaO_2 < 60mmHg$）；Ⅱ型呼吸衰竭，即高碳酸血症低氧血症型伴或不伴低氧血症（$PaCO_2 > 50mmHg$，$PaO_2 < 60mmHg$）。

【病因】　常见儿科急性呼吸衰竭原发病有：

1. **气道阻塞性疾病**　喉气管支气管炎、急性喉炎、咽后壁脓肿、气管内异物、吸入性气道损伤。

2. **急性肺部和胸廓疾病**　重症支气管肺炎、间质性肺炎、毛细支气管炎、重症支气管哮喘、肺出血、肺栓塞、气胸，胸科手术后。

3. **神经肌肉系统病变**　各种病毒脑炎、脑膜炎、急性播散性脑脊髓炎、颅内出血、脑疝、感染性多发性神经根炎、重症肌无力危象。

4. **各种肺外、全身性急重症**　创伤、烧伤、休克、心跳呼吸骤停、中毒、溺水、意外窒息、系统性红斑狼疮危象、多脏器功能障碍综合征（MODS）。

【发病机制】　急性呼吸功能衰竭是肺通气或（和肺）换气功能严重障碍的结果。

1. **换气功能障碍**　包括通气血流比例失调和气体弥散障碍。

（1）通气血流比例（V/Q）失调：是急性低氧血症型呼吸衰竭的主要病理生理机制。正常机体肺内总的 V/Q 比例为 4L/min 与 5L/min 之比，约为 0.8，此时肺的换气效率最高。但肺内不同部位 V/Q 并不相同。肺内气体分布不匀，肺泡通气量下降，肺循环和肺微循环等障碍均可导致 V/Q 失调。V/Q<0.8 见于小儿重症肺炎、肺水肿、肺不张等。当气体完全不能进入病变的肺泡区，静脉血经肺泡不能动脉化，则称为肺内动静脉分流，又称静脉血掺杂。肺泡通气量下降时，$PaCO_2$ 呈相同比例上升。V/Q>0.8 见于肺栓塞、肺毛细血管床广泛破坏和特发性肺动脉高压等。严重肺血流减少，肺泡通气为无效通气，称为死腔通气。

（2）气体弥散障碍：氧从肺泡向血液弥散的速率取决于肺泡面积和血氧屏障（又称呼吸膜或弥散距离）。呼吸膜增厚（如肺水肿，肺间质纤维化）和换气面积减少（如肺实变、肺气肿、肺不张）或肺毛细血管血量不足（如肺气肿）及血液氧合速率减慢（如贫血或心率增快使血流速过快）等机制均可导致弥散障碍。呼吸膜包括肺表面活性物质、肺泡内皮细胞和基底层、毛细血管基底和毛细血管内皮和红细胞膜。轻度弥散障碍在静息时并无低氧血症，但烦躁哭闹、呼吸困难、发热抽搐等氧耗增加时即可表现缺氧。弥散障碍不引起 $PaCO_2$ 升高，因为二氧化碳的弥散能力是氧气的 20 倍以上。

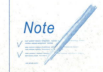

2. 通气功能障碍　包括限制性通气功能障碍和阻塞性通气功能障碍,常表现为 CO_2 潴留和 PaO_2 下降。

(1) 限制性通气功能障碍:即通气性功能障碍原因之一。吸气时肺泡扩张受限制,主要因呼吸驱动力不足或呼吸运动受限制而引起通气量下降。

(2) 阻塞性通气功能障碍:即通气性功能障碍原因之二。主要因气道狭窄或阻塞所致气道阻力增加而引起。

【临床表现】　除原发病临床表现症状外,主要是缺氧和二氧化碳潴留引起的多脏器功能紊乱。

1. 原发病的临床表现　吸气性喉鸣为上气道梗阻的征象,常见于喉气管支气管炎、喉软化、会厌炎、异物吸入及先天气道异常。呼气延长伴喘鸣是下气道梗阻的征象,最常见于病毒性毛细支气管炎及支气管哮喘。

2. 呼吸系统的临床表现

(1) 周围性急性呼吸衰竭:主要表现呼吸困难。呼吸增快是婴儿呼吸衰竭最早的表现。用力呼吸的征象是胸壁凹陷及鼻翼扇动。早期呼吸多浅速,但节律齐,之后出现呼吸无力及缓慢。凡呼吸减至 8~10 次/分提示病情极其严重。一旦减至 5~6 次/分,则数分钟内呼吸即可停止。呼气性呻吟是婴儿及儿童呼吸衰竭的另一临床征象。其机制是在呼气初会厌过早关闭,伴呼吸肌的积极收缩以增加气道压,从而维持或增加功能残气量。周围性呼吸衰竭严重时往往伴有中枢性呼吸衰竭。

(2) 中枢性急性呼吸衰竭:主要表现呼吸节律不齐。早期多为潮式呼吸,晚期出现抽泣样呼吸、叹息、呼吸暂停及下颌运动等。

3. 低氧血症的临床表现

(1) 发绀:一般血氧饱和度 <80% 出现发绀。需要指出的是,发绀相对出现较晚,且是否出现与血中非饱和血红蛋白百分比有关。严重贫血虽缺氧严重,但发绀可不明显。休克时由于末梢循环不良,氧饱和度即使高于 80% 也可有发绀。

(2) 神经系统:烦躁、意识模糊,甚至昏迷、惊厥。

(3) 循环系统:心率增快,后可减慢,心音低钝;轻度低氧血症,心输出量增加,严重时减少;血压先增高后降低;严重缺氧可致心律失常。

(4) 消化系统:可有消化道出血、肝功能受损。

(5) 泌尿系统:尿少或无尿,尿中出现蛋白、白细胞及管型,因严重缺氧引起肾小管坏死,可出现肾衰竭。

4. 高碳酸血症的临床表现

(1) 早期可有头痛、烦躁、摇头、多汗、肌震颤。

(2) 神经精神异常:淡漠、嗜睡、谵语,严重者可有昏迷、抽搐、视神经乳头水肿乃至脑疝。

(3) 循环系统表现:心率快,心输出量增加,血压上升。严重时心率减慢,血压下降,心律不齐。

(4) 毛细血管扩张症状:四肢湿,皮肤潮红,唇红,眼结膜充血及水肿。

5. 水与电解质紊乱　血钾多偏高,因缺氧影响泵功能,钾离子向细胞外转移;高碳酸血症使细胞内外离子交换增多也可致高血钾。但饥饿、入量少、使用脱水剂与利尿剂,又常引起低血钾、低血钠。酸中毒时肾排酸增多,同时二氧化碳潴留时,碳酸氢根离子代偿保留,因而血氯相应减少。

【诊断和评估】　熟悉小儿急性呼吸衰竭常见病因,掌握临床表现,熟悉动脉血气变化的意义,不难对急性呼吸衰竭作出诊断,并明确其类型和严重程度。

急性呼吸衰竭是小儿心搏骤停的最常见原因。一旦发生心脏停搏,预后极差,因此及早识

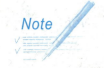

别和恰当处理急性呼吸衰竭尤为重要。当小儿出现神志改变,伴有呼吸急促或减慢,呼吸困难或浅表时,必须考虑急性呼吸衰竭可能。并通过与护士简短交流,体检和血气检测,快速作出评估。应用表 19-1 所列内容,进行 30 秒钟"望、触、听"的"快速心肺评估"。如果评估表中的任何一项支持急性呼吸衰竭的可能,则应给予合适的氧疗,并进行床旁氧饱和度、心电监测和血气测定。一旦诊断为急性呼吸衰竭应立即转急诊医疗机构或 PICU。

表 19-1　快速心肺功能评估

全身评估	呼吸评估
全身肤色	呼吸频率
精神状态,反应能力	呼吸用力及呼吸方式
活动能力,运动幅度,肌肉张力	吸气相呼吸音强弱
与年龄相应的对环境反应	肤色
气道评估	循环评估
无分泌物	心率(心动过速 / 心动过缓)
吸引或体位改变清除分泌物	脉搏(强弱,中心与外周脉搏差异)
需插管维持气道通常	毛细血管再充盈
	四肢温度

【治疗】　治疗的关键在于呼吸支持,以改善呼吸功能,维持血气接近正常;基本原则是改善氧气摄取及促进二氧化碳排出。

1. 儿科呼吸衰竭的一般治疗　可用英文名词简写 A、B、C、D、E、F 表示处理要点。

(1) 气道管理和通畅气道(A,airway):①湿化、雾化及排痰:可概括为"一滴二拍三吸痰",必须强调温湿化和温雾化;②解除支气管痉挛和水肿:对气道高反应性和有气道梗阻性疾病的患儿,在喷射雾化中加入喘乐宁(salbutamol,5mg/ml)0.15mg/kg 及生理盐水 1~2ml。重症哮喘可于 15~30 分钟后再用一次。

(2) 维护呼吸功能(B,breathing):①给氧:根据小儿呼吸系统解剖生理特点,随年龄而选择不同的氧疗器械和方法。常用的吸氧方法有:鼻导管法、面罩、氧气头罩、氧气帐或鼻塞气道持续正压给氧(见氧疗节)。②改善通气:必须充分认识到小婴儿头大、颈短、下颌小、舌大、后鼻道窄、气管短软、气道直径和形态易变,易发生梗阻的特点。可采用抬高上半身,颈部略伸展的体位。如需放置胃管,应尽可能选用小号。

(3) 维持心血管功能(C,cardia circulation):①强心剂:多用快速制剂,如毛花苷丙;②利尿剂:对右心衰竭及肺水肿有帮助;③血管活性药。

(4) 针对呼吸衰竭的病因和病理生理机制用药(D,drug):急性呼衰时发生的酸中毒,原则上必须通过积极改善通气来纠正,pH<7.20~7.25 的代谢性或混合性酸中毒应使用碱性药物。常用 5% 碳酸氢钠溶液,用量为每次 2~5ml/kg,必要时可重复 1 次,通常稀释为 1.4% 等渗溶液静脉滴注,只在少数情况下才直接应用。

(5) 对基础病因和原发病治疗(E,etiollogy):重症感染伴其他脏器功能障碍时,抗感染和整体的脏器支持和内环境平衡、感染微生态失衡、促炎 / 抗炎反应、凝血 / 纤溶过程和免疫平衡调节等治疗原则,详见婴幼儿重症感染概论节

(6) 液体疗法(F,fluid):液量一般在 60~80ml/(kg·d),脑水肿时酌情减少。保持电解质、血糖等内环境平衡。

2. 给氧　换气障碍为主的呼吸衰竭患儿,血气分析突出表现为低氧血症,呼吸治疗的重点是给氧。动脉氧分压在 60~80mmHg(8~10.6kPa)时,由于处在氧解离曲线平坦部位,氧

Note

饱和度下降有限,可不必给氧。发绀和呼吸困难是给氧的临床指征;心率快和烦躁不安是早期缺氧的重要指标,除外其他导致心率快、烦躁的因素,可作为给氧的早期指征。给氧方式:①鼻导管给氧:氧流量 0.5~1L/min,吸入氧浓度约 30%。②开放式面罩给氧:氧流量一般 3~5L/min,高可达 6~8L/min,可采用加温湿化方式,吸入氧浓度可达 40%~60%。③氧气头罩给氧:基本特点同面罩给氧,必要时氧气流量可达 10L/min。④持续气道正压(continuous positive airway pressure,CPAP)给氧:是在自主呼吸下给予呼吸末正压,作用机制不单纯是吸入氧气,可用来治疗换气障碍为主的呼吸衰竭,可防止呼气末肺泡萎陷,减少和防止肺内分流,纠正严重低氧血症。主要用于普通吸氧方式及吸入气氧浓度 >60% 不能缓解,PaO_2 仍 <60mmHg、$TcSO_2$<90% 的严重、持续低氧血症。CPAP 可通过鼻塞、面罩、气管插管与患者相连,其中鼻塞简易、对患儿损伤小,适于新生儿、婴儿应用,目前 CPAP 装置 FiO_2 从 21%~100% 可调。上述给氧方式根据患者病情选择。

3. 气管插管及切开指征 难以解除的上气道梗阻,需清除大量下呼吸道分泌物,吞咽麻痹、呼吸肌麻痹或昏迷,开放气道机械通气。

4. 机械通气 利用呼吸机产生间歇正压将气体送入肺内,再借胸廓和肺的自然回缩完成呼气。其作用是改善通气功能和换气功能;减少呼吸肌做功;也有利于保持呼吸道通畅。

(1) 机械通气的相对禁忌证:张力性气胸、肺大疱。

(2) 常规呼吸机的通气方式:①控制通气:完全由呼吸机控制患儿呼吸,呼吸频率、潮气量、吸 / 呼气时间等均事先调定;②辅助通气:指由患者吸气引发启动的机械呼吸;③间歇正压通气(intermittent positive pressure ventilation):指用呼吸机进行间歇强制通气;④呼气末正压(positive end expiratory pressure,PEEP):指在呼气末保持呼吸道正压,以增加功能残气量,避免肺泡早期闭合,并使部分因渗出及痰堵等萎陷的肺泡扩张,减少肺内分流,改善氧的交换。对改善缺氧极为有利,PEEP 常用 3~8cmH_2O;⑤间歇强制通气(intermittent mandatory ventilation,IMV):呼吸机按指令进行间歇通气,频率 <20 次 / 分,由于呼吸机有持续气流供气,两次指令通气间患者可自主呼吸。⑥同步间歇强制通气(synchronous intermittent mandatory ventilation,SIMV):指每次强制通气由自主呼吸启动同步进行;⑦压力支持通气(pressure support ventilation,PSV):为辅助通气方式,患者吸气引发送气,并预设压力支持水平帮助患者吸气,吸气时间及呼吸频率均可由患者控制,比较符合生理需要,且有利于发挥患者自身的呼吸能力。

(3) 非常规呼吸机的通气方式:①高频通气(high frequency ventilation);②体外循环膜式氧合(extracorporeal membrane oxygenation,ECMO),又称膜肺;③液体通气(liquid ventilation)。

(4) 非常规呼吸支持:①表面活性物质:内源性表面活性物质由肺 II 型细胞产生,主要功能是降低肺泡表面张力、防止肺不张。表面活性物质缺乏或功能异常的结果是 V/Q 失衡、肺内分流增加、低氧血症、肺顺应性减低及呼吸功增加,导致或加重呼吸衰竭。外源性表面活性物质治疗早产儿肺透明膜病的疗效已得到公认,可将病死率降低 40%。体内及体外试验均证明使用表面活性物质对急性肺损伤(acute lung injury,ALI)、ARDS、重症肺炎及胎粪吸入肺炎也有疗效。②一氧化氮:一氧化氮(nitric oxide,NO)是一种不稳定、气体状亲脂性自由基,是许多生理过程的主要内源性介质,参与肺、体循环血管张力的调节。1991 年首次报道吸入 NO 能缓解急性肺动脉高压,且证明 NO 是选择性肺循环血管扩张剂。已在临床用于肺动脉高压及严重低氧血症,以降低肺内分流。

【小结】

1. 急性呼吸功能衰竭是指由于呼吸功能的异常,致使动脉血氧分压降低,或伴有动脉血二氧化碳升高的病理过程。

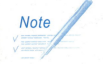
Note

2. 呼吸衰竭的基本发病机制包括限制性和阻塞性通气不足所致的通气障碍;弥散膜面积减少与厚度增加所致的弥散障碍;因部分肺泡通气不足和(或)部分肺泡血流不足而发生的肺泡通气与血流比例失调等方面。

3. 呼吸衰竭常导致严重酸碱失衡、缺氧和脑病。

4. 呼吸衰竭的防治要点是在积极防治原发病的基础上、保持呼吸道通畅,提高肺通气,针对不同原因以及是否伴有动脉血二氧化碳分压的升高,采取低浓度或较高浓度的吸氧治疗。

【思考题】

1. 慢性呼吸性酸中毒与急性呼吸性酸中毒在动脉血气分析指标上有何不同？为什么？
2. 肺泡通气与血流比例失调时血气如何变化？为什么？
3. 根据所述急性呼吸衰竭的病因与发病机制,思考你应从哪几方面观察其临床表现？

(许　煊)

第五节　急性中毒诊治原则

某些物质接触人体或进入体内后,与体液和组织相互作用,破坏机体正常的生理功能,引起暂时或永久性的病理状态或死亡,这一过程称为中毒。毒物接触人体或进入体内后迅速出现中毒症状,甚至危及生命,为急性中毒(acute poisoning)。小儿的中毒与周围环境密切相关,常为急性中毒。小儿急性中毒多发生在婴幼儿至学龄前期,是儿科急诊的常见疾病之一。婴幼儿时期常为误服药物中毒,而学龄前期主要为有毒物质中毒。小儿接触的各个方面,如食物、环境中的有毒动、植物,工、农业的化学药品,医疗药物,生活中使用的消毒防腐剂、杀虫剂和去污剂等,都可能发生中毒。造成小儿中毒的原因主要是由于年幼无知,缺乏生活经验,不能辨别有毒或无毒。婴儿时期往往拿到东西就放入口中,使接触毒物的机会增多。因此,小儿中毒的诊断和急救工作显得十分重要。

【中毒的途径】　中毒的途径有多种,注意询问病史。

1. 经消化道吸收中毒　为最常见的中毒形式,可高达90%以上。毒物进入消化道后可经口腔黏膜、胃、小肠、结肠和直肠吸收,但小肠是主要吸收部位。常见的原因有食物中毒、药物误服、灭鼠或杀虫剂中毒、有毒动植物中毒、灌肠时药物剂量过量等。

2. 皮肤接触中毒　小儿皮肤较薄,脂溶性毒物易于吸收;毒物也可经毛孔到达毛囊,通过皮脂腺、汗腺吸收。常见有穿着有农药污染的衣服、蜂刺、虫咬、动物咬伤等。

3. 呼吸道吸入中毒　多见于气态或挥发性毒物的吸入。由于肺泡表面积大,毛细血管丰富,进入的毒物易迅速吸收,这是气体中毒的特点。常见有一氧化碳中毒、有机磷吸入中毒等。

4. 注入吸收中毒　多为误注药物。如毒物或过量药物直接注入静脉,则被机体吸收的速度最快。

5. 经创伤口、面吸收　如大面积创伤而用药不当,可经创面或创口吸收中毒。

【中毒机制】　因毒物种类难以统计,很难了解所有毒物的中毒机制,常见的中毒机制包括:

1. 干扰酶系统毒物　通过抑制酶系统,通过竞争性抑制、与辅酶或辅基反应或相竞争,夺取酶功能所必需的金属激活剂等。

2. 抑制血红蛋白的携氧功能　如一氧化碳中毒使氧合血红蛋白形成碳氧血红蛋白、亚硝酸盐中毒形成高铁血红蛋白,使携氧功能丧失。

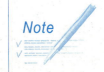

3. 直接化学性损伤。

4. 作用于核酸　如烷化剂氮芥和环磷酰胺,使 DNA 烷化,形成交叉联结,影响其功能。

5. 变态反应　由抗原抗体作用在体内激发各种异常的免疫反应。

6. 麻醉作用。

7. 干扰细胞膜或细胞器的生理功能。

8. 其他。

【毒物在人体内的分布与排泄】

1. 毒物的分布　主要在体液和组织中,影响分布的因素有毒物与血浆蛋白的结合力、毒物与组织的亲和力等。

2. 毒物的排泄　可经肾、胆道或肠道排泄;部分毒物在肠内可被再吸收形成肠肝循环,导致从体内延缓排泄。其他排泄途径有经汗腺、唾液腺、乳汁排至体外;有害气体则经肺排出。

【中毒的诊断】

1. 病史　由于小儿,尤其是婴幼儿的特点,家属陈述病史非常重要。在急性中毒的诊断中,家长如能告知中毒经过,则诊断极易。否则,由于中毒种类极多,加上小儿不会陈述病情,诊断有时极为困难。应详细询问发病经过;病前饮食内容;生活情况与活动范围;家长职业与环境中有无有毒物品,特别是杀虫、毒鼠药,家中有无常备药物,经常接触哪些人,同伴小儿是否同时患病等。

2. 临床症状　小儿急性中毒首发症状多为腹痛、腹泻、呕吐、惊厥或昏迷,严重者可出现多脏器功能衰竭。

3. 体格检查　要注意有重要诊断意义的中毒特征,如呼气、呕吐物与某种物质相关的特殊气味;口唇甲床是否发绀或樱红;出汗情况;皮肤色泽;呼吸状态、瞳孔、心律失常等。同时还需检查衣服、皮肤及口袋中是否留有毒物,以提供诊断线索。

4. 毒源调查及检查　现场检查需注意患儿周围是否留有剩余毒物,如有否敞开的药瓶或散落的药片、可疑的食物等,尽可能保留患者饮食、用具,以备鉴定。仔细查找吐出物、胃液或粪便中有无毒物残渣;若症状符合某种中毒,而问不出中毒史时,可试用该种中毒的特效解毒药作为诊断性治疗。

5. 毒物的鉴定　临床检查从症状和体征两方面入手,根据中毒患儿的面容、呼出气味、症状、体征、排泄物性状等,结合病史和分析,得出初步诊断,再根据初步诊断,选择性留取标本,采集患者呕吐物、血、尿、便或可疑的含毒物品进行毒物鉴定,这是诊断中毒的最可靠方法。

【中毒的处理】　处理原则为发生急性中毒时,应立即治疗,否则会失去抢救机会。在毒物性质未明时,按一般的中毒治疗原则抢救患儿。在一般情况下,以排除毒物为首要措施,尽快减少毒物对机体的损害;维持呼吸、循环等生命器官的功能;采取各种措施减少毒物的吸收,促进毒物的排泄。在摄入毒物量大、发病急、来院时间延迟及肝、肾功能严重损害的情况下,机体自身清除毒物的能力受限,通过体外循环装置清除毒物成为最佳选择。

1. 现场急救使患儿稳定　使患儿呼吸道保持通畅,呼吸有效及循环良好是非常重要的。急救的方式与其他危重儿相似。应监测患儿的血氧饱和度、心率和心电图;建立静脉输液通路;对呼吸抑制或气道阻塞患儿应给予气管插管人工呼吸机应用;如明确是阿片类药物中毒所致的呼吸抑制,则可先用阿片类受体拮抗剂治疗,使呼吸恢复。

2. 毒物的清除　根据中毒的途径、毒物种类及中毒时间采取相应的排毒方式。

(1) 排除尚未吸收的毒物:大多数毒物经消化道或呼吸道很快被吸收,许多毒物可经皮肤吸收。一般来说,液体性药(毒)物在误服后 30 分钟内被基本吸收,而固体药(毒)物在误服后 1~2小时内被基本吸收,故迅速采取措施减少毒物吸收可使中毒程度显著减轻。

1) 催吐:适用于年龄较大、神志清醒和合作的患儿。对口服中毒的患儿,当神志清醒,无催

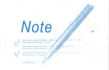

吐禁忌证时,均可进行催吐。可用手指、筷子、压舌板刺激咽部引起反射性呕吐。一般在中毒后4~6小时内进行,催吐越早效果越好。有严重心脏病、食管静脉曲张、溃疡病、昏迷或惊厥患者、强酸或强碱中毒、汽油、煤油等中毒及6个月以下婴儿不能采用催吐。

2) 洗胃:常在催吐方法不成功或患者有惊厥、昏迷而去除胃内容确有必要时进行。洗胃方法是经鼻或经口插入胃管后,用50ml注射器抽吸,直至洗出液清澈为止,首次抽出物送毒物鉴定。常用的洗胃液有:温水、鞣酸、高锰酸钾(1:10 000)、碳酸氢钠(2%~5%)、生理盐水或0.45%氯化钠溶液;洗胃禁忌的腐蚀性毒物中毒可用中和法,牛奶亦可起中和作用,同时可在胃内形成保护膜,减少刺激。可将活性炭加水,在洗胃后灌入或吞服,以迅速吸附毒物。

3) 导泻:可在活性炭应用后进行,使活性炭-毒物复合物排出速度加快。常用的泻药有硫酸镁,每次0.25g/kg,配成25%的溶液,可口服或由胃管灌入。在较小的儿童,应注意脱水和电解质紊乱。

4) 全肠灌洗(whole bowel irrigation):中毒时间稍久,毒物主要存留在小肠或大肠,而又需尽快清除时,需作洗肠;对于一些缓慢吸收的毒物如铁中毒等较为有效。常用大量液体作高位连续灌洗(小儿约用1500~3000ml),直至洗出液变清为止。洗肠液常用1%温盐水或清水,也可加入活性炭,应注意水、电解质平衡。

5) 皮肤黏膜的毒物清除:接触中毒时应脱去衣服,用大量清水冲洗毒物接触部位,或用中和法即用弱酸,弱碱中和强碱、强酸;如用清水冲洗酸、碱等毒物应至少10分钟以上。

6) 对于吸入中毒,应将患儿移离现场,放置在通风良好、空气新鲜的环境,清理呼吸道分泌物,给氧气吸入。

7) 止血带应用:注射或有毒动物咬伤所致的中毒,在肢体近心端加止血带,阻止毒物经静脉或淋巴管弥散,止血带应每10~30分钟放松1次。

(2) 促进已吸收毒物的排出

1) 利尿:大多数毒物进入机体后经由肾脏排泄,因此加强利尿是加速毒物排出的重要措施。静脉输注5%~10%葡萄糖溶液可以冲淡体内毒物浓度,增加尿量,促使排泄。病情较轻或没有静脉点滴条件时,可让其大量饮水。但如患者有脱水,应先纠正脱水。可应用利尿药,常用呋塞米(速尿)1~2mg/kg静脉注射;20%甘露醇0.5~1g/kg,或25%山梨醇1~2g/kg静滴。大量利尿时应注意适当补充钾盐。保证尿量每小时在6~9ml/(kg·h)。在利尿期间应监测尿排出量、液体入量、血电解质等。当患儿苏醒、严重中毒症状减轻或药物浓度低于中毒水平时,则可停止利尿。

2) 碱化或酸化尿液:毒物肾脏的清除率与尿量并不成比例,单独利尿并不意味排泄增加。碱化尿液后可使弱酸如水杨酸和苯巴比妥清除率增加;降低尿pH值使弱碱类排出增加的方法在临床上较少应用。常采用碳酸氢钠溶液1~2mmol/kg(1~2mEq/kg)静脉滴注1~2小时,在此期间检查尿pH,滴注速度以维持尿pH7.5~8为标准。乙酰唑胺同时有利尿和使尿碱化作用。维生素C 1~2g加于500ml溶液中静脉滴入亦可获得酸性尿。

3) 血液净化方法:把患者的血液引出体外并通过一种净化装置其中的致病物质,达到净化血液、治疗疾病的,即为血液净化。血液净化包括:血液透析(hemodialysis)、血液滤过(hemofiltration)、血液透析滤过(hemodiafiltration)、血液灌流(hemoperfusion)、血浆置换(plasma exchange)等。血液透析是治疗某些药物或毒物中毒的有效方法,如用于除去小分子量物质,对分子量在2000Da以下、蛋白结合率低的物质的除去效率较好,如对乙酰氨基酚、锂、乙醇、乙二醇等。血液滤过是通过对流作用清除溶质,血液滤过主要清除中分子物质,血液透析主要清除小分子物质;血液滤过对心血管系统影响较小,对超滤耐受性较好,血液透析易引起低血压等反应。血液滤过、血液透析各有所长,两者联合应用有互补作用,将体内的毒素全面清除,从而提高中毒患者的抢救成功率。血液灌流不易受蛋白结合率或分子量的影响,而且对多种药物或毒物都有吸附作用,因而是治疗药物或毒物中毒最为广泛的一种血液净化疗法。血浆置换是将患者的血液引出至血浆分离器,分离血浆和细胞成分,弃去与蛋白质结合的毒物的血浆,而把细胞成分和新鲜冰冻血浆混合后回输入体内,以达到净化血液的治疗目的。血浆置换清除谱广泛,特别适用于清除蛋白结合率高、有肝功能损害性的药物或毒物。

4)高压氧的应用:在高压氧情况下,血中氧溶解度增高,氧分压增高,促使氧更易于进入组织细胞中,从而纠正组织缺氧。可用于一氧化碳、硫化氢、氰化物、氨气等中毒。在一氧化碳中毒时,应用高压氧治疗,可以促使一氧化碳与血红蛋白分离。

3. 特异性解毒剂的应用(详见表 19-2)

表 19-2　常见毒物的解毒剂、剂量及用法

中毒种类	有效解毒剂	剂量、用法及注意点
砷、汞、金、锑、铋、铜、铬、镍、钨、锌	二巯基丙醇(BAL)	每次 3~5mg/kg,深部肌内注射,q4h,常用 5~10 天为一疗程。
	二巯基丙磺酸钠	每次 5% 溶液 0.1ml/kg,皮下或肌内注射,第 1 天 3~4 次,第 2 天 2~3 次,第 3 天以后每天 1~2 次,共用 3~7 天,总剂量 30~50ml
	二巯基丁酸(DMSA)	10mg/kg,口服,每 8 小时 1 次,共 5 天,再以每 12 小时 1 次,共 14 天。
	硫代硫酸钠	每次 10~20mg/kg,配成 5%~10% 溶液,静脉注射或肌内注射,每天 1 次,3~5 天。或 l0~20ml 口服,每天 2 次(口服只能作用于胃肠道内未被吸收的毒物)
铅、锰、铀、镭、钒、钴、铁、硒、镉、铜、铬、汞	依地酸二钠钙(Ca-Na$_2$-EDTA)	1~1.5g/(m^2·24h),q12h,肌注,共 5 天
	喷替酸钙钠(diethylene triamine pentacetate acid,DTPA)	每次 15~30mg/kg,配成 10%~25% 溶液肌注,或以生理盐水稀释成 0.2%~0.5% 溶液静脉点滴,每天 2 次,3 天为一疗程,间隔 3 天再用第二疗程
	去铁敏	15mg/(kg·h),每天总量不超过 6g。
	青霉胺	治疗慢性铅、汞中毒 100mg/(kg·d),分 4 次口服,5~7 天为一疗程
高铁血红蛋白血症(亚硝酸盐、苯胺、非那西丁、硝基苯、安替比林、氯酸盐类、磺胺类等)	亚甲蓝(美蓝)	每次 1~2mg/kg,配成 1% 溶液,静脉注射,或每次 2~3mg/kg,口服,若症状不消失或重现,0.5~1 小时后可再重复
	维生素 C	每天 500~1000mg 加在 5%~10% 葡萄糖溶液内静脉滴注,或每天口服 1~2g(作用比亚甲蓝慢)
氢氰酸及氰酸化合物(桃仁,杏仁,李仁,樱桃仁、枇杷仁,亚麻仁、木薯)	亚硝酸异戊酯	吸入剂用时压碎,每 1~2 分钟吸入 15~30 秒,反复吸入至硝酸钠注射为止
	亚硝酸钠	6~10mg/kg,配成 1% 溶液静脉注射,3~5 分钟注入,每次注射前要准备好肾上腺素,当血压急剧下降时应注射肾上腺素
	硫代硫酸钠	25% 溶液每次 0.25~0.5g/kg,静脉缓慢注射(约 10~15 分钟内注完)
	亚甲蓝(美蓝)	1% 溶液每次 l0mg/kg,静脉缓慢注射,注射时观察口唇,至口唇变暗紫色即停止注射
	以上三种药物,最好先注射亚硝酸钠,继之注射硫代硫酸钠,或先注射亚甲蓝,继之注射硫代硫酸钠,重复时剂量减半,注意血压急剧下降时应给注射肾上腺素	

续表

中毒种类	有效解毒剂	剂量、用法及注意点
有机磷化合物类（1605、1059、3911、敌百虫、敌敌畏、乐果、其他有机磷农药）	碘解磷定，氯解磷定	每次 15~30mg/kg（成人 0.5~1g/kg），配成 2.5% 溶液静脉缓慢注射或静脉滴注，严重患儿 2 小时后可重复注射，并与阿托品同时应用，至肌肉颤动停止意识恢复。氯解磷定可作肌内注射
	双复磷	成人每次 0.25~0.75g，皮下、肌内或静脉注射均可，小儿酌减
	阿托品	严重中毒：首次剂量 0.05~0.1mg/kg，静脉注射，以后每次 0.05mg/kg，5~10 分钟 1 次，至瞳孔开始散大，肺水肿消退，改为每次 0.02~0.03mg/kg，皮下注射，15~30 分钟 1 次，至意识恢复改为每次 0.01~0.02mg/kg，30~60 分钟 1 次 中度中毒：每次 0.03~0.05mg/kg，15~30 分钟 1 次皮下注射，减量指征同上 轻度中毒：每次 0.02~0.03mg/kg，口服或皮下注射，必要时重复。以上治疗均为瞳孔散大后停药，严密观察 24~48 小时，必要时再给药。同时合并应用解磷定比单用阿托品效果好，阿托品的剂量也可以减小
烟碱、毛果芸香碱、新斯的明、毒扁豆碱、槟榔碱、毒蕈	碘解磷定，氯解磷定或双复磷	对烟碱、新斯的明、毒扁豆碱中毒有效，剂量同上
	阿托品	每次 0.03~0.05mg/kg 皮下注射，必要时 15~30 分钟 1 次
氟乙酰胺	乙酰胺	0.1~0.3g/（kg·d），分 2~4 次肌内注射，可连续注射 5~7 天；危重病例第 1 次可注射 0.2g/kg，与解痉药和半胱氨酸合用，效果更好
阿托品、莨菪碱类、蔓陀罗、颠茄	毛果芸香碱	每次 0.1mg/kg，皮下或肌内注射，15 分钟 1 次 本药只能对抗阿托品类引起副交感神经作用，对中枢神经中毒症状无效，故应加用短作用的巴比妥类药物，如戊巴比妥钠或异戊巴比妥等
	水杨酸毒扁豆碱	重症患儿用 0.5~2mg 缓慢静脉注射，至少 2~3 分钟；如不见效，2~5 分钟后再重复一次，一旦见效则停药。复发者缓慢减至最小用量，每 30~60 分钟一次。能逆转阿托品类中毒引起的中枢神经系统及周围神经系统症状
四氯化碳、草酸盐	葡萄糖酸钙	10% 溶液 10~20ml 加等量的 5%~25% 葡萄糖溶液静脉缓慢注射
氟化物	氯化钙	3% 溶液 10~20ml 加等量的 5%~25% 葡萄糖溶液静脉缓慢注射
麻醉剂和镇静剂[阿片、吗啡、可待因、海洛因、哌替啶（杜冷丁）、美沙酮、水合氯醛、苯巴比妥（鲁米那）、巴比妥、巴比妥钠、异戊巴比妥、司可巴比妥、硫喷妥钠）]	纳洛酮	每次 0.01mg/kg，静脉注射，如无效增加至 0.1mg/kg，可重复应用。可静脉滴注维持
	丙烯吗啡	每次 0.1mg/kg，静脉、皮下或肌内注射，需要时隔 10~15 分钟再注射 1 次

Note

续表

中毒种类	有效解毒剂	剂量、用法及注意点
氯丙嗪(冬眠灵)、奋乃静	苯海拉明	每次 1~2mg/kg,口服或肌内注射,只对抗肌肉震颤
苯丙胺(安非他明)	氯丙嗪	每次 0.5~1mg/kg,6 小时 1 次,若已用巴比妥类,剂量应减少
异烟肼中毒	维生素 B$_6$	剂量等于异烟肼用量
鼠药(敌鼠)	维生素 K$_1$	10mg/kg,肌内注射,每天 2~3 次
β- 阻滞剂或钙通道阻滞剂中毒	胰高血糖素	首剂 0.15mg/kg 静脉应用,以 0.05~0.1mg/(kg·h)静脉滴注维持
阿司匹林	乙酰唑胺	每次 5mg/kg,口服或肌内注射,必要时 24 小时内可重复 2~3 次
	碳酸氢钠	纠正脱水后若仍有严重酸中毒,可用 5% 碳酸氢钠溶液每次 6 ml/kg,静脉滴注,以后必要时可重复 1 次,治疗开始后每 30 分钟查尿一次,使尿保持为碱性,若变为酸性时,应静脉滴注 1.4% 碳酸氢钠溶液 10ml/kg
	乳酸钠	用 1/6mol 浓度的乳酸钠溶液代替上述 1.4% 碳酸氢钠溶液亦可,但效果不如碳酸氢钠
	维生素 K$_1$	20~50mg 肌内注射,预防出血
一氧化碳(煤气)	氧气	100% 氧气吸入,高压氧舱
肉毒中毒	多价抗肉毒血清	1 万 ~5 万 U 肌注
河豚中毒	半胱氨酸	成人剂量为 0.1~0.2g 肌内注射,每天 2 次,儿童酌情减量

4. 其他对症治疗　及时处理各种中毒所致的严重症状,如惊厥、呼吸困难、循环衰竭等,若不及时治疗,随时可危及生命。在中毒原因不明或无特效治疗时,对症治疗尤为重要,以便支持患儿度过危险期。

【中毒的预防】　为了防止小儿中毒的发生,要做好如下几项工作:

1. 管好药品　药品用量、用法或存放不当是造成药物中毒的主要原因。家长切勿擅自给小儿用药,更不可把成人药随便给小儿吃。不要将外用药物装入内服药瓶中。儿科医务人员开处方时,应认真计算不同年龄小儿用药量,切勿过量;药剂人员应细心核对药量和剂型,耐心向家长说明服用方法。家庭中一切药品皆应妥善存放,不让小儿随便取到。

2. 农村或家庭日常用的灭虫、灭蚊、灭鼠剧毒药品,更要妥善处理,避免小儿接触,各种农药务必按照规定办法使用。

3. 做好识别有毒植物的宣传工作,教育小儿不要随便采食野生植物。

4. 禁止小儿玩耍带毒性物质的用具(如装敌敌畏的小瓶等)。

5. 普及相关预防中毒的健康知识教育。

【小结】

1. 毒物接触人体或进入体内后迅速出现中毒症状,甚至危及生命,为急性中毒,小儿急性中毒多发生在婴幼儿至学龄前期,是儿科急诊的常见疾病之一。

2. 急性中毒情况危重时,首先应迅速对呼吸、循环功能、生命体征进行检查,并采取必

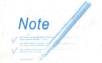

要的紧急治疗措施：立即终止接触毒物清除尚未吸收的毒物，清除胃肠道尚未被吸收的毒物，常用催吐法或洗胃法。促进已吸收毒物的排出以及特殊解毒药物的应用等。

【思考题】

1. 小儿急性中毒的急救原则是什么？
2. 防止小儿中毒的发生，要做好哪几项工作？

（许　煊）

第六节　颅内压增高

颅内压增高（increased intracranial pressure）是儿童常见的危重症之一。颅腔由颅骨构成，内容物包括脑组织、脑脊液和血液，这三部分容积压力的总合构成了颅内压，正常颅内压约为10mmHg（130mmH$_2$O），当其中任何一个部分的容积和压力增加时，机体通过压缩脑组织和增加脉络膜脑脊液快速重吸收等机制进行代偿，以保证大脑供氧和营养供给，维持颅腔容积与内容物之间的稳态平衡，各种病理因素作用可导致生理调节功能丧失、脑脊液循环障碍、脑血液循环障碍及脑水肿，继而引起颅内压的增高，当颅内压 >20mmHg 时即为颅内压增高。

【病因与发病机制】　引起颅内压增高的病因很多，常见的病因包括：

1. 颅内病变
（1）中枢神经系统感染：脑炎、脑膜炎、脑脓肿。
（2）缺氧缺血脑损害：缺氧缺血脑病。
（3）颅脑外伤。
（4）颅内肿瘤：如蛛网膜下腔囊肿、脉络丛乳头状瘤、神经胶质瘤、原发性神经外胚层瘤、松果体肿瘤等。
（5）颅内出血：蛛网膜下腔出血、硬膜下出血、脑室内出血。
（6）脑血管疾病：卒中，动、静脉畸形，血管瘤，脑毛细血管扩张症，静脉窦系统血栓等。
（7）惊厥持续状态。
（8）脑积水：颅内感染、出血后，阿希（Arnold Chiari）畸形，室管膜瘤、脉络丛乳头状瘤等颅内肿瘤等引起的脑积液循环梗阻或吸收不良。
（9）颅腔狭小：狭颅畸形，颅底凹陷症。

2. 全身系统性疾病
（1）严重全身感染或多脏器功能衰竭。
（2）代谢性疾病：糖尿病酮症酸中毒，肝性脑病，尿毒症，尿素循环障碍，肾上腺皮质功能衰竭症，甲状旁腺功能减退，甲状腺功能减退等。
（3）中毒与窒息：各类食物中毒，CO 中毒，药物中毒，溺水等。
（4）充血性心力衰竭。
（5）急性低钠血症。
（6）瑞氏综合征。

3. 原发性颅内压增高（idiopathic intracranial hypertension，IIH）
是指以颅内压增高为主要表现、不伴有神经系统定位体征、脑脊液检查正常、大脑影像学检测无明显异常的综合征。药物因素（如维生素 A 中毒，激素撤药或治疗，口服避孕药或三环类药物）、系统性疾病［吉兰 - 巴雷综合征、缺铁性贫血、白血病、蛋白质营养不良、系统性红斑狼疮（SLE）、维生素 A 或 D 缺乏］、

Note

感染(中耳炎,窦炎)等是引起原发性颅内压增高的常见原因。

上述病因通过脑体积及重量增加、脑血容量增加、脑脊液增多、颅内占位性病变等机制引起颅内压增高。

【临床表现】

1. **头痛** 较多见,开始时为阵发性,以后发展为持续性,以前额及双颞侧为主,其轻重不等。婴儿前囟膨隆,颅骨缝分开,故头痛可不如成人严重。

2. **呕吐** 常见,颅内高压刺激第四脑室底部及延髓的呕吐中枢而引起呕吐,常呈喷射性,很少恶心,与饮食无关,清晨较重。

3. **意识障碍** 常见,颅内高压引起大脑皮质的广泛损害,及脑干网状结构上行性激活系统的损伤,发生意识障碍、躁动或狂躁。

4. **血压升高** 颅内压增高时,延髓血管运动中枢代偿性加压反应使血压增高,收缩压高于年龄(岁)×2+13.3kPa(100mmHg)。

5. **肌张力增高** 颅内高压对脑干、基底节、大脑皮质和小脑某些锥体外运动系统的压迫,发生肌张力明显增高。

6. **呼吸障碍** 常见,急性脑水肿所致的明显颅内高压征,可继发脑干轴性移位,引起呼吸障碍。

7. **循环障碍** 颅内高压使神经组织受压,压力感受器受影响,导致血液循环障碍,表现为皮肤急剧苍白、发凉及指(趾)发绀。

8. **体温调节障碍** 常为突然高热,体温可达 40~41℃,且难以控制,此时周围血管收缩,皮肤及面色苍白、发灰,肢端凉,指(趾)发绀,肛温较体表温度显著增高。

9. **眼部表现** ①复视;②眼底检查:神经纤维肿胀和视盘水肿。严重的视盘水肿可致继发性视神经萎缩;③眼球突出。

10. **脑疝临床表现** 小脑幕切迹疝:主要表现中脑受压症状,瞳孔先有短暂的缩小后扩大,对光反应减弱或消失迟钝或消失,眼睑下垂。对侧肢体呈中枢性瘫痪。由于脑干受压,还可出现中枢性呼吸衰竭,意识障碍加重,继而心率、血压不稳定。枕骨大孔疝表现昏迷迅速加深,双瞳孔散大,光反应消失,眼球固定,常因中枢性呼吸衰竭而呼吸骤停。

【诊断】 颅内压增高症的早期诊断非常重要,可以为及时治疗争取时间,从而改善预后,避免出现后遗症或死亡。

1. **有导致颅内压增高的原发病及相应临床表现** 严重颅内外感染、脑缺氧缺血等是引起小儿急性颅内压增高最常见的病因。

2. **有颅内高压的症状与体征** 小儿颅内压增高的上述表现可不典型,常缺乏特异性,又易与原发病的表现混淆。因此,除对原发病有发生颅内压增高保持高度警惕性外,对病情变化必须全面分析、综合判断,以做到尽早诊断。可参照诊断小儿颅内高压最常见的 10 项临床指标,其中具备 1 项主要指标及 2 项次要指标可初步诊断。主要指标:①呼吸不规则;②瞳孔不等大;③视盘水肿;④前囟隆起或紧张;⑤无其他原因的高血压(高于年龄 ×2+100mmHg)。次要指标:①昏睡或昏迷;②惊厥和(或)肌张力明显增高;③呕吐;④头痛;⑤给予甘露醇每千克体重 1g 静脉注射 4 小时后,血压明显下降,症状体征随之好转。

3. **检测颅内压** 检测颅内压是确诊颅内压增高的重要手段,常用的测压方法有:腰椎穿刺测脑脊液压力,侧脑室穿刺测压,直接颅压监测法等。150~270mmH$_2$O 为轻度增高,270~540mmH$_2$O 为中度增高,>540mmH$_2$O 为重度增高。

4. **辅助检查** 当颅内压增高时,X 线头颅平片可显示颅缝分离,头颅 CT 或 MRI 为非损伤性诊断颅内压增高的可靠手段并能明确具体病因。颅内压增高在影像学上可表现大脑基底池消失、变薄,脑室呈裂缝样变窄或闭塞,脑沟变窄、闭塞、中线移位以及颞叶或小脑扁桃体疝形成

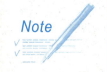

等。在颅内压增高时,脑电图可出现弥漫性异常。

5. 鉴别诊断　表现双侧瞳孔不等大的颅内压增高应与颅底及其他病变所致的瞳孔不对称相鉴别,后者可见于结核性脑膜炎颅底炎性渗出压迫动眼神经瞳孔括约肌所致,瞳孔不等大持续时间久,且脑膜刺激征明显,降颅压效果不佳。另外,婴幼儿高渗性脱水也可有意识障碍、肌张力增高、惊厥等表现而缺乏皮肤弹性差、眼眶凹陷、休克严重脱水等表现,但血浆渗透压和尿比重增高,血钠浓度 >150mmol/L,应予以鉴别。

【治疗】

1. 病因治疗　根据引起颅内压增高的不同病因给予及时有效地处理,有利于降低颅内压、最终有效控制疾病。对于颅脑外伤所致的广泛性凹陷性骨折应及时处理,并清除颅内血肿;切除向颅内生长的巨大骨瘤和颅内良性肿瘤;摘除脑脓肿、脑寄生虫或肉芽肿;采用颅缝再造术治疗狭颅症,后颅窝减压术纠正颅底凹陷症;严重脑积水则可采用侧脑室、心房或腹腔分流术引流。

2. 一般治疗

(1) 抬高头位:可使头部抬高 30°~45° 以降低颅内压,因增加了经静脉回流,但不影响系统血压,故而使颅内灌注压增加。

(2) 镇静和止惊:必须安静休息以减少耗氧量,躁动和疼痛可以引起血压和颅内压显著升高。

(3) 维持正常的呼吸和循环功能:低氧血症和高碳酸血症可导致颅内压急剧升高,气道管理与机械通气是控制颅内高压的一项重要措施。

(4) 液体疗法:每天生理需要量应限制于 800~1200ml/m^2 或 30~60ml/kg,患儿处于轻度脱水状态为宜。缺氧、酸中毒可使血管通透性增强,脑水肿加重,必要时给予碳酸氢钠。纠酸过程中及排尿增加后,需注意防止低血钾,首选氯化钾静脉缓慢补充,剂量为 0.2~0.4g/(kg·d),浓度不应超过 0.3%。补钾速度比剂量、浓度更重要,强调均匀缓慢,一天总量应在 8 小时以上时间滴入。输液速度非常重要,24 小时液量应匀速滴入,可按 0.5~1.5ml/(kg·h)给予。

3. 脱水疗法

(1) 高渗性脱水剂:20% 甘露醇最为常用,0.25~1g/kg,30 分钟内静脉推注或快速静脉滴入,2~6 小时一次,用药时应注意血浆渗透压应维持在 320mOsm/L 以下,以免出现肾衰竭,同时应注意电解质监测。甘油果糖亦为高渗制剂,可用于急、慢性颅内压增高症,每次 5ml/kg,每 8~12 小时 1 次。

(2) 利尿剂:除可减轻脑水肿、降低颅内压外,并可抑制脑脊液生成。常用呋塞米,于静脉注射后几分钟发挥利尿作用,作用持续 4~6 小时。剂量为 0.5~2mg/(kg·次)。每天可用 3~4 次。若与甘露醇合用可增加疗效(应减少各自用量)。对有心力衰竭及肺水肿患儿,在使用甘露醇前 15 分钟给呋塞米 1 次,有助于减轻心脏负荷。

4. 肾上腺皮质类固醇　地塞米松 0.1~0.2mg/kg,每 6~12 小时 1 次,不影响脑血流量,常用于血管源性脑水肿,特别是减轻颅内占位性病变周边脑水肿,不用于严重脑损伤所致的脑水肿。

5. 苯巴比妥　通过脑电图监测,应用足够剂量的苯巴比妥,使大脑苯巴比妥化,可以达到减少脑血流、减少脑水肿形成、降低脑代谢率等作用,通常用于线粒体功能障碍所导致的颅内压增高,如瑞氏综合征。

6. 冬眠低温　对伴有高热、频发惊厥者最适用。主要作用是可降低基础代谢,减少氧消耗,增加脑对缺氧的耐受力。具体方法:静脉滴注氯丙嗪与异丙嗪各 0.5~1mg/kg。在补液开始后使用(因氯丙嗪有降低血压作用),患儿进入沉睡状态后用湿毛巾、冰袋或冰毯置于大血管经过部位(如颈两侧、腋下、腹股沟等),一般在 2~4 小时内体温降 35~36℃,以后每 4~6 小时重复给药,一般维持 12~24 小时处于亚冬眠状态,保证患儿安静沉睡,呼吸、脉搏、血压平稳。

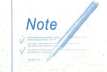

7. 其他　过度通气可降低 P_aCO_2 而收缩脑血管,降低脑血流量和颅内压。临床上常用 40%~100% 的氧进行过度通气,使 P_aO_2 升至 90~180mmHg,pH7.5 左右,P_aCO_2 降至 25~35mmHg,持续使用时间不超过 1 小时。当 $P_aCO_2 < 20$mmHg 可引起脑缺血、缺氧,应尽力避免。目前不推荐将此法常规应用于降颅压。保护和维持脑代谢功能,颅内高压被控制后可给 ATP、细胞色素 C、辅酶 A、脑活素、胞磷胆碱等治疗。

【小结】

1. 颅腔是由颅骨构成,其内有三种内容物:血液、脑脊液和脑组织。三者的体积与颅腔容积相适应,使颅内保持稳定的压力。

2. 颅内压增高的原因有颅腔容积变小、脑体积的增大、颅腔内脑脊液的增多、脑血流量的增多、颅内占位性病变等。

3. 小儿颅内高压最常见的 10 项临床指标,其中具备 1 项主要指标及 2 项次要指标可初步诊断。

4. 降低颅内压的治疗包括脱水剂以甘露醇和呋塞米最为常用、糖皮质激素以地塞米松最为常用、脑脊液外引流、冬眠低温疗法、过度换气等。

【思考题】

1. 颅内压是如何调节的?

2. 临床中有重要意义的脑疝包括哪几种? 其临床表现如何?

(许　煊)

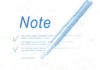

参考文献

1. 孙锟,沈颖. 小儿内科学. 第 5 版. 北京:人民卫生出版社,2014.

2. 蔡威,孙宁,魏光辉. 小儿外科学. 第 5 版. 北京:人民卫生出版社,2014.

3. 王卫平. 儿科学. 第 8 版. 北京:人民卫生出版社,2013.

4. 薛辛东. 儿科学. 第 2 版. 北京:人民卫生出版社,2010.

5. 毛萌,李廷玉. 儿童保健学. 第 3 版. 北京:人民卫生出版社,2014

6. 方峰,俞蕙. 小儿传染病学第 4 版. 北京:人民卫生出版社,2014.

7. 胡亚美,江载芳. 实用儿科学. 第 7 版. 北京:人民卫生出版社,2005.

8. 杨思源. 小儿心脏病学. 第 4 版. 北京:人民卫生出版社,2012.

9. 王海燕. 肾脏病学. 第 3 版. 北京:人民卫生出版社,2008.

10. 邵肖梅,叶鸿瑁,丘小汕. 实用新生儿学. 第 4 版. 北京:人民卫生出版社,2012.

11. 吴希如,林庆. 小儿神经系统疾病基础与临床. 第 2 版. 北京:人民卫生出版社,2009.

12. 封志纯,祝益民,肖昕. 实用儿童重症医学. 北京:人民卫生出版社,2012.

13. 李春盛译. 罗森急诊医学. 北京:北京大学医学出版社,2013.

14. 陶国泰. 儿童少年精神医学. 南京:江苏科学技术出版社,2000.

15. 江载芳. 实用小儿呼吸病学. 北京:人民卫生出版社,2010.

16. 张金哲,杨启政,刘贵麟,等. 张金哲小儿外科学. 北京:人民卫生出版社,2013.

17. Jay L. Grosfeld,James A. O`Neill,Eric W. Fonkalsrud,et al. 小儿外科学. 第 6 版. 吴晔明,译. 北京:北京大学医学出版社,2009.

18. 雷霆. 小儿神经外科学. 北京:人民卫生出版社,2011.

19. 郑珊. 实用新生儿外科学. 北京:人民卫生出版社,2013.

20. 黄澄如. 实用小儿泌尿外科学. 北京:人民卫生出版社,2006.

21. Kliegman RM,et al. Nelson Textbook of Pediatrics.19th ed. Philadelphia:Saunders Elsevier,2011.

22. Coran AG. et al. Pediatric surgery.7th ed. Philadelphia:Saunders,2012.

23. Al-Salem AH. An Illustrated Guide to Pediatric Surgery,Switzerland:Springer International Publishing Switzerland,2014.

24. Mattei P. Fundamentals of Pediatric Surgery. Springer Science+Business Media,LLC,2011.

25. Alan W. Partin,Craig A. Peters,Louis R. Kavoussi,ed al. Campbell-Walsh Urology. 10th ed. Philadelphia:W.B. Saunders,2012.

26. Jay P Goldsmith,Edward H Karotkin,Barbara L Siede. Assisted Ventilation of the neonate. 5th ed. Louis:Elsevier,2011.

27. Sweet DG,Carnielli V,Greisen G,et al. European consensus guidelines on the management of neonatal respiratory distress syndrome in preterm infants -2013 update. Neonatology,2013,103:353-368.

28. Al-Herz W,Bousfiha A,Casanova JL,et al. Primary immunodeficiency diseases:an update on the classification from the international union of immunological societies expert committee for primary immunodeficiency. Front Immunol,2011,2:1-26.

29. Bousfiha AA,Jeddane L,Ailal F,et al. Primary Immunodeficiency Diseases Worldwide:More Common than Generally Thought. J Clin Immunol,2013,33:1-7.

30. Gerber MA,Baltimore RS,Eaton CB,et al. Prevention of rheumatic fever and diagnosis and treatment of acute Streptococcal pharyngitis. Circulation,2009,119:1541-1551.

31. Marina Atanas Markovi,Biljana Medjo,Marija Gavrovi Jankulovi,et al. Stevens-Johnson syndrome and toxic epidermal necrolysis in children,Pediatric Allergy and Immunology,2013,24:645-649.

32. Morgan TA,Watson L,McCann LJ,et al. Children and adolescents with SLE:not just little adults. Lupus,2013,22:1309-1319.

33. Chinen J,W.T. Shearer. Secondary immunodeficiencies,including HIV infection. J Allergy Clin Immunol,2010,125(2 Suppl 2):S195-203.

34. WHO/NHLBI Workshop Report. National Heart,Lung,and Blood Institute.Global Strategy for Asthma Management and Prevention,Revised,2014.

35. 中华医学会儿科学分会呼吸学组,中华医学会中华儿科杂志编辑委员会. 儿童社区获得性肺炎管理指南(试行)(上、下). 中华儿科杂志,2013,51(10-11):745-752;856-862.

36. Kotzot D,Schwabegger AH.Etiology of chest wall deformities:a genetic review for the treating physician. J Pediatr Surg,2009,44:2004-2011.

37. Emil S,Laberge JM,Sigalet D,et al. Pectus carinatum treatment in Canada:current practices. J Pediatr Surg,2012,47:862-866.

38. Kim S,Idowu O. Minimally invasive thoracoscopic repair of unilateral pectus carinatum. J Pediatr Surg,2009,44:471-474.

39. American Psychiatric Association.Diagnostic and Statistical Manual of Mental Disorders.5th Ed:DSM-5. American Psychiatric Publishing,2013.

40. Keith Cheng,Kathleen M. Myers. Child and Adolescent Psychiatry:the Essentials (2nd Ed. Lippincott Williams & Wilkins,a Wolters Kluwer business,2011.

41. Yi Ji,Wenying Liu,Siyuan Chen,et al. Assessment of psychosocial functioning and its risk factors in children with pectus excavatum. Health Qual Life Outcomes,2011,9:28.

42. Stuart H. Orkin,David E. Fisher,A. Thomas Look,et al. Nathan and Oski's Hematology of Infancy and Childhood.7th ed. Philadelphia:Saunders Elsevier,2009.

43. 吴敏媛,等(中华儿科血液学组). 儿童急性淋巴细胞白血病诊疗建议(第4次修订). 中华儿科杂志,2014,52:641-644

44. 中华医学会儿科学分会消化学组,中华医学会儿科学分会感染学组,《中华儿科杂志》编辑委员会. 儿童腹泻病诊断治疗原则的专家共识. 中华儿科杂志,2009,47:634-636.

45. 中华医学会小儿外科分会肛肠外科学组. 肛门直肠功能客观检测方法推荐. 中华小儿外科杂志,2011,32(8):633-634.

46. 中华人民共和国卫生行业标准:《先天性胆道畸形的诊断》,标准(WS385 -2012).

47. Peeters B,Benninga MA,Hennekam RC. Infantile hypertrophic pyloric stenosis--genetics and syndromes. Nat Rev Gastroenterol Hepatol,2012,9(11):646-660.

48. Liu SL,Li L,Hou WY,et al. Laparoscopic excision of choledochal cyst and Roux-en-Y hepaticojejunostomy in symptomatic neonates. J Pediatr Surg,2009,44(3):508-511.

49. Apelt N,Featherstone N,Giuliani S. Laparoscopic treatment of intussusception in children:a systematic review. J Pediatr Surg,2013,48(8):1789-1793.

50. WHO. Acute intussusception in infants and children. Incidence,clinical presentation and management:a global perspective. Geneva:World Health Organization.Document WHO/V &B/02(19)1-98.

51. Vallicelli C,Coccolini F,Catena F,et al. Small bowel emergency surgery:literature's review. World J Emerg Surg,2011,6:1-8.

52. Prato AP,Rossi V,Mosconi M. A prospective observational study of associated anomalies in Hirschsprung's disease. Orphanet Journal of Rare Diseases,2013,8(1):184.

53. Friedmacher F,Puri P. Classification and diagnostic criteria of variants of Hirschsprung's disease. Pediatr Surg Int ,2013,29(9):855-872.

54. Demehri FR,Halaweish IF,Coran AG,et al. Hirschsprung-associated enterocolitis:pathogenesis,treatment and prevention. Pediatr Surg Int,2013,29(9):873-881.

55. Kenneth Swaiman,Stephen Ashwal,Donna Ferriero,et al. Swaiman's Pediatric Neurology. Principles and Practice.5th ed. WB Sounders Company,2011.

56. 中华医学会儿科学分会肾脏病学组.儿童常见肾脏疾病诊治循证指南(一):激素敏感、复发/依赖肾病综合征诊治循证指南(试行).中华儿科杂志,2009,47(3):167-170.

57. 中华医学会儿科学分会肾脏病学组.儿童常见肾脏疾病诊治循证指南(三):激素耐药型肾病综合征诊治循证指南(试行).中华儿科杂志,2010,48(1):72-75.

58. Ariceta G,Besbas N,Johnson S,et al. Guideline for the investigation and initial therapy of diarrhea-negative hemolytic uremic syndrome. Pediatr Nephrol,2009,24:687-696.

59. Quigley R. Renal tubular acidosis//Avner ED,Harmon WE,Niaudet P,et al.Pediatric nephrology. 6th ed. Heidelberg,Germany:Springer-Verlag,2009.

60. 中华医学会儿科学分会肾脏病学组.儿童常见肾脏疾病诊治循证指南(试行)(七):泌尿系感染诊断治疗指南.中华儿科杂志,2010,48(11):814-816.

61. Hilton R. Defining acute renal failure. CMAJ,2011,183(10):1167-1169.

62. Kunzendorf U,Haase M,Rölver L,Haase-Fielitz A. Novel aspects of pharmacological therapies for acute renal failure. Drugs,2010,70(9):1099-1114.

63. KDIGO AKI Guideline Work Group. KDIGO Clinical Practice Guideline for Acute Kidney Injury[J]. Kidney Int Suppl,2012,2(1):1-138.

64. Deluigi C,Ong P,Hill S,et al. ECG findings in comparison to cardiovascular MR imaging in viral myocarditis. International journal of cardiology,2013,165:100-106.

65. 中华医学会儿科学分会心血管组,中华儿科杂志编辑委员会.病毒性心肌炎诊断标准(修订草案).中华儿科杂志,2000,38(2):75.

66. 中华医学会儿科学分会心血管组.儿童感染性心内膜炎诊断标准建议.中华儿科杂志,2010,48(12):913-915.

67. Rossano JW,Shaddy RE. Heart failure in children:etiology and treatment. The journal of pediatrics,2014,165(2):228-233.

68. 中华医学会心血管病学分会,中华心血管病杂志编辑委员会.慢性收缩性心力衰竭治疗建议.中华心血管病杂志,2002,30(1):7-23.

69. Kantor PF,Lougheed JL,Dancea A,et al. Presentation,diagnosis,and medical management of heart failure in children:Canadian cardiovascular society guidelines. Canadian journal of cardiology,2013,29:1535-1552.

70. Hahurij ND,Bolm NA,Lopriore E,et al. Perinatal management and long-time cardiac outcome in fetal arrhythmia. Early human development,2011,87:83-87.

附表1　2005年九市城区7岁以下儿童体格发育测量值($\bar{x}\pm s$)

年龄组	男										女									
	体重		身高		坐高		头围		胸围		体重		身高		坐高		头围		胸围	
	$\bar{x}$	s	$\bar{x}$	s	$\bar{x}$	s	$\bar{x}$	s	$\bar{x}$	s	$\bar{x}$	s	$\bar{x}$	s	$\bar{x}$	s	$\bar{x}$	s	$\bar{x}$	s
出生	3.33	0.39	50.4	1.7	33.5	1.6	34.5	1.2	32.9	1.5	3.24	0.39	49.7	1.7	33.2	1.6	34	1.2	32.6	1.5
1个月~	5.11	0.65	56.8	2.4	37.8	1.9	38	1.3	37.5	1.9	4.73	0.58	55.6	2.2	37	1.9	37.2	1.3	36.6	1.8
2个月~	6.27	0.73	60.5	2.3	40.2	1.8	39.7	1.3	39.9	1.9	5.75	0.68	59.1	2.3	39.2	1.8	38.8	1.2	38.8	1.8
3个月~	7.17	0.78	63.3	2.2	41.7	1.8	41.2	1.4	41.5	1.9	6.56	0.73	62	2.1	40.7	1.8	40.2	1.3	40.3	1.9
4个月~	7.76	0.86	65.7	2.3	42.8	1.8	42.2	1.3	42.4	2	7.17	0.78	64.2	2.2	41.9	1.7	41.2	1.2	41.4	2
5个月~	8.32	0.95	67.8	2.4	44	1.9	43.3	1.3	43.3	2.1	7.65	0.84	66.2	2.3	42.8	1.8	42.1	1.3	42.1	2
6个月~	8.75	1.03	69.8	2.6	44.8	2	44.2	1.4	43.9	2.1	8.13	0.93	68.1	2.4	43.9	1.9	43.1	1.3	42.9	2.1
8个月~	9.35	1.04	72.6	2.6	46.2	2	45.3	1.3	44.9	2	8.74	0.99	71.1	2.6	45.3	1.9	44.1	1.3	43.9	1.9
10个月~	9.92	1.09	75.5	2.6	47.5	2	46.1	1.3	45.7	2	9.28	1.01	73.8	2.8	46.4	1.9	44.9	1.3	44.6	2
12个月~	10.49	1.15	78.3	2.9	48.8	2.1	46.8	1.3	46.6	2	9.8	1.05	76.8	2.8	47.8	2	45.5	1.3	45.4	1.9
15个月~	11.04	1.23	81.4	3.2	50.2	2.3	47.3	1.3	47.3	2	10.43	1.14	80.2	3	49.4	2.1	46.2	1.4	46.2	2
18个月~	11.65	1.31	84	3.2	51.5	2.3	47.8	1.3	48.1	2	11.01	1.18	82.9	3.1	50.6	2.2	46.7	1.3	47	2
21个月~	12.39	1.39	87.3	3.5	52.9	2.4	48.3	1.3	48.9	2	11.77	1.3	86	3.3	52.1	2.4	47.2	1.4	47.8	2
2.0岁~	13.19	1.48	91.2	3.8	54.7	2.5	48.7	1.4	49.6	2.1	12.6	1.48	89.9	3.8	54	2.5	47.6	1.4	48.5	2.1
2.5岁~	14.28	1.64	95.4	3.9	56.7	2.5	49.3	1.3	50.7	2.2	13.73	1.63	94.3	3.8	56	2.4	48.3	1.3	49.6	2.2
3.0岁~	15.31	1.75	98.9	3.8	57.8	2.3	49.8	1.3	51.5	2.3	14.8	1.69	97.6	3.8	56.8	2.3	48.8	1.3	50.5	2.2
3.5岁~	16.33	1.97	102.4	4	59.2	2.4	50.2	1.3	52.5	2.4	15.84	1.86	101.3	3.8	58.4	2.2	49.2	1.3	51.3	2.4
4.0岁~	17.37	2.03	106	4.1	60.7	2.4	50.5	1.3	53.4	2.5	16.84	2.02	104.9	4.1	59.9	2.3	49.5	1.3	52.1	2.4
4.5岁~	18.55	2.27	109.5	4.4	62.2	2.4	50.8	1.3	54.4	2.6	18.01	2.22	108.7	4.3	61.5	2.4	49.9	1.2	53	2.6
5.0岁~	19.9	2.61	113.1	4.4	63.7	2.4	51.1	1.3	55.5	2.8	18.93	2.45	111.7	4.4	62.7	2.4	50.1	1.3	53.7	2.8
5.5岁~	21.16	2.82	116.4	4.5	65.1	2.5	51.4	1.3	56.6	3	20.27	2.73	115.4	4.5	64.4	2.4	50.4	1.3	54.8	3
6.0~7.0岁	22.51	3.21	120	4.8	66.6	2.5	51.7	1.3	57.6	3.3	21.55	2.94	118.9	4.7	65.8	2.4	50.7	1.3	55.7	3.1

附表2　2005年九市郊区7岁以下儿童体格发育测量值($\bar{x}\pm s$)

年龄组	男										女									
	体重		身高		坐高		头围		胸围		体重		身高		坐高		头围		胸围	
	$\bar{x}$	s	$\bar{x}$	s	$\bar{x}$	s	$\bar{x}$	s	$\bar{x}$	s	$\bar{x}$	s	$\bar{x}$	s	$\bar{x}$	s	$\bar{x}$	s	$\bar{x}$	s
出生	3.32	0.4	50.4	1.8	33.5	1.7	34.3	1.3	32.8	1.5	3.19	0.39	49.8	1.7	33	1.7	33.7	1.3	32.4	1.6
1个月~	5.12	0.73	56.6	2.5	37.7	1.9	38	1.4	37.4	2	4.79	0.61	55.6	2.2	36.9	1.8	37.2	1.2	36.6	1.8
2个月~	6.29	0.75	60.5	2.4	40.1	1.8	39.8	1.3	39.8	2	5.75	0.72	59	2.4	38.9	1.9	38.8	1.3	38.7	1.9
3个月~	7.08	0.82	63	2.3	41.5	1.9	41.1	1.4	41.3	2.1	6.51	0.76	61.7	2.2	40.5	1.8	40.1	1.2	40.2	2
4个月~	7.63	0.89	65	2.3	42.5	1.9	42.2	1.3	42.2	2.1	7.08	0.83	63.6	2.3	41.5	1.8	41.2	1.3	41.1	2
5个月~	8.15	0.93	67	2.2	43.5	1.8	43.2	1.2	42.9	2.1	7.54	0.91	65.5	2.4	42.5	1.9	42.1	1.3	41.8	2.1
6个月~	8.57	1.01	69.2	2.5	44.6	1.9	44.2	1.3	43.7	2.1	7.98	0.94	67.6	2.5	43.5	1.8	43.1	1.3	42.6	2.1
8个月~	9.18	1.07	72.1	2.6	45.9	1.8	45.2	1.3	44.5	2.1	8.54	1.05	70.5	2.7	44.9	1.9	44	1.3	43.5	2.2
10个月~	9.65	1.1	74.7	2.8	47.2	2.1	46	1.3	45.3	2.1	9	1.04	73.2	2.7	46.1	1.9	44.7	1.3	44.2	2
12个月~	10.11	1.15	77.5	2.8	48.4	2.1	46.4	1.3	46.2	2	9.44	1.12	75.8	2.9	47.3	2.1	45.2	1.3	44.9	2
15个月~	10.59	1.2	80.2	3.1	49.7	2.1	46.9	1.3	46.9	2.1	9.97	1.13	78.9	3.1	48.8	2.1	45.8	1.3	45.8	2
18个月~	11.21	1.25	82.8	3.2	51	2.2	47.5	1.2	47.8	2	10.63	1.2	81.7	3.3	50.2	2.2	46.4	1.3	46.7	2.2
21个月~	11.82	1.36	85.8	3.4	52.5	2.2	47.9	1.3	48.3	2.1	11.21	1.27	84.4	3.3	51.5	2.2	46.8	1.3	47.3	2.1
2.0岁~	12.65	1.43	89.5	3.8	54.1	2.3	48.4	1.3	49.2	2.2	12.04	1.38	88.2	3.7	53.2	2.3	47.3	1.3	48.1	2.2
2.5岁~	13.81	1.6	93.7	3.8	55.9	2.3	49	1.3	50.3	2.3	13.18	1.52	92.5	3.7	55	2.3	47.9	1.3	49.1	2.2
3.0岁~	14.65	1.65	97.2	3.9	57	2.3	49.3	1.3	50.9	2.2	14.22	1.66	96.2	3.9	56.2	2.2	48.3	1.3	50	2.2
3.5岁~	15.51	1.77	100.5	4	58.4	2.2	49.7	1.3	51.7	2.3	15.09	1.82	99.5	4.2	57.6	2.3	48.8	1.3	50.7	2.3
4.0岁~	16.49	1.95	104	4.4	59.8	2.4	50.1	1.3	52.5	2.3	15.99	1.89	103.1	4.1	59.1	2.3	49	1.2	51.4	2.4
4.5岁~	17.46	2.17	107.4	4.3	61.3	2.4	50.3	1.3	53.4	2.5	16.84	2.07	106.2	4.5	60.4	2.4	49.4	1.3	52.1	2.4
5.0岁~	18.46	2.32	110.7	4.6	62.7	2.4	50.6	1.3	54.2	2.6	17.85	2.35	109.7	4.6	61.9	2.5	49.6	1.4	52.8	2.6
5.5岁~	19.58	2.72	113.6	4.7	63.9	2.6	50.9	1.4	55	2.8	18.83	2.49	112.7	4.7	63.2	2.5	49.9	1.3	53.6	2.7
6.0~7.0岁	20.79	2.89	117.4	5	65.5	2.6	51.1	1.4	56	2.9	20.11	2.87	116.5	5	64.7	2.6	50.1	1.4	54.5	3

注:摘自中华儿科杂志,2007,45(8):609

附录二　常用检查的正常值

附表1　脑脊液测定正常值

项目	年龄	正常值	
		法定单位	旧制单位
总量	新生儿	5ml	
	儿童	100~150ml	
压力	新生儿	0.29~0.78kPa	30~80mmH$_2$O
	儿童	0.69~1.96kPa	70~200mmH$_2$O
细胞数	新生儿	$(0\sim34)\times10^6$/L	0~34/mm^3
	极低体重儿	$(0\sim44)\times10^6$/L	0~44/mm^3

续表

项目	年龄	正常值	
		法定单位	旧制单位
	婴儿	$(0\sim20)\times10^6$/L	$0\sim20$/mm^3
	儿童	$(0\sim10)\times10^6$/L	$1\sim10$/mm^3
蛋白总量	新生儿	$0.2\sim1.2$g/L	$20\sim120$mg/dl
	极低体重儿	$0.45\sim2.27$g/L	$45\sim227$mg/dl
	儿童	$0.2\sim0.4$g/L	$20\sim40$mg/dl
糖	婴儿	$3.9\sim5.0$mmol/L	$70\sim90$mg/dl
	儿童	$2.8\sim4.5$mmol/L	$50\sim80$mg/dl
氯化物	婴儿	$110\sim122$mmol/L	$650\sim720$mg/dl
	儿童	$117\sim127$mmol/L	$690\sim750$mg/dl
比重		$1.005\sim1.009$	

附表 2　血液一般检测正常值

项目	年龄	正常值	
		法定单位	旧制单位
红细胞	新生儿	$(5.2\sim6.4)\times10^{12}$/L	$(5.2\sim6.4)\times10^9$/mm^3
	婴儿	$(4.0\sim4.3)\times10^{12}$/L	$(4.0\sim4.3)\times10^9$/mm^3
	儿童	$(4.0\sim4.5)\times10^{12}$/L	$(4.0\sim4.5)\times10^9$/mm^3
血红蛋白	新生儿	$180\sim190$g/L	$18\sim19$g/dl
	婴儿	$110\sim120$g/L	$11\sim12$g/dl
	儿童	$120\sim140$g/L	$12\sim14$g/dl
血细胞比容	1 天	$0.48\sim0.69$	48%~69%
	2 天	$0.48\sim0.75$	48%~75%
	3 天	$0.44\sim0.72$	44%~72%
	~2 个月	$0.28\sim0.42$	28%~42%
	6~12 岁	$0.35\sim0.45$	35%~45%
白细胞	新生儿	20×10^9/L	20 000/mm^3
	婴儿	11×10^9/L	11 000~12 000/mm^3
	儿童	8×10^9/L	8000~10 000/mm^3
白细胞分类			
中性粒细胞比例	新生儿 ~ 婴儿	$0.50\sim0.70$	50%~70%
	儿童	$0.31\sim0.40$	31%~40%
淋巴细胞比例	新生儿 ~ 婴儿	$0.40\sim0.60$	40%~60%
	儿童	$0.20\sim0.40$	20%~40%
单核细胞比例	2~7 天	0.12	12%
	其后	$0.01\sim0.08$	1%~8%
嗜酸性粒细胞比例		$0.005\sim0.05$	0.5%~5%

项目	年龄	正常值	
		法定单位	旧制单位
嗜碱性粒细胞比例		0~0.0075	0~0.75%
嗜酸性粒细胞数目		$50 \times 10^6 \sim 300 \times 10^6/L$	$50\sim300/mm^3$
网织红细胞比例	新生儿	0.03~0.06	3%~6%
	儿童	0.005~0.015	0.5%~1.5%
血小板		$100 \times 10^9 \sim 300 \times 10^9/L$	$100 \times 10^3 \sim 300 \times 10^3/mm^3$
HbA		>0.95	>95%
HbA_2		<0.02	<2%
HbF	1 天	0.63~0.92	63%~92%
	5 天	0.65~0.88	65%~88%
	3 周	0.55~0.85	55%~85%
	6~9 周	0.31~0.75	31%~75%
	3~4 个月	<0.02~0.59	<2%~59%
	6 个月	<0.02~0.09	<2%~9%

附 录 三

心电图各波的正常值

	时限(秒)	振幅(mV)	方向	心电位	电轴	钟向转向
P 波	0.05~0.09(0.07)	<0.25	I、II、aVF、$V_5\sim V_6$直立,aVR 倒置			
PR 间期	0.08~0.12(新生儿)					
	0.08~0.14(1 岁)					
	0.01~0.16(5 岁)					
	0.10~0.18(12 岁)					
QRS 波群	0.05~0.1	$R_{I+II+III}$>1.5	QRS 波群决定心电图电轴,钟向转动新生儿:50% V_1,呈 Rs 型;V_5 呈 rS 型			
				中间位:aVL、aVF 呈 qR 型	正常:I、III 主波向上	顺钟向:$V_1\sim V_5$ 呈 rS 型
					右偏:aVR 呈 QR 型	
					I 主波向下,III 主波向上	逆钟向:
					左偏:$V_3\sim V_6$ 呈 qR 型	

续表

	时限（秒）	振幅（mV）	方向	心电位	电轴	钟向转向
					I 主波向上，III 主波向下	
		$R_I+S_{II}<3.0$	50% V_1~V_5 均呈 Rs 型	横位：	新生儿： $+30°$~$+180°$	
				aVL 呈 qR 型		
				aVF 呈 rS 型		
		$R_{II}+R_{III}<4.5$		垂直位：		
				aVL 呈 rS 型		
				aVF 呈 qR 型		
		$R_{aVF}<2.0$（横位）				
		$R_{aVF}<2.5$（直立位）				
		$R_{V5}+S_{V1}<4.5$				
		$R_{V1}<1.0$				
		$0.2<S_{V1}<1.5$				
		$R_{V1}+S_{V5}<1.5$（3~5 岁后）				
		$R_{V1}<2.5$				
		$R_{V5}<1.5$（新生儿）				
ST 段		胸导联抬高 <0.25				
		其余导联抬高 <0.15				
		下降 <0.05				
T 波			I、II、aVF、V_5~V_6 直立，aVR 倒置			
			新生儿：			
			<3~4 天 V_1 可直立，V_5 直立、倒置、低平			
			>3~4 天 V_1 倒置，V_5 直立			
U 波	0.1~0.3	0.0 以下，V_3 可达 0.2~0.3	与 T 波一致			
QT 间期	0.21~0.38					

中英文名词对照索引

18- 三体综合征 18-trisomy syndrome 199
21- 三体综合征 21-trisomy syndrome 197

A

奥美拉唑 omeprazol 314

B

B 组链球菌肺炎 group B streptococcal pneumonia 120
B 组溶血性链球菌 group B streptococcus, GBS 136
白色念珠菌 candida albicans 292
败血症 septicemia 268
包茎 phimosis 505
贝利婴幼儿发育量表 Bayley scale of infant development, BSID 26
贲门失弛缓症 achalasia 314
苯丙酮尿症 phenylketonuria, PKU 206
闭塞性细支气管炎 bronchiolitis obliterans, BO 393
病毒性脑炎 viral encephalitis 607
病毒性心肌炎 viral myocarditis, VM 443
病理性黄疸 pathologic jaundice 152
病史 medical history 43
补体缺陷病 complement deficiency 225
不加热血清反应素玻片试验 unheated serum regain test, USR 149
不耐热肠毒素 labile toxin, LT 335
部分肠道外营养 partial parental nutrition, PPN 68

C

C 反应蛋白 C-reactive protein, CRP 138
蚕豆病 favism 526
产超广谱 β- 内酰胺酶耐药菌 extended-spectrum β-lactamases, ESBLs 136
产毒性大肠埃希菌 enterotoxigenic E. coli, ETEC 334
肠道菌群 intestinal microflora 333
肠内营养 enteral nutrition, EN 66
肠套叠 intussusception 342

肠外营养 parental nutrition, PN 68
常见变异型免疫缺陷病 common variable immunodeficiency, CVID 223
常频机械通气 conventional mechanical ventilation, CMV 120
常染色体显性遗传 autosomal dominant inheritance 190
常染色体隐性遗传 autosome recessive inheritance 191
迟发型变态反应 delayed-type hypersensitivity, DTH 282
持续气道正压 continuous positive airway pressure, CPAP 120, 718
出血性大肠埃希菌 enterohemorrhagic E. coli, EHEC 334
川崎病 Kawasaki disease, KD 247
传染性单核细胞增多症 infectious mononucleosis, IM 261
磁共振成像技术 magnetic resonance imaging, MRI 601
粗大运动 gross motor 18
脆性 X 染色体综合征 fragile X syndrome 202

D

DiGeorge 综合征 DiGeorge syndrome 225
Down 综合征 Down syndrome, DS 197
代谢性碱中毒 metabolic alkalosis 58
代谢性酸中毒 metabolic acidosis 58
丹佛发育筛查试验 DDST 23
单纯性肥胖 obesity 98
单基因遗传病 monogenic disease 190
胆道闭锁 biliary atresia, BA 330
胆总管囊肿 congenital choledochocyst 325
蛋白质 - 能量营养不良 protein-energy malnutrition, PEM 96
等渗性脱水 isotonic dehydration 57
等张 isotonicity 60
低钾血症 hypokalemia 59
低渗性脱水 hypotonic dehydration 57
低张 hypotonicity 60
地中海贫血 thalassemia 529
癫痫 epilepsy 611
癫痫持续状态 status epilepticus, SE 616
碘缺乏症 iodine deficiency disorders 105

电子计算机断层扫描 computerized tomography, CT 601
顶 - 臀长 / 坐高 crumb-up length /sitting height 10
动脉导管未闭 patent ductus arteriosus 429
多基因遗传病 polygenic disease 192
多能造血干细胞 pluripotent stem cells 508
多潘立酮 domperidone 314
多系统器官功能衰竭 multiple organ system failure, MOSF 137

E

鹅口疮 thrush 292, 305
儿童失神癫痫 childhood absence epilepsy, CAE 614

F

发育性髋关节发育不良 developmental dysplasia of the hip, DDH 691
法洛四联症 tetralogy of Fallot 436
范可尼贫血 Fanconi's anemia 522
范可尼综合征 Fanconi syndrome 480
房间隔缺损 atrial septal defect 422
房室传导阻滞 atrioventricular block, AVB 457
非霍奇金淋巴瘤 non-Hodgkin lymphoma, NHL 558
肺表面活性物质 pulmonary surfactant, PS 118
肺大疱 pneumatocele 389
肺动脉狭窄 pulmonary stenosis 433
肺透明膜病 hyaline membrane disease, HMD 118
分娩性臂丛神经麻痹 obstetric brachial plexus palsy OBPP 187
风湿热 rheumatic fever 231
风湿小体 Aschoff nodules 231
腹裂 gastroschisis 176
腹膜透析 peritoneal dialysis, PD 491
腹泻病 diarrhea disease 333

G

盖塞尔发育量表 Gesell development schedules, GDS 26
肝豆状核变性 hepatolenticular degeneration, HLD 208
肝母细胞瘤 hepatoblastoma, HB 578
感染性心内膜炎 infective endocarditis, IE 447
刚地弓形虫 toxoplasma gondii 144
高钾血症 hyperkalemia 59
高频通气 high frequency ventilation 718
高渗性脱水 hypertonic dehydration 57
高胰岛素血症 hyperinsulinemia 166

高张 hypertonicity 60
睾丸白血病 testis leukemia, TL 549
格鲁布性喉炎 croup 375
膈疝 diaphragmatic hernia 120
弓形虫病 toxoplasmosis 144
肱骨髁上骨折 supracondylar fracture of the humerus 679
肱骨外髁骨折 fracture of the lateral condyle of humerus 680
肱骨远端全骨骺骨折 fracture epiphyseal separation of the distal humerus 681
共济失调毛细血管扩张综合征 ataxia telangiectasia, AT 224
钩虫病 ancylostomiasis 300
股骨干骨折 fracture of shaft of femur 685
骨龄 bone age 13
过敏性紫癜 anaphylactoid purpura 244

H

Horner 综合征 Horner's syndrome 596
寒冷损伤综合征 neonatal cold injury syndrome 163
亨 - 舒综合征 Henoch-Schonlein syndrome, Henoch-Schonlein purpura, HSP 244
红细胞生成素 erythropoietin, EPO 508
宏量营养素 macronutrient 74
呼气末正压 positive end expiratory pressure, PEEP 718
呼吸性碱中毒 respiratory alkalosis 59
呼吸性酸中毒 respiratory acidosis 59
护理 nursing 50
环磷酰胺 cyclophosphamide, CTX 246
蛔虫病 ascaris 297
绘人试验 human figure drawing, HFD 26
获得性免疫缺陷病 acquired immunodeficiency diseases 228
霍奇金淋巴瘤 Hodgkin lymphoma, HL 555

J

肌电图 electromyography, EMG 599
肌营养不良症 muscular dystrophies 626
鸡胸 pectus carinatum 401
基础代谢率 basal metabolism rate, BMR 74
基因组印记 genomic imprinting 192
吉兰 - 巴雷综合征 Guillain-Barré syndrome, GBS 623
急进性肾小球肾炎 rapidly progressive glomerulonephritis, RPGN 464
急性肺损伤 acute lung injury, ALI 718

急性链球菌感染后肾小球肾炎　acute poststreptococcal glomerulonephritis, APSGN　467

急性淋巴细胞白血病　acute lymphoblastic leukemia, ALL　547

急性肾衰竭　acute renal failure, ARF　487

急性肾损伤　acute kidney injury, AKI　487

急性肾小球肾炎　acute glomerulonephritis, AGN　467

急性粟粒性肺结核　acute miliary tuberculosis of the lungs　286

急性髓细胞性白血病　acute myeloid leukemia, AML　552

急性细菌性脑膜炎　bacterial meningitis　603

急性炎症性脱髓鞘性多神经根神经病　acute inflammatory demyelinating polyradiculoneuropathy　623

急性中毒　acute poisoning　719

脊髓灰质炎　poliomyelitis　256

脊髓脊膜膨出　myelomeningocele　632

脊髓栓系综合征　tethered cord syndrome　632

脊髓性肌萎缩　spinal muscular atrophy, SMA　628

计划免疫　planed immunization　39

寄生虫病　parasitic disease　297

家族性疾病　familial disease　190

甲基丙二酸尿症　methylmalonic aciduria, MMA　215

甲基丙二酸血症　methylmalonic acidemia, MMA　215

甲状旁腺激素　parathyroid hormone, PTH　168

假膜性口炎　pseudo membranous stomatitis　306

间歇强制通气　intermittent mandatory ventilation, IMV　718

间歇正压通气　intermittent positive pressure ventilation　718

降钙素原　procalcitonin, PCT　138

结核病　tuberculosis　281

结核性脑膜炎　tuberculous meningitis　287

近端肾小管酸中毒　proximal renal tubular acidosis, pRTA　482

进行性家族性肝内胆汁淤积症　progressive familial intrahepatic cholestasis, PFIC　322

经支气管针吸活检术　transbronchial needle aspiration, TBNA　373

惊厥　convulsion　620

精细运动　fine motor　18

巨细胞包涵体病　cytomegalic inclusion disease, CID　142

巨细胞病毒　cytomegalovirus, CMV　322

巨细胞病毒感染　cytomegalovirus infection　142

K

Klinefelter 综合征　Klinefelter syndrome, KS　202

抗生素　antibiotics　54

抗体依赖性细胞毒作用　antibody-dependent cell-mediated cytotoxicity, ACDD　137

可耐受最高摄入量　upper level of intake, UL　74

口服补液　oral rehydration　64

口服补液盐　oral rehydration salts, ORS　64

口服耐受　oral tolerance　333

口炎　stomatitis　305

快速血浆反应素试验　rapid plasma regain test, RPR　149

溃疡性口炎　ulcerative stomatitis　306

L

Lennox-Gastaut 综合征　Lennox-Gastaut syndrome, LGS　616

朗格汉斯细胞组织细胞增生症　Langerhans cell histiocytosis, LCH　561

流行性脑脊髓膜炎　epidemic cerebrospinal meningitis　276

流行性腮腺炎　mumps, epidemic parotitis　264

漏斗胸　funnel chest　399

颅内出血　intracranial hemorrhage　130

颅内压增高　increased intracranial pressure　725

卵磷脂　lecithin　118

轮状病毒　rotavirus, RV　334

M

麻疹　measles　253

毛玻璃样　ground glass　119

毛细支气管炎　bronchiolitis　377

梅毒螺旋体　microspironema pallidum　148

梅毒螺旋体抗体吸附试验　flurescent treponema antibody absorption test, FTA-ABS　149

梅毒螺旋体血凝试验　treponema pallidum haemagglutination assay, TPHA　149

霉酚酸酯　mycophenolate mofetil, MMF　246

孟氏骨折　Monteggia fracture　682

咪达唑仑　midazolam　129

弥散性血管内凝血　disseminated intravascular coagulation, DIC　588

泌尿道感染　urinary tract infection, UTI　483

免疫　immunity　218

免疫缺陷病　immunodeficiency diseases, IDs　220

免疫性血小板减少症　immune thrombocytopenia, ITP　540

N

耐甲氧西林金黄色葡萄球菌　methicillin-resistant

Staphylococcus aureus，MRSA　136

耐热肠毒素　stable toxin，ST　335

蛲虫病　enterobiasis　299

脑超声　echoencephalography　602

脑电图　electroencephalography，EEG　599

脑干听觉诱发电位　brainstem auditory evoked potential，BAEP　601

脑膜脑膨出　meningoencephalocele　632

脑室膜炎　ependymitis　134

脑室周围白质软化　periventricular leukomalacia，PVL　126

脑室周围 - 脑室内出血　periventricular-intraventricular hemorrhage，PVH- IVH　130

脑性瘫痪　cerebral palsy　609

黏多糖病　mucopolysaccharidosis，MPS　213

黏附 - 集聚性大肠埃希菌　enteroadherent-aggregative E. coli，EAEC　334

念珠菌病　candidiasis　292

脓毒血症　sepsis　268

脓气胸　pyopneumothorax　389

脓胸　empyema　389

诺如病毒　norovirus　334

P

膀胱输尿管反流　vesicoureteral reflux，VUR　484

泡沫试验　foam test　119

疱疹性口腔炎　herpetic stomatitis　305

疱疹性咽峡炎　herpangina　374

胚胎期　embryonic period　1

嘌呤核苷酸磷酸化酶缺陷　purine nucleotide phosphorylase deficiency　224

贫血　anemia　510

平均需要量　estimated average requirement，EAR　74

破壶音　Macewen 征　595

破伤风抗毒素　tetanus antitoxin，TAT　141

破伤风免疫球蛋白　tetanus immune globulin，TIG　141

破伤风梭状芽胞杆菌　clostridium tetani　140

Q

期前收缩　premature beat　453

脐膨出　omphalocele　173

脐疝　umbilical hernia　172

脐炎　omphalitis　170

气道高反应　airway hyperresponsiveness，AHR　379

气管插管 - 肺表面活性物质 - 拔管　intubation- surfactant-
extubation　120

鞘磷脂　sphingomyelin　118

鞘状突未闭　patent processus vaginalis　179

侵袭性大肠埃希菌　enteroinvasive E. coli，EIEC　334

青春期　adolescence period　2

球麻痹　bulbar palsy　597

曲霉菌病　aspergillosis　294

全肠道外营养　total parental nutrition，TPN　68

全身炎症反应综合征　systemic inflammatory response syndrome，SIRS　137，268

缺铁性贫血　iron-deficiency anemia，IDA　514

缺氧缺血性脑病　hypoxic-ischemic encephalopathy，HIE　126

R

染色体病　chromosome disorders　190

热性惊厥　febrile seizure，FS　622

溶血尿毒综合征　hemolytic uremic syndrome，HUS　477

溶血性贫血　hemolytic anemia　522

S

沙眼衣原体　chlamydia trachomatis，CT　146

伤害　injury　33

社区获得性肺炎　community acquired pneumonia，CAP　387

身长 / 身高　length/height　9

深部真菌病　deep mycosis　291

神经母细胞瘤　neuroblastoma　569

神经性贪食症　bulimia nervosa　32

神经性厌食症　anorexia nervosa　32

肾病综合征　nephrotic syndrome，NS　472

肾母细胞瘤　nephroblastoma　573

肾小管酸中毒　renal tubular acidosis，RTA　481

肾盂输尿管连接部梗阻　pelviureteric junction obstruction- PUJO　495

生长迟缓　stunting　98

生理性黄疸　physiological jaundice　152

生理性贫血　physiologic anemia of infancy　509

生殖细胞肿瘤　germ cell tumors，GCTs　581

湿肺　wet lung　119

湿疹血小板减少伴免疫缺陷　Wiskott-Aldrich syndrome，WAS　224

十二指肠溃疡　duodenal ulcer，DU　316

食管裂孔疝　hiatal hernia，HH　310

食管下括约肌　low esophageal sphincter，LES　312

食物热力作用　thermic effect of food,TEF　74

视觉诱发电位　visual evoked potential,VEP　602

室间隔缺损　ventricular septal defect　425

室性心动过速　ventricular tachycardia　456

适宜摄入量　adequate intake,AI　74

嗜铬细胞瘤　pheochromocytoma　667

手足口病　hand,foot and mouth disease,HFMD　265

水痘　chickenpox,varicella　260

髓外造血　extramedullary hematopoiesis　508

T

Turner 综合征　Turner syndrome,TS　200

胎儿期　fetal period　1

胎粪吸入综合征　meconium aspiration syndrome,MAS　123

糖尿病　diabetes mellitus, DM　669

糖尿病母亲新生儿　infant of diabetic mother,IDM　118

糖原累积病　glycogen storage diseases,GSDs　210

特异性血清免疫球蛋白　special immune serum globulins,SIG　227

特应质　atopy　377

体感诱发电位　somatosensory evoked potential,SEP　602

体格检查　physical examination　44

体外循环膜式氧合　extracorporeal membrane oxygenation,ECMO　718

体质指数　body mass index,BMI　11

体重　weight　9

体重低下　underweight　97

同步间歇强制通气　synchronous intermittent mandatory ventilation,SIMV　718

头皮血肿　scalp hematoma of newborn　183

头围　head circumference　10

推荐摄入量　recommended nutrient intake,RNI　74

脱水　dehydration　56

W

Wilson 病　Wilson's disease,WD　208

完全性大动脉转位　complete transposition of the great arteries　440

微量营养素　micronutrient　74

韦氏儿童智力量表　Wechsler intelligence scale for children,WSIC　26

韦氏学龄前与学龄初期智力量表　Wechsler preschool and primary scale of intelligence,WPPSI　26

围生期　perinatal period　1

维生素 A 缺乏症　vitamin A deficiency　100

维生素 K 缺乏性出血症　vitamin K deficiency bleeding,VKDB　158

维生素 K 缺乏诱导蛋白　protein induced by vitamin K absence,PIVKA-Ⅱ　158

维生素 K 依赖因子,vitamin K dependent factors　158

未成熟中性粒细胞 / 中性粒细胞总数　immature/total neutrophils,I/T　137

胃溃疡　gastric ulcer,GU　316

胃食管反流　gastroesophageal reflux,GER　312

胃炎　gastritis　315

无症状性菌尿　asymptomatic bacteriuria　484

X

X- 连锁无丙种球蛋白血症　X-linked agammaglobulinemia,XLA　222

X- 连锁显性遗传　X-linked dominant inheritance　191

X- 连锁隐性遗传　X-linked recessive inheritance　191

吸入一氧化氮　inhaled nitric oxide,iNO　125

细菌性痢疾　bacillary dysentery　271

先天性肠无神经节细胞症　congenital aganglionosis　351

先天性肠旋转不良　congenital malrotation of intestine　347

先天性胆道扩张　congenital biliary dilatation,CBD　325

先天性肥厚性幽门狭窄　infantile hypertrophic pyloric stenosis,IHPS　319

先天性肺叶气肿　congenital lobar emphysema,CLE　394

先天性肛门直肠畸形　congenital anorectal malformations　358

先天性膈疝　congenital diaphragmatic hernia,CDH　402

先天性肌性斜颈　congenital muscular torticollis　687

先天性疾病　congenital disease　190

先天性甲状腺功能减退症　congenital hypothyroidism,CH　658

先天性巨结肠症　Hirschsprung's disease,HD　351

先天性马蹄内翻足　congenital talipes equino varus 或 congenital clubfoot　689

先天性梅毒　congenital syphilis　148

先天性囊性腺瘤样畸形　congenital cystic adenomatoid malformation,CCAM　394

先天性脑积水　congenital hydrocephalus　638

先天性尿道下裂　hypospadias　499

先天性肾上腺皮质增生症　congenital adrenal hyperplasia,CAH　661

先天性食管闭锁与气管食管瘘　congenital esophageal atresia

and tracheoesophageal fistula 306

先天性心脏病 congenital heart disease 418

现病史 present history 43

线粒体病 mitochondrial disease 192

腺苷脱氨酶 adenosine deaminase,ADA 224

腺苷脱氨酶缺陷 adenosine deaminase deficiency 224

消化性溃疡 peptic ulcer 316

消瘦 wasting 98

哮喘性支气管炎 asthmatic bronchitis 377

心功能衰竭 heart failure 450

心内膜弹力纤维增生症 endocardial fibroelastosis,EFE 445

心内膜炎 endocarditis 447

锌缺乏症 zinc deficiency 105

新生儿败血症 neonatal septicemia/sepsis 136

新生儿持续性肺动脉高压 persistent pulmonary hypertension of newborn,PPHN 124

新生儿出血症 haemorrhage disease of the newborn,HDN 158

新生儿低钙血症 neonatal hypocalcemia 168

新生儿低血糖症 neonatal hypoglycemia 165

新生儿感染性肺炎 infectious pneumonia of newborn 121

新生儿高血糖症 neonatal hyperglycemia 167

新生儿呼吸窘迫综合征 respiratory distress syndrome,RDS 118

新生儿化脓性脑膜炎 neonatal bacterial meningitis 133

新生儿坏死性小肠结肠炎 neonatal necrotizing enterocolitis,NEC 160

新生儿皮下坏疽 subcutaneous gangrene of newborn 150

新生儿破伤风 neonatal tetanus 140

新生儿期 neonatal period 1

新生儿溶血病 hemolytic disease of newborn,HDN 154

新生儿硬肿症 sclerema neonatorum 163

新生儿窒息 neonatal asphyxia 113

新型隐球菌 cryptococcus neoformans 293

行为 behavior 27

性病研究实验室试验 venereal disease research laboratories,VDRL 149

性发育异常 disorders of sexual development,DSD 14

胸围 chest circumference 10

选择性 IgA 缺乏症 selective IgA deficiency,SIgAD 223

选择性 IgG 亚类缺陷 selective IgG subclass deficiency 223

学龄期 school age 38

学龄前期 preschool period 2, 37

血管瘤 hemangioma 565

血浆置换 plasma exchange 721

血小板生成素 thrombopoietin,TPO 509

血液灌流 hemoperfusion 721

血液滤过 hemofiltration 721

血液透析 hemodialysis 721

血液透析滤过 hemodiafiltration 721

血友病 hemophilia 543

Y

Y- 连锁遗传 Y-linked inheritance 192

压力支持通气 pressure support ventilation,PSV 718

咽 - 结合膜热 pharyngo-conjunctival fever 374

严重联合免疫缺陷病 severe combined immunodeficiency,SCID 224

氧疗 oxygen therapy 120

药物治疗 medication 52

液体通气 liquid ventilation 718

衣原体感染 chlamydial infection 146

医院获得性肺炎 hospital acquired pneumonia,HAP 387

遗传代谢病 inherited metabolic disease,IEM 203

遗传性疾病 genetic disease 190

遗传性球形红细胞增多症 hereditary spherocytosis,HS 522

阴离子间隙 anion gap,AG 57

隐睾 cryptorchidism 502

隐球菌病 cryptococcosis 293

隐球菌脑膜炎 cryptococcal meningitis 293

婴儿肝炎综合征 infantile hepatitis syndrome 321

婴儿痉挛 infantile spasm 615

婴儿期 infant period 2

婴儿暂时性低丙种球蛋白血症 transient hypogammaglobulinemia of infancy 223

婴幼儿腹泻 infantile diarrhea 333

营养性巨幼细胞贫血 nutritional megaloblastic anemia 519

硬膜下出血 subdural hemorrhage,SDH 131

硬脑膜下积液 subdural effusion 134,604

幽门螺杆菌 helicobacter pylori,Hp 315

有机酸尿症 organic aciduria 215

有机酸血症 organic acidemia,OA 215

幼儿期 toddler period 2

幼年特发性关节炎 juvenile idiopathic arthritis,JIA 237

原发型肺结核　primary pulmonary tuberculosis　285

原发性颅内压增高　idiopathic intracranial hypertension, IIH　726

原发性免疫缺陷病　primary immunodeficiency diseases, PIDs　220

远端肾小管酸中毒　distal renal tubular acidosis, dRTA　481

Z

杂音　murmur　48

再生障碍性贫血　aplastic anemia, AA　522

真菌　fungus　291

诊断　diagnosis　43

阵发性室上性心动过速　paroxysmal supraventricular tachycardia　455

症状　symptom　43

支气管充气征　air bronchogram　119

支气管肺隔离症　bronchopulmonary sequestration, BPS　394

支气管哮喘　bronchial asthma　379

质子泵抑制剂　proton pump inhibitors, PPI　314

致病性大肠埃希菌　enteropathogenic E. coli, EPEC　334

中枢神经系统白血病　central nervous system leukemia, CNSL　549

肿瘤溶解综合征　tumor lysis syndrome　551

重症肌无力　myasthenia gravis, MG　629

蛛网膜下腔出血　primary subarachnoid hemorrhage, SAH　130

主诉　chief complaint　43

注意缺陷多动障碍　attention deficit/hyperactivity disorder, ADHD　29

自身免疫性溶血性贫血　autoimmune hemolytic anemia, AIHA　534

阻塞性睡眠呼吸暂停综合征　obstructive sleep apnea syndrome　370

组织胞浆菌病　histoplasmosis　295

组织细胞增生症　histiocytosis　561